Rolf Rosenbrock/Thomas Gerlinger
Gesundheitspolitik

Verlag Hans Huber
Programmbereich Gesundheit

Beirat Wissenschaft:
Felix Gutzwiller, Zürich
Manfred Haubrock, Osnabrück
Klaus Hurrelmann, Bielefeld
Petra Kolip, Bremen
Horst Noack, Graz
Doris Schaeffer, Bielefeld

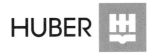

Bücher aus verwandten Sachgebieten

Lehrbücher

Lauterbach / Stock / Brunner (Hrsg.)
Gesundheitsökonomie
Lehrbuch für Mediziner und andere Gesundheitsberufe
2006. ISBN 3-456-84333-X

Simon
Das Gesundheitssystem in Deutschland
Eine Einführung in Struktur und Funktionsweise
2005. ISBN 3-456-84135-3

Brennecke (Hrsg.)
Lehrbuch Sozialmedizin
2004. ISBN 3-456-84082-9

Hurrelmann / Klotz / Haisch (Hrsg.)
Lehrbuch Prävention und Gesundheitsförderung
2004. ISBN 3-456-84070-5

Übersichten

Specke
Der Gesundheitsmarkt in Deutschland
Daten – Fakten – Akteure
3. A. 2005. ISBN 3-456-84143-4

Kocher / Oggier (Hrsg.)
Gesundheitswesen Schweiz 2004–2006
Eine aktuelle Übersicht
2. A. 2004. ISBN 3-456-84080-2

Gesundheitsversorgung

Mielck
Soziale Ungleichheit und Gesundheit
Einführung in die aktuelle Diskussion
2005. ISBN 3-456-84235-X

Badura / Iseringhausen (Hrsg.)
Wege aus der Krise der Versorgungsorganisation
Beiträge aus der Versorgungsforschung
2005. ISBN 3-456-84283-X

Pfaff / Lauterbach / Schrappe / Engelmann / Halber (Hrsg.)
Gesundheitsversorgung und Disease Management
2003. ISBN 3-456-84026-8

Weitere Informationen über unsere Neuerscheinungen finden Sie im Internet unter:
www.verlag-hanshuber.com

Rolf Rosenbrock
Thomas Gerlinger

Gesundheitspolitik

Eine systematische Einführung

2., vollständig überarbeitete und erweiterte Auflage

Verlag Hans Huber

Anschrift der Autoren:
Prof. Dr. Rolf Rosenbrock
Wissenschaftszentrum Berlin für Sozialforschung (WZB)
Reichpietschufer 50
D-10785 Berlin

Prof. Dr. Dr. Thomas Gerlinger
Johann Wolfgang Goethe-Universität Frankfurt
Fachbereich Medizin
Institut für Medizinische Soziologie
Theodor-Stern-Kai 7
D-60590 Frankfurt a. M.

Lektorat: Dr. Klaus Reinhardt
Herstellung: Daniel Berger
Titelillustration: pinx., Wiesbaden
Umschlag: Atelier Mühlberg, Basel
Satz: sos-buch, Mainz
Druck und buchbinderische Verarbeitung: AZ Druck und Datentechnik GmbH, Kempten
Printed in Germany

Bibliografische Information der Deutschen Bibliothek
Die Deutsche Bibliothek verzeichnet diese Publikation in der Deutschen Nationalbibliografie;
detaillierte bibliografische Daten sind im Internet über http://dnb.ddb.de abrufbar.

Dieses Werk, einschließlich aller seiner Teile, ist urheberrechtlich geschützt. Jede Verwertung außerhalb der engen Grenzen des Urheberrechtes ist ohne Zustimmung des Verlages unzulässig und strafbar. Das gilt insbesondere für Vervielfältigungen, Übersetzungen, Mikroverfilmungen sowie die Einspeicherung und Verarbeitung in elektronischen Systemen.
Die Wiedergabe von Gebrauchsnamen, Handelsnamen oder Warenbezeichnungen in diesem Werk berechtigt auch ohne besondere Kennzeichnung nicht zu der Annahme, dass solche Namen im Sinne der Warenzeichen-Markenschutz-Gesetzgebung als frei zu betrachten wären und daher von jedermann benutzt werden dürfen.

Anregungen und Zuschriften bitte an:
Verlag Hans Huber
Lektorat Medizin/Gesundheit
Länggass-Strasse 76
CH-3000 Bern 9
Tel: 0041 (0)31 300 4500
Fax: 0041 (0)31 300 4593

2. Auflage 2006
© 2003, 2006 by Verlag Hans Huber, Hogrefe AG, Bern
ISBN-10: 3-456-84225-2
ISBN-13: 978-3-456-84225-7

Inhalt

Vorwort zur 2. Auflage 9

Danksagung 10

1. Gesundheitspolitik: Gegenstand, Ziele, Akteure, Steuerungsinstrumente 11

1.1 Gesundheitspolitik als Gegenstand sozialwissenschaftlichen Interesses 11

1.2 Gesundheitspolitik: Bestimmung des Gegenstands 12

1.3 Entscheidungsebenen und Akteure in der Gesundheitspolitik 13

1.4 Gesundheit als Gegenstand unterschiedlicher Interessen, Problemwahrnehmungsmuster und Handlungslogiken . 18

1.5 Interventionsebenen, Interventionstypen und Entscheidungsregeln in der Gesundheitspolitik 22

1.6 Der Public Health Action Cycle 25

2. Gesundheit und Gesundheitspolitik in Deutschland – ein Problemaufriss 27

2.1 Entwicklungslinien der Gesundheitspolitik 27
    2.1.1 Gesundheitspolitik als Präventionspolitik 28
    2.1.2 Gesundheitspolitik und soziale Sicherung 31

2.2 Das gesundheitliche Problempanorama 38

2.3 Gesundheitspolitisches Problempanorama und gesundheitspolitischer Handlungsbedarf 46

2.4 Informationelle Grundlagen einer zielführenden Gesundheitspolitik 47
    2.4.1 Gesundheitsberichterstattung und Versorgungsforschung 47
    2.4.2 Gesundheitsziele 52

2.5 Die wirtschaftliche Bedeutung des Gesundheitswesens 54

3. Präventionspolitik 59

3.1 Prävention: Begriffsverständnis und Interventionsformen 59

3.2 Primärprävention 66
    3.2.1 Herkömmliche Formen und Instrumente der Primärprävention 67
    3.2.2 Gesundheitsförderung – Salutogenese 69
    3.2.3 Typen und Arten moderner Primärprävention 72
    3.2.4 Ausgewählte Handlungsfelder der Primärprävention 77
    3.2.5 Präventionsgesetz 2005 – ein gescheiterter Anlauf 85
    3.2.6 Stand und Perspektiven primärer Prävention 88

3.3 Sekundärprävention 91

3.4 Tertiärprävention 97

4. Das System der Krankenversorgung 99

4.1 Organisation, Finanzierung und Leistungen des Krankenversicherungssystems 99
    4.1.1 Die Gesetzliche Krankenversicherung 99
    4.1.2 Organisationsprinzipien der GKV 110
    4.1.3 Ausgabenentwicklung in der GKV 113
    4.1.4 Die Private Krankenversicherung 117

4.2 Ambulante Versorgung 120
    4.2.1 Versorgungsbedarf, Leistungserbringung, Leistungsanbieter . 120
    4.2.2 Bedarfsplanung und Zulassung von Ärzten zur vertragsärztlichen Versorgung 130
    4.2.3 Die Vergütung ambulanter ärztlicher Leistungen 131
    4.2.4 Charakteristika des Steuerungssystem in der ambulanten Versorgung 142
    4.2.5 Qualität und Qualitätsmängel . 152

4.3 Stationäre Versorgung 154
    4.3.1 Versorgungsbedarf, Leistungserbringung, Leistungsanbieter .. 154
    4.3.2 Krankenhausplanung und -finanzierung 161
    4.3.3 Die Vergütung von Krankenhausleistungen 165
    4.3.4 Charakteristika des Steuerungssystems in der stationären Versorgung 177
    4.3.5 Qualität und Qualitätsmängel . 180

4.4 Arzneimittelversorgung 182
    4.4.1 Arzneimittelmarkt und -versorgung 182
    4.4.2 Arzneimittelzulassung und -distribution 186
    4.4.3 Preis- und Mengensteuerung in der Arzneimittelversorgung 193
    4.4.4 Charakteristika des Steuerungssystems in der Arzneimittelversorgung 206
    4.4.5 Qualität und Qualitätsmängel .. 207

4.5 Pflege 211
    4.5.1 Pflege und Pflegebedarf 211
    4.5.2 Pflegebedürftigkeit als soziales Risiko 212
    4.5.3 Die Ziele und Leistungen der Pflegeversicherung 215
    4.5.4 Die Organisation und Finanzierung der Pflegeversicherung 222
    4.5.5 Leistungserbringer, Leistungserbringung, Leistungsinanspruchnahme 225
    4.5.6 Vertragspolitik und Vergütung: Das Steuerungssystem der sozialen Pflegeversicherung 231
    4.5.7 Wirkungen der Pflegeversicherung 239
    4.5.8 Qualität und Qualitätsmängel .. 240

5. Ausgewählte Steuerungsprobleme des Krankenversorgungssystems 243

5.1 Qualitätssicherung im Gesundheitswesen 243

5.2 Integration der Versorgungsstrukturen 252
    5.2.1 Integrationsbedarf und Integrationsbemühungen 252
    5.2.2 Initiativen zur Integration von Versorgungsstrukturen 1997 bis 2000 254
    5.2.3 Implementation 257
    5.2.4 Implementationshindernisse ... 259
    5.2.5 Die Integration von Versorgungsstrukturen im GKV-Modernisierungsgesetz ... 262

5.3 Wettbewerb und Risikostrukturausgleich 264

5.4 Finanzierung und Finanzierbarkeit der Gesetzlichen Krankenversicherung 268

5.5 Die Regulierung des Krankenversorgungssystems zwischen Staat, Verbänden und Markt 274

6. Gesundheitspolitik in der Schweiz 291

6.1 Gesundheitliches und gesundheitspolitisches Problempanorama 291
6.2 Akteure und Regelungskompetenzen .. 292
6.3 Prävention und Gesundheitsförderung 294
6.4 Strukturmerkmale des Krankenversorgungssystems 296
    6.4.1 Versicherung und Finanzierung 297
    6.4.2 Wahl von Zusatzversicherungen 301
    6.4.3 Wahlfreiheit und Risikoausgleich 302
    6.4.4 Ausgaben und Ausgabenentwicklung 303
6.5 Ambulante Versorgung 305
6.6 Stationäre Versorgung 308
6.7 Arzneimittelversorgung 310
6.8 Pflege 313
6.9 Die Wirkungen des Krankenversicherungsgesetzes 313
    6.9.1 Solidarausgleich 313
    6.9.2 Versorgungsqualität und Entwicklung neuer Versorgungsformen 317
    6.9.3 Ausgabenentwicklung 320
6.10 Entwicklungstendenzen des schweizerischen Gesundheitssystems . 320

7. Europäische Integration und deutsche Gesundheitspolitik . 323

7.1 Grundzüge des europäischen Integrationsprozesses 323
7.2 Supranationale und nationale Kompetenzen in der Gesundheitspolitik ... 325
7.3 Prävention 328
7.4 Krankenversorgung 329
7.5 Auf dem Weg in einen europäischen Gesundheitsmarkt? Der Entwurf für eine EU-Dienstleistungsrichtlinie 335

Literatur 339

Abkürzungen 371

Sachwortverzeichnis 373

Vorwort zur 2. Auflage

Wir freuen uns darüber, dass dieses Lehrbuch so positiv aufgenommen wurde und die erste Auflage so rasch vergriffen war. In der vorliegenden zweiten Auflage sind die Daten zum Gesundheitswesen und zur Gesundheitspolitik aktualisiert, die seitherigen gesundheitspolitischen Veränderungen in der Darstellung berücksichtigt sowie – wo notwendig – darauf bezogene Einschätzungen und Bewertungen hinzugefügt oder modifiziert. Zugleich wurde das Buch um ein Kapitel – die europäische Dimension der Gesundheitspolitik – erweitert. Unser besonderer Dank gilt Michael Noweski, der zur Aktualisierung des Datenmaterials beigetragen hat.

Danksagung zur 1. Auflage

An der Entstehung eines Buches sind stets mehr Personen beteiligt als nur die Autoren selbst. Der vorliegende Text macht da keine Ausnahme. Winfried Beck, Gerd Glaeske, Uwe Lenhardt, Kai Michelsen, Michael Noweski, Michael Simon, Klaus Stegmüller und Hans-Jürgen Urban haben Teile des Manuskripts kritisch durchgesehen und mit wertvollen Hinweisen zu seiner Verbesserung beigetragen.

Auch die Studierenden des Aufbaustudiengangs Public Health an der Technischen Universität Berlin waren an diesem Buch beteiligt, haben sie uns doch mit ihrer fachlichen Kompetenz und Diskussionsfreude viele Anregungen für das Abfassen des Manuskripts gegeben. Renate Reiter und Michael Noweski haben die Entstehung des Buches technisch unterstützt. Ihnen allen gilt unser Dank. Für die verbliebenen Fehler und Mängel sind freilich allein die Autoren verantwortlich.

Berlin, im Mai 2003
Rolf Rosenbrock und Thomas Gerlinger

1 Gesundheitspolitik: Gegenstand, Ziele, Akteure, Steuerungsinstrumente

1.1 Gesundheitspolitik als Gegenstand sozialwissenschaftlichen Interesses

Sowohl das individuelle und gesellschaftliche als auch das sozialwissenschaftliche Interesse an Gesundheit, Gesundheitswesen und Gesundheitspolitik ist in den vergangenen Jahrzehnten beträchtlich gewachsen. Dies ist eine Folge der wachsenden gesellschaftlichen Bedeutung von Gesundheit, aber auch eine Folge der Ausdifferenzierung von Wissenschaft. Zum einen hat Gesundheit im Zuge des Wertewandels, der sich seit den 1970er-Jahren in den kapitalistischen Industriegesellschaften vollzogen hat, für die Individuen einen deutlich höheren Stellenwert erlangt (Inglehart 1977; Rodenstein 1987) und ist deshalb auch Gegenstand großer öffentlicher, vor allem medialer Aufmerksamkeit geworden. Zum anderen hat sich das Gesundheitssystem, insbesondere die Krankenversorgung, zu einem bedeutenden volkswirtschaftlichen Faktor entwickelt. In Deutschland beläuft sich die Summe aller Gesundheitsausgaben auf über elf Prozent des Bruttoinlandsprodukts (BIP); die Leistungsausgaben der Gesetzlichen Krankenversicherung (GKV) allein auf gut sechs Prozent des BIP. Insgesamt arbeiten mehr als vier Millionen Erwerbstätige im Gesundheitswesen – und dies mit steigender Tendenz (s. Kap. 2.5).

Verschiedene sozialwissenschaftliche Disziplinen sind mit je eigenen Perspektiven an der Analyse von gesundheitspolitischen Fragestellungen beteiligt. Die *Soziologie* interessiert sich vor allem für gesundheitsrelevante Prozesse auf der Mikroebene, also bei den individuellen Akteuren. Hier finden insbesondere Themen wie die Interaktion zwischen Gesundheitsprofessionen und Patienten in den Institutionen des Gesundheitswesens große Aufmerksamkeit (Siegrist 1995), also zum Beispiel das Arzt-Patient-Verhältnis oder auch die Kooperation zwischen Ärzten und Pflegepersonal. Im Zusammenhang mit der gestiegenen Aufmerksamkeit für Krankheitsprävention und Gesundheitsförderung sind in den vergangenen Jahren auch die personalen und sozialen Voraussetzungen für gesundheitsgerechtes Individualverhalten auf großes Interesse gestoßen (Kolip 1997; Hurrelmann 2000; Hurrelmann/Kolip 2002). In dieser Hinsicht weisen soziologische Fragestellungen vielfältige thematische Überschneidungen zur Gesundheitspsychologie auf (Schwarzer 2004).

Die *Politikwissenschaft* richtet ihre Aufmerksamkeit in erster Linie auf das Zusammenwirken von Staat und Interessenverbänden in der Gesundheitspolitik (Wiesenthal 1981; Rosewitz/Webber 1990; Döhler 1990; Alber 1992; Perschke-Hartmann 1994; Blanke 1994; Döhler/Manow 1997; Bandelow 1998; Kania/Blanke 2000; Gerlinger 2002a; Noweski 2004). Nicht die Inhalte und gesundheitlichen Wirkungen gesundheitspolitischer Entscheidungen stehen hier im Mittelpunkt, sondern die sektoral spezifischen institutionellen Strukturen und Akteursbeziehungen, die auf die Formulierung und Implementation politischer Entscheidungen Einfluss nehmen. Gesundheitspolitik interessiert hier vor allem als ein besonderes Politikfeld, auf dem übergreifende politikwissenschaftliche Fragestellungen wie die nach der Steuerungsfähigkeit des Staates oder den

Implementationsbedingungen politischer Programme erörtert werden. Das Verständnis von Gesundheitspolitik ist dabei in der Regel auf die Steuerung der Krankenversorgung beschränkt.

Die zunehmend thematisierte Knappheit der für die gesundheitliche Versorgung zur Verfügung gestellten Mittel und das zunehmende Streben nach einer Effizienzsteigerung im Gesundheitswesen hat in den zurückliegenden Jahren eine beständige Aufwertung der *Gesundheitsökonomie* begünstigt (von der Schulenburg/Greiner 2000; Breyer/Zweifel/Kifmann 2004). Insbesondere dem Zuschnitt der Strukturen und Abläufe in den Institutionen der Gesundheitsversorgung sowie der Steuerungsfunktion finanzieller Anreize für die Versorgung mit gesundheitlichen Dienstleistungen gilt ihre Aufmerksamkeit.

Daneben haben sich in den letzten Jahren die *Gesundheitswissenschaften* als wissenschaftliche Disziplin etabliert (Hurrelmann/Laaser 1998; Kolip 2002), allerdings noch keine eigene Identität ausgeprägt. Im Grunde handelt es sich bei ihnen um eine Multidiszipin, in der Methoden und Erkenntnisse aus unterschiedlichen Fächern Anwendung finden.

Trotz vielfältiger thematischer Überschneidungen bewegt sich die Rezeption und erst recht die Diskussion sozialwissenschaftlicher Befunde zur Gesundheitspolitik in den von den jeweiligen Disziplinen vorgegebenen Bahnen. Wenn Erkenntnisse aus den Nachbardisziplinen herangezogen werden, so ist dies die Ausnahme und nicht die Regel. Diese Gepflogenheiten erschweren nicht nur die Entwicklung einer tragfähigen Theorie, sondern auch die notwendige Verbesserung der Praxis von Gesundheitspolitik. Das vorliegende Lehrbuch will unter anderem dazu beitragen, dieses Defizit zu überwinden. Es präsentiert Erkenntnisse und Erklärungsansätze aus den verschiedenen mit Gesundheitspolitik befassten Disziplinen und zielt darauf, unterschiedliche Perspektiven auf diesen Gegenstand zu bündeln. Auf diese Weise soll es denjenigen helfen, die mit Gesundheit professionell befasst sind oder sein werden, in ihrer beruflichen Praxis auf ein rationales und humanes Management von Gesundheitsrisiken hinzuwirken.

1.2 Gesundheitspolitik: Bestimmung des Gegenstands

Die landläufigen Vorstellungen darüber, was Gesundheitspolitik ist und was sie sein soll, reichen weit auseinander. In der Öffentlichkeit und auch in manchen wissenschaftlichen Disziplinen stößt man diesbezüglich immer wieder auf eine doppelte Verkürzung: Zum einen wird Gesundheitspolitik auf Krankenversorgungspolitik reduziert, zum anderen mit Kostendämpfungspolitik gleichgesetzt. Beide Verkürzungen sind nicht unbedingt falsch, denn sie bringen die gesellschaftlich dominierende Wahrnehmung von Gesundheitspolitik zum Ausdruck. Allerdings ist diese Sichtweise wissenschaftlich nicht begründbar und führt zudem auch im Selbstverständnis der Akteure zur Ausblendung der eigentlich wichtigen Gestaltungsfelder einer auf die Verbesserung der Bevölkerungsgesundheit bezogenen Politik.

Zentraler Bezugspunkt des hier zugrunde gelegten Verständnisses von Gesundheitspolitik ist die Zielgröße Gesundheit selbst. Um die Begrenzungen traditioneller Interpretationen zu überwinden, bedarf es eines Konzepts von Gesundheitspolitik, das das gesamte Spektrum politisch gestaltbarer Aspekte des gesellschaftlichen Umgangs mit Gesundheit und Krankheit, also das gesellschaftliche und bevölkerungsbezogene Management von Gesundheitsrisiken vor und nach ihrem Eintritt, umfasst. Gesundheitspolitik soll *analytisch* verstanden werden als die Gesamtheit der organisierten Anstrengungen, die auf die Gesundheit von Individuen oder sozialen Gruppen Einfluss nehmen – gleich ob sie die Gesundheit fördern, erhalten, (wieder-)herstellen oder auch nur die individuellen und sozialen Folgen von Krankheit lindern. Diese organisierten Anstrengungen umfassen den gesamten Politikzyklus von der Problemdefinition über die Politikformulierung (Definition von Zielen und Instrumenten) bis hin zur Implementation und Evaluation der Maßnahmen und schließen insbesondere die Bemühungen zur Gestaltung der mit Gesundheit befassten Institutionen und zur Steuerung des Handelns der entsprechenden Berufsgruppen ein.

Das *normative* Ziel von Gesundheitspolitik ist die Verbesserung der gesundheitlichen Lage der Bevölkerung durch die Minderung krankheitsbedingter Einschränkungen der Lebensqualität und des vorzeitigen Todes. Dies schließt die Senkung von Erkrankungswahrscheinlichkeiten (Prävention) durch Minderung pathogener Belastungen und die Förderung salutogener Ressourcen ebenso ein wie die Gestaltung und Steuerung der Krankenversorgung und der Rehabilitation (zum Beispiel DFG 1995; Hurrelmann/Laaser 1998). Gesundheitspolitik findet demnach überall dort statt, wo durch die Gestaltung von Verhältnissen, Verhaltensbedingungen oder Verhaltensanreizen die Wahrscheinlichkeit der Krankheitsentstehung sowie der Verlauf von und der Umgang mit Erkrankungen – positiv oder negativ – beeinflusst werden. Gesundheitspolitik ist somit eine Querschnittsaufgabe. Kriterien der Gesundheitssicherung beziehungsweise der Gesundheitsförderung sollten in unterschiedlichsten gesellschaftlichen Bereichen Berücksichtigung finden.

Die analytische und praktische Beschränkung von Gesundheitspolitik auf Kostendämpfung und Krankenversorgung ist unter diesen Gesichtspunkten nicht tragfähig. Erstens ist die Finanzierung und Bezahlbarkeit von Gesundheitsleistungen nicht das Ziel, sondern eine – gleichwohl sehr wichtige – Nebenbedingung von Gesundheitspolitik. Dabei ist es für die Praxis von erheblicher Bedeutung, ob sich Gesundheitspolitik vorrangig an der Erreichung bestimmter Gesundheitsziele oder an der Nichtüberschreitung eines bestimmten Ausgabenvolumens orientiert. Zweitens ist die Krankenversorgung in der Gesundheitspolitik nur ein Interventionsfeld unter anderen. Durch die Reduktion von Gesundheitspolitik auf Krankenversorgungspolitik bleiben die Bereiche der Prävention und Gesundheitsförderung sowie zentrale Aspekte des gesellschaftlichen Umgangs mit Gesundheit und Krankheit weitgehend ausgespart. Berechnungen der Auswirkungen des Gesundheitssystems auf die Gesundheit gehen insgesamt von einem geringen Einfluss aus. In reichen Ländern ist der Anteil des Krankenversorgungssystems an der Verbesserung der gesundheitlichen Ergebnisse mit Blick auf die Gesamtbevölkerung auf 10 bis 30 Prozent (bei den Frauen auf 20 bis 40 Prozent) zu veranschlagen (SVR 2002a, Bd. I: 110).

1.3 Entscheidungsebenen und Akteure in der Gesundheitspolitik

Gesundheitspolitische Entscheidungen fallen auf verschiedenen Ebenen und unter Beteiligung ganz unterschiedlicher Akteure. Mit Blick auf die Problembereiche, die auch in der Selbstbeschreibung der Akteure der Gesundheitspolitik zugerechnet werden, lassen sich ein Makro-, ein Meso- und ein Mikrobereich unterscheiden.

- Der *Makrobereich* bezeichnet die nationalstaatliche und die supranationale Ebene der Gesundheitspolitik. In allen Staaten haben die jeweiligen Regierungen einen überragenden Einfluss auf die Gestaltung des Gesundheitssystems. Dies gilt auch für jene Länder, in denen der Staat konkrete Entscheidungen über die Krankenversorgung in gewissem Umfang an nachgeordnete Verbände und Institutionen (Krankenversicherungen, Ärzteorganisationen etc.) oder an den freien Markt delegiert. Gesundheitspolitik lässt sich insofern als ein staatsnaher Politiksektor begreifen (Mayntz/Scharpf 1995a). Die auf nationalstaatlicher Ebene getroffenen Regelungen betreffen zum Beispiel die institutionelle Struktur der gesundheitlichen Versorgung, die Finanzierung von Gesundheitsleistungen, ihre Qualität und den Zugang der Bürgerinnen und Bürger zu den Versorgungseinrichtungen. Daneben haben im Zuge der fortschreitenden Globalisierung supranationale Träger und Organe in den zurückliegenden Jahren einen wachsenden Einfluss auf nationalstaatliche Gesundheitspolitik erlangt. Im Hinblick auf die deutsche Gesundheitspolitik ist vor allem die Europäische Union (EU) von wachsender Bedeutung, auf die im Zuge des europäischen Integrationsprozesses einige gesundheitspolitische Entscheidungskompetenzen übertragen worden sind.

Einfluss hat die EU vor allem im Hinblick auf einige präventionspolitisch bedeutsame Felder erlangt, nämlich auf die Umweltpolitik, auf den Arbeitsschutz (Gerlinger 2000), auf bestimmte Aspekte des Schutzes der öffentlichen Gesundheit (W. Berg 1997; Hervey 2002) und auf den gesundheitsbezogenen Verbraucherschutz, nicht zuletzt die Lebensmittelsicherheit (Barlösius 1999). Im Hinblick auf die nationalstaatlichen Krankenversicherungs- und Krankenbehandlungssysteme ist die direkte Gestaltungsmacht der Mitgliedstaaten jedoch (noch) recht gering, denn sie sind Teil der sozialen Sicherungssysteme, die der nationalstaatlichen Souveränität unterliegen. Weil diesbezügliche Entscheidungen unmittelbaren Einfluss auf die Entwicklung des Staatshaushalts beziehungsweise der Arbeitskosten haben können, waren die Mitgliedstaaten hier bisher nicht bereit, ihre Souveränitätsrechte aufzugeben (Näheres s. Kap. 7).

Daneben sind auf zwischenstaatlicher Ebene jene internationalen Organisationen von Bedeutung, die ausschließlich oder teilweise mit gesundheitsbezogenen Fragen befasst sind. Zu den wichtigsten von ihnen zählen die World Health Organization (WHO), die International Labour Organization (ILO) und die Food and Agriculture Organization (FAO). Sie unterscheiden sich in ihren Handlungsmöglichkeiten allerdings ganz erheblich von denen supranationaler Staatenorganisationen. Ihre Entscheidungen, Entschließungen und Programme haben für einzelne Staaten keine bindende Wirkung, und auch sonst verfügen sie über keine wirksamen Sanktionsinstrumente, um ihren politischen Willen durchzusetzen. Auch sind sie mit – gemessen an der Größe ihrer Aufgabe – vollkommen unzureichenden Finanzmitteln ausgestattet. Neben der beschränkten materiellen Unterstützung gesundheitsbezogener Projekte bleibt ihnen also vor allem die Möglichkeit, auf Probleme hinzuweisen, zu ermahnen und anzuregen. Bei ihrem Engagement für die Verbesserung der Gesundheit ist ihre hohe moralische Autorität die wohl schärfste Waffe dieser Organisationen.

- Der *Mesobereich* bezeichnet die regionale beziehungsweise verbandliche Ebene der Gesundheitspolitik. Nationalstaatliche und erst recht supranationale Akteure beschränken sich in aller Regel auf die Formulierung von Rahmenvorgaben («Generalnormen»), deren Konkretisierung sie nachgeordneten Akteuren überlassen. Parlamente oder Ministerien wären mit der detaillierten Regulierung des Gesundheitssystems überfordert: Erstens verfügen sie nicht über das notwendige Expertenwissen; zweitens unterscheiden sich die regionalen und örtlichen Bedingungen zum Teil erheblich voneinander und würde es einheitlichen übergreifenden Regelungen daher an Zielgenauigkeit mangeln. In der deutschen Gesundheitspolitik sind für die Krankenversorgung zum Beispiel die Bundesländer (vor allem im Hinblick auf den Krankenhaussektor) sowie die Krankenkassen und die KVen für die Konkretisierung bundesstaatlicher Rahmenvorgaben von sehr großer Bedeutung. Ebenso nehmen die zuständigen Länderministerien auch einen erheblichen Einfluss auf Bereiche wie den betrieblichen Gesundheitsschutz oder den Umweltschutz. Dabei sind die Akteure auf der Mesoebene keineswegs auf die Rolle eines politischen Erfüllungsgehilfen beschränkt. Vielmehr sind sie im politischen Prozess selbst von eigenständiger Bedeutung. Sie können «von oben» kommende Steuerungsversuche kanalisieren oder unterlaufen sowie selbst Themen auf die politische Tagesordnung setzen und Probleminterpretationen bereitstellen.
- Der *Mikrobereich* bezeichnet das Handeln und Zusammenwirken der individuellen Akteure, das Einfluss auf die Entstehung und Behandlung von Krankheiten nehmen kann. Dies betrifft im Bereich der Prävention zum Beispiel die gesundheitsbezogenen Aktivitäten von Unternehmen, im Hinblick auf Krankenversorgung vor allem das Handeln einzelner Krankenkassen, Krankenhäuser, Ärzte oder Pflegeeinrichtungen; im Bildungsbereich zum Beispiel die Vermittlung von Kenntnissen und Fertigkeiten für gesundheitsförderliches Verhalten. Hier entwickeln die Akteure Handlungsstrategien, mit denen sie den Problemen der Prävention und Versorgung zu begegnen beabsichtigen. Zugleich wird auf der Mikro-

ebene darüber entschieden, wie die Akteure auf die Steuerungsversuche übergeordneter Instanzen reagieren.

Bei der Analyse und Beschreibung dieser Ebenen ist zweierlei zu beachten:

- Erstens ist jede dieser Ebenen *horizontal* stark differenziert: Auf jeder der drei Ebenen sind zahlreiche Akteure tätig, die Einfluss auf gesundheitspolitische Entscheidungen nehmen. Auf der supranationalen Ebene zum Beispiel haben wir es mit einer Vielzahl von Nationalstaaten zu tun. Die staatliche Willensbildung in der Gesundheitspolitik wird wiederum beeinflusst von der Zusammensetzung der Regierung, von den Parteien und Parlamentsfraktionen, den Ministerien und Ministerialbürokratien und gelegentlich auch von einzelnen besonders einflussreichen Experten (z. B. für die Krankenhauspolitik: Simon 2000a). Sie ist also stark von nationalen Traditionen geprägt, und ihre Entwicklung unterliegt oftmals einer spezifischen Pfadabhängigkeit (z. B. North 1990). Im Mikrobereich sind in der Versorgung unter anderem niedergelassene und Krankenhausärzte, unterschiedliche ärztliche Fachgruppen, Pflegekräfte, Pflegeheime und ambulante Pflegedienste, beide wiederum in unterschiedlicher Trägerschaft, aber auch Selbsthilfegruppen tätig; in der Prävention unter anderem die Gesundheitsämter, Umweltämter, Sozialarbeiter, Betriebsärzte, Sicherheitsfachkräfte, Betriebsräte, Unternehmer und Unternehmensberater. Nicht immer sind einzelne Entscheidungsträger bestimmten Entscheidungsebenen eindeutig zuzuordnen: So sind die Bundesländer zum Beispiel am Zustandekommen vieler Bundesgesetze zur Gesundheitspolitik unmittelbar beteiligt (Makroebene), zugleich aber auch mit der Konkretisierung staatlicher Rahmenvorgaben beauftragt (Mesoebene).
- Zweitens existieren vielfältige vertikale Verknüpfungen zwischen diesen Entscheidungsebenen und den jeweils handelnden Entscheidungsträgern (Scharpf 2000). Die Politikebenen sind also auf vielfältige Art und Weise miteinander verflochten. Zum einen schaffen die Entscheidungen auf jeder Ebene für die jeweils nachgeordneten Akteure bestimmte Rahmenbedingungen, das heißt Anreize, Handlungszwänge, Gestaltungsmöglichkeiten etc. Zum anderen vollzieht Gesundheitspolitik sich keineswegs nur als Top-down-Prozess, sondern in vielen Fällen auch als Bottom-up-Prozess. So wirken zum Beispiel Organisationen auf der Mesoebene wie die Verbände der Krankenkassen, KVen, Krankenhausgesellschaften oder Wohlfahrtsverbände auf Regierungsentscheidungen ein (Makroebene) und werden dabei ihrerseits maßgeblich von den Interessen ihrer Mitglieder geleitet, also von einzelnen Krankenhäusern, Ärzten und Arztgruppen, Krankenhäusern und Pflegeeinrichtungen beziehungsweise Pflegediensten (Mikroebene). Auf einigen Gebieten der Gesundheitspolitik sind Entscheidungen der oberen Ebene von der Zustimmung der unteren Ebene abhängig. So bedürfen zum Beispiel Gesetzesinitiativen des Bundestages zur Krankenhauspolitik der Einwilligung des Bundesrates, also der Länderkammer.

Der Staat ist das institutionelle Zentrum der Steuerung des Gesundheitswesens und insofern in der Gesundheitspolitik von außerordentlich großer Bedeutung. Dies ergibt sich zum einen aus seiner formalen Zuständigkeit. Das Grundgesetz (GG) weist ihm die Aufgabe zu, die Gesundheit und körperliche Unversehrtheit der Bürger zu gewährleisten (Art. 2 Abs. 2 GG). Zu diesem Zweck erlässt er eine Vielzahl von Regelungen; außerdem haben die staatlichen Exekutivorgane für die Einhaltung dieser Normen zu sorgen. Hier sind insbesondere Maßnahmen des Arbeitsschutzes, des Umweltschutzes und des gesundheitsbezogenen Verbraucherschutzes von Bedeutung. Man kann derartige regulative Maßnahmen auch als marktkorrigierendes Handeln begreifen: Der Staat verpflichtet die Akteure auf solche Verhaltensweisen, die die Regulierungsmechanismen des freien Marktes nicht hervorbringen würden. Des Weiteren erlässt der Staat als Ausdruck seiner im Grundgesetz festgeschriebenen Verpflichtung als «demokratischer und sozialer Bundesstaat» (Art. 20 Abs. 1 GG) verbindliche Bestimmungen für die Erbringung und Finanzierung von Gesundheitsleistungen und schreibt diesbezüglich die Rechte und Pflichten der Beteiligten fest. Damit schafft er einen allgemeinen Ordnungsrahmen für die Gestaltung des Gesundheitswesens, insbesondere des Krankenversorgungssystems.

Der Staat bedient sich bei der Verfolgung seiner Ziele unterschiedlicher Steuerungsmedien und Steuerungsinstrumente (dazu grundsätzlich zum Beispiel Offe 1972; Mayntz 1983; Scharpf 2000, Benz 2001; Burth/Görlitz 2001):

- Er bedient sich des Mediums Recht, erteilt also Ge- und Verbote und droht für den Fall der Zuwiderhandlung mit Sanktionen. Die Kombination aus Kontrollwahrscheinlichkeit und angedrohter Strafe soll die nachgeordneten Akteure dazu bewegen, den Verhaltenserwartungen zu folgen.
- Er versucht, vor allem mit Hilfe des Mediums Geld die Interessen der Akteure so zu verändern, dass deren egoistisch-rationales Handeln auf die Erfüllung staatlicher Steuerungsziele gelenkt wird. Die Aussicht auf die Erzielung finanzieller Vorteile und auf die Vermeidung finanzieller Nachteile soll das Verhalten von Steuerungsadressaten in die gewünschte Richtung lenken. Dazu gehört in der Krankenversorgung zum Beispiel die Festschreibung von Ausgabenobergrenzen (Budgets) für bestimmte Leistungen oder die Einführung von pauschalierten, behandlungsfallbezogenen anstelle leistungsmengenbezogener Vergütungsformen – Instrumente, mit denen das Ziel der Ausgabenbegrenzung erreicht werden soll.
- Er überträgt in einer Reihe von Politikfeldern die konkretisierende Regelsetzung oder exekutive Funktionen an nachgeordnete Institutionen (z.B. Krankenkassen, KVen oder Berufsgenossenschaften). Durch die Veränderung von Verfahrens- und Entscheidungsregeln kann der Staat einzelne Akteure mit Handlungsressourcen ausstatten beziehungsweise ihre Interessenlage verändern und damit die Wahrscheinlichkeit erhöhen, dass in dem betreffenden Subsystem die gewünschten Entscheidungen fallen (prozedurale Steuerung). So legt der Staat zum Beispiel die Zusammensetzung sowie die Entscheidungsverfahren und -regeln im institutionellen Gefüge der Selbstverwaltung fest. Er weist den Akteuren auf diese Weise Handlungsressourcen und damit Macht zu – ebenfalls um sicherzustellen, dass die konkretisierende Rechtsetzung den staatlichen Steuerungszielen nicht zuwiderhandelt (Scharpf 2000). Der Staat ist insofern auch der Architekt der politischen Ordnung in der Gesundheitspolitik (Döhler 1995). Dieser Steuerungstyp ist insbesondere in der GKV von großer Bedeutung.

Das Gesundheitswesen lässt sich als ein «System komplexer Vielfachsteuerung» charakterisieren (Alber 1992: 157), das auf den einzelnen Regelungsfeldern je eigene Steuerungssysteme mit einem spezifischen Mischungsverhältnis aus staatlichen, verbandlichen (korporatistischen) und marktlichen Elementen hervorgebracht hat. Bei aller Steuerungsvielfalt sind für die Gesundheitspolitik in Deutschland korporatistische Regulierungsformen von besonderer Bedeutung. Korporatistische Steuerung ist dadurch gekennzeichnet, dass der Staat bei der Steuerung einzelner Politikbereiche einen allgemeinen Ordnungsrahmen setzt und Kompetenzen zur konkretisierenden Regelsetzung an nachgeordnete Verbände delegiert. Die Verbände werden dabei auf die Verfolgung öffentlicher Ziele verpflichtet und füllen diesen Rahmen durch Kollektivverhandlungen und -verträge aus. Zugleich stattet der Staat sie – zumeist über die Schaffung von Zwangsmitgliedschaften für die vertretene Klientel oder über die Verleihung von Vertretungsmonopolen, wie dies zum Beispiel bei den KVen oder den Krankenkassen und ihren Verbänden der Fall ist – mit der Fähigkeit aus, den Verhandlungsergebnissen gegenüber den Betroffenen (z.B. Vertragsärzten, Versicherten) Verbindlichkeit zu verleihen. Dabei sichert er sich durch die Einführung von Genehmigungsvorbehalten und Beanstandungsrechten sowie durch die Drohung mit Ersatzvornahmen eine Art Letztentscheidungsrecht über den Inhalt der Vereinbarungen nachgeordneter Akteure (z.B. Döhler/Manow-Borgwardt

1992a: 64 ff.). Insofern handelt es sich bei einer derartigen Wahrnehmung öffentlicher Aufgaben durch Verbände stets um eine «Selbstorganisation im Schatten des Staates» (Scharpf 2000). Da der Staat mit den skizzierten Steuerungsinstrumenten eine aktive Interessenpolitik betreibt, wird er auch zum wichtigsten Bezugspunkt der beteiligten Akteure und ihrer konflikthaften Handlungen.

Der Staat kann sich auf dem Wege der korporatistischen Steuerung die Handlungsressourcen der Verbände, vor allem das dort vorhandene Expertenwissen, zu Nutze machen (Streeck/Schmitter 1985). Allerdings wurden auf diese Weise in den einzelnen Politikfeldern starke Verbände etabliert, die sich ihrerseits überwiegend von den – mit den staatlichen Steuerungszielen oftmals nicht kompatiblen – Partialinteressen ihrer Mitglieder leiten lassen und sich den staatlichen Steuerungsansprüchen des Öfteren – und dies durchaus nicht ohne Erfolg – widersetzen. Dies gilt insbesondere für den Bereich der Krankenversorgung und hier wiederum für die ambulante Versorgung, aber auch für zahlreiche andere Politikfelder. Die einzelnen Politikbereiche verfügen also über eine vergleichsweise ausgeprägte Autonomie – ein Charakteristikum, das es wiederum beträchtlich erschwert, Gesundheitspolitik als eine Querschnittsaufgabe zu betreiben.

Neben korporatistischen Arrangements spielen auch Netzwerke bei der Steuerung des Gesundheitswesens eine Rolle. Netzwerke sind aus einer Vielzahl von Akteuren bestehende formelle und informelle Formen politischer Kooperation, die an der Steuerung einzelner Politikfelder mitwirken (Jansen/Schubert 1995). Auch hier sind üblicherweise staatliche, halbstaatliche und private Akteure beteiligt, die relativ autonom sind und unterschiedliche Interessen verfolgen, dabei aber mehr oder weniger aufeinander angewiesen sind (Mayntz 1993). Als ein Netzwerk lässt sich zum Beispiel die Gemeinschaft der an regionalen Gesundheitskonferenzen beteiligten Akteure begreifen, deren Handeln darauf gerichtet ist, regionale Versorgungsbedarfe zu identifizieren sowie sich auf Gesundheitsziele in der Region und auf einschlägige Umsetzungsmaßnahmen zu verständigen. Netzwerke lassen sich vor allem dadurch von korporatistischen Arrangements unterscheiden, dass

- in ihnen nicht mehr die hierarchische Steuerung (privater) Steuerungsobjekte durch ein (staatliches) Steuerungssubjekt dominiert, sondern die Handlungskoordinierung in einem eher horizontal geprägten Beziehungsgeflecht kollektiver Akteure
- sie daher auch ergebnisoffener sind und
- an ihnen eine größere Zahl von Akteuren beteiligt ist.

Das System der politischen Steuerung in Deutschland ist, auch in der Gesundheitspolitik, also hochgradig fragmentiert und dabei in doppelter Hinsicht durch eine starke mittlere Handlungsebene gekennzeichnet (Streeck 1995): Horizontal sind es insbesondere die erwähnten korporatistischen Arrangements sowie die ausdifferenzierten und tief gestaffelten Netzwerke in den politischen Teilsektoren, die erhebliche Barrieren gegen direkte staatliche Steuerungsversuche errichten können; vertikal ist die Stärke der mittleren Handlungsebene vor allem eine Folge des föderalistischen Staatsaufbaus. Diese politisch-institutionellen Merkmale des deutschen Regulierungssystems tragen häufig dazu bei, dass rasche Politikwechsel und flexible Reaktionen auf neue Herausforderungen erschwert werden. Insgesamt verteilen sich staatliches Handeln und gesellschaftliche Steuerungstätigkeit in der deutschen Gesundheitspolitik auf eine Vielzahl von Akteuren und fallen politische Entscheidungen in einer Vielzahl von Arenen.

Daran wird zugleich deutlich, dass Gesundheitspolitik keineswegs eine bloß staatliche Angelegenheit ist. Bei der gesundheitsrelevanten Gestaltung von Arbeits- und Lebensverhältnissen, von Anreizen und Normen für gesundheitsrelevantes Verhalten und auch bei der Gestaltung und Steuerung der Krankenversorgung sind gewählte Regierungen und staatliche Institutionen nur eine Akteursgruppe unter vielen anderen, und auf manchen Feldern nicht einmal die wichtigste oder mächtigste. Staatliches Handeln in der Politik im Allgemeinen wie in der Gesundheitspolitik im Besonderen vollzieht sich in der Regel nicht einfach als einseitiges, hierarchisches Dekretieren und Durchsetzen autonom getroffener Entscheidungen. Vielmehr ist der Staat zugleich Gegenstand vielfältiger lobbyistischer Beeinflussungsversuche von Verbänden und anderen Akteuren. Zu den wichtigsten von ihnen zählen wirtschaftliche bzw. professionspolitische Interessengruppen, Unternehmen, die Interessenverbände von Kapital und Arbeit, die auf Gesundheitsrisiken und Krankenversorgung einwirkenden Verbände und Gruppen sowie soziale Bewegungen, die einen Bezug zum Thema «Gesundheit» haben. Hinzu kommt, dass Entscheidungen, durch die die gesundheitliche Lage sowie die Krankenversorgung der Bevölkerung, von Bevölkerungsgruppen und Individuen beeinflusst werden, in der Regel Ergebnisse von Aushandlungs- und Konfliktprozessen sind, in die neben dem Staat auch die genannten Akteure ihre Interessen und Machtpotenziale einbringen. Schließlich sind die eingesetzten Steuerungsinstrumente häufig nicht zielgenau, insbesondere verfügen die Steuerungsadressaten in vielen Fällen über schwer kontrollierbare Ausweichmöglichkeiten. Damit üben sie eine eigenständige Gestaltungsmacht im Hinblick auf den gesellschaftlichen Umgang mit Gesundheit und Krankheit aus.

1.4 Gesundheit als Gegenstand unterschiedlicher Interessen, Problemwahrnehmungsmuster und Handlungslogiken

An der Formulierung und Umsetzung von Gesundheitspolitik ist also eine Vielzahl von Akteuren beteiligt. Diese Akteure unterscheiden sich voneinander nach ihren Interessen und Problemwahrnehmungsmustern und damit in der Regel auch in den Handlungslogiken, denen sie folgen. Unter Interessen können auf einer allgemeinen Ebene zunächst diejenigen funktionalen Imperative verstanden werden, die auf das langfristig erfolgreiche Bestehen von Individuen, Gruppen oder Institutionen gerichtet und ihnen daher gleichsam objektiv zuzuschreiben sind (Mayntz/ Scharpf 1995b: 54ff.). Dazu zählen insbesondere

Ziele wie Handlungsautonomie, das eigene Wohlergehen, die Verfügung über die dafür erforderlichen Ressourcen und die Aufrechterhaltung der Identität. Ein solchermaßen gefasster Interessenbegriff schließt sowohl die Dimension des selbstbezogenen Nutzens als auch die der normativen und kognitiven Orientierungen ein. Er kennzeichnet die Zielsysteme sowohl von Institutionen als auch von Individuen. Der Inhalt dieser Interessen konkretisiert sich in Abhängigkeit von den jeweiligen gesellschaftlichen Funktionen und Positionen der Akteure, und erst vor diesem Hintergrund werden Interessen, sofern sie von den Handelnden als solche wahrgenommen werden, handlungsleitend. In diesem Sinne sind auch die in die Gesundheitspolitik einbezogenen Akteure Träger spezifischer Interessen. Entsprechend ihren unterschiedlichen Positionen und Funktionen in der Gesellschaft können für sie unterschiedliche Aspekte von Gesundheit und Gesundheitspolitik von Bedeutung und unterschiedliche, darauf gerichtete Strategien interessant sein. Bei gesundheitspolitischen Entscheidungen muss es also keineswegs um eine gesundheitsbezogene – gleichsam gemeinwohl-orientierte – Problemlösung gehen (Mayntz 2001); vielmehr gehen mit den Problemdefinitionen und den anvisierten Handlungsstrategien der jeweiligen Akteure in der Regel spezifische Interessen einher und werden häufig von diesen auch überlagert (z. B. Rosewitz/ Webber 1990). Für die in den jeweiligen Handlungskontexten tätigen Akteure sind somit unterschiedliche Relevanzkriterien handlungsleitend.

- Für die Akteure des politischen Systems (also z. B. Parteien, Regierungen) ist bei der Problemwahrnehmung und Handlungsorientierung das Kriterium der Erlangung, Aufrechterhaltung und Ausweitung von Macht von zentraler Bedeutung. In demokratisch verfassten Gesellschaften wird Macht über Wahlen zugewiesen und ist insoweit über kurz oder lang auch immer an Zustimmung gebunden. Gesundheit und Gesundheitspolitik sind somit für die Akteure des politischen Systems (zum Beispiel Regierungen, Parteien) vor allem insoweit handlungsrelevant, als sie sich von einer bestimmten Form der Problembearbeitung einen Gewinn an Zustimmung oder zumindest eine Reduzierung von Legitimationsrisiken und -defiziten erhoffen können.

- Für Unternehmen als im Wirtschaftssystem tätige Akteure ist der Erhalt und die Verbesserung der eigenen Wettbewerbsfähigkeit sowie die Steigerung des Gewinns die maßgebliche Zielgröße ihres Handelns. Das Verwertungsinteresse des Kapitals und das Gesundheitsinteresse der Beschäftigten repräsentieren im Kern unterschiedliche Zielorientierungen und setzen in aller Regel nichtkongruente Handlungslogiken frei. Zwar sind Konstellationen, in denen der Gesundheitsschutz und die Gesundheitsförderung von Beschäftigten einerseits sowie die Gewinnsteigerung eines Unternehmens andererseits synchron verlaufen, durchaus denkbar (Thiehoff 1992: 32ff.; Gottschalk 1992: 228ff.; Bertelsmann-Stiftung/ Hans-Böckler-Stiftung 2004). So kann zum Beispiel eine Reduzierung krankheitsbedingter Fehlzeiten auch dazu beitragen, aufwendige und kostspielige Umstellungen der Arbeitsorganisation zu vermeiden oder die Kosten der Lohnfortzahlung im Krankheitsfall zu sparen. Allerdings verbleiben den Unternehmen in der Realität kapitalistischer Gesellschaften vielfältige Möglichkeiten, die Kosten von gesundheitlichen Belastungen zu externalisieren, sie also den betroffenen Individuen selbst oder der Gesellschaft insgesamt aufzuerlegen. Zudem liegen gerade für die zurückliegenden Jahre zahlreiche empirische Hinweise auf einen beträchtlichen Anstieg der Leistungsdichte und insbesondere psychisch-mentaler Belastungen vor (z. B. von Henninges 1998; European Foundation 1997 und 2001). Außerdem können ökonomische und gesundheitliche Ziele unterschiedliche Zeithorizonte beinhalten. Während eine Orientierung an der Förderung von Gesundheit einen langfristigen, schonenden, am Grundsatz der Nachhaltigkeit (*sustainability*) orientierten Umgang mit der inneren – und äußeren – Natur des Menschen erfordert, sind ökonomische Ziele wie Gewinnsteigerung oder Wettbewerbsfähigkeit und die daran orientierte (Ver-) Nutzung menschlicher Arbeitskraft und Gesundheit immer an mehr oder weniger kurzen Fristen orientiert.

- Die mit der Krankenbehandlung befassten Institutionen und die in ihnen tätigen Angehörigen von Gesundheitsberufen agieren im Spannungsfeld unterschiedlicher Interessen und Handlungslogiken. Der zentrale Bezugspunkt der beruflichen (und in aller Regel auch der Mehrzahl der persönlichen) Wertmaßstäbe von Angehörigen von Gesundheitsberufen ist das Handeln für das Wohl des Patienten. Als Individuen und Wirtschaftssubjekte (Arbeitnehmer, Selbständige) mit sozialen und ökonomischen Interessen sind sie mit der Knappheit der zur Verfügung stehenden Ressourcen konfrontiert und damit häufig genug mit der Notwendigkeit, Aufwand und Kosten zu begrenzen. Sind die unterschiedlichen Interessen und Handlungslogiken nicht kompatibel, so sind Kompromisse zwischen ihnen notwendig. So wird ein Arzt, dessen Budget ausgeschöpft ist und der daher nichts mehr an der Behandlung eines Patienten verdienen kann, dazu neigen, ihm Leistungen vorzuenthalten, die Behandlung ins kommende Quartal zu verschieben oder ihn an einen Kollegen zu überweisen. Wo der Kompromiss zwischen den Handlungslogiken angesiedelt ist, hängt vor allem von den individuellen Handlungspräferenzen der professionellen Akteure und von der Artikulations- und Durchsetzungsfähigkeit der Klienten ab.

- Andere Maßstäbe sind wiederum für das selbstbezogene Gesundheitshandeln von Individuen maßgeblich. Zwar ist allen Individuen ein Interesse an Gesundheit objektiv zuzuschreiben, jedoch mag es aktuell im Widerspruch zu anderen Interessen stehen – etwa dem nach Arbeitsplatzsicherheit oder kurzfristiger Bedürfnisbefriedigung – oder zumindest als solches wahrgenommen werden. Darüber hinaus haben die Sozialstruktur-, die Lebensstil- und die Sozialisationsforschung gezeigt, dass sich der Stellenwert und die mit dem Wert «Gesundheit» verknüpften Ursachenzuschreibungen und Verhaltensweisen je nach Schichtzugehörigkeit und sozialen Räumen, nach

Lebensphasen und Geschlechtszugehörigkeit erheblich voneinander unterscheiden können (z. B. Mielck 2000; Gawatz 1993; Kolip 1997; Maschewsky-Schneider 1997; Hurrelmann 2000; Hurrelmann/Kolip 2002). Auch speisen sich die Handlungsmotive für «Gesundheit» zumeist aus anderen Zielen als dem des unmittelbaren Wohlergehens. Insbesondere «Leistungsfähigkeit» und «Attraktivität» sind Ziele, die eine hohe Affinität zum Wert «Gesundheit» aufweisen. Gesundheitsbezogene Verhaltensweisen werden in einem lebenslangen Sozialisationsprozess zu Merkmalen des «Habitus» (Bourdieu 1982) und damit zu nur schwer veränderbaren Bestandteilen der individuellen Person-Umwelt-Arrangements.

Obwohl allgemeine Interessen nicht eindeutig hierarchisch geordnet sind, bilden Akteure üblicherweise stabile Präferenzen heraus, die für sie situationsübergreifend handlungsleitend sind. Zugleich sind Interessen für jeden Akteur stets situationsabhängig und können dementsprechend selektiv mobilisiert werden (Mayntz/Scharpf 1995b: 39 ff.). Daher erlaubt die Einbindung von Akteuren in spezifische Logiken und Handlungszwänge nicht die Schlussfolgerung, dass damit ihr Handeln gleichsam determiniert sei. Handeln – auch gesundheitsbezogenes und gesundheitspolitisches Handeln – ist stets kontingent, also immer auch anders möglich. Träger gemeinsamer Interessen und Wertorientierungen bilden in den einzelnen Politikfeldern üblicherweise recht stabile Koalitionen (Sabatier 1993: 116 ff.).

Freilich bedeutet dies nicht, dass Akteure ihre egoistischen Interessen auch stets rational verfolgen. Prinzipiell ist es möglich – wenn wohl auch nicht sehr wahrscheinlich –, dass sie sich primär an normativen Maßstäben (also z. B. an der Verringerung von Gesundheitsbelastungen) auch dann orientieren, wenn es aus dem Blickwinkel der systemischen Handlungslogik nicht als rational erscheint und daher ihren Interessen widerspricht. So können Unternehmer zum Beispiel auch dann Gesundheitsförderungsprogramme verfolgen, wenn sie dies mehr Geld kostet, als es ihnen einbringt. Allerdings ist im Sinne der Orientierung an systemspezifischen Handlungslogiken «irrationales» Handeln auch aus einem anderen Grund möglich: Akteure handeln in aller Regel unter der Bedingung unvollständiger Information über die Bedingungen und Folgen des eigenen Handelns und über das Handeln beziehungsweise die Handlungsabsichten anderer Akteure (Partner, Konkurrenten, Widersacher), mit denen sie interagieren. Daher ist nicht jedes intentionale – auf die Verwirklichung der eigenen Interessen gerichtete – Handeln notwendig zugleich auch objektiv rational. So kann ein Unternehmer zum Beispiel – sei es, weil er nichts über ihren Nutzen weiß, sei es, weil es seinem Handlungs- bzw. Führungsstil widerspricht – auf Maßnahmen zur Gesundheitsförderung verzichten, obwohl sie sich betriebswirtschaftlich für ihn zumindest mittelfristig rechnen würden (zum Beispiel Lenhardt/Rosenbrock 1998: 305 ff.). Allerdings nehmen Individuen und andere Akteure derartige rationale Kalküle häufig nicht vor, sondern orientieren sich an Handlungsmustern und Überzeugungssystemen, die sich in der Vergangenheit bewährt haben.

Inwiefern sich die unterschiedlichen Interessen in der Gestaltung der Gesundheitspolitik praktisch Geltung verschaffen, hängt vor allem von der Macht der jeweiligen Akteure ab. Unter Macht soll in Anschluss an Max Weber die Fähigkeit von Individuen oder Gruppen verstanden werden, «innerhalb einer sozialen Beziehung den eigenen Willen durchzusetzen, gleichviel, worauf diese Chance beruht (...).» (Weber 1976: 28) Machtressourcen können sehr verschiedenartig sein. Dazu zählen zum Beispiel

- die Verfügung über bzw. die Kontrolle des Zugangs zu Ressourcen, auf die andere zur Verfolgung ihrer Interessen angewiesen sind: zum Beispiel gestattet die Verfügung über Produktionsmittel (und damit die Fähigkeit, Arbeitsplätze zu schaffen und Arbeitnehmern den Verdienst ihres Lebensunterhalts zu ermöglichen) es den Unternehmern, entscheidenden Einfluss auf die Gestaltung der – auch gesundheitsrelevanten – Arbeitsbedingungen zu nehmen; ebenso können Akteure Macht in

gesundheitspolitischen Entscheidungsprozessen ausüben, wenn sie zum Beispiel glaubwürdig damit drohen können, die Öffentlichkeit zu mobilisieren und damit der Politik Zustimmung zu entziehen
- die Fähigkeit, kollektiv verbindliche Entscheidungen zu treffen und ihre Einhaltung – notfalls auch mit Zwang – durchzusetzen: zum Beispiel kann der Staat den Arbeitgebern bestimmte Gesundheitsschutzpflichten in der Arbeitswelt auferlegen und für den Fall der Zuwiderhandlungen Sanktionen androhen (Geld- oder Gefängnisstrafen)
- informelle Mechanismen wie zum Beispiel der bevorzugte Zugang zu bestimmten Entscheidungsträgern oder das öffentliche Ansehen: Ärzte und Ärzteverbände haben größere Chancen, sich bei Entscheidungsträgern und in der Öffentlichkeit Gehör zu verschaffen, als zum Beispiel die Interessenverbände der Pflege
- die Verfügung über Informationen und Wissen: zum Beispiel können Ärzte mit ihrem Expertenwissen über die Behandlung von Krankheiten maßgeblichen Einfluss auf Art und Umfang medizinischer Interventionen und damit auf die Kosten der Versorgung und auf die Höhe des eigenen Einkommens nehmen.

Die Macht und der Einfluss eines Akteurs wachsen in dem Maße, wie er über jene Ressourcen verfügt, auf die andere Akteure angewiesen sind, wenn sie ihre eigenen Ziele erfolgreich verfolgen wollen (Aldrich/Pfeffer 1976: 83f.; Héritier 1993; Mayntz 1993). Insofern sind sie mehr oder weniger voneinander abhängig. Ein Blick auf die in der Gesundheitspolitik handelnden Akteure zeigt aber auch, dass sie in sehr unterschiedlichem Maße über die hier erörterten Machtressourcen verfügen. Vor allem unterscheiden sich die Akteursgruppen hinsichtlich ihrer Fähigkeit, die individuellen Handlungen ihrer Mitglieder zu koordinieren, sich also zu organisieren. Darin liegt ein wichtiger Grund zum Beispiel für das geringe Gewicht von Patienteninteressen in der Gesundheitspolitik. Allerdings können sich die Machtressourcen von Akteuren im Zeitverlauf durchaus verändern. Zu den Veränderungen können sowohl objektive Rahmenbedingungen wie auch subjektive Lernprozesse beitragen.

Das Akteurshandeln in der Gesundheitspolitik vollzieht sich in und durch Institutionen. Institutionen nehmen einen entscheidenden Einfluss darauf, wie welche Aufgaben behandelt werden (z. B. Weaver/Rockman 1993a: 6, 31; Héritier 1993: 76). Sie entwickeln eigene Muster der Wahrnehmung, Definition und Bearbeitung von Problemen und binden sich an formalisierte Handlungsregeln, die gewohnheitsmäßig Anwendung finden und sich zu einer Handlungsroutine verstetigen (March/Olsen 1989: 16ff., 159ff.; Giddens 1988: 55ff., 69). Diese Routinen beinhalten bestimmte Vorstellungen über die Ziele der Gesundheitspolitik und über die Aufgabenverteilung zwischen Staat, Gesellschaft und Individuum. Dazu zählen zum Beispiel Vorstellungen darüber, ob und in welchem Umfang Gesundheitsrisiken bei der Arbeit hinzunehmen sind und in welchem Verhältnis Kosten und Nutzen in der arbeitsweltbezogenen Prävention zueinander zu stehen haben. Dies betrifft aber auch die Ausrichtung des betrieblichen Gesundheitsschutzes, etwa die Orientierung an personenzentrierten oder an umgebungszentrierten Präventionsstrategien, die Beschränkung auf toxisch-physikalische Einwirkungen oder die Ausweitung auf arbeitsorganisatorisch-qualitative Aspekte (Rosenbrock 1996: 6ff.) Solche normativen Orientierungen sind häufig auch von Interessen mitgeformt, sind die Akteure doch bemüht, ihre jeweiligen Interessen als sachgerechte Problemlösungen und als im gesellschaftlichen Interesse liegend darzustellen. Interessenkonflikte werden auch in der Gesundheitspolitik zugleich als Konflikte um die Definition von Problemen und die Geltung von Normen geführt.

Gleichzeitig können Institutionen die Handlungsfähigkeit von Akteuren beeinflussen, indem sie politikfeldspezifische Veränderungen begrenzen, kanalisieren oder stimulieren; das Handeln in bestimmte Bahnen lenken, Handlungskorridore eröffnen, bestimmte Lösungen erleichtern und andere erschweren (Krasner 1988: 67, 83f.). Dabei sind sie üblicherweise bestrebt, ihren Fortbestand zu sichern und ihre eingeschliffenen Handlungsmuster aufrechtzuerhalten; die Anpassung an veränderte Aufgaben erfolgt in der Regel nur langsam und allmählich (March/Olsen 1989: 54ff.). Nicht selten können sie ein beachtliches Beharrungsvermögen entwickeln und ihre Existenz und Handlungsroutinen auch dann aufrechterhalten, wenn sie unter dem Gesichtspunkt ihrer Problemlösungsfähigkeit oder Effizienz als suboptimal gelten müssen. So hat zum Beispiel die traditionelle Orientierung von staatlicher Gewerbeaufsicht und Unfallversicherungsträgern an technischen Normungsverfahren eine angemessene Berücksichtigung psychosozialer Arbeitsbelastungen nachdrücklich erschwert (Pröll 1991) und tut dies auch weiterhin.

Sind erst einmal Entscheidungen über eine bestimmte Form der Problembearbeitung getroffen, so sind damit Sichtweisen, Institutionen und Interessen konstituiert, die künftige Wahlmöglichkeiten einschränken und alternative Entwicklungen erschweren, wenn nicht gar ausschließen können (z. B. David 1985). Derartige Entscheidungen können also eine Pfadabhängigkeit *(path dependency)* künftiger Entwicklungen begründen. So zeigt zum Beispiel der internationale Vergleich von Gesundheitssystemen, dass in nahezu allen westlichen Staaten sich ein Trend zur administrativen Ausgabenbegrenzung, zur Einführung von Wettbewerbsmechanismen und zur Privatisierung des Krankenversicherungsschutzes bemerkbar macht (z. B. Raffel 1997; Lassey/Lassey/Jinks 1997; Moran 1999; Freeman 2000; Freeman/Moran 2000; Twaddle 2002; Wendt 2003; Blank/Burau 2004). Diese Konvergenz von Finanzierungsinstrumenten vollzieht sich aber vor dem Hintergrund nach wie vor divergenter, in den sozial- und gesundheitspolitischen Traditionen der jeweiligen Länder wurzelnder institutioneller Strukturen. Dies gilt nicht nur für das Krankenversicherungssystem, sondern auch für die Versorgungsstrukturen sowie für den Stellenwert und die Ausrichtung von Prävention im Rahmen eines Gesundheitssystems. Im internationalen Vergleich kann mit Blick auf Deutschland zum Beispiel die doppelt besetzte Facharztschiene, also die Vorhaltung fachärztlicher Kapazitäten sowohl im ambulanten als auch im stationären Bereich, als ein solcher Entwicklungspfad begriffen werden.

1.5 Interventionsebenen, Interventionstypen und Entscheidungsregeln in der Gesundheitspolitik

Gegenstandsbereich und Interventionsfelder der Gesundheitspolitik lassen sich grob (und keineswegs trennscharf) auf einem Kontinuum darstellen, das die Zustände menschlicher Gesundheit vom Optimalzustand (Gesundheit als Zustand körperlichen und geistigen Wohlbefindens) über verschiedene Stufen der Risikoexposition, Gesundheitseinschränkung und Erkrankung bis hin zum Tod umgreift (Tab. 1). Den verschiedenen Zuständen entsprechen dabei unterschiedliche Interventionstypen sowie unterschiedliche politische, administrative und professionelle Zuständigkeiten.

Ziel von Gesundheitspolitik ist es, für die gesamte Bevölkerung die jedem «Zustand» entsprechende «Intervention» bereitzustellen und den Zugang dazu tatsächlich zu ermöglichen. Auf diese Weise soll Gesundheit so weit wie möglich erhalten und den sich einstellenden Verschlechterungen des Gesundheitszustandes so weit wie möglich entgegengewirkt werden (in Tab. 1 von links nach rechts).

Gesundheitsförderung, Krankheitsverhütung, medizinische Behandlung, Betreuung und Rehabilitation sind dabei zunächst gleichrangige Felder der Gesundheitspolitik. Soll die bevölkerungsbezogene, gesundheitliche Wirksamkeit von Gesundheitspolitik maximiert werden, so hängt die Auswahl und Gewichtung der Interventionsfelder und Interventionsinstrumente von der Beantwortung folgender Leitfrage ab: In welchem Verursachungsbereich oder auf welcher Strecke des Kontinuums zwischen Gesundheit und schwerer Erkrankung beziehungsweise vorzeitigem Tod ist mit welchem Interventionstyp – und dies möglichst kostengünstig – der epidemiologisch größte Gesundheitsgewinn zu erzielen? Die Antworten auf diese Frage können je nach Gesundheitsproblem, Zielgruppe und verfügbarem Wissen unterschiedlich ausfallen.

Zwar sind die Probleme und Interventionen, die im Bereich einer solchermaßen weit definier-

Tabelle 1: Interventionsfelder und Interventionstypen der Gesundheitspolitik.

Zustand				
• Gesundheit und Wohlbefinden	• spezifische und unspezifische Gesundheitsrisiken, Befindlichkeitsstörungen	• behandlungsfähige Befunde ohne Symptome	• akute und chronische Erkrankungen, Behinderungen	• Tod
Interventionstyp				
• Gesundheitsförderung	• Belastungssenkung und Gesundheitsförderung (Primärprävention)	• Früherkennung und Frühbehandlung, Belastungssenkung und Gesundheitsförderung (Sekundärprävention)	• medizinische Behandlungen; medizinische, berufliche und soziale Rehabilitation; Pflege; Belastungssenkung und Gesundheitsförderung (Tertiärprävention)	

Quelle: Rosenbrock 1998

ten Gesundheitspolitik liegen, ebenso verschiedenartig wie die dafür zuständigen Institutionen und Berufsgruppen mit ihren durch Sozialisation und Ausbildung sowie durch Normen und Anreize geprägten Motiven und Verhaltensbedingungen. Aber ungeachtet dieser Unterschiede lassen sich folgende normative Leitlinien bei der Entscheidung über gesundheitsbezogene Interventionen – gleich ob sie sich auf Individuen oder auf Populationen beziehen – formulieren:

1. Gesundheitliche Beeinträchtigungen und Funktionseinbußen, die über das normale Maß der Alterung hinausgehen, sollen – soweit wie praktisch möglich und ethisch zulässig – verhütet werden. Im Falle ihres Eintretens sollen sie nicht nur im notwendigen Umfang durch professionelle Intervention physisch und psychisch bekämpft, sondern auch subjektiv individuell im Sinne möglichst hoher Autonomie und Lebensqualität verarbeitet (bewältigt) werden können (von Uexküll/Wesiack 1998).
2. Unter den Gesichtspunkten der Effektivität (– im Einzelfall unter kontrollierten klinischen Bedingungen *(efficacy)* oder unter realen Alltagsbedingungen *(effectiveness)* –) und der Effizienz *(efficiency)* sollten für die Gesundheitspolitik bei der Auswahl der Interventionsfelder, der Interventionsinstrumente und ihrer Gewichtung die Entscheidungsregeln gelten, die auch die kurative Medizin für therapeutische Interventionen am Individuum entwickelt hat:

- In der Regel sollen schwere und häufig auftretende Probleme vor leichteren und selteneren bearbeitet werden. Realistischerweise ist trotz einer grundsätzlichen Präferenz für die Eliminierung von Problemen und Risiken in aller Regel die Schadensbegrenzung und die Senkung von Wahrscheinlichkeiten das vordringlichste Ziel.
- In die Beurteilung einer Maßnahme oder bei der Entscheidung zwischen Alternativen ist die Gesamtheit der erwünschten und der unerwünschten Wirkungen einzubeziehen, und zwar unter gesundheitlichen, sozialen und ökonomischen Gesichtspunkten. Dabei müssen die erwünschten Wirkungen eindeutig überwiegen und die unerwünschten Wirkungen insgesamt tolerabel sein.

3. Wie für die Medizin gelten auch für die Gesundheitspolitik darüber hinaus die Grundsätze der Selbstbestimmung des Individuums (z. B. als «informed consent») und des Schutzes der Schwachen («positive Diskriminierung») sowie die Bevorzugung von Selbststeuerung gegenüber Fremdsteuerung (z. B. möglichst wenig professionelle Intervention).

Die Umsetzung von Entscheidungsregeln durch die beteiligten Institutionen und Personen(gruppen) unterliegt dem Einfluss der beruflichen Sozialisation und der Steuerung durch vielfältige materielle und immaterielle Anreize. Durch

Anreize sollen spontane Eigeninteressen möglichst weitgehend mit den Steuerungszielen zur Deckung gebracht werden. Die Erfahrung zeigt, dass auf Dauer (positive und negative, formelle und informelle) Anreize in der Regel stärker auf die Problemwahrnehmung und Problembearbeitung durch Individuen, Gruppen und Institutionen wirken als Programme, «Philosophien» und gute Vorsätze. Die Gestaltung und Weiterentwicklung dieser Steuerung ist Gegenstand der praktischen und theoretischen Beschäftigung mit Gesundheitspolitik.

Ihr Erfolg lässt sich zumindest grob mit qualitativen und quantitativen Indikatoren messen und ausdrücken. Zu den wichtigsten von ihnen zählen:

- der Zugewinn an Lebensjahren
- die Vermeidung von Einschränkungen und Behinderungen
- die Verminderung von Prävalenzen und Inzidenzen
- die Erhöhung von Lebensqualität
- die Steigerung von Handlungsressourcen und Partizipationschancen.

Tatsächlich richtet sich Gesundheitspolitik im Ergebnis der Steuerung nur selten und eher zufällig nach den abstrakt von allen Akteuren akzeptierten Entscheidungsregeln. Vielmehr variieren Ressourceneinsatz und Anstrengungen zur Erreichung von Gesundheitszielen wie auch die Gewichtung von Teilzielen und Interventionsfeldern historisch und international erheblich. Alle Gesellschaften und Staaten nehmen die in ihnen vorkommenden beziehungsweise durch sie produzierten Gesundheitsprobleme nur selektiv wahr und bearbeiten sie auch nur selektiv (McKeown 1982; Frevert 1984; Labisch 1987; Levine/Lilienfeld 1987). Gesundheitlich positive und negative Einwirkungen von politischen Interventionen (zum Beispiel bildungs- oder verkehrspolitische Maßnahmen) werden dabei nur zum Teil explizit als Gesundheitspolitik wahrgenommen. Ungeachtet dessen sind gesundheitliche Wirkungen oft und teilweise in größerem Umfang Konsequenz von Politiken, die weder nach der Selbstdefinition noch in der öffentlichen Wahrnehmung primär der Erreichung von Gesundheitszielen dienen (implizite Gesundheitspolitik). In den letzten Jahren wird wissenschaftlich und vereinzelt auch politisch praktisch daran gearbeitet, die gesundheitlichen Folgen auch impliziter Gesundheitspolitik bei der Entscheidungsfindung und Gestaltung mit dem Ziel der Gesundheitsverträglichkeit beziehungsweise -förderlichkeit zu berücksichtigen (*healthy public policy*; Milio 1981).

Veränderungen in der Wahrnehmung und Thematisierung von Gesundheitsproblemen erklären sich durch unterschiedliche Faktoren. Zu den wichtigsten zählen

- der Stand des Wissens über Ätiologie und Präventions- beziehungsweise Therapiemöglichkeiten von Erkrankungen: zum Beispiel begünstigt die Entdeckung des Helicobacter pylori als Ursache für das Magen-Darm-Ulkus eine Beschränkung auf medikamentöse Therapien unter Vernachlässigung psychischer und sozialer Aspekte der Krankheitsentstehung (Heiskel 2001)
- politische und ökonomische Konjunkturen: zum Beispiel begünstigen soziale Reformphasen und Zeiten ökonomischer Prosperität die Ausweitung öffentlich finanzierter Gesundheitsleistungen (hingegen nicht unbedingt die Behebung qualitativer Versorgungsdefizite oder die Steigerung der Effizienz von Gesundheitsleistungen); umgekehrt wird in ökonomischen Krisenzeiten die Reduzierung öffentlich finanzierter Gesundheitsleistungen (aber auch die Notwendigkeit der Effizienzsteigerung des Gesundheitssystems) im Allgemeinen stärker und wirkungsmächtiger thematisiert.

Erheblich variieren auch die Zuständigkeitszuschreibungen für die Bearbeitung öffentlich wahrgenommener Gesundheitsprobleme. Längsschnittanalysen (historische Vergleiche) und Querschnittsanalysen (internationale Vergleiche) zeigen, dass für zum Teil identische Aufgaben neben den Gliederungen des Staates (Zentralbeziehungsweise Bundesstaat, Regionen, Kommunen) so unterschiedliche Akteure wie Kirchen, Medizin, Polizei, Militär, private Unternehmen und Gewerkschaften, privat organisierte Wohlfahrtspflege etc. in Frage kommen.

Ebenso variieren die Gründe für gesundheitsbezogenes Engagement. Neben humanitären Motiven können zum Beispiel bevölkerungspolitische und ökonomische Motive, das Streben nach sozialer Kontrolle, berufsgruppen- und standespolitische Interessen oder das Streben nach Wissenserweiterung entscheidende Triebkräfte sein (z. B. Frevert 1984; Rodenstein 1987; Labisch 1992). So hat zum Beispiel Ute Frevert gezeigt, dass sich in der – seit dem ausgehenden 18. Jahrhundert forcierten – Politisierung des Umgangs mit Gesundheit und Krankheit, die zunächst in den wachsenden staatlichen Interventions- und Kontrollansprüchen, dann in den rasch an Bedeutung gewinnenden Krankenkassen zum Ausdruck kommt, die Interessen unterschiedlicher Akteure bündeln: der Staat hat ein Interesse an der Sicherung und Ausweitung seiner Ressourcen; gemeinsam mit den Unternehmen hat er ein Interesse an der Ausschaltung von Krankheit als einem Faktor sozialer Destabilisierung und politischer Unruhe, an der Vermeidung von physischer Arbeitsunfähigkeit und Unterstützungsbedürftigkeit von Bürgern, an ihrer Disziplinierung und Kontrolle; die Ärzteschaft hat ein Interesse an der Stabilisierung von kaufkräftiger Nachfrage nach Gesundheitsleistungen, an der Errichtung eines Behandlungsmonopols und generell an der Absicherung ihrer Professionalisierungsbemühungen (Frevert 1984).

1.6 Der Public Health Action Cycle

Im Ergebnis des – häufig konflikthaften – Zusammenwirkens dieser Akteure, Motive und Instrumente ergeben sich – in Anlehnung an den Public Health Action Cycle (**Abb. 1**) (National Academy 1988; Rosenbrock 1995) – unterschiedliche Muster des gesellschaftlichen Umgangs mit Gesundheit und Krankheit. Diese Muster lassen sich darstellen als unterschiedliche Antworten auf die vier (nur analytisch voneinander zu trennenden) Grundfragen der Gesundheitspolitik:

- Was ist der Problembestand (Gefährdungen und Erkrankungen), der mit Gesundheitspolitik angegangen werden kann und soll? (**Problemdefinition**, *assessment*)
- Welche Ziele werden formuliert? Mit welchen Instrumenten sollen sie erreicht werden? (Politik- beziehungsweise **Strategieformulierung**, *policy formulation*)
- Wie kann die Anwendung der Interventionsinstrumente sichergestellt werden? (**Umsetzung**, *assurance/implementation*)
- Welche gesundheitlichen und anderen Wirkungen von Gesundheitspolitik lassen sich feststellen? (**Bewertung**, *evaluation*)

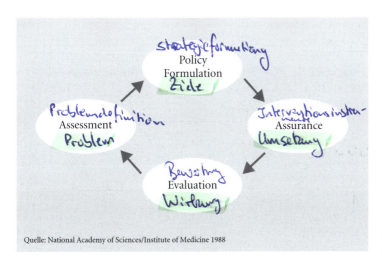

Abbildung 1: Public Health Action Cycle (Lernspirale).

Der Public Health Action Cycle bezeichnet auf abstrakter Ebene den gesellschaftlichen Umgang mit Gesundheit und Krankheit als sich beständig weiterentwickelnde Lernspirale mit den Stufen: Problembewertung – Politikformulierung – Implementation – Evaluation – Politikformulierung etc. Dabei handelt es sich allerdings um einen Idealtypus, dem weder die Realität der Gesundheitspolitik noch irgendeiner anderen Politik kaum jemals entsprechen. Die Lernspirale hat vor allem eine heuristische Funktion: Ihr Nutzen liegt in erster Linie in der Modellbildung, mit der die Realität verglichen sowie Abweichungen beschrieben und analysiert werden können.

Die Wirklichkeit gesundheitspolitischer Prozesse weicht vor allem in folgender Hinsicht von dem hier zugrunde gelegten Schema ab:

- Erstens lassen sich die einzelnen Ebenen oft nicht trennscharf unterscheiden (Héritier 1993) und handelt es sich nicht unbedingt um zeitlich aufeinander folgende Phasen des Politikprozesses. Es ist keineswegs unüblich, dass sich die im Modell unterstellte Handlungssequenz in der gesundheitspolitischen Realität gleichsam umdreht.
- Zweitens vollzieht sich die Formulierung und Implementation politischer Maßnahmen in aller Regel nicht als administrative Durchsetzung einer von einem einheitlichen staatlichen Akteur autonom formulierten Politik (top-down-Handeln), sondern erfolgt auf jeder dieser Stufen in der Interaktion einer Reihe staatlicher, parastaatlicher, verbandlicher und privater Akteure. Dies gilt sowohl für die Politik im Allgemeinen (z. B. Hirsch 1990; Scharpf 2000) als auch für die Gesundheitspolitik im besonderen (z. B. Rosewitz/Webber 1990). So nahmen zum Beispiel bei der Aids-Prävention die Betroffeneninitiativen sowie Fachleute aus Wissenschaft und Praxis einen maßgeblichen Einfluss auf die Entwicklung der staatlicherseits schließlich eingeschlagenen Handlungsstrategie (Rosenbrock et al. 2002).
- Drittens weist der Politikzyklus in aller Regel nicht ein derartiges Maß an Rationalität auf, wie in dem Modell unterstellt wird (Howlett/Ramesh 1995: 137 ff.). Gesundheitspolitische Entscheidungen folgen häufig nicht einem Plan, der vorab von einem Akteur entwickelt worden wäre, sondern stellen sich eher als Ergebnis des Handelns zahlreicher, in der Regel heterogener Akteure ein – was nicht bedeuten soll, dass einzelne Akteure nicht höchst planvoll an Gesundheitspolitik herangehen würden.
- Viertens orientieren sich gesundheitspolitische Entscheidungen – wie ebenfalls bereits erwähnt – häufig nicht an den Erfordernissen einer gesundheitsbezogenen Sachlogik. Vielmehr beschränken Interessen- und Machtkonstellationen im Interventionsfeld häufig die Auswahl der zu bearbeitenden Gesundheitsprobleme; sie beeinflussen die Ursachenzuschreibungen und damit die zu ihrer Bearbeitung verfolgten Strategien – also Ziele, Ansatzpunkte und Instrumente der Intervention (Kühn 1993).

2 Gesundheit und Gesundheitspolitik in Deutschland – ein Problemaufriss

2.1 Entwicklungslinien der Gesundheitspolitik

Gesundheitspolitik, so ist eingangs festgestellt worden, umfasst sowohl den Bereich der gesellschaftlichen Krankheitsvermeidung als auch den der gesellschaftlichen Krankheitsbewältigung. Beide Felder sind nicht nur ihrer Entstehungsgeschichte nach – in aller Regel – institutionell getrennt, sie unterliegen in ihrer Entwicklung auch durchaus unterschiedlichen Einflüssen. So sind Strategien der Krankheitsvermeidung zum Beispiel eng verknüpft mit

- dem Wandel der Gesundheitsgefährdungen
- ihrer Bewertung durch die Öffentlichkeit beziehungsweise die beteiligten Akteure
- der Thematisierung gesundheitlicher Interessen durch soziale Bewegungen und den interessengeleiteten Konflikten im jeweiligen Präventionsfeld, etwa denen zwischen Kapital und Arbeit im Bereich des Gesundheitsschutzes in der Arbeitswelt.

Des Weiteren sind für die Entwicklungsrichtung von Präventionspolitik auch die Konjunkturen der wissenschaftlichen Deutung von Krankheitsursachen (Ätiologie), insbesondere die Entwicklungen im Bereich der Medizin, von großem Einfluss. Zurzeit erleben wir im Zeichen des «Human Genome Project» zum Beispiel wieder eine deutliche Aufwertung genetischer Krankheitsursachen und entsprechender Präventionsstrategien (z. B. Labisch 2001), die den Stellenwert gesellschaftlicher Interventionen zu relativieren scheinen.

Im Hinblick auf Umfang und Formen der Absicherung des Krankheitsrisikos und der Krankheitsbewältigung sind andere Einflüsse von Bedeutung. Die Entwicklung dieses Bereichs ist zum einen eng verknüpft mit der Entwicklung der sozialen Sicherungssysteme in den jeweiligen Nationalstaaten (z. B. Alber/Bernardi-Schenkluhn 1992; Raffel 1997). Finanzierungsbedingungen, Leistungsumfang und Zugangsregeln sind Ausdruck der sich dort üblicherweise in Konflikten herstellenden Strukturen und Traditionen sozialstaatlicher Sicherung und ihrer sich im Zeitverlauf wandelnden Problemlagen. So ist es kein Zufall, dass mit der Mitte der 1970er-Jahre einsetzenden Finanzierungskrise des Sozialstaats neben der Renten- und der Arbeitslosenversicherung auch die GKV Objekt staatlicher Ausgabenbegrenzungspolitik geworden ist – mit entsprechenden Auswirkungen auf die Leistungserbringung. Zum anderen geht es in der Krankenversicherung anders als zum Beispiel in der Renten- oder Arbeitslosenversicherung nicht allein um eine monetäre Umverteilung, sondern zugleich auch darum, die Erbringung persönlicher Dienstleistungen zu steuern. Damit sind eine Vielzahl professioneller und finanzieller Interessen institutionalisiert, die gleichsam ihr Eigenleben führen und selbst in hohem Maße Einfluss auf Art, Umfang und Strukturen der Leistungserbringung in der gesundheitlichen Versorgung nehmen.

Entscheidungen über Strategien der Krankheitsvermeidung und der Krankheitsbewältigung fallen also zumeist in unterschiedlichen Arenen mit je eigenen Problemlagen und -deutungen sowie Akteurs- und Interessenkonstellationen.

Finanzierung der Krankenbehandlung und Versorgungsstrukturen eines Gesundheitswesens einerseits und die Ausrichtung und Bedeutung der Präventionspolitik andererseits sind somit oftmals nur lose miteinander verbunden. Daher finden wir auch im internationalen Vergleich höchst unterschiedliche Kombinationen von Versorgungs- und Präventionsstrukturen. Dabei sind die Entstehung und Entwicklung der Sozial- und Gesundheitspolitik nicht das Ergebnis einheitlicher gesamtgesellschaftlich durchgesetzter Strategien und folgen auch keiner evolutionären Modernisierungslogik. Vielmehr sind sie das Resultat konfliktreicher und interessengeleiteter Auseinandersetzungen zwischen Koalitionen beziehungsweise Bündnissen verschiedener Klassen und Schichten (Naschold 1982).

2.1.1 Gesundheitspolitik als Präventionspolitik

Der Übergang vom Mittelalter zur Neuzeit brachte eine Säkularisierung in der Deutung von Gesundheit und Krankheit mit sich, die sich auch in einer fortschreitenden Rationalisierung von Präventionskonzepten niederschlug (Labisch 1992). Im ausgehenden 18. und frühen 19. Jahrhundert stand die «Medizinische Polizey» für die überwiegend auf Anordnung und Zwang beruhende Form öffentlicher Aktivitäten zur Gesundheitssicherung (Frevert 1984), die heute auch als «Old Public Health» bezeichnet wird. Gesundheitssicherung war zu einer öffentlichen Angelegenheit geworden, die sich vor allem auf die Bekämpfung der bis in das 20. Jahrhundert hinein bedeutendsten Todesursachen, der Infektionskrankheiten, richtete.

Die Interpretation der Ursachen von Infektionskrankheiten und die darauf basierende Ausrichtung von Präventionsstrategien unterlagen einem steten Wandel. Um die Mitte des 19. Jahrhunderts stand, insbesondere bei Rudolf Virchow, die Überzeugung im Mittelpunkt, dass die Krankheitsentstehung vor allem von den sozialen Lebensbedingungen beeinflusst wird (Deppe/Regus 1975). Zur gleichen Zeit verbreitete sich auf Grund von Ergebnissen der experimentellen Hygiene die Vorstellung, dass Krankheitsursachen in der unbelebten indirekten (Boden, Grundwasser) und der direkten (Nahrungsmittel, Kleidung, Wohnung) menschlichen Umwelt liegen (von Pettenkofer). Die daraus abgeleitete Strategie der Konditional- oder Umgebungshygiene ging, obwohl von unzutreffenden Annahmen ausgehend, systematisch und mit nachweisbaren Erfolgen gegen die Ausbreitung von Infektionskrankheiten vor. Zu den wichtigsten Instrumenten gehörte die Verbesserung der hygienischen Bedingungen in den Städten, die Sicherstellung «gesunden» Wohnraums, aber auch eine verbesserte persönliche Hygiene und vor allem die ausreichende Ernährung der Bevölkerung. Diese Maßnahmen haben entscheidend zum Rückgang der Sterblichkeit an Infektionskrankheiten beigetragen (Spree 1981; McKeown 1982).

Die Entdeckung mikrobiologischer Erreger durch Robert Koch markierte gleichsam eine «naturwissenschaftliche Wende» bei der Bekämpfung von Infektionskrankheiten. Nun richtete sich die Prävention auf die Eradikation der Bakterien durch die Immunisierung (Impfung), die spezifische Therapie oder auch die Isolierung der Keimträger (Auslösungshygiene). Die Verbreitung eines Erregers galt nunmehr als die notwendige Krankheitsursache, die es zu unterbinden galt (Schlich 1996).

In den neunziger Jahren des 19. Jahrhunderts begann sich die Einsicht durchzusetzen, dass individuelle Disposition, auslösende Reize und Umwelteinwirkungen in einer dynamischen Beziehung stehen und sich wechselseitig beeinflussen können. Dieser Perspektivenwechsel war Grundlage für die so genannte Konstitutionshygiene, die ihrerseits als Ansatzpunkt für unterschiedliche Präventionsstrategien diente. Die Sozialhygiene (z. B. Alfred Grotjahn) konzentrierte sich Anfang des 20. Jahrhunderts auf Maßnahmen der Gesundheitsfürsorge für bestimmte, auf Grund ihrer sozialen Lage besonders gefährdete Bevölkerungsgruppen und war mit der Forderung verknüpft, gesellschaftliche Verhältnisse gesundheitsgerecht zu gestalten. Beeinflusst von der aufkommenden Eugenik, spielten bei Grotjahn auch solche Überlegungen eine Rolle, die Vererbung von Krankheitsanlagen durch die Verhütung ihrer Fortpflanzung zu verhindern (z. B. Weindling 1989).

Die Eugenik, also die gezielte Auslese «guter» Erbanlagen durch öffentliche Gesundheitspolitik, gewann im beginnenden 20. Jahrhundert rasch an Bedeutung. Ihr zentrales Anliegen war es, der angeblich mit dem sozialen und medizinischen Fortschritt einer gehenden genetischen Degeneration der Bevölkerung entgegenzuwirken. Dieses Konzept wurde später von den Nationalsozialisten aufgegriffen und in Verbindung mit ihrer «Rassenlehre» zur Rassenhygiene pervertiert. Ihr Ziel war ein im nationalsozialistischen Verständnis «rassenreiner» und «erbgesunder» «Volkskörper». So verstandene Präventionskonzepte wurden zur Grundlage für den weltweiten Herrschaftsanspruch einer «arischen Rasse» und für in der Geschichte der Menschheit beispiellose Verbrechen (z. B. Weindling 1989).

In den Jahrzehnten nach dem zweiten Weltkrieg geriet Präventionspolitik jedweder Couleur, insbesondere aber bevölkerungsbezogene Prävention in der Bundesrepublik zunehmend ins Hintertreffen. Zum einen war diese durch ihre Verbindung zum Nationalsozialismus bis auf weiteres diskreditiert; zum anderen stieg die kurative Individualmedizin, getragen von der Entwicklung neuer technischer Diagnose- und Therapieverfahren und vom Fortschrittsoptimismus des Zeitgeistes, zum entscheidenden Akteur der Gesundheitssicherung auf. Dieser individualistisch-kurativmedizinischen Entwicklung der Bundesrepublik stand bis 1990 eine stärker sozialhygienisch orientierte, auf Bevölkerungsgruppen bezogene Gesundheitspolitik in der DDR gegenüber (Elkeles et al. 1991; Niehoff 1999; Süß 1998). Sofern Primärprävention im Gesundheitssystem der Bundesrepublik Berücksichtigung fand, war sie weitgehend auf individuelle Verhaltensprävention und hier wiederum weitgehend auf Gesundheitserziehung beschränkt.

Seit den 1980er-Jahren ist in der Bundesrepublik Deutschland eine gewisse Rückbesinnung auf die Leistungsfähigkeit von Präventionspolitik zu beobachten – eine Entwicklung, die auf das Zusammentreffen unterschiedlicher Trends und Motive zurückzuführen ist:

- Das Vordringen chronisch-degenerativer Erkrankungen ließ die Grenzen der kurativen Medizin deutlich werden und lenkte den Blick auf die Notwendigkeit und die Chancen der Krankheitsvermeidung (s. Kap. 3).
- In der internationalen gesundheitswissenschaftlichen Diskussion vollzog sich seit Mitte der 1970er-Jahre ein tief greifender Wandel im Gesundheits- und Krankheitsverständnis (Bandura 1977; Rappaport 1985; Antonovsky 1987; Syme 1992). Gemeinsam ist diesen Interpretationen die Zurückweisung einer primär somatisch-naturwissenschaftlichen Sichtweise auf Gesundheit und Krankheit. Im Zentrum steht vielmehr – bei allen Unterschieden im Einzelnen – die Überzeugung, dass Gesundheit als eine gelungene Balance zwischen individuellen Ressourcen und sozialen Anforderungen beziehungsweise Belastungen aufzufassen ist. Eine derartige Deutung lenkt die Aufmerksamkeit auf die Stärkung individueller Bewältigungsmöglichkeiten und auf die Schaffung gesundheitsförderlicher Kontextbedingungen. Dieser Wandel wissenschaftlicher Deutungsmuster schlug sich auch in einer Neuausrichtung von Präventionsprojekten nieder (Siegrist 1999). Hinzu kamen Einflüsse vor allem aus angelsächsischen und skandinavischen Ländern, die – unbelastet von einer faschistischen Vergangenheit – ihre bevölkerungsbezogene Präventionspolitik seit den 1950er-Jahren weiterentwickelt hatten.
- Eine eigentümliche Gemengelage von Faktoren führte seit Beginn der 1970er-Jahre in Teilen der Bevölkerung zu einem Vertrauensverlust in das herrschende Medizinsystem (Illich 1977) und zu einem Bedeutungszuwachs individueller, selbstbezogener Präventionsstrategien (Rodenstein 1987). Zu den Motiven, die diesen Wandel herbeiführten, zählten die wahrgenommenen Defizite der naturwissenschaftlichen kurativen Individualmedizin, eine um sich greifende Skepsis gegenüber dem technischen Fortschritt sowie die gewachsene gesellschaftliche Bedeutung von Selbstverwirklichungswerten (Inglehart 1977; Klages/Kmieciak 1979).
- Vor dem Hintergrund der Finanzierungskrise der GKV bot eine verbesserte Prävention aus

Sicht mancher Akteure die Chance, mittel- und langfristig Ausgaben für die Krankenbehandlung einzusparen.

Eine Weiterentwicklung bevölkerungs- und risikogruppenbezogener Präventionsstrategien brachte vor allem der Umgang mit AIDS in den 1980er-Jahren mit sich. Nicht die Unterbrechung von Infektionsketten mittels autoritär-staatlicher Interventionen («Old» Public Health), sondern eine unter Beteiligung der Betroffenen entwickelte und ihre Lebensweise und ihr kulturelles Milieu respektierende, gesellschaftliche Lernstrategie, die auf die Stärkung von Gesundheitspotenzialen setzte («New» Public Health), stand hier im Mittelpunkt. Ihre Anwendung führte dazu, dass die Hauptbetroffenengruppen ihr Risikoverhalten binnen kurzer Zeit weitgehend umstellten. Dabei war es das apokalyptische Ausmaß der Bedrohung, vor allem aber die Verknüpfung der AIDS-Prävention mit dem Thema der Bürgerrechte, die sowohl die politische Entscheidung dieser Präventionsstrategie als auch ihre Umsetzung begünstigte (Rosenbrock et al. 2002).

Die Felder, auf die sich die Aufmerksamkeit der Präventionspolitik richtet, unterliegen einem historischen Wandel. Die Verhütung von Infektionskrankheiten ist in ihrer Bedeutung heute stark in den Hintergrund getreten, während sie noch im 19. Jahrhundert im Mittelpunkt der Präventionsanstrengungen stand. Die großen Erfolge, die dabei erzielt wurden, sind in erster Linie das Ergebnis bevölkerungsbezogener Interventionen, nur zu einem kleinen Teil Ergebnis der kurativen Individualmedizin. **Abbildung 2** zeigt, dass die Sterblichkeit an Tuberkulose bereits auf weit unter die Hälfte ihres Spitzenwertes gefallen war, als 1883 der Krankheitserreger entdeckt wurde. Als schließlich – mehr als 60 Jahre später – eine wirksame Chemotherapie zur Verfügung stand, war die Sterblichkeit bereits um weitere 75 Prozent gefallen, auf ungefähr ein Achtel des Ausgangswertes. Als die naturwissenschaftliche Individualmedizin seit den vierziger Jahren des 20. Jahrhunderts mit den ihr eigenen Instrumenten der Immunisierung und Therapie eingriff, konnte sie diesen Erfolg dann befestigen und sichern. Ähnliche Entwicklungen hat McKeown (1982) für weitere wichtige Infektionskrankheiten des 19. Jahrhunderts nachgewiesen. Entscheidend für den Rückgang der Sterblichkeit an Infektionskrankheiten waren Verbesserungen der Ernährung und der öffentlichen Hygiene, insbesondere der Abwasserbeseitigung in den entstehenden Großstädten. Sie ist damit sowohl Folge einer säkularen Anhebung des Lebensniveaus wie zielgerichteter öffentlicher beziehungsweise staatlicher Interventionen. Gezielten staatlichen Interventionen sind auch in anderen Zusammenhängen wichtige Erfolge zu verdanken: Nachdem zum Beispiel durch den *clean air act* im Stadtgebiet von London Anfang der fünfziger Jahre des 20. Jahrhunderts die offene Verfeuerung verboten worden war, sank die Mortalität an chronischer Bron-

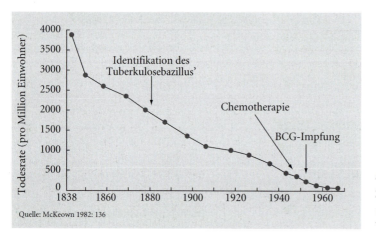

Abbildung 2: Tuberkulose der Atmungsorgane: mittlere jährliche Todesraten in England und Wales (standardisiert auf die Bevölkerung von 1901).

chitis dort im Verlaufe von zwanzig Jahren auf die Hälfte des Ausgangswertes (Abholz/Borgers/ Krusewitz 1981).

Ein weiterer wichtiger Bereich der auf Bevölkerungsgruppen bezogenen Prävention ist der Arbeits- und Gesundheitsschutz, dessen staatliche Regulierung sich in Deutschland bis in das Jahr 1839 zurückverfolgen lässt. Damals wurden in Preußen die Arbeitszeiten für Frauen und Kinder erstmals gesetzlich begrenzt. Seitdem brachte der Arbeitsschutz zwar nur allmähliche Fortschritte, die aber im historischen Rückblick dennoch gewaltig erscheinen (z. B. Milles 1993). Dabei war die erreichte Verbesserung der Arbeitsbedingungen in aller Regel Ergebnis von Konflikten zwischen Kapital und Arbeit, häufig auch ein Mitnahmeeffekt technischer Modernisierungsprozesse. Im Mittelpunkt zielgerichteter Präventionspolitik standen die Verkürzung der Arbeitszeiten und die Reduzierung von Belastungen aus der stofflich-technischen Arbeitsumwelt, die vor allem über die Festsetzung von Grenzwerten erfolgte. Entsprechende Maßnahmen waren auf jene Gefährdungen beschränkt, bei denen sich zwischen Exposition und Krankheitseintritt mit naturwissenschaftlichen Methoden ein eindeutiger Ursache-Wirkungs-Zusammenhang nachweisen ließ. Demgegenüber gewinnen in jüngerer Zeit mit den präventionspolitischen Modernisierungstrends komplexe, mehrdimensionale Ansätze im betrieblichen Arbeits- und Gesundheitsschutz an Bedeutung (Rosenbrock 1996, Lenhardt 1997; Müller/Rosenbrock 1998; Sochert 1998; Lenhardt 1999). Sie sind im Kern darauf gerichtet, die Reduzierung von Fehlbelastungen, die Verbesserung des betrieblichen Sozialklimas sowie die Erhöhung von Autonomie und Partizipation der Beschäftigten miteinander zu verknüpfen.

Neben dem Arbeitsschutz sind insbesondere der gesundheitliche Umweltschutz und der gesundheitliche Verbraucherschutz wichtige Felder der bevölkerungsbezogenen Verhältnisprävention (z. B. W. Berg 1997; Barlösius 1999). Auch hier handelt es sich um Regelungsfelder, deren Ursprünge sich weit zurückverfolgen lassen, die allerdings seit den 1970er-Jahren mit der gestiegenen öffentlichen Aufmerksamkeit für derartige Themen und mit den wissenschaftlichen Fortschritten, die immer neue Gesundheitsrisiken zu Tage fördern, einen beträchtlichen Bedeutungszuwachs erfahren haben. Noch stärker als beim betrieblichen Gesundheitsschutz dominiert hier – dies legt schon die Natur der Sache nahe – das Ziel einer Reduzierung gesundheitlicher Belastungen. Sowohl im Umweltschutz als auch im Verbraucherschutz ist mittlerweile ein dichtes Netz von Vorschriften entstanden.

Trotz mancher Fortschritte steht in Deutschland auch zu Beginn des 21. Jahrhunderts die verhaltensbezogene Individualprävention im Mittelpunkt der Präventionspolitik. Ob die zu beobachtende Rückbesinnung auf die soziale Dimension der Krankheitsvermeidung von Dauer sein wird und in neue gesellschaftliche Handlungskonzepte mündet, ist aus der gegenwärtigen Perspektive nicht zu beantworten. Hervorzuheben ist vielmehr, dass sich Präventionspolitik im Schnittpunkt unterschiedlicher und zum Teil gegensätzlicher Entwicklungstrends befindet. So erleben wir seit einigen Jahren in der Medizin den Versuch einer mit allerlei Heilsversprechen verknüpften Re-Genetisierung von Krankheitsursachen, wie er vor allem im «Human Genome Project» zum Ausdruck kommt. Damit ist zugleich eine Reformulierung von Präventionskonzepten verbunden, nämlich eine gleichzeitige Individualisierung und Biologisierung der *Primärprävention*. Man kann darin auch den Versuch sehen, die Primärprävention in die Domäne einer naturwissenschaftlich ausgerichteten Medizin zu reintegrieren.

2.1.2 Gesundheitspolitik und soziale Sicherung

Die heute in Deutschland wie in allen kapitalistisch industrialisierten Ländern vorfindbaren Formen und Strukturen sozialer Sicherung gehen auf die fundamentalen gesellschaftlichen Umbrüche zurück, die mit der stürmischen Industrialisierung im 19. Jahrhundert einer gingen (zum Beispiel Wehler 1995; Mommsen/Mock 1982; Tennstedt 1983; Frevert 1984). Sie führten dazu, dass die große Mehrheit der Bevölkerung zur Sicherung ihrer Existenz darauf angewiesen war, die eigene Arbeitskraft auf dem Arbeitsmarkt zu verkaufen. Die Individuen können durch den in aller Regel nicht vorhersehbaren Eintritt von Krankheit, Alter, Pflegebedürftigkeit, durch Unfälle oder in Wirtschaftskrisen die Fähigkeit zum Verkauf ihrer Arbeitskraft verlieren. Da zugleich ältere Unterstützungs- und Hilfssysteme (z. B. die Großfamilie, «Gesellenkassen») die quantitativ und qualitativ neue Dimension sozialer Probleme nicht mehr auffangen konnten (Frevert 1984), wurde der Aufbau einer systematischen staatlichen Sozialpolitik zum Imperativ gesellschaftlicher Bestandssicherung. Sozialpolitik diente und dient dazu, die individuellen materiellen Folgen einer solchen Entwicklung aufzufangen beziehungsweise zu begrenzen.

Wohlfahrtsstaatliche Modelle
Sozialstaatliche beziehungsweise wohlfahrtsstaatliche Sicherung nimmt in den Nationalstaaten aber höchst unterschiedliche Formen an. Im Hinblick auf die Unterscheidung bestimmter Wohlfahrtsstaatstypen sind die Arbeiten von Esping-Andersen (1990) besonders einflussreich. Bezugspunkt für seine Typisierung sind folgende Kriterien:
- der Grad, indem die sozialstaatliche Leistungsgewährung die Leistungsempfänger von dem Zwang befreit, zur Sicherung der Lebenslage ihre Arbeitskraft auf dem Arbeitsmarkt verkaufen zu müssen (Dekommodifizierung) – dies betrifft vor allem die Voraussetzungen für den Zugang zu Sozialleistungen sowie das Niveau der Leistungsgewährung
- der Beitrag des sozialen Sicherungssystems zur Ordnung und Schichtung einer Gesellschaft (Stratifikation), also das Ausmaß, in dem soziale Ungleichheiten durch den Sozialstaat reproduziert beziehungsweise nivelliert werden und die unterschiedlichen sozialen Schichten zur Finanzierung der sozialen Sicherung herangezogen werden
- die spezifische Bedeutung, die den Institutionen Staat, Markt und Familie im System der sozialen Sicherung zukommt.

In den fortgeschrittenen kapitalistischen Demokratien lassen sich demnach – trotz mancherlei Konvergenzen, Überschneidungen und Sonderentwicklungen – drei Grundmodelle wohlfahrtsstaatlicher Regime unterscheiden: der liberale, der konservative und der sozialdemokratische Wohlfahrtsstaat (ähnlich z. B. auch Titmuss 1977; M.G. Schmidt 1998; zur Kritik z. B. Lessenich/ Ostner 1998; Manow 2002).

Im *liberalen Wohlfahrtsstaat* nimmt Sozialpolitik lediglich eine Art Basissicherung auf niedrigem Niveau vor. Sie zielt im Wesentlichen auf streng subsidiäre Armenfürsorge, verbunden mit einer rigiden Bedürftigkeitsprüfung. Für ein auskömmliches Dasein beziehungsweise eine befriedigende Versorgung bedarf es in aller Regel einer privaten Zusatzvorsorge, die – oftmals steuerlich begünstigt – auf einem privaten, wettbewerblich gesteuerten Anbietermarkt (private Versicherung) befriedigt werden kann, wenn die entsprechende Kaufkraft vorhanden ist. Das liberale Modell setzt in erster Linie auf den Markt als Instanz für die Lösung sozialer Probleme. Der Grad der Dekommodifizierung und das soziale Umverteilungsniveau sind hier gering. Die Mittelschichten werden nur in geringem Maße zur Finanzierung der sozialen Sicherung herangezogen. Das liberale Modell ist typisch für einige angelsächsische Staaten, vor allem die USA und für Großbritannien.

In einem *konservativen Wohlfahrtsstaat* ist die Erwerbsarbeit der zentrale Bezugspunkt für die Finanzierung und Zuweisung von Leistungen. Der Erwerbstätigenstatus ist verbunden mit einer Versicherungspflicht, aus der ein Rechtsanspruch auf Leistungen erwächst. Die Höhe der Versicherungsbeiträge richtet sich nach den Arbeitseinkommen; der Umfang der Leistungen orientiert sich an Einkommens- und Statusunterschieden in der Erwerbsarbeit und soll bis zu einem gewissen Grad den Lohnausfall kompensieren. Zugleich werden bestimmte Gruppen von der Versicherungspflicht beziehungsweise von der einkommensäquivalenten Beitragsaufbringung befreit (z. B. Selbständige, Beamte, Besserverdienende). Auf diese Weise werden soziale Unterschiede, die aus dem System der Erwerbsarbeit erwachsen, durch die Sozialpolitik reproduziert. Sozialpolitik dient nicht zuletzt dazu, gesellschaftliche Konfliktpotenziale zu entschärfen und die Loyalität bestimmter Erwerbstätigengruppen zu sichern. Zugleich wird die Familie unter anderem durch die Ausweitung von Leistungsansprüchen auf nichterwerbstätige Familienmitglieder gestärkt. Von großer Bedeutung für die soziale Sicherung sind die Sozialversicherungsträger, die unter staatlichen Vorgaben und staatlicher Aufsicht agieren und die insbesondere in Krisenzeiten auch auf staatliche Zuschüsse angewiesen sind. Die Bedeutung des Marktes ist im konservativen Wohlfahrtsstaat zurückgedrängt, allerdings sind wegen der beitragsäquivalenten Leistungsfinanzierung und -gewährung auch die Umverteilungseffekte begrenzt. Das konservative Modell findet sich vor allem in kontinentaleuropäischen Ländern wie Deutschland, Österreich, Frankreich und Italien.

Der *sozialdemokratische Wohlfahrtsstaat* gewährt Sozialleistungen in Abhängigkeit vom Bürgerstatus, ungeachtet der Zugehörigkeit zu bestimmten beruflichen Status- oder Einkommensgruppen. Er zielt dabei auf eine universelle Sicherung und auf eine Angleichung von Lebenslagen. Die Sozialleistungen werden weitgehend über den Staat finanziert. Zwar werden die Mittelschichten stark an ihrer Finanzierung beteiligt, allerdings auch umfassend in das Sicherungssystem einbezogen. Der sozialdemokratische Wohlfahrtsstaat ermöglicht den Individuen ein hohes Maß an Unabhängigkeit sowohl vom Arbeitsmarkt als auch von der Familie. Das soziale Umverteilungsniveau ist entsprechend hoch. Das sozialdemokratische Modell ist vor allem in den skandinavischen Ländern verbreitet.

Wenn einzelne Länder den unterschiedlichen Wohlfahrtsstaatstypen zugeordnet werden, so bedeutet dies nicht, dass dort jeweils auch alle dazugehörigen Grundmerkmale auf allen Gebieten der sozialen Sicherung anzutreffen wären. Die Entwicklung der Sozialpolitik orientiert sich in ihrer Entwicklung nicht an einem Modell, sondern ist gekennzeichnet durch vielfältige Brüche, Themenverlagerungen und Kompromisse. Insbesondere entwickelt sie sich in Abhängigkeit von ökonomischen Konjunkturen und politischen Kräfteverhältnissen. So hat sich der sozialdemokratische Typus des Wohlfahrtsstaats erst in den Nachkriegsjahrzehnten herausgebildet. Auch die in Deutschland anzutreffende Tendenz zur Sozialdemokratisierung des konservativen Modells ist ein Produkt der Nachkriegszeit. Umgekehrt erleben wir in jüngster Zeit, wie unter dem Druck weltwirtschaftlicher Veränderungen in zahlreichen kapitalistischen Gesellschaften Merkmale des liberalen Wohlfahrtsstaates an Bedeutung gewinnen (Esping-Andersen 1996; Lessenich/Ostner 1998). Dennoch lassen sich die mit diesen Modellen verknüpften Grundmuster sozialer Sicherung und sozialpolitischer Handlungsstrategien auch heute in vielen Ländern wieder finden (z. B. Schmid 2002).

Der deutsche Sozialstaat ist – dies wurde oben bereits angedeutet – dem konservativen Modell zuzuordnen. Allerdings ist zu berücksichtigen, dass sich die vorgestellte Typisierung in erster Linie auf jene Sicherungszweige bezieht, mit denen eine unmittelbare monetäre Umverteilung verbunden ist. Bei der sozialen Sicherung im Krankheitsfall geht es hingegen auch um die Organisation der Erbringung persönlicher Dienstleistungen. So lässt sich das deutsche Gesundheitswesen nicht eindeutig einer der genannten Kategorien zuordnen. Zwar weist es ebenfalls deutliche Züge des konservativen Wohlfahrtsstaates auf, zum Beispiel die Finanzierung und Organisation im Rahmen einer beitragsfinanzierten Pflichtversicherung und die statuserhaltende Befreiung von Beamten, Selbständigen und Besserverdienenden von der Versicherungspflicht. Daneben lassen sich aber auch Elemente des sozialdemokratischen (z. B. der umfassende Leistungsanspruch der GKV- Versicherten) und des liberalen Wohlfahrtsstaatsmodells (z. B. die Tendenz zu einer Privatisierung von Krankenbehandlungskosten) erkennen.

Institutionelle Merkmale von Gesundheitssystemen

Neben der Unterscheidung nach Wohlfahrtsstaatstypen ist es in der Gesundheitssystemforschung auch gebräuchlich, Gesundheitssysteme in Abhängigkeit von ihren institutionellen Merkmalen zu unterscheiden (z. B. Hoffmeyer/McCarthy 1994; Lassey/Lassey/Jinks 1997). Dabei werden als Kriterien die Art der Finanzierung sowie die institutionellen Träger der Finanzierung und der Leistungserbringung herangezogen.

Auf diese Weise werden ebenfalls gemeinhin drei Typen von Gesundheitssystemen identifiziert, nämlich die primär staatlich, im Rahmen einer Sozialversicherung oder marktwirtschaftlich organisierten Gesundheitssysteme. Sieht man einmal davon ab, dass sich in heutigen Gesundheitssystemen in aller Regel Komponenten unterschiedlicher Modelle miteinander verbinden und sie sich in allen westlichen Demokratien in einem Umbruch befinden, so lassen sich in den einzelnen Systemen reicher Länder doch dominante Strukturen identifizieren, die eine recht klare Zuordnung zu einzelnen Typen gestatten:

- Staatliche Gesundheitssysteme sind überwiegend steuerfinanziert.
- Sozialversicherungssysteme werden überwiegend über Versicherungsbeiträge finanziert.
- Marktwirtschaftliche Systeme weisen einen vergleichsweise hohen Anteil privat getragener Versicherungs- beziehungsweise Behandlungsaufwendungen auf.

Die Art der Finanzierung konvergiert zumeist mit der Eigentümerstruktur bei den Leistungserbringern. In staatlichen Gesundheitssystemen ist der Anteil der staatlichen beziehungsweise öffentlichen Einrichtungen recht hoch, in marktwirtschaftlichen Systemen eher niedrig, während für Sozialversicherungssysteme eher eine gemischtwirtschaftliche Eigentümerstruktur kennzeichnend ist. Bei der Unterscheidung von Gesundheitssystemen nach institutionellen Merkmalen ergibt sich folgende Zuordnung einzelner Länder (zum Beispiel Deppe/Lenhardt 1990; Hoffmeyer/McCarthy 1994):

- staatlich: Schweden, Großbritannien, Irland, Dänemark, Griechenland, Spanien, Italien
- Sozialversicherung: Deutschland, Frankreich, Österreich, Niederlande, Belgien, Luxemburg, Japan
- marktwirtschaftlich: USA.

Dieses Bild ist zum Teil deckungsgleich mit dem, das sich bei der Unterscheidung nach Wohlfahrtsstaatstypen (sozialdemokratisch/staatlich; konservativ/Sozialversicherung; liberal/marktwirtschaftlich) ergibt, allerdings sperren sich einige Gesundheitssysteme gegen eine entsprechende Zuordnung. Besonders Großbritannien fällt aus diesem Rahmen heraus, denn es verfügt als liberaler Wohlfahrtsstaat über ein staatlich organisiertes, steuerfinanziertes Gesundheitswesen, das den Bürgern einen umfassenden Versorgungsanspruch zubilligt, auch wenn dieser wegen der chronischen Unterfinanzierung des National Health Service nicht vollständig eingelöst werden kann. Das große Manko einer bloß institutionellen Betrachtung besteht darin, dass sie – anders als bei einer Unterscheidung nach Wohlfahrtsstaatstypen – keine Aussagen über den Umfang der Leistungsansprüche und die Qualität der Leistungserbringung trifft. Jedenfalls lässt die alleinige Betrachtung institutioneller Merkmale keine Rückschlüsse auf den Umfang der sozialen Sicherung im Krankheitsfall zu.

Entwicklung der Gesundheitspolitik in Deutschland: die Gesetzliche Krankenversicherung

Beim Aufbau der sozialen Sicherungssysteme in Deutschland ging es nicht vorrangig um die Verbreitung von Wohltaten, sondern um die Anpassung von Herrschaftsstrategien an neue gesellschaftliche und politische Rahmenbedingungen. Im Zentrum stand die Bekämpfung der Sozialdemokratie, die mit der raschen Industrialisierung seit den siebziger Jahren des 19. Jahrhunderts starken und wachsenden Zuspruch von den Not leidenden Industriearbeitern erhalten hatte (z. B. Ritter/Tenfelde 1992). Die Sozialistengesetze von 1878 sollten die Sozialdemokratie auf dem Wege der Repression schwächen, jedoch zeigten deren anhaltende Wahlerfolge, dass dieser Weg allein kaum erfolgreich sein würde. Daher entschlossen sich die herrschenden Eliten in den achtziger Jahren des 19. Jahrhunderts, mit der Schaffung eines Sozialversicherungssystems, also durch soziale Zugeständnisse, den radikalen Teil der Arbeiterbewegung in das bestehende System zu integrieren («Zuckerbrot und Peitsche»). So heißt es in der berühmten Botschaft vom 17. November 1881, mit der Kaiser Wilhelm I. dem

Reichstag die Aufgabe zuwies, Gesetze zur Unfall-, Kranken- sowie Alters- und Invalidenversicherung zu schaffen, er wolle «Unsere Überzeugung aussprechen lassen, dass die Heilung der sozialen Schäden nicht ausschließlich im Wege der Repression sozialdemokratischer Ausschreitungen, sondern gleichmäßig auf dem der positiven Förderung des Wohles der Arbeiter zu suchen sein werde» (zit. n. Stolleis 1976: 105f.). Der Reichstag verabschiedete daraufhin
- das Gesetz betreffend die Krankenversicherung der Arbeiter (15.6.1883),
- das Unfallversicherungsgesetz (6.7.1884) und
- das Gesetz betreffend die Invaliditäts- und Altersversicherung (22.6.1889).

Eine der deutschen Besonderheiten in der Gesundheits- und Sozialpolitik besteht darin, dass der staatliche Auf- und Ausbau der sozialen Sicherungssysteme nicht Folge der gesellschaftlichen Demokratisierung war, sondern ihr erstens zeitlich vorausging und zweitens darauf gerichtet war, eben jene Demokratisierung zu verhindern (z. B. Ritter 1983 und 1991; Tennstedt 1983; M.G. Schmidt 1998). Zugleich war das deutsche Reich der erste Staat, der ein derartiges soziales Sicherungssystem aufbaute.

Die historische Entwicklung der GKV lässt sich als ein Prozess der «doppelten Inklusion» (Alber 1992) beschreiben, nämlich einer beständigen Ausweitung des Versichertenkreises und einer beständigen Ausweitung des Leistungskatalogs.

Beschränkte sich der geschützte Personenkreis im ersten Jahrzehnt nach Gründung der GKV auf einen kleinen Kreis von Industriearbeitern und Handwerksgesellen, so kamen bald andere Arbeitnehmergruppen, insbesondere Angestellte und Landarbeiter, und deren Familienangehörige hinzu (**Tab. 2**). 1941 erhielten auch Rentner einen Rechtsanspruch auf Leistungen der Krankenversicherung. Schließlich wurde der Inklusionsprozess zu Beginn der 1970er-Jahre mit der Aufnahme von Freiberuflern, Künstlern, Landwirten und Studierenden abgeschlossen.

So stieg der Anteil der in der GKV versicherten Personen von gut 10 Prozent (1885) über etwas mehr als 50 Prozent (1924/25) auf beinahe

Tabelle 2: Ausweitung des Versichertenkreises der Gesetzlichen Krankenversicherung seit 1885.

Jahr	Einbezogene Arbeitnehmer- bzw. Bevölkerungsgruppen
1911	Land- und forstwirtschaftliche Arbeitnehmer
1930	Nicht versicherte Familienmitglieder (als Regelleistung)
1941	Rentner
1972	Landwirte
1975	Behinderte
1975	Studierende
1981	Künstler

Quelle: Eigene Zusammenstellung

Tabelle 3: Anzahl der Krankenkassen, GKV-Mitglieder absolut sowie GKV-Versicherte.

Jahr	Krankenkassen	Mitglieder (Mio.)	Versicherte (Mio.)	(%)
1885	18 971	4,294	4,671	10,0
1913	21 492	14,556	23,000	34,3
1925	7 709	20,175	31,600[1]	51,3
1937	4 625	22,292	–	
1950	1 996	20,200	–	
1960	2 028	27,141	46,700[2]	84,2
1975	1 479	33,419	56,643	91,6
1989	1 153	37,057	52,956	85,3
1992	1 223	50,834	71,975	88,9
2000	393	50,866	71,253	86,6
2004	282	50,491	70,280	85,2[3]

In den jeweiligen Grenzen des Deutschen Reiches beziehungsweise der Bundesrepublik Deutschland.
[1] 1924; [2] 1961; [3] auf Basis der Bevölkerung von 2003
Quellen: *Krankenkassen* bis 1937: Frerich/Frey 1993: 102, 207, 292; für 1950: StBA 1954: 390; für 1960: BMA 1962: 18; für 1975: BMA 1991: 171; für 1989: BMG 1991: 171; für 1992 u. 2002: BMG 2002a; für 2004: BMGS 2005a. *Mitglieder* für 1885: StBA 1972: 219; für 1913 bis 1937: Frerich/Frey 1993: 102, 207, 292; für 1950 bis 1975: BMA 1994: 114; für 1989: BMG 1991: 172; ab 1992: BMGS 2005a und b. *Versicherte* für 1885: Frerich/Frey 1993: 207; für 1913 und 1925: Tennstedt 1976: 403; für 1960: BMA 1962: 18; für 1989: BMG 1991: 171; ab 1992: BMGS 2005a und b. *Bevölkerung* bis 1913: Frerich/Frey 1993: 86; für 1925: Tennstedt 1976: 403; für 1950 bis 1989: StBA 2002b: 44; für 1992 und 2000: BMG 2002a; für 2004: http://www.destatis.de

90 Prozent der Wohnbevölkerung (1975). Seitdem zeigt der Bevölkerungsanteil der GKV-Versicherten allerdings wieder eine leicht abnehmende Tendenz (**Tab. 3**, Näheres s. Kap. 4.1).

Ebenso bemerkenswert wie die Ausweitung des Versichertenkreises ist die Entwicklung des von der Krankenversicherung finanzierten Leistungsspektrums (Tab. 4). In den Anfangsjahren stand zunächst die Kompensation der materiellen Folgen des Krankheitsrisikos im Mittelpunkt. Die Kassen leisteten überwiegend Barzahlungen an die Versicherten, die es diesen ermöglichen sollte, einen Teil der Krankenbehandlung zu finanzieren beziehungsweise sie für einen Teil des mit der Krankheit einhergehenden Lohnausfalls zu entschädigen (Geldleistungen) (Tennstedt 1983). Zu Beginn des 21. Jahrhunderts dominieren die Sachleistungen das Leistungsspektrum der GKV. Die Versicherten haben einen umfassenden Rechtsanspruch auf alle Maßnahmen, die zur Behandlung ihrer Krankheit medizinisch notwendig sind. Darin eingeschlossen sind die ambulante und stationäre Krankenbehandlung. Auch weitete sich das Spektrum der als behandlungsbedürftig anerkannten Krankheiten erheblich aus, wie zum Beispiel die Aufnahme von Psychotherapien in den Leistungskatalog zeigt. Neben den kurativen Leistungen zählen auch Präventionsmaßnahmen (Individual- und Gruppenzahnprophylaxe, Früherkennung, betriebliche Gesundheitsförderung) und Rehabilitation zum GKV-Katalog. Daneben werden auch die im Zusammenhang mit der Schwangerschaft und der Mutterschaft notwendigen Maßnahmen sowie Geldleistungen (vor allem Krankengeld, Sterbegeld, Mutterschaftsgeld) von den Kassen finanziert (ausführlicher s. Kap. 4.1.1).

Die Entwicklung des Leistungskatalogs wird stark von den konjunkturellen Zyklen beeinflusst. Diesbezüglich bot gerade die Prosperität der Nachkriegsjahrzehnte außerordentlich gute Expansionsbedingungen für die GKV (Altvater/Hoffmann/Semmler 1981; Abelshauser 1983). Dies änderte sich jedoch abrupt mit der 1973/74 einsetzenden Wirtschaftskrise. Vor dem Hintergrund eines durchschnittlich nur noch schwachen Wirtschaftswachstums, einer hohen strukturellen Arbeitslosigkeit und einer verschärften Konkurrenz der Wirtschaftsstandorte ist Politik unübersehbar bemüht, die Vorzeichen der Entwicklung gleichsam umzukehren. Zwar sind auch seitdem mit dem medizinischen Fortschritt eine Vielzahl neuer Leistungen in den GKV-Katalog aufgenommen worden; zugleich aber zeigt sich beim Gesetzgeber eine deutliche Tendenz, Ausgaben in der GKV zu begrenzen, einzelne Leistungen auszugliedern und die Patientinnen und Patienten durch Zuzahlungen stärker an den individuellen Behandlungskosten zu beteiligen. Der wachsende finanzielle Druck verstärkt auch bei Finanzierungsträgern (Kassen) und Leistungserbringern (vor allem Ärzten) die Neigung, das medizinisch Notwendige restriktiv zu interpretieren.

Tabelle 4: Ausweitung des Leistungskatalogs der Gesetzlichen Krankenversicherung.

Jahr	Aufgenommene Leistungen
1919	Mutterschafts- oder Wochenhilfe für alle weiblichen Versicherten
1970	Untersuchungen zur Krankheitsfrüherkennung
1974	Bezahlung von Haushaltshilfen
1989	Häusliche Krankenpflege
1989/2000	Maßnahmen zur Gesundheitsförderung
2000	Soziotherapie

Quelle: Eigene Zusammenstellung

Versorgungsstrukturen und Akteursbeziehungen

In den ersten Jahrzehnten nach der Schaffung der Krankenversicherung befanden sich die Kassen in einer starken Position gegenüber den Ärzten. Entweder waren Ärzte in den Ambulatorien der Kassen fest angestellt oder als niedergelassene Ärzte durch einen Einzeldienstvertrag an die Kasse gebunden (Huerkamp 1985). Beide Formen eröffneten den Kassen eine große Gestaltungsmöglichkeit im Hinblick auf die Versorgungsqualität und auf die Vergütung von Leistungen (Kortmann 1968). Die vorherrschenden Vertragsverhältnisse stießen unter den Ärzten auf wachsende Kritik (Huerkamp 1985). Ihre Unzufriedenheit bezog sich vor allem auf die Anstellungshoheit der Kassen, die vorherrschenden Einzeldienstverträge, die weite Verbreitung der Pauschalhonorierung sowie die Versuche der Kassen zur Reglementierung des Leistungsgeschehens (Goldammer 1964: 11ff.; Göckenjan 1985).

Die ärztliche Standespolitik zielte seit den Anfängen der GKV darauf, sich aus der Abhängigkeit von den Krankenkassen zu befreien. Auf der Basis ihrer damals ausgeprägten Koordinations- und Konfliktfähigkeit konnten die niedergelassenen Ärzte ihre ökonomische und politische Position seit Schaffung der GKV kontinuierlich stärken (Hansen et al. 1981; Webber 1988). In mehreren Schritten gelang es ihnen, die Anstellungshoheit der Kassen zu beseitigen (Berliner Abkommen 1913) und mit der Bildung der KVen als einem öffentlich-rechtlichen Vertretungsmonopol der niedergelassenen Kassenärzte (Brüningsche Notverordnung vom 8.12.1931) das Prinzip der Kollektivverträge durchzusetzen. So stellte sich im Laufe der Zeit eine Überlegenheit der niedergelassenen Ärzte über die Krankenkassen her. Die Zerschlagung der kasseneigenen Ambulatorien und die öffentlich-rechtliche Absicherung der Professionsautonomie durch die Nationalsozialisten (Tennstedt 1977: 181ff.; Rüther 1997) taten ein Übriges, um diese Position zu festigen.

In den Nachkriegsjahrzehnten vollzog sich nach dem Wiederaufbau des Versorgungssystems ein erneuter und bisher beispielloser Aufstieg der niedergelassenen Ärzteschaft. Das 1931 geschaffene Vertragsmonopol und die damit verbundene Machtstellung der KVen wurde mit dem 1955 verabschiedeten «Gesetz über Kassenarztrecht» (GKAR) auch für die Bundesrepublik festgeschrieben («Sicherstellungsauftrag»); das Kassenarzturteil des Bundesverfassungsgerichts von 1960 gestattete bis auf Weiteres eine ungesteuerte Niederlassungsfreiheit (Behaghel 1994). Außerdem wurde die Durchführung der seit den 1970er-Jahren in den GKV-Leistungskatalog eingeführten Maßnahmen zur Individualprävention (vor allem Früherkennungsuntersuchungen) in die Zuständigkeit des Kassenarztes gelegt.

Der klinisch ausgebildete «frei niedergelassene Arzt» wurde auf diese Weise zum ausbildungs- und politikleitenden Berufsbild der Krankenversorgung und darüber hinaus für die gesamte Gesundheitssicherung. Für die Pflege ging mit der Dominanz der Medizin – anders als zum Beispiel in Skandinavien oder den USA – die Beschränkung ihres Status und Aufgabenzuschnitts als ärztlicher Assistenzberuf einher (z. B. Döhler 1997).

Parallel zum skizzierten Aufstieg der Ärzteschaft sank die staatlich konzedierte gesundheitspolitische Steuerungs- und Handlungskompetenz der Krankenkassen. Bei der Neuordnung nach dem 2. Weltkrieg blieb in den Westzonen die ursprünglich von den britischen und sowjetischen Siegermächten favorisierte Lösung einheitlicher regionaler Sozialversicherungsträger ungenutzt (Hockerts 1980). 1951 wurde die von 1883 bis 1934 gesetzlich verankerte Arbeitnehmermehrheit in den Selbstverwaltungsgremien der GKV durch die Vergabe von 50 Prozent der Sitze an die Arbeitgeberseite beendet. Die soziale Selbstverwaltung verlor damit weitgehend ihre politische Komponente als formal vorrangiges Einflussfeld für Interessen und Bedürfnisse der Versicherten (Tennstedt 1976; Standfest et al. 1977).

In der jüngeren Vergangenheit haben sich die Bemühungen verstärkt, die Kompetenzbereiche der Kassen als mittelbar staatliche Gesundheitsadministration zu erweitern. Dies geht vor allem auf die Absicht des Gesetzgebers zurück, die Finanzierungsträger für die Verfolgung staatlicher Steuerungsziele, zum Beispiel die Reduzierung der Lohnnebenkosten, in Dienst zu nehmen. Die Erweiterung von Kompetenzen betrifft vor allem ihre Möglichkeiten, die Versorgungsstrukturen durch Verträge mit den Leistungsanbietern zu differenzieren, sowie Einfluss auf die Qualität und die ärztliche Honorarverteilung zu nehmen (s. Kap. 4.2). Dabei hat die mit der Wahlfreiheit der Versicherten verschärfte Kassenkonkurrenz den auf den Finanzierungsträgern lastenden Handlungsdruck beträchtlich erhöht.

Gleichzeitig hat in den 1990er-Jahren die Durchsetzungsfähigkeit der KVen als Interessenvertretung der niedergelassenen Vertragsärzte gelitten (z. B. Behaghel 1994; Gerlinger 1997a). Verantwortlich für diese Entwicklung sind vor allem

- die Erosion des ärztlichen Zusammenhalts, die auf verschärfte Verteilungskonflikte zwischen den Arztgruppen zurückgeht
- die mit der punktuellen Lockerung des Vertragsmonopols der KVen einhergehende

Schwächung ihrer Verhandlungsposition gegenüber den Kassen
- die in Folge von Budgetierung und Kassenkonkurrenz härtere Verhandlungsführung der Finanzierungsträger sowie
- die erwähnte staatliche Erweiterung von Kassenkompetenzen.

Darüber hinaus schränkt die Tendenz zur betriebswirtschaftlichen Betrachtung und Steuerung («Ökonomisierung») des Versorgungshandelns die professionelle Autonomie des Arztes zunehmend ein.

Die DDR schlug nach dem 2. Weltkrieg einen eigenen Weg in der Gesundheitspolitik ein. An die Stelle des bisherigen gegliederten Systems trat eine staatliche Einheitsversicherung. Auch die medizinische und pflegerische Versorgung erfolgte nahezu ausschließlich durch staatliche Einrichtungen. Im Zentrum stand die Poliklinik, in der angestellte Ärzte ambulante und stationäre Leistungen erbrachten. Demgegenüber spielte der selbständige, in der Einzelpraxis niedergelassene Arzt nur eine untergeordnete Rolle. In der medizinischen Versorgung stand die allgemeinärztliche Versorgung im Mittelpunkt. Dieser eigenständige Entwicklungsweg erfuhr mit der Wiedervereinigung ein abruptes Ende: Zu Beginn der 1990er-Jahre wurden die westdeutschen Strukturen der alten Bundesrepublik auf Betreiben der westdeutschen Ärzteschaft auf die neuen Bundesländer übertragen (Braun/Müller 1993; Deppe 1993; Manow 1994; Wasem 1997).

Da Prophylaxe nicht im Leistungsspektrum der GKV enthalten war, erlangte mit Beginn des Jahrhunderts, vor allem zur Zeit der Weimarer Republik, der staatliche Gesundheitsdienst, meist in Form kommunaler Gesundheitsämter, eine große Bedeutung. Die politischen Rahmenbedingungen trugen allerdings dazu bei, dass Eingriffe in soziale Verhältnisse, sofern sie vorgenommen wurden, im Regelfall von geringer Reichweite blieben und sich das Leistungsspektrum der Gesundheitsämter auf persönliche, meist ärztliche Untersuchungen und Beratungen konzentrierte. Zwischen dem von der Sozialhygiene formulierten Anspruch, gesellschaftliche Verhältnisse gesundheitsgerecht zu gestalten, und der politischen Praxis blieb eine unüberbrückbare Diskrepanz. Die Zusammenlegung polizeilicher und fürsorgerischer Aufgaben unter zentralstaatlicher Regie im 1934 verabschiedeten «Gesetz über die Vereinheitlichung des Gesundheitswesens» (Labisch/Tennstedt 1985: 197ff.), schließlich die Ersetzung der Sozialhygiene durch «Rassenhygiene» durch den Nationalsozialismus sowie die Vernachlässigung des Öffentlichen Gesundheitsdienstes in der alten Bundesrepublik erlaubten es nicht, die Gesundheitsämter zu politisch innovativen und handlungsmächtigen Akteuren des bevölkerungsbezogenen Gesundheitsschutzes auszubauen. Erst in jüngster Zeit – und im Zusammenhang mit Diskussionen zur Akademisierung und Etablierung von Public Health – verstärken sich wieder programmatische Bemühungen, dem öffentlichen Gesundheitsdienst zu einer Renaissance zu verhelfen (Schmacke 1995). Allerdings ist aus gegenwärtiger Sicht nicht absehbar, dass er die ihm zugeordneten Interventionsbereiche nachhaltig ausweiten kann.

Somit waren drei im Kern relativ kontinuierliche Entwicklungen für die Gesundheitspolitik in Deutschland von besonderer Bedeutung:
- die Entwicklung der finanziellen Absicherung des Krankheitsrisikos in ihrer deutschen Spielart der Gesetzlichen Krankenversicherung
- die dominante Position der Individualmedizin in Krankenversorgung und Gesundheitspolitik und
- die schwache Entwicklung der Prävention als Handlungsfeld der Gesundheitspolitik.

Allerdings zeichnen sich im Hinblick auf jedes dieser Merkmale zu Beginn des 21. Jahrhunderts – bei allen Widersprüchen im Einzelnen – Neuorientierungen und Umbrüche ab.

2.2 Das gesundheitliche Problempanorama

Plausiblerweise dürfte Gesundheitspolitik als gesellschaftliches Management von Gesundheitsrisiken vor und nach ihrem Eintritt umso erfolgreicher sein, je mehr sie Inzidenzen, Prävalenzen,

Verteilung und Dynamik dieser Gefährdungen und Probleme zur Kenntnis nimmt. Das gilt – mit unterschiedlichen Implikationen für den Umfang und die Aufbereitung der Daten – für alle in Frage kommenden Ebenen (Betrieb, Gemeinde, Versorgungsregion, Land, Bund). Auswirkungen von und Interventionsbedarf in Bezug auf die folgenden vier Großtrends finden sich auf allen diesen Ebenen:

Morbidität und Mortalität

Die durchschnittliche Lebenserwartung steigt in den fortgeschrittenen kapitalistischen Gesellschaften kontinuierlich an – in Deutschland im Bevölkerungsdurchschnitt um ein gutes Jahr pro Jahrzehnt (SVR 2002, Bd. I). Insgesamt hat sie sich im vergangenen Jahrhundert um etwa zwei Drittel erhöht. Das entspricht einem absoluten Zuwachs von mehr als 30 Jahren, wobei der Zugewinn bei Frauen etwas höher ausfällt als bei den Männern: Betrug die Lebenserwartung für Neugeborene im Jahresdurchschnitt 1901/1910 bei Männern 44,8 Jahre und bei Frauen 48,3 Jahre (Hohorst/Kocka/Ritter 1978: 33), so sind es im Jahr 2001 inzwischen 75,6 beziehungsweise 81,3 Jahre (OECD 2004).

Die Zunahme der Lebenserwartung ist vor allem auf den Rückgang der Sterblichkeit an Infektionskrankheiten zurückzuführen. Der britische Sozialmediziner Thomas McKeown (1982) hat gezeigt, dass dafür vor allem eine bessere Ernährung und eine verbesserte öffentliche Hygiene verantwortlich sind. 76 Prozent des Sterblichkeitsrückgangs zwischen der Mitte des 19. und des 20. Jahrhunderts führt er allein auf den Rückgang der Sterblichkeit an Infektionskrankheiten zurück. Bezogen auf einzelne Altersgruppen ist hier wiederum der Rückgang der Säuglingssterblichkeit von besonderer Bedeutung. In Deutschland lag die Säuglingssterblichkeit im Jahre 1900 bei 226 von 1000 Lebendgeborenen, einhundert Jahre später nur noch bei 4,4 (StBA 2002a: 202).

Gleichzeitig hat sich auch die weitere Lebenserwartung von älteren Menschen im Jahrhundertverlauf erhöht (Tab. 5).

Der Zugewinn beträgt bei 60-jährigen Männern im Jahr 2001 gegenüber dem Beginn des 20. Jahrhunderts 6,7 Jahre und bei 60-jährigen Frauen sogar 9,7 Jahre. Der relative Zuwachs fällt damit allerdings deutlich geringer aus als bei der Lebenserwartung für Neugeborene. Dies verweist darauf, dass ein erheblicher Teil des statistischen Zuwachses der Lebenserwartung darauf zurückzuführen ist, dass es aufgrund verbesserter Lebensbedingungen Menschen heutzutage eine ungleich bessere Chance haben, früher kritische Lebensphasen zu überstehen (Wiesner 2001), weniger auf die Möglichkeiten der Medizin, Leben «in der Spitze» zu verlängern.

Der sich seit der zweiten Hälfte des 19. Jahrhunderts vollziehende soziale Wandel hat zu einer tief greifenden Veränderung des Krankheits- und Todesursachenspektrums geführt, der mit dem Begriff der «epidemiologischen Transition» gekennzeichnet wird (Niehoff 1995). Das wichtigste Merkmal dieses Wandels ist der starke Bedeutungszuwachs chronisch-degenerativer Krankheiten und Todesursachen. Derzeit entfallen knapp drei Viertel aller Sterbefälle auf zwei Todesursachen, nämlich auf Herz-Kreislauf-Erkrankungen und auf Krebserkrankungen (Abb. 3).

Unter den akuten Krankheiten sind im Hinblick auf die Krankheitshäufigkeit vor allem Atemwegserkrankungen von großer Bedeutung.

Tabelle 5: Veränderung der Lebenserwartung in Deutschland zwischen 1901/1910 und 2001.

	Lebenserwartung für Neugeborene		weitere Lebenserwartung für 60-Jährige	
	Männer	Frauen	Männer	Frauen
1901/10	44,8 Jahre	48,3 Jahre	13,1 Jahre	14,2 Jahre
2001	75,6 Jahre	81,3 Jahre	19,8 Jahre	23,9 Jahre
Zugewinn	30,8 Jahre	33,0 Jahre	6,7 Jahre	9,7 Jahre

Quelle: Hohorst/Kocka/Ritter 1978: 33f.; OECD 2004

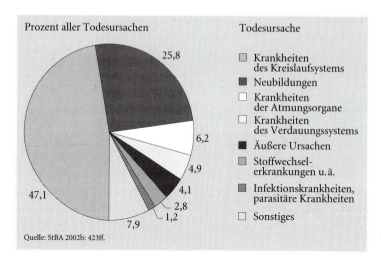

Abbildung 3: Die Verteilung von Todesursachen in Deutschland 2000.

Unter den in der Regel nicht zum Tode führenden chronischen Krankheiten vergrößern Diabetes mellitus, degenerative Muskel- und Skeletterkrankungen, Krankheiten der Verdauungsorgane sowie psychisch manifestierte Leiden einschließlich der Suchtkrankheiten kontinuierlich ihren Anteil (z. B. AOK 1997). Ein Hinweis auf das Krankheitsgeschehen in Deutschland liefern die in **Tabelle 6** dargestellten Routinedaten über die Ursachen von Arbeitsunfähigkeit bei Pflichtmitgliedern der Betriebskrankenkassen (BKK 2004: A12).

Nach wie vor erreicht nur die Minderheit der sozialversicherungspflichtig Beschäftigten halbwegs gesund das Rentenalter, die Mehrzahl wird, überwiegend wegen der genannten chronischen Erkrankungen, vorzeitig berentet beziehungsweise verstirbt vor Erreichen des Rentenalters. Dies gilt insbesondere für Arbeiter. Im Mai 2003 bezeichneten sich 7,4 Millionen Menschen (10,4 % der Personen mit Angaben zur eigenen Gesundheit) als krank[1], 0,5 Millionen (0,7 %) waren unfallverletzt (StBA, Fachserie 12, Reihe S. 3). Die chronisch-degenerativen Krankheiten unterscheiden sich zwar erheblich im Hinblick auf ihre Ursachen, ihren Verlauf und ihren Endpunkt, aber in epidemiologischer und damit für die Gesundheitspolitik und ihre Steuerung maßgeblicher Perspektive ist ihnen gemeinsam, dass ein primär kurativ und individualmedizinisch orientiertes Versorgungssystem sie erst relativ spät und generell nicht besonders wirksam beeinflussen kann – trotz beachtlicher Erfolge in manchen Teilbereichen. Die wichtigsten Anteile der Verursachung dieser Krankheiten liegen nach international übereinstimmender Auffassung in den Lebens-, Arbeits- und Umweltverhältnissen und dem dadurch geprägten Verhalten. Diese Fakto-

---

1 Eine Krankheit lag demzufolge dann vor, wenn die Befragten sich in ihrem Gesundheitszustand so beeinträchtigt fühlten, dass sie ihrer üblichen Beschäftigung nicht nachgehen konnten, oder wenn im Berichtszeitraum von einem Arzt oder Heilpraktiker eine Behandlung durchgeführt und eine Diagnose gestellt wurde.

Tabelle 6: Die wichtigsten Krankheitsgruppen bei Arbeitsunfähigkeit 2003 (Grundlage: beschäftigte Mitglieder der Betriebskrankenkassen).

Krankheitsgruppe	Fälle	Tage
Krankheiten der Atemwege	29,5 %	16,9 %
Muskel- und Skelett-Erkrankungen	16,9 %	26,5 %
Krankheiten der Verdauungsorgane	12,6 %	6,7 %
Verletzungen und Vergiftungen	10,0 %	15,2 %
Herz-/Kreislauferkrankungen	2,9 %	4,8 %
Psychiatrische Erkrankungen	3,1 %	7,5 %
Andere Erkrankungen	25,0 %	22,4 %
Summe	100,0 %	100,0 %

Quelle: BKK 2004: A12; eigene Berechnungen

ren können primär nicht individuell, sondern vor allem politisch beeinflusst werden. In den Gesundheitswissenschaften besteht deshalb weitgehend Übereinstimmung darüber, dass die größte Produktivitätsreserve zur Verbesserung der gesundheitlichen Lage der Bevölkerung darin liegt, gesundheitspolitische Schwerpunkte auf Prävention und verbesserte Versorgung für chronisch Kranke zu setzen (Schwartz et al. 2000; SVR 2002, Bd. I). Theoretisch ließen sich – bei nicht saldierter und nicht diskontierter Betrachtung – durch konsequent betriebene Prävention langfristig etwa 25 Prozent der heute für die Versorgung von chronischen Krankheiten aufgewendeten Ressourcen einsparen (SVR 1995 u. 2002; Schwartz et al. 2000). Diesen Schätzungen liegt die Auswertung von Studien zu erfolgreichen Interventionen der Verhaltensprävention bei wichtigen Erkrankungen beziehungsweise Risiken zu Grunde, deren Ergebnisse in einem zweiten Schritt auf die gesamte Bevölkerung beziehungsweise die jeweiligen Zielgruppen hochgerechnet wurden. Da Interventionsstudien sich in der Regel auf leicht zu erreichende und gut gebildete Zielgruppen beziehen, ist das auf diesem Wege berechnete präventive Potenzial der Verhaltensprävention und Intervention in Settings (s. Kap. 3.1) in diesen Schätzungen nicht berücksichtigt wurden. Daher ist das Ergebnis in dieser Hinsicht als zu niedrig einzuschätzen (Rosenbrock 2002).

Chronische Krankheiten und demographischer Wandel
Die Anzahl chronisch Kranker und damit gesundheitlich und oft nicht nur medizinisch, sondern auch sozial unterstützungsbedürftiger Menschen ist also hoch und reicht auch in jüngere Altersgruppen hinein. Zugleich nimmt am oberen Ende der Bevölkerungspyramide im Zuge demographischer Veränderungen und als Ausdruck der gestiegenen Lebenserwartung der Anteil betagter und hoch betagter Menschen an der Gesamtbevölkerung deutlich zu. Die Bevölkerungsvorausberechnung des Statistischen Bundesamtes geht davon aus, dass die Zahl der über 65-Jährigen bis zum Jahre 2050 um mehr als 6 Millionen auf bis zu 20 Millionen ansteigen und sich der Altenquotient bei sinkender Bevölkerungszahl von 15,9 Prozent in 1999 auf bis zu 30,2 Prozent in 2050 erhöhen wird (StBA 2000: 22). Alte Menschen weisen eine weit höhere Krankheitshäufigkeit auf als junge. Insbesondere sind chronische Erkrankungen, Multimorbidität und Behinderungen gegenüber dem Bevölkerungsdurchschnitt bei ihnen deutlich erhöht. So waren dem Mikrozensus zu Folge über 65-jährige Personen im Jahr 2003 im Durchschnitt etwa doppelt so oft krank wie 40- bis 65-Jährige und mehr als dreimal so oft wie die 15- bis 40-Jährigen (StBA 2004a).

Aus der Gleichzeitigkeit der zunehmenden Alterung der Gesellschaft und dem hohen Stand chronischer Erkrankungen kann jedoch nicht auf einen Automatismus zwischen fortschreitendem Alter und Zunahme der Schwere und Häufigkeit von Erkrankungen geschlossen werden. In der epidemiologischen Forschung wird der Zusammenhang von Alter und Krankheit durchaus kontrovers diskutiert. So geht etwa Verbrugge (1984) davon aus, dass eine höhere Lebenserwartung auch mit einer zunehmenden Anzahl von durch chronische Erkrankungen und Multimorbidität geprägten Lebensjahren einhergeht. Demgegenüber machen andere Autoren geltend, dass dem Ziel, die Zunahme von Krankheit und krankheitsbedingten Einschränkungen der Lebensqualität weiter in die letzten Lebensjahre zu verschieben, keine biologischen Gründe entgegen stehen (House et al. 1990) und sich mit steigender Lebenserwartung auch der Eintritt chronischer Erkrankungen nach hinten schiebt (Fries 1987, 1989 u. 2003). Also: Wer sein Leben lang gesund war, hat bessere Chancen, auch im Alter gesund zu bleiben. Bemerkenswert sind in diesem Zusammenhang die zahlreichen empirischen Hinweise darauf, dass sich der subjektive und objektive Gesundheitszustand alter Menschen im Vergleich zu dem vorheriger Generationen verbessert. Beispielhaft sei dies am Gesundheitszustand älterer Frauen in Deutschland illustriert (**Abb. 4**): Über 75-jährige Frauen fühlten sich im Jahre 1992 im Durchschnitt so gesund beziehungsweise krank wie 70- bis 75-jährige Frauen im Jahre 1986 und 65- bis 70-jährige Frauen im Jahre 1983.

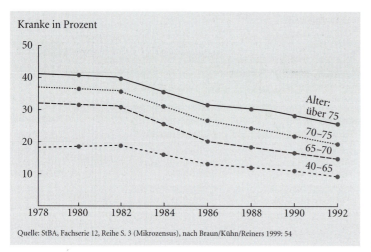

Abbildung 4: Subjektive Krankheitsprävalenz bei Frauen im zeitlichen Verlauf (jeweils im April/Mai erfragt; alte Bundesländer).

Sozial bedingte Ungleichheit von Gesundheitschancen

Sowohl die Möglichkeiten, Gesundheitsbelastungen zu vermeiden beziehungsweise ihnen durch individuelles Verhalten zu begegnen, als auch das Risiko, zu erkranken oder zu sterben, als auch die Möglichkeiten, mit eingetretener (chronischer) Krankheit – mit bedingter Gesundheit – eine hohe Lebensqualität aufrecht zu erhalten, sind auch in reichen Ländern nach wie vor sozial ungleich verteilt. Die Zugehörigkeit zu sozialen Schichten, zum Beispiel ausgedrückt durch Bildung, Einkommen und Stellung im Beruf, begrenzt beziehungsweise eröffnet nach wie vor in häufig entscheidendem Umfang die Chancen für ein längeres Leben mit wenigen gesundheitlichen Einschränkungen. Das – an diesen drei Indikatoren gemessen – unterste Fünftel der Bevölkerung in Deutschland trägt in jedem Lebensalter im Durchschnitt ein ungefähr doppelt so hohes schweres Erkrankungs- und Sterberisiko wie das oberste Fünftel (Mielck 1994 und 2000; Mielck/Bloomfield 2001; Helmert et al. 2000).

Der Zusammenhang von Schichtzugehörigkeit und Erkrankungshäufigkeit beziehungsweise der Lebenserwartung zeigt sich zum Beispiel mit Blick auf die großen Volkskrankheiten «Herzinfarkt» und «Schlaganfall» (**Tab. 7**, Helmert et al.

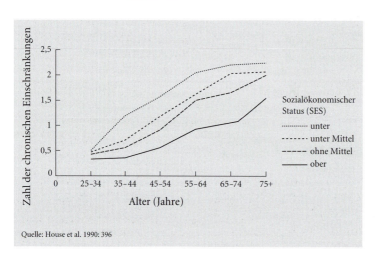

Abbildung 5: Chronische Einschränkungen der Gesundheit im Altersverlauf nach sozialökonomischem Status (Parameter: Einkommen und Bildung)

Tabelle 7: Häufigkeit von Herzinfarkt und Schlaganfall nach sozialer Schicht.

	obere Schicht	mittlere Schicht	untere Schicht	Verhältnis untere/obere Schicht
Häufigkeit von Herzanfall je 1000 Personen				
Prävalenz, Männer				
40–49 Jahre	8	17	20	2,5
50–59 Jahre	34	60	74	2,2
60–69 Jahre	75	106	116	1,5
Prävalenz, Frauen				
40–49 Jahre	1	5	12	12,0
50–59 Jahre	8	17	24	3,0
60–69 Jahre	34	26	53	1,6
Häufigkeit von Schlaganfall je 1000 Personen				
Prävalenz, Männer				
40–49 Jahre	1	6	8	8,0
50–59 Jahre	13	12	31	2,4
60–69 Jahre	31	25	40	1,3
Prävalenz, Frauen				
40–49 Jahre	2	5	12	6,0
50–59 Jahre	4	10	11	2,8
60–69 Jahre	10	22	23	2,3

Quelle: Helmert et al. 1993: 127

1993). Das Erkrankungsrisiko ist bei den Angehörigen der unteren Sozialschicht durchweg erheblich höher als bei den Angehörigen der oberen Schicht. Insbesondere in den mittleren Lebensjahren klafft die Erkrankungswahrscheinlichkeit außerordentlich stark auseinander. Auch bei der Verbreitung der meisten Risikofaktoren für koronare Herzkrankheiten lässt sich ein eindeutiger Zusammenhang zur Schichtzugehörigkeit feststellen (Helmert 2001).

Auch mit Blick auf einzelne Indikatoren der Schichtzugehörigkeit zeigt sich ein deutlicher Zusammenhang. Auf der Basis von Daten des sozio-ökonomischen Panels konnte zum Beispiel gezeigt werden, dass die Lebenserwartung in Deutschland ganz erheblich vom formalen Bildungsabschluss abhängig ist (Klein 1996): Im Alter von 16 Jahren liegt die fernere Lebenserwartung von Männern mit Abitur um 3,3 Jahre höher als die von Männern ohne Abitur, bei Frauen sogar um 3,9 Jahre höher (**Tab. 8**).

Auch für andere Indikatoren sozialer Ungleichheit (z. B. Einkommen, beruflicher Status) ist der Zusammenhang zwischen Schichtzugehörigkeit und Krankheitshäufigkeit bzw. Lebenserwartung sehr gut belegt (Mielck 2000; Helmert et al. 2000; Helmert 2003).

Nicht nur die Sterblichkeit, sondern auch die große Mehrzahl der vermeidbaren chronischen Krankheiten und Einschränkungen ist sozial höchst ungleich verteilt und konzentriert sich, wie **Abbildung 5** (s. Seite 42 unten) am Beispiel der

Tabelle 8: Schulbildung und Lebenserwartung.

Schulbildung	Lebenserwartung ab 16 Jahren	
	Männer	Frauen
ohne Abitur	57,0 Jahre	61,6 Jahre
mit Abitur	60,3 Jahre	65,5 Jahre

Stichprobe: zirka 12 000 Männer und Frauen ab 16 Jahren aus den alten Bundesländern. Datenbasis: Befragung von 1984–1993 (Sozioökonomisches Panel). Quelle: Klein 1996

USA zeigt, in allen Altersgruppen absolut und relativ auf die unteren sozialen Schichten. Angehörige der Unterschichten haben dort im Alter von 55 bis 64 Jahren im Durchschnitt etwas mehr als zwei chronische Behinderungen, die die alltägliche Lebensführung beeinträchtigen, während Angehörige der Oberschicht in diesem Alter mit durchschnittlich einer solchen Behinderung leben. Angehörige der Unterschicht leben bereits im Alter von ungefähr 45 Jahren durchschnittlich mit ebenso starker gesundheitlicher Einschränkung (ca. 1,5 Behinderungen) wie Angehörige der Oberschicht im Durchschnitt erst ab dem 75. Lebensjahr. Der soziale Gradient bei Häufigkeit von Krankheiten und Behinderungen ist im mittleren Lebensabschnitt besonders hoch, aber auch im fortgeschrittenen und hohen Alter ist er noch eindeutig zu identifizieren. Vor diesem Hintergrund klärt sich auch ein erheblicher Teil der Kontroversen über den Zusammenhang von Alter und Gesundheit auf. **Wenn aus der fortschreitenden Alterung der Gesellschaft ein wachsender Bedarf an Gesundheitsleistungen erwächst, so ist dies vor allem auf die fortbestehende soziale Ungleichheit von Gesundheitschancen zurückzuführen.** Wir haben es also weitgehend mit sozialen Bedingungen zu tun, die politisch gestaltet werden können.

Untersuchungen belegen, dass im Gefolge neoliberaler Wirtschafts- und Sozialpolitik die Ungleichheit vor Krankheit und Tod in industrialisierten Ländern weiter zunimmt (z. B. House et al. 1990; Wilkinson 1996/2001; Kawachi/Kennedy/Wilkinson 1999; Marmot/Wilkinson 1999; Mielck 2000; Wilkinson/Marmot 2003; Marmot/Marmot 2004). Die politischen und ökonomischen Umbrüche in Deutschland und Europa haben zu einer erheblichen Zunahme von Arbeitslosigkeit, Armut und Migration und damit solcher Faktoren geführt, die nach international übereinstimmender Auffassung epidemiologisch bedeutsame Gesundheitsrisiken darstellen.

In der sozialepidemiologischen Forschung – vor allem im angloamerikanischen Raum – wird eine intensive Debatte über die Ursachen der fortbestehenden und zum Teil wachsenden sozialen Ungleichheit in den wohlhabenden Nationen des Westens geführt (Kawachi/Kennedy/Wilkinson 1999). Besondere Aufmerksamkeit haben in diesem Zusammenhang die Arbeiten von Richard Wilkinson auf sich gezogen. Er vertritt die These, dass auf dem in den industrialisierten Gesellschaften erreichten Wohlstandssockel nicht mehr die durchschnittliche Einkommenshöhe, sondern das Maß an innergesellschaftlicher Einkommensungleichheit und – damit verbunden – der vielfach voranschreitende Verlust an sozialem Zusammenhalt für das Zurückbleiben – und zum Teil auch für den Rückgang – der Lebenserwartung verantwortlich zu machen sei (Wilkinson 1996/2001). Im Unterschied dazu vertreten andere Autoren die Position, dass in fortgeschrittenen kapitalistischen Gesellschaften eine Reihe «neomaterieller» Faktoren wirkten, die den – übereinstimmend konstatierten – sozialen Gradienten gesundheitlicher Ungleichheit erklärten. Dazu zählen sie unter anderem Armut, einen schlechten Zugang zur gesundheitlichen Versorgung oder auch die Zunahme von gesundheitsschädlichen Umwelteinflüssen (z. B. Lynch et al. 2000).

Insgesamt betrachtet bestehen trotz beträchtlicher Erkenntnisfortschritte noch erhebliche Wissenslücken im Hinblick auf die genaue Vermittlung der Zusammenhänge zwischen sozialer Lage und Gesundheit sowie Lebenserwartung (Syme 1992; Evans/Barer/Marmor 1994; Wilkinson 1996/2001; Elkeles/Mielck 1997; Kawachi/Kennedy/Wilkinson 1999). Konsens besteht dabei allerdings über die grundsätzlichen Faktoren und Richtungen der Zusammenhänge, wie sie in **Abbildung 6** dargestellt sind.

In diesem stark vereinfachten Modell wird deutlich, dass Gesundheit und Lebenserwartung im Durchschnitt primär durch die Lebenslage beeinflusst werden, die sowohl unterschiedliche Gesundheitsbelastungen als auch unterschiedliche Gesundheitsressourcen mit sich bringt. Der Einfluss der gesundheitlichen Versorgung (Prävention und Krankenversorgung) ist demgegenüber wesentlich geringer. Deutlich wird auch, dass gesundheitsrelevantes Verhalten (Lebensstil) nicht isoliert gesehen und (nur wenig) beeinflusst werden kann, sondern primär in Wechselwirkung mit den gesundheitlichen Beanspruchungen und Gestaltungschancen.

2.2 Das gesundheitliche Problempanorama

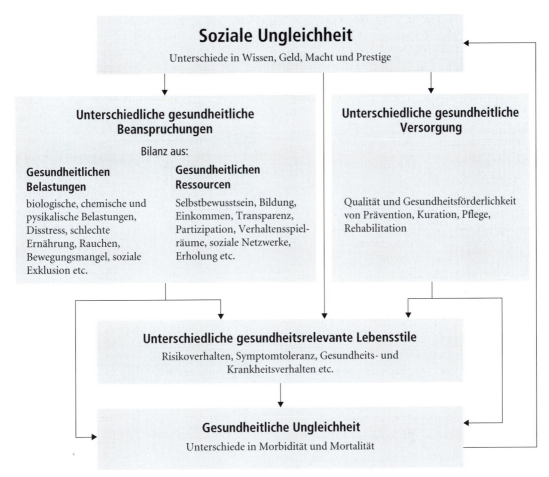

Abbildung 6: Zusammenhänge zwischen sozialer und gesundheitlicher Ungleichheit.
Quelle: Eigene Darstellung (modifiziert nach Elkeles/Mielck 1997: 140)

Das überdurchschnittliche Krankheits- und Sterberisiko von Angehörigen sozialer Unterschichten ist auf eine Kumulation gesundheitlicher Belastungen bei einer gleichzeitig unzureichenden Ausstattung mit gesundheitlichen Ressourcen bei diesen Gruppen zurückzuführen (Mielck 2000). Gesundheitliche Belastungen erwachsen in erster Linie aus den Lebens-, Arbeits- und Umweltbedingungen. Hier sind insbesondere chemisch-physikalische Einwirkungen in Arbeit und Umwelt von Bedeutung (z. B. Lärm, Schadstoffe); daneben – und dies zunehmend stärker – spielen in der Arbeitswelt vor allem psychosoziale Faktoren eine Rolle, die aus der Dauer und Lage der Arbeitszeit, der Höhe der Leistungsanforderungen und einem geringen Maß an Autonomie und Partizipation resultieren (Karasek/Theorell 1990; European Foundation 2001). In den persönlichen und familiären Lebensumständen wirken vor allem soziale Unsicherheit und Not als Belastungsfaktoren.

Die Möglichkeiten zur Bewältigung von Belastungen sind in entscheidendem Maße von den persönlichen Ressourcen der Individuen und von ihrer Einbindung in soziale Gemeinschaften, aus denen sie Rückhalt und soziale Unterstützung beziehen können, abhängig (z. B. Badura 1981; Berkman/Syme 1979; Seeman 1996; Cohen/Underwood/Gottlieb 2000; Wydler/Kolip/Abel 2002). So kann die Existenz solcher funktionierenden sozialen Netzwerke zum Beispiel die Bewältigung von Krankheiten erleichtern; umgekehrt kann ihr Fehlen die Krankheitsentstehung begünstigen. Darüber hinaus übt der individuelle Lebensstil einen starken Einfluss auf die Gesundheit aus. Verhaltensweisen wie Fehl- und Überernährung, Bewegungsmangel oder Suchtmittelkonsum erhöhen nachweislich das individuelle Risiko für chronische Erkrankungen. Dabei entwickeln sich Lebens- und Verhaltensweisen in enger Wechselbeziehung mit den allgemeinen Lebensbedingungen des Individuums. Hier spielen eine Vielzahl von Faktoren eine Rolle. Erziehung, Sozialisation und Alltagskultur prägen Verhaltensweisen, die, erst einmal als Gewohnheiten etabliert, ihre eigene Beharrungskraft entwickeln. Die mangelnde Kontrolle der eigenen Lebensumstände begünstigt das Ausweichen auf solche Verhaltensweisen, die eine emotionale Kompensation für Handlungszwänge und Probleme versprechen (Wydler/Kolip/Abel 2002). Nicht selten kommen fehlendes Wissen über eine gesunde Lebensweise oder der Mangel an Ressourcen, zum Beispiel geringe finanzielle Handlungsspielräume oder das Fehlen von wohnungsnahen Erholungsmöglichkeiten, hinzu.

2.3 Gesundheitspolitisches Problempanorama und gesundheitspolitischer Handlungsbedarf

Aus dieser skizzenhaften Problemabschätzung lassen sich in einem ersten Zugriff folgende Schlussfolgerungen ziehen:
- Epidemiologische, demographische und soziologische Befunde belegen einen außerordentlich hohen und weiterhin wachsenden Bedarf an Interventionen zur Senkung gesundheitsrelevanter Belastungen und zur Stärkung gesundheitsbezogener Ressourcen. Dies gilt nicht nur für die Prävention, sondern auch im Hinblick auf die Bewältigung der überwiegend chronisch-degenerativen Erkrankungen.
- Von besonderer Dringlichkeit ist dieser Bedarf bei den sozial benachteiligten Schichten und Gruppen der Bevölkerung. Er ergibt sich sowohl aus dem normativen Ziel der Angleichung von Gesundheits- und Lebenschancen als auch unter dem Gesichtspunkt des effizienten Einsatzes von Finanzmitteln.
- Von entscheidender Bedeutung für die Wirksamkeit von Prävention und Gesundheitsförderung ist es, die Veränderung von Kontextbedingungen, also den Verhältnissen in der sozialen Lebenswelt der Individuen, mit Interventionen zur Stärkung von Ressourcen zu verknüpfen. Ressourcenstärkung, also die Befähigung (*enabling*) und die Entwicklung von Bewältigungsmöglichkeiten (*empowerment*), ist dabei sowohl als Bestandteil der familiären, schulischen und beruflichen Sozialisation als auch als Folge der gezielten Veränderung sozialer Lebensverhältnisse zu begreifen. Generell muss die Förderung von Autonomie gegenüber der professionellen Kompensation von Autonomiedefiziten aufgewertet werden.
- Zugleich wächst der Anpassungsbedarf des professionellen Versorgungssystems an das sich wandelnde Krankheitsspektrum. Dies schließt die Beseitigung von – zumeist in den gewachsenen Strukturen und überkommenen Problembearbeitungsmustern wurzelnden – Qualitäts- und Effizienzdefiziten ein.

Die derzeitige gesundheitspolitische Praxis trägt diesen Anforderungen insgesamt nur höchst unzureichend Rechnung. Das gesundheitspolitische Problempanorama kann – grob gesehen – als Ergebnis der skizzierten gesundheitspolitischen Entwicklung in Deutschland gesehen werden:
- Gesundheitspolitik agiert weder zentral noch dezentral auf Basis hinreichend handlungsleitender Informationen über die Verteilung von Gesundheitsrisiken, Erkrankungen, Todesfällen, präventiven und kurativen Leistungen sowie ihre gesundheitlichen Wirkungen. Die in den letzten Jahren verstärkten Bemühungen haben bislang keine systematische Gesundheitsberichterstattung und keinen Konsens über Gesundheitsziele hervorgebracht.
- Gesundheitspolitik ist zu einseitig an der Versorgung von Krankheiten ausgerichtet; Prävention, insbesondere Primärprävention und

Gesundheitsförderung, spielen demgegenüber eine untergeordnete oder gar marginale Rolle. Sofern Primärprävention betrieben wird, dominieren wenig effektive Versuche der Verhaltensbeeinflussung. Maßnahmen zur Krankheitsfrüherkennung sind demgegenüber weit verbreitet, allerdings sind ihre Wirksamkeit und Effizienz umstritten und bis auf wenige Ausnahmen insgesamt eher gering zu veranschlagen.

- Das Krankenversorgungssystem ist auf die Akutmedizin fixiert und arztzentriert. Die Medizin übt eine Dominanz gegenüber anderen Gesundheitsberufen aus, vor allem gegenüber der Pflege und der Sozialarbeit; die Kooperation zwischen diesen Gruppen ist stark unterentwickelt. In der Medizin selbst dominiert in Diagnose und Therapie eine naturwissenschaftlich-fachärztliche, auf Organschädigungen gerichtete Sichtweise, die eine Vernachlässigung psychischer und sozialer Ursachen von Krankheiten (und Aspekten ihrer Verarbeitung) sowie eine Medikalisierung sozialer Probleme begünstigt. Diese Ausrichtung erschwert auch die Entwicklung von Selbsthilfepotenzialen.
- Die geringe Bedeutung allgemeinmedizinischer Tätigkeit, die mangelhaft ausgeprägte hausärztliche Koordinations- und Betreuungsfunktion und die wechselseitige Abschottung der Versorgungssektoren führen zu einer Fragmentierung von Versorgungsabläufen. Unter dem verstärkten Druck betriebswirtschaftlicher Kalküle in der Versorgung wird auch die professionelle Autonomie der Gesundheitsberufe zunehmend eingeschränkt. Diese Entwicklungen führen dazu, dass die Qualität der Krankenversorgung weit hinter den Möglichkeiten zurückbleibt, die die Ressourcenausstattung sowie gesundheitswissenschaftlich gesicherte Erkenntnisse eröffnen. Über- Unter- und Fehlversorgung sind daher weit verbreitete Erscheinungen im deutschen Gesundheitssystem (SVR 2002, Bd. II und III).
- Im Zentrum der staatlichen Gesundheitspolitik in Deutschland steht die Begrenzung der GKV-Ausgaben. Die in den 1990er-Jahren gesetzlich eingeführte Wettbewerb der Krankenkassen sowie die mit der Einführung von Budgets und Pauschalvergütungen geschaffenen Anreize zur Leistungsbegrenzung und schließlich auch die Erhöhung individueller Zuzahlungen verstärken Tendenzen ungleicher Zugangschancen und ungleicher Behandlungsqualität zu Lasten von Versicherten aus den bedürftigsten Bevölkerungsgruppen und von chronisch kranken Patienten. Damit werden tendenziell gerade jene Gruppen diskriminiert, die in besonderem Maße des Schutzes durch die Krankenversicherung bedürfen.

2.4 Informationelle Grundlagen einer zielführenden Gesundheitspolitik

2.4.1 Gesundheitsberichterstattung und Versorgungsforschung

Ohne das Wissen über gesundheitliche Gefährdungen, über das Ausmaß und die Verteilung von Krankheiten und Todesursachen oder über die Stärken und Schwächen des Versorgungssystems kann Gesundheitspolitik kaum effizient sein. Der Gesundheitsberichterstattung und der Versorgungsforschung kommt in dieser Hinsicht eine Schlüsselfunktion zu.

«Eine epidemiologisch begründete Gesundheitsberichterstattung hat zum Ziel, ähnlich einem ‹Management Information System› die für ein rationales Handeln im Gesundheitswesen notwendigen Daten verdichtend darzustellen, zu kommentieren und zu interpretieren. Ziel ist die Bereitstellung der richtigen Informationen zur richtigen Zeit am richtigen Ort, und das in geeigneter Form. Gesundheitsberichterstattung schafft Transparenz durch Information und Evaluation im Gesundheitssektor, ermöglicht den Entscheidungsträgern dadurch Kompetenz in der Orientierung und Problemwahrnehmung, und hat so Anleitungsfunktion im Hinblick auf Koordinationsaufgaben und Prioritätensetzung» (Wildner/Weitkunat 1998: 11).

Im Mittelpunkt stehen dabei die notwendigen Informationen über den Bestand, die Verteilung und die Dynamik von Gesundheitsgefährdungen und -problemen sowie über die menschlichen, technischen, infrastrukturellen und finanziellen Ressourcen zu ihrer Bearbeitung. Dies schließt Informationen über Institutionen, Verfahren, Prozesse und Ergebnisse ein. Gesundheitsberichterstattung hat somit die Funktion,
- Informationen bereitzustellen und Wissen zu verbessern
- bei der politischen Entscheidungs- und Handlungsorientierung zu helfen
- die öffentliche Auseinandersetzung über Gesundheit und Gesundheitspolitik anzuregen
- die Handlungseffekte getroffener Maßnahmen zu überprüfen.

Damit kommt der Gesundheitsberichterstattung eine Brückenfunktion hin zur Gesundheitspolitik zu. Im Bezugssystem des Public Health Action Cycle (s. Kap. 1.6) ist sie vor allem auf der Stufe des *assessment*, aber auch auf der Ebene der *evaluation* angesiedelt. Wenn Gesundheitsberichterstattung auf die Formulierung von Gesundheitszielen, auf die Formulierung und die Umsetzung darauf gerichteter Handlungsstrategien sowie auf die Kontrolle und Bewertung der erreichten Ergebnisse gerichtet sein soll, so hat sie Informationen über vier Gegenstandsbereiche bereitzustellen, nämlich über:
- die gesundheitlichen Belastungen und Ressourcen (Risikoberichterstattung)
- Umfang, Art und Verteilung von Erkrankungen (Krankheitsberichterstattung)
- die Ausstattung und Leistungen einschließlich der Finanzierung der gesundheitsbezogenen Institutionen (Versorgungsberichterstattung)
- Gründe, Verlauf und Ergebnis von Initiativen zur Verbesserung von Prävention und Krankenversorgung (Politikberichterstattung).

Risikoberichterstattung
Primär- und Sekundärprävention benötigen Daten über die Entstehung und Verteilung sowohl von (pathogenen) Gesundheitsbelastungen als auch von (salutogenen) Gesundheitsressourcen.

Da Belastungen und Ressourcen in der Gesellschaft zum Teil höchst ungleich verteilt sind, ist die Berichterstattung sowohl nach territorialen beziehungsweise administrativen Zuständigkeiten (Regionen, Bundesländer, Landkreise, Städte, Gemeinden) als auch nach Lebensbereichen, Bevölkerungsgruppen und Krankheitsarten zu differenzieren.

Zwar haben die meisten Krankheiten und gerade die das Krankheitspanorama dominierenden Volkskrankheiten multifaktorielle Ursachen und sind ihre Ätiologie und Pathogenese vielfach noch ungeklärt. Jedoch sollte dies nicht dazu verleiten, die Aufnahme von Risiken in die Berichterstattung vom Nachweis einer strengen Ursache-Wirkung-Beziehung abhängig zu machen. Vielmehr sollten sie auch bei einem geringeren Niveau der Gewissheit Berücksichtigung finden. Dies gilt zum Beispiel für deskriptiv-epidemiologische Befunde, die (noch) nicht den Nachweis einer spezifischen Krankheitsursache beinhalten, oder für plausible Hypothesen über Gesundheitsrisiken, die auf der Anwendung von Ergebnissen der Belastungsforschung beruhen (Hurrelmann/Laaser 1998). Freilich sollten dabei die jeweiligen Unsicherheiten und Wissenslücken ausdrücklich formuliert werden. Ansätze einer betrieblichen Berichterstattung durch Betriebs- und Ortskrankenkassen, in denen Informationen über Arbeitsbelastungen mit GKV-Routinedaten (Krankheitsartenstatistik) und den Ergebnissen von Beschäftigtenbefragungen und Arbeitsplatzbeobachtungen (Belastungs-Ressourcen-Profile) zusammengeführt werden, weisen in diese Richtung (Georg 1991; Schröer/Sochert 1994; Lenhardt 1999).

Die Einbeziehung von in ihrem Ursache-Wirkung-Zusammenhang nicht vollständig geklärten Gesundheitsgefahren rechtfertigt sich nicht zuletzt durch die historische Erfahrung, dass wirksame und bis heute fruchtbare Präventionsprojekte zwar auf Basis unzureichender, zum Teil sogar falscher Vorstellungen über Ätiologie und Pathogenese, aber gestützt auf hohe Plausibilität in Gang gesetzt wurden. Dies gilt zum Beispiel für Rudolf Virchow und die Bekämpfung des Typhus in Oberschlesien 1848, für John Snow und die Bekämpfung der Cholera in London 1854 oder für Max von Pettenkofer und die Bekämpfung der Cholera in München 1855 (Labisch 1990, 1992; siehe auch: Evans 1990).

Die Aufnahme von wissenschaftlich (noch) nicht vollständig geklärten Gefährdungen in die Berichterstattung entspricht im Übrigen auch dem zum Beispiel in der Technologie- und Umweltpolitik zumindest programmatisch längst vollzogenen Wandel von der individuellen Gefahrenabwehr zur kollektiven (bevölkerungsbezogenen) Gefahrenvermeidung. Gezielte Aktivitäten werden hier in aller Regel bereits dann aufgenommen, wenn ein begründeter Verdacht (und nicht erst ein nachgewiesenes Risiko) vorliegt. Auch die im 1996 in Kraft getretenen Arbeitsschutzgesetz (ArbSchG) vorgeschriebenen arbeitsplatzbezogenen Gefährdungsanalysen (§ 5 ArbSchG) beinhalten eine Erfassung arbeitsbezogener Gesundheitsrisiken unterhalb der Schwelle nachgewiesener Schädigungen (s. Kap. 3.2.3).

Mit Informationen zum Beispiel über die Verteilung von Einkommen, über die Entwicklung von Arbeitszeitregimes, Arbeitsbelastungen, Arbeitslosigkeit und ihre absehbaren gesundheitlichen Folgen kann risikobezogene Gesundheitsberichterstattung dazu beitragen, Entscheidungsparameter in solchen Politikfeldern zu präzisieren, die nicht primär gesundheitspolitisch ausgehandelt werden – also zum Beispiel in der Arbeits- und Tarifpolitik, die oben als «implizite Gesundheitspolitik» bezeichnet worden sind. Gesundheitsrelevante Indikatoren der sozialen Schichtung, zumindest nach den Variablen Einkommen, Bildung und Beruf, bilden angesichts der fortbestehenden schichtenspezifischer Morbiditäts- und Mortalitätsunterschiede (Mielck 1994; Mielck 2000) ein ebenso zentrales Element der Risikoberichterstattung wie Mitteilungen über die Verbreitung gesundheitsgefährdenden Verhaltens (z. B. Ernährung, Konsum legaler und illegaler Drogen, Risikoverhalten im Straßenverkehr).

Krankheitsberichterstattung

Die Krankheitsberichterstattung umfasst die geschlechts-, regions-, arbeits- und schichtenspezifische Erfassung von Erkrankungen und Todesursachen in einer Gesellschaft. Dabei nimmt sie eine Doppelfunktion ein: Sie dient zum einen dazu, Verbreitung und Verbreitungsgeschwindigkeit gesundheitlicher Gefahren zu erfassen, zum anderen ist sie eine wesentliche Voraussetzung für die Planung und Steuerung des Versorgungssystems. Zugleich dient Krankheitsberichterstattung als Teil der Ergebnisermittlung von Gesundheitspolitik, der Evaluation von Versorgungseinrichtungen und eingeschlagener Präventionsstrategien. Wünschenswert ist eine umfassende Berücksichtigung subjektiver Befindlichkeitsstörungen unterhalb von versicherungsrechtlichem oder medizinischem Krankheitswert, weil ihnen ein hoher prädiktiver Wert vor allem für die Entwicklung chronisch-degenerativer Erkrankungen zukommt. Eine solche «verlängerte» Krankheitsberichterstattung kann auch wertvolle Hinweise zur Risikoberichterstattung leisten.

Versorgungsberichterstattung

Die Versorgungsberichterstattung umfasst Informationen über die Ausstattung, Inanspruchnahme, Leistungen und Leistungsfähigkeit der gesundheitsbezogenen Institutionen. Dies betrifft zunächst die Einrichtungen des Krankenversorgungssystems (einschließlich Pflege und Rehabilitation) im Hinblick auf ihre institutionelle Gliederung und ihre Funktionen, ihre Zusammensetzung nach Berufsgruppen, ihre technische Ausstattung, ihre territoriale Verteilung und ihre Finanzierung. Die Versorgungsberichterstattung sollte sich aber auch auf Gesundheitsämter, Sozialstationen, Arbeitsschutz, Selbsthilfegruppen, Gesundheitsinitiativen etc. erstrecken. Auch Versicherten- und Patientenbefragungen können eine wichtige Funktion bei der Versorgungsberichterstattung einnehmen. Bieten die heute verfügbaren Daten einen recht guten Überblick über die personellen, finanziellen und technischen Kapazitäten und Leistungen im Bereich der medizinischen Versorgung, so sind die Informationen über nicht-medizinische und nicht-professionelle Leistungen in Prävention und Krankenversorgung höchst unvollständig. Was die Leistungsfähigkeit der Versorgungseinrichtungen angeht, so erweist sich die Beschaffung von Informationen vor allem deshalb als schwierig, weil es dem deutschen Gesundheitssystem – trotz mancher Fortschritte in der jüngeren Vergangenheit – generell an der Ermittlung von Indikatoren der Leistungsqualität und der gesundheitlichen Wirkungen der Versorgung mangelt. Vor diesem Hintergrund bedarf es der Ausweitung einer interessenunabhängigen und öffentlich finanzierten Versorgungsforschung (SVR 2002, Bd. III: 150 ff.).

Politikberichterstattung
Die Berichterstattung über Gründe, Verlauf und Ergebnis erfolgreicher und erfolgloser Initiativen privater und staatlicher Akteure zur Verbesserung von Prävention und/oder Krankenversorgung stellt angesichts erheblicher Probleme wissenschaftlicher Wirksamkeitsevaluation solcher Projekte ein wichtiges Instrument zur kollektiven Erfahrungsbildung dar. Elemente dazu enthalten auf Bundesebene einzelne Gutachten des Sachverständigenrates für die konzertierte Aktion im Gesundheitswesen (z. B. SVR 1989; 1992; 1994; 2002). Generell sind Kriterien, Methoden und Verwendung von Politikberichterstattung aber erst noch zu entwickeln.

Grundsätzlich sollte Gesundheitsberichterstattung auf pragmatischem Niveau erfolgen und auf den jeweiligen Anwender zugeschnitten sein. Dann kann sie sich auch zu einem geeigneten Instrument zur transparenten und diskursiven Entwicklung von nationalen und kleinteiligeren Gesundheitszielen entwickeln. Wirkliche Handlungsrelevanz wird sie nur dann erlangen, wenn sie sich nicht auf die Erfassung globaler gesundheitlicher Rahmendaten beschränkt, sondern sich auch auf die kleinräumigen Handlungseinheiten erstreckt. Die Verknüpfung einer solchen Berichterstattung mit den vom europäischen Büro der WHO entwickelten Gesundheitszielen (WHO 1985 u. 1992) würde die bislang nur partiell bestehenden Möglichkeiten des internationalen Vergleichs auf gesundheitspolitische Ziele erweitern.

Gesundheitsberichterstattung als bevölkerungsbezogene Information über gesundheitliche Risiken und die gesundheitliche Lage hat in Deutschland eine lange Tradition. Sozialmedizin und Sozialepidemiologie genossen hier im 19. und beginnenden 20. Jahrhundert einen hohen Stellenwert. Unter führender Beteiligung deutscher Wissenschaftler seit dem 19. Jahrhundert entwickelt, waren sie lange Zeit «Mutterdisziplinen» einer auf die Verbesserung der öffentlichen Gesundheit gerichteten Gesundheitsberichterstattung. Gegenwärtig weist Deutschland allerdings einen großen Entwicklungsrückstand gegenüber vergleichbaren Ländern (vor allem Großbritannien, USA und skandinavischen Ländern) auf (s. Kap. 3). Die wissenschaftliche Beratung in der Gesundheitspolitik, wo sie denn überhaupt erfolgte, kam in der alten Bundesrepublik für Jahrzehnte von der die entstandene Lücke ausfüllenden klinischen Medizin. Die Berufsgruppe der Ärzte spielte darüber hinaus im bündnispolitischen Kalkül der konservativen Regierungen dieses Zeitabschnitts eine prominente Rolle. Die in Deutschland besonders starke Stellung der Ärzteschaft hat die Aufwertung bevölkerungsbezogener Präventionsmaßnahmen zumindest nicht gefördert. Diese Gemengelage begünstigte die Herausbildung und Verfestigung der Sicht, dass Gesundheitspolitik sich weitgehend in der Steuerung und Finanzierung der Summe der je individuellen Krankenbehandlungsfälle erschöpfe.

Allerdings ist in den 1980er-Jahren die Diskussion über die Etablierung von Gesundheitsberichterstattung wieder in Gang gekommen (Borgers 1991; StBA 1994), und in den 1990er-Jahren erlebte die Produktion von Gesundheitsberichten auf Landes-, Kommunal-, Stadtteil- und Betriebsebene einen beträchtlichen Aufschwung (z. B. Bardehle/Annuß 1998: 337 ff.; Streich/Wolters/Brand 2001). Auf Bundesebene wird die Berichterstattung durch das Statistische Bundesamt koordiniert. 1998 wurde erstmals ein Bundesgesundheitsbericht veröffentlicht (StBA 1998); seitdem erscheinen in unregelmäßigen Abständen zudem Informationen zu Einzelthemen. Allerdings ist der Bundesgesundheitsbericht in methodischer Hinsicht und in Bezug auf die Datenlage stark verbesserungsbedürftig. Man kann den Boom der Gesundheitsberichterstattung als eine nachholende Modernisierung gegenüber anderen vergleichbaren Ländern begreifen. Sie verdankt sich der verzögerten Durchsetzung der

2.4 Informationelle Grundlagen einer zielführenden Gesundheitspolitik

Einsicht, dass wissenschaftlich fundierte Berichterstattung eine notwendige (wenngleich nicht hinreichende) Bedingungen zielführender Gesundheitspolitik ist. Dabei war der zu beobachtende Elan nicht immer vom Gedanken an die praktische Verwendbarkeit der ermittelten Daten geleitet. Mittlerweile zeichnet sich jedoch ein Trend hin zu einer stärkeren Praxisorientierung der Gesundheitsberichte ab («Daten für Taten»). Aber auch zu Beginn des 21. Jahrhunderts agiert Gesundheitspolitik noch nicht auf der Grundlage hinreichend handlungsleitender Informationen über die Art, Umfang und Verteilung von Gesundheitsrisiken, Erkrankungen und Todesfällen, sowie über präventive und kurative Leistungen einschließlich ihrer gesundheitlichen Wirkungen. Besonders gravierend ist der Mangel an Daten über den Zusammenhang von sozialer Lage und Gesundheit. Wichtige Quellen, aus denen Informationen für die Gesundheitsberichterstattung gewonnen werden können, sind in **Tabelle 9** zusammengestellt.

Restriktionen für eine problemangemessene Gesundheitsberichterstattung resultieren vor allem aus den finanziellen Rahmenbedingungen. Gerade die Erhebung von Primärdaten ist oft aufwendig, und angesichts der Krise der öffentlichen Haushalte ist die Bereitschaft in der Politik beziehungsweise bei den zuständigen Gebietskörperschaften gering, die für eine angemessene Gesundheitsberichterstattung erforderlichen Finanzmittel zur Verfügung zu stellen. Daneben stellen nicht selten auch politische Gründe ein Hindernis für die Gesundheitsberichterstattung dar: Gesundheitsbezogene Zustandsbeschreibungen sind oft nicht erwünscht, häufig sind mit ihnen implizite oder explizite Schuldzuschreibungen verbunden und ist kein Einverständnis über die gesundheitspolitischen Konsequenzen der konstatierten Probleme herzustellen. Es sind also häufig Macht- und Interessenkoalitionen, die die Auswahl der zu bearbeitenden Gesundheitsprobleme sowie der begünstigten Zielgruppen einschließlich der Strategien und Maßnahmen beeinflussen.

Für die Gesundheits- und Versorgungsplanung ist primär die lokale und regionale Ebene von Bedeutung. Hier können im Dialog der betreffen-

Tabelle 9: Wichtige Datenquellen für eine Gesundheitsberichterstattung (Auswahl).

- Europäische Union (Europäische Kommission, Europäische Stiftung zur Verbesserung der Lebens- und Arbeitsbedingungen)
- Statistische Ämter des Bundes und der Länder
  - Routinedate (z.B. Todesursachenstatistik, Krankenhausstatistik, Einkommensstatistik)
  - Mikrozensus
- Regelmäßige Erhebungen
  - Sozioökonomisches Panel
  - Gesundheitssurvey
  - Erhebungen des Bundesinstituts für Berufsbildung (BIBB)
- Weitere staatliche bzw. öffentliche Einrichtungen
  - Gesundheitsämter
  - Landesämter für Arbeitsschutz/Gewerbeaufsichtsämter
- Sozialversicherungsträger
  - Krankenkassen
  - Pflegekassen
  - Rentenversicherung der Arbeiter und der Angestellten
  - Unfallversicherungsträger
  - Bundesanstalt für Arbeit
- Leistungserbringer bzw. Organisationen der Leistungserbringer im Gesundheitswesen
  - Bundesärztekammer/Landesärztekammern
  - Kassenärztliche Vereinigungen
  - Krankenhäuser bzw. Landeskrankenhausgesellschaften
- Unternehmen
  - Ergebnisse der Belastungsforschung
  - GKV-Routinedaten (Krankheitsartenstatistik)
  - Beschäftigtenbefragungen über wahrgenommene Belastungen
  - Gefährdungsanalysen nach dem Arbeitsschutzgesetz

Quelle: Eigene Darstellung

den gesundheitspolitischen Akteuren (Gebietskörperschaften, öffentlicher Gesundheitsdienst, Sozialversicherungsträger, medizinische Leistungserbringer, Schulen, Vereine, Betriebe, Gesundheitsinitiativen) auf der Basis der Erfassung gesundheitlicher Probleme Themen, Ziele und Prioritäten der kommunalen beziehungsweise regionalen Gesundheitspolitik ausgehandelt werden («regionale Gesundheitskonferenz»). Den Gebietskörperschaften kommt gemeinsam mit den Gesundheitsämtern und den Sozialversicherungsträgern bei der Koordinierung eine besondere Bedeutung zu. Positive Erfahrungen wurden diesbezüglich seit den 1980er-Jahren vor allem in Nordrhein-Westfalen gemacht (Welteke-Bethge/Weihrauch 1996; Welteke/Brand 1999).

2.4.2 Gesundheitsziele

Mit einigen Jahren Verzögerung hat auch die Formulierung von Gesundheitszielen als Steuerungsinstrument Eingang in das Handlungsspektrum der gesundheitspolitischen Akteure in Deutschland gefunden (SVR 2002, Bd. I; Geene/Luber 2000). Unterschiedliche Institutionen und Verbände sind verstärkt darum bemüht, ihr Handeln an Gesundheitszielen auszurichten (Schmacke 1999a; Lauterberg/Becker-Berke 1999; Reinhard/Nadolski-Standke 2000; BMGS 2003). Ebenso wie bei der Gesundheitsberichterstattung ist auch dies nicht zuletzt eine Folge der Erfahrung ineffizienten Handelns von Institutionen und Verbänden sowie des angesichts knapper Ressourcen wachsenden Drucks zum effizienten Mitteleinsatz. Gesundheitsziele werden in diesem Zusammenhang als ein vermittelndes Element zwischen Gesundheitspolitik und Gesundheitsberichterstattung begriffen. Sie können aus der Gesundheitsberichterstattung abgeleitet werden; umgekehrt kann man die Gesundheitsberichterstattung in Kenntnis der dringlichsten Probleme aber auch auf Gesundheitsziele hin orientieren (Wildner/Weitkunat 1998; Welteke/Brand 1999).

Gesundheitsziele sind auf die Verbesserung der Individual- und der Bevölkerungsgesundheit ausgerichtet. Sie sollen:

- Leitlinien der Politik konkretisieren
- hinreichend konkret formuliert werden, damit sie das Handeln anleiten können
- ergebnisorientiert sein
- mit quantitativ bewertbaren Erfolgskriterien verknüpft werden
- die zur Zielerreichung notwendige Ausstattung und Leistungen der gesundheitsbezogenen Institutionen benennen (Versorgungsberichterstattung)
- kontrollierbar sein und kontrolliert werden.

Wie derartige Ziele aussehen können, geht am Beispiel der Zielgruppe Kinder und Jugendliche aus **Tabelle 10** hervor.

Deutschland weist nicht nur in der Gesundheitsberichterstattung, sondern auch bei der Formulierung und Anwendung von Gesundheitszielen als Instrument der Steuerung des gesundheitspolitischen Handelns im internationalen Vergleich einen erheblichen Rückstand auf.

Explizite Gesundheitsziele, also an gesundheitlichen Ergebnissen orientierte Ziele, spielen in der deutschen Gesundheitspolitik nur eine untergeordnete Rolle. Sofern hier Ziele formuliert werden, beziehen sie sich primär auf ökonomische Größenordnungen sowie auf den Versorgungsumfang und die Versorgungsstrukturen. Dies findet seinen Ausdruck etwa in der Krankenhausplanung, in der vertragsärztlichen Bedarfsplanung oder auch in den gesetzlichen Bestimmungen über die Strukturen der Leistungserbringung.

Auf der Bundesebene gibt es keine an übergreifenden Gesundheitszielen orientierte Gesamtplanung der Gesundheitspolitik. Etwas anders sieht dies bei den Bundesländern aus. Hier haben einzelne Länder in den 1990er-Jahren Gesundheitsziele formuliert, die sich an denen der WHO orientieren. Insbesondere Nordrhein-Westfalen, Hamburg, Sachsen-Anhalt, Brandenburg und Berlin sind in diesem Zusammenhang zu erwähnen (Welteke/Brand 1999). Aber insgesamt haben auch die Länder die existierende Lücke nur unzureichend gefüllt. Wenn Gesundheitsziele entwickelt werden, so sind sie häufig nicht in eine Gesamtstrategie eingebunden, an der sich die Allokation von Ressourcen oder das Handeln der Akteure orientieren würde. Die in den letzten Jahren verstärkten Bemühungen haben bislang weder eine systematische Gesundheitsberichterstattung noch einen Konsens über Gesundheitsziele sowie Verfahren zu ihrer Identifikation hervorgebracht.

Als ein großes Problem bei der Verfolgung von Gesundheitszielen erweist sich die Fragmentierung der Akteure (Wismar/Busse/Schwartz 1998). Zum einen verteilen sich die politischen Zuständigkeiten auf unterschiedliche Ebenen (Bund, Länder, Kommunen); zum anderen sind die Steu-

Tabelle 10: Ziele zur Verbesserung der Gesundheit von Kindern und Jugendlichen in Hamburg.

1. «Die Säuglingssterblichkeit zwischen dem 7. und dem 365. Lebenstag wird bis 1995 auf vier pro 1000 Lebendgeborene, bis 2000 auf unter drei pro 1.000 Lebendgeborene gesenkt.»
2. «Bis zum Jahr 2000 soll es in Hamburg keinen Stadtteil geben, in dem mehr als 80 von 1000 Lebendgeborenen mit einem Geburtsgewicht von unter 2500 g zur Welt kommen.»
3. «Der Durchimpfungsgrad bei den im Kindesalter empfohlenen Impfungen wird verbessert.»
4. «Die Risiken für Gewaltanwendung gegen Kinder und für sexuellen Mißbrauch werden vermindert, die Früherkennung verbessert.»
5. «Die Stillhäufigkeit nach vier Wochen bzw. nach vier Monaten wird bis zum Jahr 2000 deutlich erhöht.»
6. «Die Nie-Raucher-Quote unter den 12- bis 24-Jährigen soll bis 1995 auf 55 Prozent, bis 2000 auf 60 Prozent steigen.»
7. «Der Anteil der Schulabgänger/innen mit zu hohem Körpergewicht wird bis zum Jahr 2000 auf 5 Prozent (= den Anteil bei den Schulanfänger/innen) gesenkt.»
8. «Um die Alkoholgefährdung zu reduzieren, wird bis zum Jahr 2000 der Anteil der regelmäßig Alkohol trinkenden männlichen Jugendlichen auf das Niveau der weiblichen gesenkt.»
9. «50 Prozent der Hamburger Schüler/innen sollen im Jahr 1995 ein naturgesundes Gebiß haben. Für das Jahr 2000 werden 75 Prozent angestrebt.»
10. «Die Zahl der ungewollten Schwangerschaften ist zu vermindern.»
11. «Die Selbstmordgefährdung Jugendlicher wird verringert.»
12. «Die Unfallhäufigkeit von Schülern auf dem Schulweg und in der Schule wird bis zum Jahr 1995 um 10 Prozent, bis zum Jahr 2000 um 25 Prozent gesenkt.»
13. «Die Medikamenten-Verschreibung an weibliche Jugendliche wird überprüft und wenn möglich verringert.»
14. «Um die gesundheitlichen Auswirkungen einer unsicheren sozialen Lage zu vermindern, wird die Jugendarbeitslosigkeit bekämpft und der Trend zur immer stärkeren Abhängigkeit von Sozialhilfe umgekehrt.»

Quelle: Zielekatalog zur Verbesserung der Gesundheit von Kindern und Jugendlichen in Hamburg 1992

erungsmöglichkeiten der Gebietskörperschaften durch die relative Eigenständigkeit der Sozialversicherungsträger und Leistungserbringer (Ärzte, KVen, Krankenhäuser, Pflegeeinrichtungen und -verbände) eingeschränkt. Die Finanzierung von Leistungen verteilt sich wiederum auf eine Vielzahl von Institutionen (Krankenversicherungen, Pflegeversicherung, Rentenversicherung usw.). Die Koordination dieser Gruppen auf eine gemeinsame Handlungsstrategie ist mit großen Reibungsverlusten verbunden – erst recht dann, wenn Akteure, die (potentielle) Träger von Prävention und Gesundheitsförderung sind (Unternehmen, Schulen, staatlicher Arbeitsschutz, Umweltschutzbehörden, Gesundheitsämter, Unfallversicherungsträger etc.), einbezogen werden. Dies gilt umso mehr, als die Verfolgung bestimmter Gesundheitsziele stets auch Finanzierungspflichten sowie Möglichkeiten der Leistungserbringung für einzelne Akteure mit sich bringt und damit zugleich deren Interessen in die Definition von Zielen Eingang finden (von dem Knesebeck et al. 2001).

Im Hinblick auf die Orientierung von Gesundheitszielen am Versorgungs- beziehungsweise Präventionsbedarf erweist es sich insbesondere als Problem, dass die verschiedenen Akteure über unterschiedlich ausgeprägte Interventionschancen verfügen. Gerade diejenigen Gruppen, die in besonderem Maße der Unterstützung bedürfen, sind in dieser Hinsicht deutlich unterprivilegiert (Welteke/Brand 1999).

Allerdings zeigen zum Beispiel die Landes- und regionalen Gesundheitskonferenzen in Nordrhein-Westfalen auch, dass eine derartige Koordination nicht nur mühsam ist, sondern auch Erfolge bringen kann (MAGS NRW 1995). Dabei wird auch deutlich, dass die Unterstützung und Akzeptanz von Gesundheitszielen vor Ort eine unabdingbare Voraussetzung ist. «Runde Tische» oder örtliche Gesundheitskonferenzen sind in der Regel erforderlich, um eine angemessene Praxisnähe derartiger Zielvereinbarungen zu gewährleisten (Sendler 1998).

Einen positiven Ansatz stellt auch das Projekt «gesundheitsziele.de» dar. Hier haben sich, gefördert vom Bundesministerium für Gesundheit und Soziale Sicherung (BMGS), unter dem Dach der Gesellschaft für Versicherungswissenschaft und -gestaltung e.V. (GVG) Akteure aus dem Gesundheitswesen zusammengetan, um Gesundheitsziele als Steuerungsinstrument in der Politik zu etablieren. In diesem Zusammenhang wurden Verfahren für die Formulierung und Umsetzung von Gesundheitszielen entwickelt (GVG 2002; BMGS 2003). Problematisch erscheint allerdings, dass «gesundheitsziele.de» erstens als expertenzentriertes Projekt ins Leben gerufen worden ist und zweitens die vorgestellten Verfahren weitgehend unter Missachtung der konkreten Implementationsbedingungen im deutschen Gesundheitssystem entwickelt worden sind. Insofern mangelt es dem Projekt an der erforderlichen Bodenhaftung.

2.5 Die wirtschaftliche Bedeutung des Gesundheitswesens

Das Gesundheitswesen ist volkswirtschaftlich von außerordentlich großer Bedeutung. Im Jahr 2003 wurden knapp 240 Milliarden Euro für diesen Bereich ausgegeben (StBA 2005a). Die Pro-Kopf-Ausgaben für Gesundheit betrugen 2900 Euro, 1992 waren es noch 2020 Euro gewesen (StBA 2005a). Bezogen auf das Jahr 2003 beliefen sich die Gesundheitsausgaben auf 11,1 Prozent des Bruttoinlandsprodukts (BIP). Mit diesem Wert steht Deutschland weltweit hinter den USA und der Schweiz an dritter Stelle (**Abb. 7**). Dabei ist zu beachten, dass in die Gesundheitsausgabenstatistik nicht nur die Leistungen der GKV eingehen,

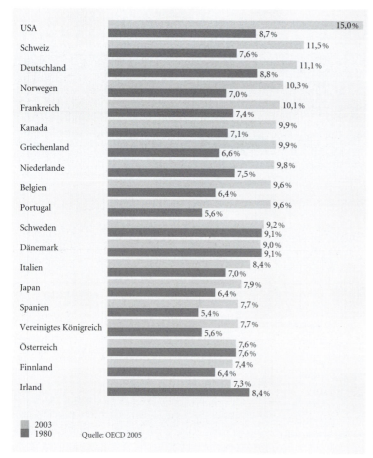

Abbildung 7: Gesundheitsausgaben in Prozent des Bruttoinlandsprodukts 1980 und 2003.

sondern alle von Privatpersonen sowie von privaten und öffentlichen Einrichtungen geleisteten Ausgaben.

Der Anteil der Gesundheitsausgaben am BIP weist in reichen Ländern eine steigende Tendenz auf (OECD 2004; M.G. Schmidt 1999). Der wichtigste Grund für diese Entwicklung liegt darin, dass gesundheitliche Dienstleistungen zu den persönlichen Dienstleistungen zählen, die in geringerem Maße als andere berufliche Tätigkeiten rationalisierbar sind. Dies führt bei synchroner Einkommensentwicklung notwendig zu einem relativen Anstieg der Gesundheitsausgaben, weil ein wachsender Teil der gesellschaftlich notwendigen Arbeitszeit für derartige Tätigkeiten aufgewendet werden muss (s. Kap. 4.1).

Die Gesundheitsausgaben werden in beinahe allen reichen Ländern überwiegend öffentlich,

Tabelle 11: Gesundheitsausgaben nach Leistungsarten und Ausgabenträgern im Jahr 2003 (neue Gesundheitsausgabenrechnung, in Mio. Euro).

Leistungsarten	Summe	Öffentliche Haushalte	Krankenversicherung	Pflegeversicherung	Rentenversicherung	Unfallversicherung	Private Krankenversicherung	Arbeitgeber	Private Haushalte u. Org. o. E.
Summe (alles in Mio. Euro)	239 703	18 867	136 031	16 499	4 344	4 097	20 612	9 923	29 409
Prävention/Gesundheitsschutz	11 096	1 960	4 086	266	108	871	46	1 315	2 446
– Allg. Gesundheitsschutz	4 396	1 355	–	–	–	830	–	1 236	975
– Gesundheitsförderung	3 743	536	2 155	–	–	28	4	42	977
– Krankheitsfrüherkennung	1 679	22	1 586	–	–	10	21	36	5
– Gutachten und Koordination	761	46	316	266	108	3	21	1	1
– Förderung der Selbsthilfe	517	0	29	–	–	–	0	0	488
Ärztliche Leistungen	62 278	640	44 528	–	1 163	618	8 867	4 179	2 284
Pflegerische und therapeutische Leistungen	54 746	2 834	26 204	15 325	982	625	2 370	1 484	4 921
– pflegerische Leistungen	43 778	2 719	18 310	15 325	744	499	1 653	1 254	3 275
– therapeutische Leistungen	9 918	102	6 959	–	238	114	668	204	1 632
– Mutterschaftsleistungen	1 050	13	935	–	–	13	48	26	15
Leistungen zum Ausgleich krankheitsbedingter Folgen	4 823	1 390	568	54	151	69	3	71	2 517
Unterkunft und Verpflegung	14 953	1 095	8 049	–	941	190	1 046	614	3 017
Waren	64 142	663	41 391	240	411	830	4 323	2 180	14 102
– Arzneimittel	37 547	367	26 196	–	95	454	2 311	1 334	6 791
– Hilfsmittel	12 746	165	6 419	240	19	245	610	299	4 750
– Zahnersatz	6 179	39	2 477	–	–	14	959	266	2 424
– sonstiger medizinischer Bedarf	7 669	92	6 299	–	298	118	443	281	138
Transporte	3 968	93	3 212	–	150	153	158	80	122
Verwaltungsleistungen	13 155	0	7 951	602	284	691	3 627	0	0
Forschung/Ausbildung/Investitionen	10 542	10 110	42	13	155	50	173	0	0
Nachrichtlich: Einkommensleistungen	65 264	4 810	7 639	952	16 870	3 599	1 324	30 069	–

Quelle: StBA 2005a

das heißt aus Steuermitteln oder Sozialversicherungsbeiträgen, finanziert. Dabei hat sich seit dem Beginn der 1980er-Jahre der Anteil der privat finanzierten zu Lasten der öffentlich finanzierten Gesundheitsausgaben deutlich erhöht. Auch dabei handelt es sich um einen internationalen Trend (OECD 2004).

Bei einer Betrachtung nach *Leistungsarten* (Tab. 11, s. Seite 55) fällt auf, dass ärztliche und pflegerische Leistungen in Deutschland zu Beginn des 21. Jahrhunderts knapp die Hälfte der gesamten Gesundheitsausgaben ausmachen. Der Anteil der Ausgaben für Prävention und Gesundheitsschutz ist mit 4,6 Prozent sehr gering. Unter den *Einrichtungen* sind die stationären und teilstationären Einrichtungen von großer Bedeutung. Auf das Krankenhaus entfallen allein mehr als 27 Prozent der Ausgaben. Bei den Trägern wird deutlich, dass das deutsche Gesundheitssystem stark von den verschiedenen Sozialversicherungszweigen geprägt ist. Die GKV finanziert mit 56,7 Prozent den bei weitem größten Teil der Gesundheitsausgaben, aber auch die anderen Sozialversicherungsträger sind in durchaus relevantem Umfang an der Finanzierung beteiligt. Immerhin 12,3 Prozent der Gesundheitsausgaben werden von Privathaushalten getragen. Demgegenüber ist der Anteil der öffentlichen Haushalte mit 7,8 Prozent vergleichsweise gering.

Das Gesundheitswesen ist nicht nur als Kostenfaktor, sondern auch als Beschäftigungssektor von außerordentlich großer Bedeutung. Im Jahr 2003

Tabelle 12: Gesundheitspersonal im Jahr 2003 nach ausgewählten Berufsgruppen.

Berufsgruppe	Männer	Frauen	Insgesamt
Ärzte	188 000	116 000	304 000
Zahnärzte	40 000	24 000	65 000
Apotheker	21 000	33 000	54 000
Arzt-/Zahnarzthelfer	6 000	503 000	508 000
Diätassistenten	0	11 000	12 000
Heilpaktiker	6 000	14 000	20 000
Helfer in der Krankenpflege	56 000	169 000	225 000
Krankenschwestern, Hebammen	107 000	608 000	715 000
Physiotherapeuten, Masseuere, medizische Bademeister	34 000	98 000	131 000
Medizinisch-technische Assistenten	9 000	89 000	97 000
Pharmazeutisch-techn. Assistenten	1 000	50 000	51 000
Altenpfleger	38 000	248 000	286 000
Augenoptiker	15 000	26 000	40 000
Zahntechniker	33 000	35 000	69 000
Andere Berufsgruppen	636 000	996 000	1 633 000
Summe	1 190 000	3 020 000	4 210 000

Quelle: StBA 2004b: 15f; eigene Berechnungen

Tabelle 13: Gesundheitspersonal im Jahr 2003 nach Einrichtungsart/Arbeitgeber.

Einrichtungsart/Arbeitgeber	Beschäftige
Gesundheitsschutz	45 000
– öffentlicher Gesundheitsdienst	22 000
– sonstige Einrichtungen	24 000
Ambulante Einrichtungen	1 737 000
– Arztpraxen	653 000
– Zahnarztpraxen	326 000
– Praxen sonst. medizinischer Berufe	199 000
– Apotheken	168 000
– Gesundheitshandwerk, -einzelhandel	153 000
– Einrichtungen der ambulanten Pflege	201 000
– Sonstige Einrichtungen	37 000
Stationäre und teilstationäre Einrichtungen	1 773 000
– Krankenhäuser	1 104 000
– Vorsorge- und Rehabilitationseinrichtungen	116 000
– stationäre und teilstationäre Pflege	511 000
– berufliche und soziale Rehabilitation	42 000
Rettungsdienste	47 000
Verwaltung	214 000
sonstige Einrichtungen	98 000
Vorleistungsindustrien	296 000
– pharmazeutische Industrie	117 000
– medizintechnische, augenoptische Industrie	102 000
– medizinische Laboratorien und Großhandel	77 000
Summe	4 210 000

Quelle: StBA 2004b: 19

arbeiteten hier mehr als 4,2 Millionen Personen; dies waren mehr als 10,3 Prozent aller Beschäftigten in Deutschland (StBA 2004a). Dabei ist der Frauenanteil in diesem Sektor mit 71,7 Prozent erheblich höher als in der Gesamtwirtschaft (44 %). Lediglich rund 70 Prozent des Gesundheitspersonals waren vollzeit- und immerhin ein gutes Viertel teilzeitbeschäftigt (StBA 2004a). Der Anteil der Teilzeitbeschäftigten lag damit deutlich höher als in der Gesamtwirtschaft und hat insbesondere seit 1997 deutlich zugenommen. Mehr als 90 Prozent des teilzeitbeschäftigten Gesundheitspersonals im Jahr 2003 waren Frauen. Betrachtet man die Beschäftigten nach Berufsgruppen (Tab. 12), so fällt auf, dass die Alten- und Krankenpflegeberufe sowie die Arzt- und Zahnarzthelferinnen zusammengenommen bereits 40 Prozent des gesamten Gesundheitspersonals stellen. Die Ärzte (304 000) und Zahnärzte (65 000) bleiben insgesamt deutlich dahinter zurück. Ungeachtet dessen ist das deutsche Gesundheitssystem im Vergleich zu denen anderer wohlhabender Länder gekennzeichnet durch eine ausgeprägte «Arztlastigkeit» (Döhler 1997). Insgesamt ist in den zurückliegenden Jahrzehnten mit dem Bedeutungszuwachs des Gesundheitswesens auch die Zahl der dort Beschäftigten angestiegen. Zugleich differenzieren sich die Berufsgruppen und Berufsbilder beständig aus.

Jeweils etwas mehr als 40 Prozent des Gesundheitspersonals sind in ambulanten und stationären bzw. teilstationären Einrichtungen tätig. Die Verteilung der Beschäftigten auf die einzelnen Einrichtungsträger geht aus Tabelle 13 hervor. Arzt- beziehungsweise Zahnarztpraxen sowie Krankenhäuser sind dabei die wichtigsten Arbeitgeber.

3 Präventionspolitik

3.1 Prävention: Begriffsverständnis und Interventionsformen

Der Begriff «Prävention» geht auf das lateinische Wort «praevenire» (zuvorkommen) zurück. Prävention bezeichnet jene individuellen und gesellschaftlichen Strategien und Maßnahmen, die darauf zielen, einen schlechteren Gesundheitszustand zu vermeiden, während Heilbehandlung (Kuration) und Rehabilitation einen besseren Zustand zu erreichen suchen. Prävention setzt zeitlich vor Eintritt eines Risikos an, Therapie danach.

Prävention findet ihre Begründung vor allem in ethisch-normativen, aber auch in ökonomischen Motiven: Individuelles Leid soll so weit wie möglich vermieden, die Lebensqualität verbessert und das Leben selbst verlängert werden; zugleich sollen Ausgaben für die Krankenbehandlung, die im Grunde genommen unnötig sind, vermieden werden – erst recht dann, wenn sie an anderer Stelle einen größeren Nutzen erzielen können. Beides gilt umso mehr angesichts der gerade bei chronisch-degenerativen Erkrankungen häufig recht geringen Wirksamkeit und Effizienz kurativer Interventionen. Kosten-Nutzen-Analysen bilden lediglich eines von mehreren Kriterien bei Entscheidungen über das «Ob» und «Was» der Prävention. Sozialpolitische Kriterien wie zum Beispiel die Verminderung sozial bedingter Ungleichheit von Gesundheitschancen sowie im öffentlichen Diskurs über Gesundheitsziele erarbeitete Prioritäten treten gleichberechtigt hinzu.

Gegenstandsbereiche der Prävention
Die Gegenstandsbereiche von Prävention als Teilgebiet der Gesundheitspolitik sind außerordentlich vielfältig. In reichen Gesellschaften wird das zentrale Feld der Prävention durch die erwähnten Eckpunkte der epidemiologischen Großtrends (s. Kap. 2.2) abgesteckt:
- Dominanz chronischer, medizinisch meist nicht heilbarer, aber grundsätzlich weitgehend vermeidbarer Erkrankungen bei steigender Lebenserwartung
- sozial bedingt ungleiche Verteilung der kontinuierlich anfallenden Gesundheitsgewinne aufgrund ungleicher Verteilung von Gesundheitsbelastungen und Gesundheitsressourcen (Schwartz et. al 2003; Mielck 2000).

Populationsbezogen besteht das übergreifende Ziel der Prävention darin, die Manifestation chronischer Krankheiten und Behinderungen auf einen möglichst kurzen Abschnitt am Ende des möglichst langen Lebens zu begrenzen (*compression of morbidity*) (Fries/Green/Levine 1989). Neuere Untersuchungen (Fries 2003) deuten darauf hin, dass eine solche Entwicklung zumindest für den Durchschnitt der Gesamtbevölkerung der USA bereits empirisch feststellbare Realität ist. Allerdings sind diese Gesundheitsgewinne nach Gruppen und Sozialschichten stabil ungleich verteilt: Für die Angehörigen der Mittelschichten und der Oberschicht verschiebt sich der Beginn der chronischen Erkrankung in ein höheres Lebensalter schneller, als die Lebenserwartung zunimmt. Die Anzahl der Lebensjahre mit Beeinträchtigungen durch chronische Erkrankungen nimmt dadurch absolut ab. Angehörige der Unterschicht und zum Teil der unteren Mittelschichten sind von diesen Verbesserungen weitgehend ausgeschlossen und verbringen ihre insgesamt geringere Zahl an hinzugewonnenen Lebensjahren mit relativ früh erworbenen chronischen Erkrankungen und entsprechendem Versorgungsbedarf. Daraus folgt die Notwendigkeit differenzierter Intervention, um die sozial bedingte Ungleichheit von Gesundheitschancen zu vermindern.

Prävention umfasst eine breite Palette von Maßnahmen, die sich nach der Interventionsphase, der Interventionsebene, der Zielgruppe und den Instrumenten der Intervention unterscheiden lassen (SVR 2002, Bd. I: 133 ff.).

Interventionsphase
Die Interventionsmaßnahmen werden je nach Zeitpunkt des Eingriffs in den Prozess der Krankheitsentstehung als primäre, sekundäre oder tertiäre Prävention bezeichnet.

Primärprävention bezeichnet die Verminderung von (Teil-)Ursachen bestimmter Erkrankungen oder von Krankheit überhaupt. Durch Primärprävention soll die Wahrscheinlichkeit des Krankheitseintritts beziehungsweise die Anzahl der Neuerkrankungen (Inzidenz) verringert werden.

Sekundärprävention ist die Entdeckung von symptomlosen, aber biomedizinisch eindeutig feststellbaren Frühstadien einer Erkrankung. Eine möglichst früh einsetzende Behandlung soll das Fortschreiten der Krankheit verhindern oder verzögern oder die Heilungschancen verbessern.

Tertiärprävention zielt darauf, Folge- und Spätschäden einer bereits eingetretenen, manifesten Erkrankung zu verzögern, zu begrenzen oder zu verhindern. In diesem weiten Begriffsverständnis umschließt sie die medizinische Behandlung chronischer Krankheiten einschließlich der Vermeidung des Wiedereintritts eines akuten Krankheitszustands (Rezidivprophylaxe). Vielfach wird aber auch ein engeres Konzept zu Grunde gelegt, dem zufolge Tertiärprävention darauf zielt, medizinische, psychische, berufliche und soziale Einschränkungen oder Funktionsverluste, die in Folge einer Krankheit auftreten (können), zu vermeiden, zu verzögern oder zu lindern. In einem solchen Verständnis wird Tertiärprävention weitgehend mit Rehabilitation gleichgesetzt. Zwischen der Tertiärprävention und der Heilbehandlung, die ja häufig ebenfalls darauf zielt, Chronifizierung und Tod zu verhindern bzw. zu verzögern, gibt es fließende Übergänge.

Ebenen der Prävention
Mit Präventionsmaßnahmen kann grundsätzlich auf zwei Ebenen interveniert werden: den Verhältnissen, unter denen die Menschen leben, und dem Verhalten von Individuen beziehungsweise Menschengruppen.

Die *Verhältnisprävention* zielt darauf, Gesundheitsgefahren durch Gestaltung der Lebens-, Arbeits- und Umweltbedingungen zu verringern. Dieser Ansatz geht davon aus, dass relevante Ursachenanteile bestimmter Krankheiten in biologischen, sozialen oder technischen Umgebungsbedingungen zu finden sind. Verhältnisprävention findet meist als Primärprävention statt. Zu ihren klassischen, auch heute unverzichtbaren Instrumenten zählen Umwelt- und Arbeitsschutzstandards, Lebensmittelkontrolle, hygienische Überwachung und Verkehrsvorschriften, aber auch Maßnahmen wie der Abbau von Stressfaktoren, die Erweiterung von Gestaltungsspielräumen sowie die Erhöhung von Transparenz und die Ausweitung von Partizipation. In den meisten Fällen soll Verhältnisprävention gesundheitliche Belastungen, denen die Individuen ausgesetzt sind, senken. Sehr häufig geschieht dies über die Definition von Grenzwerten, aber auch durch Versuche, die Gestaltungsmöglichkeiten der Betroffenen zu stärken bzw. Anreize zu gesundheitlichem Risikoverhalten auszuschalten oder abzuschwächen.

Im Unterschied dazu verfolgt *Verhaltensprävention* das Ziel, die Erkrankungswahrscheinlichkeit durch die Beeinflussung menschlichen Verhaltens zu senken. Ausgangspunkt ist die Annahme, dass relevante Ursachenanteile für Krankheiten im individuellen Handeln und Verhalten zu suchen sind. Die gebräuchlichsten Instrumente der Verhaltensprävention sind Gesundheitsaufklärung, -erziehung und -beratung, aber auch die Schaffung von Verhaltensanreizen. Diese Instrumente können über alle Stufen des Gesundheit-Krankheit-Kontinuums hinweg Anwendung finden. Zu den wichtigsten Annahmen, die den verhaltenspräventiven Interventionen zugrunde liegen, zählen

- das bio-medizinisch geprägte Risikofaktorenmodell als Erklärungskonzept für die Entstehung von Krankheiten
- die sozialpsychologisch begründete Vorstellung, dass Gesundheitsverhalten auf individuellen Gesundheitsüberzeugungen, wahrgenommenen Gesundheitsgefährdungen und rationalen Handlungsentscheidungen beruhe (Health-Belief-Modell etc.), die durch Informationen über gesundheitsgerechtes Verhalten zu beeinflussen sind.

Nicht nur das Risikofaktorenmodell, sondern auch das Health-Belief-Modell werden heute vielfach als theoretische Grundlage für eine angemessene Präventionspolitik als unzureichend angesehen (z. B. Bengel/Wölflick 1991; Barth/Bengel 1998). Sie werden um Konzepte erweitert, die auf die Stärkung von Handlungsressourcen abstellen und dies mit der Veränderung von Kontextbedingungen verknüpfen (z. B. Laaser/Hurrelmann 1998).

Zielgruppen

Als Zielgruppe werden diejenigen Menschen bezeichnet, an die sich die jeweilige Intervention richtet. Strategien und Maßnahmen können sich an die gesamte Bevölkerung oder Gruppen mit erhöhtem Risiko wenden. Zielgruppen können zum Beispiel nach dem Alter, nach der Schichtzugehörigkeit, nach sozialen, regionalen oder institutionellen Einheiten beziehungsweise Kontexten (Setting) oder nach sonstigen Merkmalen bestimmt werden, die mit dem Erkrankungsrisiko zusammen hängen beziehungsweise die Erreichbarkeit sichern (z. B. bestimmte Communities). Bei der Auswahl von Zielgruppen lässt sich eine Hochrisikostrategie von einer Bevölkerungsstrategie unterscheiden. Die *Hochrisikostrategie* wendet sich an Personen mit ausgeprägten Risikomerkmalen, richtet sich also an eine eher geringe Zahl von Personen. Für diesen Adressatenkreis hat sie unter Umständen einen großen Nutzen, in der Regel allerdings nur einen geringen für die Gesamtbevölkerung. Die *Bevölkerungsstrategie* spricht hingegen alle Personen ungeachtet der individuellen Erkrankungswahrscheinlichkeit an, so dass auch weniger oder nicht belastete Gruppen einbezogen werden. Hier sinkt zwar der Anteil derer, für die ein direkter gesundheitlicher Gewinn anfällt, der epidemiologische Nutzen, ausgedrückt in «geretteten» Fällen, ist aber bei solchen breit angelegten Strategien meist größer («Präventionsparadox» – Rose 1997).

Zwischen diesen beiden Extremen ist in Abhängigkeit vom jeweiligen Krankheitsrisiko eine Vielzahl von Zwischenstufen möglich. Je früher die Prävention im Prozess der Krankheitsentstehung ansetzt, desto unspezifischer ist tendenziell die Zielgruppe. Primärprävention richtet sich eher an die Gesamtbevölkerung oder bestimmte Risikogruppen, Sekundärprävention an gefährdete Personen ohne bestimmte Krankheitssymptome und Tertiärprävention an Rehabilitanden während und nach der Behandlung einer spezifischen Krankheit.

In welchem Umfang die Zielgruppen tatsächlich erreicht werden, hängt davon ab, ob Zugangswege zu den Adressaten vorhanden sind und in welchem Ausmaß diese die ihnen gebotenen Möglichkeiten nutzen. Die Erfahrung zeigt, dass auf dem Wege einer bloß passiven, sich auf allgemeine Informationen und Appelle beschränkenden («passive») Rekrutierung von Adressaten («Komm»-Strukturen) einige der für Prävention besonders relevanten Gruppen häufig nicht erreicht werden können (Walter et al. 2003). Dies gilt zum Beispiel für Menschen in schwierigen sozialen Lebenslagen, Menschen mit niedriger formaler Bildung, Männer im mittleren Lebensalter und Migrantinnen und Migranten. Strategien, die sich auf eine aktive Rekrutierung richten («Such»-Strukturen), könnten dieses Grundproblem der Prävention häufig mindern.

Instrumente der Prävention

Bei der Prävention werden höchst unterschiedliche Instrumente eingesetzt. Allgemein lassen sich medizinische Interventionsinstrumente (z. B. Impfung, Screening) von nicht-medizinischen Instrumenten (z. B. Aufklärung, Gesundheitserziehung, Beratung, Setting-Projekte, Gesundheitskampagnen) unterscheiden. Weiterhin lässt sich eine grundlegende Unterscheidung zwischen einer spezifischen und einer unspezifischen Ausrichtung der Präventionsinstrumente treffen. Je mehr es um ein konkretes Krankheitsbild geht, desto spezifischer ist die Maßnahme. Impfungen, Jodprophylaxe, Trinkwasser-Fluoridierung sind Beispiele einer spezifischen Vorgehensweise. Als spezifisches Präventionsinstrument spielt die klassische Hygiene auch heute noch eine große Rolle. Angesichts ihres großen Erfolgs und des dadurch beförderten Bedeutungsverlusts der klassischen Infektionskrankheiten wird sie in der Öffentlichkeit aber kaum noch wahrgenommen. Insgesamt haben unspezifische Präventionsmaßnahmen in der jüngeren Vergangenheit stark an Bedeutung gewonnen.

In ihrer Umsetzung reichen präventive Interventionen von der Aufklärung über bestimmte Gesundheitsgefahren über die Beratung bei individuellen Gesundheitsproblemen bis hin zur Behandlung von Krankheiten, die weitere gesundheitliche Beeinträchtigungen vermeiden soll, und zur Veränderung von sozialen und stofflichen Umweltbedingungen.

Dabei haben präventive Interventionen – ebenso wie therapeutische Maßnahmen – der ethischen Anforderung zu genügen, dass die erwünschten Wirkungen mit hinreichender Wahrscheinlichkeit eintreten, dass die erwünschten die unerwünschten Wirkungen deutlich übertreffen und dass die unerwünschten Wirkungen insgesamt tolerabel sind. Meist sind gesundheitliche und soziale Wirkungen untrennbar miteinander verbunden. Dabei ist besonders zu beachten, dass primärpräventive Interventionen auf die Veränderung von Wahrnehmung, Verhalten, Lebensstilen sowie Formen und Intensitäten sozialer Kommunikation, Interaktion und Kooperation abzielen und damit intentional in den geschützten Bereich individueller Entscheidung, Entwicklung und Entfaltung eingreifen. Historische Untersuchungen (Labisch 1992, Göckenjan 1985, Frevert 1984) zeigen, dass gesellschaftlich dominante Gruppen unter dem Label der Prävention häufig versucht haben, ihre Vorstellungen und Idealbilder von Lebensgestaltung beziehungsweise Gesundheitsverhalten auf die Gesamtbevölkerung, vor allem aber auf sozial weniger gut Gestellte zu übertragen, ohne dabei die zum Teil sehr großen Unterschiede der materiellen, sozialen und psychischen Verhaltenbedingungen zu berücksichtigen. Dies geschah häufig genug mit repressiven Mitteln und stand oft im Zusammenhang mit impliziten oder expliziten Strategien der Herrschaftssicherung (Sicherung der Wirtschaftskraft, des Bevölkerungswachstums, der Wehrkraft etc.). Solche Ansätze der Normierung einschließlich der Durchsetzung einer «Pflicht zur Gesundheit» sind nicht nur in der Regel gesundheitlich kaum wirksam, sondern in einer offenen Gesellschaft auch ethisch unzulässig.

Belastungssenkung und Ressourcenstärkung
Strategien und Maßnahmen der Prävention können sich zwar in manchen Fällen darauf beschränken, tatsächliche oder mögliche Gesundheitsbelastungen (z. B. chemische, physikalische und biologische Belastungen, Disstress, körperliche und seelische Überlastungen, schlechte Ernährung, Tabakkonsum, Bewegungsmangel, soziale Isolierung) zu beeinflussen. Meist wird es jedoch auch darauf ankommen, gesundheitsdienliche Ressourcen (z. B. Kompetenzen, Selbstbewusstsein, Information, Bildung, Einkommen, Partizipation, Verhaltensspielräume, Unterstützung durch soziale Netze, Erholung) der betroffenen Individuen beziehungsweise Zielgruppen zu vermehren (Rosenbrock 2001a und 2001b), sei es

- um die physischen beziehungsweise psychischen Bewältigungsmöglichkeiten von Gesundheitsbelastungen zu erhöhen,
- um die individuellen Handlungsspielräume zur Überwindung gesundheitlich belastenden Verhaltens zu vergrößern oder
- um Handlungskompetenzen für die Veränderung von Strukturen zu entwickeln beziehungsweise freizusetzen, die entweder direkt die Gesundheit belasten oder gesundheitsbelastendes Verhalten begünstigen.

Gesundheitsressourcen spielen sowohl für die Vermeidung als auch für die Bewältigung von Gesundheitsrisiken und -problemen eine große, bislang weder wissenschaftlich vollständig verstandene noch gesundheitspolitisch hinreichend genutzte Rolle. Ihre Bedeutung beschränkt sich nicht auf die Primär-, sondern erstreckt sich auch auf die Gestaltung der Sekundärprävention sowie auf das gesamte Spektrum von Krankenbehandlung, Rehabilitation und Pflege.

Gleiches gilt für die Berücksichtigung der Lebens- und Handlungsbedingungen der jeweiligen Zielgruppe (Kontexte). Diese ist nicht nur in der Primärprävention von Bedeutung (s. o. «Verhältnisprävention»), sondern auch in der Gestaltung der Sekundär- und Tertiärprävention. Dabei geht es um die Berücksichtigung und gegebenenfalls Veränderung von kontextabhängigen Verhaltensbedingungen für Inanspruchnahme beziehungsweise Zugang, für Compliance, Selbstverantwortung und Bewältigung.

Mit der stärkeren beziehungsweise systematischen Einbeziehung der Aspekte der Ressourcenstärkung und des jeweiligen Verhaltenskontextes sind zwei übergreifende Herausforderungen der Prävention benannt. Werden diese Herausforderungen gesundheitspolitisch aufgegriffen, so ergeben sich tief greifende Änderungen für Interventionen in Primär-, Sekundär- und Tertiärprävention (Abb. 8)

Akteure und Institutionen der Prävention

Die Gesamtheit der Präventionsaktivitäten in der Bundesrepublik Deutschland verteilt sich auf eine Vielzahl von Einrichtungen. Unterteilt man die Akteure nach der Trägerschaft, so lassen sich staatliche Einrichtungen, öffentlich-rechtliche Körperschaften sowie freie Träger und ihre Einrichtungen unterscheiden, die jeweils sowohl auf Bundes- als auch auf Landes- und auf kommunaler Ebene tätig sind (Abb. 9, S. 64). Unter ihnen sind zum einen die Institutionen des Bundes, der Länder und der Kommunen von Bedeutung. Dabei handelt es sich um Einrichtungen, die sowohl dem Gesundheitssektor selbst (z. B. Gesundheitsämter, Bundeszentrale für gesundheitliche Aufklärung) als auch anderen gesellschaftlichen Bereichen (z. B. Arbeitsschutz, Umweltschutz, Ernährung) zuzuordnen sind (SVR 2002, Bd. I). Zum anderen werden Präventionsaufgaben auf allen Interventionsebenen von den öffentlich-rechtlichen Körperschaften der Sozialversicherungsträger wahrgenommen. Freie Träger wie die Verbände der Wohlfahrtspflege oder gemeinnützige Vereine wie beispielsweise die rund 150 Aids-Hilfen ergänzen vielerorts die präventiven Aktivitäten. Schließlich sind auch die insgesamt etwa 60 000 Selbsthilfegruppen bedeutende Träger von Präventionsangeboten, vor allem in der Tertiärprävention (Rosenbrock 2001d). Daneben haben gewinnwirtschaftliche Präventionsaktivitäten vor

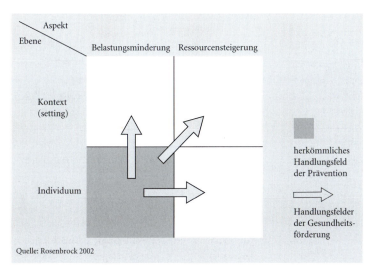

Abbildung 8: Gesundheitsinterventionen (in Prävention, Kuration, Pflege und Rehabilitation).

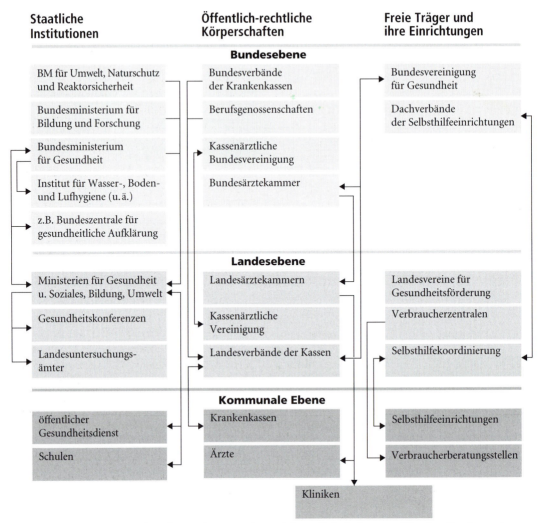

Abbildung 9: Einrichtungen und Strukturen der Prävention und Gesundheitsförderung auf Bundes-, Landes- und kommunaler Ebene. Quelle: SVR 2002, Bd. I: 145

allem seit den 1980er-Jahre an Bedeutung gewonnen. Neben dem wachsenden Markt für individuell zu nutzende Güter und Dienstleistungen der Prävention sind auch Unternehmensberater zu nennen, die Unternehmensleitungen Maßnahmen der betrieblichen Gesundheitsförderung anbieten und damit zugleich einen Beitrag zur betrieblichen Produktivitätssteigerung versprechen.

Betrachtet man Präventionsaktivitäten nach der Berufsgruppenzugehörigkeit, so wird deutlich, dass die Medizin zwar ein wichtiger Akteur, aber eben auch nur *ein* Akteur unter vielen ist. In ihre ausschließliche Zuständigkeit fallen die Impfungen (als Teilgebiet der Primärprävention), die sekundärpräventiven Untersuchungen und Interventionen sowie die medizinische Rezidivprophylaxe. Andere Aktivitäten der Primär- Sekundär- und Tertiärprävention (Bestimmung von Zielgruppen und Gestaltung von Zugangswegen, Beratungen, Schulungen, Konzeption und Durchführung von Kampagnen oder Setting-Interventionen) (s. Kap. 3.2.3) werden überwiegend von anderen Berufsgruppen (Public-Health-Experten, Pädagogen, Psychologen, Sozialarbeitern) sowie von Organisationen der Ziel- beziehungsweise Betroffenengruppen wahrgenommen. Die Präventionspraxis ist vielfach durch eine interdisziplinäre Kooperation gekennzeichnet.

Prävention im Leistungsspektrum der Sozialversicherungen

Ansprüche, Umfang, Qualität und Finanzierung von Leistungen vor allem der tertiären, aber auch der primären und sekundären Prävention sind in den Sozialgesetzbüchern III (Arbeitsförderung), VI (Gesetzliche Rentenversicherung), VII (Gesetzliche Unfallversicherung), IX (Rehabilitation und Teilhabe behinderter Menschen) und XI (Soziale Pflegeversicherung) geregelt. Dabei wird der Begriff der Prävention höchst unterschiedlich verwendet (Walter 2003).[2]

Präventionsmaßnahmen werden in bestimmtem Umfang auch von der Gesetzlichen Krankenversicherung finanziert. Das Fünfte Sozialgesetzbuch (SGB V) führt die entsprechenden Leistungen auf:

- die Verhütung von Zahnerkrankungen in Form der Gruppenprophylaxe und der Individualprophylaxe (§§ 21 und 22 SGB V)
- medizinische Vorsorgeleistungen (§ 23 SGB V), zu denen unter anderem auch Schutzimpfungen sowie Maßnahmen der medizinischen Rehabilitation gehören
- die medizinische Vorsorge für Mütter (§ 24 SGB V)
- Leistungen zur Früherkennung von Krankheiten (§§ 25 und 26 SGB V). Zur letzteren zählen der so genannte «Gesundheits-Check-Up», der der Früherkennung von Herz-Kreislauf- und Nierenerkrankungen sowie von Diabetes dient, Krebsvorsorgeuntersuchungen (für Frauen ab dem 20., für Männer ab dem 45. Lebensjahr) sowie Untersuchungen zur Früherkennung von Krankheiten, die die körperliche und geistige Entwicklung von Kindern gefährden können.
- Leistungen der medizinischen Rehabilitation (§§ 40 ff. SGB V)

- Bonus für gesundheitsbewusstes Verhalten (§ 65b SGB V). Mit Sach- und Geldprämien werden die Teilnahme an qualitätsgesicherten Gesundheitskursen, nachgewiesenes Nicht-Rauchen, sportliche Betätigungen sowie die Teilnahme an Früherkennungsuntersuchungen belohnt. Die Boni sollen aus Einsparungen finanziert werden, die nachweislich durch die Prävention erzielt wurden (§65b Abs. 4).[3]

Von besonderer Bedeutung ist der § 20 SGB V, denn er bestimmt, zu welchem Zweck und in welchem Umfang die Krankenkassen auf dem Gebiet der primären Prävention und Gesundheitsförderung selbst tätig werden können. Derartige Maßnahmen wurden erstmals mit dem 1989 in Kraft getretenen Gesundheitsreformgesetz (GRG) eingeführt. Die Krankenkassen konnten seither den Ursachen von Gesundheitsgefährdungen und Gesundheitsschäden nachgehen, auf ihre Beseitigung hinwirken, bei der Verhütung arbeitsbedingter Gesundheitsgefahren mitwirken und in ihrer Satzung Ermessensleistungen zur Erhaltung und Förderung der Gesundheit und zur Verhütung von Krankheiten vorsehen. Allerdings versuchte der Gesetzgeber diese Handlungsmöglichkeiten der Kassen ab 1997 weitgehend darauf zu beschränken, den Berufsgenossenschaften Daten über den Zusammenhang zwischen Erkrankungen und Arbeitsbedingungen zur Verfügung zu stellen.

Mit der GKV-Gesundheitsreformgesetz 2000 (GKV-GRG 2000) wurden die Befugnisse der Kassen in der Prävention beziehungsweise Gesundheitsförderung wieder gestärkt. Demnach sollten sie (wieder) Leistungen zur Primärprävention anbieten, die nun «den allgemeinen Gesundheitszustand verbessern und insbesondere einen

---

2 Weitere Leistungen des Staates zur Prävention finden sich zum Beispiel im Infektionsschutzgesetz (IfSG), im Kinder- und Jugendhilfe-Gesetz (KJHG) sowie in den Gesetzen zum Öffentlichen Gesundheitsdienst in den 16 Bundesländern, Leistungen und Pflichten der Arbeitgeber auch im Arbeitsschutzgesetz (ArbSchG).

3 Wegen der starken Mitnahmeeffekte wird dieser Nachweis schwierig zu führen sein.

Beitrag zur Verminderung sozial bedingter Ungleichheit von Gesundheitschancen erbringen sollen» (§ 20 Abs. 1 SGB V). Des Weiteren können die Kassen «den Arbeitsschutz ergänzende Maßnahmen der betrieblichen Gesundheitsförderung durchführen» (§ 20 Abs. 2 SGB V). Das Ausgabenvolumen für die genannten Aufgaben sollte im Jahr 2000 je Versicherten 2,56 Euro nicht übersteigen und in den darauf folgenden Jahren entsprechend der prozentualen Veränderung des Durchschnittsentgelts in der Gesetzlichen Rentenversicherung angepasst werden (2003: 2,64 Euro) (§ 20 Abs. 3 SGB V). Schließlich sollen die Krankenkassen solche Selbsthilfegruppen fördern, die sich die Prävention oder Rehabilitation definierter Krankheiten zum Ziel gesetzt haben (§ 20 Abs. 4 SGB V).

Entsprechend den gesetzlichen Vorgaben haben die Spitzenverbände der Krankenkassen dafür prioritäre Handlungsfelder und Kriterien festgelegt (Spitzenverbände der Krankenkassen 2003). Allerdings zeigte die Praxis, dass sich die Kassen dem gesetzlichen Auftrag zur Verminderung sozial bedingter Ungleichheit von Gesundheitschancen nicht in dem trotz aller Handlungsrestriktionen grundsätzlich möglichen Ausmaß zuwandten. Abgesehen von der betrieblichen Gesundheitsförderung erschöpften sich die primärpräventiven Leistungen der Kassen weit überwiegend in Kursangeboten, die erwartungsgemäß von sozial Benachteiligten nur unterproportional in Anspruch genommen wurden (MDS 2004), während integrierte kontextbezogenen Ansätze, vor allem in Schulen, über erste Modellversuche bislang nicht hinaus kamen. Ein wesentlicher Grund für diese Entwicklung liegt in den durch die gegenwärtige Form der Kassenkonkurrenz gesetzten Anreizen, die auf eine Bevorzugung «guter Risiken» unter den Versicherten abzielt und keinen wirtschaftlichen Anreiz für eine zielführende Umsetzung des gesetzlichen Auftrages zur Verminderung sozial bedingter Ungleichheit von Gesundheitschancen enthält (Rosenbrock 2001c). Dies verweist auf die häufig unterschätzte Bedeutung ökonomischer, institutioneller und regulativer Rahmenbedingungen für die Erfolgsaussichten von Prävention.

Ausgaben für Prävention

Insgesamt entfällt auf die Prävention nur ein geringer Anteil an den Aufwendungen für Gesundheit. Im Jahr 2003 beliefen sich nach der Gesundheitsausgabenrechnung des Statistischen Bundesamtes die Ausgaben für Prävention und Gesundheitsschutz auf gut 11 Milliarden Euro, das waren 4,6 Prozent der gesamten Gesundheitsausgaben (Statistisches Bundesamt 2005). Darunter fallen Ausgaben für den allgemeinen Gesundheitsschutz, für Gesundheitsförderung, Früherkennung von Krankheiten, Förderung der Selbsthilfe sowie Ausgaben für Gutachten und Koordination. Dieselbe Erhebung beziffert die Präventionsausgaben der GKV auf knapp 4,1 Milliarden Euro (3,0 % der GKV-Leistungsausgaben), wovon beinahe 1,6 Milliarden auf die Krankheitsfrüherkennung (Sekundärprävention) entfielen. Die Ausgaben für Primärprävention und Gesundheitsförderung gemäß § 20 SGB V betrugen im Jahr 2003 etwa 1,61 Euro pro Versichertem. Der gesetzlich zugelassene Rahmen von 2,64 Euro pro Versichertem wurde damit bei weitem nicht ausgeschöpft. Von den Sozialversicherungsträgern geben die gewerblichen Berufsgenossenschaften als Träger der gesetzlichen Unfallversicherung den relativ größten Anteil für Prävention aus: Von den 9,46 Milliarden Euro Gesamtausgaben entfielen 728 Millionen Euro (7,7 %) auf die Prävention. Darin sind 399 Millionen Euro für Überwachung und Beratung der Unternehmen enthalten (HVBG 2004: 48f.).

3.2 Primärprävention

Primärprävention ist als Aufgabenfeld hochgradig differenziert. Sie umfasst eine Vielzahl unterschiedlicher Interventionsformen und -felder; gleichzeitig verteilt sich die institutionelle Zuständigkeit für ihre Planung und Durchführung auf eine nahezu unüberschaubare Zahl von Akteuren. Die professionelle Arbeitsteilung ist angesichts der Ausdifferenzierung von Prävention nicht nur unvermeidbar, sondern auch notwendig. Allerdings wird die gerade deshalb so dringliche Koordination der Aktivitäten durch das Fehlen einer institutionellen Gesamtverantwortung erschwert.

3.2.1 Herkömmliche Formen und Instrumente der Primärprävention

Bis weit in das 20. Jahrhundert hinein stand die Verhütung von Infektionskrankheiten im Mittelpunkt der Aufmerksamkeit primärer Prävention. Heutzutage nimmt die Öffentlichkeit in den wohlhabenden Nationen die Verhütung von Infektionskrankheiten, sieht man einmal von – jeweils spektakulären – Krisen wie AIDS, BSE, SARS und Vogelgrippe ab, kaum noch als Interventionsfeld wahr. Dies liegt nicht nur an dem hierzulande derzeit geringen Stellenwert von Infektionskrankheiten, sondern auch daran, dass deren Prävention in Form der öffentlichen Hygiene und der Impfung gleichsam zu einer Routineaufgabe in unterschiedlichen Bereichen der Gesellschaft geworden ist.

Mit dem Wandel des Krankheitspanoramas richtet sich die Aufmerksamkeit von Trägern präventiven Handelns heute zunehmend auf chronische Erkrankungen, wobei der Umfang präventiver Aktivitäten insgesamt höchst unzureichend ist. Sofern Maßnahmen der Verhältnisprävention Anwendung finden, steht die Verringerung der Exposition gegenüber chemischen und physikalischen Krankheitsquellen (vor allem im Arbeits- und Umweltschutz) oder auch bakteriellen Erregern (vor allem auf dem Gebiet der Lebensmittelhygiene) im Mittelpunkt. Die Veränderung sozialer Verhältnisse und der aus ihnen resultierenden Verhaltensanreize spielt im Spektrum der präventiven Aktivitäten hingegen bislang kaum eine Rolle.

Bei der Wahrnehmung von verhältnispräventiven Aufgaben ist der Staat sowohl in seiner legislativen als auch in seiner exekutiven Funktion von zentraler Bedeutung, denn nur staatliche Einrichtungen (oder die von ihnen beauftragten Institutionen) können dafür verbindliche Regeln (Ge- und Verbote, Grenzwerte etc.) festlegen, ihre Einhaltung überwachen sowie Zuwiderhandlungen mit Sanktionen bedrohen und gegebenenfalls ahnden. Ob und inwieweit der Staat auf den einzelnen Handlungsfeldern den Anforderungen an eine wirksame Primärprävention durch Setzung von Normen gerecht wird, ist Gegenstand politischer Kontroversen.

Ob und inwieweit derartige staatliche Normen beachtet werden, ist ebenso wie Art und Umfang staatlicher Interventionen selbst Gegenstand sozialer und politischer Konflikte und Aushandlungsprozesse. Dies gilt insbesondere für eines der wichtigsten Interventionsinstrumente, die Festlegung von Grenzwerten. Sie sind in aller Regel nicht oder nicht allein an medizinisch begründeten Erkenntnissen über gesundheitliche Gefährdungen orientiert, sondern stellen einen Kompromiss mit anderen, vor allem wirtschaftlichen Interessen dar, die im Prozess der Grenzwertfestlegung artikuliert werden. Darüber hinaus ist die Wirkung von Belastungen auch von anderen Faktoren abhängig, zum Beispiel dem Zusammenwirken mit anderen Belastungen und der Konstitution der Betroffenen. Obwohl die Festlegung von Grenzwerten dazu beitragen kann, Erkrankungswahrscheinlichkeiten zu senken, bedeutet dies nicht, dass Schädigungen erst beim Überschreiten dieser Werte eintreten. Grenzwerte bieten also oft nicht den Schutz, den sie suggerieren.

Mit Blick auf die Grenzwerte vor allem im Bereich des Arbeits- und des Umweltschutzes ist darüber hinaus ein chronisches Implementationsdefizit zu konstatieren. Die Beachtung einschlägiger Vorschriften widerspricht sehr häufig den ökonomischen Interessen von Unternehmen, die zumeist die Normadressaten derartiger Bestimmungen sind. Den zuständigen Behörden mangelt es an finanziellen und personellen Ressourcen, um die Einhaltung der Schutznormen flächendeckend und wirksam zu kontrollieren, womit auch die bei Zuwiderhandlungen angedrohten Sanktionen (z.B. Geldstrafen, Lizenzentzug u.a.m.) an Abschreckungskraft verlieren. Dieses Problem spitzt sich mit der Finanzkrise der öffentlichen Haushalte und der damit verbundenen Forcierung des Personalabbaus in öffentlichen Verwaltungen weiter zu.

Maßnahmen der *Verhaltensprävention* bilden in Deutschland bislang noch den Schwerpunkt der Präventionspolitik. Im Mittelpunkt stehen dabei die modernen chronisch-degenerativen Volkskrankheiten: koronare Herzkrankheiten, Krebs und Diabetes. Die wichtigsten Ziele sind der Verzicht auf Tabakkonsum, eine gesunde Ernährung, eine ausreichende körperliche Bewegung und Verbesserungen der Stressverarbeitung (Walter et al. 2003). Davon erhofft man sich sowohl spezifische als auch unspezifische Wirkungen auf die Gesundheit. Im Hinblick auf die Altersgruppen sind Kinder und Jugendliche die Hauptadressaten von Präventionsaktivitäten. Zum einen können früh erkannte Gesundheitsstörungen bei ihnen leichter korrigiert bzw. rechtzeitig in ihren Auswirkungen begrenzt werden, zum anderen ist bei ihnen mit einer höheren Wahrscheinlichkeit als bei Erwachsenen davon auszugehen, dass gesundheitsgerechte Verhaltensweisen zeitstabil verankert werden können (Kolip 1997 und 1999). Mit dem Bedeutungszuwachs chronischer Erkrankungen und der Alterung der Bevölkerung ziehen aber auch die Präventionsanforderungen und -potenziale bei alten Menschen eine wachsende Aufmerksamkeit auf sich (SVR 2002, Bd. I: 174ff.; Schulz-Nieswandt 1999).

Verhaltensprävention durch traditionelle Formen der Gesundheitsaufklärung und -belehrung hat sich als insgesamt wenig effektiv erwiesen. Bei diesen Ansätzen wird übersehen, dass jeder Mensch ständig aktive Integrations- und Konstruktionsleistungen zu vollbringen hat, durch die er sich mit den Anforderungen aus verschiedenen Lebensbereichen arrangiert, und diese Einzelarrangements wieder zu einem Gesamtarrangement koordiniert. Gesundheit und langes Leben ist in der je konkreten Lebenssituation allenfalls eines unter vielen Zielen, und sicherlich nicht immer das Wichtigste. Der französische Soziologie Pierre Bourdieu (1987) hat hierfür den Begriff des «Habitus» geprägt, der deutsche Psychologe Klaus Holzkamp (1995) das Konzept der «Lebensführung». Aus Habitus und Lebensführung können einzelne Elemente (wie zum Beispiel falsche Ernährung oder Rauchen) nicht beliebig allein durch Information und Aufklärung herausgenommen werden. Möglich sind Veränderungen meist nur in der Wechselwirkung zwischen den (je nach sozialer Lage mehr oder weniger Spielraum bietenden) Lebensbedingungen und den in ihnen enthaltenen expliziten und impliziten, materiellen und immateriellen Anreizen einerseits und dem sich arrangierenden Individuum andererseits.

Dies wurde bei einer Reihe von Präventionsstudien deutlich, unter anderem bei der Deutschen Herz-Kreislauf-Präventionsstudie (DHP), der bislang größten deutschen Interventionsstudie, die von 1982 bis 1991 in ausgewählten Gemeinden durchgeführt wurde. Sie verfolgte das Ziel, durch eine abgestimmte Präventionsstrategie das Gesundheitsverhalten der Bürger im Hinblick auf die Risikofaktoren für Herz-Kreislauf-Erkrankungen (vor allem Ernährung, Rauchen und Bewegung) zu beeinflussen und so die kardiovaskuläre Mortalität zu senken. Die Ergebnisse sind widersprüchlich. Obgleich die ursprünglichen Wirkungserwartungen reduziert werden mussten, gilt sie manchen Beobachtern unter anderem mit dem Hinweis auf den in einigen Gruppen erreichten Rückgang der Mortalität als Erfolg (z. B. Forschungsverbund DHP 1998). Allerdings zeigen vorliegende Evaluationen auch, dass nicht davon auszugehen ist, dass die Risikofaktoren für Herz-Kreislauf-Erkrankungen reduziert werden konnten, sondern in ihrer Ausprägung insgesamt sogar zugenommen haben (z. B. Helmert 1999). Der Anstieg der Risikofaktoren ist ein deutlicher Hinweis darauf, dass das *Gesundheitsverhalten* nicht signifikant und zeitstabil verändert werden konnte. Vermutlich sind andere Gründe für die beobachtete Senkung der Mortalität verantwortlich; in Betracht kommt unter anderem eine Verbesserung der medizinischen Versorgung beziehungsweise der medizinischen Prävention bei kardiovaskulären Erkrankungen.

Eines der gravierendsten Probleme der herkömmlichen Verhaltensprävention besteht darin, dass sie meist nur sehr geringe Anteile der Risikopopulationen erreicht. Teilnehmer aus der Unterschicht und Menschen mit besonders hohen Risiken sind dabei in der Regel noch einmal deutlich unterrepräsentiert. So war zum Beispiel die zum Teil unter massivem sozialen und gesetzlichen Druck erreichte Reduktion des Zigarettenrauchens in den USA vor allem in den Mittel- und Oberschichten erfolgreich und erreichte in viel geringerem Ausmaß die sozial benachteiligten Bevölkerungsgruppen (Goldstein 1992, Kühn 1993).

Diese und weitere ähnliche Erfahrungen verweisen darauf, dass Anstrengungen zur Verhaltensprävention um so bessere Ergebnisse bringen, je mehr es gelingt, die angestrebte Verhaltensänderung in die Lebenslage und die Lebensweise der Zielgruppen einzupassen, also auch Verhältnisse und die aus ihnen resultierenden Verhaltensanreize so zu verändern, dass die intendierte Verhaltensmodifikation möglich oder wahrscheinlich wird. Strategien der Verhaltensmodifikation werden in Reichweite und Zeitstabilität umso wirksamer sein, je stärker sie mit unterstützenden Veränderungen der sozialen Lebensumwelt verknüpft ist.

3.2.2 Gesundheitsförderung – Salutogenese

Die Erfahrung der Grenzen medizinisch-kurativer Interventionen, die Einsicht in die multifaktoriellen Ursachen von Krankheit sowie die Erfahrung – im globalen wie im nationalstaatlichen Maßstab – fortbestehender schichtenspezifischer Unterschiede in Mortalität und Morbidität haben in den letzten Jahren zur Entwicklung des Konzepts der Gesundheitsförderung geführt. Dieses Konzept (WHO 1986) ist von der WHO 1986 in der Ottawa-Charta programmatisch formuliert worden (Conrad/Kickbusch 1988) und knüpft an ältere Theorien der Partizipation und der Aktivierung an.

Das Konzept der Gesundheitsförderung in der Ottawa-Charta

Ziel der Gesundheitsförderung als präventiver Strategie ist es danach, «allen Menschen ein höheres Maß an Selbstbestimmung über ihre Gesundheit zu ermöglichen und sie damit zur Stärkung ihrer Gesundheit zu befähigen» (WHO 1986). Gesundheit entsteht dadurch, «dass man für sich und für andere sorgt, dass man in der Lage ist, selber Entscheidungen zu fällen und Kontrolle über die eigenen Lebensumstände auszuüben, sowie dadurch, dass die Gesellschaft, in der man lebt, Bedingungen herstellt, die allen ihren Bürgern Gesundheit ermöglichen. Gesundheit wird von den Menschen in ihrer alltäglichen Umwelt geschaffen und gelebt, dort, wo sie spielen, lernen, arbeiten und lieben» (ebd.).

Damit verbindet sich nicht nur die Vorstellung, Menschen zu befähigen, Risiken für ihre Gesundheit sensitiver wahrzunehmen und aktiver an ihrer Minderung zu arbeiten, sondern auch die Erwartung, dass sich mit zunehmender Transparenz von Lebenssituationen, mit der Anhebung von Qualifikationen, wachsenden Entscheidungsspielräumen, direkter Partizipation sowie durch soziale Unterstützung in materieller wie ideeller Form die Fähigkeit zur Belastungsverarbeitung erhöht, die Erkrankungswahrscheinlichkeit mithin sinkt. Derartige Erwartungen sind durch viele Untersuchungen gut belegt (z. B. Berkman/Syme 1979; House 1981; Bagnara/Misiti/Wintersberger 1985; Antonovsky 1987; Karasek/Theorell 1990).

Die Ottawa-Charta der WHO formuliert fünf Handlungsfelder für eine gesundheitsfördernde Politik (WHO 1986):
- die Entwicklung einer gesundheitsfördernden Gesamtpolitik
- die Schaffung von gesundheitsfördernden Lebenswelten
- die Stärkung gesundheitsbezogener Aktivitäten in der Gemeinden
- die Entwicklung persönlicher Kompetenzen
- die Neuorientierung der Gesundheitsdienste.

Durch Gesundheitsförderung sollen die subjektiven und sozialen Voraussetzungen für mehr Selbstbestimmung in der Gestaltung des eigenen Lebens verbessert werden. Dabei geht es unter anderem darum, Menschen die Verankerung in sozialen Gemeinschaften und Netzwerken zur Kommunikation und gegenseitigen Hilfeleistung zu erleichtern bzw. zu ermöglichen. Dadurch sollen sie in die Lage versetzt werden, ihre Gesundheit als eigenes (individuelles und kollektives) Interesse zu erkennen und zu verfolgen. Auf diese Weise können die Individuen zugleich die individuelle und kollektive Handlungsfähigkeit zur Beeinflussung und zeitstabilen Kontrolle dieser Bedingungen vergrößern. Zudem verknüpft sich damit die Erwartung, dass eine allgemeine Stressreduktion und eine Verstärkung des Gefühls der Selbstwirksamkeit («self efficacy» – Bandura 1977, 1997) die individuelle Neigung zu gesundheitsriskantem Verhalten (z. B. Zigarettenrauchen) schwächen. Der damit verbundenen Gefahr einer uferlosen Ausweitung professioneller Betreuung und Kontrolle begegnet das Konzept mit einer Neudefinition des Verhältnisses zwischen professionellen Helfern und Zielgruppen (*enabling*, *empowerment*) (Rappaport 1985): Die Expertenintervention soll von vornherein begrenzt sein und ihre eigene Überflüssigkeit produzieren.

Vor dem Hintergrund des akkumulierten Wissens über Gesundheitsressourcen und Gesundheitsbelastungen handelt es sich bei der Ottawa-Charta um ein umfassendes, wissenschaftlich gut untermauertes Präventionskonzept, das – gewissermaßen als Schlüsselvariable für Prävention und Gesundheitsförderung – primär auf die Steigerung der objektiven und subjektiven Möglichkeiten der Selbststeuerung der Menschen in funktionierenden sozialen Bezügen orientiert.

Salutogenese

In Umsetzung des Gesundheitsförderungskonzepts hat sich der Schwerpunkt der neueren Gesundheitsforschung auf Ansätze verlagert, in denen neben einer Senkung der pathogenen, also krank machenden, Faktoren gleichberechtigt die Förderung salutogener Faktoren berücksichtigt wird. Primärprävention umfasst in dieser Sichtweise alle Bemühungen zur Senkung der Eintrittswahrscheinlichkeit sowohl von spezifischen Krankheiten als auch von Erkrankung überhaupt (Risikosenkung). Bemühungen, die diesem Ziel dienen, können sich nur selten darauf beschränken, entweder nur Ressourcen zu stärken oder nur Belastungen zu senken. Eine erfolgversprechende Primärprävention, verstanden als Senkung der Eintrittswahrscheinlichkeit von Krankheiten oder Krankheit überhaupt, wird also in der Regel darauf gerichtet sein, die Ziele der Belastungssenkung und der Ressourcenstärkung (Gesundheitsförderung) gleichzeitig zu verfolgen und aufeinander zu beziehen (**Abb. 10**).

Von großem Einfluss ist in diesem Zusammenhang das von dem Sozialepidemiologen Aaron Antonovsky auf Basis zahlreicher empirischer Studien an den vielen verschiedenen Bevölkerungsgruppen entwickelte Modell der Salutogenese (Antonovsky 1987, 1991; dazu: Bengel/Strittmatter/Willmann 1998; Wydler/Kolip/Abel 2002). Danach bleiben Individuen und Gruppen auch unter hohen Belastungen eher gesund,

- wenn die Anforderungen und Zumutungen, mit denen sie konfrontiert werden, einigermaßen vorhersehbar und einordnungsfähig sind (*comprehensibility*)
- wenn Möglichkeiten der Reaktion und des Eingreifens, wenn Chancen der Einflussnahme auf Entwicklungen und Ereignisse gegeben sind (*manageability*) und
- wenn die Möglichkeit besteht, unter diesen Bedingungen individuelle oder kollektive Ziele anzustreben und auch zu erreichen (*meaningfulness*).

Diese drei Faktoren – die Vorhersehbarkeit, die Beeinflussbarkeit und die Sinnhaftigkeit – bilden zusammengenommen nach Antonovsky den «sense of coherence» (Kohärenzgefühl) – also das Gefühl, sich in einer verstehbaren und beeinfluss-

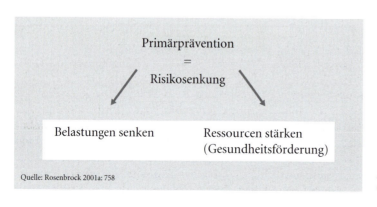

Abbildung 10: Primärprävention und Gesundheitsförderung.

baren Welt zu bewegen. Bezogen auf die Arbeitswelt bedeutet dies zum Beispiel, im unterstützend kollegialen Kommunikationszusammenhang des Arbeitsplatzes unter als halbwegs gerecht und transparent erlebten Bedingungen eine anregende und entwicklungsfähige Arbeitsaufgabe ohne schädigende physikalische und chemische Einflüsse zu erfüllen.

Zwar wurde das Salutogenese-Konzept von Antonovsky empirisch bisher nicht umfassend verifiziert (SVR 2002, Bd. I: 138) und kann derzeit lediglich für den Bereich psychischer Erkrankungen als belastbar gelten (Bengel/Strittmatter/Willmann 1998). Allerdings ist der generelle Zusammenhang zwischen der Entwicklung von Gesundheitsressourcen einerseits und Erfolgen bei der Prävention, Behandlung und Bewältigung von Krankheiten andererseits durch eine Vielzahl von Studien gut belegt (z. B. Sochert 1998; Øvretveit 1996; Badura 1987).

Komponenten moderner Prävention
Unterschiedlichen wissenschaftlichen Disziplinen und kulturellen Kontexten entstammend, zeichnet sich mit dem Salutogenese-Konzept der Umriss eines verallgemeinerbaren humanwissenschaftlichen Paradigmas gesunder und produktiver Lebens- und Arbeitsgestaltung ab. Vom heute sowohl auf individueller wie politischer Ebene vorherrschenden Umgang mit Gesundheitsrisiken unterscheidet sich dieses neue Paradigma neben dem bereits abgehandelten Aspekt der Ressourcenförderung (Gesundheitsförderung) (Kap. 3.2.1) durch drei weitere Innovationen:

Aufwertung unspezifischer Interventionen
Schon die Geschichte erfolgreicher Primärprävention (z. B. McKeown 1982) zeigt, dass mit ein und derselben Maßnahme beziehungsweise Strategie (z. B. Stadtsanierung, allgemeine Bildung etc.) Beiträge zur Senkung der Inzidenz mehrerer und verschiedener Krankheiten erzielt werden können. Der gleiche Effekt zeigt sich zum Beispiel auch bei der Anwendung integrierter Strategien betrieblicher Gesundheitsförderung (Lenhardt et al. 1997; Lenhardt 2003). Die Beeinflussung von scheinbar weit entfernt von den unmittelbaren Krankheitsursachen angesiedelten («distalen») Faktoren (z. B. Partizipation, soziale Unterstützung), deren Beitrag zur Krankheitsentstehung in vielen Fällen noch nicht hinreichend erforscht ist, kann danach einen größeren präventiven Effekt haben als die Bearbeitung von Faktoren, deren kausale Beziehung zu Krankheitsentstehung sehr viel enger ist. Dies gilt sowohl im Hinblick auf bestimmte Zielkrankheiten als auch im Hinblick auf die Gesamtmorbidität/-mortalität und sowohl für die Senkung von Gesundheitsbelastungen als auch für die Vermehrung von Gesundheitsressourcen.

Priorität für Kontextbeeinflussung
Um eine möglichst große Wirkung der Prävention bei sozial benachteiligten Zielgruppen zu erzielen, reicht es in der Regel nicht aus, die Intervention auf die Anwendung der Instrumente «Information, Aufklärung und Beratung» zu beschränken. Vielmehr steigt die Wahrscheinlichkeit des Erfolgs mit der Beeinflussung des Verhaltenskontextes, sei es auf individueller Ebene, sei es im Setting oder sei es im Rahmen von integrierten, multimodalen und intersektoralen Kampagnen für die gesamte Bevölkerung oder definierte Teilgruppen. Da Interventionen, die sich auf Information, Aufklärung und Beratung beschränken, wegen ihrer regelmäßig geringeren Komplexität, Konfliktivität und Kosten leichter durchzusetzen, aber zumeist auch weniger wirksam und nachhaltig sind, sollten sich Interventionen regelmäßig auf die Einbeziehung und Veränderung des Kontextes richten. Auch dabei ist bei jeder Intervention neben dem Ziel der Senkung von Gesundheitsbelastungen das Kriterium der Stärkung von Gesundheitsressourcen, also der Gesundheitsförderung zu beachten.

Priorität für Partizipation
Spätestens seit den praktischen und theoretischen Arbeiten von Paolo Freire (Freire 1980) in den 1970er-Jahren darf als etabliert gelten, dass insbesondere Menschen mit geringer formaler Bildung sowohl kognitiv wie habituell desto erfolgreicher lernen, je besser und unmittelbarer das Lernangebot an ihrem praktischen Alltag anknüpft und je

mehr sie das zu Erlernende in ihrem praktischen Alltag ausprobieren und selbst entwickeln können. Aus dem Leitbeispiel erfolgreicher Primärprävention im Setting, der betrieblichen Gesundheitsförderung (s. Kap. 3.2.4), ist zudem bekannt, dass Verhaltens- und Verhältnisänderungen desto erfolgreicher und nachhaltiger sind, je stärker die Beschäftigten an der Problemeinschätzung, der Konzipierung und Implementierung der Veränderungen sowie an der Qualitätssicherung direkt beteiligt sind. Grundsätzlich sollten demnach solche Interventionen bevorzugt werden, die einen hohen Grad an direkter Partizipation der Zielgruppe aufweisen.

Um die Potenziale dieser vier Innovationen der Primärprävention nachhaltig zur Gestaltung zu bringen und zu verallgemeinern, tritt die Qualitätssicherung der Prävention als Querschnittserfordernis hinzu.

Die Anwendung von Konzepten und Strategien, die diese Innovationen aufgreifen und benutzen, führt zu sehr beachtlichen Erfolgen in der Prävention (Smedley/Syme 2001, Minkler 1997), ohne dass die zugrunde liegenden Wirkungsmechanismen vollständig erforscht wären. Primäre Prävention nach dem «state of the art» der Ottawa-Charta und verwandter Konzepte ist deshalb nicht einfach die Anwendung bekannter Regeln, sondern immer auch eine Entwicklungsaufgabe. Für die Praxis bedeutet dies, dass bei jeder Intervention wo immer möglich dafür gesorgt werden muss, dass die gesundheitliche und soziale Ausgangslage, die relevanten Aspekte der Intervention und die Ergebnisse der Intervention nach wissenschaftlichen Standards dokumentiert werden, um auf diese Weise Auswertungen zu ermöglichen, die den Stand des Wissens über die Potenziale und die Wirkmechanismen primärer Prävention weiter entwickeln (Øvretveit 2002; Rosenbrock 2004a, Wright 2004). In der Praxis wird gegen dieses gesundheitswissenschaftlich begründete Postulat regelmäßig verstoßen (Emmons 2001), weil sich Möglichkeiten, Strategien, Zeitpunkte und Dauer präventiver Interventionen zumeist nach anderen Kriterien (Zugang, Finanzierung etc.) als solchen der Forschung und Evaluation richten. Die Durchführung zunehmend standardisierter Interventionen im Rahmen geplanter und wissensbasiert gesteuerter Programme ist deshalb nicht nur eine Chance für die Präventionspolitik, sondern kann zugleich wertvolle Beiträge zur Methodenentwicklung im Hinblick auf Auswahl, Durchführung, Qualitätssicherung, Vernetzung und Evaluation von präventiven Interventionen und Strategien leisten.

3.2.3 Typen und Arten moderner Primärprävention

Primärpräventive, das heißt Belastungen senkende und Ressourcen vermehrende Aktivitäten und Strategien lassen sich drei Interventionsebenen zuordnen: dem Individuum, dem Setting und der Bevölkerung. Je nachdem, ob die Intervention sich auf Information, Aufklärung und Beratung beschränkt oder ob sie auch Interventionen zur Veränderung gesundheitsbelastender beziehungsweise ressourcenhemmender Faktoren der jeweiligen Umwelt/des jeweiligen Kontextes einschließt, ergeben sich sechs Strategietypen (Tab. 14).[4]

Für jeden dieser sechs im Folgenden kurz erläuterten Strategietypen lassen sich zweckmäßige Einsatzfelder identifizieren; dabei erfordert jeder dieser Handlungstypen unterschiedliche Instrumente, Ressourcen, Akteurkonstellationen und Methoden der Qualitätssicherung. Es ist eine zentrale gesundheitspolitische Steuerungsaufgabe, dafür zu sorgen, dass je nach Zielgruppe und Gesundheitsrisiko der jeweils angemessene Strategietyp zum Einsatz kommt. Vor allem aus den weiter unten (Kap. 3.2.6) genannten Gründen tendiert die Politik (auf Makro-, Meso- und Mikro-Ebene) im Selbstlauf dazu, jeweils auch dann auf weniger komplexe Interventionen (z. B. Interventionsebene Individuum statt Setting beziehungsweise Bevölkerung sowie/oder Vernach-

---

[4] Regelungen der vor allem technischen Verhältnisprävention (z. B. Bauvorschriften, Lebensmittelrecht, Vorschriften zur Trink- und Abwasserversorgung, Strahlenschutz, Speisesalzjodierung etc.), durch deren bloße Befolgung Gesundheitsbelastungen für Dritte ausgeschlossen bzw. gesenkt werden und deren Erfolg insofern auch nicht von der Mitwirkung der Zielgruppen abhängt, bleiben hier außer Betracht.

Tabelle 14: Typen und Arten der Primärprävention.

	Information, Aufklärung, Beratung	Beeinflussung des Kontexts
Individuum	I. – zum Beispiel: ärztliche Gesundheitsberatung, Gesundheitskurse	II. – zum Beispiel: präventiver Hausbesuch
Setting	III. – zum Beispiel: Anti-Tabak-Aufklärung in Schulen	IV. – zum Beispiel: betriebliche Gesundheitsförderung als Organisationsentwicklung
Bevölkerung	V. – zum Beispiel: «Esst mehr Obst», «Sport tut gut», «Rauchen gefährdet die Gesundheit»	VI. – zum Beispiel: HIV/Aids-Kampagne, Trimm-Dich-Kampagne

Quelle: eigene Dartstellung

lässigung des Kontextes) zurückzugreifen, wenn Interventionen einer höherer Ordnung angezeigt wären. Deshalb ist zielführende Prävention zumeist das Ergebnis «gegentendenzieller Politik» (Kühn/Rosenbrock 1994).

Individuell ansetzende Prävention ohne Kontextbeeinflussung (Feld I)
Individuell ansetzende Prävention ohne Kontextbeeinflussung beschränkt sich definitionsgemäß auf die Methoden der Information, der Beratung und des Trainings. In der Regel geht es um Versuche, gesundheitsbelastendes Verhalten zu modifizieren sowie persönliche Ressourcen (Selbstvertrauen, Selbstwirksamkeit, Transparenz, die Fähigkeit zur Selbsthilfe, Einbindung in Gruppen/Netzwerke von Menschen in ähnlicher Lebenslage) zu stärken. Klassische Instrumente sind Kursangebote («verhaltensorientiertes Gruppentraining»), die in Anspruch genommen werden können oder auch nicht («Komm-Struktur», «passive Rekrutierung»). Bei den kassengetragenen individuellen Maßnahmen dieses Typs wurde eine überproportionale Beteiligung von sozial und gesundheitlich weniger belasteten Gruppen festgestellt (Kirschner/Radoschewski/Kirschner 1995). Auch ein Jahrzehnt später hat sich daran nicht viel geändert, wie die Dokumentation des MDS zur Umsetzung des § 20 Abs. 1 SGB V zeigt. Zwar war der Anteil der sozial Benachteiligten unter den Teilnehmern solcher Maßnahmen darin nicht präzise zu erfassen, aber der Anteil der an ihnen teilnehmenden «Härtefälle» gibt darauf einen deutlichen Hinweis: Er lag unter den Teilnehmern bei 6,8 Prozent, während er unter den Versicherten mit 13,6 Prozent doppelt so hoch ist (MDS 2004). Damit bestätigen sich erneut Befunde, nach denen Menschen aus schwierigen Lebenslagen solche Angebote der Verhaltensmodifikation weit schwerer finden als Angehörige sozial besser gestellter Bevölkerungsgruppen. Zudem haben sie auch vergleichsweise größere Probleme, solche Kurse bis zum Ende durchzuhalten und – insbesondere – große Schwierigkeiten, das im Kurs erlernte Verhalten über das Kursende hinaus in den ja meist unveränderten Alltag zu integrieren (Rosenbrock 2002a).

An der Eignung dieses Interventionstyps für Primärprävention zur Verminderung sozial bedingter Ungleichheit von Gesundheitschancen bestehen demnach erhebliche Zweifel. Diese könnten gegebenenfalls durch sorgfältige und wissenschaftlich begleitete Modellvorhaben spezifiziert, verringert oder auch überwunden werden, wenn dabei folgende Gesichtspunkte und Kriterien beachtet werden (Rosenbrock 2004b):
- Die Träger der Maßnahme verfügen über ausgewiesene soziale, gesundheitswissenschaftliche und organisatorische Kompetenzen sowie über transparente und erprobte (passive und/oder aktive) Zugangswege zur Zielgruppe.
- Die Träger und das Konzept der Maßnahme respektieren die Lebensweise der Zielgruppe und gewährleisten die Freiwilligkeit der Teil-

nahme sowie eine maximale Partizipation auf allen Stufen des Prozesses (Problemdefinition, Maßnahmeformulierung, Durchführung, Qualitätssicherung und Evaluation).
- Die Organisation und die inhaltliche Ausrichtung der Intervention ist der Zielgruppe angemessen, das heißt sie knüpfen an deren Lebenslage/Lebensweise/Lebenswelten an, orientieren sich an ihren Ressourcen, verknüpfen Verhaltens- und Verhältnisprävention miteinander, unterstützen die Vernetzung innerhalb der Zielgruppe und setzen jeweils geeignete didaktische Methoden ein (Methoden der Erwachsenenbildung, insbesondere für sozial Benachteiligte, persönliche Beratung durch Professionals und Peers).
- Es werden Hilfen bei der Umsetzung des Gelernten in den Alltag geleistet – gegebenfalls auch durch Unterstützung bei Verhältnisveränderungen, wobei sich in diesem Fall Überschneidungen mit dem Setting-Ansatz ergeben.
- Die Qualität und – im Erfolgsfall – die Übertragbarkeit und Nachhaltigkeit der Interventionen werden gesichert. In diesem Zusammenhang organisieren die Träger auch eine Nachverfolgung der Teilnehmer, um Erinnerungs- und Auffrischungsimpulse zu schaffen und die Wirkungen der Intervention zu messen.

Individuell ansetzende Primärprävention mit Beeinflussung des Kontexts (Feld II)

Sie richtet sich regelmäßig an Menschen in ihrer häuslichen bzw. familiären bzw. beruflichen Umgebung. Beispielhaft seien hier – einmalige oder wiederholte – Hausbesuche bei werdenden Eltern zur Vorbereitung auf das Leben mit dem Neugeborenen (z. B. Ernährung, Hygiene, Neurodermitis- und Unfallprävention) (Dierks et al. 2002) oder Hausbesuche bei älteren Menschen zur altersgerechten Anpassung der Wohnumgebung genannt (Kruse 2002, Walter 2004b). In beiden Beispielen zielt die Intervention sowohl auf eine Verbesserung des individuellen Gesundheitsverhaltens (einschl. des Hilfesuchverhaltens sowie der Inanspruchnahme sozialer Leistungen und der Krankenversorgung) als auch auf die situationsgerechte Gestaltung der technischen und sozialen Wohnumgebung. In beiden Fällen erscheint allerdings auch fraglich, ob diese Ziele mit einem einmaligen Besuch erreicht werden können. Dabei ist zu unterscheiden zwischen den Veränderungen, die unmittelbar beim Hausbesuch bewirkt werden, und solchen, für die der Hausbesuch lediglich die Begründung der Notwendigkeit liefert (Indikationsstellung). Seine volle Wirksamkeit im Sinne der Kontextbeeinflussung entfaltet der Hausbesuch erst dann, wenn letztere tatsächlich durchgeführt werden.

Ein anderes Beispiel liefern Finnland und die USA. Hier wurden erfolgreich Modelle mit sehr intensiver individueller Verhaltensbeeinflussung zur Senkung des Diabetes-Risikos durchgeführt, bei denen auch das persönliche Lebensumfeld im Hinblick auf förderliche und hemmende Bedingungen für die geforderten Verhaltensänderungen (v. a. Bewegung, Ernährung, Zigarettenrauchen) in die Betrachtung und Intervention einbezogen wurden (Diabetes Prevention Program Research Group 2002; Tuomilehto et al. 2001) Auch die vorwiegend in der Sozialarbeit entwickelten Formen der Intervention in Familien (Familienfürsorge, Einzelfallhilfe, Familien-Management) können als Primärprävention mit Bezug zum «Setting Familie» betrachtet werden (Mühlum et al. 1998).

Allerdings ist die Wirksamkeit solcher Interventionen vor allem im Hinblick auf ihre Nachhaltigkeit unklar bzw. strittig. Die Kriterien der Weiterentwicklung dieses Interventionstyps sind mit jenen der individuell ansetzenden Primärprävention *ohne* Beeinflussung des Kontextes (s. o.) identisch.

Settingbasierte Primärprävention (Feld III und IV)

Ein Setting ist ein relativ dauerhafter und den Nutzern beziehungsweise Akteuren auch subjektiv bewusster Sozialzusammenhang. Er kann konstituiert sein durch eine formale Organisation, durch einen gemeinsamen räumlich-sozialen Bezug, durch eine gemeinsame Lebenslage, durch gemeinsame Wertorientierungen oder auch durch eine Kombination dieser Merkmale. Vom Setting können wichtige Impulse beziehungsweise Einflüsse ausgehen auf Gesundheitsbelastungen und/ oder Gesundheitsressourcen, auf die Wahrnehmung von Gesundheit sowie auf (alle Formen der) Bewältigung von Gesundheitsrisiken (Balance zwischen Belastungen und Ressourcen.

Grundsätzlich lassen sich Primärprävention und Gesundheitsförderung im Setting auf zwei, nicht völlig trennscharfe, verschiedene Arten betreiben, die im Folgenden erörtert werden sollen.

Primärprävention im Setting (Feld III)
Bei diesem Ansatz wird vor allem die Erreichbarkeit von Zielgruppen im Setting genutzt, um dort Angebote der verhaltensbezogenen Prävention (z. B. im Hinblick auf die Großrisiken Ernährung, Bewegung, Stress, Drogen) zu platzieren. Die Spannweite reicht von der Benutzung eines Settings als Ablegeplatz für Informationen für eine bestimmte Zielgruppe bis hin zu speziell für eine oder mehrere Gruppen im Setting partizipativ gestalteten Programmen. Primärprävention im Setting ist Verhaltensprävention, unterscheidet sich aber von der individuellen Prävention dadurch, dass die Zielgruppen nach ihrer Zugehörigkeit zum Setting ausgewählt und dort auch aufgesucht werden. Daraus resultieren vergleichsweise gute Voraussetzungen für die Erreichbarkeit der Zielgruppen, für die Anregung von Kommunikation und sozialer Unterstützung in der Zielgruppe und (damit) für die Nachhaltigkeit von verhaltensmodifizierenden Präventionsprogrammen. Gesundheitsförderung im Setting kann auch – meist flankierend oder zur Erleichterung von Verhaltensmodifikationen – mit Veränderungen im Setting selbst verbunden sein und insofern auch Elemente der Verhältnisprävention, das heißt der Entwicklung zum gesundheitsförderlichen Setting (s. u.) beinhalten. Einen Grenzfall zwischen den beiden Typen der Setting-Interventionen stellt zum Beispiel eine betriebliche Ernährungskampagne mit flankierenden Veränderungen in der Gemeinschaftsverpflegung (Kantine) dar. Die Wirkung von Maßnahmen nach diesem Ansatz auf Menschen aus sozial benachteiligten Gruppen ist unklar. Bei der Prävention von Tabakrauchen in der Schule nach diesem Ansatz («Be smart – Don't start») waren (eher schwache und ohnehin nur vorübergehende) Wirkungen am stärksten in Gesamtschulen sowie auch (etwas schwächer) in Gymnasien, nicht aber bei Hauptschülern feststellbar (Wiborg/Hanewinkel/Kliche 2002). Allerdings können Interventionen dieses Typs auch «Türöffner» für das Setting sein, durch die – gewissermaßen als Einstieg beziehungsweise Anbahnung – die Akzeptanz für Interventionen zur Entwicklung eines gesundheitsförderlichen Settings (s. u.) verbessert werden. Häufig genug aber wird allerdings auch das «Anbahnungs-Argument» verwendet, um den Verzicht auf die Entwicklung eines gesundheitsförderlichen Settings zu legitimieren.

Entwicklung eines gesundheitsförderlichen Settings (Feld IV)
Im Gegensatz zur Gesundheitsförderung im Setting stehen bei der Schaffung eines gesundheitsförderlichen Settings die Partizipation und der Prozess der Organisationsentwicklung konzeptionell im Mittelpunkt (Grossmann/Scala 1994). Der Kerngedanke besteht darin, durch ermöglichende, initiierende und begleitende Intervention von außen Prozesse im Setting auszulösen, mit denen dessen Akteure dieses tatsächlich nach ihren Bedürfnissen mitgestalten und diesen Einfluss auch subjektiv erleben (*empowerment*). Projekte der Entwicklung eines gesundheitsförderlichen Settings sind gleichsam soziale Reformbewegungen für das jeweilige Setting, die allerdings von außen und damit «synthetisch» induziert werden. Auch in solchen Setting-Projekten sind Angebote zur Unterstützung von Verhaltensmodifikationen häufig anzutreffen. Der grundsätzliche Unterschied zu ähnlichen oder sogar identischen Verhaltensinterventionen beim Ansatz «Gesundheitsförderung im Setting» besteht darin, dass solche Interventionen im Rahmen eines partizipativ gestalteten Prozesses der organisatorischen, sozialklimatischen etc. Veränderung des Settings von den Nutzern des Settings selbst identifiziert, angefordert und meist auch (mit-)gestaltet werden. Sie flankieren dann die partizipative Organisationsentwicklung und sind ein Bestandteil von ihr. Es ist zum Beispiel hoch plausibel, dass eine Schu-

lung von betrieblichen Managern in menschengerechter Führung (Geißler et al. 2003) dann eine wesentlich größere Wirkung auf das Wohlbefinden und die Zufriedenheit der Beschäftigten ausübt, wenn sie im Ergebnis einer von den Beschäftigten selbst vorgenommenen Problemanalyse und eines darauf gegründeten Vorschlages zustande kommt, als wenn sie ohne einen solchen Vorlauf von der Geschäftsleitung «verordnet» wurde. Analoges gilt auch für Gesundheitskurse zum Beispiel im Stressmanagement, aber auch für betriebliche Kampagnen zum «rauchfreien Betrieb».

Im (idealen) Ergebnis soll ein gesundheitsförderliches Setting den Prozess der Organisationsentwicklung derart verstetigen, dass die dezentralen Erneuerungsprozesse durch die verschiedenen Bereiche des Settings wandern bzw. rotieren. Das Setting «erfindet sich» in partizipativ gestalteten Diskursen auf diese Weise kontinuierlich stückweise neu. Im Ergebnis sollen die Nutzer beziehungsweise Akteure des Settings das sich auf Veränderungen in der physischen und sozialen Umwelt gründende Gefühl haben, in einer Umwelt zu leben, die sie selbst nach ihren Bedürfnissen mit gestaltet haben. Die formellen und informellen, die materiellen wie die immateriellen Anreize und Sanktionen sollen eine Steigerung der Aktivierung und sozialen Unterstützung bewirken und damit zu einem Abbau von physischen und psychosozial vermittelten Gesundheitsbelastungen führen.

Auf diese Weise sollen Veränderungen bewirkt werden, die gut sind für Wohlbefinden und Gesundheit der Nutzer. Bei solchen Interventionen bleibt die enge Koppelung zwischen Verhaltens- und Verhältnisprävention nicht nur Programm. Da sich die Intervention auf das gesamte Setting bezieht, wird eine Diskriminierung von Zielgruppen vermieden. Auch erleichtert dieser Ansatz hierarchie- und gruppenübergreifender Kooperation und Kommunikation. Durch vermehrte Transparenz, Partizipation und Aktivierung werden gesundheitsrelevante Kompetenzen entwickelt. Darüber hinaus erfüllt das Setting besser als alle bekannten Ansätze der Verhaltensprävention Voraussetzungen für das Lernen bei geringer formaler Bildung: Informationen und Aktivitäten knüpfen am Alltag und an den vorhandenen Ressourcen an, gemeinsam werden eigene Vorstellungen zum Belastungsabbau und zur Ressourcenmehrung entwickelt und in einem gemeinsamen Lernprozess so weit wie möglich umgesetzt (Freire 1980; Baric/Conrad 2000). Zudem scheinen gesundheitliche Erfolge bei Setting-Interventionen auch zumindest über mehrere Jahre relativ stabil bleiben zu können (Lenhardt 2003; Minkler 1997).

Primärprävention durch Kampagnen (Feld V und VI)

Eine Kampagne ist eine systematisch geplante Kombination von Maßnahmen (Einzelprojekten) zur Erreichung gesundheitsbezogener Ziele in der Gesamtbevölkerung oder in definierten Zielgruppen (Töppich 2004). In der Regel besteht das Kampagnenziel in einer Veränderung von gesundheitsrelevanter Wahrnehmung und gesundheitsrelevantem Verhalten in der Bevölkerung bzw. in den definierten Zielgruppen. In der Werbung und zum Teil auch in der Politik wird unter «Kampagne» dagegen lediglich die systematische Verbreitung von Werbebotschaften durch gezielten und gegebenenfalls kombinierten Einsatz von Massenmedien verstanden. Auch hier ist das Ziel ein verändertes (Kauf-)Verhalten. Bedauerlicherweise prägt das aus der Werbewirtschaft stammende Konzept einer Kampagne vielfach auch die Vorstellungen dieses Instruments in der gesundheitspolitischen Diskussion. Durch die Verkürzung auf die Frage der Nutzung von Massenmedien gerät dabei der für die gesundheitspolitische Bewertung entscheidende Unterschied oft aus dem Blickfeld. Dieser Unterschied besteht nicht darin, ob Massenmedien eingesetzt werden, sondern ob eine Kampagne auf den Verhaltenskontext (die Lebensbedingungen, das Setting) der Bevölkerung beziehungsweise Zielgruppen eingeht (und diese unter Umständen auch verändert).

Kampagnen ohne Kontextbezug (Feld V)

Kampagnen ohne relevanten Kontextbezug («Esst mehr Obst», «Sport tut gut», «Rauchen gefährdet die Gesundheit») richten sich in der Regel an die gesamte Bevölkerung, indem sie gesundheitsrelevante Botschaften transportieren, ohne jedoch auf die fördernden und hemmenden Bedingungen ihrer Annahme bzw. Umsetzung einzugehen oder diese gar zu verändern. Solche Kampagnen sind unaufwendig zu organisieren, haben aber auch eine, wenn überhaupt nur sehr geringe Wirkung und gehören häufig in die Kategorie «symbolische Politik». Sie entsprechen nicht (mehr) dem Stand des gesundheitswissenschaftlichen Wissens und werden üblicherweise auch nicht im Hinblick auf ihre gesundheitlichen Wirkungen evaluiert.

Dies ist kein Argument gegen die Nutzung von Massenmedien in der Primärprävention: Massenmediale Kampagnen haben dann eine präventionspolitische Funktion, wenn damit kontextbezogene und in sozialen Kontexten generierte Aktionen und Projekte verbunden sind. In diesem Falle ist aber die Nutzung der Massenmedien keine isolierte Aktivität und auch kein Selbstzweck, sondern Bestandteil einer auch andere Handlungsebenen einbeziehenden Kampagne mit Kontextbezug. Um diesen Typus geht es im folgenden Abschnitt.

Kampagnen mit Kontextbezug (Feld VI)
Das ausgesprochen erfolgversprechende Instrument bevölkerungsbezogener Kampagnen mit Kontextbezug wurde in der Bundesrepublik bislang nur sehr selten angewendet. Das methodische Fundament für diesen Interventionstyp wurde in den 1970er-Jahren in den USA mit städtebezogenen Kampagnen zur Reduktion kardiovaskulärer Risikofaktoren gelegt. Basis dieser Kampagnen war ein erweitertes «social marketing», also die Nutzung aller für den Vertrieb von Waren und Dienstleistungen entwickelten Instrumente und Verfahren für nichtkommerzielle oder gemeinschaftsbezogene Ziele (Farquhar et al. 1990).

Bislang gab es in der Bundesrepublik nur drei große bevölkerungsweite Kampagnen der nichtmedizinischen Primärprävention mit Kontextbezug: die sehr erfolgreiche Kampagne zum Sicherheitsgurt in den 1960er-Jahren (Vieth 1988), die ebenfalls erfolgreichen Trimm-Aktionen des Deutschen Sportbundes (1970 bis 1994) (Mörath 2005) und die HIV/Aids-Kampagne vor allem in den 1980er- und 1990er-Jahren (zumindest in den zentralen Zielgruppen rund 15 Jahre sehr erfolgreich, Rosenbrock 1994 u. 2003; Rosenbrock/Schaeffer 2002).

Eine Kampagne bedarf der Planung entlang der Logik des Public Health Action Cycle (s. Kap. 1.6). Dazu ist es erforderlich, die erforderlichen Interventionsschritte in einem Konzept zu beschreiben, mit dem die Aktivitäten gesteuert werden und das zugleich die Grundlage zur ständigen Überprüfung der Zielerreichung bildet. Das Interventionskonzept sollte alle (Einzel-)Projekte sowie Angaben über die Arbeitsschritte einschließlich der Qualitätssicherung enthalten (Töppich 2004).

Eine kontextbezogene Kampagne umfasst damit alle drei Interventionsebenen: neben der Information und Sensibilisierung der Gesamtbevölkerung bzw. der Zielgruppe, die über die Massenmedien erreicht werden soll, geht es immer auch um die Anregung von geplanten und spontanen Setting-Projekten. Letztlich soll damit meist je individuelles Verhalten verändert werden, was wiederum auch durch Maßnahmen der individuellen Prävention (mit und ohne Kontextbezug) zusätzlich angeregt bzw. verstärkt werden kann. Dieser Zusammenhang (der in weniger komplexer Form natürlich auch zwischen Setting-Projekten und individuenbezogener Prävention besteht) macht jede Zuordnung von einzelnen Präventionsebenen zu je unterschiedlichen Akteuren fragwürdig.

3.2.4 Ausgewählte Handlungsfelder der Primärprävention
Arbeitswelt
Zu den präventionspolitisch wichtigsten Interventionsfeldern zählt die Arbeitswelt. Über 30 Millionen Jugendliche und Erwachsene verbringen in Deutschland den größeren Teil ihres wachen Tages mit abhängiger Arbeit. Die Arbeitsbedingungen beinhalten nicht nur Gesundheitsbelastungen und -ressourcen, sondern beeinflussen mit den im Betrieb dauerhaft erfahrenen, formellen und informellen Anreizen und Sanktionen das Verhalten auch außerhalb der Arbeit.

Die Entwicklungen der arbeitsbedingten Gesundheitsrisiken ist durch einen starken Wandel von Beanspruchungs- und Belastungsprofilen gekennzeichnet («Belastungsverschiebung»). Insgesamt sind in den letzten Jahrzehnten eine Reihe von physikalischen und chemischen Belastungen sowie Unfallgefahren erheblich gesenkt und Verbesserungen in der technischen Ergonomie erreicht worden. Dies ist vor allem eine Folge des Umbruchs in den Wirtschaftsstrukturen, insbesondere des starken Bedeutungsverlusts alter Industriezweige, sowie technologischer Modernisierungsschübe. Ein Teil des Belastungsrückgangs ist auch auf Erfolge im technischen Arbeitsschutz zurückzuführen.

Nach wie vor existiert allerdings ein durchaus hoher und resistenter Sockel klassischer Arbeitsbelastungen (schwere, monotone Arbeit; geringe Dispositionsspielräume; Zwangshaltungen; hoher Zeitdruck; Schichtarbeit; Lärm). Parallel dazu gewinnen mentale (Steuerung, Überwachung, Koordination, einhergehend mit wachsenden Anforderungen an die Konzentrations- und Reaktionsfähigkeit) und psychisch-emotionale Belastungen (Monotonie, Leistungsverdichtung, Arbeitstempo, Angst um den Arbeitsplatz; soziale Isolation, Stress) erheblich an Bedeutung (z. B. von Henninges 2000; European Foundation 2001). Hier wirkt sich nicht zuletzt der mit der Globalisierung verschärfte Konkurrenzdruck für die Unternehmen und deren gegenüber früheren Zeiten noch rigidere Shareholder-Value-Orientierung aus (z. B. Narr/ Schubert 1996; Sablowski/ Rupp 2001). Der erhoffte Zugewinn an salutogenen Autonomiespielräumen, der von neuen Formen der Arbeitsorganisation und der Etablierung neuer Unternehmenskulturen (z. B. Badura 1993) erwartet wurde, blieb – sofern er überhaupt eingetreten ist – weit hinter den Erwartungen zurück und konzentrierte sich auf eine Minderheit von höher qualifizierten Arbeitnehmern (Marstedt 1994; Schumann 1998). Dort, wo sich positive Wirkungen auf die Gesundheit einstellten, wurden sie häufig genug von den erwähnten negativen Tendenzen überlagert.

Für Prävention in der Arbeitswelt ist der Arbeitgeber verantwortlich. Die Überwachung wird von der staatlichen Arbeitsschutzverwaltung und den Unfallversicherungsträgern (vor allem Berufsgenossenschaften) durchgeführt. Die staatliche Arbeitsschutzverwaltung obliegt den Bundesländern, die Unfallversicherungsträger sind nach Branchen organisiert und werden in paritätischer Selbstverwaltung von Kapital und Arbeit geführt (BMA 1999).

Das deutsche Arbeitsschutzsystem kann insbesondere im Hinblick auf den technischen Arbeitsschutz beachtliche Erfolge vorweisen. Allerdings ist es in vielerlei Hinsicht modernisierungsbedürftig. Seine Problemwahrnehmung und Interventionsphilosophie ist weitgehend auf die Risiken der klassischen Industriearbeit konzentriert und beruht häufig auf einer eindimensionalen Ursache-Wirkung-Beziehung zwischen Belastung und Erkrankung beziehungsweise Unfall, wobei die Verhütung von Arbeitsunfällen und Berufskrankheiten im Mittelpunkt steht (Pröll 1989, 1991; Rosenbrock 1993; Lenhardt 1997; Müller/ Rosenbrock 1998; Gerlinger 2000). Die Interventionspraxis ist überwiegend reaktiv und auf die Ausschaltung einzelner Gefahrenquellen gerichtet; die wichtigsten Akteure sind dabei die betrieblichen und überbetrieblichen Arbeitsschutzexperten, das Gestaltungswissen der betroffenen Arbeitnehmer spielt hingegen kaum eine Rolle. Auch die Handlungsmuster von Betriebsärzten und Sicherheitsfachkräften, die die maßgeblichen betrieblichen Arbeitsschutzexperten sind und deren Bestellung seit dem Inkrafttreten des Arbeitssicherheitsgesetzes (ASiG) im Jahre 1974 zu den Pflichten des Arbeitgebers gehört, sind durch eine Verkürzung der Problemwahrnehmung auf Fragen der technischen Arbeitssicherheit und auf die Ausschaltung einzelner Gefahrenherde gekennzeichnet (Rosenbrock 1982; Rosenbrock/Lenhardt 1999). Damit erweist sich das gewachsene System des deutschen Arbeitsschutzes insgesamt als wenig geeignet, auf den skizzierten Wandel von Arbeitsbelastungen angemessen zu reagieren.

In den zurückliegenden Jahren sind eine Reihe von Gesetzesbestimmungen eingeführt worden, die zumindest auf der rechtlichen Ebene einen starken Modernisierungsschub für den Arbeitsschutz mit sich bringen. Insbesondere sind Auf-

gaben und Kompetenzen in der betrieblichen Prävention damit grundsätzlich neu verteilt worden. Es handelt sich dabei um folgende Gesetze:
- das 1996 verabschiedete Arbeitsschutzgesetz (ArbSchG), das die betriebliche Präventionspolitik auf eine neue Grundlage stellt,
- die 1996 erfolgte Novellierung des SGB VII (Unfallversicherung), die den Aufgabenbereich der Berufsgenossenschaften, der bisher auf die Verhütung von Arbeitsunfällen und Berufskrankheiten beschränkt war, auf das sehr breit formulierte Schutzziel der Prävention «arbeitsbedingter Gesundheitsgefahren» erweiterte,
- die im Jahr 2000 in Kraft getretene Novellierung des § 20 SGB V, die nach der weitgehenden Beschneidung der Kassenkompetenzen im Jahre 1996 die Mitwirkungsmöglichkeiten der Kassen in der betrieblichen Gesundheitsförderung erneut ausweitete.

Das Arbeitsschutzgesetz trat 1996 nach jahrzehntelangen Auseinandersetzungen in Kraft. Dass diese Reform überhaupt durchgeführt wurde, ging auf externen Druck zurück: Deutschland war gezwungen, entsprechende Richtlinien der Europäischen Union (EU), die seit Ende der 1980er-Jahre erlassen worden waren, in das deutsche Recht zu übertragen (Gerlinger 2000). Es spricht nichts dafür, dass das deutsche Arbeitsschutzrecht ohne diese EU-Richtlinien reformiert worden wäre. Unter dem Gesichtspunkt einer modernen betrieblichen Prävention sind vor allem folgende Bestimmungen bemerkenswert:
- Erstens formuliert das Arbeitsschutzgesetz uneingeschränkt verbindliche Schutzpflichten des Arbeitgebers, die sich von der im deutschen Arbeitsschutz bis dato üblichen Relativierung («soweit die Natur des Betriebs es gestattet») abheben.
- Zweitens legt es einen umfassenden Begriff des Arbeits- und Gesundheitsschutzes zugrunde, der sowohl arbeitsorganisatorische Ursachenkomplexe von Gesundheitsrisiken als auch psychosoziale Belastungen einschließt. Auf der Grundlage dieses erweiterten Verständnisses wurden zusätzlich Rechtsverordnungen zu einigen Detailbereichen (z. B. Bildschirmarbeit) erlassen. Das skizzierte weite Arbeitsschutzverständnis schafft eine Rechtsgrundlage für die betriebliche Bearbeitung solcher Gesundheitsbelastungen, die vielfach für moderne Arbeitsbedingungen typisch sind.
- Drittens beinhaltet das Arbeitsschutzgesetz die Pflicht des Arbeitgebers zu einer Systematisierung und beständigen Optimierung des betrieblichen Gesundheitsschutzes. Der Gesundheitsschutz soll in die betrieblichen Abläufe integriert und bereits bei der Planung von Arbeitsprozessen berücksichtigt werden. Zu diesem Zweck müssen arbeitsplatzbezogene Gefährdungsanalysen vorgenommen und ihre Ergebnisse dokumentiert werden.
- Viertens stärkt das Arbeitsschutzgesetz insofern den Einfluss der Arbeitnehmerseite auf den betrieblichen Arbeitsschutz, als die Anhörungs- und Mitbestimmungsrechte sowie die Überwachungsrechte und Überwachungspflichten von Arbeitnehmern und Arbeitnehmervertretungen auf die Gegenstandsbereiche eines weit gefassten – das heißt auch die Arbeitsorganisation einschließenden – Begriffs der Arbeitsumwelt ausgedehnt werden.
- Fünftens wurden die Beschäftigten in nahezu allen Tätigkeitsbereichen einheitlichen Schutzbestimmungen unterstellt und damit auch die Beschäftigten im öffentlichen Dienst erstmals umfassend in den Geltungsbereich der Arbeitsschutzbestimmungen einbezogen. Damit setzen die neuen Regelungen der zuvor weit verbreiteten rechtlichen Ungleichbehandlung von Beschäftigten ein Ende.

Auch die erwähnte Aufgabenerweiterung der Berufsgenossenschaften, die im SGB VII fixiert wurde, ist im Zusammenhang mit der Arbeitsschutzreform zu sehen, denn anderenfalls hätten die Berufsgenossenschaften einen erheblichen Teil der neuen Rechtsbestimmungen nicht anwenden können.

Insgesamt trägt das Arbeitsschutzgesetz sehr weitgehend dem skizzierten Wandel von Beanspruchungs- und Belastungsprofilen bei der Arbeit Rechnung. Mittlerweile liegen vielfältige

Erfahrungen und eine Reihe von empirischen Befunden vor, die Aufschlüsse darüber geben, ob und inwiefern das neue Arbeitsschutzrecht auch im betrieblichen Alltag angewendet wird und welche Faktoren die Umsetzung beeinflussen. Dabei ist die Durchführung der Gefährdungsbeurteilung (§§ 5 und 6 ArbSchG) von besonderem Interesse, weil in ihr ein zentrales Anliegen der Arbeitsschutzreform zum Ausdruck kommt, nämlich dem betrieblichen Präventionshandeln ein höheres Maß an Systematik, Planmäßigkeit und Verbindlichkeit zu verleihen. Die vorliegenden Erfahrungen und Befunde lassen sich folgendermaßen zusammenfassen (zum Folgenden: Gerlinger 2000; Lenhardt 2000 und 2001):

- Die Gefährdungsbeurteilungen haben auch mehrere Jahre nach dem Inkrafttreten der Reform nur einen Teil der Unternehmen erreicht. Insbesondere die Klein- und Mittelbetrieben weisen diesbezüglich außerordentlich große Lücken auf.
- Die Durchführung der Gefährdungsbeurteilungen trägt dem modernen Ansatz des neuen Arbeitsschutzrechts überwiegend nicht ausreichend Rechnung. Die Gefährdungsbeurteilung hat dem Arbeitsschutzgesetz zufolge die arbeitsbedingten Belastungs- und Gefährdungsquellen umfassend zu berücksichtigen; sie muss sich also über die traditionell im Zentrum stehenden physikalisch-stofflichen Dimensionen hinaus mit den gesundheitlichen Risiken von Arbeitsverfahren, Arbeitsabläufen und Arbeitszeit auseinandersetzen. Gemessen daran sind die durchgeführten Gefährdungsbeurteilungen häufig unvollständig, das heißt sie beziehen nicht alle Arbeitsplätze oder nicht alle relevanten Gefährdungs- und Belastungsfaktoren ein. Auffallend ist hierbei, dass psychische Belastungen nur am Rande und nicht selten auch gar nicht berücksichtigt werden. Ihre Erfassung bereitet den Beteiligten vor allem deshalb erhebliche Schwierigkeiten, weil deren Problemsicht weitgehend auf traditionelle physikalische oder chemische Einwirkungen beschränkt ist. Die genannten Probleme und Mängel treten in Klein- und Mittelbetrieben besonders häufig auf und sind hier besonders ausgeprägt.
- Weite Bereiche der aus der betrieblichen Sozialkultur und der Arbeitsorganisation sich ergebenden Gesundheitsrisiken bleiben außerhalb der Problemwahrnehmung. Gerade hier aber liegen bedeutende Ursachen der gesundheitlichen Beanspruchung am Arbeitsplatz. Wie repräsentative Befragungen unter Arbeitnehmern belegen, gehören Leistungsintensivierung und der damit verbundene Stress sowie die Flexibilisierung von Arbeitszeiten zu den als besonders gravierend wahrgenommenen Belastungen (z. B. von Henninges 2000). Dies ist ein deutlicher Anstieg jener unspezifischen Gesundheitsbelastungen, die ihrerseits wichtige Faktoren für die Entstehung und Verbreitung der großen Volkskrankheiten sind.
- Die Partizipation der betroffenen Arbeitnehmer und ihrer Vertreter an der Durchführung der Gefährdungsbeurteilung und der Beratung der daraus zu ziehenden Konsequenzen ist häufig unterentwickelt. Die ausgeprägte Expertenorientierung des deutschen Arbeitsschutzes weist auch hier eine starke Beharrungskraft auf. Dies mag zum einen daran liegen, dass Fragen des Gesundheitsschutzes am Arbeitsplatz gewohnheitsmäßig von Arbeitnehmern und Betriebsräten als eine Expertenangelegenheit angesehen werden; zum anderen hat der Gesundheitsschutz unter den Bedingungen der Massenarbeitslosigkeit und wachsender Arbeitsplatzunsicherheit aber auch wachsende Schwierigkeiten, als Thema in den Betrieben hinreichende Beachtung zu finden.
- Die Pflicht des Arbeitgebers zur Durchführung einer Gefährdungsbeurteilung ist im Arbeitsschutzgesetz nur allgemein formuliert und lässt Spielraum für vielfältige Interpretationen. Damit ist eine Reihe von Umsetzungsproblemen verbunden. Dabei wird insbesondere an der Durchführung der Gefährdungsbeurteilung deutlich, dass sich der betriebliche Gesundheitsschutz auch im Interessenkonflikt zwischen Kapital und Arbeit bewegt.

Im Zentrum der rechtlichen Auseinandersetzung um die Implementation der neuen Rechtsvorschriften stand die Frage, welche Mitwirkungs-, insbesondere welche Mitbestimmungsrechte sich aus dem neuen Recht für den Betriebsrat ableiten lassen. Die Arbeitgeberverbände wiesen die von gewerkschaftlicher Seite reklamierten Mitbestimmungsrechte für wichtige Regelungsbereiche zurück. Dies betraf vor allem die Art und Weise der Durchführung der Gefährdungsbeurteilung, ging es hier doch um die Feststellung der arbeitsplatzbezogenen Gesundheitsrisiken und der zu treffenden Präventionsmaßnahmen. Häufig verweigerten die Unternehmensleitungen den Betriebsräten selbst eine Mitwirkung an der Gefährdungsbeurteilung. Viele Arbeitgeber waren vor allem darum bemüht, die Bestrebungen von Betriebsräten zurückzuweisen, auf der Grundlage des weiten Arbeitsschutzverständnisses ihren Einfluss auf Fragen der Arbeitsorganisation auszuweiten. Des Öfteren kam es darüber zu rechtlichen Auseinandersetzungen, wobei die Urteile der Arbeitsgerichte in unterschiedliche Richtungen weisen.

Freilich gehören zu einem Gesamtbild auch die gerade im Vergleich zur bisherigen Präventionspraxis positiven Aspekte in der Entwicklung der betrieblichen Prävention. Immerhin wurden für einen großen Teil der Arbeitsplätze erstmals Gefährdungsanalysen durchgeführt und daraus Maßnahmen zur Verbesserung des Gesundheitsschutzes abgeleitet. Auch wenn traditionelle Problemwahrnehmungsmuster eine große Beharrungskraft aufweisen, hat das neue Recht doch das Problembewusstsein gerade für arbeitsorganisatorische Aspekte und psychische Belastungen in den Betrieben gefördert.

Hervorzuheben sind jedoch insbesondere die strukturellen Probleme bei der Umsetzung einer angemessenen Präventionsstrategie: Gerade die Leistungsverdichtung und die Arbeitszeitflexibilisierung sowie die Unsicherheit des beruflichen Status und die Tendenz zur permanenten Ausschöpfung der eigenen Leistungsreserven, die mit der fortschreitenden Erosion des Normalarbeitsverhältnisses einhergehen, gewinnen als gesundheitliche Belastungen immens an Bedeutung, ohne dass sie im Rahmen des betrieblichen Arbeitsschutzhandelns ausreichend thematisiert

werden (können). Sofern die Anwendung des neuen Rechtsrahmens zu Fortschritten in der betrieblichen Praxis führt, werden diese Erfolge durch den säkularen Wandel der Arbeitsbedingungen häufig konterkariert.

Die Argumente, dass die Konkurrenzfähigkeit der Unternehmen und damit die Arbeitsplätze der Beschäftigten gesichert werden müssen, lassen gesundheitliche Erwägungen sehr häufig in den Hintergrund treten. Dies verdeutlicht, dass die künftige Durchsetzung gesundheitsgerechterer Arbeitsbedingungen nicht allein von der Modernisierung des Gesundheitsschutzes abhängig ist, sondern darüber hinaus gehende Gestaltungsleistungen erforderlich macht. Insbesondere die gewerkschaftliche Tarif- und Arbeitszeitpolitik ist hier gefordert. Freilich hängen die Durchsetzungschancen von Gesundheitszielen maßgeblich von der Entwicklung makroökonomischer Rahmendaten (Wirtschaftswachstum, Arbeitsmarktsituation) ab. Ungeachtet dessen stellt die rechtliche Erweiterung der Problemperspektive und des Aufgabenspektrums im Arbeitsschutz einen erheblichen Fortschritt dar.

Auf dem Gebiet der betrieblichen Gesundheitsförderung (Lenhardt/Rosenbrock 2004) ist in den zurückliegenden Jahren eine erstaunlich lange Reihe von Projekten auf den Weg gebracht worden, und manche von ihnen auch durchaus mit Erfolg (Badura 2001). In Deutschland waren es vor allem (seit 1989) die Krankenkassen, vereinzelt auch aufgeklärte Manager und Belegschaftsvertreter, die auf diesem Gebiet wichtige und systematische Pionierarbeit einer modernen Gesundheitssicherung geleistet haben (Rosenbrock 1993; Lenhardt 1997; Lenhardt/Elkeles/Rosenbrock 1997). Unterstützt wurden sie dabei zunehmend von Public-Health-Professionals (Noack/Rosenbrock 1994). Mit Ansätzen, die weit über Gesundheitserziehung, medizinische Früherkennung und technische Sicherheit hinausgehen, werden auf Basis objektiv und subjektiv erhobener Belastungsanalysen mit partizipativ angelegten Projekten Möglichkeiten der Senkung von Risiken und der Stärkung von Ressourcen in den Arbeitsabläufen, in der betrieblichen Organisation und im betrieblichen Sozialklima identifiziert und realisiert (Grossmann/Scala 1994; Friczewski 1996). Solche Projekte gibt es nicht nur in Betrieben der Industrie, des verarbeitenden Gewerbes und kommerzieller Dienstleistungen, sondern auch in Krankenhäusern, Schulen etc. Zunehmend wird dieser Ansatz auch kommerziell von Unternehmensberatungen und spezialisierten Dienstleistungsunternehmen angeboten. Im Mittelpunkt solcher Projekte stehen meist Gesundheitszirkel (z. B. Slesina/Beuels/Sochert 1998), in denen von der Belegschaft bestimmte Repräsentanten zusammen mit Betriebsmedizinern, Personalvertretung und Vertretern des Managements in geschützter Atmosphäre erörtern, was an der Arbeit als besonders belastend, und was als bereichernd und erfreulich erlebt wird. Bemerkenswert sind bei diesen Projekten sowohl die Anzahl und Präzision der Veränderungsvorschläge als auch ihre Realisierbarkeit (Sochert 1998; Lenhardt 2003). Werden diese Impulse aufgenommen – und dies geschieht (meist auf Basis vorher verbindlich abgeschlossener Projektvereinbarungen) bei der weitaus überwiegenden Anzahl der Vorschläge –, so ergeben sich daraus häufig tief greifende Organisationsentwicklungen, in deren Verlauf der Krankenstand um bis zu 30 Prozent zurückgeht (und auch dort bleibt) (Lenhardt 2003) und sich zugleich Produktivität und Betriebsklima verbessern (Müller/Rosenbrock 1998).

Die Interventionsform der betrieblichen Gesundheitsförderung kann mittlerweile als etabliert gelten (SVR 2002, Bd. III.3, Kap. 11). Betriebspolitische Faktoren, fehlende Anreize und zum Teil auch Informationsdefizite führen allerdings dazu, dass sich dieser Ansatz nur langsam in der Arbeitswelt durchsetzt (Bertelsmann Stiftung/Hans-Böckler-Stiftung 2004).

Gemeinde, Gemeinschaft, Gruppe
Mit Gemeinde kann im Zusammenhang mit Primärprävention und Versorgung sowohl die territorial-administrative Einheit («geographical community») als auch eine durch soziales Milieu, Lebenslage, gemeinsame Werteprofile oder Lebensstile verbundene Gruppe («phenomenological community») gemeint sein.

In Bezug auf die *administrative Gemeinde* wurden die verhältnispräventiven Dauerfunktionen vor allem der Gesundheitsämter, die zum Teil auch von mit einem breiten Spektrum an Aufgaben betrauten Umweltämtern wahrgenommen werden, bereits erwähnt. Daneben sind als Träger von Maßnahmen zur Verhaltensmodifikation Institutionen wie Krankenkassen, Selbsthilfegruppen, Volkshochschulen, kommerzielle Unternehmen etc. von Bedeutung.

Darüber hinaus sind in den letzten Jahren zahlreiche risikobezogene Kampagnen sowie Experimente mit örtlichen beziehungsweise regionalen Gesundheitskonferenzen zu beobachten (s. Kap. 2.4). Gesundheitskonferenzen sollen dazu dienen, Vertreter der Verwaltungen, des Versorgungssystems und der Gesundheitsberufe mit Betroffenen und der Bevölkerung in einen Dialog zu bringen, um gemeinsam Defizite festzustellen und gegebenenfalls neue Lösungswege zu finden. Generell soll damit Themen der Gesundheit eine größere öffentliche Aufmerksamkeit und politische Schubkraft verschafft werden. Es geht dabei aber auch darum, bei zunehmend knappen Ressourcen die verfügbaren Mittel mit einem möglichst hohen Nutzeffekt einzusetzen.

Träger derartiger Initiativen sind überwiegend kommunale Verwaltungen, die auf Anregung engagierter professioneller Experten oder im Dialog mit örtlichen sozialen Bewegungen tätig werden. In zahlreichen (vor allem Groß-) Städten wird im Rahmen des von der WHO initiierten «healthy city»-Ansatzes (WHO 1990; WHO 1997; Ashton 1992) versucht, die Bürger durch administrativ unterstützte Schwerpunktkampagnen für gesundheitsförderliche Aktivitäten in der Gemeinde zu gewinnen und ihr Engagement durch die Vernetzung von Initiativen (Gesunde-Städte-Netzwerk: Stender 2003) und durch Quartiersmanagement zum Beispiel in Projekten des Programms «Soziale Stadt» (Bär/Buhtz/Gerth 2004) zu stabilisieren.

Die Anzahl von Bürgerinitiativen zu Themen wie Verkehrsberuhigung, Lärmbelästigung, Umweltschäden, Entsorgung und anderen gesundheitsbezogenen Themen hat zwar seit Ende der 1970er-Jahre abgenommen, scheint aber – bei deutlicher Reduktion politischer Ansprüche – ein stabiles Niveau gefunden zu .haben. Zum Teil nur implizit versucht die Mehrzahl dieser Bewegungen, Elemente des Konzepts «healthy public policy», also der Erweiterung des Bereichs expliziter zu Lasten der impliziten Gesundheitspolitik, und der unspezifischen Gesundheitsförderung in die Praxis umzusetzen

In Bezug auf gemeinde- im Sinne von gruppenbezogener Primärprävention verfügt die Gesundheitspolitik in Deutschland über weniger Erfahrungen als zum Beispiel in den USA, wo dieser Ansatz vor allem im Zusammenhang mit ethnischen Gruppen entwickelt wurde.

Allerdings hat es auch in Deutschland hierzu in jüngerer Zeit einige Innovationen gegeben: Die zunächst in Ausmaß und Verteilung nicht einschätzbare Gesundheitsgefahr durch die sexuell sowie durch Blutkontakte übertragbare HIV-Infektion (Aids) stellte in den 1980er-Jahren auch die Gesundheitspolitik in der alten Bundesrepublik vor Herausforderungen in der Primärprävention, auf die die gewachsenen Institutionen und Normen zunächst keine verwendbaren Antworten bereit hielten (Rosenbrock 1986; Rosenbrock et al. 2002). In einem für Deutschland ungewöhnlich heftig ausgetragenen gesundheitspolitischen Grundsatzstreit ging es zunächst um die Frage, ob der Verbreitungsgefahr durch die Suche bzw. Fahndung nach individuellen Infektionsquellen (Suchstrategie; klassisches seuchenpolizeiliches Konzept der Gefahrenabwehr) oder durch Strategien der kollektiven Aufklärung und Verhaltensbeeinflussung (Lernstrategie; modernes präventionspolitisches Konzept der Gefahrenvorsorge) zu begegnen sei. Mit der weitgehenden Durchsetzung der gesellschaftlichen Lernstrategie (Kirp/Bayer 1994) kam ein für Deutschland in mehrfacher Hinsicht innovatives Konzept gemeindeorientierter (im Sinne von gruppenbezogener) Prävention zum Tragen. Die staatliche Förderung von Aids-Hilfen (Selbsthilfeorganisationen in hauptsächlich betroffenen Bevölkerungsgruppen, vor allem von schwulen Männern) und zielgruppenspezifischen Aids- Projekten stellt eine innovative Anwendung des Selbsthilfekonzepts (das üblicherweise in der Tertiärprävention wirksam wird) auf die Primärprävention dar. Evaluationen zeigen, dass sich in den Hauptbetroffenengruppen überwiegend präventives Verhalten durchgesetzt hat (Bochow 2000; Christiansen/Töppich 2000).

Die in Umfang und Tempo überaus weitreichenden Verhaltensänderungen sind nicht zuletzt ein Erfolg öffentlich finanzierter, aber weitgehend von Repräsentanten dieser Gruppen konzipierten und organisierten «strukturellen Prävention», einer partizipativ, das heißt im Dialog zwischen professionellen Experten und Betroffenen entwickelten Kombination von verhaltens- und verhältnisbezogenen Komponenten (Rosenbrock et al. 2002). Im Falle Aids wird seit den 1980er-Jahren der erneuerte Ansatz von Public Health erstmals auch in Deutschland in großem Umfang direkt in staatliche und nicht-staatliche Gesundheitspolitik umgesetzt (Rosenbrock/Wright 2000). Durch die materielle und kulturelle Unterstützung der entsprechenden Subkulturen konnte sich ein Modell der verhältnisgestützten Verhaltensmodifikation entwickeln, das auch den Kriterien der Gesundheitsförderung recht nahe kommt. Über 70 Prozent der Menschen aus den hauptsächlich betroffenen Gruppen haben ihr Verhalten zumindest in den ersten 15 Jahren dieser Dauerkampagne zeitstabil auf Risikovermeidung umgestellt. Auf derart große, schnelle und stabile Erfolge kann keine andere Strategie der Gesundheitserziehung in der Geschichte öffentlicher Verhaltensmodifikation verweisen. Die Aids-Prävention ist ein Beispiel für den Erfolg von Strategien der verhältnisgestützten Verhaltensmodifikation, die

- die Lebensweisen und Milieus der Zielgruppen respektiert und stützt und in diesem Rahmen
- mit vorwiegend nicht-medizinischen und
- soweit wie irgend möglich nicht-repressiven Mitteln
- unter besonderer Nutzung der persönlichen Kommunikation und Beratung
- dauerhaft über Gesundheitsgefährdungen und Vermeidungsmöglichkeiten aufklärt,
- um gruppenbezogene und selbst organisierte Anreizsysteme
- mit dem Ziel der Etablierung und Befestigung sozialer Normen

- für risikomeidendes, gesundheitsförderliches und solidarisches Verhalten zu schaffen und zu stabilisieren (Rosenbrock 1994; Rosenbrock/Wright 2000; Frankenberg 1994).

Zwar ist mittlerweile ein mehrdimensionaler Normalisierungsprozess von Aids zu beobachten (Rosenbrock et al. 2002; Frankenberg/Hanebeck 2000). Das in reichen Ländern seit Beginn des 21. Jahrhunderts zu beobachtende Nachlassen präventiven Verhaltens bedarf weiterer Erforschung und politischer Bearbeitung (Rosenbrock 2003). Auch ist die Übertragbarkeit dieser Intervention auf andere Gruppen und Risikotypen noch nicht erprobt. Aber ungeachtet dessen enthalten die im Umgang mit Aids gewonnenen Erfahrungen nicht-medizinischer, lebensweisebezogener und verhältnisgestützter Verhaltensprävention auf konzeptioneller und institutioneller Ebene wichtige Anregungen auch für die Gestaltung anderer Felder gemeindebezogener Prävention (Rosenbrock 1992).

Umwelt
Einen Bereich der Gesundheitspolitik, der nicht als Teil der Sozialpolitik gewachsen ist, stellt die Primärprävention in der stofflichen Umwelt dar. Staatlich ressortiert sie auf Bundes-, Landes- und oft auch auf kommunaler Ebene meist getrennt von den explizit für den Gesundheitsschutz zuständigen Institutionen. Das Umweltrecht ist dagegen eindeutig anthropozentrisch, das heißt es bezieht seine Schutzziele letztlich aus Annahmen über die Wirkung von Umwelteingriffen auf die menschliche Gesundheit, ohne der Natur, Flora und Fauna einen Eigenwert (ökozentrischer Ansatz) zuzugestehen. Im Rahmen langfristig orientierter Konzepte der Nachhaltigkeit verliert dieser Unterschied tendenziell an Bedeutung.
Als Reaktion auf die von Ökologie-Bewegungen und Medien bewirkte «Entdeckung» des Umweltthemas ist umweltbezogene Primärprävention seit Beginn der 1970er-Jahre institutionell und rechtlich dynamisch gewachsen. Die seit etwa zwanzig Jahren in Deutschland partiell feststellbare Verminderung anthropogener – also vom Menschen verursachter – Umweltbelastungen erklärt sich primär aus technologischen Modernisierungsprozessen, aus dem wirtschaftlichen Strukturwandel (De-Industrialisierung) und zum Teil aus veränderten Konsummustern (Fülgraff 1991 und 1994).

In der Regulierung von Umweltrisiken lassen sich Entwicklungstendenzen von der individuellen Gefahrenabwehr hin zur kollektiven Gefahrenvorsorge sowie zu stabilen Kooperationen zwischen öffentlichen und privaten Akteuren erkennen. Wegen der Schwierigkeiten, die teilweise hypothetischen Risiken zu bewerten, und wegen der oft starken wirtschaftlichen und moralischen Interessenbesetzung ökologischer Themen ist umweltbezogene Präventionspolitik oft von heftigen Kontroversen gekennzeichnet, die sich auf vier Bündel von aufeinander aufbauenden Fragen beziehen (Maschewsky/Rosenbrock 1998):

- Gibt es überhaupt eine Gesundheitsgefährdung?
- Wie groß ist die Gesundheitsgefährdung, und wie verteilt sie sich in der Bevölkerung?
- An welcher Stelle auf der langen und vielstufigen Strecke von der Freisetzung/Produktion einer Gefährdungsquelle bis hin zur individuellen Erkrankung soll Prävention einsetzen?
- Soll mit Verhältnisprävention oder mit Verhaltensprävention bzw. mit welchen Mischformen interveniert werden?

Da zur Ingangsetzung präventiver Maßnahmen in der Regel eine drohende Schädigung, nicht aber die Gefahrlosigkeit nachgewiesen werden muss, begünstigt die Beweislastverteilung zu diesen Fragen in der Regel die Emittenden beziehungsweise Betreiber entsprechender Anlagen, zumal auch das (kurzfristig orientierte) ökonomische Interesse in der Regel auf der Seite der Zulassung weiterer Umweltbelastungen steht. Da ein Konsens über die Bewertung von Risiken, über Grenzwerte und vergleichende Kosten-Nutzen-Kalküle mit wissenschaftlichen Methoden oftmals nicht hergestellt werden kann, zielen neuere Ansätze auf die Organisierung von Mediationsverfahren, das heißt professionell moderierter Diskurse zwischen den beteiligten Interessenten und Kontrahenten (van den Daele/Neidhardt 1996a).

Größtenteils ungelöst ist die politische und ökonomische Steuerung des Übergangs zu emissions- und abfallärmeren Produktionsprozessen und Konsummustern sowie der Umgang mit Altlasten (BUND/Misereor 1996). Im Hinblick auf das Schutzziel «Lärm» scheint dagegen der primärpräventive Umweltschutz – außer in verkehrsintensiven Ballungsräumen – eine insgesamt positive Bilanz aufzuweisen.

3.2.5 Präventionsgesetz 2005 – ein gescheiterter Anlauf

Im Jahr 2005 brachten die Fraktionen der SPD und von Bündnis 90/Die Grünen ein «Gesetz zur Stärkung der gesundheitlichen Prävention» (Deutscher Bundestag 2005) in den Bundestag ein. Dieser Entwurf scheiterte zwar im Gesetzgebungsverfahren, aber er verdient deshalb Beachtung, weil der Gesetzgeber den Anspruch erhob, mit ihm die Prävention neben Kuration, Pflege und Rehabilitation zu einer eigenständigen «vierten Säule» des Systems der Gesundheitssicherung auszubauen. Diese Entwicklung sollte vor allem durch folgende Schritte eingeleitet werden:
- die Erhöhung der für Primärprävention eingesetzten Ressourcen
- die künftige Ausrichtung der Primärprävention an verbindlichen Gesundheitszielen
- das Knüpfen der Finanzierung von Projekten an die Voraussetzung der Qualitätssicherung und Evaluation.

In diesem Vorhaben bündelten sich vier vielfältig miteinander verbundene Entwicklungen (Rosenbrock 2004c):
- Im Jahre 2001 hatte die Bundesregierung den Versuch unternommen, die großen gesundheitspolitischen Themen in Form eines «Runden Tisches», an dem alle relevanten korporatistischen Akteure des Gesundheitssystems versammelt waren, einer Lösung näher zu bringen. Während dies weithin ohne greifbare Ergebnisse war, ging aus dem «Runden Tisch» zur Prävention das «Deutsche Forum Prävention und Gesundheitsförderung» hervor, in dem rund sechzig an der Prävention interessierte Akteure eine dauerhafte organisatorische Plattform der Programmformulierung fanden (www.forumpraevention.de).
- Parallel dazu verabschiedeten Bundestag, Bundesrat, Gewerkschaften, Arbeitgeberverbände sowie auch Parteien und Verbände Erklärungen, in denen eine Stärkung von Strukturen und eine Erhöhung von Ressourcen für Primärprävention gefordert wurden.
- Gleichzeitig gelangte das von der Bundesregierung geförderte Projekt «gesundheitsziele.de» (Kap. 2.4.2) zur Formulierung erster konkreter Gesundheitsziele mit Vorschlägen zur Prioritätensetzung und zur Gestaltung von Programmen (BMGS 2003).
- Zudem trat immer deutlicher zu Tage, dass die von den Krankenkassen im Rahmen des § 20 SGB V geleistete Primärprävention (Kap. 3.1) wegen der aus der Kassenkonkurrenz resultierenden Anreize zur Gewinnung «guter Risiken» auf Dauer kaum eine Erfüllung des gesetzlichen Auftrags erwarten ließ, insbesondere nicht des Auftrags, einen Beitrag zur Verminderung sozial bedingter Ungleichheit von Gesundheitschancen zu leisten.

Nach langwierigen Gesprächen zunächst mit den Sozialversicherungsträgern, vor allem den Krankenkassen, und den Ländern legte die Bundesregierung den Entwurf für das Präventionsgesetz vor, der eine Reihe von Richtungsentscheidungen beinhaltete:
- Während die primärpräventiven Leistungen des Staates und seiner Gebietskörperschaften nicht eingeschränkt werden sollten, sollte der Ausbau nicht aus dem Steueraufkommen, sondern aus Beitragsmitteln der Sozialversicherungen finanziert werden. Ordnungspolitisch wurde diese Entscheidung – unter Hinweis auf zahlreiche bereits bestehende Aufgaben der Sozialversicherungen auf dem Gebiet der Prävention (s. Kap. 3.1; Walter 2003) – damit begründet, dass sich die Aufgabenstellung der Sozialversicherungen nicht auf die Finanzierung und Steuerung der Kompensation eingetretener Schäden reduzieren lasse. Allerdings war diese – ordnungspolitisch vertretbare – Entscheidung zugunsten des bisherigen Entwick-

lungspfades im Kern haushaltspolitisch motiviert. Der Fiskus wollte sich auf Kosten der Haushalte der Sozialversicherungsträger (Parafisci) entlasten; zugleich implizierte diese Entscheidung aber auch die Beteiligung aller Sozialversicherungen an allen Entscheidungen und generierte damit einen sehr erheblichen Abstimmungs- und Konsensbedarf.
- Die Primärprävention wurde unter das – im § 20 SGB V bereits den Krankenkassen auferlegte – Oberziel der Verminderung der sozialen Ungleichheit von Gesundheitschancen gestellt, ergänzt um das Ziel des Abbaus geschlechtsbezogener Ungleichheit.
- Für die Verhaltensprävention, die bei den kassengetragenen Maßnahmen nach § 20 SGB V ein deutlich Übergewicht hat, und für Projekte und Programme im Rahmen von Setting-Ansätzen (in der Sprache des Gesetzentwurfs «lebensweltbezogene Prävention») wurde faktisch eine Quotierung der Ausgaben geschaffen. In letztere sollten mindestens 40 Prozent der Präventionsausgaben fließen.
- Es wurden drei Entscheidungsebenen (Stiftung auf Bundesebene, «Entscheidungsgremien» auf Landesebene und Sozialversicherungen) geschaffen, die gleichsam als programmgebende Zentralen im Hinblick auf die Zielorientierung, Qualitätssicherung und Kampagnenfähigkeit der Primärprävention wirken und damit die Defizite der bisherigen kassengetragenen Prävention abbauen sollten.

Auf der Grundlage einheitlicher Definitionen von Primär-, Sekundär- und Tertiärprävention sowie Gesundheitsförderung und auf Basis von Leistungsbeschreibungen und Vorgaben für die Zielformulierung und Qualitätssicherung ergaben sich aus dem Gesetzentwurf drei Handlungsebenen der primären Prävention mit jeweils eigenen Aufgaben:
- die Bundesebene mit der erwähnten Stiftung, die übergreifende Aufgaben erfüllen sollte. Dazu gehörten insbesondere die Erarbeitung und Empfehlung von Gesundheitszielen und Teilzielen, die Organisation von Kampagnen, die Durchführung von Modellvorhaben sowie – für alle Handlungsebenen – verbindliche Maßstäbe, Kriterien und Verfahren der Qualitätssicherung. Gesundheitsziele sollten sich auf epidemiologische Daten stützen, die zu diesem Zweck vom Robert-Koch-Institut (RKI) erhoben und aufbereitet werden sollten. Insbesondere bei der Durchführung von Kampagnen sollten Sachkunde und Ressourcen der Bundeszentrale für gesundheitliche Aufklärung in Anspruch genommen werden;
- die Landesebene, auf der Kranken-, Renten, Unfall- und Pflegeversicherung gemeinsam mit den Ländern Projekte und Maßnahmen in den Lebenswelten (Settings) der Bürgerinnen und Bürger finanzieren beziehungsweise durchführen sollten;
- die Ebene der Sozialversicherungsträger, auf der Kranken-, Renten-, Unfall- und Pflegeversicherung die ihnen zugeschriebenen Aufgaben der Prävention jeweils eigenverantwortlich erfüllen sollten. Dabei sollte es im Wesentlichen um Verhaltensprävention, bei den Krankenkassen aber auch um die betriebliche Gesundheitsförderung gehen. Diese letzte Zuordnung fügte sich nicht in die Systematik des Gesetzes und war ein Zugeständnis an die Kassen, die sich dieses wettbewerbsträchtige Aktionsfeld in je eigener Regie erhalten wollten.

In den Jahren 2005 bis 2007 sollten die in die neuen Strukturen fließenden Gelder stetig zunehmen, um im Jahre 2008 den vorgesehenen vollen Umfang von 250 Millionen Euro zu erreichen. Davon sollten die Stiftung 50 Millionen Euro und die 16 auf der Ebene der Länder eingerichteten Entscheidungsgremien zusammen 100 Millionen Euro erhalten. Für die – im Rahmen der Zielbindung und auf der Grundlage einer Qualitätssicherung – weiterhin autonom von den Sozialversicherungen zu organisierende Verhaltensprävention hätten dann ebenfalls 100 Millionen Euro zur Verfügung gestanden.

Die GKV sollte mit 180 Millionen Euro mehr als zwei Drittel der Gesamtsumme bereitstellen. Damit würden deren Präventionsausgaben gegenüber dem – bisher allerdings niemals ausgeschöpften – Ermächtigungsrahmen nach dem

Tabelle 15: Mittelaufbringung und Mittelverwendung für Präventionsmaßnahmen (nach dem Entwurf des Präventionsgesetzes 2005).

	Bundesebene	Landesebene	Ebene SV-Träger	Summe
Gesetzliche Krankenversicherung	36 Mio. €	72 Mio. €	72 Mio. €	180 Mio. €
Gesetzliche Rentenversicherung	8 Mio. €	16 Mio. €	16 Mio. €	40 Mio. €
Gesetzliche Unfallversicherung	4 Mio. €	8 Mio. €	8 Mio. €	20 Mio. €
Soziale Pflegeversicherung	2 Mio. €	4 Mio. €	4 Mio. €	10 Mio. €
Summe	50 Mio. €	100 Mio. €	100 Mio. €	250 Mio. €

Quelle: eigene Darstellung

«alten» § 20 SGB V (ca. 2,64 Euro je Versichertem im Jahr 2003) um rund 20 Prozent sinken. Der Beitrag der Gesetzlichen Rentenversicherung war auf insgesamt 40 Millionen Euro fixiert worden, die sie – ohne Mehreinnahmen – aus den bislang für Rehabilitation (Tertiärprävention) verwendeten Ressourcen abzweigen sollte. Die Gesetzliche Unfallversicherung sollte insgesamt 20 Millionen Euro[5], die Soziale Pflegeversicherung 10 Millionen Euro zur Verfügung stellen. Die vorgesehene Verwendung dieser Mittel geht aus **Tabelle 15** hervor.

Wegen Meinungsverschiedenheiten und Kompetenzproblemen zwischen dem BMGS und dem für die Bundesagentur für Arbeit (Arbeitslosenversicherung, SGB III) zuständigen BMWA konnte bis zum Schluss keine Einigung über die Einbeziehung dieses Zweigs der Sozialversicherung erzielt werden, obgleich deren Klientel – die zu Beginn des Jahres 2005 offiziell registrierten mehr als 5 Millionen Arbeitslosen – in besonderem Ausmaß unter «sozial bedingter Ungleichheit von Gesundheitschancen» zu leiden hat.[6] Das Konzept der verantwortlichen Einbeziehung der Sozialversicherungsträger in das Präventionsgeschehen erlitt auf diese Weise eine schwere Beschädigung.

Ein weiteres Defizit bestand in der lediglich freiwilligen Einbeziehung der Privaten Kranken- und Pflegeversicherung in die Finanzierung der Präventionsmaßnahmen. Sie ergab sich aus dem Umstand, dass der Gesetzgeber keine Regelungsbefugnis im Hinblick auf die Verwendung der PKV-Mittel hat.

Mit dem «Gesetz zur Stärkung der gesundheitlichen Prävention» sollte eine überaus komplexe Struktur mit einer Fülle von Gremien und Zuständigkeiten geschaffen werden, wie sie für das deutsche System der Steuerung durch Verbände typisch ist. Gesundheitspolitisch enthielt das Gesetzesvorhaben eine Reihe von Verbesserungen gegenüber dem Ist-Zustand:

- die Regelung nicht medizinischer Primärprävention durch ein Bundesgesetz
- die (mäßige) Erhöhung von Ressourcen für Primärprävention
- die deutliche Steigerung von Ressourcen für Setting-Projekte
- die Einbeziehung des Interventionstyps bevölkerungsweiter Kampagnen in das präventionspolitische Repertoire
- die verbindliche Orientierung der Primärprävention an wissenschaftlich gestützten Gesundheitszielen
- die Verpflichtung der Primärprävention auf die Verminderung sozial- und geschlechtsbedingter Ungleichheit von Gesundheitschancen
- die verbindliche Vorgabe von Standards und Verfahren der Qualitätssicherung sowie

---

5 Damit wären freilich mehr als 90 Prozent der von der Unfallversicherung für Primärprävention aufgebrachten Mittel in Höhe von ca. 700 Millionen Euro außerhalb des Regelwerks des Präventionsgesetzes geblieben.
6 Wer länger als zwölf Monate arbeitslos ist, trägt im Durchschnitt ein doppelt so hohes Krankheitsrisiko wie berufstätige Menschen (Rosenbrock 1998b, Grobe/Schwartz 2003).

- die Einbeziehung der Kranken-, Renten-, Unfall- und Pflegeversicherung.

Allerdings waren mit dem Gesetzentwurf auch diverse Probleme verbunden, die in allerlei Kritik und Bedenken beteiligter Akteure zum Ausdruck kamen. In dessen Zentrum stand die Befürchtung, dass die komplexen Aushandlungs- und Abstimmungserfordernisse, insbesondere zwischen Sozialversicherungsträgern und Ländern, zu einem unvertretbaren Aufwand für die gesundheitspolitisch erwünschten Maßnahmen und Programmen führen könnten und die Gefahr von Entscheidungs- und Handlungsblockaden heraufbeschwören würden. Zweifel an der Effizienz der institutionellen Struktur gründeten sich zum einen auf die Tatsache, dass die Stiftung auf Bundesebene lediglich Empfehlungen zu Zielen etc. hätte geben dürfen (§ 11 Abs. 1) und sowohl die Länder (§ 12 Abs. 3) als auch die Sozialversicherungsträger (§ 17 Abs. 6) Öffnungsklauseln durchsetzen konnten, die ihnen ein Abweichen von zentral vorgegebenen Zielen und Programmen erlaubt hätten. Problematisch blieb auch, dass die Stiftung für die Durchführung von Länder übergreifenden Kampagnen und Programmen das Einvernehmen der jeweiligen Entscheidungsgremien der betroffenen Länder benötigt hätte. Dies verweist darauf, dass Bund, Länder und Sozialversicherungsträger jeweils starke Eigeninteressen haben und diese bei der Umsetzung des Gesetzes vermutlich auch verfolgen würden:

- Der Bund würde ein Interesse daran haben, das Instrument der Kampagne, das nur im Zusammenwirken von massenmedial vermittelten Gesundheitsbotschaften, Setting-Projekten und individuell ansetzender Prävention wirksam ist (s. Kap. 3.2.3), auch für die Eigenwerbung zu nutzen.
- Die Länder würden ein Interesse daran haben, den stark unterfinanzierten öffentlichen Gesundheitsdienst mit Hilfe der durch das Präventionsgesetz zur Verfügung gestellten Beitragsmittel zu entlasten.
- Die Krankenkassen schließlich würden bei fortdauernder Konkurrenz und ohne funktionierenden morbiditätsorientierten Risikostrukturausgleich (s. Kap. 5.3) ein Interesse daran haben, Verhaltensprävention nicht vorrangig am Kriterium der Verminderung sozial bedingter Ungleichheit von Gesundheitschancen, sondern an der Optimierung ihres Risiko-Pools zu orientieren.

Fraglich blieb, ob die Ebenen übergreifenden Instrumente der Koordination ausgereicht hätten, um diese Eigeninteressen der beteiligten Akteure zu zügeln. Vermutlich wäre das Ziel, die Primärprävention zu einer starken «Säule» der Gesundheitssicherung zu entwickeln, letztlich davon abhängig gewesen, ob und inwieweit die Akteure bereit gewesen wären, sich an den programmatisch allseits unterstützten Zielen des gesundheitlichen Gemeinwohls zu orientieren.

Allerdings ist zu betonen, dass mit diesem Entwurf für ein Präventionsgesetz erstmals in Deutschland ein Regelwerk für die Primärprävention entstanden wäre, das die Umsetzung moderner Konzepte primärer Prävention in einem mehr als nur symbolischen Umfang ermöglicht hätte. Hätte sich der im Gesetzentwurf verankerte Regelungsansatz bewährt, wäre vermutlich bereits in wenigen Jahren die Frage auf die Tagesordnung gerückt, ob die finanzielle Ausstattung der Primärprävention nicht verbessert werden müsste. Auf diese Weise hätte er die Chance bieten können, eine positive Dynamik für die Stärkung der Primärprävention freizusetzen. Dazu kam es – wie erwähnt – aber nicht: Der Gesetzentwurf wurde zwar im April 2005 vom Bundestag verabschiedet, jedoch hielt der unionsdominierte Bundesrat, dessen Zustimmung zum Gesetz erforderlich war, das Gesetz auf und rief den Vermittlungsausschuss mit dem Ziel einer grundlegenden Überarbeitung des Entwurfs an. Dies bedeutete dann – wie allen Beteiligten klar war – angesichts der Ankündigung vorgezogener Neuwahlen zum Bundestag für September 2005 – das zumindest vorläufige Aus für dieses Gesetzesvorhaben.

3.2.6 Stand und Perspektiven primärer Prävention

Primärprävention und Gesundheitsförderung sind höchst unzureichend in der deutschen Gesundheitspolitik verankert. Insbesondere im Hinblick auf solche Bemühungen, die auf eine Verknüpfung belastungssenkender und ressourcensteigender Strategien setzten, besteht nach übereinstimmender Ansicht in Deutschland eine erhebliche Unterversorgung (SVR 2002, Bd. I: 117ff.; Bd. III. 2: 21ff.; Bd. III.3: 21ff., 58ff.). Insgesamt ist dafür nicht mangelndes Wissen der wichtigste Grund; entscheidend scheinen vielmehr der oftmals fehlende politische Wille bei der Formulierung und die Schwierigkeiten bei der Umsetzung derartiger Programme zu sein. Primärprävention leidet unter mangelnder Zielgruppenorientierung, insbesondere sind gesundheitlich und sozial benachteiligte Gruppen unterrepräsentiert. Unter den insgesamt eher geringen Aktivitäten der Primärprävention dominieren nach wie vor die Versuche zur individuellen Verhaltensbeeinflussung («Gesundheitserziehung»). Dass diese überwiegend wenig wirksam sind, ist darauf zurückzuführen, dass sie die Beziehungen zwischen der – zum Beispiel durch Beruf, Familie, Wohnort etc. – definierten Lebenslage und dem Verhalten nicht oder nicht genügend beachten.

«Die Gesundheit der Menschen ist wesentlich das Produkt der sozialen, technischen und natürlichen Umwelt, in der sie leben, sowie der Verhaltensmuster, denen sie folgen. Aber auch diese Verhaltensmuster sind von der sozialen, technischen und natürlichen Umwelt geprägt, und diese Umwelten werden durch öffentliche Politik geformt» (Übers. d. Verf.) (Milio 1981).

An vielen Beispielen (Aids-Prävention, betriebliche Gesundheitsförderung, Bewegung, Zigarettenrauchen etc.) kann zudem gezeigt werden, dass auch Verhaltensbeeinflussung desto effektiver ist, je mehr die strukturellen und sozialen Anreize, die riskantes Verhalten begünstigen, sowie die strukturellen und sozialen Voraussetzungen, die gesundes Verhalten begünstigen, als zu verändernde Gegebenheiten in die Planung und Durchführung von Präventionsstrategien einfließen. Dies erhöht aber meistens auch die Schwierigkeiten der Durch- und Umsetzung und unterbleibt deshalb häufig. Schließlich kann sich die (zentralstaatliche, kommunale, betriebliche etc.) Gesundheitspolitik durch die Reduzierung der Ursachen von Gesundheitsrisiken auf Fehlverhalten auf symbolische Politik beschränken, das heißt auf solche Maßnahmen, die eine Problemlösung zu versprechen scheinen, aber nicht die wirklichen Ursachen der Gesundheitsrisiken angehen. Auf diese Weise lassen sich Verantwortung oder sogar «Schuld» denjenigen zuweisen, die sich nicht gesundheitsgerecht verhalten, und können sich die politisch Verantwortungsträger von einem entscheidenden Teil ihrer Verantwortung entlasten – gerade auch dann, wenn sich die verhaltensbezogenen Präventionsmaßnahmen als erfolglos erweisen.

Das gesundheitspolitische Vollzugsdefizit auf dem Gebiet der Prävention findet seine Gründe also weniger in fehlendem Wissen, sondern eher in risiko- und umfeldspezifischen Thematisierungsbedingungen und damit in den jeweiligen Akteur- und Interessenstrukturen, also in den präventionspolitischen Konstellationen. Für die bestehenden Defizite lassen sich insgesamt fünf übergreifende Gründe identifizieren (Rosenbrock/Kühn/Köhler 1994):

- *Prävention als neuer Politiktyp.* Der Handlungstyp der systematisch fundierten und zum Teil unspezifischen Risikosenkung mit den Instrumenten der Politik befindet sich erst am Anfang seiner systematischen Entwicklung. Es mangelt infolgedessen an (wissenschaftlich zu fundierenden) Erfahrungen über neue Politikformen vor allem auf lokaler und regionaler Ebene. Arbeitsteilung und Kompetenzbereiche zwischen den beteiligten wissenschaftlichen Disziplinen (einschließlich Public Health und Pflege) und Institutionen sind unklar und oft noch umstritten. Primärpräventive Interventionen zeichnen sich in der Regel dadurch aus, dass sie die Komplexität von Handlungen und Strukturen steigern (Urban 2001a). Dies stellt ihre Implementation vor besondere Schwierigkeiten. So müssen Akteure ihre bisherigen Handlungsroutinen und Problemwahrnehmungen in Frage stellen. Häufig müssen primärpräventive Maßnahmen in Organisationen und in strukturelle Zusammenhänge implementiert werden, die anderen Zielen und Anreizsystemen folgen und in denen andere Handlungsregeln gelten. Daraus erwächst ein hoher Koordinations- und Anpassungsbedarf, der die Akteure – zumal bei fortbestehenden strukturellen Handlungszwängen – nicht selten überfordert. Darüber hinaus fehlt es in vielen Fällen an ausreichendem Selbstbewusstsein zu wirklich innovativen, notwendigerweise immer auch experimentellen Projekten der Prävention.

- *Probleme der Evaluation und des Nutzennachweises.* Erhebliche Probleme für die Legitimation kontextbezogener primärpräventiver Interventionen ergeben sich aus den Schwierigkeiten der Evaluation und damit des Nutzennachweises derartiger Maßnahmen. Ökonomisch überzeugende Wirksamkeitsnachweise für Prävention (Effizienz) liegen zwar vor, allerdings nur punktuell. Schwartz et al. (2000) kommen in einer methodisch sorgfältigen Exploration und aufgrund von Hochrechnungen evaluierter Verhaltensprävention auf ein (nicht diskontiertes und nicht saldiertes) Einsparpotenzial von etwa 25 Prozent der heute für die Versorgung chronisch Kranker aufgewendeten Ressourcen (zur Kritik: Rosenbrock 2002). Im Hinblick auf Setting-Interventionen zeigt eine Metaanalyse vorliegender Evaluationen zur betrieblichen Gesundheitsförderung, dass in Folge solcher Interventionen zeitstabile Reduktionen von etwa 25 bis 30 Prozent der krankheitsbedingten Arbeitsunfähigkeit erzielt werden können (Lenhardt 2003). Ökonomische Evaluation von komplexen und systembezogenen Interventionen primärer Prävention steht vor den methodisch ungelösten Problemen, dass der «klinische Endpunkt» solcher Interventionen ein langes und möglichst behinderungsfreies Leben ist, dessen Gelingen allerdings von vielen und oft wesentlich stärkeren Faktoren als der Intervention abhängt. Zudem können die gesundheitlichen Erträge in den heute meist kurzzeitig angelegten Messperioden von ein bis maximal fünf Jahren oft nicht erhoben werden. Die Anwendung von Evaluationskriterien analog zur Evidence-based Medicine würde zu einer systematischen Bevorzugung weniger komplexer (und oft auch weniger wirksamer) Interventionen führen. Infolgedessen werden häufig hilfsweise intermediäre Nutzen-Dimensionen und Zielparameter (Veränderungen der technischen und sozialen Umwelt, Wissen, Einstellung, Verhalten, Anreize, Kompetenzen, soziale Unterstützung etc.) herangezogen. Angesichts der Schwierigkeiten der direkten Ergebnismessung gewinnt die Sicherung der Qualität präventiver Interventionen besondere Bedeutung. Qualitätssicherung und Qualitätsmanagement in Prävention und Gesundheitsförderung beginnen bei der Festlegung von Zielen, der Zielgruppen und Zugangswege sowie der Interventions- und Evaluationsverfahren und folgen der Logik des Public Health Action Cycle (vgl. Kap. 1.6; Rosenbrock 1995, 2004, SVR 2002, Bd. II: 176 ff.).

- *Ökonomie vor Gesundheit.* In Entscheidungen staatlicher und betrieblicher Politik dominieren ökonomische Gesichtspunkte weithin über das gesundheitliche Argument. Die gesundheitsgerechte Gestaltung von Arbeitsplätzen, die Reduktion von Umweltbelastungen, komplexe Gesundheitskampagnen mit Lebensweisebezug etc. kosten Geld. Ihr Nutzen ist dagegen oft nur schwer in Geld auszudrücken, oder er liegt außerhalb des Interessenbereichs der Akteure beziehungsweise jenseits der meist kurzfristigen Planungshorizonte (zum Beispiel Geschäftsjahr bei Unternehmen; Wahlperiode in der Politik). Die Geschichte der Prävention zeigt, dass die wichtigsten Erfolge durch soziale Bewegungen induziert wurden, die sich gegen die einseitige Durchsetzung wirtschaftlicher Interessen richteten.

- *Bestimmung der Präventionsinhalte durch den Markt.* Ökonomische Gründe begrenzen aber nicht nur das «Wieviel», sondern auch das «Was» der Prävention. Kommerziell betriebene Prävention und Gesundheitsförderung richten sich in einer Marktwirtschaft nach der mobilisierbaren kaufkräftigen Nachfrage. Diese ist aber kein geeignetes Steuerungsinstrument für Prävention, vor allem nicht unter dem

Gesichtspunkt der Verringerung sozial bedingter Ungleichheit von Gesundheitschancen. Die Umformung gesellschaftlicher Probleme in individuell durch Kauf von Waren und Dienstleistungen zu befriedigende Bedürfnisse nimmt dem sozialen Impuls von Prävention und Gesundheitsförderung einen großen Teil seiner Wirksamkeit.
- *Dominanz der Medizin.* Ein weiterer Teil dieser sozialen Schubkraft wird durch die Definitionsmacht und die Aktivitäten der individuell kurativ orientierten klinischen Medizin absorbiert. Da individuelle Prävention immer noch überwiegend als vertragsärztliches Leistungsfeld angesehen wird, dominieren in der Prävention Sichtweise und Leistungen des Kassenarztes. Das äußert sich unter anderm in einer deutlichen Privilegierung der ärztlichen Beratung vor anderen Trägern und Formen der Beratung und Kommunikation. Es ist freilich weder erwiesen noch plausibel, dass ärztliche Beratung größere Wirkungen erzielt als zum Beispiel die Beratung durch Pflegekräfte oder die problembezogene Diskussion und Auseinandersetzung zwischen Menschen in ähnlicher sozialer Lage (BzgA 1995; Trojan 1986) – wie zum Beispiel Aids-Helfer («peers»). Die Definitionsmacht der Medizin für die Prävention zeigt sich auch im – von den gesundheitlichen Wirkungen her nicht zu begründenden – Gewicht, das Früherkennungsuntersuchungen zur Vorverlagerung der individuellen medizinischen Therapie in der Gesundheitspolitik aufweisen (s. Kap. 3.3). Die in der Öffentlichkeit nur langsam nachlassende Identifikation von «Gesundheitssicherung» mit «Medizin» führt häufig zu einer Medikalisierung sozialer Probleme (Zola 1972; Kühn/Rosenbrock 1994). Ähnlich wie die Ökonomisierung der Prävention in der Tendenz dazu führt, gesellschaftlich und politisch anzugehende Probleme in individuelle Kaufakte umzuwandeln, bestärkt die Medikalisierung der Prävention die Tendenz, primärpräventiv anzugehende Probleme in Akte der individuellen Inanspruchnahme ärztlicher Leistungen umzudefinieren. Beide Tendenzen laufen darauf hinaus, die zugrunde liegenden sozialen Probleme unbearbeitet zu lassen und sind deshalb im Grunde kurzsichtig.
- *Fehlen gegentendenzieller Politik.* Da sich unter diesen Rahmenbedingungen die Tendenz zur politischen Untergewichtung der Primärprävention und zur relativen Übergewichtung der Verhaltensmodifikation und des Konsums eher verstärkt, wäre eine Erweiterung präventionspolitischer Handlungsräume am ehesten von einer staatlich getragenen gegentendenziellen Politik zu erwarten. Diese ist derzeit nicht in Sicht. Der sozialpolitische Kontext der Gesundheitspolitik ist seit über zwei Jahrzehnten zunehmend durch die Individualisierung von Risiken und wachsende Gleichgültigkeit gegenüber Chancenungleichheiten gekennzeichnet (Rosenbrock 1997b). Während die Etablierung der Gesundheitswissenschaften im akademischen Bereich seit dem Ende der 1980er-Jahre bislang relativ zügig vorankommt und insofern einen Erfolg darstellt, haben sich innovative und wegweisende Praxismodelle der Prävention seither nur punktuell und nicht mit vergleichbarer Dynamik entwickelt (Rosenbrock 1997c). Das im Jahre 2005 gescheiterte Präventionsgesetz (s. Kap. 3.2.5) hätte hierzu einen Wendepunkt bilden können.

3.3 Sekundärprävention

Mit dem Begriff der Sekundärprävention werden Maßnahmen der Krankheitsfrüherkennung bezeichnet. Ihr Einsatz basiert auf der Erwartung, dass die Vorverlegung der Diagnose symptomloser Erkrankungen die Chancen verbessert, Krankheiten zu heilen beziehungsweise ihren Verlauf und ihre Folgen zu verzögern.

Das wichtigste Instrument dieser Strategie sind Reihenuntersuchungen (Screenings) in definierten Populationen oder Zielgruppen. Auch hier gilt das Präventions-Paradox (s. Kap. 3.1). Screening ist epidemiologisch nur sinnvoll (Holland/Stewart 1990) und als Leistung der GKV nur zulässig (§ 25 Abs. 3 SGB V), wenn

- es sich um Krankheiten handelt, die wirksam behandelt werden können

- das Vor- und Frühstadium dieser Krankheiten durch diagnostische Maßnahmen erfassbar ist
- die Krankheitszeichen medizinisch technisch eindeutig zu erfassen sind und
- genügend Ärzte und Einrichtungen vorhanden sind, um die aufgefundenen Verdachtsfälle eingehend zu diagnostizieren und zu behandeln.

Der gesundheitliche Wert von Sekundärprävention hängt also davon ab,
- dass symptomlose Frühstadien möglichst sicher erkannt werden, dass der Vorhersagewert (prädiktive Wert, s. u.) eines Tests also möglichst hoch ist

- dass die dadurch ermöglichte Vorverlegung des individuellen Therapiebeginns auch tatsächlich genutzt wird und
- dass dadurch ein Gewinn an Lebensqualität und/oder Lebenszeit erzielt wird.

Der prädiktive Wert (Vorhersagewert) eines Testergebnisses hängt sowohl von der technischen Fähigkeit des Tests ab, tatsächlich Kranke test-positiv als Kranke (Sensitivität) und tatsächlich Gesunde als test-negative Gesunde zu identifizieren (Spezifität), als auch von der Häufigkeit der Erkrankung in der Zielpopulation (Prävalenz) (**Abb. 11**). Zur Erhöhung der technischen Ver-

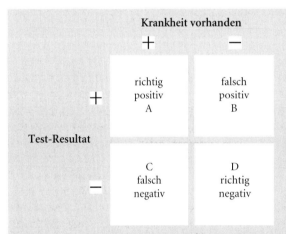

Sensitivität = Testpositive : Kranke = $\dfrac{A}{A+C}$

Die Sensitivität gibt also Antwort auf die Frage, wie sicher ein Test die tatsächlich Kranken auch als krank identifiziert.

Spezifität = Testnegative : Gesunde = $\dfrac{D}{B+D}$

Die Spezifität gibt also Antwort auf die Frage, wie sicher ein Test die tatsächlich Gesunden auch als gesund identifiziert.

Positiver Vorhersagewert = Richtigpositive : Testpositive = $\dfrac{A}{A+B}$

Der positive Vorhersagewert gibt also Antwort auf die Frage, wie viele der vom Test als krank identifizierten Personen tatsächlich erkrankt sind.

Negativer Vorhersagewert = Richtignegative : Testnegative = $\dfrac{D}{C+D}$

Der positive Vorhersagewert gibt also Antwort auf die Frage, wie viele der vom Test als gesund identifizierten Personen tatsächlich gesund sind.

Quelle: Eigene Darstellung

Abbildung 11: Sekundärprävention: Sensitivität, Spezifität und Vorhersagewert.

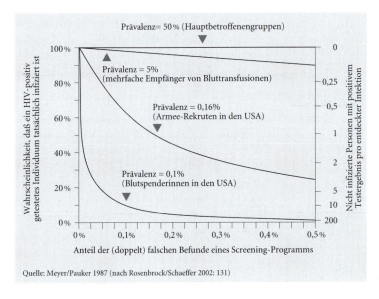

Abbildung 12: Der prädiktive Wert eines positiven HIV-Antikörpertests in Abhängigkeit von Sensitivität und Prävalenz.

lässlichkeit (Reliabilität) werden Tests sequentiell oder parallel wiederholt (z. B. Such- und Bestätigungstest).

Der Vorhersagewert eines individuellen Testergebnisses hängt nicht nur von der technischen Verlässlichkeit des Tests, sondern auch von der Prävalenz der gesuchten Erkrankung in der Population ab (Sackett et al. 1991). Diesen Zusammenhang verdeutlicht **Abbildung 12** auf Seite 94 am Beispiel des HIV-Antikörper-Tests als einem Sceening-Instrument mit vergleichsweise sehr hoher Sensitivität von mindestens 99,5 Prozent. Die waagerechte Achse zeigt den Anteil falsch positiver Tests (bei optimaler Handhabung sowohl von Such- als auch von Bestätigungstest). Die senkrechte Skala rechts gibt an, wie viele falsch positive Befunde auf jeden tatsächlich positiven Befund kommen.

Es zeigt sich, dass bei niedriger Prävalenz auch Tests mit sehr hoher Sensitivität und Spezifität lediglich inakzeptabel niedrige Vorhersagewerte erreichen. Die gesundheitlich erwünschten Wirkungen der Sekundärprävention werden zudem häufig überschätzt (Holland/Stewart 1990). Dies ist zum Beispiel dann der Fall, wenn die durch Früherkennung gewonnene Überlebenszeit nicht um die durch Spontanentdeckung bei normaler klinischer Diagnosestellung gewinnbare Überlebenszeit bereinigt wird (*lead-time-bias*) oder wenn zum Beispiel nicht berücksichtigt wird, dass durch Screening vor allem langsamere, biologisch weniger gefährliche Verläufe entdeckt werden (*length-time-bias*).

Auch bei technisch-methodisch einwandfrei begründeten Screenings hängt die gesundheitliche Wirksamkeit der Sekundärprävention von möglichst hohen Teilnahmeraten ab. Zahlreiche der gesuchten Zielkrankheiten treten überproportional häufig in sozial und bildungsmäßig weniger privilegierten Gruppen auf. Diese Gruppen sind zugleich auch schwer zur Screening-Teilnahme zu motivieren. Daraus ergibt sich die Notwendigkeit, Sekundärprävention mit Instrumenten aus dem Bereich von Public Health (Zielgruppenorientierung, Schaffung beziehungsweise Verbesserung von Zugangswegen, professionell gestaltete Kampagnen, materielle und immaterielle Anreize) zu gestalten.

Angesichts der Komplexität und der Interdependenzen der zahlreichen erwünschten und unerwünschten Wirkungen von Screenings kann der gesundheitliche Nutzen von Sekundärprävention in der Regel ohne ein sorgfältiges Health Technology Assessment nicht beurteilt werden.

Dabei ist zu berücksichtigen, dass jedes – positive wie negative – Testergebnis nicht nur eine – mehr oder weniger wahrscheinliche – Aussage über die Indikation weiterer differentialdiagnostischer beziehungsweise therapeutischer Interventionen ist, sondern zugleich auch immer Auswirkungen auf das psychische und soziale Befinden (Angst beziehungsweise Beruhigung) der Betroffenen hat.

Seit den 1970er-Jahren gehören Maßnahmen zur Krankheitsfrüherkennung auch zum Leistungskatalog der GKV; mit dem 1989 in Kraft getretenen Gesundheitsreformgesetz (GRG) wurde diese Leistungsart erheblich aufgewertet (s. Kap. 3.1). Die großen Volkskrankheiten stehen hierbei im Zentrum, insbesondere Krebserkrankungen und hier wiederum der Brustkrebs bei den Frauen, der Prostata- und der Darmkrebs bei den Männern. Die Sekundärprävention erfolgt in der Regel als medizinische Intervention, deren wichtigster Träger der niedergelassene Kassenarzt ist. Sekundärpräventive Maßnahmen sind bevölkerungsweit von wachsender Bedeutung. Kassenarztgetragene Früherkennung zur Vorverlagerung des Zeitpunkts individualmedizinischer Intervention trifft in der Bundesrepublik auf wesentlich bessere gesundheitspolitische Entwicklungsbedingungen als die Primärprävention. Beiden Präventionskonzeptionen gemeinsam ist, dass sie von der Intervention **vor** der Manifestation von Symptomen bessere Ergebnisse als von der Krankheitsbehandlung erwarten. Sie zielen also auf die Verringerung der Eintrittswahrscheinlichkeit medizinisch meist nicht reversibler Erkrankungsverläufe. Sekundärpräventive Individualmedizin und soziale Primärprävention ziehen aus diesem Konzept unterschiedliche Schlussfolgerungen (**Tab. 16**), die sich in zwei Leitfragen zusammenfassen lassen:

- Die Leitfrage aus dem Blickwinkel der individuell-kurativen Medizin lautet: Wie erkennen wir möglichst früh, dass ein Mensch erkrankt? Was können wir dann tun, um den Krankheitsprozess zu verlangsamen, zu stoppen oder gar umzukehren?
- Die Gegenfrage aus dem Gesichtswinkel der epidemiologisch orientierten sozialen Prävention lautet: Unter welchen Bedingungen bleiben Menschen gesund beziehungsweise geht die Inzidenz wichtiger Krankheiten zurück? Was können wir tun, um diese Bedingungen für so viele Menschen wie möglich herzustellen beziehungsweise zu erhalten?

Während für einige Programme (zum Beispiel Kinderuntersuchungen U 1 bis U 9 (§ 26 SGB V), Screening auf Zervixkarzinom, Brustkrebsuntersuchungen im Zwei-Jahres-Takt bei Frauen ab dem 50. Lebensjahr) der gesundheitliche Nutzen außer Frage steht, ist der gesundheitliche Nutzen anderer Screenings (zum Beispiel der Gesundheitsuntersuchungen nach §25 Abs.1 SGB V) umstritten (Abholz 1994). In der Bundesrepublik ist seit Beginn der 1970er-Jahre das weltweit umfangreichste Angebot an bevölkerungsweiten medizinischen Früherkennungsuntersuchungen gewachsen.

Diese Entwicklung verdankt sich einer besonderen Konstellation: Die Definition des Zweckmäßigen wurde weitgehend der Vertragsärzteschaft überlassen, die sich vor allem an ihren finanziellen Interessen orientiert und sich zudem einem beständig wachsenden und im Einzelnen oft nicht mehr abschätzbaren Angebot von Diagnose-Technologien gegenübersieht. Ausreichende Kosten-Wirksamkeits-Abschätzungen vor der Ingangsetzung dieser Programme sind ebenso die Ausnahme wie epidemiologisch aussagefähige Evaluationen der Durchführung. Im Ergebnis dieser gesundheitspolitischen Fehlsteuerungen werden zentrale Gesichtspunkte der Effektivität und Effizienz der medizinischen Früherkennungsprogramme oft nicht oder nicht hinreichend beachtet (Abholz 1988 u. 1990; Holland/Stewart 1990; J.G. Schmidt 1998):

- Die wachsende Kluft zwischen den diagnostischen Möglichkeiten und den therapeutischen Fähigkeiten der Medizin bleibt außer Betracht. Vor allem im Zuge der schnellen Entwicklung der Medizintechnik können immer mehr Befunde bei symptomlosen und beschwerdefreien Menschen erhoben werden, aus denen zwar die Schlussfolgerung der erhöhten Wahrscheinlichkeit einer Erkrankung, jedoch keine unter den Kriterien einer evidenzbasierten Medizin belastbaren therapeutischen Konse-

Tabelle 16: Sekundärprävention und Primärprävention.

	Sekundärprävention	Primärprävention
Leitfrage	Wie erkennen wir möglichst früh, dass ein Mensch erkrankt? Was können wir dann tun, um den Krankheitsprozess zu verlangsamen, zu stoppen oder gar umzukehren?	Unter welchen Bedingungen bleiben Menschen gesund? Was können wir tun, um diese Bedingungen für so viele Menschen wie möglich herzustellen beziehungsweise zu erhalten?
Leitbild	Überwiegend naturwissenschaftlich fundierte Heilung beziehungsweise Therapie des erkrankten Individuums; Immunisierung	Verhütung von Krankheiten durch Minderung von Gesundheitsbelastungen und Vermehrung von Gesundheitsressourcen
Gesundheitsbegriff	Negativ: Abwesenheit von Funktionsstörungen, oft zusätzlich eingeengt durch die Forderung naturwissenschaftlicher Messbarkeit	Positiv: Nach oben hin offener (utopischer) Gesundheitsbegriff, als Vision vom «guten Leben»
Wissenschaftliche und praktische Paradigmen	Heilung von Infektionskranken, Verbesserung von Therapiechancen durch möglichst frühzeitige Diagnose; chirurgische Eingriffe	Sieg über Infektionskrankheiten durch Veränderungen von Lebenslagen und Lebensweisen; Unfallverhütung; Entstehung von und Intervention bei psychisch manifestierten Leiden
Ausgangs- und Zielpunkt der Interventionen	Organismus des Individuums; Lebensweise	Lebenswelt von Individuen und Gruppen; Lebensweise
Theoretische Grundpositionen	Krankheit vorwiegend als Störung physiologischer Prozesse, zum Teil als Defekte, zum Teil als Ungleichgewichte interpretiert; Stress	Krankheiten als Störung des Gleichgewichts von Gesundheitsbelastungen und -ressourcen (sozial und individuell)
Zusammenhang zwischen Erkrankungsbedingungen (Noxen) und Erkrankungen	Überwiegend Spezifität (eindeutiger Zusammenhang von Ursache und Wirkung) und Lokalismus («identifizierbare Störung eines Ablaufs oder einer Funktion»)	Eher Unspezifität («wenn-dann»-Beziehungen nach beiden Seiten hin offen, Freiheitsgrade) und systemische Verursachung (multifaktoriell, Regelkreise zwischen Belastungen, Ressourcen und Bewältigungsverhalten)
Diagnoseinstrumente	Überwiegend technische Abbildung und Messung von Körperfunktionen, zum Teil auch Sozialanamnese	Primär Analyse technisch-organisatorischer und sozialer Verhältnisse von Gruppen in ihrer direkten und/oder indirekten (verhaltensprägenden) gesundheitlichen Wirkung; psychologische Verfahren
Treffsicherheit der Diagnosen/ prädiktiver Wert	Steigt	Steigt
Verhältnis Diagnose/ Krankheitsverhütung	Die Schere zwischen diagnostischen Möglichkeiten (Früherkennung) und therapeutischen beziehungsweise erkrankungsverhütenden Fähigkeiten der Medizin öffnet sich sehr rasch	Die Verminderung als gesundheitsriskant identifizierter Belastungs-/Ressourcen-Konstellationen stößt auf vielfältige Widerstände, der Abstand zwischen Diagnose und Intervention wächst
Eingriffspunkte der Prävention/ Therapie	Überwiegend technische Interventionen in Organe, Zellen, Moleküle; Risikofaktoren; Psyche; Verhaltensbeeinflussung; Patientenaktivierung	Technisch-organisatorisch und sozial definierte Risikokonstellationen (Verhältnisprävention); soziale Bewältigungskapazitäten in Familie, Nachbarschaft und Gemeinde (Gesundheitsförderung); gesundheitsriskantes Verhalten (Verhaltensprävention); Aktivierung von Betroffenenkompetenz
Erfolge/Misserfolge	Zum Teil unzweifelhaft, zum Teil unerforscht, zum Teil strittig; Messprobleme	Zum Teil unzweifelhaft, zum Teil unerforscht, zum Teil strittig; Messprobleme
Soziale beziehungsweise institutionelle Gestalt	Medizinsystem, Steuerungsversuche durch Staat, Krankenkassen etc.	Fragmentiert in zahlreichen Politikfeldern (z.B. Arbeit, Umwelt) zum Teil ohne expliziten Bezug zum Gesundheitsziel; Gesundheitsbewegungen
Entwicklungsbedingungen	Zahlreiche Innovationen durch medizinisch-technischen Fortschritt in Verbindung mit organisierten Professionsinteressen; Angebot- und Nachfragesteuerung quantitativ und qualitativ problematisch, vermehrte Verteilungskonflikte	Zahlreiche politische, wirtschaftliche und kulturelle Umsetzungshindernisse; wachsender Problemlösungsdruck aus neuen und alten sozialen Bewegungen; wissenschaftliche Fundierung durch «New Public Health»; ungelöste Probleme der Steuerung und Verallgemeinerung

Quelle: Eigene Darstellung

quenzen gezogen werden können. Das gilt zum Beispiel für die Stenosen der Herzkranzgefäße, erhöhte Leberwerte etc.
- Beim Screening auf Krankheiten, die im Frühstadium tatsächlich erfolgreicher zu behandeln sind, wird häufig übersehen, dass Angehörige der unteren Sozialschichten Früherkennungsuntersuchungen besonders selten in Anspruch nehmen – und dies, obwohl zahlreiche Krankheiten (z. B. das Zervixkarzinom) bei ihnen signifikant häufiger auftreten als in höheren Schichten.
- Der Behandlungserfolg wird oft systematisch überschätzt. Der Erfolg von Krebstherapien wird zum Beispiel meist mit dem Anteil der Überlebenden fünf Jahre nach der Diagnose gemessen. Wird durch Screenings der Diagnosezeitpunkt vorverlegt, so steigt diese Rate auch dann, wenn mit der aus der Früherkennung folgenden Therapie kein einziges Lebensjahr gewonnen wird (lead-time-bias, siehe oben). Im Ergebnis wird durch dieses statistische Artefakt der Nutzen von Früherkennungsprogrammen vielfach überschätzt.
- Auch methodisch haltbare Wirksamkeitsabschätzungen beruhen oft auf Studien, die unter atypischen Bedingungen (z. B. in der Klinik, mit besonders hoch motivierten und dauernd kontrollierten Teilnehmern) durchgeführt wurden. Demgegenüber ist aber der Behandlungserfolg in der alltäglichen Praxis, zum Beispiel durch die geringe Verlässlichkeit dauernder Einnahme blutdrucksenkender oder blutzuckersenkender Medikamente, erheblich geringer.
- Es wird übersehen, dass bei der medizinischen Fahndung auf relativ seltene Krankheiten in großen Bevölkerungsgruppen in der Regel eine Fülle von Fehldiagnosen anfällt, die dann zum Teil nur durch aufwendige Zusatzdiagnosen, zum Teil auch überhaupt nicht korrigiert werden können und dann falsche Behandlungen nach sich ziehen. Beim Ruhe-EKG in der Gruppe der 35- bis 60-Jährigen bleiben zum Beispiel 50 Prozent der tatsächlich asymptomatischen Herzkranken unentdeckt. Auf der anderen Seite findet sich unter 20 so ermittelten Risikoträgern ein wirklich behandelbarer Kranker, das heißt 19 von 20 Befunden sind falsch-positiv (Abholz 1990: 7f.). Bei weitergehender Diagnostik kann das Verhältnis zwischen den richtig-positiven und falsch-positiven Ergebnissen bestenfalls auf 1:1 abgesenkt werden.
- Der medizinische und organisatorische Aufwand für die Auffindung eines Krankheitsfalles wird unterschätzt: So müssen 1000 Frauen über 10 Jahre an Röntgenuntersuchungen zur Früherkennung des Mamma-Karzinoms teilnehmen, damit das Leben einer Frau gerettet werden kann (SVR 2002, Bd. III.3: 132f.). Dem stehen gegenüber ein vergleichsweise hoher Anteil falsch-positiver Befunde, die darauf folgenden differentialdiagnostischen Maßnahmen sowie die letztlich unbegründeten Ängste der Frauen und die Kosten für das Gesundheitssystem.
- Es wird übersehen, dass bei Behandlungsprogrammen als Folge von Screenings häufig die weit überwiegende Mehrzahl der Teilnehmer auch ohne die Behandlung nicht erkrankt wäre, aber mit der Behandlung auch das Risiko unerwünschter (z. B. Arzneimittel-)Wirkungen zu tragen hat. Bei der medikamentösen Senkung von überhöhten Cholesterin-Werten müssen zum Beispiel 1000 symptomlose und beschwerdefreie Menschen sieben Jahre mit Cholestyramin (Blutfettsenker) behandelt werden, um die Anzahl der Herzinfarkte/Schlaganfälle in dieser Gruppe von 98 (ohne Behandlung) auf 81 (trotz Behandlung) zu senken. Anders formuliert: 98,3 Prozent der gesamten Gruppe wird ohne gesundheitlichen Gewinn behandelt (Abholz 1990: 4).
- Es wird angenommen, dass die mit der Früherkennungsuntersuchung unabhängig von einer Therapie verbundene ärztliche Beratung einen günstigen Einfluss auf gesundheitsgerechte Lebensführung ausübt, weil der Patient bei dieser Gelegenheit besonders intensiv mit den Gesundheits- und Lebensrisiken seiner Lebenswelt konfrontiert wird. Es konnte bislang nicht gezeigt werden, dass mit der ärztlichen Beratung, im Vergleich mit anderen Formen und Beteiligten der Beratung, überlegene und

zeitstabilere Erfolge bei der Risikosenkung durch Verhaltensänderung zu erzielen sind. Auch für Aktivierung im Sinne unspezifischer Gesundheitsförderung scheinen gruppenförmig organisierte und weniger hierarchische Settings bessere Voraussetzungen zu bieten als die Arzt- Patienten-Situation.

- Es wird übersehen, dass zum Beispiel in der Bundesrepublik Deutschland auch ohne Screening-Programme zirka 90 Prozent der Bevölkerung mindestens einmal pro Jahr einen Arzt aufsuchen. Durch sorgfältige Anamnese bei dieser Gelegenheit wäre ein hinreichend früher Beginn medizinischer Behandlung durchweg gewährleistet. Es ist nicht zu sehen, dass durch Früherkennungsprogramme, die in Komm-Strukturen stattfinden, in größerem Umfang Menschen erreicht werden können, die auch sonst nicht zum Arzt gehen.

Im Vergleich zu den restriktiven Bedingungen, auf die die Programmierung und Durchsetzung von Projekten der Primärprävention trifft (s. Kap. 3.2.6), zeigt sich, dass die gesundheitspolitische Regulierung (Zulassung, Aufgabenzuweisung, Finanzierung) für die Frage der Durchführung gesundheitsbezogener Programme eine erheblich größere Rolle spielt als die Frage der absehbaren beziehungsweise erwiesenen Effektivität und Effizienz der Intervention. Bezogen auf das Ziel der Senkung von Erkrankungswahrscheinlichkeiten liegen der Primär- und der Sekundärprävention in der Bundesrepublik unterschiedliche Maßstäbe der Risikoabschätzung und Nutzenerwartung zugrunde (Abholz 1988). Während in der internationalen Diskussion seit Jahren zu einem eher restriktiven Umgang mit neuen Früherkennungsprogrammen und insbesondere zu einer sorgfältigen epidemiologischen Abschätzung vor der Ingangsetzung geraten wird (Holland/Stewart 1990; Doll 1988), wurde in der Bundesrepublik 1989 mit der Einführung einer alle zwei Jahre empfohlenen Check-up-Untersuchung für alle Versicherten ab dem 35. Lebensjahr ein gegenläufiges Signal gesetzt, dessen Kosten von Experten auf mehrere Hundert Millionen Euro pro Jahr (ohne Behandlungskosten) geschätzt werden und dessen gesundheitliche Wirkungen ungewiss sind (Abholz 1990). Ein wenig beachtetes Problem besteht in diesem Zusammenhang darin, dass einmal eingeführte Screenings wegen ihres hohen sozialpolitischen Symbolwerts auch dann nur sehr schwer wieder abgeschafft werden können, wenn sich ihre epidemiologische Unwirksamkeit erwiesen hat.

Zusammengefasst kann festgehalten werden, dass das gesundheitspolitische Gewicht der Sekundärprävention sowie die dafür aufgewendeten Ressourcen weniger Ausdruck einer rationalen Gesundheitspolitik, sondern vor allem das Produkt des hohen Einflusses vor allem der organisierten Kassenärzte und des «medizinisch-industriellen Komplexes» (Relman 1980) auf Problem- und Maßnahmendefinition der Gesundheitspolitik sind. Ungeachtet dessen gibt es auch eine Reihe von Früherkennungsuntersuchungen, die als medizinisch sinnvoll einzustufen sind.

3.4 Tertiärprävention

Die gesundheitspolitische und ökonomische Relevanz der Tertiärprävention ergibt sich aus dem Umstand, dass immerhin nahezu die Hälfte der Bevölkerung in Deutschland an mindestens einer chronischen Erkrankung leidet, knapp 20 Prozent an zwei oder mehr (SVR 2002, Bd. III). Aber auch bei chronischen Erkrankungen verbleiben beim Patienten – selbst in der Spätphase schwerer Erkrankungen oder bei schweren Behinderungen – in aller Regel Potenziale, die stabilisiert und erweitert werden können. Dies erfordert die gleichzeitige und gleichberechtigte Anwendung und Verzahnung von Gesundheitsförderung, Prävention, Kuration, Rehabilitation und Pflege sowie von Selbsthilfe (**Abb. 13**).

Ein diesem Schema entsprechendes breites, abgestuftes und flexibles Spektrum an Versorgungsangeboten existiert bis heute in Deutschland nur in Ausnahmefällen. Die Tatsache, dass das Versorgungssystem die Last der sachlichen und zeitlichen Koordination für eine optimale Versorgung weitgehend auf die Schultern der Patienten legt und damit auf jenen Akteur, der auf Basis seiner gesundheitlichen Lage und seiner

Qualifikation dafür über die schlechtesten Voraussetzungen verfügt, ist wahrscheinlich einer der wichtigsten Gründe für die erhebliche und gleichzeitige Über- Unter- und Fehlversorgung chronisch Kranker in Deutschland (SVR 2002, Bd. III). Krankheitsübergreifend liegen Verbesserungspotenziale vor allem
- in der Überwindung der Dominanz akutmedizinischer Interventionslogik bei chronisch Kranken (Konzentration auf medizinische Krisenintervention statt kontinuierlicher Betreuung auf Basis eines systematischen Assessment),
- in der stärkeren Berücksichtigung der psychosozialen Belastungen durch chronische Erkrankung und der psychosozialen Ressourcen bei ihrer Bewältigung, also in der Überwindung der ‹somatischen Fixierung›
- in der gezielten Aktivierung der Patienten zu Partnern des Arztes und Koproduzenten ihrer Gesundheit
- in der besseren Nutzung der Möglichkeiten nicht nur der Primärprävention zur Verhinderung chronischer Erkrankungen (siehe oben), sondern auch der Prävention von Komplikationen
- in einer Verstärkung und besseren Verzahnung der Rehabilitation.

Ansatzpunkte zur besseren Erreichung dieser Ziele liegen (SVR 2002, Bd. III)
- in der Verbesserung der Qualifikation von Medizinern, Pflegenden und anderen Gesundheitsberufen in Richtung auf die Ausrichtung des Handelns (und Unterlassens) an den Kriterien der Evidence-based Medicine. Therapeutische Entscheidungen werden in diesem Konzept im Spannungsfeld zwischen wissenschaftlicher Evidenz, klinischer Erfahrung und den Präferenzen der Patienten ausgehandelt und getroffen.
- in der systematischen Information und Schulung der Patienten und ihrer Angehörigen

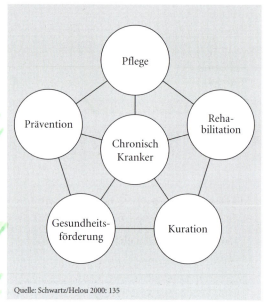

Quelle: Schwartz/Helou 2000: 135

Abbildung 13: Modell der Gleichzeitigkeit und Verzahnung bei nicht-sequentiellen chronischen Krankheitsverläufen.

(§ 43 Nr. 3 SGB V) mit dem Ziel ihrer aktiven und gleich berechtigten Einbeziehung in den therapeutischen und Bewältigungsprozess
- in der Überwindung von vor allem ökonomischen Fehlanreizen sowohl auf Seiten der Leistungserbringer als auch bei den Krankenkassen, die den chronisch kranken Patienten zum «schlechten Risiko» machen
- in der Überwindung der gewachsenen Zersplitterung der Versorgungsstrukturen. Chronisch kranke Patienten bleiben häufig nicht nur zwischen den verschiedenen Leistungserbringern ohne koordinierende Unterstützung, sondern auch zwischen den unterschiedlichen Anspruchsgrundlagen und Versorgungslogiken der Krankenversicherung (SGB V), der Pflegeversicherung (SGB XI), der Rentenversicherung (SGB VI) und ggf. der Arbeitslosenversicherung (SGB III).

4 Das System der Krankenversorgung

4.1 Organisation, Finanzierung und Leistungen des Krankenversicherungssystems

Die Absicherung des Erkrankungsrisikos erfolgt, der Tradition des deutschen Wohlfahrtsstaats entsprechend, im Rahmen eines Sozialversicherungssystems. Die Krankenversicherung wird in Deutschland von zwei unterschiedlichen Systemen getragen: der GKV und der privaten Krankenversicherung (PKV). Im Mittelpunkt steht dabei die GKV, in der fast 90 Prozent der Bevölkerung versichert sind. Im Folgenden sollen deren wichtigsten Merkmale erörtert werden.

4.1.1 Die Gesetzliche Krankenversicherung

Versichertenkreis

Pflichtmitglieder in der GKV sind Arbeiter und Angestellte, deren Bruttoeinkommen unterhalb der Versicherungspflichtgrenze liegt. Auch einige Selbständigengruppen – Landwirte, Künstler und Publizisten – sowie Studierende und Praktikanten sind in den 1970er- bzw. den frühen 1980er-Jahren in den Kreis der Pflichtversicherten aufgenommen worden (s. Kap. 2). Im Rahmen der Familienversicherung sind Ehegatten und Kinder von GKV-Mitgliedern beitragsfrei mitversichert. Die Familienversicherung der Kinder endet mit dem 18. Lebensjahr. Sind sie nicht erwerbstätig oder befinden sie sich in der Schul- bzw. Berufsausbildung, erhöht sich die Altersgrenze auf 23 bzw. 25 Jahre, bei Studierenden auf 30 Jahre. Am 1.7.2004 waren 19,8 Millionen (28,2 %) der insgesamt 70,3 Millionen GKV-Versicherten mitversicherte Familienangehörige (BMGS 2005b).

Neben den erwerbstätigen Arbeitern und Angestellten und ihren Familienangehörigen sind auch die größten Gruppen nicht erwerbstätiger Personen – also Rentner und die Bezieher von Arbeitslosengeld – in der GKV pflichtversichert. Dies gilt seit dem 1.1.2004 auch für sämtliche Sozialhilfeempfänger. Dieser Personenkreis war zuvor nur dann in der GKV versichert, wenn er beim Eintritt in die Sozialhilfe bestimmte Vorversicherungszeiten nachweisen konnte. Etwa 80 Prozent der rund 2,7 Millionen Bezieher von Sozialhilfe erfüllten diese Voraussetzungen.[7] Mit dem Inkrafttreten des «Vierten Gesetzes für moderne Dienstleistungen am Arbeitsmarkt» (BGBl. I: 2954 – «Hartz IV») am 1.1.2005 wurden Arbeitslosenhilfe und Sozialhilfe zum Arbeitslosengeld II (ALG II) zusammengeführt. Die Bezieher des ALG II sind nun über die Bundesagentur für Arbeit krankenversichert.[8]

Gegenüber den GKV-Versicherten sind die Leistungsansprüche jener Gruppen, die ohne Auf-

---

[7] Aber auch die restlichen 20 Prozent der Sozialhilfeempfänger waren im Krankheitsfall abgesichert, denn ihre Behandlungskosten wurden von den Kommunen im Rahmen der Sozialhilfe getragen.

[8] Allerdings gilt dies nicht für solche Personen, die bis Ende 2004 Empfänger von Arbeitslosenhilfe oder Sozialhilfe waren, deren Antrag auf Gewährung von ALG II aber abgelehnt wurde. Wenn sie nicht als mitversicherte Familienangehörige unter den Schutz der GKV fallen, sind diese Personen darauf angewiesen, sich entweder freiwillig in der GKV oder in der privaten Krankenversicherung absichern. Für diesen Personenkreis bedeutet das Inkrafttreten von «Hartz IV» also den Verlust des gesetzlichen Krankenversicherungsschutzes.

enthaltserlaubnis in Deutschland leben (z. B. Asylbewerber), deutlich eingeschränkt.

Zu den nicht pflichtversicherten Berufsgruppen gehören neben den abhängig Beschäftigten mit einem Bruttoverdienst über der Versicherungspflichtgrenze die Selbständigen – mit Ausnahme der oben genannten Gruppen – sowie die Beamten. Diese Personengruppen können sich privat versichern, auf eine Krankenversicherung verzichten oder auch als freiwillig Versicherte Mitglied der GKV werden. Dem Mikrozensus zu Folge waren im Mai 2003 (StBA, Fachserie 12, Reihe S. 3) knapp 88 Prozent der Bevölkerung in der GKV, knapp zehn Prozent in der PKV und 0,2 Prozent überhaupt nicht versichert. Dabei existieren beträchtliche Unterschiede zwischen den alten und den neuen Bundesländern (Tab. 17). Lag im Jahr 2003 der Anteil der GKV-(PKV-) Versicherten im Westen bei 86,7 Prozent (9,7 %), so waren es im Osten 93,0 (4,9 %). Diese Abweichungen sind vor allem darauf zurückzuführen, dass in den neuen Bundesländern ein geringerer Anteil der Beschäftigten die Versicherungspflichtgrenze überschreitet.

Am 1.7.2004 waren im gesamten Bundesgebiet 82,0 Prozent der GKV-Versicherten in der Allgemeinen Krankenversicherung Pflichtmitglieder und 18,0 Prozent freiwillig versichert (eigene Berechnungen auf der Grundlage von: BMGS 2005b). Bei der Unterscheidung nach Kassenarten fällt auf, dass der Anteil von freiwillig Versicherten bei den Angestellten-Ersatzkassen besonders hoch (26,4 %) und bei den Ortskrankenkassen besonders niedrig (11,5 %) ist. Daran wird deutlich, dass die Angestellten-Ersatzkassen sich in einer besonders starken Konkurrenz zur PKV befinden, die den freiwillig Versicherten jederzeit als Option offen steht.

Mit der Einführung der freien Kassenwahl haben sich die Bindungen der Kassen an ihre traditionelle Klientel gelockert, auch wenn die historisch gewachsenen Mitgliederprofile in den meisten Fällen durchaus noch erkennbar sind. Die Ortskrankenkassen sind die größte Kassenart vor den Angestellten-Ersatzkassen und den Betriebskrankenkassen (Tab. 18). Allerdings ist der Anteil der Ortskrankenkassen seit Jahren im Sinken begriffen. Dies ist vor allem darauf zurückzuführen, dass der Anteil der Arbeiter, ihrer wichtigsten Versichertenklientel, an den Erwerbstätigen zurückgeht. Lediglich die Übertragung der Kassenstrukturen auf die neuen Bundesländer hat diesen Trend unterbrochen. Beschleunigt wurde der Mitgliederverlust der Ortskrankenkassen mit der Einführung der freien Kassenwahl, denn seitdem nahmen viele Versicherte die im Durchschnitt höheren AOK-Beitragssätze zum Anlass, um zu einer Kasse mit niedrigerem Beitragssatz zu wechseln. Die Betriebskrankenkassen waren in den letzten Jahren die Kassenart mit dem größten Zuwachs an Versicherten.

Leistungen

Die gesetzlich Krankenversicherten haben einen Rechtsanspruch auf alle Leistungen, die für die Behandlung ihrer Krankheit notwendig sind. Entsprechend umfangreich ist der Leistungskatalog der GKV. Dabei muss der überwiegende Teil der Leistungen als Regelleistung von jeder Kasse finanziert werden. Darüber hinaus können Kas-

Tabelle 17: Bevölkerung nach Art des Krankenversicherungsschutzes im Mai 2003.

	Deutschland		Alte Bundesländer		Neue Bundesländer	
	(Mio.)	(%)	(Mio.)	(%)	(Mio.)	(%)
GKV	72,47	87,8	58,65	86,7	13,81	93,0
PKV	7,98	9,7	7,25	10,7	0,73	4,9
Sonstige Arten	1,82	2,2	1,55	2,3	0,27	1,8
Ohne Versicherung	0,19	0,2	0,16	0,2	0,03	0,2
Gesamt	82,50	100,0	67,65	100,0	14,85	100,0

Quelle: StBA, Fachserie 12, Reihe 1; eigene Berechnungen

Tabelle 18: Versichertenanteile der GKV-Kassenarten.

Kassenart	1. Juli 1999 Versicherte	(%)	1. Juli 2004 Versicherte	(%)
Ortskrankenkassen	27 896 703	39,1	25 269 712	36,0
Angestellten-Ersatzkassen	25 256 670	35,4	21 818 607	31,0
Betriebskrankenkassen	9 235 691	12,9	14 778 056	21,0
Innungskrankenkassen	4 689 186	6,6	4 477 958	6,4
Arbeiter-Ersatzkassen	1 738 100	2,4	1 494 729	2,1
Bundesknappschaft	1 428 791	2,0	1 423 940	2,0
Krankenversicherung für Landwirte	1 070 524	1,5	946 196	1,4
Krankenversicherung für Seeleute	69 442	0,1	70 752	0,1
GKV insgesamt	71 385 107	100,0	70 279 950	100,0

Quelle: 1999: www.destatis.de; 2004: BMGS 2005b

sen in einzelnen Bereichen auch eigene Mehrleistungen (Satzungsleistungen) gewähren. Zu Anfang des 21. Jahrhunderts werden allerdings rund 95 Prozent der Leistungsausgaben für Regelleistungen aufgebracht, so dass zwischen den einzelnen Kassen keine nennenswerten Unterschiede im Leistungsumfang bestehen. Zu den wichtigsten Leistungsarten der GKV zählen:

- Maßnahmen zur Primärprävention und betrieblichen Gesundheitsförderung
- Maßnahmen zur Krankheitsfrüherkennung
- Maßnahmen der ärztlichen Behandlung zur Heilung von Krankheiten, darunter auch psychiatrische und psychotherapeutische Leistungen
- zahnärztliche Behandlung und Zahnersatz
- die Behandlung im Krankenhaus sowie in Kur- und Spezialeinrichtungen (z. B. psychiatrische Krankenhäuser)
- die Versorgung mit Arznei-, Verband-, Hilfs- und Heilmitteln
- psychotherapeutische Behandlung
- häusliche Krankenpflege
- Leistungen bei Schwangerschaft und Mutterschaft
- Geldleistungen (z. B. Krankengeld, Mutterschaftsgeld)
- ergänzende Leistungen (z. B. Familienheimfahrten, Haushaltshilfen etc.).

Insbesondere in den sechziger und siebziger Jahren des 20. Jahrhunderts ist der Leistungskatalog erheblich ausgeweitet worden.

Jeder Versicherte hat unabhängig von der Höhe der entrichteten Beiträge und von seinem individuellen Krankheitsrisiko einen Rechtsanspruch auf die zur Wiederherstellung seiner Gesundheit erforderlichen diagnostischen und therapeutischen Maßnahmen (Bedarfsprinzip). Die Versorgungsansprüche der Versicherten schließen nicht nur quantitative und qualitative Anforderungen an die tatsächliche Erbringung von Leistungen, sondern auch an die Vorhaltung von Kapazitäten für den Krankheitsfall ein – also eine gewisse Betten- und Arztdichte sowie eine angemessene regionale Verteilung von Versorgungseinrichtungen. Dabei unterliegt die Leistungserbringung dem Wirtschaftlichkeitsgebot (§§ 2 und 12 Abs. 1 SGB V): Demnach müssen die von der GKV finanzierten Leistungen

- ausreichend und zweckmäßig sein
- wirtschaftlich erbracht werden und
- dürfen das Maß des Notwendigen nicht überschreiten.

Bei der Bewertung ihrer Zweckmäßigkeit und Wirtschaftlichkeit sind der allgemein anerkannte Stand der medizinischen Erkenntnisse und der medizinische Fortschritt zu berücksichtigen (§ 2 Abs. 1 SGB V). Welche Leistungen diesen Kriterien entsprechen und grundsätzlich von den Krankenkassen zu erstatten sind, wird vor allem durch Entscheidungen des Gemeinsamen Bundesausschuss (G-BA) festgelegt. Der G-BA tagt je nach Zuständigkeitsbereich (ambulante ärztliche Versorgung, Krankenhausversorgung, zahnärztliche Versorgung, integrierte Versorgung) in unterschiedlichen Zusammensetzungen. Grundsätzlich besteht er aus je neun Vertretern der Ärzteseite und der Kassenseite sowie drei weiteren unparteiischen Mitgliedern. Seit dem 1.1.2004 sind auch neun Vertreter der Versicherten- und Patientenseite im G-BA vertreten. Allerdings haben sie im Unterschied zu den anderen Mitgliedern kein Stimm-, sondern nur ein Mitberatungs- und Antragsrecht.

Über die im einzelnen Behandlungsfall notwendigen, zweckmäßigen, ausreichenden und wirtschaftlichen Leistungen entscheidet der Arzt. Das Bedarfsprinzip und das Wirtschaftlichkeitsgebot sind unmittelbar aufeinander bezogen, denn nur Leistungen, die zweckmäßig und ausreichend sind sowie das Maß des Notwendigen nicht überschreiten, können auch wirtschaftlich sein. In der Orientierung der Beitragsbemessung an der individuellen Leistungskraft und der Leistungsgewährung am individuellen Bedarf kommt der Solidarcharakter der GKV zum Ausdruck. Es vollzieht sich damit ein Ausgleich von Risiken:
- zwischen den Besserverdienenden und sozial Schwachen (sozialer Ausgleich)
- zwischen Gesunden und Kranken (Risikoausgleich)
- zwischen Jungen und Alten (Generationenausgleich)
- zwischen kinderlosen und kinderreichen Familien (Familienlastausgleich).

Sachleistungsprinzip
Der überwiegende Teil der GKV-Leistungen wird nach dem Sachleistungsprinzip erbracht. Zwischen den Leistungsanbietern (Ärzte, Pflegepersonal, Apotheker, Heil- und Hilfsmittelhersteller etc.) und den Leistungsempfängern (Patienten) existieren keine unmittelbaren finanziellen Beziehungen. Die Patienten weisen mit dem Vorlegen der Krankenversicherungskarte nach, dass sie krankenversichert und damit zur zumeist unentgeltlichen Behandlung berechtigt sind. Die Behandlungskosten werden den Leistungserbringern von den Krankenkassen erstattet. Zwischen Patient und Arzt besteht keine individuelle Vertragsbeziehung. Das Sachleistungsprinzip ist selbst Ausdruck des Solidarcharakters der GKV, denn es befreit die Patienten von der Last, für die – bisweilen sehr hohen – Behandlungskosten in Vorlage zu treten.

Das Gegenmodell zum Sachleistungsprinzip ist das Kostenerstattungsprinzip. Hier bezahlt der Patient die Gesundheitsleistungen zunächst selbst und erhält seine Unkosten nach Vorlage der Rechnung ganz oder teilweise von seiner Krankenversicherung zurück. Die Kostenerstattung wird in der PKV, vereinzelt auch in den Sozialversicherungssystemen anderer Länder (z. B. in Frankreich) praktiziert. Seit dem 1.1.2004 können sich alle Versicherten in der GKV für die Kostenerstattung entscheiden (§ 13 Abs. 2 SGB V). In diesem Fall haben die Krankenkassen die Kosten aber nur in jener Höhe zu tragen, die bei einer Erbringung als Sachleistung entstanden wären. Zudem müssen die Versicherten einen Abschlag für die Verwaltungskosten und für die fehlende Wirtschaftlichkeitsprüfung der erbrachten Leistungen in Kauf nehmen. Die konservativ-liberale Koalition hatte bereits 1997 allen Versicherten die Möglichkeit eingeräumt, sich für die Kostenerstattung zu entscheiden, und sie im Bereich der zahnärztlichen Versorgung sogar verbindlich gemacht. Diese Regelungen wurden von der rot-grünen Bundesregierung 1999 zunächst wieder aufgehoben und auf den Kreis der freiwillig Versicherten beschränkt. Die Entscheidung, die Option auf die Kostenerstattung wiedereinzuführen, geht auf eine entsprechende Einigung von SPD, Bündnis 90/Die Grünen und CDU/CSU bei den Verhandlungen über das GKV-Modernisierungsgesetz (GMG) im Jahre 2003 zurück. Im Entwurf zum GMG wird sie damit begründet, dass die Kostenerstattung die Eigenverantwortung und das Kostenbewusstsein der Versicherten stärke. Diese Erwartung beruht auf der Annahme, dass die Versicherten aufgrund des gegebenen Finanzierungssystems mehr Leistungen in Anspruch nehmen würden, als medizinisch notwendig sind. Freilich wird damit verkannt, dass nur der Erstkontakt mit dem Versorgungssystem durch den Patienten initiiert wird – und auch dies in aller Regel auf der Grundlage handfester Beschwerden –, die Sekundärinanspruchnahme hingegen weitestgehend auf ärztlichen Therapieentscheidungen beruhen. Insgesamt spielt die Kostenerstattung in der GKV nur eine untergeordnete Rolle. Bisher hat nur eine kleine Minderheit der Versicherten von dieser Möglichkeit Gebrauch gemacht.

Mit der in den Nachkriegsjahrzehnten vollzogenen Erweiterung des Versichertenkreises und des Leistungskatalogs in der GKV («doppelte Inklusion»; s. Kap. 2.1.2) sind materielle Zugangsbeschränkungen zu den gesundheitlichen Versorgungseinrichtungen weitgehend abgebaut worden. Zwar führte diese Entwicklung nicht zu einer Beseitigung oder nachhaltigen Verringerung der ausgeprägten sozialen Ungleichheit von Gesundheitschancen (Mielck 2000: 177 ff.), aber immerhin hat diese Ungleichheit kaum mehr etwas mit sozialen Schranken beim Zugang zur medizinischen Versorgung zu tun (Siegrist 1995: 209 ff.).

Finanzierung

Die Finanzierung der GKV erfolgt nahezu ausschließlich durch die Zahlung von Versicherungsbeiträgen. Die Bezugsgröße für die Beitragsbemessung ist das Bruttoeinkommen aus unselbständiger Arbeit. Alter, Geschlecht, Anzahl der Mitversicherten und persönliches Krankheitsrisiko des Versicherten spielen bei der Beitragsbemessung keine Rolle. Von diesem Bruttoarbeitseinkommen wird ein bestimmter Prozentsatz an die Krankenkasse abgeführt, der (bis zum 30.6.2005; s. u. in diesem Kapitel) paritätisch, also zu gleichen Teilen, von Arbeitnehmern und Arbeitgebern aufgebracht wird. Die Beitragshöhe verändert sich demnach mit der Einkommenshöhe. Die Ausgaben der GKV werden im Umlageverfahren finanziert, das heißt, die eingezahlten Beiträge werden unabhängig von der individuellen Inanspruchnahme auf alle Versicherten umgelegt. Dementsprechend gibt es im Verlauf eines jeden Jahres Nettozahler und Nettoempfänger. Die erhobenen Beiträge müssen in der GKV so bemessen sein, dass sie die Ausgaben im Jahresverlauf decken. Allerdings gilt diese einkommensproportionale Beitragsaufbringung nur bis zur Beitragsbemessungsgrenze. Dies ist derjenige Einkommensbetrag, von dem höchstens die GKV-Beiträge zu berechnen sind. Die Beitragsbemessungsgrenze in der GKV beträgt 75 Prozent der Beitragsbemessungsgrenze in der Gesetzlichen Rentenversicherung (§ 6 Abs. 1 Nr. 1 SGB V). Bei ihr handelt es sich um eine dynamisierte Grenze: Sie wird jährlich durch eine Verordnung des BMGS verändert, wobei die Anpassung der durchschnittlichen Veränderung der Bruttolohn- und -gehaltssumme der beschäftigten Arbeitnehmer zu folgen hat (§ 159 SGB VI). Bis zum 31.12.2002 war die Beitragsbemessungsgrenze mit der Versicherungspflichtgrenze identisch; zum 1.1.2003 wurden beide Größen voneinander getrennt und die Versicherungspflichtgrenze in der Absicht, einen größeren Teil der Arbeitnehmer in der GKV zu halten, deutlich stärker als die Beitragsbemessungsgrenze angehoben. Im Jahr 2005 liegt die Versicherungspflichtgrenze bei einem monatlichen Bruttoeinkommen von 3900 Euro, die Beitragsbemessungsgrenze bei 3525 Euro. Diejenigen Arbeitnehmergruppen, denen mit der Anhebung der Versicherungspflichtgrenze der Weg in die PKV versperrt wurde, werden also nicht stärker belastet als zuvor.

Dass sich die Versicherungspflichtgrenze im Gleichschritt mit der Beitragsbemessungsgrenze und damit mit den Bruttoeinkommen der abhängig Beschäftigten verändert, ist – wie die zum 1.1.2003 in Kraft getretene Regelung zeigt – kein ehernes Gesetz gesundheitspolitischer Steuerung. Wenn diese Grenze in der Vergangenheit in der beschriebenen Weise definiert wurde, so liegen dem ordnungspolitische Entscheidungen darüber zu Grunde, welche Bevölkerungsgruppen in welchem Ausmaß in den gesellschaftlichen Solidarausgleich einbezogen werden sollen. Außerdem definiert die Versicherungspflichtgrenze den Geschäftsbereich der PKV.

Die Beiträge der Rentner werden je zur Hälfte vom Rentenversicherungsträger und vom Rentner finanziert. Dabei gelten die Beitragssätze der jeweiligen Krankenkasse. Die Beiträge werden bei der Rentenzahlung einbehalten und über die Krankenversicherung der Rentner (KVdR) an die GKV abgeführt. Im Jahr 2004 waren 26,0 Prozent aller GKV-Versicherten Rentner; ihre Beiträge machten nur 21,8 Prozent der GKV-Einnahmen aus, allerdings entfielen auf sie 48,5 Prozent der Leistungsausgaben (BMGS KF04). Dies entsprach einem Ausgabenüberhang in der KVdR von 32,5 Milliarden Euro (ebd.). Dieses «Defizit» wird im Rahmen des Umlageverfahrens in der GKV durch die in der Allgemeinen Krankenversicherung (AKV) versicherten Personen ausgeglichen.

Die Krankenversicherungsbeiträge für die Arbeitslosengeldempfänger werden von der Bundesagentur für Arbeit getragen. Während sich die für die Bezieher des Arbeitslosengeldes («ALG I») an die GKV zu überweisende Summe aus dem kassenspezifischen Beitragssatz und der dem Arbeitslosen ausgezahlten Lohnersatzleistung errechnet, zahlt sie für die Bezieher von ALG II einen pauschalen Beitrag in Höhe von 125 Euro pro Kopf und Monat. Dieser Betrag deckt aber bei weitem nicht die Leistungsausgaben, die die Krankenkassen für diese Gruppe aufbringen müssen.

Der Staat ist als Finanzierungsträger in der GKV – anders als in der Rentenversicherung und der Arbeitslosenversicherung – nur von untergeordneter Bedeutung. Erst seit dem 1.1.2004 zahlt er überhaupt einen steuerfinanzierten Zuschuss an die GKV, und dies in geringer Höhe. Dieser Zuschuss ist zweckgebunden und dient der Finanzierung von Leistungen zur Verhütung sowie bei Schwangerschaft und Mutterschaft, die zwar im GKV-Katalog verbleiben, aber als Leistungen von gesamtgesellschaftlichem Interesse aus der Finanzierungsverantwortung der GKV ausgegliedert wurden. Er soll durch eine in drei Stufen erfolgende Anhebung der Tabaksteuer finanziert werden, der von 1 Milliarde Euro in 2004 über 2,5 Milliarden Euro in 2005 auf 4,2 Milliarden Euro in 2006 ansteigen soll.

Auch wenn der Staat als direkter Finanzierungsträger der GKV nur eine untergeordnete Rolle spielt, so ist er auf anderen Wegen doch in durchaus beträchtlichem Umfang an der Finanzierung der GKV beteiligt. Folgende Formen sind dabei vor allem von Bedeutung:

1. Die Länder sind für die Investitionskosten der Krankenhäuser (Krankenhausbau, Krankenhausinstandhaltung, Krankenhauseinrichtung einschließlich der Anschaffung medizinischer Geräte) verantwortlich – auch wenn sie diesen Pflichten in der Vergangenheit nur unzureichend nachgekommen sind (s. Kap. 4.3.2).
2. Bund, Länder und Gemeinden tragen in ihrer Eigenschaft als Arbeitgeber den Arbeitgeberanteil an den GKV-Beiträgen der Angestellten im öffentlichen Dienst.
3. Der Bund ist über seine beträchtlichen Zuschüsse zur Renten- und zur Arbeitslosenversicherung indirekt an der Finanzierung der GKV beteiligt, weil diese Sozialversicherungsträger – wie erwähnt – Beiträge für die Krankenversicherung von Rentnern und Arbeitslosengeldempfängern entrichten.

Der letztgenannte Aspekt begründet Finanzverflechtungen zwischen den verschiedenen Sozialversicherungsträgern sowie zwischen diesen und dem Staat. Diese Konstellation kann der Staat dazu nutzen, um mit der Höhe der von den Sozialversicherungsträgern zu entrichtenden Krankenversicherungsbeiträge auch die Höhe der Staatszuschüsse zu diesen Zweigen regulieren. Seit den 1970er-Jahren hat der Bund von dieser Möglichkeit wiederholt – und dies zum Nachteil der GKV – Gebrauch gemacht (s. Kap. 4.1.3).

Seit Mitte der 1970er-Jahre hat der Gesetzgeber zahlreiche Veränderungen in der Finanzierung von Gesundheitsleistungen vorgenommen, die in ihrer Gesamtheit zu einer deutlichen Privatisierung der Kosten geführt haben. Dies geschah vor allem durch eine große Zahl von *Leistungsausgrenzungen* sowie durch die Einführung von *Zuzahlungen* und deren sukzessive Erhöhung.[9]

---

[9] Statt von «Zuzahlungen» ist in der Öffentlichkeit zumeist von «Selbstbeteiligung» die Rede. Der Begriff «Selbstbeteiligung» suggeriert allerdings, dass der Zuzahlungsbetrag die einzige Form der Patientenbeteiligung an den Krankenbehandlungskosten sei. Dies ist aber nicht der Fall, da die gesamte Finanzierung der GKV auf den Schultern der Versicherten ruht. Wenn es um eine direkte Beteiligung der Patienten an den von ihnen verursachten Kosten geht, verwenden wir daher den Begriff «Zuzahlung».

Daher hatte sich das Gesamtvolumen der Zuzahlungen zu GKV-Leistungen im Vergleich zu den frühen 1990er- oder gar den frühen 1980er-Jahren deutlich erhöht. Für das Jahr 2001 schätzt das Statistische Bundesamt ihren Umfang auf knapp 9,9 Milliarden Euro (Tab. 19), also 7,5 Prozent der damaligen GKV-Leistungsausgaben.

Dabei unterzeichnen diese Zahlen noch das tatsächliche Ausmaß, in dem die Versicherten belastet werden. Zum einen geht der Versichertenanteil am gesamten Beitragsaufkommen real deutlich über die Hälfte hinaus, unter anderem weil sich die Zuschüsse des Bundes für die Krankenversicherung von Rentnern und Arbeitslosen vorrangig aus den Steuern von Arbeitnehmern finanzieren. Zum anderen ist zu berücksichtigen, dass die Zuzahlungen nur einen Teil der privaten Gesundheitsausgaben erfassen. Insbesondere die Ausgaben für vollständig aus der GKV ausgegliederte Leistungen werden dabei nicht berücksichtigt. Rechnet man zum Beispiel noch das – seit Jahren ansteigende – Volumen der Selbstmedikation aus Apotheken hinzu (4,26 Mrd. Euro), so erreichen die privaten Ausgaben im Jahr 2001 bereits über 11 Prozent der GKV-Leistungsausgaben.

Es kommt hinzu, dass die diversen Budgetregelungen seit den 1990er-Jahren dazu geführt haben, dass Ärzte des Öfteren ihren Patienten Leistungen verweigert beziehungsweise sie zur Übernahme der Kosten veranlasst haben (Braun 2000 u. 2002) – ohne dass sich deren Höhe näher bestimmen ließe. Derartige Zahlungen erscheinen in der Gesundheitsausgabenrechnung aber nicht als Zuzahlungen, sondern als private Käufe von Haushalten. Schließlich wurden mit den erwähnten Maßnahmen des GMG in erheblichem Umfang weitere Kosten auf die Schultern der Versicherten verlagert.

Mit dem GMG traten zum 1.1.2004 neue Regelungen in Kraft, die einen in der Geschichte der Bundesrepublik bisher beispiellosen Privatisierungsschub darstellen. Das erwartete finanzielle Entlastungsvolumen der Reform wurde für 2004 auf rund 10 Milliarden Euro beziffert, von denen 8,5 Milliarden. Euro die Versicherten zu tragen haben. Weitere Mehrbelastungen in Höhe von

Tabelle 19: Geschätzte Zuzahlungen privater Haushalte zu GKV-Leistungen im Jahr 2001.

Leistung	Zuzahlungsvolumen (Mio. €)
Arzneimittel	1 856
Brillen[1]	4 219
Heilmittel	460
Sonstige Heil- und Hilfsmittel	215
Zahnärztliche Behandlung und Zahnersatz	2 311
Krankenhausbehandlung	647
stationäre Vorsorgekuren	2
stationäre Rehabilitationskuren	40
Müttergenesungs- und -vorsorgekuren	27
Krankenfahrten	109
Summe	9 887

1 Die Berechnung des Zuzahlungsvolumens berücksichtigt Zahlungen bis zu einem Preis von 250 DM je Brille; darüber hinausgehende Zahlungen wurden dem Luxuskonsum zugerechnet.
Quelle: StBA 2003b

mehr als vier Milliarden Euro werden für 2005 erwartet. Im Einzelnen handelte es sich um folgende Maßnahmen:

1. Eine Reihe von Leistungen wurde aus dem GKV-Katalog ausgegliedert. Zu nennen sind in diesem Zusammenhang:
- das Sterbegeld
- das Entbindungsgeld
- nicht verschreibungspflichtige Arzneimittel
- Arzneimittel, die der Verbesserung der Lebensqualität dienen
- der Kassenzuschuss für Brillen (bis auf wenige Ausnahmen)
- der Kassenzuschuss für Fahrtkosten (bis auf wenige Ausnahmen)
- Sterilisation ohne medizinische Notwendigkeit.

Des Weiteren wurden für die künstliche Befruchtung die altersbezogenen Zugangsvoraussetzungen stärker eingeschränkt als zuvor (Höchstgrenze bei Frauen 40 Jahre, bei Männern 50 Jahre), die Anzahl der Versuche auf maximal drei beschränkt und zudem eine generelle Zuzahlung von 50 Prozent der Kosten eingeführt.

Die genannten Ausschlüsse wurden damit begründet, dass die betreffenden Leistungen entweder als nicht zweckmäßig bzw. nicht notwendig oder als versicherungsfremd anzusehen seien. Bei manchen dieser Leistungen (z. B. beim Sterbegeld) ist eine solche Sichtweise auch nachvollziehbar. Bei anderen wiederum existieren oft recht breite Grauzonen (etwa bei der Messung der therapeutischen Wirksamkeit von Heilverfahren und Medikamenten oder bei der Grenzziehung zwischen medizinischer Notwendigkeit und bloßer Erhöhung der Lebensqualität), auf Grund derer pauschale Leistungsausschlüsse für zahlreiche Versicherte ungerechtfertigte Nachteile mit sich bringen können. Wiederum andere Leistungsausschlüsse (etwa der Zuschuss für Sehhilfen) erscheinen unter dem Gesichtspunkt der Notwendigkeit generell als willkürlich und ungerechtfertigt.

2. Es wurden in der GKV neue Zuzahlungen eingeführt (Praxisgebühr, häusliche Krankenpflege) und bestehende Zuzahlungen zu den im GKV-Katalog verbleibenden Leistungen – zum Teil drastisch – erhöht. Sie orientieren sich nunmehr an dem Richtwert von 10 Prozent der Kosten, wobei für jede einzelne Leistung mindestens 5 Euro (aber maximal der jeweilige Preis) und höchstens 10 Euro zuzuzahlen sind. Die im Jahr 2005 geltenden Zuzahlungsregelungen gehen aus **Tabelle 20** hervor.

Gesetzliche Sozial- und Überforderungsklauseln begrenzen allerdings in gewissem Maße die Höhe der individuellen Zuzahlungen:
- Sie ist für alle Versicherten auf maximal zwei Prozent der Bruttoeinnahmen zum Lebensunterhalt begrenzt (§ 62 SGB V). Die Zugrundelegung der «Bruttoeinnahmen zum Lebensunterhalt» bedeutet, dass bei der Berechnung der Belastungsgrenze nicht nur das *individuelle* Brutto*einkommen* des betreffenden Patienten aus abhängiger Arbeit, sondern auch andere Einkunftsarten (z. B. Mieteinnahmen) sowie die Einkünfte anderer Haushaltsmitglieder herangezogen werden. Dabei werden sämtliche Zuzahlungen berücksichtigt und nicht nur – wie bis zum 31.12.2003 – die Zuzahlungen zu Arznei-, Verband- und Heilmitteln. Der Versicherte hat das Erreichen der Belastungsgrenze gegenüber seiner Krankenkasse durch das Einreichen der Zahlungsbelege nachzuweisen und die Zuzahlungsbefreiung zu beantragen. Sind die Voraussetzungen erfüllt, so hat die Krankenkasse dem Versicherten eine entsprechende Bescheinigung auszustellen.
- Für chronisch Kranke, die wegen derselben schwerwiegenden Krankheit in Dauerbehandlung sind, gilt eine reduzierte Zuzahlungshöhe von maximal 1 Prozent der Bruttoeinnahmen zum Lebensunterhalt (§ 62 SGB V). Auch chronisch Kranke müssen die Befreiung beantragen und entsprechende Nachweise führen. Zudem müssen sie die Dauerbehandlung gegenüber ihrer Krankenkasse jeweils spätestens nach dem Ablauf eines Kalenderjahres nachweisen. Als chronisch krank gilt nach einem Beschluss des G-BA, wer regelmäßig, das heißt mindestens einmal pro Quartal, wegen der fraglichen Erkrankung einen Arzt aufsucht und gleichzeitig mindestens eines der folgenden Kriterien erfüllt: a) es liegt eine Pflegebedürftigkeit der Pflegestufe 2 oder 3 vor, b) es liegt ein Behinderungsgrad von mind. 60 Prozent vor, c) es liegt eine ärztliche Bescheinigung vor, dass eine kontinuierliche medizinische Versorgung notwendig ist, ohne die eine lebensbedrohliche Verschlimmerung der Erkrankung, eine Verminderung der Lebenserwartung oder eine dauerhafte Beeinträchtigung der Lebensqualität durch die betreffende Erkrankung droht.
- Kinder und Jugendliche unter 18 Jahren sind von Zuzahlungen, sieht man einmal vom Zahnersatz ab, vollständig befreit.

Allerdings entfiel mit dem GMG die zuvor geltende *vollständige* Zuzahlungsbefreiung für sozial Schwache, also solche Personen, die eine bestimmte Bruttoeinkommensgrenze unterschreiten oder die Empfänger bestimmter staatlicher Fürsorgeleistungen waren.

3. Um die Arbeitgeber von Lohnkosten zu entlasten, wurden über die genannten Maßnahmen hinaus die Arbeitgeber auch von der Mitfinanzie-

Tabelle 20: Zuzahlungen in der GKV im Jahr 2005.

Leistung	Zuzahlung
Arzt-/Zahnarztbesuch (Ausnahmen: Kontrollbesuche beim Zahnarzt, Vorsorge- und Früherkennungstermine sowie Schutzimpfungen)	10 Euro pro Quartal plus weitere 10 Euro für jeden Arzt-/Zahnarztbesuch ohne Überweisung
Arzneimittel und Verbandmittel (für jedes Mittel)	10 % des Preises (mindestens 5 Euro, höchstens 10 Euro)
Fahrtkosten (pro Fahrt)	10 % der Kosten (mindestens 5 Euro, höchstens 10 Euro)
Häusliche Krankenpflege (maximal 28 Tage im Jahr)	10 % der Kosten zuzüglich 10 Euro je Verordnung
Heilmittel (Massagen, Krankengymnastik etc.)	10 % der Kosten des Mittels zuzüglich 10 Euro je Verordnung
Hilfsmittel (Bandagen, Einlagen, Hilfsmittel zur Kompressionstherapie; Ausnahme: Hilfsmittel, die zum Verbrauch bestimmt sind: 10 % je Verbrauchseinheit, höchstens 10 Euro pro Monat)	10 % des Preises (mindestens 5 Euro, höchstens 10 Euro, aber nicht mehr als die Kosten des Mittels)
Krankenhausbehandlung (pro Kalendertag; maximal 28 Tage im Jahr)	10,00 Euro
Medizinische Rehabilitationsmaßnahmen (pro Kalendertag; bei Anschlussheilbehandlungen begrenzt auf 28 Tage)	10,00 Euro
Medizinische Rehabilitation für Mütter und Väter (pro Kalendertag)	10,00 Euro
Soziotherapie (pro Kalendertag für höchstens 14 Tage)	10 % der kalendertäglichen Kosten (mindestens 5 Euro, höchstens 10 Euro)
Zahnersatz	50 % der Kosten ohne Bonus 40 % der Kosten mit Bonus 35 % der Kosten bei Nachweis langjähriger Zahnpflege

Quelle: Eigene Darstellung auf der Grundlage von VdAK/AEV 2004

rung des Zahnersatzes und des Krankengeldes befreit. Zwar sind diese Leistungen nach wie vor Bestandteile des GKV-Katalogs, allerdings werden sie seit dem 1.7.2005 ausschließlich von der Versichertengemeinschaft getragen. Die Versicherten müssen nun einen einkommensabhängigen Sonderbeitrag für den Zahnersatz (0,4 % des Bruttoeinkommens) und das Krankengeld (0,5 % des Bruttoeinkommens) entrichten. Diese Maßnahme stellt eine Abkehr vom bisher geltenden Grundsatz der paritätischen Beitragsfinanzierung dar. Die Krankenkassen wurden vom Gesetzgeber zwar verpflichtet, ihren Beitragssatz um 0,9 Beitragssatzpunkte zu senken (also um jeweils 0,45 Prozentpunkte für Arbeitgeber und für Versicherte). Da aber die Versicherten nunmehr den Arbeitgeberanteil mittragen müssen, hat sich ihre reale Belastung um 0,45 Beitragssatzpunkte erhöht. Dies entspricht für einen Beschäftigten mit einem Bruttoeinkommen in Höhe der Beitragsbemessungsgrenze von 3525 Euro einer Mehrbelastung von 190,32 Euro pro Jahr.

4. Schließlich können Krankenkassen denjenigen Versicherten, die sich für die Kostenerstattung entscheiden, die Wahl eines Selbstbehalts, also eines Eigenanteils an den entstandenen Behandlungskosten, ermöglichen und ihnen dafür einen

ermäßigten Beitragssatz gewähren. Außerdem können sie eine Beitragsrückerstattung in Höhe eines Monatsbeitrages vorsehen, wenn ein Mitglied während eines Kalenderjahres keine Leistungen in Anspruch genommen hat. Beide Regelungen sind auf die freiwillig Versicherten beschränkt. Ihnen liegt die Intention zugrunde, der in den vergangenen Jahren forcierten Abwanderung von freiwillig Versicherten in die private Krankenversicherung (PKV) entgegenzuwirken. Die gesetzlichen Krankenkassen werden von diesen Möglichkeiten Gebrauch machen, um ihre Position im Wettbewerb untereinander und gegenüber den PKV-Unternehmen zu stärken. Im Ergebnis dürfte dies zu einer deutlichen Differenzierung der Tarifangebote in der GKV führen (Popp 2003). Ob die Abwanderung in die PKV auf diesem Wege wirksam vermindert werden kann, ist allerdings fraglich. Nach wie vor ist für junge, gesunde, allein stehende und gut verdienende Versicherte die PKV die kurz- und mittelfristig attraktivere Option.

Eine andere Form der Beitragsdifferenzierung ist die den Krankenkassen eingeräumte Möglichkeit, ihren Versicherten unter bestimmten Bedingungen einen Bonus anzubieten. Dies ist zum Beispiel dann möglich, wenn die Versicherten

- regelmäßig an qualitätsgesicherten Maßnahmen der Primärprävention oder der betrieblichen Gesundheitsförderung teilnehmen
- regelmäßig bestimmte Maßnahmen der Krankheitsfrüherkennung in Anspruch nehmen
- sich an der hausarztzentrierten Versorgung, an integrierten Versorgungsformen oder an strukturierten Behandlungsprogrammen für chronisch Kranke (Disease-Management-Programme) beteiligten.

Mit diesen Maßnahmen will der Gesetzgeber unter anderem das finanzielle Interesse der Versicherten mobilisieren, um die Entwicklung effizienter Versorgungsformen zu fördern und die Inanspruchnahme präventiver Maßnahmen zu stärken. Der Bonus kann in Form von Zuzahlungs- oder Beitragsnachlässen gewährt werden. Dabei müssen sich die Boni mittelfristig aus Einsparungen und Effizienzsteigerungen finanzieren (§ 65a Abs. 4 SGB V).

Einschränkungen des Solidarprinzips
Welche Kriterien staatliche Sozialpolitik bei der Finanzierung und der Leistungsgewährung zugrunde legt, ist Produkt sozialer Auseinandersetzungen und darauf bezogener Handlungsstrategien. Wenn die GKV am Beginn dieses Jahrhunderts in hohem Maße am Solidarprinzip ausgerichtet ist, so ist dies Ausdruck der in diesem Prozess wirkenden Kräfteverhältnisse und der auf ihrer Grundlage getroffenen Entscheidungen. Die Frage, ob und inwiefern es weiter Bestand haben soll, ist dabei eine durchaus kontrovers diskutierte Frage, deren Beantwortung aus gegenwärtiger Perspektive offen ist.

Der Solidarausgleich hat sich in den Nachkriegsjahrzehnten als ein bedeutsamer Orientierungspunkt in der Entwicklung der GKV herauskristallisiert. Allerdings haben sich dort bis in die Gegenwart immer auch Bestimmungen zur Finanzierung sowie zum Leistungs- und Organisationsrecht gehalten, die dem Solidarprinzip zuwiderlaufen. Dies ist Ausdruck der Tatsache, dass es bei Sozialpolitik immer auch darum geht, bestimmte soziale Gruppen durch die Gewährung von Privilegien an den Staat und die von ihm geschaffene Sozialordnung zu binden (Esping-Andersen 1990). Seit Mitte der 1970er-Jahre haben sich die Tendenzen zur Aushöhlung des Solidarprinzips deutlich verstärkt. Zu Beginn des 21. Jahrhunderts ist seine Geltung in der GKV in erster Linie durch die nachfolgend genannten Merkmale eingeschränkt.

Die erwähnten *Leistungsausgrenzungen* und *Zuzahlungen* führen dazu, dass Kranke, insbesondere chronisch Kranke, überproportional mit Kosten belastet und die das Solidarprinzip kennzeichnenden Umverteilungsmechanismen geschwächt werden.

Die den Kassen eingeräumten Möglichkeiten zur Vereinbarung von *Sondertarifen für freiwillig Versicherte*, sofern diese sich für einen Selbstbehalt oder eine Beitragsrückerstattung entscheiden, schwächen ebenfalls den Solidarausgleich innerhalb der GKV. Sie laufen auf eine risikoäquivalente Differenzierung von GKV-Beiträgen hinaus, denn derartige Regelungen sind nur für überdurchschnittlich gesunde Versicherte mit einer unterdurchschnittlichen Inanspruchnahme medizinischer Leistungen attraktiv und werden, wie einschlägige Erfahrungen zum Beispiel aus der Schweiz zeigen (Gerlinger 2003), vor allem von diesem Personenkreis in Anspruch genommen. Gleichzeitig führen Beitragssatzermäßigungen und Beitragsrückerstattungen zu einem Einnahmenausfall für die GKV, der durch erhöhte Zahlungen von den Pflichtversicherten kompensiert werden muss. Die Einführung von Sondertarifen ist für die GKV von großer ordnungspolitischer Tragweite, denn mit ihr werden Prinzipien der privaten Krankenversicherung in die GKV eingeführt. Ein tragender Pfeiler der Solidararchitektur wird damit in Frage gestellt. Dass dies in der Absicht geschieht, die Abwanderung von freiwillig Versicherten aus der GKV zu stoppen, ändert an diesem Sachverhalt nichts. Dies verdeutlicht vielmehr, dass die mit der Trennung in GKV- und Privatversicherte verbundene Ungleichbehandlung durch eine Ungleichbehandlung von Versicherten innerhalb der GKV reproduziert wird.

Die *Versicherungspflichtgrenze* und die mit ihr einhergehende Trennung von GKV und PKV («Friedensgrenze») gestattet es den gut verdienenden Arbeitnehmergruppen sowie bestimmten sozialen Statusgruppen wie Selbständigen und Beamten, die Solidargemeinschaft der GKV zu verlassen und sich privat zu versichern. Sie können in diesem Fall ihre Beitragshöhe ausschließlich an ihrem individuellen Krankheitsrisiko ausrichten, das zumeist geringer ist als das der schlechter verdienenden GKV-Pflichtversicherten.

Auch die Existenz einer *Beitragsbemessungsgrenze* stellt eine Verletzung des Solidarprinzips dar, denn sie hat zur Folge, dass Besserverdienende oberhalb der Beitragsbemessungsgrenze einen geringeren Anteil ihres Einkommens an die Krankenversicherung abführen als weniger gut Verdienende. Der durchschnittliche allgemeine Beitragssatz von 14,4 Prozent am 1.9.2004 reduziert sich bei einer Beitragsbemessungsgrenze von 3487,50 Euro (in 2004) für einen Versicherten mit einem Bruttomonatseinkommen von 6000 Euro auf einen Beitragssatz von lediglich 8,4 Prozent. Die prozentuale Belastung mit GKV-Beiträgen sinkt also mit steigendem Einkommen.

Es existieren erhebliche *Beitragssatzunterschiede* zwischen den einzelnen Kassen. Sie schwankten im Jahr 2005 (Stichtag 1.7.) zwischen 10,6 Prozent und 14,6 Prozent (BMGS KF05). Legt man ein Bruttomonatseinkommen in Höhe der Beitragsbemessungsgrenze von 3525 Euro im Jahr 2005 zu Grunde, so musste ein Versicherter bei der teuersten Kasse pro Jahr 1692 Euro (einschließlich Arbeitgeberanteil) mehr an Beiträgen entrichten als der Versicherte bei der Krankenkasse mit dem niedrigsten Beitragssatz. Dies entspricht einer monatlichen Differenz von 141 Euro – und dies bei einem weitestgehend identischen Leistungsangebot. Diese Beitragssatzunterschiede sind überwiegend auf die unterschiedlichen Krankheitsrisiken der jeweiligen Versichertenklientel zurückzuführen. Sie sind von den Versicherten nicht zu verantworten, nicht zu beeinflussen und unter sozialen Gesichtspunkten nicht zu rechtfertigen.

Befürworter von Zuzahlungen argumentieren, dass damit ein gesundheitsbewusstes Verhalten und eine verantwortungsvolle Inanspruchnahme von Leistungen gefördert werde (z. B. Breyer/Zweifel/Kifmann 2004). Dass Zuzahlungen einen solchen Effekt haben, konnte bisher empirisch nicht nachgewiesen werden. Der vorliegende Wissensbestand über die Einflussfaktoren auf das Gesundheitsverhalten spricht vielmehr gegen diese Behauptung (s. Kap. 3). Es deutet nichts daraufhin, dass gesundheitsschädliche Lebensgewohnheiten aus finanziellen Motiven aufgegeben werden, zumal das Eintreten einer Erkrankung als Folge solcher Handlungen ein lediglich mögliches Ereignis in der Zukunft ist. Hier wird im Hinblick auf die eigene Gesundheit ein Kosten-Nutzen-Kalkül unterstellt, das in der sozialen Realität nicht existiert. Überdies unterliegt der vermutlich größte Teil der gesundheitsrelevanten Determinanten (Arbeits-, Umwelt- und soziale Lebensbedingungen) nicht oder kaum dem Einfluss der betroffenen Personen. Die Gefahr, dass Versicherte, die individuell nicht an ihren Behandlungskosten beteiligt werden, zu einer übermäßigen

Inanspruchnahme von Leistungen neigten *(moral hazard)*, ist bei chronischen beziehungsweise schweren Erkrankungen oder risikoreichen Operationen ohnehin nicht gegeben (z. B. Braun/Kühn/Reiners 1999: 59 ff.); allenfalls könnte man sie bei Bagatellerkrankungen vermuten, aber auch hier ist die Inanspruchnahme von Leistungen in aller Regel mit Eingriffen in den Tagesablauf und anderen Unannehmlichkeiten verbunden (Hajen/Paetow/Schumacher 2004). Was die Wirkung von Zuzahlungen auf die Inanspruchnahme medizinischer Leistungen angeht, deuten empirische Untersuchungen darauf hin, dass sie vor allem dann Steuerungseffekte haben, wenn sie für die Patienten finanziell schmerzhaft spürbar sind (z. B. von der Schulenburg 1987; von der Schulenburg/Greiner 2000: 77 ff.). In diesem Fall treffen sie aber insbesondere sozial schwache Bevölkerungsschichten (Mielck 2000: 240 ff.; Klose/Schellschmidt 2001: 136 f.) und bergen darüber hinaus die Gefahr, dass medizinisch notwendige Behandlungen aus finanziellen Gründen unterbleiben oder verzögert werden. Aber auch ungeachtet dessen stellen Zuzahlungen eine Verletzung des Solidarprinzips dar, weil sie Kranke und vor allem chronisch Kranke finanziell überproportional belasten und im Ergebnis die paritätische Finanzierung von Krankenbehandlungskosten aushöhlen.

4.1.2 Organisationsprinzipien der GKV
Krankenkassen – gegliederte Krankenversicherung
Die Träger der Gesetzlichen Krankenversicherung sind die Krankenkassen. Es gibt keinen einheitlichen Krankenversicherungsträger, sondern eine Vielzahl rechtlich eigenständiger Krankenkassen. Dabei hat sich die Zahl der Krankenkassen im Verlauf des 20. Jahrhunderts bereits stark reduziert: Um 1900 zählte man in Deutschland noch mehr als 20000 Krankenkassen (Borscheid/Drees 1988), im Jahr 2004 nur noch 282 (s. Kap. 2.1.2, Tab. 3). Dabei hat sich allein seit Ende der 1980er-Jahre noch einmal ein rasanter Konzentrationsprozess vollzogen, hatte es doch am 1.1.1991 im Bundesgebiet immerhin noch 1209 Kassen gegeben.

Die Vielfalt der Krankenkassen ist auf Entscheidungen bei der Gründung der GKV zurückzuführen, mit dem die Organisation der GKV einen spezifischen Entwicklungspfad beschritt. Vor der Einführung der GKV existierte eine große Zahl von örtlichen oder berufsgruppenspezifischen Hilfseinrichtungen für den Krankheitsfall, auf die Bismarck bei der Gründung der GKV im Jahre 1883 zurückgriff (Tennstedt 1977). Diese Tradition wirkt bis in die Gegenwart fort und wird als Grundsatz der gegliederten Krankenversicherung bezeichnet.

Die unterschiedlichen Krankenkassen sind zu acht Kassenarten zusammengefasst:
- den Ortskrankenkassen (AOK)
- den Betriebskrankenkassen (BKK)
- den Innungskrankenkassen (IKK)
- den Angestellten-Ersatzkassen (EAN)
- den Arbeiter-Ersatzkassen (EAR)
- Landwirtschaftliche Krankenkassen (LKK)
- den Seekrankenkassen (SKK) und
- der Bundesknappschaft (Bkn).

Diese Kassenarten bilden ihrerseits Verbände, die zumeist auf Bundes- und Landesebene organisiert sind und in den meisten Fällen ebenfalls den Status von Körperschaften öffentlichen Rechts haben. Auf Bundesebene sind die Kassenverbände zur Arbeitsgemeinschaft der Spitzenverbände der Krankenkassen zusammengefasst. Dabei bilden die Orts-, die Betriebs- und die Innungskrankenkassen sowohl Landes- als auch Bundesverbände. Die Ersatzkassen bilden nur auf Bundesebene Verbände, verfügen aber auf Landesebene über Landesvertretungen. Die Organisationsmerkmale dieser Verbände entsprechen denen der Einzelkassen. Ihre wichtigsten Aufgaben lassen sich folgendermaßen zusammenfassen (§§ 211 u. 217 SGB V):
- Sie koordinieren mit den anderen Kassenverbänden ihre gesundheitspolitischen Positionen und Handlungen.
- Sie führen mit den Leistungsanbietern (vor allem mit den KVen und den Krankenhäusern) Verhandlungen über Art, Umfang, Qualität und Preis der Leistungen, sprechen Rahmen-

empfehlungen aus und schließen mit ihnen Verträge ab.
- Sie vertreten gegenüber den politischen Entscheidungsträgern und der Öffentlichkeit die Interessen ihrer Mitgliedskassen.
- Ihre Vertreter entscheiden in den Gremien der gemeinsamen Selbstverwaltung aus Ärzten und Krankenkassen auf Bundes- und Landesebene über konkrete Fragen der Leistungserbringung.

In vielen Fragen sind die Kassen und ihre Verbände per Gesetz dazu verpflichtet, «gemeinsam und einheitlich» zu handeln.

Die Kassen sind seit 1934, als die Nationalsozialisten ihnen die Erlaubnis zum Betrieb von Eigeneinrichtungen der Krankenversorgung entzogen (Tennstedt 1977), weitgehend auf die Rolle von Finanzierungsträgern beschränkt. Erst im Zuge der jüngeren gesundheitspolitischen Veränderungen ist beim Staat die Tendenz sichtbar geworden, sie mit Instrumenten auszustatten, die sie befähigen, stärker auf die Bedingungen der Leistungserbringung Einfluss zu nehmen. Bei den Kassen erhöht sich gleichzeitig die Bereitschaft und mit dem Kassenwettbewerb auch der Druck, diese Rolle anzunehmen (vom «payer» zum «player»).

Ein wichtiges Instrument in diesem Zusammenhang ist der 1989 eingerichtete Medizinische Dienst der Krankenversicherung (MDK). Der MDK hat die Aufgabe, die Krankenkassen in medizinischen und pflegerischen Fragen zu unterstützen. Insbesondere soll er sie beim Abschluss von Verträgen, bei der Entwicklung neuer Versorgungsstrukturen oder -programme und in Fragen der Qualitätssicherung mit seinem medizinischen Sachwissen beraten. Er soll aber nicht nur bei übergreifenden Problemen, sondern auch im individuellen Behandlungsfall tätig werden, zum Beispiel bei der Überprüfung von Arbeitsunfähigkeitsbescheinigungen oder bei Feststellung von Pflegebedürftigkeit. Der MDK wird gemeinschaftlich von den Verbänden der Krankenkassen getragen und ist auf Landesebene organisiert. Mit ihm wollen die Krankenkassen auf dem Gebiet der medizinischen Sachkompetenz ein Gegengewicht zur Ärzteschaft bilden. Um die Zusammenarbeit der regionalen MDK sowie die einheitliche Durchführung ihrer Aufgaben zu fördern, haben die Kassenverbände den Medizinischen Dienst der Spitzenverbände der Krankenkassen gegründet (MDS).

Sowohl die Kassen als auch ihre Verbände unterliegen der staatlichen Aufsicht, bei der es eine Arbeitsteilung zwischen Bund und Ländern gibt:
- Das BMGS und das Bundesversicherungsamt (BVA) beaufsichtigen die bundesunmittelbaren Kassen (Ersatzkassen und Betriebskrankenkassen von Unternehmen, die in mehreren Bundesländern tätig sind) sowie die Bundesverbände der Krankenkassen.
- Die zuständigen Ministerien der Länder überwachen die Orts-, Innungs- und Betriebskrankenkassen, die Landesverbände der Krankenkassen und den MDK.

Freie Kassenwahl

Bis in die neunziger Jahre des 20. Jahrhunderts hinein wurden die Versicherten aufgrund ihrer beruflichen Stellung (Arbeiter/Angestellte), ihrer Zugehörigkeit zu bestimmten Berufsgruppen (z. B. Handwerker) oder zu bestimmten Betrieben oder aufgrund ihres Wohnsitzes bestimmten Kassen fest zugewiesen. Die Ortskrankenkassen fungierten dabei nicht nur als wichtigste Arbeiterkasse, sondern auch als eine Art Auffangbecken für solche Versicherten, die aufgrund ihres Berufsstatus keinen Zugang zu anderen Kassen hatten. Wahlmöglichkeiten existierten in diesem System nur für Angestellte und einige kleine Arbeitergruppen.

Mit dem 1.1.1997 trat an die Stelle dieses gewachsenen Systems die freie Kassenwahl der Versicherten. Die Einführung der freien Kassenwahl stellt eine der weitestreichenden Veränderungen in der Geschichte der GKV dar, denn sie versetzt die Krankenkassen in einen unbeschränkten Wettbewerb um Versicherte (zu den Auswirkungen s. Kap. 5.3). Die bisherige Bestandsgarantie, die mit der festen Zuweisung von Mitgliedern verbunden war, ist damit aufgehoben. Von den größeren Kassenarten haben lediglich die Innungs- und die Betriebskrankenkassen die Freiheit, sich generell gegen eine Öffnung für Nicht- Mitglieder zu entscheiden. Die freie Kassenwahl wurde verknüpft mit der Einführung eines Risikostrukturausgleichs (RSA). Dieser RSA bezeichnet ein finanzielles Umverteilungsverfahren zwischen den Krankenkassen, das die Finanzierungsrisiken, die sich aus der unterschiedlichen Zusammensetzung der jeweiligen Versichertenklientel der Kassen ergibt, ausgleichen soll. Berücksichtigt werden dabei die Indikatoren Alter, Einkommen, Geschlecht, Anzahl der beitragsfrei mitversicherten Familienangehörigen und Bezug einer Erwerbsminderungsrente. Die Funktion des RSA ist es, die unterschiedlichen Ausgangspositionen der Kassen im Wettbewerb auszugleichen und den Wettbewerb um «gute Risiken» – also Versicherte mit hohen Einkommen und geringem Erkrankungsrisiko – zu vermeiden. Diese Funktion hat der RSA nicht erfüllt. Daher soll ab 2007 umfassend auch die Morbidität der Versicherten berücksichtigt werden (s. Kap. 5.3).

Grundsatz der Selbstverwaltung
Die konkrete Ausgestaltung der Krankenversorgungspolitik erfolgt also nicht – wie zum Beispiel in Staaten wie Schweden oder Großbritannien – durch einen staatlichen Verwaltungsapparat, sondern durch Krankenkassen. Die Krankenkassen sind weder unmittelbar staatliche Einrichtungen noch gehen sie einem privaten Erwerbszweck nach. Als Körperschaften öffentlichen Rechts sind sie vielmehr einem gesetzlich definierten, öffentlichen Auftrag verpflichtet. Der Staat gibt ihnen für ihr Handeln einen Rahmen vor, den sie in eigener Verantwortung ausfüllen und auf dessen Einhaltung der Staat sie kontrolliert. Sie werden daher auch als «mittelbare Staatsverwaltung» bezeichnet.

Die Krankenkassen sind nach dem Grundsatz der Selbstverwaltung organisiert. Die Selbstverwaltungsorgane (Vertreterversammlung, Verwaltungsrat) sind paritätisch aus Vertretern der Arbeitgeber und der Versicherten zusammengesetzt. Eine Ausnahme stellen in dieser Hinsicht die Ersatzkassen dar, deren Selbstverwaltungsgremien ausschließlich aus Versichertenvertretern gebildet werden. Die Versichertenvertreter werden in die Vertreterversammlung gewählt («Sozialwahlen»). Die eigenständige Entscheidungskompetenz der Selbstverwaltung erstreckt sich vor allem auf:
- organisationsbezogene Fragen (z. B. den Zusammenschluss mit anderen Kassen, die Wahl des hauptamtlichen Vorstands und die Beschlussfassung über den Haushalt)
- die Gewährung satzungsmäßiger Mehrleistungen
- die Festlegung des Beitragssatzes.

Allerdings wird die Leistungsfähigkeit der Selbstverwaltung immer wieder bezweifelt. Kritiker verweisen auf die vielfach unzureichende Qualifikation der ehrenamtlichen Selbstverwalter und auf das geringe Interesse der Versicherten an den Sozialwahlen. Vor allem die Qualifikationsdefizite hinderten die Selbstverwaltung daran, wirklich gestaltend in die Kassenpolitik einzugreifen. Zudem schafft der Kassenwettbewerb ökonomische Handlungszwänge, die den Handlungsspielraum der Selbstverwaltung empfindlich einschränken. Mit dem Gesundheitsstrukturgesetz 1993 (GSG) sind die Kompetenzen des hauptamtlichen Vorstands zu Lasten der Selbstverwaltung ausgeweitet worden. Dies geschah in erster Linie in der Absicht, den Verwaltungsapparat der Kassen zu professionalisieren.

Von der skizzierten Selbstverwaltung der Krankenkassen ist die gemeinsame Selbstverwaltung der Krankenkassen und der Vertragsärzteschaft zu unterscheiden. Gemeinsame Selbstverwaltung bedeutet in diesem Zusammenhang, dass Krankenkassen, Kassenärztliche Vereinigungen (KVen) bzw. Kassenzahnärztliche Vereinigungen (KZVen) sowie Krankenhäuser und Krankenhausgesellschaften gesetzliche Rahmenvorgaben zur Krankenversorgung in gemeinsamer Verantwortung und nach staatlich festgesetzten Entscheidungsregeln konkretisieren. Wie weit beziehungsweise wie eng der Staat diesen Rahmen definiert, ist immer wieder Gegenstand von Auseinandersetzungen zwischen dem Staat und den Interessengruppen im Gesundheitswesen. Im Rahmen der Selbstverwaltung schließen die unmittelbar Beteiligten Verträge über die Bedingungen, Art, Menge und Preis der Leistungen.

Allerdings ist der Grundsatz der Selbstverwaltung in den einzelnen Versorgungsbereichen unterschiedlich stark ausgeprägt. Die politische Steuerung des GKV folgt keinem einheitlichen Muster, sondern weist in den einzelnen Sektoren zahlreiche Besonderheiten auf. Sie bestehen in je eigenen institutionellen Zuständigkeiten, Planungskriterien, Finanzierungs- und Vergütungsregeln sowie Eigentumsformen (Alber 1992; Wanek 1994). Worin diese Besonderheiten im Einzelnen bestehen, wird in den nachfolgenden Kapiteln erläutert.

4.1.3 Ausgabenentwicklung in der GKV

Die Aufwendungen der GKV beliefen sich in 2004 auf insgesamt 140,2 Milliarden Euro, darunter 131,2 Milliarden Euro für Leistungsausgaben. Die Verwaltungskosten und sonstige Aufwendungen machten 9,0 Milliarden Euro aus (5,8 % der Gesamtaufwendungen). Der bei weitem größte Teil der Leistungsausgaben (36,3 %) entfiel auf die Ausgaben für stationäre Behandlung. Auf die ambulante ärztliche Behandlung und die Arzneimittelversorgung entfielen jeweils rund ein Sechstel der Leistungsausgaben. Demgegenüber war der Bereich «Soziale Dienste und Krankheitsverhütung» mit 0,8 Prozent fast bedeutungslos (BMGS KF04).

Der Blick auf die Entwicklung der Leistungsarten (Tab. 21) zeigt, dass im Vergleich zu den frühen 1970er-Jahren insbesondere die Ausgaben für Heil- und Hilfsmittel sowie für stationäre Versorgung stark an Bedeutung gewonnen haben. Demgegenüber sind die Ausgabenanteile für ambulante ärztliche Behandlung sowie für zahnärztliche Behandlung und Zahnersatz deutlich rückläufig. Spielt für den relativen Rückgang des ambulanten ärztlichen Versorgungsumfangs der in den frühen 1970er-Jahren wirksam werdende Ausbau der stationären Kapazitäten sowie die durch den medizinischen Fortschritt verursachte Verlagerung von Leistungen ins Krankenhaus eine wichtige Rolle, so ist der Bedeutungsverlust der zahnärztlichen Behandlung für die GKV-Ausgaben in erster Linie Ausdruck der in diesem Bereich besonders weit vorangetriebenen Privatisierung von Behandlungskosten.

Dabei ist für alle Leistungsarten seit den frühen 1970er-Jahren ein starker nominaler Ausgabenanstieg zu verzeichnen. 2002 waren die GKV-Leistungsausgaben in den alten Bundesländern nominal mehr als achtmal so hoch wie 1970. Im gleichen Zeitraum ist der durchschnittliche allgemeine Beitragssatz ebenfalls kräftig angestiegen – von 8,2 Prozent in 1970 über 10,5 Prozent in 1975 auf 13,2 Prozent in 1995 und 14,3 Prozent

Tabelle 21: Gesamtaufwendungen und Leistungsausgaben der GKV nach Leistungsarten 1970 und 2004 (in Mrd. Euro und in Prozent aller Leistungsausgaben).

Leistungsart	1970 – alte Bundesländer Summe (Mrd. Euro)	1970 – alte Bundesländer Prozent der Leistungsausgaben	2004 – mit neuen Bundesländern Summe (Mrd. Euro)	2004 – mit neuen Bundesländern Prozent der Leistungsausgaben
Stationäre Behandlung	3,07	25,2	47,59	36,3
Ärztliche Behandlung	2,79	22,9	21,43	16,3
Arzneimittel	2,16	17,7	21,81	16,6
Heil- und Hilfsmittel	0,34	2,8	8,18	6,2
Zahnärztliche Behandlung und Zahnersatz	1,30	10,6	11,26	8,6
Krankengeld	1,26	10,3	6,37	4,9
Sonstige Leistungen	1,27	10,4	10,05	7,7
Summe der Leistungsausgaben	12,19	100,0	131,16	100,0
Verwaltungskosten etc.	0,68	5,3[1]	9,02	6,4[1]
Gesamtaufwendungen etc.	12,87	–	140,18	–

1 in Prozent der Gesamtaufwendungen. Quelle: BMG 1991: 174 ff.; BMGS KF04; eigene Berechnungen

Tabelle 22: Anteil der gesamten GKV-Ausgaben am Bruttoinlandsprodukt (BIP) zu jeweiligen Preisen und durchschnittlicher allgemeiner Beitragssatz in der GKV 1970 bis 2003.

	Prozent des BIP[1]			Beitragssatz		
	Alte Bundesländer	Neue Bundesländer	Bundesgebiet	Alte Bundesländer	Neue Bundesländer	Bundesgebiet
1970	3,73	–	3,73	8,20	–	8,20
1971	4,13	–	4,13	8,13	–	8,13
1972	4,41	–	4,41	8,39	–	8,39
1973	4,72	–	4,72	9,15	–	9,15
1974	5,25	–	5,25	9,47	–	9,47
1975	5,94	–	5,94	10,47	–	10,47
1976	5,94	–	5,94	11,29	–	11,29
1977	5,84	–	5,84	11,37	–	11,37
1978	5,82	–	5,82	11,41	–	11,41
1979	5,82	–	5,82	11,26	–	11,26
1980	5,85	–	5,85	11,38	–	11,38
1981	6,28	–	6,28	11,79	–	11,79
1982	6,12	–	6,12	12,00	–	12,00
1983	6,03	–	6,03	11,83	–	11,83
1984	6,21	–	6,21	11,44	–	11,44
1985	6,26	–	6,26	11,80	–	11,80
1986	6,23	–	6,23	12,20	–	12,20
1987	6,28	–	6,28	12,62	–	12,62
1988	6,41	–	6,41	12,90	–	12,90
1989	5,84	–	5,84	12,92	–	12,92
1990	5,84	–	5,84	12,53	–	12,53
1991	6,04	11,28	6,23	12,20	12,80	12,36
1992	6,29	12,66	6,67	13,48	13,49	13,48
1993	6,17	11,27	6,55	13,41	12,62	13,22
1994	6,36	11,29	6,76	13,23	12,95	13,17
1995[2]	6,47	10,43	7,01	13,24	12,82	13,15
1996	6,53	10,41	6,98	13,47	13,53	13,48
1997	6,27	9,97	6,69	13,50	13,89	13,58
1998	6,20	9,82	6,61	13,55	13,93	13,62
1999	6,22	9,75	6,62	13,54	13,88	13,60
2000	6,18	9,80	6,59	13,52	13,80	13,57
2001	6,27	10,05	6,69	13,56	13,67	13,58
2002	6,29	10,32	6,78	14,00	13,88	13,98
2003	6,37	10,35	6,81	14,35	14,12	14,31

1 Ohne Berücksichtigung des Risikostrukturausgleichs. 2 Seit 1995 werden die GKV-Ausgaben des Ostteils von Berlin den alten Bundesländern zugerechnet.
Quelle: StBA 1975: 383; StBA 1977: 370; StBA 1979: 387, 517; StBA 1983: 532f.; BMJFG 1980: 208; BMG 1991: 177; BMG 1999: 420; 2001: 396; BMG 2002a; BMA 1997: 61; BMGS 2004 KF04; Angaben der Statistischen Landesämter der neuen Bundesländer; eigene Berechnungen

in 2003. Diese Entwicklung wird in der Öffentlichkeit immer wieder zum Anlass genommen, um von einer «Kostenexplosion» im Gesundheitswesen zu sprechen. Tatsächlich stellt sich die Ausgabenentwicklung jedoch recht undramatisch dar. Weder die nominale Ausgabenentwicklung noch die Entwicklung des Beitragssatzes in der GKV geben Auskunft darüber, welchen Anteil die Krankenversicherung an der volkswirtschaftlichen Wertschöpfung beansprucht. Die dafür maßgebliche Größe ist vielmehr der Anteil der GKV-Leistungsausgaben am Bruttoinlandsprodukt, also dem Wert der produzierten Waren und Dienstleistungen eines Jahres. Der Blick auf die Entwicklung dieses Indikators seit 1970 zeigt, dass lediglich zwischen 1970 und 1975 ein – absolut und real – steiler Anstieg der GKV-Ausgaben zu beobachten war (Tab. 22). Dies war in erster Linie eine Folge der skizzierten Ausweitungen von Leistungskatalog und Versichertenkreis. Seit 1975 verläuft die Ausgabenentwicklung der GKV weitgehend synchron zum gesamtwirtschaftlichen Wachstum. In den alten Bundesländern liegt ihr Anteil seitdem relativ konstant bei gut 6 Prozent des BIP, wobei allerdings zu berücksichtigen ist, dass in diesem Zeitraum die Zuzahlungen kräftig erhöht und zahlreiche Leistungen aus dem GKV-Katalog ausgegliedert worden sind. Schwankungen des Beitragssatzes sowie des GKV-Ausgabenanteils am BIP sind in vielen Fällen auf die zyklische Wirtschaftsentwicklung und die mit ihr einhergehenden Einnahmenschwankungen und weit weniger auf Veränderungen auf der Ausgabenseite zurückzuführen. Dass der Anteil der GKV-Ausgaben am BIP in den neuen Bundesländern erheblich über denen des Westens, nämlich bei etwa 10 Prozent liegt, ist vor allem auf die hohe Arbeitslosigkeit und die Wachstumsschwäche in Ostdeutschland und das daher deutlich geringere BIP pro Kopf zurückzuführen.

Der Anstieg der Beitragssätze ist in erster Linie auf Veränderungen auf der Einnahmenseite zurückzuführen:

- Die Lohnquote, also der Anteil der Einkommen aus abhängiger Arbeit am BIP, ist seit Mitte der 1970er-Jahre rückläufig. Dies ist Ergebnis des vergleichsweise geringen Anstiegs der Löhne

Tabelle 23: Wachstum der beitragspflichtigen Einnahmen der GKV je Mitglied, der Beitragsbemessungsgrenze und des BIP je Erwerbstätigem seit 1980 (alte Bundesländer).

	1980	2000
Beitragspflichtige Einnahmen der GKV je Mitglied	100	84,32
Beitragsbemessungsgrenze	100	104,76
BIP je Erwerbstätigem	100	115,22

Quelle: SVR 2003: 68

und Gehälter sowie der stark gestiegenen Arbeitslosenzahlen. Die Entwicklung der Grundlohnsumme, also derjenigen Einkommen, aus denen die Beiträge für die GKV erhoben werden, ist deutlich hinter dem Wirtschaftswachstum zurückgeblieben (zum Beispiel Kühn 1995; SVR 2003, Bd. I). Dies gilt jedoch nicht für den Behandlungsbedarf der Versicherten und damit für die Nachfrage nach medizinischen und pflegerischen Leistungen, denn diese ist weitgehend unabhängig von der Entwicklung der Kaufkraft. Wenn ein konstanter oder steigender Behandlungsbedarf aber aus einem relativ gesunkenen Lohnvolumen finanziert werden muss, steigen folglich die Beitragssätze an. Welche Bedeutung diese Entwicklung hat, macht eine fiktive Berechnung deutlich (Tab. 23): Wenn in den alten Bundesländern die beitragspflichtigen Einnahmen der GKV genauso zugenommen hätten wie das BIP je Erwerbstätigem, so hätten sich für die GKV Mehreinnahmen in Höhe von 18,2 Milliarden Euro in den alten Bundesländern und für das gesamte Bundesgebiet Mehreinnahmen in Höhe von 22 Milliarden Euro ergeben. Mit Hilfe dieser Einnahmen hätte das Ausgabenvolumen der GKV im Jahr 2000 mit einem Beitragssatz von 11,6 Prozent gedeckt werden können. Der Beitragssatz hätte sich in diesem Fall also auf dem Niveau der beginnenden 1980er-Jahre bewegt (SVR 2003, Bd. I: 69).

- Der Staat hat die GKV in der Vergangenheit wiederholt als «Verschiebebahnhof» missbraucht, das heißt, er hat die Überweisungen aus der Renten- und der Arbeitslosenversicherung an die GKV reduziert beziehungsweise der GKV zusätzliche Leistungen und damit Kosten aufgebürdet, um den für die Rentenversicherungsträger und die Bundesanstalt für Arbeit zu zahlenden Bundeszuschuss und damit die Höhe der Staatsverschuldung zu begrenzen (z. B. Deppe/Rosenbrock 1980). Die GKV und damit der Beitragszahler müssen für die entstehenden Fehlbeträge einspringen (Tab. 24).

Wichtige Maßnahmen im Sinne des «Verschiebebahnhofs» waren:
- die Absenkung des GKV-Beitragssatzes für die Krankenversicherung der Rentner (1977)
- die Senkung der beitragspflichtigen Einnahmen für Leistungsbezieher nach dem Arbeitsförderungsgesetz, die Senkung der beitragspflichtigen Einnahmen für die Bezieher von Übergangsgeld und die Erhöhung der Beiträge aus Krankengeld (1992)
- die Senkung der Beitragsbemessungsgrundlage für die Bezieher von Arbeitslosenhilfe (1995)
- die Festlegung der Pauschale für die Bezieher von ALG II auf lediglich 125 Euro pro Kopf und Monat (2005).

Der Gesetzgeber hat an dieser Praxis auch zu Beginn dieses Jahrhunderts festgehalten und damit allein zwischen 1995 und 2003 die GKV mit nahezu 30 Milliarden Euro belastet (Beske 2002). Durch die Arbeitsmarktreform «Hartz IV» entstehen den Krankenkassen zusätzliche Einnahmenausfälle in dreistelliger Millionenhöhe.

Der in der Vergangenheit zu beobachtende Anstieg der Beitragssätze ist also vor allem eine Folge der gestiegenen Arbeitslosigkeit und der Belastung der GKV-Finanzen durch die Politik der «Verschiebebahnhöfe». Die Beitragssatzentwicklung ist also primär auf eine Einnahmenschwäche und weniger auf ein Ausgabenproblem der GKV zurückzuführen. Dies bedeutet nicht, dass die GKV nicht auch ein Ausgabenproblem hätte, wie insbesondere der internationale Vergleich der Gesundheitsausgaben zeigt (s. Kap. 2.5).

Tabelle 24: Finanzielle Belastungen der GKV durch den «Verschiebebahnhof» 1995 bis 2003.

Gesetzesgrundlage	Zeitraum	Plausible Belastung
Senkung der beitragspflichtigen Einnahmen für Leistungsbezieher nach dem Arbeitsförderungsgesetz vom 18.12.1989	1995–2003	17,51 Mrd. €
Senkung der beitragspflichtigen Einnahmen für Bezieher von Übergangsgeld durch das Rentenreformgesetz 1992	1995–2003	1,67 Mrd. €
Erhöhung der Beiträge aus Krankengeld durch das Rentenreformgesetz 1992	1995–2003	4,89 Mrd. €
Senkung der Entgeltfortzahlung im Krankheitsfall durch das Arbeitsrechtliche Beschäftigungsförderungsgesetz vom 25.09.1996	1996–1999	0,15 Mrd. €
Senkung der Beitragsbemessungsgrundlage für Bezieher von Arbeitslosenhilfe durch das Wachstums- und Beschäftigungsförderungsgesetz vom 25.09.1996	1997–2003	0,86 Mrd. €
Senkung der beitragspflichtigen Einnahmen für Bezieher von Arbeitslosenhilfe durch das Einmalzahlungs-Neuregelungsgesetz vom 21.12.2000	2001–2003	1,83 Mrd. €
Neuregelung der Renten wegen Erwerbsminderung durch das Gesetz zur Reform der Renten wegen verminderter Erwerbsfähigkeit vom 20.12.2000	2001–2003	1,57 Mrd. €
Neuregelung der Beitragsbemessung für freiwillig in der GKV versicherte Sozialhilfeempfänger durch Urteile des Bundessozialgerichts vom 19.12.2000	2001–2003	0,57 Mrd. €
Beitragsausfälle durch Entgeltumwandlung nach dem Altersvermögensgesetz vom 26.06.2001	2002–2003	0,56 Mrd. €
Summe	1995–2003	29,61 Mrd. €

Quelle: Beske 2002

4.1.4 Die Private Krankenversicherung

Eine Vollversicherung in der PKV kommt für solche Personen in Frage, die nicht der Versicherungspflicht unterliegen, also Selbständige, Beamte und abhängig Beschäftigte mit einem Einkommen über der Versicherungspflichtgrenze. Darüber hinaus ist es sowohl PKV- als auch GKV-Mitgliedern möglich, in der PKV eine Zusatzversicherung abzuschließen. Besonders häufig erfolgt dies für den Einzelzimmerzuschlag bei der Krankenhausbehandlung, für die Chefarztbehandlung oder für die Absicherung von Zuzahlungen für den Zahnersatz.

Träger der privaten Krankenversicherung sind private Unternehmen, die eine Krankenversicherung in der Regel als Teil eines umfassenderen Versicherungsangebots anbieten. 49 Unternehmen, auf die mehr als 99 Prozent des privaten Krankenversicherungsmarktes entfallen, sind im PKV-Verband organisiert.

Tabelle 25: PKV-Versicherungsbestand nach Versicherungsarten 1989 bis 2004.

Jahr	Krankheitskostenversicherung	Krankentagegeldversicherung	Versicherung für Wahlleistungen im Krankenhaus
1989	6 410 000	1 504 000	3 732 000
1990	6 614 000	1 639 000	3 853 000
1991	6 378 000	1 780 000	3 964 000
1992	6 733 000	1 910 000	4 155 000
1993	6 877 000	1 987 000	4 262 000
1994	6 983 000	2 002 000	4 332 000
1995	6 945 000	2 025 000	4 296 000
1996	6 977 000	2 027 000	4 337 000
1997	7 065 000	2 219 000	4 359 000
1998	7 206 000	2 338 000	4 381 000
1999	7 356 000	2 538 000	4 362 000
2000	7 522 000	2 623 000	4 394 000
2001	7 710 000	2 779 000	4 474 000
2002	7 924 000	2 942 000	4 473 000
2003	8 110 000	3 127 000	4 715 000
2004	8 260 000	3 238 000	4 827 000

Quelle: PKV 2001: 14; PKV 2002: 55f.; PKV 2004: 11ff.; PKV 2005: 12f.

Der Privatversicherte schließt mit seinem Versicherungsunternehmen einen individuellen Vertrag ab und kann dabei im Unterschied zur GKV bei jedem Versicherungsunternehmen zwischen unterschiedlichen Selbstbehalttarifen mit unterschiedlichen Leistungsangeboten wählen. Im Verhältnis zwischen Leistungserbringern und Leistungsempfänger gilt das Kostenerstattungsprinzip: Die Leistungserbringer stellen dem Patienten ihre Leistungen in Rechnung, und dieser erhält die ihm entstandenen Kosten entsprechend den vertraglich vereinbarten Tarifbedingungen vom Versicherungsunternehmen zurück. Die je nach Tarif unterschiedliche Differenz zwischen den Behandlungskosten und dem von der Versicherung erstatteten Betrag muss der Patient individuell tragen, bei Beamten übernimmt sie zu einem bestimmten Prozentsatz der Dienstherr als so genannte Beihilfe. Werden Leistungen nicht in Anspruch genommen oder unterschreitet die Inanspruchnahme bestimmte Grenzen, kann eine teilweise Rückerstattung von Beiträgen erfolgen. Anders als in der GKV existiert in der PKV zwischen dem Versicherer und dem Leistungserbringer keine vertragliche Verbindung.

Die Bedeutung der PKV

Die PKV bleibt mit einem Ausgabenvolumen von 20,6 Milliarden Euro oder 8,6 Prozent aller Gesundheitsausgaben im Jahr 2003 in ihrer Bedeutung weit hinter der GKV zurück (StBA 2005a). Allerdings verfügt innerhalb der EU mit Ausnahme der Niederlande kein anderer Staat über einen vergleichbar großen Sektor der privaten Krankenversicherung. Zudem handelt es sich bei der PKV um einen stark expandierenden Bereich: Bundesweit ist die Anzahl der privat voll versicherten Personen kontinuierlich gestiegen – allein zwischen 1991 und 2004 von knapp 6,4 auf nahezu 8,3 Millionen (Tab. 25), also um fast 29 Prozent. Besonders dynamisch ist der Zuwachs seit 1997. Der Anteil der privat voll versicherten Personen an allen Bundesbürgern belief sich im Mai 2003 auf 9,7 Prozent. Noch weit mehr Personen verfügen über eine Zusatzversicherung in der PKV. Im Jahr 2004 waren dies insgesamt rund 16,2 Millionen Personen (PKV 2005: 13). Allerdings sind hier Doppelzählungen mit den privat voll versicherten Personen enthalten. Die Krankheitsvollversicherung ist aber der mit Abstand bedeutendste Geschäftsbereich der PKV. Im Jahr 2004 entfielen auf ihn 71,6 Prozent der Beitragseinnahmen (PKV 2005: 17).

Zwischen 1975 und 2004 verzeichnete die PKV einen Wanderungsgewinn aus der GKV von knapp 4,8 Millionen Personen (**Tab. 26**), also mehr als der Hälfte ihres Bestandes an Krankheitsvollversicherten in 2004. Aus diesen Zahlen wird deutlich, dass sich seit Jahren eine schleichende Veränderung des Krankenversicherungssystems in Deutschland vollzieht.

Die Kalkulation der Beiträge

Die Beiträge zur PKV werden nach dem Kapitaldeckungsverfahren kalkuliert. Dieses Verfahren geht davon aus, dass die Beiträge des einzelnen Versicherten so zu bemessen sind, dass sie die im Laufe seines Lebens zu erwartenden Behandlungskosten decken. Maßgeblich ist somit das individuelle Krankheitsrisiko des Versicherten, nicht die individuelle Einkommenshöhe. Die Kalkulation der Beiträge beruht also auf dem Prinzip der Risikoäquivalenz und nicht wie in der GKV auf dem Solidarprinzip. Da das Erkrankungsrisiko mit dem Alter steigt, erheben die Krankenversicherungsunternehmen nach dem Alter gestaffelte Beiträge. Die risikobezogene Beitragskalkulation hat aber auch geschlechtsspezifische Differenzierungen zur Folge, denn Frauen verursachen durchschnittlich höhere Behandlungskosten im Lebensverlauf als Männer. Zudem spielt auch das Alter des Eintritts in die PKV bei der Beitragskalkulation eine Rolle. Anders als in der Gesetzlichen Krankenversicherung sind auch zum Beispiel Familienangehörige nicht beitragsfrei mitversichert. Liegen behandlungsaufwendige Vorerkrankungen vor, so kann das Unternehmen individuelle Risikozuschläge erheben oder bestimmten Personen den Abschluss eines Versicherungsvertrags verweigern. Private Krankenversicherungsunternehmen unterliegen also keinem Kontrahierungszwang mit den Versicherten.

Altersrückstellungen

Die Beitragskalkulation unterliegt den Gesetzen der Marktkonkurrenz. Dabei haben die Krankenversicherungsunternehmen aber keineswegs freie Hand, sondern müssen staatliche Rahmenvorschriften beachten, die im Versicherungsvertragsgesetz (VVG) und im Versicherungsaufsichtsgesetz (VAG) niedergelegt sind. Von besonderer Bedeutung sind dabei die Bestimmungen zur so genannten Altersrückstellung.

Um zu vermeiden, dass die Beiträge in jüngeren Lebensjahren und im Alter, wenn zudem das durchschnittliche Jahreserwerbseinkommen sinkt, zu weit auseinander klaffen, schreibt der Gesetzgeber den Versicherungsunternehmen vor, bei der Festsetzung der Krankenversicherungsbeiträge in den jüngeren Versicherungsjahren einen so genannten Sparanteil zu berechnen. Dieser Sparanteil und die mit ihm erwirtschafteten Zinsgewinne, für die eine jährliche Verzinsung von 3,5 Prozent garantiert wird, werden für den Aufbau einer Altersrückstellung verwendet, um die finanzielle Belastung im Alter zu begrenzen. Ungeachtet dessen steigen die Beiträge im Alter nach wie vor stark an. Sie können dann bisweilen doppelt so hoch sein wie in jungen oder mittleren

Tabelle 26: Wechsel zwischen PKV (Krankheitsvollversicherung) und GKV 1975 bis 2004 (jeweiliges Bundesgebiet).

Jahr	Von GKV zur PKV	Von PKV zur GKV	Wanderungsgewinn d. PKV
1975–1979	1 073 000	620 000	453 000
1980–1984	975 000	568 000	407 000
1985–1989	1 833 000	548 000	1 285 000
1990–1994	1 651 000	669 000	982 000
1995–1999	1 486 300	815 400	670 900
2000	325 000	148 600	176 400
2001	360 700	147 500	213 200
2002	362 000	129 800	232 200
2003	338 400	130 400	208 000
2004	297 500	126 700	170 800
Summe	8 701 900	3 903 400	4 798 500

Quelle: PKV 2001: 14; PKV 2002: 14; PKV 2005: 10; eigene Berechnungen

Lebensjahren und für viele privat Versicherte eine erhebliche finanzielle Belastung darstellen. Häufig wird den PKV-Unternehmen in diesem Zusammenhang auch der Vorwurf gemacht, junge Versicherte mit niedrigen Beiträgen anzulocken, um sie im Alter zu schröpfen. Vor diesem Hintergrund schrieb der Gesetzgeber mit der GKV-Gesundheitsreform den PKV-Unternehmen vor, ab dem 1.1.2000 einen zehnprozentigen Zuschlag auf die Krankenversicherungsprämie zu erheben. Außerdem sollen diejenigen aus der Verzinsung erwirtschafteten Gewinne, die über den garantierten Zins von 3,5 Prozent hinausgehen, nunmehr zu 90 Prozent (vorher: 80 %) an die Versicherten weitergegeben werden.

Die Verdoppelung des Sparanteils fügt sich auch in die Bemühungen des Gesetzgebers ein, die gerade im Hinblick auf junge Versicherte bestehenden Konkurrenznachteile der GKV gegenüber der PKV zu vermindern. Die PKV kann den Angehörigen dieser Gruppe finanziell attraktive Angebote machen, weil diese dort nur ihr individuelles, lebensphasenspezifisch geringes Risiko abzusichern brauchen, während sie in der GKV von Anfang an in die Finanzierung des – vor allem generationenbezogenen – Solidarausgleichs einbezogen werden. Allerdings hat sich mit der Verdoppelung der Altersrückstellung an dieser strukturellen Benachteiligung der GKV kaum etwas geändert.

Darüber hinaus hat der Gesetzgeber in der Vergangenheit die Rückkehrmöglichkeiten aus der PKV in die GKV stark eingeschränkt. Eine freiwillige Versicherung in der GKV ist für PKV-Mitglieder nur dann möglich, wenn sie bestimmte Vorversicherungszeiten in der GKV nachweisen können. Damit soll verhindert werden, dass junge Versicherte mit einem geringen Krankheitsrisiko der GKV ihre Beiträge vorenthalten und später dorthin zurückkehren, um bei der Finanzierung ihrer dann höheren Behandlungskosten auf die Solidargemeinschaft zurückzugreifen. Wenn allerdings das Einkommen von privat Versicherten unter die Versicherungspflichtgrenze sinkt und sie damit wieder versicherungspflichtig werden, so müssen die gesetzlichen Krankenkassen sie auch aufnehmen.

Tabelle 27: Veränderung der Leistungsausgaben je Versichertem in der GKV und PKV 1991–2003 (1991=100).

Leistungsart	Stand 2003[1]: GKV	PKV
Ambulante Arztkosten	139,3	191,0
Zahnbehandlung und Zahnersatz	125,7	150,3
Arzneien und Verbandmittel	149,6	213,0
Stationäre ärztliche Behandlung	146,4	126,2

1 Nur alte Bundesländer. Quelle: PKV 2004: 37 ff.

Als problematisch muss es angesehen werden, dass PKV-Mitglieder im Falle eines Versicherungswechsels ihre Altersrückstellung nicht auf den neuen Träger übertragen können. Damit sind sie de facto dauerhaft an einen einmal gewählten Versicherer gebunden und ist der Wettbewerb um wechselwillige Versicherte de facto suspendiert.

Ausgabenentwicklung in der PKV

Der steigende Anteil der PKV an den Gesundheitsausgaben ist nicht nur auf die stark wachsende Anzahl der Versicherten zurückzuführen, sondern auch auf die im Vergleich zur GKV durchweg höheren Leistungsausgaben je Versicherten und deren schnelleren Anstieg. Die Ausgaben für ambulante ärztliche Behandlung stiegen in dem kurzen Zeitraum zwischen 1991 und 2003 in der PKV immerhin um 51,7 Prozentpunkte stärker als in der GKV (**Tab. 27**).

Der PKV-Verband hielt die Leistungsausweitungen in vielen Fällen für medizinisch nicht gerechtfertigt und führte diese Entwicklung darauf zurück, dass die Ärzte bemüht seien, die ihnen durch die Budgetierungen im GKV-Bereich entgangenen Einnahmen durch die Ausweitung von Leistungen für PKV-Patienten zu kompensieren (PKV 2001).

Der überproportionale Ausgabenanstieg für PKV-Versicherte verdeutlicht, dass die Existenz individueller Vertragsbeziehungen zwischen Arzt und Patient keine wirksame Handhabe bietet, um medizinisch unbegründeten Leistungsausweitungen zu begegnen. Die PKV verfügt kaum über geeignete Instrumente zur Steuerung von Qualität, Menge und Preis der erbrachten Leistungen.

4.2 Ambulante Versorgung

4.2.1 Versorgungsbedarf, Leistungserbringung, Leistungsanbieter

Gesundheitliche Beschwerden und Beeinträchtigungen oder gar Behinderungen bei alltäglichen Verrichtungen sind ein weit verbreitetes Phänomen (z. B. StBA 1998: 58ff.). Der weitaus größte Teil der Beschwerden – Schätzungen gehen von etwa 70 Prozent aus – erreicht nicht das professionelle Helfersystem, sondern wird von den Patienten selbst behandelt, wobei zumeist Familienangehörige, Freunde oder Bekannte («Laiensystem») zu Rate gezogen werden (Abholz 1998a). Häufig genug verschwinden gesundheitliche Störungen auch von alleine, ohne dass es irgendeiner gezielten Intervention bedarf.

Bei dem überwiegenden Teil der Krankheitsfälle, die im professionellen System versorgt werden, handelt es sich um leichte Erkrankungen. Dementsprechend können sie auch ambulant behandelt werden, das heißt dass der Patient, der eine Behandlung in Anspruch nimmt, weiterhin zu Hause wohnen kann. Die häufigsten Behandlungsanlässe sind Herz-Kreislauf-Erkrankungen, Erkrankungen des Stütz- und Bewegungsapparates, Erkrankungen der Verdauungsorgane sowie Befindlichkeitsstörungen. In vielen Fällen lassen sich in der ambulanten Versorgung, weil die Krankheitssymptome diffus sind und häufig wechseln, keine eindeutigen Diagnosen stellen. Der Anteil psychisch (mit)bedingter Erkrankungen in der Bevölkerung wird auf 25 Prozent geschätzt; es ist davon auszugehen, dass er sich in der hausärztlichen Versorgung sogar auf etwa 40 Prozent aller Behandlungsanlässe beläuft (Tress et al. 1996). Im Mai 2003 waren in Deutschland etwas mehr als 5,6 Millionen Menschen in ambulanter Behandlung, davon gut drei Millionen Frauen und gut 2,5 Millionen Männer (StBA 2004a).

Die ambulante medizinische Versorgung von GKV-Versicherten wird in Deutschland nahezu ausschließlich von niedergelassenen, also in freier Praxis tätigen Ärzten getragen. Von den 5,6 Millionen Personen, die im Mai 2003 in ambulanter Behandlung waren, wurden mehr als 5,2 Millionen beim niedergelassenen Arzt und nur gut 0,4 Millionen im Krankenhaus behandelt (StBA 2004). Der Staat hat diejenigen niedergelassenen Ärzte, die zur Versorgung von Kassenpatienten zugelassen sind, die Vertragsärzte (Kassenärzte), mit einem Monopol zur ambulanten Behandlung von Kassenpatienten ausgestattet. Etwa 98 Prozent aller niedergelassenen Ärzte sind als Vertragsärzte zugelassen – ein Anteil, der den überragenden Stellenwert der GKV für die medizinische Versorgung in Deutschland verdeutlicht. Diese Vertragsärzte sind Zwangsmitglieder in den Kassenärztlichen Vereinigungen (KVen), die vom Staat geschaffen wurden und von ihm den Auftrag erhielten, die ambulante Versorgung von Kassenpatienten sicherzustellen (Sicherstellungsauftrag). Die KVen verfügen damit über ein Monopol, für die ambulante Versorgung von Kassenpatienten stellvertretend für ihre Mitglieder, die Vertragsärzte, Kollektivverträge mit den Krankenkassen abzuschließen. Eine ambulante Behandlung von GKV-Patienten durch andere Akteure als durch Vertragsärzte ist nur in sehr wenigen, eng definierten, allerdings in den letzten Jahren ausgeweiteten Ausnahmefällen möglich:

- Grundsätzlich sind Krankenhäuser in Notfällen zur ambulanten Behandlung nicht nur berechtigt, sondern auch verpflichtet.
- Ambulanzen, Institute und Abteilungen der Hochschulkliniken (Hochschulambulanzen) sind zur ambulanten Behandlung berechtigt, allerdings nur in einem Ausmaß, das erforderlich ist, um den Notwendigkeiten von Lehre und Forschung Rechnung zu tragen (§ 117 SGB V).
- Zugelassene Krankenhäuser können bei Unterversorgung für einen bestimmten Planungsbezirk zur ambulanten Behandlung ermächtigt werden (§ 116a SGB V). Das Vorliegen einer Unterversorgung wird vom zuständigen Landesausschuss der Ärzte und Krankenkassen (s. Kap. 4.2.2) festgestellt und ist stets auf bestimmte Fachgebiete (z. B. Dermatologie) beschränkt. Die Ermächtigung gilt nur so weit und so lange, wie dies zur Deckung der Unterversorgung erforderlich ist.
- Krankenhäuser dürfen seit 1993 Patienten in bestimmten Zeiträumen vor einer stationären Aufnahme und nach einer stationären Entlas-

sung ambulant behandeln (§ 115a SGB V). Allerdings ist dafür eine vorherige Überweisung durch einen Vertragsarzt erforderlich. Außerdem ist Krankenhäusern seit 1993 auch die Durchführung ambulanter Operationen gestattet (§ 115b SGB V – s. Kap. 4.3).

- Krankenhausärzte können zur ambulanten Versorgung ermächtigt werden. Diese Ermächtigung ist zu erteilen, «soweit und solange eine ausreichende ärztliche Versorgung der Versicherten ohne die besonderen Untersuchungs- und Behandlungsmethoden oder Kenntnisse von hierfür geeigneten Krankenhäusern nicht sichergestellt wird» (§ 116 SGB V).
- Zugelassene Krankenhäuser sind seit 2004 bei hoch spezialisierten ambulanten Leistungen, seltenen Krankheiten und Krankheiten mit besonderen Verläufen zur ambulanten Behandlung berechtigt (§ 116b Abs. 2 ff. SGB V).
- Krankenhäuser können darüber hinaus – ebenfalls seit 2004 – im Rahmen von Disease-Management-Programmen (§ 116b Abs. 1 SGB V) und im Rahmen der integrierten Versorgung (§ 140b Abs. 2 SGB V) zur ambulanten Behandlung geöffnet werden (s. Kap. 5.2).

Damit weist das deutsche Gesundheitssystem dem niedergelassenen Arzt beziehungsweise dem Vertragsarzt eine Schlüsselstellung im System der medizinischen Versorgung zu. Im April 1999 wurden 93,1 Prozent der ambulant behandelten Patienten bei ihnen versorgt, nur 6,9 Prozent im Krankenhaus (StBA, Fachserie 12, Reihe 1, 1999: 144). Der niedergelassene Arzt ist derjenige Akteur, den der Patient im Falle einer Krankheit als ersten aufsucht, der das Vorhandensein einer Erkrankung feststellt und den Behandlungsbedarf definiert. Er führt die Behandlung des Patienten gegebenenfalls selbst durch und kann zugleich andere Leistungsanbieter im Gesundheitswesen (z. B. niedergelassene Kollegen, Krankenhausärzte, Apotheker, Pflegekräfte, Heil- und Hilfsmittelhersteller, Masseure, Logopäden, Ergotherapeuten) veranlassen, tätig zu werden. Der niedergelassene Arzt ist also die zentrale Anlauf- und Verteilerstelle im Versorgungssystem. Diese Rolle wird häufig mit dem Begriff «gate-keeper» (Türwächter) charakterisiert. Seine zentrale Funktion wird insbesondere beim Blick auf die Leistungsausgaben der GKV deutlich. Im Jahr 2004 veranlassten die Vertragsärzte mehr als 70 Prozent aller von der GKV finanzierten Leistungsausgaben, womit diese etwa viermal so hoch waren wie das von den Vertragsärzten selbst erbrachte Leistungsvolumen. Die Tätigkeit der niedergelassenen Ärzte ist somit nicht nur medizinisch, sondern auch volkswirtschaftlich von großer Bedeutung. Ihre zentrale Rolle begründet zugleich eine starke Abhängigkeit anderer Berufsgruppen des Gesundheitswesens (einschließlich der Krankenhausärzte) von den niedergelassenen Ärzten.

Die Patienten haben in der ambulanten Versorgung das Recht der freien Arztwahl. Sie sind dabei nicht – wie etwa in Großbritannien oder den Niederlanden – darauf verwiesen, beim Erstkontakt zunächst einen Hausarzt aufzusuchen, sondern können direkt den Facharzt in Anspruch nehmen. Dass fachärztliche Versorgungskapazitäten nicht nur im Krankenhaus, sondern auch in der ambulanten Versorgung vorgehalten werden und für Versicherte im Rahmen eines sozialen Krankenversicherungsschutzes frei zugänglich sind, ist eine Besonderheit des deutschen Gesundheitssystems.

Die ambulante Versorgung ist mit dem GSG 1993 in einen hausärztlichen und einen fachärztlichen Versorgungsbereich unterteilt worden. Der hausärztliche Versorgungsbereich soll folgende Tätigkeiten umfassen:
1. «die allgemeine und fortgesetzte ärztliche Betreuung eines Patienten in Diagnostik und Therapie bei Kenntnis seines häuslichen und familiären Umfeldes (…),
2. die Koordination diagnostischer, therapeutischer und pflegerischer Maßnahmen,
3. die Dokumentation, insbesondere Zusammenführung, Bewertung und Aufbewahrung der wesentlichen Behandlungsdaten, Befunde und Berichte aus der ambulanten und stationären Versorgung,
4. die Einleitung oder Durchführung präventiver und rehabilitativer Maßnahmen sowie die Integration nichtärztlicher Hilfen und flankierender Dienste in die Behandlungsmaßnahmen» (§ 73 Abs. 1 SGB V).

Mit dieser Trennung hat der Gesetzgeber die Aufgaben des Hausarztes gesetzlich festgeschrieben. Die Hausarztfunktion können Allgemeinmediziner und Praktische Ärzte wahrnehmen. Internisten ohne Teilgebietsbezeichnung und Kinderärzte müssen sich entscheiden, ob sie im Rahmen der hausärztlichen oder der fachärztlichen Versorgung tätig sein wollen. Ende 2003 nahmen 10432 Internisten und 5420 Kinderärzte an der hausärztlichen Versorgung teil, so dass sich die Gesamtzahl der in dieser Funktion tätigen Vertragsärzte auf knapp 60000 belief (KBV 2004: I 8).

Bedeutungsverlust der hausärztlichen Versorgung
Ungeachtet dessen ist der Stellenwert der hausärztlichen Versorgung im Gesamtspektrum des medizinischen Leistungsgeschehens seit Jahrzehnten im Sinken begriffen. Ihren prägnantesten Ausdruck findet diese Entwicklung im stark rückläufigen Anteil von Allgemeinmedizinern beziehungsweise praktischen Ärzten an allen Vertragsärzten – also jenen Gruppen, die üblicherweise die Funktion eines Hausarztes wahrnehmen. 1970 waren noch etwa 55 Prozent von ihnen Allgemeinmediziner beziehungsweise praktische Ärzte, Ende 2003 36,7 Prozent (KBV 2004: I 23). Selbst wenn man diejenigen Internisten und Kinderärzte hinzuzählt, die sich für die hausärztliche Versorgung entschieden haben, so nehmen nur 50,3 Prozent der Vertragsärzte an der hausärztlichen Versorgung teil (KBV 2004: I 8). Der relative Rückgang der hausärztlichen Disziplinen hat sich trotz zahlreicher gegensteuernder Bemühungen der politischen Entscheidungsträger bis in die Gegenwart fortgesetzt. Darüber hinaus ist bei dieser weiten Definition der hausärztlichen Versorgung noch ein qualitativer Aspekt zu bedenken: Die Angehörigen dieser neu hinzu getretenen Gruppen verfügen kaum über eine angemessene inhaltliche, geschweige denn formale Qualifikation für die Ausübung der Hausarzttätigkeit (Dieckhoff et al. 2001: A-378); eigentlich bedarf es dafür des weitergebildeten Allgemeinmediziners (SVR 1992: 51, 102).

Doch der Bedeutungsverlust hausärztlicher Tätigkeit drückt sich nicht nur im relativen Rückgang der Entwicklung der Arztzahlen, sondern auch in der Entwicklung der Patientennachfrage nach hausärztlichen Leistungen aus. Dies wird insbesondere deutlich in der Entwicklung der Behandlungsfallzahlen je Arzt und Arztgruppe, die seit Beginn der 1980er-Jahre bei den Allgemeinärzten und Praktikern kontinuierlich und sehr deutlich hinter denen ihrer gebietsärztlichen Kollegen zurückbleiben (Kerek-Bodden/Klose 1994: 24, 51; ZI/WidO 1999; Klose/Litsch 2001). Das Leistungsgeschehen verlagert sich also noch stärker zu den Gebietsärzten, als in der bloßen Verschiebung der Arztzahlen zum Ausdruck kommt. Während der 1970er- und 1980er-Jahre hatten die Krankenkassen aus Image- und Konkurrenzgründen den Versicherten bei der wachsenden Erstinanspruchnahme von Gebietsärzten keine Hindernisse in den Weg gelegt. Der Trend zur bevorzugten Primärinanspruchnahme beziehungsweise zur «eigenmächtigen» Konsultation des Gebietsarztes wurde durch die Einführung der Versicherten-Chipkarte erleichtert, denn die Inanspruchnahme verschiedener Ärzte ist nun nicht mehr durch eine begrenzte Zahl von Krankenscheinen eingeschränkt (Geiss 1995; Klose/Litsch 2001).[10]

In dem Maße, wie sich die Erstinanspruchnahme aber auf die Gebietsärzte konzentriert, geht der Patientenstrom an den Hausärzten vorbei. Jeder zweite Gebietsarztkontakt erfolgt ohne vorherige Überweisung durch den Hausarzt (Geiss 1995: 354). Zudem empfangen Hausärzte kaum Überweisungen von Fachärzten: Nur knapp 4 Prozent der Behandlungsfälle beim Allgemeinarzt gehen auf Überweisungen vom Gebietsarzt zurück (Kerek-Bodden/Klose 1994: 77). Erst in Folge der 2004 in Kraft getretenen Gesundheitsreform – und hier wiederum der Einführung der Praxisgebühr – wurde der Trend zur Primärinanspruchnahme des Gebietsarztes gestoppt, wobei abzuwarten ist, ob diese Entwicklung von Dauer sein wird.

---

10 Dies bedeutet allerdings nicht, dass die Einführung der Chipkarte zu dem vielfach unterstellten «Ärzte-Hopping» geführt hätte (Klose/Litsch 2001).

Aber nach wie vor ist die Koordination von Behandlungsabläufen und die umfassende Betreuung des Patienten eher die Ausnahme als die Regel. Dies ist nicht nur medizinisch, sondern auch ökonomisch bedenklich, weil mit der fortschreitenden Ausdifferenzierung des medizinischen Wissens und des gesundheitlichen Versorgungssystems ein unkoordiniertes Nebeneinander unterschiedlicher Diagnose- und Behandlungsstrategien droht, das die Erfolgsaussichten von Interventionen verringert und Ressourcen verschwendet. Dies gilt um so mehr, als mit dem wachsenden Anteil alter Menschen komplexe Krankheitsbilder und Behandlungsanforderungen an Bedeutung gewinnen werden.

Leitbild des Hausarztes
Der Bedeutungsverlust des Hausarztes gilt zahlreichen Beobachtern als Ausdruck und eine der Ursachen für die eingangs erwähnten Versorgungsmängel im deutschen Gesundheitswesen (s. Kap. 2.2). Dementsprechend sehen sie in der Wiederbelebung und Stärkung der Hausarztfunktion einen der Schlüssel für die Verbesserung der Versorgungsqualität:

- Er soll mit seinem breiten, auf das Allgemeine spezialisierten Wissen auf der Grundlage einer gewissen Vertrautheit mit der Biographie und den sozialen und lebensweltlichen Bezügen des Patienten den Großteil der in einer Bevölkerung auftretenden Gesundheitsprobleme auf der geeigneten Interventionsstufe lösen (helfen). Typisch gerade für hausärztliche Tätigkeit soll eine «ganzheitliche» Perspektive auf Krankheit sein und gerade nicht der vorschnelle Einsatz medizinisch-technischer und pharmakologischer Behandlungsinstrumente (zum Beispiel Abholz 1998a; Abholz 1998b; Kochen 1998).
- Er soll diejenige Instanz sein, die den Patienten durch die Institutionen des Versorgungssystems geleitet, Informationen über Diagnosen und Therapien sammelt, sie zu einem Gesamtbild integriert und die Behandlung des Patienten koordiniert (Abholz 1998b; Herrmann/Braun/Schwantes 2000; Schwartz/Klein-Lange 2003: 277 ff.).

Die umfassende und kontinuierliche Betreuungs- und Koordinierungsfunktion gewinnt gerade deshalb an Bedeutung, weil erstens die rasch voranschreitende Spezialisierung in der modernen Medizin ohnehin eine Desintegration von Versorgungsprozessen begünstigt und zweitens das Vordringen chronisch-degenerativer Erkrankungen eine kontinuierliche und in aller Regel interdisziplinäre, unterschiedliche Institutionen und Ebenen einbeziehende Versorgung erfordert. Die mit dem demographischen Wandel voraussichtlich einhergehende Zunahme der Zahl multimorbider Menschen dürfte diesen Trend weiter verstärken (SVR 1996: 124 ff.; Schulz-Nieswandt 1999: 175 ff.). Die Kenntnis des Patienten und seines sozialen Umfeldes sollte den Hausarzt weit eher als den Spezialisten in die Lage versetzen, auf die Kontextbedingungen der Krankheitsentstehung und -bewältigung einzugehen und somit die Gesundheitsressourcen des Patienten zu erkennen und zu mobilisieren. Dies ist auch wegen des hohen Anteils unspezifischer Beschwerden und Befindlichkeitsstörungen sowie psychosozialer Krankheitsursachen geboten, die dem üblicherweise auf naturwissenschaftlich-somatische Krankheitsaspekte beschränkten Blick des Gebietsarztes entgehen.

Instrumente zur Stärkung des Hausarztes
Gesetzliche Rahmenvorgaben und deren Konkretisierung durch die gemeinsame Selbstverwaltung zielen seit den späten 1980er-Jahren zunehmend darauf, die Bedeutung des Hausarztes in der ambulanten Versorgung zu stärken. Zwei unterschiedliche Aspekte kommen in diesen Bemühungen zusammen: zum einen die Einsicht, dass eine einseitig kurative und somatisch fixierte Medizin angesichts des sich wandelnden Krankheitspanoramas an Effektivität und Effizienz verliert; zum anderen die Erwartung, mit Hilfe einer stärkeren Berücksichtigung psychosozialer Aspekte und einer verbesserten Koordination der Akteure im Gesundheitswesen den Anstieg der Gesundheitsausgaben begrenzen zu können. Zur Stärkung der Hausarztfunktion in der ambulanten Versorgung sind eine Reihe unterschiedlicher Instrumente eingesetzt worden:

- Die hausärztliche Tätigkeitsbereich wurde – wie erwähnt – vom fachärztlichen Versorgungsbereich abgegrenzt.
- In die ärztliche Gebührenordnung wurde eine eigene Leistungsposition für die hausärztlichen Betreuungs-, Koordinierungs- und Dokumentationsaufgaben eingeführt (hausärztliche Grundvergütung).
- Verschiedene typisch hausärztliche Leistungen (z. B. Gesprächsleistungen, Hausbesuche) wurden in Relation zu technisch-apparativen Leistungen in der Gebührenordnung aufgewertet.
- Die Gebietsärzte wurden verpflichtet, dem von den Patienten gewählten Hausarzt auf deren Einwilligung hin über die erfolgte Behandlung zu berichten (§ 73 Abs. 1b SGB V).
- Die hausärztliche Vergütung wurde von der fachärztlichen Vergütung getrennt (§ 85 Abs. 4 SGB V). Die zuständige Kassenärztliche Vereinigung (KV) hat sich dabei mit den Landesverbänden der Krankenkassen und den Verbänden der Ersatzkassen auf einen Verteilungsmaßstab zu verständigen. Diese Bestimmungen beinhalten einen stärkeren Einfluss der Krankenkassen auf die Verteilung des vertragsärztlichen Gesamthonorars. Insbesondere sollen diese Maßnahmen dazu beitragen, die hausärztlichen Einnahmen von dem vor allem durch die Ausweitung fachärztlicher Leistungen induzierten Punktwertverfall abzukoppeln (s. Kap. 4.2.3) und so die Einkommensrückstände der Hausärzte gegenüber anderen Arztgruppen zu verringern.
- Die Allgemeinmedizin wurde als Kerndisziplin für die Wahrnehmung der Hausarztfunktion mit der Einführung einer obligatorischen fünfjährigen Weiterbildung zum Facharzt für Allgemeinmedizin den fachärztlichen Disziplinen gleichgestellt und damit aufgewertet (dazu: Schmitten/Helmich 2000).
- Die Krankenkassen sind seit 2004 dazu verpflichtet, eine – wie es nun heißt – «hausarztzentrierte Versorgung» sicherzustellen und zu diesem Zweck «mit besonders qualifizierten Hausärzten Verträge zu schließen» (§ 73b Abs. 2 SGB V). Die Versicherten können sich schriftlich bei ihrer Krankenkasse dafür entscheiden, ambulante fachärztliche Leistungen nur nach Überweisung durch einen Hausarzt in Anspruch zu nehmen (§ 73b Abs. 1 SGB V). Sie sind an diese Verpflichtung und an die Wahl des Hausarztes für ein Jahr gebunden.
- Die Krankenkasse kann für Versicherte, die sich an der hausarztzentrierten Versorgung beteiligen, die gesetzlich vorgeschriebenen Zuzahlungen ermäßigen oder den Beitragssatz reduzieren, wobei sich diese Boni mittelfristig durch Einsparungen oder Effizienzsteigerungen finanzieren müssen (§ 65a Abs. 2 und 4 SGB V).

Diese Maßnahmen zielten also darauf,
- die Anreize für Ärzte zur Erbringung zuwendungsintensiver Leistungen zu erhöhen
- die hausärztliche Tätigkeit finanziell grundsätzlich attraktiver zu machen
- einen verstärkten Anreiz für Patienten zu schaffen, sich für die durchgängige Erstinanspruchnahme des Hausarztes zu entscheiden
- die allgemein- bzw. hausärztliche Qualifikation anzuheben.

Die Spitzenverbände der Krankenkassen und die KBV wurden beauftragt, Inhalt und Umfang der hausärztlichen Versorgung zu präzisieren (§ 73 Abs. 1c SGB V). Es waren demzufolge Leistungen zu definieren, deren Erbringung nur Hausärzten vorbehalten sein sollte und die nur von diesen abgerechnet werden können.

Leistungserbringer
Ende 2003 gab es in Deutschland knapp 117 000 Vertragsärzte (KBV 2004), was gut 38 Prozent aller berufstätigen Ärzte (304000) entsprach (KBV 2004: I 1). Darüber hinaus hatten die KVen weitere gut 11000 Ärzte zur Teilnahme an der vertragsärztlichen Versorgung ermächtigt (**Tab. 28**).

Die Anzahl der angestellten Ärzte in der vertragsärztlichen Versorgung ist mit knapp 2000 außerordentlich gering, denn
- erstens ist es niedergelassenen Ärzten nur in sehr beschränktem Umfang erlaubt, Kollegen in ihrer Praxis als Angestellte zu beschäftigen

- zweitens sind die Gesundheitszentren in den neuen Bundesländern, die dort nach der Wiedervereinigung in Anknüpfung an die vormals existierenden Polikliniken vereinzelt gebildet wurden und in denen Ärzte grundsätzlich auch auf der Grundlage des Angestelltenstatus tätig sein können, für die Versorgung insgesamt nur von geringer Bedeutung, auch wenn ihre Zahl in den letzten Jahren relativ stark gestiegen ist.

Vertragsärzte arbeiten also fast ausschließlich als Freiberufler in der eigenen Praxis, die große Mehrheit von ihnen wiederum in einer Einzelpraxis. Allerdings hat die Zahl der in Gemeinschaftspraxen tätigen Ärzte seit den 1970er-Jahren deutlich zugenommen und beläuft sich mittlerweile auf 38 520 Mediziner, also 33,0 Prozent der Vertragsärzte (KBV 2004: I 27). Zudem sind seit 2004 auch erstmals Medizinische Versorgungszentren zur vertragsärztlichen Versorgung (§ 95 SGB V) zugelassen. Medizinische Versorgungszentren sind «fachübergreifende ärztlich geleitete Einrichtungen» (§ 95 Abs. 1 SGB V), in denen Angehörige unterschiedlicher ärztlicher Fachgruppen (als Selbständige oder Angestellte) in einheitlicher Trägerschaft die Versorgung übernehmen und dabei gegebenenfalls mit anderen nichtärztlichen Gesundheitsberufen und Versorgungseinrichtungen (Pflege, Physiotherapeuten etc.) kooperieren. In diesem Zusammenhang dürfte sich auch der Trend zur Zunahme der Angestelltenzahlen in der ambulanten Versorgung weiter fortsetzen. Noch liegen keine hinreichenden Erfahrungen mit den Auswirkungen des veränderten Zulassungsrechts vor, aber es ist durchaus möglich, dass sich das Bild der ambulanten Angebotsstrukturen in den nächsten Jahren nachhaltig verändert.

Von den 117 000 Vertragsärzten arbeiteten Ende 2003 knapp 43 000 (36,7 %) als Allgemeinärzte, praktische Ärzte oder Ärzte ohne Gebietsbezeichnung, also jene Gruppen, die üblicherweise die Funktion eines Hausarztes wahrnehmen. Im Jahr 1970 waren es (in den alten Bundesländern) noch 55 Prozent gewesen (Tab. 29). In den vergangenen Jahrzehnten hat sich also ein deutlicher Trend zur Spezialisierung in der medizinischen Versorgung durchgesetzt.

Dabei vollzog sich eine starke Erhöhung der Arztzahlen, wie der Blick auf die alten Bundesländer deutlich zeigt. Hier gab es 1970 noch knapp 51 000 Vertragsärzte, im Jahr 2003 waren es (einschließlich des Ostteils von Berlin) etwa 99 000. Weil sich diese Entwicklung bei vergleichsweise geringfügig steigenden Einwohner-

Tabelle 29: Zahl der Vertragsärzte am 31.12.2003.

Arztgruppe	Anzahl	%
Ärzte für Allgemeinmedizin	32 081	27,5
Praktische Ärzte/Ärzte	10 785	9,2
Anästhesisten	2 569	2,2
Augenärzte	5 198	4,5
Chirurgen	3 650	3,1
Frauenärzte	9 721	8,3
HNO-Ärzte	3 930	3,4
Hautärzte	3 308	2,8
Internisten	17 475	15,0
Kinderärzte	5 741	4,9
Kinder- und Jugendpsychiater	491	0,4
Laborärzte	619	0,6
Mund-Kiefer-Gesichts-Chirurgen	862	0,7
Nervenärzte	5 006	4,3
Orthopäden	4 991	4,3
Pathologen	520	0,4
Ärztliche Psychotherapeuten	3 445	3,0
Radiologen	2 472	2,1
Urologen	2 560	2,2
Übrige Arztgruppen	1 271	1,1
Insgesamt	116 695	100,0
Darunter Hausärzte	58 718	50,3

Quelle: KBV 2004; eigene Berechnungen

Tabelle 28: An der vertragsärztlichen Versorgung teilnehmende Ärzte nach ihrem Teilnahmestatus am 31.12.2003.

Teilnahmestatus	Anzahl	%
Vertragsärzte	116 695	89,4
Ermächtigte Ärzte	11 016	8,4
Angestellte Ärzte	1 942	1,5
Übrige Ärzte	910	0,7
Teilnehmende Ärzte insgesamt	130 563	100,0

Quelle: KBV 2004; eigene Berechnungen

und Versichertenzahlen vollzog, erhöhte sich die Arztdichte in der ambulanten vertragsärztlichen Versorgung in diesem Zeitraum von 1027 auf 593 Versicherte je Vertragsarzt.

Ärzte und ihre Verbände

Frei praktizierende Ärzte sind eine sehr organisations- und artikulationsfähige und daher auch politisch einflussreiche Berufsgruppe. Sie verfügen über starke Verbände, deren wichtigste die KVen und die Kassenärztliche Bundesvereinigung sind. Die starke Machtposition der KVen im Konzert der Akteure beruht auf ihrer Doppelfunktion: Sie nehmen sowohl einen öffentlichen Versorgungsauftrag wahr und sind zugleich die Interessenvertretung der Vertragsärzte.

Neben der KBV beziehungsweise den KVen gibt es eine Vielzahl von Ärzteverbänden, unter denen zwei Grundtypen zu unterscheiden sind (Behaghel 1994): freie Berufsverbände und ärztliche Fachverbände. *Freie Berufsverbände* sind freiwillige Zusammenschlüsse von Ärzten, die allen Ärzten unabhängig von ihrer Fachrichtung oder ihrer Stellung im Beruf offen stehen. Sie handeln auf der Grundlage einer eigenen gesundheitspolitischen Programmatik und betreiben zu ihrer Umsetzung innerhalb und außerhalb der Ärzteschaft Lobbypolitik. Die größten und wichtigsten freien Berufsverbände sind der Hartmannbund und der NAV-Virchowbund. Beide Organisationen, vor allem der Hartmannbund (Groser 1992), verfolgen das Ziel einer durchgreifenden Privatisierung der Krankenbehandlungskosten. Bei den *ärztlichen Fachverbänden* handelt es sich um Zusammenschlüsse der jeweiligen Fachgruppen (Augenärzte, Orthopäden, Hausärzte usw.). In ihnen können demzufolge nur diejenigen Ärzte Mitglied sein, die der jeweiligen Disziplin angehören. Die Fachverbände befassen sich mit medizinischen Problemen des jeweiligen Faches (Information, Weiterbildung etc.) und vertreten die Interessen ihrer Mitglieder, vor allem in den Organisationen und Gremien der Ärzteschaft. Gerade im Zuge des an Härte zunehmenden innerärztlichen Verteilungskampfes hat die letztere Funktion in den zurückliegenden Jahren stark an Bedeutung gewonnen.

Ausgaben, Ausgabenentwicklung und ärztliche Einkommen

Die Ausgaben für ambulante ärztliche Versorgung beliefen sich 2003 auf 24,3 Milliarden Euro; dies entsprach einem Anteil von 17,8 Prozent an den GKV-Leistungsausgaben (BMGS 2004). Er befindet sich damit auf demselben Niveau wie 1980 (17,9 %), ist im Vergleich mit 1970 (22,9 %) aber deutlich rückläufig (Tab. 30). Insgesamt hat die ambulante Versorgung gegenüber dem Krankenhaus in den vergangenen Jahrzehnten deutlich an Gewicht eingebüßt. Dies ist vor allem eine Folge des technischen Fortschritts in der Medizin, aufgrund dessen eine Vielzahl von früher unheilbaren Krankheiten behandelbar werden – wenn auch oftmals nicht mit dem Ergebnis einer Heilung, so häufig doch einer Verzögerung des Krankheitsverlaufs. Auch der demographische Wandel verstärkt den Trend zu einer Erhöhung der stationären Behandlungsfallzahlen, denn mit ihm geht eine Zunahme schwerer Erkrankungen einher. Allerdings ermöglicht es auch der medizinische Fortschritt in nicht wenigen Fällen, die Versorgung aus dem Krankenhaus in den ambulanten Bereich zu verlagern. Dies gilt zum Beispiel für minimalinvasive Operationen. Auch Verbesserungen beim Arzneimittelangebot können helfen, Behandlungen aus dem stationären in den ambulanten Sektor zu verlagern. Außerdem erhöht die Verkürzung der durchschnittlichen Ver-

Tabelle 30: Ausgaben für ambulante ärztliche Behandlung in der GKV 1970 bis 2003.

Jahr	Mrd. Euro	% der Leistungsausgaben
1970	2,8	22,9
1975	5,8	19,4
1980	7,9	17,9
1985	10,1	18,1
1990	12,5	18,2
1995	19,7	16,8
2000	21,5	17,1
2003	24,3	17,8

Bis 1990 nur alte Bundesländer, ab 1995 mit neuen Bundesländern. Quelle: BMG 1991: 174ff.; 2002a; BMGS KF04; eigene Berechnungen

Tabelle 31: Honorareinnahmen, Betriebsausgaben und Überschuss je Vertragsarzt nach Fachgruppen im Jahresdurchschnitt 1996/98 (alte Bundesländer).

Arztgruppe	Durchschnittliche Honorareinnahmen					Betriebsausgaben		Überschuss
	Gesamt €	KV-Honorare €	%	Sonst. ärztl. Tätigkeit €	%	€	%	€
Allgemeinärzte	194 760	162 472	83,4	32 288	16,6		56,3	85 188
Augenärzte	266 096	192 544	72,4	73 552	27,6		59,9	106 594
Chirurgen	291 265	199 429	68,5	91 836	31,5		68,0	93 346
Frauenärzte	246 067	194 010	78,8	52 057	21,2		59,1	100 713
HNO-Ärzte	284 380	209 291	73,6	75 089	26,4		58,0	119 543
Hautärzte	254 288	182 042	71,6	72 246	28,4		62,0	96 688
Internisten	282 061	219 732	77,9	62 329	22,1		59,2	115 151
Kinderärzte	225 711	188 579	83,5	37 132	16,5		54,5	102 804
Nervenärzte	201 440	161 809	80,3	39 631	19,7		53,3	94 052
Orthopäden	334 433	251 213	75,1	83 220	24,9		63,8	120 950
Radiologen	556 275	425 041	76,4	131 234	23,6		80,4	109 076
Urologen	272 761	206 039	75,5	66 722	24,5		63,2	100 409
Alle Gebietsärzte	275 410	211 124	76,7	64 286	23,3		60,7	108 367
Alle Ärzte	244 474	192 579	78,8	51 895	21,2		59,3	99 568
nachrichtlich: neue Bundesländer								
Allgemeinärzte	155 281	144 660	93,2	10 621	6,8		53,5	72 278
Alle Gebietsärzte	233 433	204 815	87,7	28 618	12,3		59,4	94 747
Alle Ärzte	198 357	177 907	89,7	20 450	10,3		57,3	84 762

Quelle: ZI 2000; eigene Berechnungen

weildauer im Krankenhaus den poststationären Behandlungs- und Betreuungsbedarf. Die Einführung von Diagnosis Related Groups (DRGs) für stationäre Leistungen wird diesen Trend aller Voraussicht nach verstärken.

Die vertragsärztliche Gesamtvergütung unterliegt seit 1993 mit kurzen Unterbrechungen einer sektoralen, grundlohnsummenbezogenen Budgetierung.[11] Damit reagierte der Gesetzgeber auf das Scheitern seiner Bemühungen, die Ausgaben in der ambulanten Versorgung mit Hilfe von Appellen und freiwilligen Vereinbarungen der Selbstverwaltung zu begrenzen. Gleichzeitig vollzog sich seit der Einführung des sektoralen Budgets ein weiterer Anstieg der Vertragsarztzahlen. Das Zusammenwirken von budgetierter Gesamtvergütung und Arztzahlanstieg hat im Verlauf der 1990er-Jahre den Druck auf die ärztlichen Einkommen deutlich erhöht.

Die Honorareinnahmen je Arzt beliefen sich in den alten Bundesländern 1996/98 im Durchschnitt aller Ärzte auf knapp 245 000 Euro (**Tab. 31**). Beinahe 60 Prozent dieser Einnahmen mussten als Betriebsausgaben für die Praxis beziehungsweise die Praxisführung aufgewendet werden (Personalausgaben, Miete, Anschaffungskosten für medizinisch-technische Geräte, Materialkosten, Abschreibungen etc.), wobei die Personalaus-

---

11 Das am 1.1.2004 in Kraft getretene GMG sieht vor, dass diese sektorale Budgetierung mit Wirkung vom 1.1.2007 abgeschafft und durch arztgruppenbezogene Regelleistungsvolumina ersetzt wird (s. Kap. 4.2.3).

gaben den bei weitem größten Teil der Betriebsausgaben beanspruchten. In dem hohen Kostenanteil widerspiegelt sich nicht zuletzt der hohe Technisierungsgrad ambulanter medizinischer Versorgung, gehen auf ihn doch nicht nur die Anschaffungskosten, sondern auch ein erheblicher Teil der Personalausgaben zurück. Die Anteile der Betriebsausgaben an den Einnahmen weichen je nach Fachgruppe erheblich voneinander ab und liegen bei den zuwendungsintensiven Disziplinen erwartungsgemäß unter dem Durchschnitt.

In den Jahren 1996/98 erzielten die Vertragsärzte in den alten Bundesländern einen jährlichen Überschuss von knapp 100 000 Euro je Arzt (ZI 2000).[12] Zwar haben sich als Folge der verschiedenen Maßnahmen zur Stärkung der zuwendungsintensiven Medizin die Abstände zwischen den Gebietsärzten und den Allgemeinmedizinern seit den 1980er-Jahren verringert (Priester 1987; Gerlinger/Deppe 1994; Gerlinger 1997a), aber das Gefälle zwischen diesen Gruppen ist nach wie vor beträchtlich: Mit einem Überschuss von mehr als 108 000 Euro lagen Gebietsärzte 1996/98 um über 27 Prozent über dem Überschuss von Allgemeinärzten (gut 85 000 Euro). Noch deutlicher fällt die Kluft aus, wenn man die Spitzenverdiener unter den Fachgruppen (Orthopäden, HNO- Ärzte, Internisten) als Bezugsgröße heranzieht. Auch innerhalb der einzelnen Arztgruppen klaffen die Praxisüberschüsse weit auseinander. Insgesamt liegt die Mehrzahl der Ärzte mit ihrem Praxisüberschuss unter dem Durchschnitt. Die Ärzte in den neuen Bundesländern verdienen im Durchschnitt deutlich weniger als ihre westdeutschen Kollegen.

Bemerkenswert ist, dass der Anteil der «Einnahmen aus sonstiger ärztlicher Tätigkeit» seit dem Ende der 1970er-Jahre kontinuierlich gestiegen ist, von 14,6 Prozent im Jahr 1979 (Gerlinger/ Deppe 1994: 41) auf 21,2 Prozent in den Jahren 1996/98. Hinter diesen Einnahmen verbergen sich zum weitaus größten Teil Einnahmen aus privatärztlicher Tätigkeit, daneben auch Einnahmen aus gutachterlicher Tätigkeit und ähnlichen Quellen. Die Vertragsärzte haben also ihre Abhängigkeit von den GKV-Einnahmen verringert, obgleich diese für sie nach wie vor von überragender Bedeutung sind. Im Bedeutungszuwachs anderer Einnahmequellen kommt vor allem der wachsende Marktanteil der PKV, aber auch der starke Kostenanstieg in diesem Bereich zum Ausdruck (s. Kap. 4.1.3). Bei Allgemeinärzten ist der Anteil der «Einnahmen aus sonstiger ärztlicher Tätigkeit» deutlich niedriger als bei den Gebietsärzten. Diese können die aus der Budgetierung der vertragsärztlichen Gesamtvergütung erwachsenden Einnahmenbeschränkungen offenkundig weit besser kompensieren.

In den neuen Bundesländern erreichten die durchschnittlichen Praxisüberschüsse je Vertragsarzt nur 85 Prozent des Niveaus ihrer westdeutschen Kollegen. Dabei klafften die Einkommen noch stärker auseinander: Die Gebietsärzte verdienten in Ostdeutschland durchschnittlich 31,1 Prozent mehr als die Allgemeinärzte. Gleichzeitig fällt auf, dass der Anteil aus sonstiger ärztlicher Tätigkeit in den neuen Ländern nur halb so hoch ist wie im Westen; der Betriebsausgabenanteil fiel etwas geringer aus. Um das Honorarniveau der Ärzte im Beitrittsgebiet an das in den alten Bundesländern anzupassen, sieht das GMG vor, die Gesamtvergütung in den neuen Ländern von 2004 bis 2006 zusätzlich um insgesamt 3,8 Prozent anzuheben (§ 85 Abs. 3d SGB V).

Im Verlauf der 1990er-Jahre sind die durchschnittlichen Praxisüberschüsse je Vertragsarzt nur geringfügig angestiegen, zeitweilig waren sie sogar rückläufig. Dies ist – wie bereits erwähnt – die Folge des Zusammentreffens steigender Arztzahlen mit einer budgetierten Gesamtvergütung. Eine zwar kleine, aber wachsende Zahl von Ärzten hat mit finanziellen Schwierigkeiten zu kämpfen. Dies scheint insbesondere für Allgemeinmediziner zu gelten. Die Vertragsärzte und

---

12 Beim Vergleich dieser Größe mit den Arbeitnehmereinkommen ist zu berücksichtigen, dass Ärzte vom Praxisüberschuss noch Einkommensteuer zu entrichten so-wie ihre soziale Vorsorge zu finanzieren haben. Der Überschuss ist also in etwa vergleichbar mit dem Bruttoeinkommen von Arbeitnehmern zuzüglich des Arbeitgeberanteils an den Sozialversicherungsbeiträgen («Arbeitgeber-Brutto»).

ihre Verbände beklagen seit vielen Jahren die aus ihrer Sicht unzureichende Vergütung ihrer Tätigkeit und haben wiederholt den Protest gegen einschlägige gesetzliche oder vertragliche Regelungen organisiert. Allerdings lassen sich gegen diese Sicht auch eine Reihe von Argumenten geltend machen:

- Frei praktizierende Ärzte tragen das wirtschaftliche Risiko ihrer Tätigkeit. Sie können nicht erwarten, dass sich die GKV-Ausgaben für ambulante Behandlung bei stagnierenden Versichertenzahlen an der wachsenden Zahl der Ärzte und an deren individuellen Einkommensvorstellungen orientieren.
- Ungerechtigkeiten in der zwischenärztlichen Honorarverteilung sind nach wie vor ausgeprägt und das Einkommensgefälle sehr groß. Es ist Aufgabe der KVen, das Gesamthonorar gerechter unter den Ärzten zu verteilen und auch diejenigen Arztgruppen – insbesondere in unterversorgten Regionen – stärker zu unterstützen, die mit wirtschaftlichen Schwierigkeiten zu kämpfen haben.
- Die Einzelpraxis als dominierende Versorgungsform ist – verglichen zum Beispiel mit Gesundheitszentren oder anderen Formen gemeinschaftlicher Versorgung – unwirtschaftlich, weil Personal und medizinisch-technische Geräte in Versorgungseinrichtungen mit höheren Patientenzahlen weit effizienter eingesetzt werden könnten. Ärzte müssten in stärkerem Maße zur Schaffung moderner und effizienter Strukturen bereit sein. Umgekehrt kann es nicht Aufgabe der Krankenkassen beziehungsweise der Beitragszahler sein, unwirtschaftliche Versorgungsformen zu subventionieren.
- Auch in anderen Wirtschaftszweigen sind stagnierende Einkommen oder Einkommensverluste für Selbständige und insbesondere für Arbeitnehmer weit verbreitet. Es gibt keinen Grund für die Erwartung, dass Ärzte von dieser Entwicklung abgekoppelt werden sollten.
- Nach wie vor zählen viele Ärzte zu den Spitzenverdienern und ist der Einkommensabstand zwischen dem durchschnittlichen Arzt und dem durchschnittlichen Arbeitnehmer außerordentlich groß.
- Der steigende Druck auf die ärztlichen Einkommen ist ein international zu beobachtender Trend, der sich an langjährige, überaus kräftige Einkommenssteigerungen anschließt. Beim internationalen Vergleich der Ärzteeinkommen schneiden niedergelassene Ärzte in Deutschland im Übrigen durchaus gut ab (OECD 2004).

Ungeachtet dessen ist die Honorierung von Vertragsärzten ein zentrales gesundheitspolitisches Konfliktthema. Die Ärzteschaft und ihre Standesvertretungen haben die Budgetierung der GKV-Ausgaben stets heftig bekämpft, weil sie diese als künstliche Begrenzung ihrer Einkommenschancen wahrnehmen (Gerlinger 1997a). Die Enttäuschung von Einkommenserwartungen und die Erkenntnis, dass in der überschaubaren Zukunft kaum mit einem starken Zuwachs der vertragsärztlichen Gesamtvergütung zu rechnen sein dürfte, hat bei ihnen den Ruf nach einer Privatisierung von Behandlungskosten noch lauter werden lassen, als er in der Vergangenheit bereits war (z. B. KBV 2001a). Sie versprechen sich davon eine über den Budgetrahmen hinausgehende Erhöhung des Finanzvolumens für die ambulante Behandlung von Kassenpatienten; zudem bestünde bei einer Ausgliederung von Leistungen aus dem GKV-Katalog die Möglichkeit, diese privat und damit zu erhöhten Sätzen abzurechnen.

Vor diesem Hintergrund hat die KBV bereits 1997 einen «Katalog individueller Gesundheitsleistungen» (IGeL-Katalog) zusammengestellt (dazu z. B.: Krimmel 1998), die Ärzte auch für Kassenpatienten privat erbringen können. Diese Leistungen werden von den Kassen nicht erstattet, entweder weil ihr Nutzen nicht nachgewiesen ist, ihr Schaden größer ist als der zu erwartende Nutzen (z. B. Sonographie der Halsschlagadern) oder über ihre Aufnahme in den GKV-Leistungskatalog noch nicht entschieden worden ist (Abholz 1998c). Hinter dem erwähnten wirtschaftlichen Bedeutungszuwachs privatärztlicher Tätigkeit für die einzelne Praxis (s. o. in diesem Kapitel) verbergen sich also keineswegs nur Leistungen für privat, sondern zunehmend auch Leistungen für gesetzlich Krankenversicherte (kritisch dazu: Abholz 1998c; Beck 2003).

4.2.2 Bedarfsplanung und Zulassung von Ärzten zur vertragsärztlichen Versorgung

Die Zulassung zur vertragsärztlichen Versorgung unterliegt gesetzlichen und kollektivvertraglichen Regelungen, die mit dem GSG in Kraft getreten und seitdem nur geringfügig geändert worden sind. Bis 1986 unterlag der Zugang zur vertragsärztlichen Versorgung für alle Ärzte mit den erforderlichen Qualifikationen keinen Beschränkungen. Grundlage war das berühmte Kassenarzturteil des Bundesverfassungsgerichts von 1960 (BVerfG 11, 30: 45 ff.), das eine Bindung der Kassenarztzulassung an bestimmte Verhältniszahlen für verfassungswidrig erklärt und damit für ein Vierteljahrhundert einer Steuerung der Vertragsarztzahlen einen Riegel vorgeschoben hatte.

Zulassungsbeschränkungen wurden erst wieder möglich mit dem zum 1.1.1987 in Kraft getretenen «Gesetz zur Verbesserung der kassenärztlichen Bedarfsplanung» (BGBl. I: 2593), das im Kontext der staatlichen Kostendämpfungsbemühungen entstand. Gesetzgeber und Krankenkassen ließen sich von der – empirisch allerdings auch gut begründeten – Annahme der arztinduzierten Nachfrage von Gesundheitsleistungen leiten und gingen davon aus, dass mit einer steigenden Zahl der Ärzte unabhängig vom tatsächlichen Versorgungsbedarf auch das Leistungsvolumen ansteigt, weil jeder Arzt zunächst ein Interesse an einer Erhöhung seines Einkommens hat. Zulassungsbeschränkungen sind aus dieser Perspektive ein Instrument der Mengen- und Ausgabenbegrenzung. Aber auch die KBV und die KVen, die Zulassungsbeschränkungen lange Zeit abgelehnt hatten, befürworteten nun derartige Maßnahmen (Deppe 1987a und 1987b). Sie sahen darin vor allem ein honorarpolitisches Instrument, denn Zulassungsbeschränkungen würden die Zahl jener Ärzte begrenzen, mit denen die bereits mit einem Vertragsarztsitz ausgestatteten Ärzte den angesichts der Kostendämpfungspolitik ohnehin nicht mehr so stark wachsenden Honorarkuchen teilen müssten.

Die neuen Regelungen blieben allerdings weitgehend unwirksam. Regionale Zulassungssperren waren zwar möglich, allerdings blieb das Tor zur vertragsärztlichen Versorgung nach wie vor weit geöffnet.[13] Die sich zu Beginn der 1990er-Jahre zuspitzenden Finanzierungsprobleme in der GKV veranlassten den Gesetzgeber, mit dem GSG 1992 auch verschärfte Zulassungsbeschränkungen für die vertragsärztliche Versorgung zu verabschieden, die, nur geringfügig modifiziert, auch zu Beginn des 21. Jahrhunderts noch gelten.[14]

Das SGB V weist demzufolge dem Gemeinsamen Bundesausschuss für die ambulante Versorgung (s. Kap. 4.2.4) die Aufgabe zu, Richtlinien zur vertragsärztlichen Bedarfsplanung zu erlassen (§ 92 Abs. 1 SGB V). Er hat in diesem Zusammenhang unter anderem «einheitliche Verhältniszahlen für den allgemeinen bedarfsgerechten Versorgungsgrad in der vertragsärztlichen Versorgung» sowie «Maßstäbe für eine ausgewogene hausärztliche und fachärztliche Versorgungsstruktur» festzulegen (§ 101 Abs. 1 SGB V).

Auf dieser Grundlage haben die KVen im Einvernehmen mit den Landesverbänden der Krankenkassen beziehungsweise den Vertretungen der Ersatzkassen auf Landesebene einen Bedarfsplan zur Sicherstellung der vertragsärztlichen Versorgung aufzustellen. Dabei müssen sie die «Ziele und Erfordernisse der Raumordnung und Landesplanung sowie der Krankenhausplanung» beachten (§ 99 Abs. 1 SGB V). Die Bedarfspläne enthalten Angaben über bedarfsgerechte Verhältniszahlen (Einwohner je Arzt), die nach Arztgruppen, Regionstypen (Kernstädte, verdichtete Kreise, ländliche Kreise etc.) und Planungsbereichen (kreisfreie Städte, Landkreise und Kreisregionen) differenziert sind.

Die paritätisch besetzten Landesausschüsse der Ärzte und Krankenkassen stellen gegebenenfalls Unter- oder Überversorgung fest und schließen im Fall der Überversorgung einzelne Planungs-

---

13 So konnte der betreffende Bezirk erst bei einer 50-prozentigen Überschreitung der Bedarfszahlen für die Zulassung geschlossen werden. Aber selbst dann war eine Intervention nicht zwingend vorgeschrieben, denn die Selbstverwaltung musste mindestens die Hälfte aller Zulassungsbezirke offen halten.

14 Diese Zulassungsbestimmungen führten im Jahr 1993 zu einer Niederlassungswelle, in deren Verlauf die Zahl der Veragsärzte um rund 10 Prozent gegenüber dem Vorjahr anstieg.

bezirke für die Zulassung (§§ 100 und 103 SGB V). Eine Überversorgung liegt üblicherweise dann vor, wenn der in den Richtlinien des Bundesausschusses definierte allgemeine bedarfsgerechte Versorgungsgrad um 10 Prozent überschritten ist (§ 101 Abs. 2 SGB V). Über die Zulassung von Ärzten zur vertragsärztlichen Versorgung entscheiden die ebenfalls paritätisch aus Vertretern der Ärzte und der Krankenkassen zusammengesetzten Zulassungsausschüsse, die für jeden Bezirk im Zuständigkeitsbereich einer KV gebildet werden (§ 96 SGB V).

Seit 2003 erfolgt die Zulassung auf Grund gesetzlich festgelegter, arztgruppenbezogener Verhältniszahlen (§ 102 SGB V) unter gleichzeitiger Regelung des Verhältnisses von Hausarzt- und Facharztzahlen. Der Gemeinsame Bundesausschuss sieht in seinen Bedarfsplanungsrichtlinien dafür ein Verhältnis von 60:40 vor (Bundesausschuss 2002: 28). Ab 2006 sollen bei der Besetzung von Hausarztsitzen grundsätzlich vorrangig Fachärzte für Allgemeinmedizin berücksichtigt werden (§ 103 Abs. 4 SGB V).

4.2.3 Die Vergütung ambulanter ärztlicher Leistungen

Vergütungsformen und Steuerungswirkungen
Idealerweise sollte ein Vergütungssystem einen finanziellen Anreiz schaffen, Art und Umfang der zu erbringenden Leistungen am Versorgungsbedarf des Patienten auszurichten. Zudem sollte es zu einer leistungsgerechten Honorarverteilung unter den Ärzten führen.

Die ärztliche Versorgung kann nach unterschiedlichen Kriterien vergütet werden. Es lassen sich vier Hauptformen unterscheiden: die Vergütung
- nach der Zahl der erbrachten Leistungen (Einzelleistungsvergütung)
- nach der Anzahl der eingeschriebenen Patienten (Kopfpauschale)
- nach der Anzahl der in einer Zeiteinheit aufgetretenen Behandlungsfälle (Fallpauschale)
- nach der Dauer der Arbeitszeit (Gehalt).

Diese Hauptformen lassen sich sowohl intern differenzieren (bei Pauschalen etwa nach Diagnose-

Tabelle 32: Ärztliche Honorierungsformen und deren Wirkung auf Patientenstamm, Zahl der Behandlungsfälle und Leistungsmenge.

Honorarformen für Ärzte	Zahl eingeschriebener Patienten	Zahl der Behandlungsfälle	Leistungsmenge
Festes Gehalt	Min	Min	Min
Kopfpauschale	Max	Min	Min
Fallpauschale	Max	Max	Min
Einzelleistungsvergütung	Max	Max	Max

Min = Tendenz zur Minimierung,
Max = Tendenz zur Maximierung
Quelle: Thiemeyer 1970: 103 (geringfügig modifiziert)

oder Altersgruppen) als auch in vielfältiger Weise miteinander kombinieren. Hinzu können noch andere Vergütungskriterien treten, wie etwa die Qualifikation des Arztes oder der Erfolg der ärztlichen Behandlung.

Von den jeweiligen Vergütungsformen gehen unterschiedliche finanzielle Anreize auf Art und Umfang der von Ärzten zu erbringenden Leistungen aus (**Tab. 32**; z. B. Thiemeyer 1970, 1985 und 1986; von der Schulenburg 1981; Reinhardt/Sandier/Schneider 1986; Abholz 1992a u. 1992b). Der Einsatz von Vergütungsformen als gesundheitspolitischen Steuerungsinstrumenten beruht auf der Prämisse, dass sich das diagnostische und therapeutische Verhalten von Ärzten nicht (allein) von medizinischen, sondern (auch) von ökonomischen Überlegungen leiten lässt. Mit der Wahl einer bestimmten (Kombination von) Vergütungsform(en) sollen die Ärzte mittels ihres finanziellen Interesses dazu veranlasst werden, Art und Umfang ihrer Leistungen an den gesundheitspolitisch gesetzten Zielen auszurichten.

Dies bedeutet nicht, dass der Arzt diesen Anreizen auch in jedem Fall folgen muss. Ärztliches Berufsethos oder ärztliche Sozialisation, die Furcht vor rechtlichen Konsequenzen, einer Abwanderung von Patienten oder einem Ansehensverlust im Kollegenkreis können den Arzt dazu veranlassen, sich anders zu verhalten, als es sein finanzielles Interesse nahe legt. Allerdings zeigen sowohl wissenschaftliche Untersuchungen als auch vielfältige Erfahrungen, dass Vergütungsformen trotz dieser intervenierenden Variablen eine signifikante Steuerungswirkung auf die ärztliche Behandlungsweise beziehungsweise das ärztliche Abrechnungsverhalten ausüben (z. B. DKI/I+G Gesundheitsforschung 1999).

Die *Einzelleistungsvergütung* koppelt die Höhe des individuellen Arzthonorars an die Menge der vom Arzt erbrachten Leistungen. Der ökonomisch rational handelnde Arzt wird daher grundsätzlich bestrebt sein, die Zahl der Behandlungsfälle sowie die Leistungsmenge je Patient und je Zeiteinheit so weit wie möglich auszudehnen. Gleichzeitig wird der Arzt dazu neigen, besonders häufig solche Leistungen zu erbringen, bei denen das Verhältnis von Arbeits- beziehungsweise Kostenaufwand einerseits und Gebührenhöhe andererseits möglichst günstig ausfällt. Vielfältig kritisierte Erscheinungen wie eine medizinisch nicht indizierte Mengenausweitung, insbesondere die bevorzugte Ausweitung technisch-apparativer Diagnoseleistungen, die damit verknüpfte Gefahr iatrogener, das heißt durch den Arzt verursachter Schäden und die Erhöhung des Patientendurchlaufs («Fünf-Minuten-Medizin») werden durch die Einzelleistungsvergütung begünstigt. Außerdem schwächt sie nachhaltig das Interesse des Arztes an einer wirksamen Prävention. Allerdings ist es bei der Anwendung der Einzelleistungsvergütung am wenigsten wahrscheinlich, dass entstehende Krankheiten übersehen werden.

Bei einer *Kopfpauschale* hängt die Höhe der ärztlichen Einnahmen von der Zahl der eingeschriebenen Patienten ab. Der Arzt wird sich daher darum bemühen, diese zu erhöhen, wobei die Schwankungsbreite der Patientenzahlen beim einzelnen Arzt im Zeitverlauf den Erfahrungen nach gering ist. Ungeachtet dessen gilt: Da die Höhe der Pauschale unabhängig vom Behandlungsaufwand ist, kann der Arzt sein Einkommen in dem Maße steigern, wie es ihm gelingt, die Behandlungskosten je eingeschriebenem Versicherten unter die ihm erstattete Pauschalsumme zu drücken. Daraus erwächst die Gefahr einer Unterversorgung von Patienten. Entstehende Krankheiten könnten leichter übersehen und nicht rechtzeitig oder nicht angemessen behandelt werden. Insbesondere steigt die Wahrscheinlichkeit, dass Ärzte Patienten mit höherem Behandlungsbedarf an andere Versorgungseinrichtungen (Krankenhaus, niedergelassene Kollegen) weiter verschieben und bevorzugt Patienten mit geringem Behandlungsaufwand versorgen. Im Hinblick auf den gesamten Patientenstamm kann die Kopfpauschale zur Vermeidung von Behandlungsfällen allerdings auch das Interesse an einer wirksamen Krankheitsprävention wecken, da der Arzt auch für jene Patienten honoriert wird, die ihn nicht zur Behandlung aufsuchen.

Die *Fallpauschale* schafft den Anreiz, die Zahl der Behandlungsfälle je Zeiteinheit zu erhöhen. Da die Vergütung unabhängig vom Behandlungsaufwand erfolgt, hängt ebenso wie bei der Kopfpauschale die Höhe des Einkommens entscheidend von der Fähigkeit des Arztes ab, die Behandlungskosten zu reduzieren. Somit sind mit ihr auch die für die Kopfpauschale typischen Risiken verbunden. Allerdings ist bei einer Fallpauschale das Interesse an einer wirksamen Prävention geringer ausgeprägt als bei einer Kopfpauschale, weil die Vergütung nur fällig wird, wenn der Patient mindestens einmal pro Zeiteinheit den Arzt in Anspruch nimmt. Insofern, als sie das Interesse an einer Fallzahlenerhöhung begründet, geht auch von der Fallpauschale die Tendenz zu einer medizinisch nicht indizierten Mengenausweitung aus.

Bei der Vergütung mit einem *Gehalt* wird der Arzt ebenfalls unabhängig von Art und Umfang der Leistungen, aber auch unabhängig von der Anzahl der eingeschriebenen Patienten oder der Zahl der Behandlungsfälle vergütet. Die Motivation zu einer angemessenen Versorgung würde nur aus einer empfundenen Verpflichtung gegenüber dem Patienten und der ärztlichen Aufgabe erwachsen. Die Vergütung mit einem festen Gehalt spielt in der ambulanten Versorgung im deutschen Gesundheitswesen nahezu keine Rolle (zu den wenigen Fällen s. Kap. 4.2.1).

Die jeweiligen Vergütungsformen sind mit unterschiedlichen Interessen von Finanzierungsträgern (Krankenkassen) und Leistungserbringern (Ärzten) verknüpft. Während die Einzelleistungsvergütung das Finanzierungsrisiko aufwendiger Behandlungen den Krankenkassen auferlegt, liegt es bei pauschalierten Vergütungssystemen bei den Leistungserbringern. Darüber hinaus können honorarpolitische Steuerungsinstrumente im ambulanten Sektor auch die Leistungserbringung anderer Versorgungsinstitutionen, insbesondere des stationären Sektors, beeinflussen.

Strukturmerkmale des Vergütungsverfahrens in der GKV

Die von den Vertragsärzten abrechenbaren Leistungen sind seit 1978 im Einheitlichen Bewertungsmaßstab für die ärztlichen Leistungen (EBM) aufgeführt. Der EBM umfasst mehr als 1500 Leistungspositionen, die mit einer bestimmten Punktzahl versehen sind (Tab. 33). Die Punktzahlen sind nicht mit festen Preisen identisch, sondern geben nur das Wertverhältnis zwischen den Einzelleistungen wieder (§ 87 Abs. 2 SGB V).

Tabelle 33: Auszug aus dem Einheitlichen Bewertungsmaßstab (EBM), Stand: 14.03.2005.

Ziffer	Leistung	Punktzahl
	Arztgruppen übergreifende allgemeine Leistungen	
01220	Reanimation	2500
01410	Besuch eines Kranken	400
01711	Neugeborenen-Erstuntersuchung	260
01750	Röntgenuntersuchung beider Mannae in zwei Ebenen	1195
01835	Wissenschaftlich begründete humangenetische Beurteilung	390
01854	Sterilisation des Mannes	2205
01855	Sterilisation der Frau	3580
02330	Blutentnahme durch Arterienpunktion	150
	Hausärztlicher Versorgungsbereich	
	Ordinationskomplex – obligater Leistungsinhalt: persönlicher Arzt-Patienten-Kontakt – fakultativer Leistungsinhalt: Betreuung und Behandlung bis zu 10 Minuten; einmal im Behandlungsfall	
03110	… für Versicherte bis zum vollendeten 5. Lebensjahr	155
03111	… für Versicherte ab Beginn des 6. bis zum vollendeten 59. Lebensjahr	145
03112	… für Versicherte ab Beginn des 60. Lebensjahr	225
03120	Beratung, Erörterung und/oder Abklärung	150
03340	Hausärztlich-allergologische Basisdiagnostik (allergologische Anamnese, Prick-Testung: mindestens 10 Tests, einmal im Behandlungsfall)	220
03351	Orientierende Untersuchung der Sprachentwicklung	445
	Orthopädische Leistungen	
18220	Beratung, Erörterung und/oder Abklärung (Dauer mind. 10 Minuten, je vollendete 10 Minuten)	235
18330	Diagnostik und/der othrthopädische Therapie eines Patienten mit einer Funktionsstörung der Hand	585
18331	Diagnostik und/der Behandlung von degenerativen Erkrankungen der Wirbelsäule bei Jugendlichen und bei Erwachsenen	450
	Psychiatrische und Psychotherapeutische Leistungen (Psychiater)	
21220	Psychiatrisches Gespräch, psychiatrische Behandlung, Beratung, Erörterung und/oder Abklärung (als Einzelbehandlung, Dauer mind. 40 Minuten, je Teilnehmer, je vollendete 40 Minuten)	345
21221	Psychiatrische Behandlung (Gruppenbehandlung) (Dauer mind. 40 Minuten, je Teilnehmer, je vollendete 40 Minuten)	320
	Diagnostische und interventionelle Radiologie, Computertomographie und Magnetfeld-Resonanz-Tomographie	
34230	Röntgenaufnahme von Teilen des Skeletts oder des Kopfes	210
34330	CT-Untersuchung des Thorax	1715
34411	MRT-Untersuchung von Teilen der Wirbelsäule	3040

Quelle: EBM 2005

Über die Aufnahme neuer Leistungen in den GKV-Leistungskatalog entscheidet der Gemeinsame Bundesausschuss in seiner Zusammensetzung für die ambulante Versorgung, über ihre Bewertung der Bewertungsausschuss (s. Kap. 4.2.4).

Auf dem EBM beruhend, gelten für die Primärkassen (Orts-, Betriebs- und Innungskrankenkassen) und für die Ersatzkassen jeweils eigene Vertragsgebührenordnungen. Für die Primärkassen ist der Bewertungsmaßstab Ärzte (BMÄ) gültig, für den Bereich der Ersatzkassen die Ersatzkassen-Gebührenordnung (E-GO). Im Unterschied zum EBM enthalten BMÄ und E-GO zusätzlich Regelungen über die Abrechnungsmodalitäten (z. B. Einschränkung von Leistungsfrequenzen, Ausschluss bestimmter Leistungskombinationen), die sich bei einigen Positionen voneinander unterscheiden.

Die Vergütung des einzelnen Vertragsarztes wird im Rahmen der GKV in einem zweistufigen Verfahren ermittelt. Zunächst vereinbaren die Landesverbände der Krankenkassen und die KVen die Höhe der Gesamtvergütung für die ambulante vertragsärztliche Versorgung (§ 82 Abs. 2 SGB V). Diese Gesamtvergütung zahlen die Kassen «mit befreiender Wirkung» (§ 82 Abs. 1 SGB V), das heißt dass die Verantwortung für eine bedarfsgerechte Versorgung der Kassenpatienten damit auf die KVen übergeht. Anschließend verteilen die KVen die von den Kassen entrichtete Summe auf die einzelnen Vertragsärzte (§ 85 Abs. 4 SGB V). Die auf Landesebene vereinbarten Gesamtvergütungen orientieren sich an der üblicherweise in den Bundesmantelvertrag nach § 82 Abs. 1 SGB V zwischen der KBV und den Spitzenverbänden der Krankenkassen aufgenommenen Empfehlung.

Für die Berechnung der Gesamtvergütung können unterschiedliche Kriterien zugrunde gelegt werden. Denkbar ist die Vereinbarung eines Festbetrags, aber auch die Vergütung nach Einzelleistungen, nach einer Kopfpauschale, einer Fallpauschale oder auch einer Kombination dieser oder anderer Systeme (§ 85 Abs. 2 SGB V). Bei ihrer Festlegung sind die Praxiskosten, die für die ärztliche Tätigkeit aufzuwendende Arbeitszeit sowie Art und Umfang der ärztlichen Leistungen zu berücksichtigen. Die Höhe der Gesamtvergütung hat den Grundsatz der Beitragssatzstabilität zu beachten. Gegenwärtig zahlen die einzelnen Krankenkassen die Gesamtvergütung auf der Grundlage einer Kopfpauschale, deren Höhe sich nach den vorangegangenen Ausgaben der einzelnen Kassen für ärztliche Behandlung richtet. Bundesweit schwankten die pro Quartal von den Krankenkassen an die KVen überwiesenen Kopfpauschalen im Jahr 2004 je nach Kasse und KV-Region zwischen 80 und 230 Euro.

Die Modi für die Verteilung des Gesamthonorars auf die einzelnen Vertragsärzte legen die KVen in ihren jeweiligen Honorarverteilungsmaßstäben (HVM) fest. Die gesetzlichen Rahmenvorschriften sehen vor, dass der HVM Art und Umfang der ärztlichen Leistungen berücksichtigen muss und eine ausschließliche Orientierung an der Zahl der Behandlungsfälle nicht zulässig ist (§ 85 Abs. 4 SGB V); eine reine Pauschalierung ist auf dieser Stufe des Verfahrens nicht möglich. Das zweistufige Honorarverfahren ermöglicht also die Anwendung unterschiedlicher Vergütungsformen für die Berechnung der Gesamtvergütung und für die Verteilung des Honorars an die Ärzte. Dabei soll der HVM allerdings sicherstellen, dass eine übermäßige Ausdehnung der vertragsärztlichen Leistungen vermieden wird (§ 85 Abs. 4 SGB V). Das Honorar des Vertragsarztes wird also – vereinfacht dargestellt – dadurch ermittelt, dass die quartalsweise von den Kassen an die KVen entrichtete Gesamtvergütung durch die von den Vertragsärzten im Vergütungszeitraum erbrachte Leistungsmenge, ausgedrückt in der Summe der insgesamt abgerechneten Punktzahlen, dividiert und der so berechnete *Punktwert* anschließend mit der Summe der vom einzelnen Arzt abgerechneten *Gesamtpunktzahl* multipliziert wird. Erst ex post wird der *Punktwert* und damit die vertragsärztliche Leistung also mit einem Euro-Betrag versehen.

Der HVM bietet den KVen die Möglichkeit, die Vergütung bestimmter Leistungen oder Arztgruppen zu differenzieren und Anreize zu korrigieren, die aus der direkten Anwendung des EBM und den Bewertungsrelationen der einzelnen Leistungen auf die Honorarverteilung erwachsen würden. Auf diese Weise können die KVen den

Besonderheiten in ihrer Region Rechnung tragen. Zu diesem Zweck kann der HVM zum Beispiel nach Leistungsgruppen oder nach Arztgruppen bestimmte Punktwertdifferenzierungen vornehmen, allerdings hat er sich dabei an den EBM anzulehnen und darf das Wertverhältnis einzelner Leistungen nicht willkürlich verändern. Die einzelnen Honorarverteilungsmaßstäbe enthalten eine verwirrende Vielfalt von Bestimmungen und unterscheiden sich zum Teil erheblich voneinander. So können bestimmte Leistungsgruppen (z. B. Grundleistungen, Sonderleistungen, Laborleistungen) oder auch das Honorarvolumen für einzelne Arztgruppen budgetiert oder quotiert werden. Des Weiteren ist auch die Anwendung von Abstaffelungen bei einzelnen Leistungen oder Leistungsgruppen möglich, also die Festlegung eines niedrigeren Punktwertes ab einer bestimmten Leistungsfrequenz. Auch können etwa bestimmte ärztliche Tätigkeiten, die als besonders wünschenswert gelten, mit einem festen oder einem Mindestpunktwert vergütet werden. Im Ergebnis solcher Maßnahmen kann es zu nach Arztgruppen, Leistungsgruppen und Regionen erheblichen Punktwertdifferenzen kommen. Seit der GKV-Reform 2000 ist die Aufteilung der Gesamtvergütung in einen hausärztlichen und in einen fachärztlichen Honorartopf vorgeschrieben. Diese Trennung soll verhindern, dass die vor allem von den spezialärztlichen Technikleistungen ausgehende Mengenausweitung auch bei den hausärztlichen Leistungen zu einem Punktwertverfall führt. Über die Kriterien der Aufteilung der Gesamtvergütung, insbesondere zur Festlegung der Größe des hausärztlichen und des fachärztlichen Honorartopfes, haben sich die KVen nun mit den Kassen im Bewertungsausschuss zu einigen (§ 85 Abs. 4a SGB V), während sie zuvor de facto autonom darüber entscheiden konnten.

Vergütung ambulanter Leistungen in der PKV

Die Vergütung ambulanter Leistungen in der PKV weicht in wichtigen Punkten von derjenigen in der GKV ab. Auch in der PKV erfolgt die Vergütung nach Einzelleistungen, die in der Gebührenordnung Ärzte (GOÄ) festgelegt sind und deren Bewertungsrelationen den Leistungen in der GKV entsprechen. Der entscheidende Unterschied gegenüber der PKV besteht darin, dass die Vergütung privatärztlicher Leistungen keiner Budgetierung unterliegt und die einzelnen Leistungspositionen mit absoluten Euro-Beträgen versehen sind. Der Arzt kann diese Beträge unter Berücksichtigung der sozialen Situation des Patienten und in Abhängigkeit von der Schwierigkeit der Behandlung bis um den Faktor 3,5 erhöhen. Die GOÄ wird als Rechtsverordnung durch das BMGS mit Zustimmung des Bundesrates verabschiedet.

Die Entwicklung des Vergütungssystems

Die Vergütung kassenärztlicher Leistungen unterlag seit Gründung der GKV einem starken Wandel. In den ersten Jahrzehnten nach der Schaffung der GKV existierte eine bunte Vielfalt von Vergütungsformen. Für freiberufliche Ärzte, die damals noch im Einzeldienstvertrag mit den Kassen standen, war die Kopfpauschale die übliche Vergütungsform; sofern sie nach Einzelleistungen honoriert wurden, durften sie in der Regel eine bestimmte Leistungsmenge je Mitglied nicht überschreiten. Sehr häufig waren Ärzte auch Kassenangestellte und erhielten für einen bestimmten Abrechnungszeitraum ein festes Entgelt (Huerkamp 1985). Eine bedeutende Weichenstellung nahm die Notverordnung des Reichskanzlers Brüning vom 8.12.1931 vor, der zufolge die Kassen eine Gesamtvergütung an die neu gegründeten KVen zu zahlen hatten, die ihrerseits die Vergütung nach Maßgabe einer Kopfpauschale unter den Ärzten verteilten. Damit war im Grunde jenes zweistufige Vergütungsverfahren geschaffen, das die GKV bis heute prägt.

Das Gesetz über Kassenarztrecht (GKAR) von 1955 knüpfte an die Brüningsche Notverordnung an und beinhaltete die in wesentlichen Teilen auch heute noch geltenden Grundbestimmungen zur ärztlichen Vergütung (Gerlinger 1997a; Gurgel 2000). Zur Mitte der 1960er-Jahre setzten die KVen in dem vom GKAR gesetzten Rahmen in allen Kassenarten die «ungedeckelte» Einzelleistungsvergütung durch. Schon bald wurde sie wegen ihrer Steuerungsdefizite Gegenstand heftiger Kritik. Ihre ausgabenexpansiven Effekte veranlassten die Bundesregierung dazu, die vertragsärztliche Honorierung in die einnahmenorientierte Ausgabenpolitik einzubeziehen. Von ärztlicher Seite wurden in der Folge vor allem die Anreizmechanismen dieses Vergütungssystems kritisiert: Die Kombination einer pauschalierten Gesamtvergütung mit einem an der Einzelleistungsvergütung orientierten Honorarverteilungssystem schuf beim einzelnen Arzt den Anreiz, seinen Anteil an der Gesamtvergütung durch eine Ausweitung der Leistungsmenge zu erhöhen. Dies ließ den Preis der einzelnen Leistung kontinuierlich sinken, verstärkte damit den Anreiz zur neuerlichen Leistungsausweitung und setzte auf diese Weise einen Teufelskreis aus sinkenden Punktwerten und Mengensteigerungen in Gang («Hamsterradeffekt»). Rückläufige Einkommenssteigerungen und – bisweilen auch – Einkommensrückgänge riefen den Protest der Vertragsärzte hervor. Bei den Hausärzten stieß insbesondere der wachsende Einkommensabstand zu den Gebietsärzten auf deutlichen Unmut. Die bis in die 1990er-Jahre hinein stets zaghaft gebliebenen Reformversuche konnten die vom bestehenden System ausgehenden Fehlsteuerungen aber nicht wirkungsvoll korrigieren.

Die mit dem GSG von 1993 veränderten Rahmenbedingungen haben seit der ersten Hälfte der 1990er-Jahre in schneller Folge zu einer Reihe von Reformen der vertragsärztlichen Vergütung geführt. Sie vollzogen sich teils durch Veränderungen des SGB V, teils durch konkretisierende Vereinbarungen zwischen Spitzenverbänden der Krankenkassen und der KBV. Das mit den Reformen geschaffene System sieht im Kern eine Kombination aus differenzierter Pauschalvergütung je Behandlungsfall und fortbestehender Einzelleistungsvergütung vor. Es umfasst folgende Komponenten:

- Die für eine Arztgruppe typischen Grund- und kleinen Sonderleistungen werden zu einem Leistungskomplex («Ordinationsgebühr») zusammengefasst und pauschal vergütet. Er kann nur einmal je Quartal und Patient abgerechnet werden und wird dann fällig, wenn *eine* der durch sie abgedeckten Leistungen am Patienten erbracht wird. Damit sind alle weiteren Leistungen aus dem betreffenden Topf automatisch abgegolten. Im Jahr 1999 umfasste die Ordinationsgebühr 19,7 Prozent des gesamten Leistungsbedarfs in der vertragsärztlichen Versorgung (KBV 2001b: B 4); allerdings schwankt dieser Anteil zwischen den einzelnen Fachgruppen außerordentlich stark. Die Bewertung des Leistungskomplexes fällt je nach Arztgruppe und Versichertenmerkmal (Mitglied/Rentner) unterschiedlich hoch aus.
- Die Definition eines hausärztlichen Versorgungsbereichs, die Einführung einer hausärztlichen Grundvergütung je Behandlungsfall und die Aufwertung der persönlichen ärztlichen Zuwendung gegenüber den apparatemedizinischen Leistungen sollen die sprechende Medizin stärken.
- Präventive und zuwendungsintensive Leistungen sowie technikintensive Diagnostik und Therapie werden weiterhin einzeln vergütet, allerdings ab einer bestimmten Frequenz abgestaffelt, um die mit diesen Leistungen möglichen Gewinne zu begrenzen. Sowohl die Neufassung der Bewertungsrelationen als auch die Berechnung der Abstaffelung erfolgen auf Basis einer betriebswirtschaftlichen Kalkulation, die insbesondere den Faktor «Zeit» höher bewertet.
- Für typisierbare, zusammengehörige Leistungen (z. B. beim ambulanten Operieren) werden ablaufbezogene Leistungskomplexe gebildet, um die Gebührenordnung zu vereinfachen.

Um die unter dem neuen System teilweise fortbestehenden, teilweise neu geschaffenen Anreize zur Mengenausweitung zu begrenzen, wurde die sektorale Budgetierung der ärztlichen Gesamtvergütung um die Budgetierung der *einzelnen Arztpraxis* (Praxisbudget) ergänzt:

1. Das Praxisbudget definiert eine Obergrenze für die Gesamtsumme der abrechnungsfähigen Leistungen je Arzt. Es ergibt sich aus der Multiplikation der individuellen Fallzahlen (je Quartal) mit einer arztgruppenspezifischen Fallpunktzahl. Dabei wird bei zahlreichen Arztgruppen zwischen Allgemeinversicherten und

Rentnern unterschieden. Die Praxisbudgets erstrecken sich auf einen Großteil der Fachgruppen und machen zusammen mit den Zusatzbudgets (s. u.) etwa 85 Prozent des gesamten ambulanten Leistungsvolumens aus. Sie umfassen die von der Mehrheit einer Fachgruppe erbrachten, als Standard geltenden Leistungen sowie solche Gebührenordnungspositionen, die nur sehr selten abgerechnet werden und daher nur einen geringen Anteil am gesamten Leistungsspektrum der Fachgruppe ausmachen. Dabei bleiben die zuvor eingeführten Honorarkomponenten und die damit verbundenen Leistungsanreize bestehen. Das Praxisbudget setzt sich also zusammen aus der pauschal vergüteten Ordinationsgebühr und aus einzeln vergüteten Leistungen. Für die Funktionsweise des Praxisbudgets ist der Umstand entscheidend, dass mit ihm keine auf den einzelnen Behandlungsfall bezogene Begrenzung der abrechnungsfähigen Leistungsmenge, sondern eine fallzahlenabhängige Obergrenze für die Gesamtsumme abrechnungsfähiger Leistungen je Praxis definiert wird. Das Leistungsvolumen beim einzelnen Behandlungsfall kann also durchaus über der arztgruppenspezifischen Fallpunktzahl liegen, ohne dass der Anspruch auf eine Vergütung der diesen Durchschnitt übersteigenden Leistungen automatisch verfällt.

Bis zum Erreichen der Budgetgrenze werden die abgerechneten Gebührenordnungsziffern durch die Addition der jeweiligen EBM-Punktzahlen honoriert. Die Praxisbudgets beschränken allerdings nicht die Pflicht des Arztes zur Erbringung der medizinisch notwendigen Leistungen. Die Einführung von Praxisbudgets wurde flankiert von Maßnahmen zur Mengenbegrenzung, die weitaus restriktiver waren als die zuvor eingesetzten Instrumente. Dazu zählte insbesondere die Abstaffelung der Fallzahlen: Übersteigen diese den arztgruppenspezifischen Durchschnitt um bis zu 50 (oder mehr) Prozent, dann sollte die Fallpunktzahl für die betreffenden Patienten um 10 (20) Prozent gekürzt werden. Darüber hinaus wurden die KVen verpflichtet, Fallzahlen begrenzende Maßnahmen zu ergreifen, falls die Zahl der Behandlungsfälle in ihrem Zuständigkeitsbereich um mehr als 5 Prozent ansteigen sollte.

2. Das Praxisbudget kann durch ein Zusatzbudget aufgestockt werden. Dieses bezieht sich auf Leistungen, die eine besondere Qualifikation des Arztes erfordern oder die zum Zweck der Sicherstellung der Versorgung gesondert zu vergüten sind. Die Höhe des Zusatzbudgets wird ebenso wie die des Praxisbudgets fallzahlenabhängig und arztgruppenbezogen berechnet; zudem wird sie je nach dem Inhalt des Leistungsspektrums, den das Zusatzbudget vergüten soll, differenziert.

3. Schließlich wird ein Teil der Leistungen nach wie vor einzeln ohne jede Mengenbegrenzung vergütet. Dazu gehören hoch spezialisierte, kostenintensive Leistungen, die hausärztliche Grundvergütung, Schutzimpfungen und operative Leistungen.

Das 2. GKV-Neuordnungsgesetz (2. GKV-NOG), das zum 1.7.1997 in Kraft trat, knüpfte an das von den Parteien der gemeinsamen Selbstverwaltung vereinbarte Konzept der Praxisbudgets an, sah nun allerdings vor, dass die sich im Rahmen der definierten Höchstgrenze bewegenden Leistungen zu einem festen und die darüber hinausgehenden Leistungen zu einem abgestaffelten Punktwert vergütet werden (§ 85 Abs. 4 SGB V). Bei dieser Bestimmung handelte es sich um eine Intervention des Gesetzgebers zugunsten der Vertragsärzte, denn damit wurde die Budgetierung der Gesamtvergütung für ambulante Behandlung aufgehoben. Demgegenüber hatten die Praxisbudgets für die Leistungen bis zur arztindividuellen Ausgabenobergrenze einen sinkenden Punktwert nicht prinzipiell ausgeschlossen – der nämlich dann eintreten würde, wenn das *Gesamtleistungsvolumen* den durch das *Gesamtbudget* für ambulante Behandlung gesetzten Ausgabenrahmen übersteigen sollte – und für Überschreitungen des arztindividuellen Budgets überhaupt keine Vergütung mehr vorgesehen. Außerdem erhielt das Praxisbudget mit dem 2. GKV-NOG nun die Bezeichnung «Regelleistungsvolumen».

Die rot-grüne Regierung wandelte mit dem GKV-Solidaritätsstärkungsgesetz die Bestimmungen des 2. GKV-NOG über feste beziehungsweise abgestaffelte Punktwerte in Kann-Regelungen um (§ 85 Abs. 4 SGB V). Dabei implizierte die parallele Wiedereinführung sektoraler Budgets de facto eine Rückkehr zu den 1997 von der gemeinsamen Selbstverwaltung mit der Bildung von Praxisbudgets geschaffenen Vergütungsmodalitäten.

Steuerungsprobleme des Vergütungssystems
Im Hinblick auf die medizinische Versorgung gehen vom reformierten Vergütungssystem widersprüchliche Wirkungen aus. Zwar kann man mit guten Gründen annehmen, dass in der Vergangenheit unter der vorherrschenden Einzelleistungsvergütung eine – allerdings nicht näher quantifizierbare – Menge an medizinisch nicht indizierten Leistungen erbracht wurde und dementsprechend – mit Blick auf das Gesamt-Leistungsvolumen – genügend «Luft» für eine medizinisch unbedenkliche Reduzierung der Leistungsmenge vorhanden sein sollte. Unter diesem Gesichtspunkt erscheinen Budgetierungen und Pauschalierungen als Instrumente zu einer sinnvollen Begrenzung der durchschnittlichen Leistungsmenge je Patient. Problematisch ist allerdings, dass die neuen Anreizmechanismen nicht geeignet sind, dieses Leistungssegment auch zielgenau zu erfassen.

Darüber hinaus zeigen die Erfahrungen mit den bisherigen Vergütungsreformen, dass finanzielle Steuerungsmechanismen die Leistungserbringer zu Ausweichreaktionen veranlassen, um negative Auswirkungen auf ihre Einnahmen zu umgehen. So ist denn auch die Vorenthaltung oder zeitliche beziehungsweise institutionelle Verschiebung von Leistungen zu einer verbreiteten Patientenerfahrung geworden (z. B. Braun 2000 und 2002; Köcher 2002). Die Wechselwirkung von immer neuen Ausweichreaktionen und Kontrollmechanismen hat in der Vergangenheit zu jenem Bürokratisierungsschub in der vertragsärztlichen Versorgung geführt, der von allen Beteiligten beklagt wird.

Die mit den neuen Vergütungsreformen einhergehenden Gefahren der Risikoselektion und Unterversorgung wirken in der Tendenz gerade bei jenen Patienten besonders stark, die einen überdurchschnittlichen Behandlungsaufwand erfordern und ihre Interessen nicht wirkungsvoll artikulieren und in den Versorgungsinstitutionen durchsetzen können. Insofern beinhalten sie eine Tendenz zur Verstärkung der sozialen Ungleichheit in der medizinischen Versorgung. Gerade unter diesen Bedingungen laufen Budgetierungen und Pauschalierungen Gefahr, nicht nur zu helfen, Überflüssiges zu reduzieren, sondern auch dazu beizutragen, Notwendiges vorzuenthalten. Dies gilt um so mehr, als die Kassen den Zwängen einer Wettbewerbsordnung und restriktiven ökonomischen Rahmenbedingungen unterworfen sind und sich der Patient nur noch Akteuren gegenübersieht, deren monetäres Interesse in Richtung auf eine Begrenzung von Leistungen weist.

Jüngere Veränderungen des Vergütungssystems: GMG und EBM-Reform 2005 («EBM 2000plus»)
Das GMG beinhaltet eine erneute Reform des vertragsärztlichen Vergütungssystems. Damit sollen die bisherigen honorarpolitischen Handlungsinstrumente modifiziert werden, um die konstatierten Fehlsteuerungen künftig zu vermeiden. Die Reform soll in zwei Stufen erfolgen:

- In einer ersten Stufe wurden ab dem Jahr 2004 solche Bestimmungen eingeführt, die insbesondere die Honorarverteilung betreffen. Diese Stufe wird begleitet von einer erneuten Reform des EBM («EBM 2000plus»), auf die sich die Parteien der gemeinsamen Selbstverwaltung verständigt haben und die am 1.4.2005 in Kraft getreten ist. Das GMG hatte dafür eine Reihe neuer Vorgaben gemacht.[15]
- Die zweite Stufe der Honorarreform soll zum 1.7.2007 in Kraft treten und sieht die Einfüh-

---

15 Dazu zählt insbesondere die Bestimmung, die «Leistungen (...), unter Berücksichtigung der Besonderheiten kooperativer Versorgungsformen, zu Leistungskomplexen oder Fallpauschalen zusammenzufassen; für die Versorgung im Rahmen von kooperativen Versorgungsformen sind Fallpauschalen festzulegen, die dem fallbezogenen Zusammenwirken von Ärzten unterschiedlicher Fachrichtungen in diesen Versorgungsformen Rechnung tragen» (§ 87 Abs. 2a SGB V).

rung von morbiditätsorientierten Regelleistungsvolumina vor.

Die Rahmenziele dieses neuen Reformzyklus sind im Kern mit denen vorangegangener Reformen identisch:
- Anreize zur medizinisch nicht indizierten Mengenausweitung sollen vermieden werden.
- Das Honorar soll gerechter zwischen den Arztgruppen verteilt und insbesondere die Benachteiligung der Hausarztgruppen vermindert werden.
- Der Punktwert soll stabilisiert werden, um die Kalkulationssicherheit für die Vertragsärzte zu verbessern.
- Ein ausufernder Anstieg der vertragsärztlichen Gesamtvergütung soll vermieden werden.

Die erste Reformstufe lässt die Bestimmungen zur Festsetzung der Gesamtvergütung unverändert: Sie wird nach wie vor von den KVen und den Landesverbänden der Krankenkassen beziehungsweise den Verbänden der Ersatzkassen prospektiv als sektorales Budget vereinbart. Allerdings wird der HVM von beiden Parteien nunmehr gemeinsam festgelegt (§ 73 Abs. 4 SGB V), also der bisherigen Alleinzuständigkeit der KVen entzogen. Außerdem sieht das GMG für die Ausgestaltung des HVM die Festlegung arztgruppenspezifischer Grenzwerte (Regelleistungsvolumina) vor, bis zu denen die Leistungen einer Arztpraxis zu einem festen Punktwert vergütet werden. Werden diese Grenzwerte überschritten, so sind die darüber hinausgehenden Leistungen zu abgestaffelten Punktwerten zu vergüten. Diese Bestimmungen stellen im Wesentlichen eine Rückkehr zu den 1997 eingeführten und 1998 wieder zurückgenommenen Regelungen dar (s. o. in diesem Kapitel).

Nach wie vor ist der EBM die Grundlage des Vergütungssystems. Allerdings hat sich dessen Zuschnitt seit dem 1.4.2005 erneut gewandelt. Der neue «EBM 2000plus» unterscheidet sich vom bisherigen Bewertungsmaßstab vor allem in folgender Hinsicht:
- Stärker als bisher werden Einzelleistungen zu Leistungskomplexen und Pauschalen zusammengefasst. Auf diese Weise soll die der Einzelleistungsvergütung inhärente Mengendynamik begrenzt werden.
- Die Leistungen des Arztes sollen auf betriebswirtschaftlicher Grundlage, getrennt nach Arztleistung und Technikleistung, bewertet werden. Damit soll die eigentliche ärztliche Leistung gegenüber dem Einsatz von Technik aufgewertet und sollen insbesondere die zuwendungsintensiven Leistungen besser vergütet werden.
- Für einzelne Gebührenpositionen werden die abrechnungsfähigen Punktzahlen nach – allerdings noch groben – Morbiditätsindikatoren differenziert. Dies geschieht zum einen durch die altersgruppenspezifische Differenzierung des Ordinationskomplexes, der für das Leistungsgeschehen mit einem Anteil von 20 Prozent des gesamten vertragsärztlichen Leistungsvolumens (KBV 2004: II 4) von erheblicher Bedeutung ist, zum anderen durch die erstmalige Einführung von diagnose- und symptombezogene Beschreibung von Leistungspositionen.
- Es werden besondere Vergütungen für solche Behandlungen vorgesehen, für die anerkannte Leitlinien existieren. Damit finden Elemente einer qualitätsorientierten Vergütung Eingang in den EBM.

Das zukünftige Vergütungssystem (ab 2007)
Mit Wirkung vom 1.1.2007 sieht das GMG eine weitreichende Reform des Vergütungssystems vor (§ 85a SGB V). Die Neuordnung basiert im Kern auf dem Nebeneinander arztgruppenbezogener und arztbezogener Regelleistungsvolumina.

Die arztgruppenbezogenen Regelleistungsvolumina sollen an die Stelle der pauschalen Budgetierung der vertragsärztlichen Gesamtvergütung treten und wie bisher von der gemeinsamen Selbstverwaltung prospektiv auf Landesebene festgelegt werden. Dabei ist im Einzelnen zu vereinbaren:
- der Behandlungsbedarf der Versicherten, der sich aus ihrer Zahl und ihrer Morbiditätsstruktur ergibt
- die Aufteilung dieses Behandlungsbedarfs auf die einzelnen Arztgruppen
- die Höhe des Punktwertes, mit dem das Regelleistungsvolumen zu vergüten ist.

Dabei bleibt der EBM Grundlage des Vergütungssystems. Das arztgruppenbezogene Regelleistungsvolumen wird in Form eines Gesamtpunktzahlvolumens festgelegt. Die darüber hinausgehenden Leistungen werden grundsätzlich nicht vergütet. Eine Ausnahme ist allerdings dann möglich, wenn die Überschreitung auf einen «nicht vorhersehbaren Anstieg des morbiditätsbedingten Behandlungsbedarfs» zurückzuführen ist (§ 85a Abs. 3 SGB V). In diesem Fall wird ein Punktwert in Höhe von 10 Prozent des für das Regelleistungsvolumen vereinbarten Punktwertes angewendet. Die Vertragsparteien des Gesamtvertrages haben jährlich die Veränderung des morbiditätsbedingten Behandlungsbedarfs, der arztgruppenbezogenen Regelleistungsvolumina sowie des dafür geltenden Punktwertes zu vereinbaren. Dabei ist der Grundsatz der Beitragssatzstabilität zu beachten (§ 85a Abs. 4 SGB V), der wiederum besagt, dass Vergütungsvereinbarungen so zu treffen sind, dass Beitragssatzerhöhungen ausgeschlossen sind (§ 71 Abs. 1 SGB V).

Die skizzierten Regelungen betreffen die Festlegung der vertragsärztlichen *Gesamt*vergütung. Aber auch mit Blick auf die Ermittlung des *individuellen* Arzthonorars vollziehen sich analoge Veränderungen. Hier löst am 1.1.2006 das arztbezogene Regelleistungsvolumen die bisherigen Honorarverteilungsmaßstäbe ab (§ 85b Abs. 2 SGB V). Dieses Regelleistungsvolumen wird jedem Arzt durch die zuständige KV zugewiesen und bezeichnet die Leistungsmenge, die der Arzt in einem bestimmten Zeitraum zu einem festen Punktwert abrechnen kann. Leistungen oberhalb dieser Grenze werden grundsätzlich mit 10 Prozent des festen Punktwertes vergütet. Eine Abweichung ist dann möglich, wenn sich die Zahl der Behandlungsfälle, etwa als Folge einer Grippewelle, außergewöhnlich stark erhöht. Bis zum Erreichen der Grenzpunktzahl erfolgt die Vergütung nach Maßgabe der erbrachten Einzelleistungen.

Die *arztbezogenen Regelleistungsvolumina* werden von der jeweiligen KV festgelegt (§ 85b Abs. 4 SGB V). Allerdings geschieht dies nicht in Wahrnehmung einer autonomen Zuständigkeit, sondern auf der Grundlage einer Vereinbarung, die sie gemeinsam und einheitlich mit den Landesverbänden der Krankenkassen beziehungsweise den Verbänden der Ersatzkassen zu schließen hat. De facto erfolgt die Festlegung der arztbezogenen Regelleistungsvolumina also gemeinsam durch KVen und Krankenkassen.

Die arztbezogenen Regelleistungsvolumina müssen grundsätzlich nach Arztgruppen festgelegt werden. Dabei sind folgende Kriterien zu berücksichtigen (§ 85b Abs. 3 SGB V):
- die Summe der arztgruppenbezogenen Regelleistungsvolumina für die jeweilige Arztgruppe in der betreffenden KV
- die dafür vereinbarten jeweiligen Punktwerte
- die Zahl der Ärzte, die der jeweiligen Arztgruppe angehören
- die Zahl und die Morbiditätsstruktur der Versicherten, die von dem betreffenden Arzt in den vorangegangenen vier Quartalen behandelt worden sind
- die voraussichtliche Umfang der Leistungsmenge, die abgestaffelt zu vergüten ist
- die arztgruppenbezogenen Regelleistungsvolumina und Punktwerte, die für die Krankenkasse der behandelten Versicherten vereinbart worden sind
- der Umfang der Leistungsmenge, die abgestaffelt zu vergüten ist
- eine Kapazitätsgrenze für das Leistungsvolumen, das der Arzt je Tag bei gesicherter Qualität erbringen kann.

Rückblick und Ausblick

Im ambulanten Sektor orientiert sich die ärztliche Honorierung nach wie vor am Grundsatz der Einzelleistungsvergütung, allerdings wurden zunächst mit den Praxisbudgets und anschließend mit den Regelleistungsvolumina arztindividuelle Punktzahlobergrenzen für die Abrechnungsfähigkeit von Einzelleistungen definiert. Parallel dazu wird, vor allem mit der jüngsten EBM-Reform, ein wachsender Teil des Leistungsvolumens als Komplexleistung (vor allem mit dem Ordinationskomplex) pauschal abgegolten. Kennzeichen der mit diesen Reformen eingeschlagenen Entwicklung ist der Versuch, die Anreize zur Mengenausweitung zu begrenzen und zu diesem Zweck den Leistungserbringern das finanzielle Risiko der

Behandlung aufzuerlegen. Die Festlegung von Ausgabenobergrenzen für die vertragsärztliche Gesamtvergütung soll auf diese Weise durch entsprechende Anreize für den einzelnen Arzt flankiert und ergänzt werden. Zudem wurden die zuwendungsintensiven hausärztlichen Leistungen gegenüber den technisch-apparativen Leistungen aufgewertet. Parallel vollzog sich eine Differenzierung von Vergütungsformen, die durch eine überwiegend fallbezogene Pauschalierung von umfassend betreuenden (überwiegend hausärztlichen) und eine fortbestehende Einzelleistungsvergütung für technisch-apparative (überwiegend spezialärztliche) Leistungen gekennzeichnet ist. Schließlich stärkte der Gesetzgeber die Verhandlungsposition der Kassen, um sie in die Lage zu versetzen, das Interesse an einer Ausgabenbegrenzung gegenüber den KVen durchzusetzen. Die Vertragsärzteschaft ist politisch nicht zuletzt dadurch geschwächt, dass das Zusammenwirken von steigenden Arztzahlen und budgetierter Gesamtvergütung erhebliche Verteilungskonflikte insbesondere zwischen Hausärzten und Spezialärzten heraufbeschworen haben.

Die jüngeren Entwicklungen liefern klare Hinweise auf eine auch künftig weiter voranschreitende Differenzierung von Vergütungsformen. So können bei einer Reihe besonderer Versorgungsformen mittlerweile Honorierungsformen vereinbart werden, die von den erwähnten Kernbestimmungen zur vertragsärztlichen Vergütung (§§ 85, 85a und 87 SGB V) abweichen. Dies gilt für Modellvorhaben (§§ 63 ff. SGB V), für Strukturverträge (§ 73a SGB V), bei der Vereinbarung besonderer Versorgungsaufträge (§ 73c SGB V) unter anderem im Rahmen von strukturierten Behandlungsprogrammen («Disease-Management-Programmen» – DMPs), für die integrierte Versorgung (§ 140a–h SGB V) und für Medizinische Versorgungszentren (§ 95 SGB V). Verstärkt wird diese Differenzierung noch durch die erweiterten Möglichkeiten zum Abschluss von Individualverträgen bei diesen neuen Versorgungsformen.

Zu weiteren, in der honorarpolitischen Diskussion kursierenden Vorschlägen zählt die Einführung einer erfolgsorientierten Vergütung. Der Vorteil eines solchen Systems könnte darin bestehen, dass die Versorgungsqualität bei der Honorierung der Ärzte eine stärkere Berücksichtigung findet. Allerdings würde dies das Problem aufwerfen, wie der Erfolg ärztlichen Handelns gemessen werden kann – ein Problem, das sich insbesondere bei zahlreichen chronischen Erkrankungen stellt, bei denen zumindest ein Erfolg im Sinne einer Heilung nicht möglich ist. In derartigen Fällen müssten weitere Erfolgsparameter entwickelt und bei der Honorierung berücksichtigt werden. Außerdem ist zu bedenken, dass der Behandlungserfolg häufig nicht allein vom Arzt, sondern in erheblichem Umfang auch von den Handlungsressourcen des Patienten abhängt. Schließlich würde eine erfolgsorientierte Vergütung für die Ärzte einen Anreiz zu Ausweichreaktionen – also zu Manipulationen bei der Diagnosestellung oder bei der Messung von Behandlungsparametern – schaffen und könnte so eine neue, von Kontrollmechanismen und Ausweichreaktionen getragene Bürokratisierungsspirale in Gang setzen.

Mit den Vorgaben für die Einführung einer morbiditätsorientierten Vergütung mit Wirkung vom 1.1.2007 hat die KBV ein wichtiges Ziel der Verbandspolitik erreicht. Sie verspricht sich von der Berücksichtigung der Morbidität – gerade vor dem Hintergrund der gesellschaftlichen Alterung – einen stärkeren Zuwachs der vertragsärztlichen Gesamtvergütung. Unter dem Gesichtspunkt einer bedarfsdeckenden medizinischen Versorgung stellt die Berücksichtigung der Morbidität bei der Ermittlung des Finanzbedarfs einen Fortschritt dar. Dennoch sind auch mit dieser Vergütungsreform vielfältige Probleme verbunden:

Erstens unterliegt die Feststellung des Versorgungsbedarfs dem Definitionsmonopol des Arztes. Diese haben ein offenkundiges finanzielles Eigeninteresse an einem Up-Coding von Diagnosen. Da in der ambulanten Versorgung zahlreiche Behandlungsfälle durch diffuse Beschwerdebilder gekennzeichnet sind, die ohne eindeutige Diagnose bleiben, stellt sich dort das Problem einer Ermittlung des tatsächlichen Versorgungsbedarfs. Diese Besonderheit bietet noch weit größere Möglichkeiten zu einem Up-Coding, als dies bereits in der stationären Versorgung der Fall ist (s. Kap. 4.3.3).

Zweitens unterliegt die Ausgabenentwicklung in der vertragsärztlichen Versorgung potentiell widersprüchlichen Vorgaben. Denn neben der anvisierten Morbiditätsorientierung gilt für die Vergütungsvereinbarungen zwischen Krankenkassen und Leistungserbringern nach wie vor der Grundsatz der Beitragssatzstabilität.[16] Dies wirft die Frage, welche Akteure das finanzielle Risiko der Erkrankung («Morbiditätsrisiko») zu tragen haben, wenn der Versorgungsbedarf der Versicherten stärker steigt als das durch die gesetzlichen Vorgaben für zulässig erklärte Ausgabenvolumen. In diesem Fall bliebe – nimmt man nur die Krankenkassen und die Vertragsärzteschaft als Akteure in den Blick – nur die Wahl zwischen einem sinkenden Punktwert oder einer Verletzung der Beitragssatzstabilität.

Die jüngere Entwicklung der Gesundheitspolitik – nicht zuletzt auch der Inhalt des GMG – legt allerdings eher die Vermutung nahe, dass der mögliche Konflikt zwischen Morbiditätsentwicklung und Behandlungsbedarf einerseits und Beitragssatzstabilität andererseits auch künftig durch weitere Ausgliederungen von Leistungen, also zu Lasten der Versicherten, gelöst werden könnte. Für die Ärzteschaft würde dies bedeuten, dass nicht nur die Punktwerte stabil bleiben, sondern auch die ausgegliederten Leistungen privat abgerechnet werden könnten. Freilich wäre damit eine Verlängerung der sozialen Ungleichheit in die medizinische Versorgung durch die Errichtung weiterer finanzieller Hürden vor der Inanspruchnahme medizinischer Leistungen verbunden.

Drittens bedeutet eine stärkere Morbiditätsorientierung des Vergütungssystems nicht, dass dieses für den Arzt künftig einen hinreichend präzisen Anreiz schafft, das Leistungsgeschehen tatsächlich am Versorgungsbedarf auszurichten und die Ressourcen des Versorgungssystems effizient auf den Bedarf zu lenken: Zum einen fließen neben der Morbiditätsentwicklung weitere Kriterien (z. B. die Zahl der Ärzte in einer bestimmten Arztgruppe) in die Berechnung der Regelleistungsvolumina ein, die nicht unbedingt als Indikatoren für einen effizienten Ressourceneinsatz gelten können. Zum anderen werden die zu Grunde liegenden Vereinbarungen nach wie vor stark von den Kräfteverhältnissen innerhalb der KVen beeinflusst werden, deren verschiedene Gruppen sich stark an ihren finanziellen Interessen und nicht unbedingt an einer Effizienzsteigerung im Gesundheitswesen orientieren.

Allerdings ist mit der Einführung morbiditätsbezogener Regelleistungsvolumina auch die Aussicht verbunden, dass sich das Vergütungssystem stärker als bisher am tatsächlichen Behandlungsbedarf der Versicherten ausrichtet und Fehlsteuerungen künftig besser vermieden werden können. Freilich setzt dies voraus, dass das zur Verfügung gestellte Finanzvolumen auch geeignet ist, den Versorgungsbedarf tatsächlich zu decken. Eine abschließende Bewertung der Vergütungsreform ist jedoch erst möglich, wenn in ausreichendem Umfang praktische Erfahrungen mit dem neuen System gemacht worden sind.

Allerdings zeichnet sich schon jetzt ab, dass sich die Reformen des Vergütungssystems auch nach 2007 fortsetzen werden. Auffällig ist, dass die für 2007 anvisierte Reform der vertragsärztlichen Vergütung manche Analogien zur Vergütungsreform in der stationären Versorgung, also der Einführung von Diagnosis Related Groups (DRGs), aufweist (s. Kap. 4.3.3). Vermutlich stellt die Einführung von morbiditätsbezogener Regelleistungsvolumina nur einen Zwischenschritt auf dem Weg zu einer integrierten (d. h. sektorenübergreifenden) morbiditätsorientierten Vergütung von Behandlungsfällen dar.

4.2.4 Charakteristika des Steuerungssystems in der ambulanten Versorgung

Das Steuerungssystem des ambulanten Sektors kann als Musterbeispiel eines korporatistischen Steuerungsmodells gelten. Er ist sicherlich der-

---

16 Daher ist auch die Befürchtung, dass die Vergütungsreform ab 2007 und die damit verbundene Abschaffung der Budgets zu einer überbordenden Ausgabenentwicklung führen werde, kaum begründet. Ebenso wenig kann daher pauschal davon die Rede sein, dass das Morbiditätsrisiko wieder auf die Krankenkassen überginge.

4.2 Ambulante Versorgung

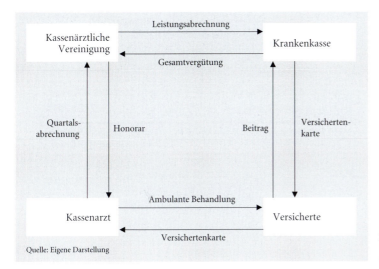

Abbildung 14: Leistungs- und Vertragsbeziehungen in der ambulanten Versorgung.

jenige Versorgungsbereich in der GKV, in dem korporatistische Strukturen am ausgeprägtesten sind. Dieses Modell zeichnet sich durch folgende Merkmale aus:
- Der Staat definiert einen politischen Ordnungsrahmen und delegiert Steuerungskompetenzen zu dessen Konkretisierung an nachgeordnete Verbände.
- Diese Verbände führen Kollektivverhandlungen und schließen Kollektivverträge, mit denen sie diese Kompetenzen wahrnehmen und die für die vertretenen Individualakteure (vor allem Einzelkassen, Vertragsärzte, Versicherte) verbindlich sind, auch wenn im Einzelnen unterschiedliche Grade der Verbindlichkeit möglich sind. Die Vertragsbeziehungen werden in der ambulanten Versorgung also durch die Verbände der Finanzierungsträger und Leistungserbringer und nicht durch einzelwirtschaftliche Akteure gestaltet.
- Basis für die Durchsetzung dieser Vereinbarungen gegenüber den Mitgliedern, also für die Verpflichtungsfähigkeit der Verbände, ist die staatliche Schaffung eines Vertretungsmonopols beziehungsweise einer Pflichtmitgliedschaft für die beteiligten Akteure, in diesem Fall der Vertragsärzte in den KVen und der Versicherten in der GKV.
- Der Staat seinerseits überwacht das Gebaren der Verbände und verbindet die Delegation von Kompetenzen mit einem Interventionsvorbehalt. Für den Fall, dass Vereinbarungen nicht oder nicht fristgerecht zu Stande kommen oder dass ihr Inhalt nach Auffassung der Aufsichtsbehörde nicht den gesetzlichen Bestimmungen entspricht, kann diese den Vereinbarungen die Genehmigung verweigern, sie beanstanden oder eine Regelung auch selbst erlassen («Ersatzvornahme»). Es handelt sich also um eine verbandliche Selbststeuerung «im Schatten der Hierarchie» (Scharpf 2000). Bei der Aufsicht der Verbände gibt es eine Arbeitsteilung zwischen Bund und Ländern.

Die zentrale Bedeutung kollektivvertraglicher Beziehungen zwischen Kassen und KVen hat zur Folge, dass weder zwischen Patient und Arzt noch zwischen Kasse und Arzt direkte vertragliche Bindungen oder finanzielle Beziehungen existieren (**Abb. 14**). Vielmehr vereinbaren die KVen und die Kassenverbände stellvertretend für Vertragsärzte bzw. Versicherte die Bedingungen der Leistungserbringung. Die Verträge beziehen sich vor allem auf die Vergütung, aber auch auf die Qualität und die Menge der zu erbringenden Leistungen. Von besonderer Bedeutung ist dabei das erwähnte

Wirtschaftlichkeitsgebot (s. Kap. 4.1.1). Die Verträge sind auch für das Verhältnis von Ärzten und Versicherten verbindlich. Der Patient weist mit der Krankenversicherungskarte dem Arzt seinen Anspruch auf unentgeltliche Krankenbehandlung nach; der Arzt erbringt seine Leistungen am Patienten als Sachleistung, dokumentiert sie und reicht seine Abrechnungsdaten bei der zuständigen KV ein; die KV sammelt diese Daten und belegt mit ihnen gegenüber der Kasse Art und Umfang der insgesamt erbrachten Leistungen. Diesem Kreislauf der Sachleistungen entgegengesetzt verläuft die Richtung des Geldkreislaufs: die Versicherten entrichten ihre Krankenversicherungsbeiträge – als vom Arbeitgeber einbehaltene Pflichtbeiträge – an ihre Krankenkasse; die Krankenkassen vereinbaren über ihre Verbände mit der KV die Höhe der Gesamtvergütung; die KV verteilt die Gesamtvergütung an die einzelnen Ärzte nach Maßgabe der von diesen abgerechneten Leistungen.[17]

Die Krankenkassen
Die zu acht Kassenarten zusammengefassten Krankenkassen (s. Kap. 4.1.1) bilden Verbände, zu deren wichtigsten Aufgaben es zählt, Versorgungsverträge mit der Vertragsärzteschaft zu schließen – der Kassenärztlichen Bundesvereinigung (KBV) auf Bundesebene und den KVen auf Landes- beziehungsweise regionaler Ebene. In der großen Mehrzahl der Regelungsbereiche werden die Kassen und ihre Verbände, bei denen es sich ja um eigenständige Organisationen handelt, vom Gesetzgeber dazu verpflichtet, «einheitlich und gemeinsam» – wie es in den gesetzlichen Bestimmungen zumeist heißt – zu handeln. Auch darin kommt der korporatistische Charakter des Steuerungssystems zum Ausdruck.

Die Kassenärztlichen Vereinigungen
Das Pendant der Kassen beziehungsweise Kassenverbände auf Seiten der Vertragsärzteschaft sind die Kassenärztlichen Vereinigungen (KVen). KVen sind regionale – meist landesweite – Zwangszusammenschlüsse der zur ambulanten Versorgung von Kassenpatienten im jeweiligen Versorgungsbereich zugelassenen Vertragsärzte (§ 77 Abs. 1 SGB V). Die 17 KVen vertreten die insgesamt etwa 117000 Vertragsärzte sowie die übrigen an der vertragsärztlichen Versorgung teilnehmenden Ärzte. Auf Bundesebene sind sie in der Kassenärztlichen Bundesvereinigung (KBV) zusammengeschlossen. Das SGB V verleiht ihnen den Status einer Körperschaft öffentlichen Rechts (§ 77 Abs. 5 SGB V) und weist ihnen die Aufgabe zu, die ambulante Versorgung von Kassenpatienten gemäß den gesetzlichen und vertraglichen Vorschriften sicherzustellen (§ 75 Abs. 1 SGB V). Bei der Wahrnehmung dieses Sicherstellungsauftrags wirken KVen und KBV mit den Kassen zusammen (§ 72 Abs. 1 SGB V). Dabei haben sie die Rechte der Vertragsärzte gegenüber den Krankenkassen wahrzunehmen, zugleich aber auch die Erfüllung der gesetzlichen und vertraglichen Pflichten durch die Vertragsärzte zu überwachen und sie gegebenenfalls zur Einhaltung dieser Pflichten zu veranlassen (§ 75 Abs. 2 SGB V).

Alle Ärzte, die als niedergelassene Ärzte zur Behandlung von Kassenpatienten zugelassen sind, sind automatisch Mitglieder der zuständigen KV und als solche an die von diesen vereinbarten Verträge gebunden. Sind sie mit den Politikergebnissen unzufrieden, so bleibt ihnen in aller Regel nur der Protest innerhalb des Verbandes (*voice*); angesichts eines Anteils der Kassenpatienten von fast 90 Prozent der Bevölkerung ist der Austritt (*exit*) und damit die Rückgabe der vertragsärztlichen Zulassung für sie keine realistische Alternative. Die dadurch begründete Verpflichtungsfähigkeit der KVen gegenüber ihren Mitgliedern ist eine wesentliche Funktionsvoraussetzung für die Delegation staatlicher Steuerungsaufgaben an Verbände.

KVen und KBV regeln ihre internen Belange auf dem Wege der Selbstverwaltung und unterliegen dabei wie die Kassen auch der staatlichen Aufsicht (s. Kap. 4.1.1). Die wichtigsten Selbstverwaltungsorgane von KVen und KBV sind der Vorstand und die Vertreterversammlung (§ 79 Abs. 1

---

17 Nicht in dieses System einbezogen sind die Leistungen der poliklinischen Institutsambulanzen. Sie werden von den Krankenkassen direkt vergütet, und das Gesamthonorar für die vertragsärztlichen Leistungen wird um den entsprechenden Betrag verringert.

SGB V). Die Vertreterversammlung verabschiedet eine Satzung (§ 80 SGB V) und wählt aus ihrer Mitte im vierjährigen Turnus den Vorstand einschließlich des Vorsitzenden und eines Stellvertreters (§ 80 SGB V). Für das Verhältnis von Krankenkassen und KVen bei der Steuerung der ambulanten Versorgung ist kennzeichnend, dass der staatlicherseits den KVen zugewiesenen Auftrag zur Sicherstellung der ambulanten Versorgung von Kassenpatienten, verbunden mit der Zwangsmitgliedschaft für alle Vertragsärzte, den KVen ein Vertragsmonopol verschafft. Dieses Monopol stellt für den einzelnen Arzt einen Schutz vor der Konkurrenz mit Kollegen um einen Vertrag mit den Krankenkassen dar, die ihrerseits untereinander um Mitglieder konkurrieren. Die Kassen sind also – im Bereich der Regelversorgung, wie man mittlerweile einschränkend sagen muss – darauf verwiesen mit der Kassenärzteschaft als ganzer Versorgungsverträge abzuschließen. Dieses Grundmerkmal der Regulierung im ambulanten Sektor begründet eine starke Machtstellung der KVen gegenüber den Krankenkassen. Zugleich sind die KVen als Körperschaften öffentlichen Rechts aber auch auf die Einhaltung der staatlichen Rahmenvorgaben für die Versorgung mit medizinischen Leistungen verpflichtet. Damit verbunden ist ein Verzicht der Vertragsärzte auf das Streikrecht oder andere Formen der Leistungsverweigerung. Das BMGS beaufsichtigt die KBV, während die zuständigen Ministerien der Länder für die KVen zuständig sind.

Historische Entwicklung der Kassenärztlichen Vereinigungen

Die KVen wurden mit der Brüningschen Notverordnung vom 8.12.1931 geschaffen. Ihre Gründung war Bestandteil eines staatlich vermittelten Kompromisses im Streit zwischen Krankenkassen und Kassenärzten (Webber 1988). Die Ärzteschaft verzichtete auf ihre Forderung nach Einführung der Einzelleistungsvergütung, stimmte einer Berechnung der kassenärztlichen Gesamtvergütung auf der Basis einer Kopfpauschale zu und übernahm damit das Finanzierungsrisiko für die Behandlung von Patienten; im Gegenzug wurden die KVen geschaffen, die den Sicherstellungsauftrag für die ambulante Versorgung von Kassenpatienten und damit das Vertragsmonopol gegenüber den Krankenkassen erhielten und auf dieser Grundlage die kollektiven Interessen der Kassenärzte gegenüber den Kassen wirkungsvoll vertreten konnten. Zudem konnten die Kassenärzte über die KVen die Regelung von Standesangelegenheiten (Honorarverteilung, Beaufsichtigung der ärztlichen Tätigkeit) nun in eigener Regie wahrnehmen.

In den Nachkriegsjahren lebten die KVen in den drei Westzonen von neuem auf. Mit dem Gesetz über Kassenarztrecht wurde 1955 der Status von KVen und KBV als Körperschaften öffentlichen Rechts mit Zwangsmitgliedschaft bundesweit festgeschrieben und ihnen der Sicherstellungsauftrag für die ambulante kassenärztliche Versorgung übertragen. Mit dem Einigungsvertrag wurden diese Selbstverwaltungsinstitutionen 1990 wie die gesamten Strukturen des westdeutschen Gesundheitssystems auf die neuen Bundesländer übertragen (Braun/Müller 1993; Deppe 1993; Manow 1994; Wasem 1997).

Die Aufgaben der gemeinsamen Selbstverwaltung im Einzelnen

Grundsätzlich ist die vertragsärztliche Versorgung in den Vereinbarungen zwischen der KBV beziehungsweise den KVen und den Verbänden der Krankenkassen so zu regeln, «dass eine ausreichende, zweckmäßige und wirtschaftliche Versorgung der Versicherten unter Berücksichtigung des allgemein anerkannten Standes der medizinischen Erkenntnisse gewährleistet ist und die ärztlichen Leistungen angemessen vergütet werden» (§ 72 Abs. 2 SGB V). Die gesetzlichen Rahmenvorgaben weisen der Bundes- und der Landesebene unterschiedliche Steuerungskompetenzen zu.

Auf der *Bundesebene* sind die KBV und die Spitzenverbände der Krankenkassen als Vertragsparteien die wichtigsten Akteure. Eine besondere Rolle im System der korporatistischen Strukturen spielt der Gemeinsame Bundesausschuss (G-BA) in seiner für die ambulante Versorgung zuständigen Zusammensetzung («Gemeinsamer Bundesausschuss der Ärzte und Krankenkassen» – s. zu seiner Entwicklung: Döhler/Manow-Borgwardt 1992b; Urban 2001b). Der G-BA ist ein paritätisch aus Vertretern der Ärzte und der Krankenkassen besetztes und um unparteiische Mitglieder erweitertes Gremium (Tab. 34). Seit 2004 zählen auch Patientenvertreter zu seinen Mitgliedern. Allerdings verfügen sie nur über ein Antrags- und Mitspracherecht, nicht über ein Stimmrecht.

Der G-BA ist für die konkretisierende Rechtsetzung in der vertragsärztlichen Versorgung zuständig und hat «Richtlinien über die Gewähr für eine ausreichende, zweckmäßige und wirtschaftliche Versorgung der Versicherten» zu verabschieden (§ 92 Abs. 1 SGB V). Sie erstrecken sich auf nahezu alle Bereiche der vertragsärztlichen Versorgung. Dazu zählen u.a. Richtlinien über (§§ 92 Abs. 1, 136a SGB V)

- die ärztliche Behandlung
- die Einführung neuer Untersuchungs- und Behandlungsmethoden
- die Verordnung von Arzneimitteln
- die Verordnung von Heil- und Hilfsmitteln
- Krankenhausbehandlung
- häusliche Krankenpflege
- Maßnahmen zur Qualitätssicherung
- Maßnahmen zur Früherkennung von Krankheiten
- Psychotherapie
- Rehabilitationsmaßnahmen
- die Untersuchung von Schwangeren
- die Feststellung der Arbeitsunfähigkeit
- die Bedarfsplanung.

Die Richtlinien sind dem BMGS vorzulegen, das sie innerhalb einer Frist von zwei Monaten beanstanden kann. Kommen sie nicht oder nicht fristgerecht zustande, kann das BMGS sie selbst erlassen. Die Richtlinien werden automatisch Bestandteil der Bundesmantelverträge und der Verträge zwischen den Landesverbänden der Krankenkassen und den KVen; sie sind also für alle Beteiligten einschließlich der Ärzte und Versicherten unmittelbar verbindlich.

Außerdem hat der Bundesausschuss 1997 eine umfassende Kompetenz erhalten, die kassenärztlichen Leistungen im Hinblick auf ihren diagnostischen und therapeutischen Nutzen sowie auf ihre medizinische Notwendigkeit und ihre Wirtschaftlichkeit zu überprüfen (§ 92 SGB V). Diese Bewertungsbefugnis betrifft nicht nur – wie zuvor – die neu einzuführenden Untersuchungs- und Behandlungsmethoden (NUB), sondern auch die bereits erbrachten Leistungen (hierzu: Urban 2001b). Die Richtlinien und Entscheidungen des Bundesausschusses gestalten also die Leistungspflichten der Vertragsärzte und die Leistungsan-

Tabelle 34: Zusammensetzung des Gemeinsamen Bundesausschusses in der Zusammensetzung für die vertragsärztliche Versorgung.

1 unparteiischer Vorsitzender		
Ärzte	Krankenkassen	Patienten (ohne Stimmrecht)
9 Vertreter der Ärzteseite (bestellt von der KBV)	3 Vertreter der Ortskrankenkassen, 2 Vertreter der Ersatzkrankenkassen 1 Vertreter der Betriebskrankenkassen 1 Vertreter der Innungskrankenkassen 1 Vertreter der landwirtschaftlichen Krankenkassen 1 Vertreter der knappschaftlichen Krankenversicherung	9 Vertreter der Patientenseite (bestellt von Verbraucher- und Patientenverbänden, die das BMGS per Rechtsverordnung benennt)
2 weitere unparteiische Mitglieder (KBV und Krankenkassen müssen sich auf die unparteiischen Mitglieder verständigen. Geschieht dies nicht, werden sie durch das BMGS berufen.)		

Quelle: Eigene Darstellung

sprüche der Versicherten näher aus. Wenn vom Leistungskatalog der GKV die Rede ist, so wird er durch den Bundesausschuss definiert. Indem der G-BA das 2004 gegründete Institut für Qualität und Wirtschaftlichkeit in der Medizin (§ 139a und b SGB V) mit Aufgaben betraut, ist sein Einfluss auf die Qualitätssicherung im Gesundheitswesen weiter gewachsen (s. Kap. 5.1). Wegen seiner weitreichenden Kompetenzen gilt er zahlreichen Beobachtern als das eigentliche Machtzentrum bei der Definition von GKV-Leistungen.

Des Weiteren sind auf Bundesebene den Spitzenverbänden der Krankenkassen und der KBV zahlreiche weitere Regelungskompetenzen zugewiesen:

- Die KBV und, nach Kassenarten getrennt, die Spitzenverbände der Krankenkassen schließen Bundesmantelverträge ab (§ 82 Abs. 1 SGB V). Diese stellen den Rahmen für alle weiteren Regelungen dar, die zwischen den Kassenarten bzw. Kassen auf der einen Seite und KBV bzw. KVen auf der anderen getroffen werden. Obwohl die Bundesmantelverträge nach Kassenarten getrennt vereinbart werden, haben sie eine Reihe von gemeinsamen Komponenten (z. B. die erwähnten Richtlinien des Gemeinsamen Bundesausschusses).
- Die KBV und die Spitzenverbände der Krankenkassen gemeinsam sprechen Empfehlungen zur angemessenen Veränderung der Gesamtvergütung aus (§ 86 SGB V).
- Die KBV und die Spitzenverbände der Krankenkassen beschließen im paritätisch und im Konfliktfall um unparteiische Mitglieder erweiterten Bewertungsausschuss den Einheitlichen Bewertungsmaßstab für die kassenärztlichen Leistungen (EBM) und damit die Bewertungsrelationen der abrechnungsfähigen vertragsärztlichen Leistungen (§ 87 SGB V).
- Die KBV und gemeinsam und einheitlich die Spitzenverbände der Krankenkassen treffen Vereinbarungen über Inhalt und Umfang der hausärztlichen Versorgung (§ 73 Abs. 1c SGB V).
- Die KBV und die Spitzenverbände der Krankenkassen treffen jährlich eine Rahmenvereinbarung über die Inhalte der Arzneimittelvereinbarung (§ 84 Abs. 7 SGB V).
- Die Spitzenverbände der Krankenkassen gemeinsam und die KBV verabschieden unter Einschluss der Deutschen Krankenhausgesellschaft (DKG) beziehungsweise der Bundesverbände der Krankenhausträger Rahmenempfehlungen zum Inhalt der dreiseitigen Verträge, die die Vertragsparteien auf Landesebene zur Gewährleistung eines nahtlosen Übergangs zwischen ambulanter und stationärer Behandlung abzuschließen haben (§ 115 Abs. 5 SGB V). Außerdem sprechen sie Empfehlungen zur Vergütung vor- und nachstationärer Leistungen im Krankenhaus aus (§ 115a Abs. 3 SGB V).
- Die Spitzenverbände der Krankenkassen gemeinsam und die KBV vereinbaren mit der DKG oder den Bundesverbänden der Krankenhausträger gemeinsam einen Katalog ambulant durchführbarer Operationen, deren einheitliche Vergütung für Krankenhäuser und Vertragsärzte sowie Maßnahmen zur Sicherung der Qualität und Wirtschaftlichkeit dieser Eingriffe (§ 115b Abs. 1 SGB V).
- Die KBV und die Spitzenverbände der Krankenkassen treffen Rahmenvereinbarungen zum Inhalt und zur Durchführung von Strukturverträgen (§ 73a Abs. 2 SGB V). In derartigen Verträgen können Versorgungs- und Vergütungsstrukturen vereinbart werden, die einem Hausarzt oder Verbünden von Hausärzten die Verantwortung für die Qualität und Wirtschaftlichkeit der Versorgung übertragen.
- Außerdem können die KBV und die Spitzenverbände der Krankenkassen Grundsätze zur Durchführung von Modellvorhaben in den Bundesmantelverträgen vereinbaren (§ 64 Abs. 2 SGB V).

Auf der *Landesebene* haben die Krankenkassen und ihre Verbände sowie die KVen vor allem die Aufgabe, die bundesweiten Rahmenvorgaben zu konkretisieren. Im Einzelnen handelt es sich um folgende Aufgaben:

- Die KVen und die Landesverbände der Krankenkassen bzw. die Verbände der Ersatzkassen schließen Gesamtverträge ab (§ 82 Abs. 2 SGB

V). Dazu zählt insbesondere eine Vereinbarung über die Höhe der vertragsärztlichen Gesamtvergütung (§ 85 Abs. 2 SGB V).
- Die KVen und die Landesverbände der Krankenkassen bzw. die Verbände der Ersatzkassen einheitlich und gemeinsam vereinbaren den Verteilungsmaßstab für die vertragsärztliche Gesamtvergütung (§ 85 Abs. 4 SGB V).
- Die KVen und die Landesverbände der Krankenkassen bzw. die Verbände der Ersatzkassen vereinbaren im paritätisch besetzten Bewertungsausschuss Inhalt und Bewertung der abrechnungsfähigen vertragsärztlichen Leistungen (§ 87 Abs. 1 und 2 SGB V).
- Die KVen und die Landesverbände der Krankenkassen bzw. die Verbände der Ersatzkassen treffen jährlich eine Arzneimittelvereinbarung (§ 84 Abs. 1 SGB V).
- Die KVen und die Landesverbände der Krankenkassen bzw. die Verbände der Ersatzkassen gemeinsam treffen Vereinbarungen über Anzahl und Häufigkeit der Plausibilitätsprüfungen, mit denen die Rechtmäßigkeit der vertragsärztlichen Abrechnungen kontrolliert werden soll. Diese Vereinbarung ist Bestandteil der Gesamtverträge (§ 83 Abs. 2 SGB V).
- Die KVen und die Landesverbände der Krankenkassen bzw. die Verbände der Ersatzkassen gemeinsam treffen Vereinbarungen über die Durchführung von Wirtschaftlichkeitsprüfungen (§ 106 Abs. 3 SGB V).
- Die KVen und die Landesverbände der Krankenkassen bzw. die Verbände der Ersatzkassen gemeinsam treffen Regelungen und Feststellungen in den paritätisch besetzten und um unparteiische Mitglieder erweiterten Landesausschüssen der Ärzte und Krankenkassen (§ 90 SGB V).
- Die KVen und die Landesverbände der Krankenkassen bzw. die Verbände der Ersatzkassen gemeinsam stellen einen Bedarfsplan zur vertragsärztlichen Versorgung auf (§ 99 SGB V).
- Die KVen und die Landesverbände der Krankenkassen bzw. die Verbände der Ersatzkassen gemeinsam entscheiden in den paritätisch besetzten Zulassungsausschüssen über die Zulassung von Ärzten zur vertragsärztlichen Versorgung (§ 96 SGB V).
- Die KVen und die Landesverbände der Krankenkassen bzw. die Verbände der Ersatzkassen gemeinsam vereinbaren unter Einschluss der Landeskrankenhausgesellschaften dreiseitige Verträge, «um eine nahtlose ambulante und stationäre Behandlung der Versicherten zu gewährleisten» (§ 115 Abs. 1 SGB V).

Darüber hinaus räumt der Gesetzgeber den KVen und den Landesverbänden der Krankenkassen beziehungsweise den Verbänden der Ersatzkassen die Möglichkeit ein, die oben erwähnten Strukturverträge abzuschließen (§ 73a SGB V).

Die *Mikroebene*, also Vereinbarungen zwischen einzelnen Krankenkassen und einzelnen oder Gruppen von Leistungserbringern, spielte in der ambulanten Versorgung im Vergleich zur korporatistisch verfassten Steuerung auf Bundes- und Landesebene bislang nur eine geringe Rolle. Allerdings macht sich seit etwa Mitte der 1990er-Jahre in der staatlichen Gesundheitspolitik ein gewisser Trend bemerkbar, Handlungskompetenzen zum Teil wieder auf die *einzelwirtschaftliche* Ebene zurückzuverlagern. So sind die Rechte der *Einzelkassen* zur Vereinbarung von besonderen Versorgungsverträgen in den letzten Jahren nach und nach erweitert worden (Gerlinger 2002a und 2004). Dies betrifft
- die Vereinbarung von Modellvorhaben (§ 64 SGB V)
- den Abschluss von Verträgen zur integrierten Versorgung einschließlich der Vereinbarungen über die Vergütung der in diesem Rahmen zu erbringenden ärztlichen Leistungen (§ 140a–h SGB V)
- Verträge über strukturierte Behandlungsprogramme
- den Abschluss von Verträgen zur hausarztzentrierten Versorgung (§ 73b SGB V)
- die Vereinbarung von besonderen Versorgungsverträgen mit Vertragsärzten, insbesondere Gebietsärzten (§ 73c SGB V).

Die Stärkung der einzelwirtschaftlichen Akteure betrifft aber nicht nur die Kassen-, sondern auch die Ärzteseite. Diese Entwicklungen stehen im Zusammenhang mit dem Bestreben der politischen Entscheidungsträger, den wirtschaftlichen Wettbewerb im GKV-System in der Hoffnung auszuweiten, auf diese Weise Ausgabenbegrenzungsziele erreichen und versorgungspolitischen Innovationen zur Durchsetzung verhelfen zu können. Das kollektivvertragliche System gilt den politischen Entscheidungsträgern dabei in mancherlei Hinsicht als Modernisierungshindernis. Gleichsam spiegelbildlich zur skizzierten Kompetenzerweiterung für einzelne Kassen wurden seit den 1990er-Jahren das Vertretungsmonopol der KVen nach und nach durchlöchert und die Möglichkeiten zum Abschluss von Individualverträgen beziehungsweise von Gruppenverträgen ohne die KVen erweitert. Dies gilt ebenfalls für Verträge über Modellvorhaben, integrierte Versorgung, strukturierte Behandlungsprogramme, hausarztentrierte Versorgung und für die Vereinbarung besonderer Versorgungsaufträge. Mit dem Inkrafttreten des GMG zum 1.12004 sind die KVen vom Abschluss von Verträgen zur integrierten Versorgung sogar grundsätzlich ausgeschlossen (§ 140b Abs. 1 SGB V) und ist auch ihr Sicherstellungsauftrag insofern eingeschränkt (§ 140a Abs. 1 SGB V).

Weitere Aufgaben der KVen
Aus dem Sicherstellungsauftrag ergibt sich zugleich eine Aufsichtsfunktion der KVen gegenüber ihren Mitgliedern, den Vertragsärzten, im Hinblick auf die Erfüllung ihrer gesetzlichen und vertraglichen Pflichten. Von besonderer Bedeutung ist die von Krankenkassen und KVen zu überwachende Wirtschaftlichkeit der Versorgung, die eine Überprüfung der Notwendigkeit, Effektivität, Qualität und Angemessenheit der erbrachten Leistungen einschließt (§ 106 SGB V). Dabei sind zwei Formen arztbezogener Prüfung zu unterscheiden:
- die Prüfung ärztlicher und ärztlich verordneter Leistungen nach Durchschnittswerten (Auffälligkeitsprüfung)
- die Prüfung ärztlicher und ärztlich verordneter Leistungen auf der Grundlage von arztbezogenen und versichertenbezogenen Stichproben, die je Quartal mindestens zwei Prozent der Ärzte umfassen (Zufälligkeitsprüfung).

Darüber hinaus kontrollieren die KVen die vertragsärztlichen Abrechnungen auf ihre Plausibilität, um eventuellem Abrechnungsbetrug auf die Spur zu kommen. Bei Zuwiderhandlung gegen gesetzliche oder vertragliche Bestimmungen können die KVen Verwarnungen und Verweise aussprechen, Geldbußen bis zu 10 000 Euro verhängen oder das Ruhen der vertragsärztlichen Zulassung für bis zu zwei Jahre anordnen (§ 81 Abs. 5 SGB V). Seit den 1990er-Jahren und verstärkt seit Beginn dieses Jahrzehnts sind zahlreiche Fälle – teilweise organisierten – vertragsärztlichen Abrechnungsbetrugs bekannt geworden. Die KVen selbst sind im Grunde an einer wirkungsvollen Bekämpfung interessiert, denn der Abrechnungsbetrug führt
- erstens keineswegs zu höheren Ausgaben der Krankenkassen und damit zu einer Anhebung der Gesamtvergütung für die ambulanten Behandlung, sondern vielmehr zur Einnahmenminderung der übrigen Vertragsärzte und
- zweitens zu einem Imageverlust der Vertragsärzteschaft bzw. der KVen insgesamt.

Gleichwohl wird von den Krankenkassen die mangelnde Rigorosität der Prüfungen kritisiert und treten immer neue Fälle von Abrechnungsbetrug zu Tage.

Neben diesen Aufsichtsaufgaben ist vor allem die Honorarverteilungsfunktion der KVen von großer Bedeutung: Sie haben die Abrechnung der vertragsärztlichen Leistungen durchzuführen, den Honorarverteilungsmaßstab festzulegen und das Gesamthonorar an die Vertragsärzte zu verteilen (§ 85 Abs. 4 SGB V) (s. Kap. 4.2.3).

Schließlich haben die KVen auch Maßnahmen zur Förderung der Qualität in der vertragsärztlichen Versorgung durchzuführen (§ 136 SGB V). Sie haben diese Maßnahmen zu dokumentieren und jährlich zu veröffentlichen. Zudem sollen sie die Qualität von Leistungen durch Stichproben überprüfen.

Machtverschiebungen zwischen Kassen und KVen
Seit ihrer Gründung üben KBV und KVen einen maßgeblichen Einfluss auf die ambulante Ver-

sorgung und auf die gesamten Strukturen des deutschen Gesundheitswesens aus. Die entscheidende Grundlage dafür ist der erwähnte Sicherstellungsauftrag. Die in den KVen vollzogene institutionelle Verknüpfung eines öffentlich-rechtlichen Handlungsauftrags mit der Vertretung von Standesinteressen verschafft den niedergelassenen Vertragsärzten eine auch im internationalen Vergleich einmalige Machtposition. Mit dem Sicherstellungsauftrag wurde ein Vertretungsmonopol errichtet, das den KVen – zumindest war dies in der Vergangenheit der Fall – in den Verhandlungen mit den Krankenkassen ein hohes Maß an Durchsetzungsfähigkeit verleiht, weil es die Ärzte davor bewahrt, untereinander in Konkurrenz um den Abschluss eines Versorgungsvertrags mit den Kassen treten zu müssen. Der Einigungszwang in den Vertragsverhandlungen mit den Krankenkassen und die paritätische Zusammensetzung der Selbstverwaltungsausschüsse verschaffte den KVen und der KBV in zentralen Feldern eine Vetoposition; zugleich konnten sie die untereinander konkurrierenden Kassen häufig gegeneinander ausspielen. Die Durchsetzungsfähigkeit der KVen äußerte sich in bis weit in die 1970er-Jahre hinein sehr hohen Steigerungsraten bei den ärztlichen Einkommen, aber auch in der erfolgreich verteidigten strikten Trennung von ambulanter und stationärer Versorgung.

Mit dem Übergang zur Kostendämpfungspolitik leitete der Gesetzgeber eine allmähliche Kräfteverschiebung in der Selbstverwaltung zuungunsten der KVen ein. Insbesondere seit den 1990er-Jahren tritt dieser Entwicklungstrend deutlicher hervor. Die Stärkung der Kassen erfolgte auf unterschiedlichen Wegen:

- *Erstens* milderte der Gesetzgeber ihre Konkurrenzsituation, indem er eine einheitliche Gebührenordnung schuf und bei den Primärkassen[18] die Kompetenz zum Abschluss von Honorarverträgen von den Einzelkassen auf die Landesverbände übertrug.
- *Zweitens* durchlöcherte er an einzelnen Punkten das Vertretungsmonopol der KVen und erweiterte die vertragspolitischen Handlungsmöglichkeiten der Kassen. Dazu zählen vor allem die erwähnten Möglichkeiten, die KVen bei Verträgen über Modellvorhaben, im Bereich der integrierten Versorgung, bei strukturierten Behandlungsprogrammen etc. zu umgehen.
- *Drittens* wurde die Kassenseite durch die gesetzliche Festschreibung sektoraler Budgets in ihren Bemühungen um wirkungsvollere Ausgabenbegrenzungen gestärkt. Zugleich hat die mit der Einführung der freien Kassenwahl verschärfte Kassenkonkurrenz die Finanzierungsträger zu einer im Vergleich zu vorangegangenen Jahrzehnten weit rigideren Haltung in den Honorarverhandlungen veranlasst.
- *Viertens* hat der Staat mit dem GSG (1993) sein Drohpotenzial gegenüber den Vertragsärzten ausgeweitet: Legen in einem Zulassungsbezirk mehr als die Hälfte der Vertragsärzte ihre Zulassung nieder oder verweigern die vertragsärztliche Versorgung, so geht der Sicherstellungsauftrag automatisch von der KV an die Krankenkassen über (§ 72a Abs. 1 SGB V); Ärzte, die sich an einem kollektiven Zulassungsverzicht beteiligen, müssen zudem mit einem mindestens sechsjährigen Entzug ihrer Kassenzulassung rechnen (§ 95b Abs. 2 SGB V).

Somit haben sich die Handlungsbedingungen der KVen seit Mitte der 1970er-Jahre des 20. Jahrhunderts allmählich, aber im Ergebnis doch spürbar verändert. Trotz ihrer partiellen Machterosion sind sie aber nach wie vor äußerst einflussreiche Partner beziehungsweise Kontrahenten der Krankenkassen und die mit Abstand bedeutendste Interessenvertretungsorganisation von Ärzten.

Verschärfte Interessenkonflikte in den KVen

Die Durchsetzungsfähigkeit der KVen wurde nicht nur durch externe, sondern auch durch interne Veränderungen geschwächt. Der hinter

---

18 Als Primärkassen werden die Orts-, Innungs-, Betriebs- und landwirtschaftlichen Krankenkassen bezeichnet, die bis 1989, als der die Krankenversicherung regelnde Teil der Reichsversicherungsordnung (RVO) in das Sozialgesetzbuch eingegliedert wurde, im Unterschied zu den Ersatzkassen nicht über einen Sonderstatus in der GKV verfügten.

dem Anstieg der Arztzahlen zurückbleibende Zuwachs der vertragsärztlichen Gesamtvergütung und die damit verbundene Enttäuschung von Einkommenserwartungen rückte die Honorarverteilung in den Mittelpunkt ärztlicher Standespolitik. Die einzelnen Arztgruppen waren angesichts des restriktiven Finanzrahmens der GKV nunmehr darauf verwiesen, ihre honorarpolitischen Interessen auf Kosten anderer Arztgruppen durchzusetzen. Die Verteilungskonflikte spitzten sich in den 1990er-Jahren derart zu, dass sie die KVen mehrmals an den Rand der Spaltung trieben (Gerlinger 1997a). Vor allem das Verhältnis zwischen Hausärzten und Spezialärzten ist seitdem von tiefen Zerwürfnissen geprägt. Insgesamt weicht das Bild einer weitgehend homogenen Ärzteschaft zunehmend dem einer fortschreitenden, vielschichtigen Fragmentierung der Interessenlagen. Die frühere Geschlossenheit ärztlicher Standesorganisationen ist unter den obwaltenden gesundheitspolitischen Rahmenbedingungen nicht wieder herstellbar. Dies beeinträchtigt auch die Handlungsfähigkeit der KVen (Gerlinger/Stegmüller 1999).

Die veränderten gesundheitspolitischen Rahmenbedingungen haben auch im Verhältnis zwischen KV-Vorständen und Mitgliedern eine wachsende Distanz und Entfremdung entstehen lassen. Die Vorstände können zwischen den vom Gesetzgeber und den Kassen formulierten Handlungsanforderungen einerseits und den Interessen der KV-Mitglieder andererseits oftmals nicht mehr vermitteln. Unter diesen Bedingungen leidet auch das Ansehen der Vorstände von KVen bzw. der KBV bei den Vertragsärzten (Brechtel 2001; Birkelbach 2003). Hinzu kommt, dass die KVen angesichts restriktiver vertraglicher Vorgaben gezwungen sind, ihre Aufsichts- und Kontrollfunktion gegenüber ihren Mitgliedern stärker hervorzukehren. Mit der Verschärfung der Wirtschaftlichkeits- und Plausibilitätsprüfungen zogen sie sich in der Vergangenheit den Unmut vieler Ärzte zu.

Die Erosion des ärztlichen Zusammenhalts hat die Kompromissbereitschaft von KBV und KVen gegenüber Gesetzgeber und Kassen weiter erhöht. Dies zeigte sich insbesondere in den Konflikten um die Reform der vertragsärztlichen Vergütung. Hier haben sie mit dem Abschied von der «ungedeckelten» Einzelleistungsvergütung eine jahrzehntelang aufrechterhaltene Grundsatzpositionen aufgegeben, weil sie darauf bedacht waren, die für die politische Durchsetzungsfähigkeit der Standesinteressen als wesentlich erachtete Geschlossenheit der Ärzteschaft soweit wie möglich zu bewahren und einer befürchteten Aushöhlung des Sicherstellungsauftrags nicht Vorschub zu leisten.

Kontroversen um die künftige Stellung der KVen
Die künftige Stellung der KVen im GKV-System wird in der Gesundheitspolitik kontrovers diskutiert. In den Positionen der Akteure kommen auch ihre jeweiligen Interessen zum Ausdruck. Die Kassen wollen das Vertretungs- und Vertragsmonopol der KVen, also den Kern des Sicherstellungsauftrags, abschaffen. Ein so genanntes Einkaufsmodell soll es ihnen ermöglichen, auch mit einzelnen Gruppen von Ärzten Verträge abzuschließen. Davon erhoffen sie sich einen größeren Einfluss auf Art, Umfang, Menge und Preise der ambulanten Versorgung. Allerdings sollen die KVen den Vorstellungen der Kassen zufolge weiterhin Aufgaben im Bereich der Qualitätssicherung wahrnehmen.

Die KVen lehnen derartige Veränderungen strikt ab. Die Beibehaltung des Sicherstellungsauftrags ist aus ihrer Perspektive die wichtigste Voraussetzung für eine wirkungsvolle Vertretung ärztlicher Standesinteressen; eine Konkurrenz der Ärzte um die Kassenzulassung würde ihre Verhandlungsposition gegenüber den Kassen deutlich schwächen. Darüber hinaus machen sie aber auch versorgungspolitische Gründe für den Sicherstellungsauftrag geltend: Nur auf seiner Grundlage sei eine gleichmäßige, bedarfsgerechte Versorgung in der erforderlichen Qualität zu gewährleisten.

Aus kritischer Perspektive wurde traditionell vehement die Abschaffung des Sicherstellungsauftrags gefordert, weil dieser in der Vergangenheit als Blockadefaktor auf dem Weg zu einer bedarfsgerechten Versorgung wirkte, insbesondere zu einer allseits als wünschenswert angesehenen

Integration der Versorgungsstrukturen. Auch die das Maß des Notwendigen übersteigende Mengenausweitung und die lange Zeit damit verbundenen Ausgabenexpansionen in der ambulanten Versorgung wurden den KVen und ihrer Machtstellung angelastet. Allerdings hat mit der Einführung der freien Kassenwahl, der damit verschärften Kassenkonkurrenz und dem wachsenden politischen Druck zur Ausgabenbegrenzung ein anderer Aspekt an Gewicht gewonnen: Inzwischen wächst die Skepsis, ob die Kassen unter diesen Bedingungen Gewähr für eine bedarfsgerechte und flächendeckende Versorgung bieten können. Eine Abschaffung des Vertragsmonopols der KVen kann zwar dazu beitragen, vorhandene Reformblockaden zu beseitigen; eine Neuorganisation des Sicherstellungsauftrags würde es aber zugleich erforderlich machen, die Organisationsstrukturen und Anreizmechanismen in der GKV so zu gestalten, dass vorhandene Gefahren einer Unterversorgung vor allem chronisch Kranker und sozial Benachteiligter systematisch ausgeschlossen werden. Denn genau dies sind Instrumente, mit denen die Kassen ihre Beitragssätze niedrig zu halten und sich so Vorteile im Wettbewerb zu verschaffen versuchen.

4.2.5 Qualität und Qualitätsmängel
Qualität
Die ambulante Versorgung ist durch eine hohe Arztdichte und eine gute Ausstattung mit moderner Medizintechnik in Diagnostik und Therapie gekennzeichnet. Zwar ist in einigen Regionen eine Unterversorgung mit bestimmten Fachgruppen festzustellen, aber insgesamt ist davon auszugehen, dass eine ausreichende wohnortnahe Versorgung mit ambulanten Gesundheitsleistungen gewährleistet ist. Die skizzierten Merkmale des deutschen Krankenversicherungssystems (Kap. 4.1.1) sorgen zudem dafür, dass zu Beginn dieses Jahrhunderts ein finanziell weitgehend undiskriminierter Zugang der Bevölkerung zur ambulanten medizinischen Versorgung gewährleistet ist. Ohne Frage ist in der ambulanten Versorgung auch eine Vielzahl gut aus-, fort- und weitergebildeter Ärzte tätig, die ihren Patienten ein hohes Versorgungsniveau gewährleisten. Außerdem haben die KVen, nicht zuletzt unter dem Druck der Krankenkassen und des Gesetzgebers, auch ihre Anstrengungen auf dem Gebiet der Qualitätssicherung verstärkt.

Vor diesem Hintergrund ging die große Mehrzahl der Akteure im Gesundheitswesen und in der Gesundheitspolitik lange Zeit von einem hohen Standard der ambulanten Versorgung in Deutschland aus. Zu Beginn dieses Jahrhunderts ist dieses positive Bild stark erschüttert worden und hat eine eher kritische Sicht der Versorgungsqualität an Boden gewonnen. Einen großen Einfluss auf diesen Wandel der Problemwahrnehmung hatten die Untersuchungen der WHO (2000) und das Gutachten des SVR (2002), denen zufolge die Behandlungsergebnisse in Deutschland im Spektrum der wohlhabenden Länder nur durchschnittlich sind. Zwar sind auch diese Befunde nicht unumstritten und werden insbesondere von der Ärzteschaft – freilich aus nachvollziehbaren Gründen – zurückgewiesen; unbestritten aber ist, dass erhebliche Potenziale zur Qualitätsverbesserung vorhanden sind.

Qualitätsmängel
Insgesamt existiert in der gesundheitspolitischen Debatte ein breiter Konsens, dass sich in der ambulanten medizinischen Versorgung vor allem folgende Qualitätsdefizite feststellen lassen (SVR 2000):
- In der ambulanten Versorgung dominiert eine akutmedizinische, naturwissenschaftlich-fachärztliche und auf Organschäden gerichtete Sichtweise bei der Diagnose und Therapie von Erkrankungen. Gleichzeitig werden Prävention, Gesundheitsförderung und Rehabilitation, insbesondere bei chronisch kranken Patienten, vernachlässigt. Maßnahmen der Primär- und Sekundärprävention erreichen, sofern sie angeboten werden, häufig nicht die sozialen Gruppen und Schichten mit dem höchsten Erkrankungsrisiko.
- Die psychischen und sozialen Dimensionen der Krankheitsentstehung, des Krankseins und der Krankheitsbewältigung finden keine angemessene Berücksichtigung. Dies gilt insbesondere für die Behandlung von chronischen

Krankheiten und betrifft hier sowohl die Patienten selbst als auch ihre Angehörigen. Gleichzeitig gibt es eine partielle Überversorgung mit technisch-apparativen Leistungen, vor allem bei der Diagnostik (z. B. bei bildgebenden Verfahren).
- Die hausärztliche Koordination von Behandlungsprozessen ist stark unterentwickelt.
- Die Versorgungsinstitutionen nehmen den Patienten überwiegend als passiven Empfänger medizinischer Leistungen wahr und vernachlässigen die Erhaltung und die Förderung seiner Handlungsressourcen (z. B. durch Information, Schulung und Partizipation).
- Es existieren zum Teil gravierende Mängel bei der Erkennung und Behandlung von Krankheiten, insbesondere bei der Versorgung von chronischen Erkrankungen und hier wiederum bei der Versorgung großer Volkskrankheiten (z. B. Herz-Kreislauf-Erkrankungen, Diabetes mellitus, Hypertonie, Asthma) (SVR 2002, Bd. III). Auch psychische und psychosomatische Beschwerden werden häufig nicht oder zu spät erkannt und nicht auf der Basis evidenzbasierter Leitlinien behandelt. Dies führt bei einer Vielzahl von Erkrankungen zu suboptimalen Behandlungsergebnissen unter Inkaufnahme einer verminderten Lebensqualität oder gar des vorzeitigen Todes.
- Es existieren zum Teil gravierende regionale Unterschiede im Versorgungsangebot, die in einigen Regionen mit einer Unterversorgung mit Ärzten einhergehen. Dies betrifft die Versorgung mit Hausärzten in einigen ländlichen Regionen Ostdeutschlands sowie die Versorgung mit Psychiatern, Neurologen und psychotherapeutisch tätigen Ärzten.

Gründe für Versorgungsmängel
Die Ursachen für die Versorgungsmängel sind auf unterschiedlichen Ebenen zu suchen. Sie sind *erstens* eine Folge der gewachsenen *Versorgungsstrukturen* des deutschen Gesundheitswesens. Der Bedeutungsverlust der Allgemeinmedizin beziehungsweise der hausärztlichen Steuerungsfunktion und der generelle Facharztüberhang begünstigen in vielen Fällen den vorschnellen Einsatz von technisch-apparativen Instrumenten und von Medikamenten. Generell ist die ambulante medizinische Versorgung in viel zu geringem Maße in eine multidisziplinär operierende, gemeindebezogene und umfassend verstandene Praxis der Gesundheitsfürsorge, zum Beispiel im Rahmen eines Primärversorgungsteams, eingebunden. Die strikte institutionelle Trennung der ambulanten von der stationären Versorgung führt zu einer mangelnden Abstimmung von Behandlungsschritten und zu vielfältigen Brüchen im Versorgungsprozess. Häufig werden Patienten nicht (oder nicht zum richtigen Zeitpunkt) den für sie am besten geeigneten Versorgungsstufen beziehungsweise Versorgungsformen zugewiesen. Insgesamt haben sich die verstärkten Bemühungen zur Behebung dieser Mängel – also die Stärkung der hausärztlichen Versorgung und die Integration von Versorgungsstrukturen – bisher kaum in der Praxis niedergeschlagen (s. Kap. 5.2).

Zweitens bringen die Versorgungsstrukturen, die Organisation der Krankenversicherung und die Vergütung der Leistungserbringer *inadäquate Anreizsysteme* hervor. Die Organisation der ambulanten Versorgung in Form von wirtschaftlich miteinander konkurrierenden Einzelpraxen begünstigt – im Zusammenhang mit der Einzelleistungsvergütung – einen eher restriktiven Umgang mit Überweisungen an andere Institutionen, weil damit die Gefahr einer dauerhaften Abwanderung von Patienten verbunden ist. Droht hingegen eine Überziehung von Praxisbudgets beziehungsweise Regelleistungsvolumina, so entsteht ein Anreiz zur medizinisch unbegründeten, vorzeitigen Verschiebung von Patienten an andere Versorgungsinstitutionen. In der Tendenz werden Patienten mit einem überdurchschnittlichen Behandlungsaufwand für den Arzt zu schlechten Risiken. Dies gilt erst recht für die Kassen, weil teure Patienten einen Nachteil im Wettbewerb um günstige Beitragssätze darstellen. Der Kassenwettbewerb und die mit ihm konstituierten Marketing-Interessen der Kassen begrenzen auch den gesundheitlichen Nutzen jener Initiativen zur Qualitäts- und Strukturverbesserung, die die Kassen seit den 1990er-Jahren auf den Weg gebracht haben. Sofern Versorgungsprozesse im deutschen Gesundheitswesen dennoch bedarfsadäquat sind, wird dies jedenfalls durch die gegenwärtig wirkenden Anreizsysteme eher behindert als begünstigt.

Drittens haben wir es mit einer *unzureichenden Qualitätssicherung* in der gesundheitlichen Versorgung zu tun. Zum einen zeigen sich zum Teil gravierende Mängel in der Aus-, Weiter- und Fortbildung von Gesundheitsberufen. Insbesondere werden die speziellen Versorgungsbedürfnisse chronisch Kranker nicht in angemessener Form berücksichtigt. Psychosoziale Dimensionen der Krankheitsentstehung und Krankheitsbewältigung spielen in der ärztlichen Ausbildung eine viel zu geringe Rolle (SVR 2002). Dies gilt nicht nur für die spezialärztliche, sondern auch für die allgemeinärztliche Weiterbildung. Diese Mängel tragen zur Persistenz gewachsener Sichtweisen, Versorgungsgewohnheiten und Rollenverständnisse auf Seiten der Leistungserbringer bei. Gleichzeitig orientieren sich die Behandlungsabläufe häufig nicht an evidenzbasierten Leitlinien, zum Teil, weil sie noch nicht entwickelt sind, vor allem aber, weil Ärzte sie nicht kennen oder nicht anwenden. Zum anderen wirken die existierenden Versorgungsstrukturen und Anreizsysteme dem Interesse von Akteuren an einer Verbesserung der Qualitätssicherung vielfach entgegen.

Viertens ist hinzuzufügen, dass die Pharmaindustrie gezielt Einfluss auf die Definition von Krankheit und auf das therapeutische Handeln des Arztes nimmt, um ihre Produkte besser absetzen zu können. Zu diesem Zweck wird zum Beispiel die Bedeutung von Symptomen oftmals stark übertrieben; im Ergebnis begünstigt diese Einflussnahme die Medikalisierung von Krankheiten.

4.3 Stationäre Versorgung

4.3.1 Versorgungsbedarf, Leistungserbringung, Leistungsanbieter

In vielen Fällen müssen Patienten stationär behandelt, das heißt für einen gewissen Zeitraum in eigens zur Krankenbehandlung vorgesehenen Einrichtungen (Krankenhäusern) untergebracht und verpflegt werden. Dies ist vor allem dann der Fall, wenn die Erkrankung so schwer ist, dass sie unter ärztlicher Beobachtung stehen müssen oder einer pflegerischen Betreuung bedürfen oder wenn die Erkrankung eine aufwendige Behandlung erfordert, die nur in Einrichtungen mit einer entsprechenden Konzentration von Spezialisten und medizinisch-technischen Geräten möglich ist.

Krankenhäuser

Das SGB V definiert Krankenhäuser als «Einrichtungen, die

1. der Krankenhausbehandlung oder Geburtshilfe dienen,
2. fachlich-medizinisch unter ständiger ärztlicher Leitung stehen, über ausreichende, ihrem Versorgungsauftrag entsprechende diagnostische und therapeutische Möglichkeiten verfügen und nach wissenschaftlich anerkannten Methoden arbeiten,
3. mit Hilfe von jederzeit verfügbarem ärztlichen, pflege-, funktions- und medizinisch-technischem Personal darauf eingerichtet sind, vorwiegend durch ärztliche und pflegerische Hilfeleistungen Krankheiten der Patienten zu erkennen, zu heilen, ihre Verschlimmerung zu verhüten, Krankheitsbeschwerden zu lindern oder Geburtshilfe zu leisten, und in denen
4. die Patienten untergebracht und verpflegt werden können.» (§ 107 Abs. 1 SGB V)

Krankenhäuser haben die Aufgabe, die Versorgung von Patienten zu übernehmen, wenn eine dauerhafte Unterbringung und medizinische Überwachung der Patienten erforderlich ist. Darüber hinaus sollen Krankenhäuser auch die Versorgungssicherheit für die Einwohnerschaft in ihrem Einzugsgebiet gewährleisten, das heißt sie sollen sicherstellen, dass auch im Falle eines Unfalls oder einer plötzlichen schweren Erkrankung in vertretbarer Zeit eine angemessene Versorgung erfolgen kann (z. B. Henke/Göpffarth 1997).

Patienten und Behandlungsfälle – Art und Menge von Leistungen

Knapp 17,3 Millionen Menschen wurden im Jahr 2003 im Krankenhaus behandelt. Statistisch war damit etwa jeder fünfte Bundesbürger einmal pro

Tabelle 35: Die zehn häufigsten Behandlungsanlässe bei vollstationären Krankenhauspatienten im Jahr 2002.

	Behandlungsanlässe bei Männern	Zahl	Behandlungsanlässe bei Frauen	Zahl
1	Chronische ischämische Herzkrankheit	292 386	Schwangerschaft, Geburt, Wochenbett	972 579
2	Psychische und Verhaltensstörungen durch Alkohol	196 364	Bösartige Neubildung der Brustdrüse (Mamma)	161 879
3	Leistenbruch	169 944	Herzinsuffizienz	149 421
4	Angina pectoris	137 241	Cholelithiasis (Gallensteine)	143 572
5	Schlafstörungen	122 532	Chronische ischämische Herzkrankheit	133 731
6	Bösartige Neubildungen der Bronchien und der Lunge	119 078	Cataracta senilis (Grauer Star)	130 375
7	Intrakranielle Verletzung (innere Kopfverletzung)	117 427	Varizen der unteren Extremitäten (Krampfadern)	118 178
8	Herzinsuffizienz	113 586	Fraktur des Femurs (Oberschenkelbruch)	110 624
9	Pneumonie (Lungenentzündung), Erreger nicht näher bezeichnet	112 265	Arthrose des Kniegelenks	110 589
10	Akuter Myokardinfarkt	97 500	Chronische Krankheiten der Gaumen- und Rachenmandeln	100 929

Einschließlich Sterbe-, ohne Stundenfälle. Quelle: StBA, Fachserie 12, Reihe 6.2

Jahr zur stationären Behandlung im Krankenhaus. 38,5 Prozent aller Patienten waren 65 Jahre oder älter, obwohl diese Altersgruppe nur 18 Prozent der Gesamtbevölkerung ausmachte (StBA 2004c). Etwa 405 000 Menschen sind 2003 im Krankenhaus gestorben (StBA, Fachserie 12, Reihe 6.2), das waren 47 Prozent aller Sterbefälle in Deutschland. Die häufigsten Einzeldiagnosen bei Krankenhauspatienten gehen aus **Tabelle 35** hervor.

Die Leistungen der stationären Krankenversorgung werden fast ausschließlich von angestellten – zum Teil verbeamteten – Ärzten, Pflegekräften und medizinisch-technischen Fachkräften erbracht. Weit stärker als die ambulante fachärztliche und erst recht die hausärztliche Versorgung sind stationäre Leistungen vom Einsatz medizinischer Technik geprägt. Das Krankenhaus ist derjenige Ort, in dem moderne Hochleistungsmedizin zur Anwendung kommt sowie medizintechnische Innovationen erprobt und eingeführt werden.

Krankenhausarten

Die Krankenhäuser lassen sich nach den Merkmalen Einrichtungsart, Versorgungsstufe und Trägerart unterscheiden. Im Hinblick auf die *Einrichtungsarten* werden Allgemeine Krankenhäuser und Sonstige Krankenhäuser voneinander abgegrenzt. Allgemeine Krankenhäuser sind Einrichtungen, die über Betten in vollstationären Fachabteilungen verfügen, wobei die Betten nicht ausschließlich für psychiatrische oder neurologische Patienten vorgehalten werden. Bei den Sonstigen Krankenhäusern handelt es sich um Einrichtungen, die ausschließlich über psychiatrische oder neurologische Betten verfügen, sowie um Einrichtungen, in denen Patienten ausschließlich teilstationär behandelt werden (Tages- oder Nachtkliniken).

In Abhängigkeit vor allem von der Zahl der Fachabteilungen und der Betten werden Krankenhäuser verschiedenen *Versorgungsstufen* zugeordnet. Im Allgemeinen sehen die Landeskrankenhausgesetze vier Versorgungsstufen vor, nämlich Krankenhäuser der Grundversorgung, der Regelversorgung, der Schwerpunktversorgung und der Maximalversorgung. Je nach Stufe sind die Versorgungsregionen unterschiedlich groß, wobei es allerdings auch zu Abweichungen zwischen den einzelnen Bundesländern kommt (DKG 2004).

Für die Struktur der *Träger*, also jener Akteure, die ein Krankenhaus betreiben und bewirtschaften, ist ein historisch gewachsener Pluralismus aus öffentlichen, freigemeinnützigen und privaten Einrichtungen kennzeichnend: öffentliche Krankenhäuser werden von Kommunen, Landkreisen, Ländern oder vom Bund betrieben; freigemeinnützige in erster Linie von Wohlfahrtsverbänden und Kirchen; private Krankenhäuser befinden sich in der Hand von Ärzten oder Arztgruppen und zunehmend auch von großen Kapitalgesellschaften (z. B. Rhön-Klinikum AG, Marseille-Kliniken AG, Asklepios-Kliniken GmbH, Paracelsus-Kliniken GmbH, Helios AG).

Im Jahr 2003 gab es in Deutschland 3513 Krankenhäuser. Darunter waren 2197 Allgemeine Krankenhäuser, 1316 Vorsorge- oder Rehabilitationseinrichtungen, 276 Krankenhäuser mit ausschließlich psychiatrischen oder psychiatrischen und neurologischen Betten sowie 53 reine Tages- oder Nachtkliniken (StBA, Fachserie 12, Reihe 6.1). 36,9 Prozent aller Allgemeinen Krankenhäuser waren in öffentlicher Trägerschaft, 39,5 Prozent in freigemeinnütziger und 23,7 Prozent in privater Trägerschaft, wobei die öffentlichen Krankenhäuser gut 53 Prozent, die privaten hingegen nur 9,4 Prozent der Betten stellten (StBA, Fachserie 12, Reihe 6.1). Während sich die großen Häuser in öffentlicher Hand konzentrieren, sind die freigemeinnützigen Einrichtungen zumeist von mittlerer Größe und überwiegen bei den privaten Trägern kleine Häuser. Mit den Größenunterschieden ist auch eine gewisse Arbeitsteilung verbunden: Während die öffentlichen und freigemeinnützigen Träger zumeist eine breite Palette von Leistungen anbieten, betreiben private Träger häufig spezialisierte Einrichtungen. Das Nebeneinander von öffentlichen und freigemeinnützigen Häusern einerseits und privaten Einrichtungen andererseits bringt eine Reihe von Problemen mit sich. Steht bei ersteren die Versorgungsfunktion im Mittelpunkt, so ist es bei letzteren die Gewinnmaximierung. Bei der Verfolgung dieses Ziels setzen private Einrichtungen häufig darauf, ihr Angebot auf wenige standardisierbare Leistungen zu begrenzen, die sie aufgrund der Spezialisierung und der höheren Behandlungsfallzahlen dann kostengünstiger – und zum Teil auch in einer besseren Qualität – erbringen können. Dadurch verschlechtert sich die Kalkulationsbasis derjenigen – zumeist öffentlichen – Krankenhäuser, die aufgrund ihres Versorgungsauftrages nach wie vor die gesamte Palette an Leistungen und die dafür notwendige Infrastruktur vorhalten müssen, ohne an der Kostenersparnis durch größere Fallzahlen teilhaben zu können.

Seit der zweiten Hälfte der 1990er-Jahre vollzieht sich in der Krankenhauslandschaft ein deutlich spürbarer Wandel. Vor allem Kommunen sind angesichts ihrer prekären Haushaltslage vielfach bemüht, sich defizitärer Krankenhäuser zu entledigen. Immer häufiger treten in solchen Fällen private Kapitalgesellschaften auf, um potentiell profitable Häuser zu übernehmen und nach eigenen Vorstellungen umzugestalten. Vor diesem Hintergrund ist eine Privatisierung in Gang gekommen, die in den nächsten Jahren weiter voranschreiten dürfte (z. B. Rocke 2002, Gerste 2003). Zwischen 1991 und 2003 hat sich bei den Allgemeinen Krankenhäusern die Zahl privat getragener Einrichtungen um mehr als ein Drittel erhöht, die Zahl der dort aufgestellten Betten sogar fast verdoppelt (**Tab. 36**). Zwar steigt der Anteil der privaten Häuser besonders bei den spezialisierten Einrichtungen an, allerdings erfasst die Privatisierung zunehmend auch die Bereiche der stationären Grund- und Regelversorgung. Jedoch ist auch zu konstatieren, dass die Krankenhauslandschaft zu Beginn dieses Jahrhunderts nach wie vor stark von öffentlichen und freigemeinnützigen Trägern geprägt ist.

Verbände

Die Krankenhausträger eines Bundeslandes sind zu Landeskrankenhausgesellschaften (LKGs) zusammengeschlossen, die ihrerseits die Deutsche Krankenhausgesellschaft (DKG) als bundesweiten Dachverband bilden. Die Aufgabe der Krankenhausgesellschaften ist es, die Interessen ihrer Mitglieder in der Öffentlichkeit, gegenüber der Politik und den übrigen Akteuren im Gesundheitswesen zu vertreten. Anders als bei KVen und KBV im vertragsärztlichen Bereich handelt es sich bei den LKGs beziehungsweise der DKG nicht

Tabelle 36: Allgemeine Krankenhäuser und Betten in Allgemeinen Krankenhäusern nach Trägerart 1991 und 2003.

	1991		2003		Veränderungen 1991/2003	
Krankenhäuser						
Öffentlich	996	(46,0 %)	689	(36,9 %)	−307	(−30,8 %)
Freigemeinnützig	838	(38,7 %)	737	(39,5 %)	−101	(−12,1 %)
Privat	330	(15,2 %)	442	(23,7 %)	+112	(+33,9 %)
Summe	2 164	(100,0 %)	1 868	(100,0 %)	−296	(−13,7 %)
Betten						
Öffentlich	367 198	(61,4 %)	265 520	(53,1 %)	−101 678	(−27,7 %)
Freigemeinnützig	206 873	(34,6 %)	187 271	(37,5 %)	− 19 602	(−9,5 %)
Privat	24 002	(4,0 %)	46 994	(9,4 %)	+22 992	(+95,8 %)
Summe	598 073	(100,0 %)	499 785	(100,0 %)	−98 288	(−16,4 %)

Quelle: StBA, Fachserie 12, Reihe 6.1; eigene Berechnungen

um Körperschaften öffentlichen Rechts, sondern um privatrechtliche Vereine. Ungeachtet dessen hat der Staat die Kompetenzen der Krankenhausgesellschaften seit den 1980er-Jahren spürbar erweitert (s. Kap. 4.3.4). Mittlerweile vereinbaren sie zu einer Reihe von Regelungsbereichen auf Bundes- beziehungsweise auf Landesebene Rahmenempfehlungen und zum Teil auch für die einzelnen Krankenhäuser verbindliche Bestimmungen. Neben den Krankenhausgesellschaften existieren auf Bundes- und auf Landesebene Verbände der Trägerarten – also öffentlicher, freigemeinnütziger und privater Betreiber –, die die Interessen ihrer jeweiligen Klientel vertreten.

Neben den Krankenhausgesellschaften ist noch der Marburger Bund von hervorgehobener Bedeutung in der Krankenhauspolitik. Der Marburger Bund ist die Interessenorganisation der Krankenhausärzte. Bei ihm handelt es sich um einen freiwilligen Zusammenschluss, der sich selbst auch als Gewerkschaft der Krankenhausärzte Deutschlands bezeichnet. Er vertritt die Ärzte vor allem in ihrer Eigenschaft als Arbeitnehmer und behandelt Fragen wie Tarifpolitik, Arbeitszeiten und andere Fragen des Arbeitsrechts. Gegenüber der Politik und innerhalb der Ärzteschaft tritt er zugleich auch als Sachwalter von Krankenhausinteressen auf.

Zugang

Eine ambulante Regelbehandlung im Krankenhaus ist im deutschen Gesundheitswesen anders als zum Beispiel in Schweden, Großbritannien oder der Schweiz für gesetzlich Krankenversicherte nicht möglich. Der Regelzugang von GKV-Versicherten zur stationären Krankenbehandlung erfolgt – bis auf sehr wenige Ausnahmen – über die Einweisung durch einen niedergelassenen Arzt. Eine Selbsteinweisung ist nur in Notfällen zulässig. Die ambulanten Behandlungsmöglichkeiten im Krankenhaus sind im Kern als Ausnahme von der Regel einer grundsätzlichen Zuständigkeit niedergelassener Ärzte – und neuerdings auch Medizinischer Versorgungszentren – für die ambulante Behandlung konzipiert. Dies gilt für

- die ambulante Behandlung von Notfällen
- die ambulante Behandlung von Patienten in den Hochschulambulanzen, die allerdings nur in einem für die Notwendigkeiten von Lehre und Forschung erforderlichen Umfang gestattet ist (§ 117 SGB V).

In den 1990er-Jahren ist der Gesetzgeber dazu übergegangen, die Krankenhäuser vorsichtig für die ambulante Behandlung zu öffnen. Ein erster Schritt der punktuellen Öffnung von Krankenhäusern erfolgte 1993 mit dem Gesundheitsstrukturgesetz (GSG). Seitdem sind in Krankenhäusern ambulante Operationen (§ 115 b SGB V) und die Durchführung vor- und nachstationärer Behandlung möglich, also eine ambulante Behandlung

- an maximal drei innerhalb von fünf Tagen vor der stationären Behandlung, wobei allerdings

eine Überweisung des behandelnden Vertragsarztes vorliegen muss, und
- an maximal sieben innerhalb von 14 Tagen nach der stationären Behandlung (§ 115a SGB V).

Das GMG weitete mit Wirkung vom 1.1.2004 die ambulanten Behandlungsmöglichkeiten am Krankenhaus noch einmal aus: Nunmehr können zugelassene Krankenhäuser ambulante Behandlungen an GKV-Patienten durchführen:
- zur Deckung einer Unterversorgung im vertragsärztlichen Bereich, sofern der zuständige Landesausschuss im Bereich eine Unterversorgung festgestellt hat und sie zu deren Deckung vom Zulassungsausschuss zur ambulanten Behandlung ermächtigt wurden (§ 116a SGB V)
- bei hoch spezialisierten ambulanten Leistungen, seltenen Krankheiten und Krankheiten mit besonderen Verläufen für die ambulante Behandlung berechtigt (§ 116b Abs. 2 ff. SGB V)
- im Rahmen von strukturierten Behandlungsprogrammen (§ 116b Abs. 1 SGB V) und im Rahmen der integrierten Versorgung (§ 140b Abs. 2 SGB V).

Eine weitere Form der personellen Verzahnung beziehungsweise Integration ambulanter und stationärer Versorgung ist die belegärztliche Tätigkeit. Belegärzte sind niedergelassene Ärzte, die Patienten auch stationär betreuen und dabei die Ressourcen des Krankenhauses nutzen. Arzt und Krankenhaus müssen zu diesem Zweck einen Vertrag abschließen, der die Anzahl der belegten Betten, die Modalitäten der Leistungserbringung und die Erstattung der stationären Behandlungskosten regelt. Die DKG und die KBV haben dafür Grundsätze vereinbart. Die belegärztliche Tätigkeit gehört zur vertragsärztlichen Versorgung und wird entsprechend vergütet. Der Belegarzt muss überwiegend vertragsärztlich tätig sein und darf nicht mehr als 25 Betten belegen. Im Jahr 2003 waren 5,8 Prozent aller Betten in Allgemeinen Krankenhäusern Belegbetten (StBA, Fachserie 12, Reihe 6.1).

Zudem können Krankenhausärzte von den regional zuständigen Zulassungsausschüssen (s. Kap. 4.2.2) zur ambulanten Versorgung ermächtigt werden, «soweit und solange eine ausreichende ärztliche Versorgung der Versicherten ohne die besonderen Untersuchungs- und Behandlungsmethoden oder Kenntnisse von hierfür geeigneten Krankenhäusern nicht sichergestellt wird» (§ 116 SGB V). Insgesamt betrachtet sind die ambulanten Behandlungsmöglichkeiten im Krankenhaus aber nach wie vor nur von äußerst geringer Bedeutung und ist die Abschottung zwischen den Sektoren sehr ausgeprägt.

Anders als in der ambulanten Versorgung verfügt der Kassenpatient im Krankenhaus nicht über das Recht der freien Arztwahl. Krankenhäuser dürfen ihrerseits Kassenpatienten, von wenigen, eng definierten Ausnahmefällen abgesehen, nur stationär behandeln. Im Unterschied zu GKV-Versicherten haben Privatpatienten freien Zugang zum Krankenhaus und können sich dort auch ambulant behandeln lassen. Sie müssen in diesem Fall allerdings die Kosten in dem durch die Bestimmungen ihres Versicherungsvertrages festgelegten Umfang selbst tragen.

Entwicklung der Krankenhaus- und Bettenkapazitäten

Die Entwicklung der Versorgungsstruktur ist durch einen starken Rückgang der Krankenhaus- und der Bettenzahlen gekennzeichnet (Tab. 37). 2003 gab es im gesamten Bundesgebiet 2197 Krankenhäuser mit etwa 542 000 Betten, 1991 waren es noch 2411 mit gut 665 000 Betten gewesen. Allein in diesem Zeitraum wurden also 190 Krankenhäuser (8,9 %) geschlossen und fast 125 000 Betten (18,6 %) stillgelegt. Die Bettendichte verringerte sich damit von 83,2 auf 65,7 Betten je 10000 Einwohner; die Verweildauer ging von 14,6 auf 8,9 Tage zurück. Dabei setzte der Trend zum Abbau von Krankenhauskapazitäten und zur Verkürzung der Verweildauer in der alten Bundesrepublik bereits Mitte der 1970er-Jahre ein, als die Krankenhausversorgung hier ihren Höhepunkt erreichte (BMG 1991). Gleichwohl verfügt Deutschland im internationalen Vergleich noch immer über hohe Kapazitäten bei den Akutbetten und weisen deutsche Krankenhäuser eine überdurchschnittlich hohe Verweildauer auf (OECD 2004). Der Trend zum Bettenabbau und

Tabelle 37: Einrichtungen, Betten und Patientenbewegungen in deutschen Krankenhäusern 1991 bis 2003.

Jahr	Zahl der Krankenhäuser	Zahl aller dortigen Betten	Betten je 10 000 Einwohner	Behandlungsfälle (in 1000)	Bettenauslastung (in Prozent)	Durchschnittliche Verweildauer (Tage)	Anzahl der Pflegetage (in 1000)
1991	2 411	665 565	83,2	14 577	84,1	14,0	204 204
1992	2 381	646 995	80,3	14 975	83,9	13,2	198 769
1993	2 354	628 658	77,4	15 191	83,1	12,5	190 741
1994	2 337	618 176	75,9	15 498	82,5	11,9	186 049
1995	2 325	609 123	74,6	15 931	82,1	11,4	182 627
1996	2 269	593 743	72,5	16 165	80,6	10,8	175 247
1997	2 258	580 425	70,7	16 429	81,1	10,4	171 837
1998	2 263	571 629	69,7	16 847	82,3	10,1	171 802
1999	2 252	565 268	68,9	17 093	82,2	9,9	169 696
2000	2 242	559 651	68,0	17 263	81,9	9,7	167 789
2001	2 240	552 680	67,0	17 325	81,1	9,4	163 536
2002	2 221	547 284	66,4	17 432	80,1	9,2	159 937
2003	2 197	541 901	65,7	17 296	77,6	8,9	152 518

Patientenbewegung einschließlich Sterbe- und Stundenfälle, alle Diagnosen und Behandlungsanlässe
Quelle: StBA, Fachserie 12, Reihe 6.1, verschiedene Jahrgänge

zur Verkürzung der Verweildauer wird sich, erst recht unter dem Einfluss des neuen Vergütungssystems für Krankenhausleistungen (s. Kap. 4.3.3), vermutlich weiter fortsetzen.

Die Zahl der stationären Behandlungsfälle stieg demgegenüber in der Vergangenheit kontinuierlich an. Zwischen 1991 und 2003 wuchs sie (ohne Stundenfälle) im Bundesgebiet von 14,6 Millionen auf 17,3 Millionen, also um knapp 20 Prozent. Unter ihnen hat die Zahl der Kurzlieger, also vollstationär versorgter Patienten, die mindestens eine Nacht und höchstens drei Nächte im Krankenhaus verbracht haben, besonders stark zugenommen – allein zwischen 1994 und 2003 um etwa 60 Prozent von 3,3 Millionen auf fast 5,3 Millionen Personen (StBA, Fachserie 12, Reihe 6.2.1). Die Zahl der Behandlungsfälle wurde durch die starke Verkürzung der durchschnittlichen Verweildauer überkompensiert, so dass sich die Gesamtzahl der Berechnungs- und Belegetage in diesem Zeitraum deutlich reduzierte (vgl. Tab. 35).

Die wachsende Zahl der Behandlungsfälle im Allgemeinen und der Kurzlieger im Besonderen dürfte zu einem erheblichen Teil auf einen Anstieg der Morbidität zurückzuführen sein. Es gibt aber auch Hinweise darauf, dass daneben noch andere Faktoren eine Rolle spielen, insbesondere die mit der Einführung von Fallpauschalen (s. Kap. 4.3.3) verbundene Veränderung finanzieller Anreize für das medizinische Handeln. Zu den Techniken, mit denen Ärzte auf diese Anreize reagieren, zählt, wie einschlägige Untersuchungen zeigen (Simon 2001), die (vorzeitige) Entlassung und Wiederaufnahme von Patienten, um auf diese Weise eine Fallpauschale mehrmals abrechnen zu können («Fall-Splitting»). Derartige Verhaltensweisen tragen zu einer statistischen Erhöhung von Fallzahlen bei, ohne dass sich dahinter in jedem Fall ein Anstieg der Morbidität oder eine Erweiterung von medizinischen Möglichkeiten verbergen muss.

Ausgaben, Ausgabenentwicklung und Beschäftigung

Der Krankenhaussektor ist volkswirtschaftlich von außerordentlich großer Bedeutung. Er war im Jahr 2003 Arbeitsplatz für etwa 1,1 Millionen Menschen (835 000 Vollkräfte), darunter 414 000 im Pflegedienst (332 000 Vollkräfte) und 113 000 Ärzte (109 000 Vollkräfte) (StBA 2004). Von den 1,1 Millionen Beschäftigten waren 822 000 Frauen. Das in Krankenhäusern vergegenständlichte Bruttoanlagevermögen ist größer als das von Bahn und Post zusammen (Labisch/Spree 1996: 14). Die Gesamtkosten der Krankenhäuser beliefen sich in 2003 auf 64,7 Milliarden Euro, davon trug die GKV allein 46,8 Milliarden Euro. Der Krankenhaussektor hat seit den 1970er-Jahren gegenüber der ambulanten Versorgung einen deutlichen Bedeutungszuwachs erfahren. Dies drückt sich vor allem aus in einem wachsenden Anteil an den GKV-Leistungsausgaben: 1970 betrug er 25,2 Prozent und 2004 immerhin 36,3 Prozent (**Tab. 38**). Auch die Arztzahlen wuchsen in diesem Zeitraum im stationären Sektor schneller als im ambulanten (Bundesärztekammer 2005).

Der Bedeutungszuwachs des Krankenhauses ist vor allem eine Folge des technischen Fortschritts in der Medizin, aufgrund dessen eine Vielzahl von Krankheiten mit größerem Erfolg als früher behandelt werden können – wenn auch oftmals nicht mit dem Ergebnis einer Heilung, so häufig doch einer Verzögerung des Krankheitsverlaufs. Zumeist erfordern derartige Therapien einen stationären Aufenthalt. Auch der demographische Wandel begünstigt wegen des mit wachsendem Alter im Durchschnitt steigenden Krankheitsrisikos eine Erhöhung der stationären Behandlungsfallzahlen (siehe zur Bedeutung des demographischen Wandels auch Kap. 4.1.1).

Angesichts des hohen und in der Vergangenheit gewachsenen Anteils an den GKV-Ausgaben ist der stationäre Sektor in besonderem Maße Gegenstand von Kostendämpfungsbemühungen. Ähnlich wie für die anderen Versorgungsbereiche gilt für den Krankenhausbereich seit 1993 eine Budgetierung der GKV-Ausgaben. Sie bezieht sich nicht nur auf den Sektor insgesamt, sondern auch auf jedes einzelne Krankenhaus.[19]

---

19 Hierbei soll außer Acht bleiben, dass in der Bundespflegesatzverordnung 1995 eine Reihe von Regelungen getroffen wurden, die ein Abweichen vom Grundsatz der Beitragssatzstabilität gestatteten (Simon 2000a).

Tabelle 38: Ausgaben für stationäre Behandlung in der GKV 1970 bis 2004.

Jahr	Mrd. Euro	% der Leistungsausgaben
1970	3,07	25,2
1975	8,97	30,1
1980	13,02	29,6
1985	17,92	32,2
1990	22,80	33,2
1995	40,74	34,8
2000	44,54	35,4
2004	47,59	36,3

Bis 1990 alte, ab 1995 einschließlich neuer Bundesländer
Quelle: BMG 1991: 174 ff.; BMG 2002a; BMGS KF04; eigene Berechnungen

Seit den 1990er-Jahren hat sich der auf den Krankenhäusern lastende wirtschaftliche Druck beträchtlich erhöht. Da etwa zwei Drittel der Krankenhausausgaben auf die Personalkosten entfallen (StBA, Fachserie 12, Reihe 6.3), richten sich die Kostensenkungsbemühungen der Krankenhausverwaltungen vor allem auf diesen Bereich. Im Verlauf der 1990er-Jahre sind die Beschäftigtenzahlen im Krankenhaus gestiegen, allerdings ist die Entwicklung bei den wichtigsten Berufsgruppen uneinheitlich verlaufen: Während die Zahl der Ärzte kontinuierlich anstieg, ist sie im nichtärztlichen Bereich seit 1995 rückläufig (Gerste/Schellschmidt/Rosenow 2002). Seit 1998 ist auch ein Rückgang der Gesamtbeschäftigung in den Krankenhäusern zu verzeichnen. Damit verbunden ist eine Zunahme des Anteils von Teilzeitbeschäftigten. Ein erheblicher Teil dieses Rückgangs entfällt auf die Wirtschafts- und Versorgungsdienste, die zunehmend an Privatunternehmen ausgelagert werden. Geringfügige Beschäftigungsverhältnisse und die Umgehung von Tarifbestimmungen ermöglichen es ihnen, derartige Leistungen günstiger anzubieten als die Krankenhäuser selbst.

Die unmittelbar mit der Krankenversorgung betrauten Berufsgruppen, also Ärzte und Pflegekräfte, und ihre Interessenvertretungen klagen seit Jahren über eine unzureichende Personalausstattung der Krankenhäuser. Obwohl die Gesamtzahl der Pflegetage zurückgeht, steigt der Versorgungsaufwand im Krankenhaus insgesamt an, vor allem weil die zunehmende Zahl alter Patienten mit schweren Erkrankungen einen erhöhten Zuwendungsbedarf mit sich bringt. Außerdem wächst – nicht zuletzt durch die betriebswirtschaftliche Durchdringung von Krankenhausleistungen – im Arbeitsalltag des Betreuungspersonals der Stellenwert solcher Tätigkeiten, die der eigentlichen Versorgung vor- oder nachgelagert sind (Kodierung, Dokumentation etc.). Vor diesem Hintergrund wundert es nicht, wenn Ärzte und Pflegekräfte über eine steigende Leistungsdichte bei der Arbeit klagen, das «Burn-out-Syndrom» weit verbreitet ist und die Fluktuation gerade beim Pflegepersonal sich auf anhaltend hohem Niveau bewegt.

4.3.2 Krankenhausplanung und -finanzierung

Die historisch gewachsene Abschottung der Sektoren kommt nicht nur in der Trennung von institutionellen Zuständigkeiten für die Krankenversorgung zum Ausdruck, sondern hat auch dazu beigetragen, dass sich im Krankenhaussektor ein eigenständiges System der Kapazitätsplanung, der Leistungsvergütung und der vertragspolitischen Steuerung der Versorgung herausgebildet hat.

Die Rahmenbestimmungen zur Steuerung der stationären Angebotskapazitäten und zur Vergütung von Krankenhausleistungen erlässt der Bund. Dabei unterliegen die entsprechenden Bestimmungen aber der Zustimmungspflicht durch den Bundesrat. Die wichtigsten Rechtsgrundlagen für die stationäre Versorgung sind neben dem SGB V das Krankenhausfinanzierungsgesetz (KHG), dessen Rahmenvorgaben die Länder in eigenen Landeskrankenhausgesetzen konkretisieren, die Bundespflegesatzverordnung (BPflV) und das im April 2002 in Kraft getretene Krankenhausentgeltgesetz (KHEntgG).[20]

Krankenhausplanung
Die Länder haben den Auftrag, die bedarfsgerechte Versorgung der Bevölkerung mit Krankenhausleistungen sicherzustellen. Zu diesem Zweck erstellen sie in ihrem Zuständigkeitsbereich einen Krankenhausplan und entscheiden damit über die Anzahl der erforderlichen Krankenhäuser und Betten. Die konkrete Durchführung der Krankenhausplanung wird von Bundesland zu Bundesland unterschiedlich gehandhabt: Während einige Länder sich auf Rahmenvorgaben wie die Standorte der Krankenhäuser beschränken, arbeiten andere konkrete Vorgaben aus, die bisweilen sogar die Gliederung einzelner Abteilungen beinhalten (DKG 2002a). Die Landesbehörden sind grundsätzlich verpflichtet, mit den im Lande beteiligten Verbänden und Institutionen eng zusammenzuarbeiten; das betroffene Krankenhaus verfügt über ein Anhörungsrecht (§ 7 Abs. 1 KHG). Wie die Beteiligung dieser Akteure ausgestaltet ist, unterscheidet sich aber von Land zu Land. Üblicherweise sind die LKGs und die Landesverbände der Krankenkassen an der Krankenhausplanung beteiligt. Allerdings gehen ihre Beteiligungsrechte nicht über die Anhörung und Beratung hinaus; die Entscheidungsbefugnis über den Krankenhausplan liegt beim jeweiligen Bundesland, befindet sich also in staatlicher Zuständigkeit. Die Krankenkassen und Krankenhäuser können eine gegenüber den Vorgaben des Krankenhausplans geringere Bettenzahl vereinbaren, dürfen dabei aber die Leistungsstruktur des Krankenhauses nicht verändern (§ 109 SGB V). Ansonsten bleibt ihnen nur das Recht, gegen die Entscheidungen der Krankenhausplanung auf dem Rechtswege vorzugehen.

Zugleich ist es den Krankenkassen unter bestimmten Umständen gestattet, mit Krankenhäusern, die nicht in einen Landeskrankenhausplan aufgenommen sind, einen Versorgungsvertrag abzuschließen (§ 108 Nr. 3 SGB V). Allerdings haben die betreffenden Einrichtungen im Unterschied zu den Plankrankenhäusern darauf keinen Rechtsanspruch.

---

20 Das KHEntgG («Gesetz über die Entgelte für voll- und teilstationäre Krankenhausleistungen») enthält detaillierte Vorgaben zur Einführung der Diagnosis Related Groups (DRGs) und ist als Artikel 5 des Fallpauschalengesetzes in Kraft getreten. Das FPG regelt umfassend die Modalitäten der DRG-Einführung und enthält neben dem KHEntgG noch die notwendig gewordenen einschlägigen Änderungen des SGB V, des KHG und der BPflV.

Ist ein Krankenhaus in einen Landeskrankenhausplan aufgenommen, so ist damit der Rechtsanspruch auf Abschluss eines Versorgungsvertrages mit den zuständigen Verbänden der Krankenkassen verbunden. Dies gilt analog auch für die Hochschulkliniken, die zwar nicht der Krankenhausplanung unterliegen, bei denen aber die Aufnahme der Hochschule in das Hochschulverzeichnis des Landes das Recht begründet, die an Kassenpatienten erbrachten Leistungen mit den Krankenkassen abzurechnen. Grundsätzlich können die Kassen den Versorgungsvertrag mit einem Plankrankenhaus zwar kündigen, allerdings ist dies nur möglich, wenn die Einrichtung «nicht die Gewähr für eine leistungsfähige und wirtschaftliche Krankenhausbehandlung bietet» (§ 109 Abs. 3 Nr. 1 SGB V in Verbindung mit § 110 Abs. 1 SGB V). Jenseits dieser Gründe verfügen die Kassen über keinen Ermessensspielraum im Hinblick auf den Abschluss eines Versorgungsvertrages. Zudem können die Landesverbände der Krankenkassen und die Verbände der Ersatzkassen einen Vertrag nur gemeinsam kündigen, dürfen die Kündigungsgründe nicht nur vorübergehend bestehen und unterliegt die Kündigung einem Genehmigungsvorbehalt der zuständigen Landesbehörde (§ 110 SGB V). Diese wiederum darf eine Genehmigung zwar nur unter der Voraussetzung ablehnen, dass das betreffende Krankenhaus für eine bedarfsgerechte Versorgung unverzichtbar ist (§ 110 Abs. 2 SGB V). Der Rückgriff genau auf dieses Argument ist aber sehr wahrscheinlich, weil die Landesbehörde anderenfalls die Angemessenheit ihrer Krankenhausplanung in Frage stellen würde. Die Krankenkassen unterliegen also de facto einem Kontrahierungszwang mit den Plankrankenhäusern.

Die Zahl der Plankrankenhäuser und Planbetten ist seit Mitte der 1970er-Jahre weitgehend synchron zur Zahl von Krankenhäusern und Betten insgesamt zurückgegangen. Im Jahr 2003 waren von den 1868 Allgemeinen Krankenhäusern in Deutschland 1612 Plankrankenhäuser (86,3 %), 34 Hochschulkliniken (1,8 %), 85 Krankenhäuser mit einem Versorgungsvertrag mit den Landesverbänden der Krankenkassen beziehungsweise den Verbänden der Ersatzkassen (4,6 %) sowie 137 sonstige Krankenhäuser ohne einen Versorgungsvertrag (7,3 %) (StBA, Fachserie 12, Reihe 6.1).

Die Ermittlung des Bettenbedarfs ergibt sich aus den Kriterien «Einwohnerzahl», «Krankenhaushäufigkeit», also der Zahl der Krankenhausaufnahmen je 1000 Einwohner, «durchschnittliche Verweildauer» und «erwünschter Bettennutzungsgrad». Die Bettenbedarfsformel lautet also:

$$\text{Bettenbedarf} = \frac{\text{Einwohnerzahl} \times \text{Krankenhaushäufigkeit} \times \text{Verweildauer} \times 100}{1\,000 \times \text{Bettennutzungsgrad} \times 365}$$

Für eine Region mit 1 000 000 Einwohnern, einer Krankenhaushäufigkeit von 20 Prozent, also 200 Krankenhausaufnahmen je 1000 Einwohner, und einer durchschnittlichen Verweildauer von 11,0 Tagen würde sich bei einem Bettennutzungsgrad von 82 Prozent ein Bedarf von 7350 Betten ergeben. Als Orientierungsgröße für den Bettennutzungsgrad wird ein Wert von 85 Prozent zugrunde gelegt. Damit trägt man dem Umstand Rechnung, dass die Krankenhaushäufigkeit starken saisonalen Schwankungen unterliegt und die Krankenhäuser über genügend Kapazitäten verfügen müssen, um auch für Zeiten starker Nachfrage gewappnet zu sein.

In der Diskussion über die Zukunft der Krankenhausplanung wird immer häufiger auf das Erfordernis hingewiesen, über die traditionelle Bettenbedarfsformel hinaus weitere Parameter bei der Krankenhaus- bzw. Bettenbedarfsplanung zu berücksichtigen (z. B. Stapf-Finé/Polei 2002). Dabei sollen strukturelle Faktoren sowohl auf der Angebotsseite als auch auf der Nachfrageseite in die Planung einfließen. Auf der Angebotsseite ist es vor allem die Verfügbarkeit von Einrichtungen außerhalb des stationären Sektors, die die Inanspruchnahme des Krankenhauses beeinflusst (z. B. die Hausarzt- und die Facharztdichte, das Angebot an Pflegeheimen und Rehabilitationseinrichtungen), auf der Nachfrageseite vor allem die Entwicklung der Morbidität unter Berücksichtigung vor allem der Krankheitsarten. In Hamburg ist erstmals der Anspruch einer morbiditätsorientierten Bettenbedarfsplanung verwirklicht worden.

Duale Finanzierung

Die «bedarfsgerechte Versorgung der Bevölkerung mit leistungsfähigen, eigenverantwortlich wirtschaftenden Krankenhäusern» (§ 1 Abs. 1 KHG) erfordert eine wirtschaftliche Sicherung der betreffenden Einrichtungen, auf die die in den Krankenhausplan aufgenommenen Krankenhäuser («Plankrankenhäuser») einen Rechtsanspruch haben. Die Bedarfsplanung ist also mit der Pflicht zur bzw. dem Recht auf Finanzierung der betreffenden Einrichtungen gekoppelt. Die wirtschaftliche Sicherung der Plankrankenhäuser erfolgt auf dem Wege der dualen Finanzierung, das heißt durch zwei unabhängige Entscheidungsträger (§ 4 KHG):

- Der *Staat* ist für die Finanzierung der Krankenhausinvestitionen zuständig, also für jene Kosten, die entstehen, um Krankenhauskapazitäten vorzuhalten. Dies betrifft den Krankenhausbau, die Erstausstattung der Krankenhäuser sowie die Neubeschaffung von Anlagegütern. Bis 1984 wurden die Investitionen gemeinsam von Bund und Ländern finanziert, seitdem sind dafür nur noch die Länder verantwortlich. Die Finanzierung durch den Staat ist Ausdruck der verbreiteten Auffassung, dass die Gewährleistung ausreichender Versorgungskapazitäten eine öffentliche Aufgabe darstellt.
- Die *Krankenkassen* tragen die laufenden Betriebskosten eines Krankenhauses, also diejenigen Kosten, die unmittelbar im Zusammenhang mit der Krankenbehandlung entstehen. Die Finanzierung der laufenden Kosten erfolgte bis Mitte der 1990er-Jahre über tagesgleiche vollpauschalierte Pflegesätze, wurde dann durch ein Mischsystem aus Fallpauschalen, Sonderentgelten und Pflegesätzen abgelöst und wird seit dem 1.1.2004 schrittweise in ein ausschließlich über diagnosebezogene Fallpauschalen (Diagnosis Related Groups – DRGs) finanziertes System überführt (s. Kap. 4.3.3).

Jenseits dieser dualen Finanzierung leisten Krankenhausträger (Kommunen, Wohlfahrtsverbände etc.) dadurch einen Beitrag zur wirtschaftlichen Sicherung von Krankenhäusern, dass sie deren Defizite durch Zuschüsse ausgleichen.

Krankenhausinvestitionen

Bei der Investitionsfinanzierung wird zwischen einer Pauschalförderung und einer Einzelförderung unterschieden (§ 9 KHG). Die Pauschalförderung erhalten die Plankrankenhäuser unabhängig vom jeweiligen Bedarf, allerdings in Abhängigkeit von der jeweiligen Versorgungsstufe. Sie dient vor allem der Beschaffung kurzfristiger Anlagegüter, und die Krankenhäuser können mit ihr im Rahmen der gesetzlichen Zweckbindung der Fördermittel frei wirtschaften. Die Einzelförderung kann auf Antrag der Krankenhausträger gewährt werden. Sie kommt für umfangreichere Investitionen in Frage, also vor allem für die Errichtung von Krankenhäusern einschließlich der für den Krankenhausbetrieb erforderlichen Erstausstattung sowie für die Wiederbeschaffung von Anlagegütern mit einer durchschnittlichen Nutzungsdauer von mehr als drei Jahren, und wird entsprechend den nachgewiesenen Kosten vergeben. Ob und inwieweit die Länder ihrer Pflicht zur Investitionsfinanzierung nachkommen, ist vor allem von der Haushaltslage und dem politischen Willen der Landesregierungen abhängig. Die meisten Länder erfüllen ihre diesbezüglichen Pflichten nicht oder nur unzureichend (z. B. Bruckenberger 2002a, Neubauer 2002a, DKG 2004). Lediglich Bayern hebt sich von diesem Gesamtbild ab.

Allein zwischen 1991 und 2003 sank der Anteil der gemäß dem KHG bewilligten Investitionsmittel am BIP von 0,24 Prozent auf 0,13 Prozent (Tab. 39). Nominal gingen sie während dieses Zeitraums um 21,9 Prozent zurück, real um 38,8 Prozent. Dabei ist noch zu berücksichtigen, dass in Ostdeutschland in den Jahren 1991 bis 1993 ein kräftiger Investitionsschub erfolgte; seit 1994 sind die KHG-Fördermittel aber auch hier real rückläufig, und zwar in den Jahren 2002 und 2003 besonders stark (DKG 2004: 66).

Überträgt man die volkswirtschaftliche Bruttoinvestitionsquote von gut 21,3 Prozent auf den Krankenhaussektor, so ist – auf der Grundlage des Jahres 1998 – von einem Investitionsbedarf von jährlich rund 14,4 Milliarden Euro auszugehen (Neubauer 2002a). Das gesamte Fördervolumen der Länder betrug in diesem Jahr aber lediglich 3,5 Milliarden Euro, so dass sich eine Förder-

Tabelle 39: Entwicklung von KHG-Fördermitteln und BIP 1991 bis 2003.

Jahr	BIP (Mio. €)	BIP (1991=100)	KHG-Fördermittel (Mio. €)	KHG-Fördermittel (1991=100)	KHG-Fördermittel (% des BIP)
1991	1 502 200	100	3 641,0	100	0,24
1992	1 613 200	107	3 824,5	105	0,24
1993	1 654 201	110	3 903,6	107	0,24
1994	1 735 500	116	3 665,2	101	0,21
1995	1 801 300	120	3 755,8	103	0,21
1996	1 833 700	122	3 704,7	102	0,20
1997	1 871 600	125	3 513,1	96	0,19
1998	1 929 400	128	3 494,3	96	0,18
1999	1 974 299	132	3 421,5	94	0,17
2000	2 025 500	135	3 378,3	93	0,17
2001	2 063 000	138	3 387,7	93	0,16
2002	2 110 400	140	3 222,5	89	0,15
2003	2 129 200	142	2 843,8	78	0,13

Quelle: DKG 2004: 69

lücke von insgesamt 10,9 Milliarden Euro ergibt. Berücksichtigt man noch die angesichts der Zurückhaltung der Länder vermehrt für die Investitionstätigkeit eingesetzten Eigenmittel der Krankenhäuser in Höhe von rund 4 Milliarden Euro (Neubauer 2002a), so verbleibt immer noch eine Investitionslücke von 6,9 Milliarden Euro.

Duale oder monistische Finanzierung?
Die politischen Entscheidungsträger haben wiederholt ihre Absicht bekundet, in der nahen Zukunft die duale Finanzierung durch eine monistische Finanzierung (Finanzierung aus einer Hand) zu ersetzen. Dann sollen die Kassen – unter noch zu klärenden Bedingungen – allein für die Finanzierung der Krankenhausinvestitionen zuständig sein. Der Gesetzentwurf zum GKV-GRG 2000 sah eine stufenweise Einführung der monistischen Finanzierung bis zum Jahr 2008 vor, allerdings konnte diese Umstellung im Bundesrat keine Mehrheit erzielen und daher nicht in Kraft treten (Sell 2001).

Vor- und Nachteile der gegenwärtigen Finanzierungspraxis und einer monistischen Finanzierung werden kontrovers diskutiert (dazu z. B.: Wasem/Vincenti 2000; Simon 2000b, Sell 2001; Wasem 2004). Befürworter einer dualen Finanzierung verweisen vor allem darauf, dass die Vorhaltung von stationären Versorgungskapazitäten eine öffentliche und nur vom Staat zu tragende Aufgabe sei. Daher müsste sie auch aus Steuermitteln finanziert werden.

Die *Krankenkassen* wenden sich seit langer Zeit gegen die duale Finanzierung der Krankenhäuser. Sie beklagen insbesondere, dass die Länder mit der staatlichen Krankenhausplanung und der daran gekoppelten Investitionsfinanzierung Überkapazitäten aufrechterhielten, die überhöhte Betriebsausgaben nach sich zögen. Die Krankenkassen – so ihre Kritik – könnten kaum Einfluss auf die Zahl der Häuser, Betten und Großgeräte nehmen, müssten aber für die entstehenden Folgekosten bei den Krankenhausleistungen einstehen. Daher plädieren sie im Grundsatz für eine monistische Finanzierung. Diese ist aus ihrer Sicht aber nur dann sinnvoll, wenn sie Einfluss auf die Krankenhausplanung nehmen können oder zumindest der Kontrahierungszwang mit den Plankrankenhäusern gelockert wird. Zugleich würde aber auch eine Übernahme der Investitionskosten die Kassenhaushalte erheblich belasten, macht doch die erwähnte Investitionslücke von 6,9 Milliarden Euro etwa 5 Prozent der gesamten GKV-Ausgaben aus. Daher richten die Kassen an die Länder die Forderung, zumindest einen Teil der anfallenden Investitionsmittel aus den öffentlichen Haushalten bereitzustellen. Die Kritik an der dualen Finanzierung wird von zahlreichen Gesundheitsökonomen unterstützt (z. B. Hansmeyer/Henke 1997).

Die *Länder* wiederum können sich für eine Übernahme der Krankenhausinvestitionen durch die Krankenkassen durchaus erwärmen, waren aber bisher nicht bereit, ihre politischen Kompetenzen zur Krankenhausplanung abzugeben, vor allem weil sie befürchten, von den Wählern für eventuell entstehende Versorgungsmängel politisch verantwortlich gemacht zu werden. Schon gar nicht sind sie bereit, dieses Risiko in Kauf zu nehmen, wenn sie die Krankenhausinvestitionen – wie die Kassen es wünschen – ganz oder teilweise weiterhin selbst tragen sollen. Die *Kassen* wiederum sehen es als nicht akzeptabel an, die Investitionskosten für die Krankenhäuser zu übernehmen, ohne frei entscheiden zu können, mit welchen Krankenhäusern sie Versorgungsverträge abschließen und welche sie mit Investitionszuschüssen unterstützen möchten. Die *Krankenhausträger* und ihre Verbände weisen die Kritik der Kassen zurück. Sie haben im Grundsatz ein Interesse an der Beibehaltung der gegenwärtigen Praxis, denn die staatliche Krankenhausplanung und der damit verknüpfte Kontrahierungszwang der Krankenkassen bewahrt sie davor, mit anderen Häusern in eine Konkurrenz um Verträge mit den Finanzierungsträgern treten zu müssen. In einer Stärkung der Finanzierungsträger sehen sie die Gefahr eines Einkaufsmodells, dass die Kassen in die Lage versetzt, die Bedingungen der Leistungserbringung stärker zu beeinflussen und Versorgungsverträge mit den Krankenhäusern nur noch selektiv abzuschließen. So tritt die DKG denn auch im Grundsatz für eine Beibehaltung der staatlichen Planungskompetenz ein. Eine rein monistische Finanzierung lehnt sie unter Hinweis auf die damit verbundenen Gefahren für eine flächendeckende und bedarfsgerechte Versorgung ab, fordert allerdings eine Finanzierung kurz- und mittelfristiger Anlagegüter, also von Einrichtungs- und Ausstattungsgegenständen, über die Pflegesätze («teilmonistische Finanzierung» – DKG 1999).

Nachdem die monistische Finanzierung im Reformprozess des Jahres 1999 gescheitert war, ist die Diskussion über den Modus der Investitionsfinanzierung stark in den Hintergrund getreten. Wichtige Ziele, die man damit zu erreichen hoffte, werden nunmehr vor allem mit Hilfe der diagnosebezogenen Fallpauschalen verfolgt. Jedoch bedeutet dies nicht, dass die Kontroversen über die duale Finanzierung damit dauerhaft überwunden wären. Sie dürfte in dem Maße wieder an Aktualität gewinnen, wie die Grenzen zwischen ambulanter und stationärer Versorgung an Bedeutung verlieren und sich niedergelassene Ärzte und Krankenhäuser als konkurrierende Anbieter auf einem zunehmend integrierten «Gesundheitsmarkt» bewegen. Unter diesen Bedingungen dürfte das Argument, die staatlichen Investitionen stellten eine Wettbewerbsverzerrung zu Lasten der niedergelassenen Ärzte dar, erneut an Bedeutung gewinnen. So gesehen spricht manches dafür, dass die Eigendynamik marktorientierter Steuerungsinstrumente über kurz oder lang zu einer erneuten Infragestellung staatlicher Verantwortung für die Krankenhausfinanzierung führen wird.

4.3.3 Die Vergütung von Krankenhausleistungen
Vergütungsformen
Die von der Vergütungsform ausgehenden ökonomischen Anreize für die Patientenbehandlung sind im Grundsatz mit den oben genannten Vergütungsformen im ambulanten Sektor identisch (s. Kap. 4.2.3). Zwar ergeben sich aus den besonderen Versorgungsbedingungen im Krankenhaus einige Modifizierungen gegenüber den in der ambulanten Versorgung verbreiteten Vergütungsformen, allerdings fallen die Unterschiede insgesamt geringfügig aus. Daher sollen die von ihnen ausgehenden Anreize an dieser Stelle nur in knapper Form dargelegt werden. Mit Blick auf die Vergütung der gesamten von einem Krankenhaus in einem bestimmten Zeitraum erbrachten Leistungen lässt sich zwischen einer prospektiven und einer retrospektiven Vergütung unterscheiden.

Bei einer *prospektiven Vergütung* vereinbaren die Finanzierungsträger und das Krankenhaus für den kommenden Abrechnungszeitraum – in der Regel ein Kalenderjahr – ein bestimmtes Leistungsvolumen, das dem Krankenhaus unabhängig von den real anfallenden Kosten vergütet wird. Dieses Leistungsvolumen kann nach Pflegetagen, nach der Anzahl von Operationen oder Diagnosefällen oder nach einer Kombination dieser Kriterien ermittelt werden. Markiert die sich aus diesem Leistungsvolumen ergebende Gesamtsumme eine fixe Ausgabenobergrenze, so ist dies gleichbedeutend mit einem Budget. Darüber hinausgehende Kosten muss das Krankenhaus selbst tragen. Häufig sehen Vereinbarungen allerdings auch vor, dass bei einer Budgetunterschreitung die Einsparungen und bei einer Budgetüberschreitung die Mehrausgaben zwischen dem Finanzierungsträger und dem Krankenhaus aufgeteilt werden (flexibles Budget). Auf der einen Seite schaffen derartige Bestimmungen für das Krankenhaus einen Anreiz, Ausgaben zu begrenzen, auf der anderen Seite mindern sie sein finanzielles Risiko, wenn Mehrausgaben eintreten, ohne es im Fall von Mehrausgaben von der finanziellen Verantwortung ganz zu befreien.

Bei einer *retrospektiven Vergütung* werden die dem Krankenhaus in einem Behandlungszeitraum entstandenen Kosten vom Finanzierungsträger erstattet (Selbstkostendeckung). Sie beinhaltet einen Anreiz zur Erhöhung der Patientenzahlen und zur Ausweitung der Leistungsmenge je Patient. Damit ähnelt sie in ihren Auswirkungen der Einzelleistungsvergütung in der ambulanten Versorgung. Das Finanzierungs- beziehungsweise Morbiditätsrisiko liegt hier vollständig beim Finanzierungsträger. Allerdings ist es auch möglich, das Krankenhaus an den über ein bestimmtes Volumen hinausgehenden Kosten zu beteiligen, de facto also ein flexibles Budget zu vereinbaren.

Für Krankenhausleistungen, die am individuellen Patienten erbracht werden, lassen sich als Hauptformen eine Fallpauschale und ein tagesgleicher Pflegesatz unterscheiden. Eine *Fallpauschale* vergütet die Krankenhausleistungen – unabhängig von den real entstandenen Kosten – nach der Zahl der Behandlungsfälle, wobei sich die Bemessung der Pauschale an den Besonderheiten des einzelnen Behandlungsfalls, das heißt an den Patientenmerkmalen (z. B. Hauptdiagnose und Nebendiagnosen, eventuell auch Alter und Geschlecht), an den vom Krankenhaus erbrachten Leistungen oder an einer Kombination aus beidem orientieren kann. Auch wenn schwere und behandlungsaufwendige Erkrankungen grundsätzlich besser vergütet werden als leichtere, so liegt das Finanzierungsrisiko beziehungsweise Morbiditätsrisiko bei einer Fallpauschale überwiegend beim Leistungserbringer. Die Fallpauschale schafft für ihn den Anreiz, die Zahl der Patienten zu erhöhen und dabei den Aufwand je Patient zu minimieren. Dieses Ziel kann er auf unterschiedlichen Wegen verfolgen:

- durch die Selektion von Patienten, das heißt den Versuch, möglichst viele Patienten mit geringem Behandlungsaufwand zu versorgen beziehungsweise die Versorgung von behandlungsaufwendigen Patienten zu vermeiden
- durch die vorzeitige Entlassung von Patienten
- durch die Unterlassung von Leistungen beziehungsweise durch eine Verschlechterung der Behandlungsqualität, wenn damit Einsparungen erzielt werden können.

Allerdings ist dies keine zwangsläufige Reaktion. Denn auf der anderen Seite kann eine Pauschalvergütung auch den Anreiz schaffen, die internen Abläufe beim Behandlungsprozess zu optimieren und auf diese Weise Kosten zu sparen. Freilich stellen die beiden Reaktionsweisen keine Alternativen dar, sondern können auch miteinander verknüpft werden.

Ein *tagesgleicher Pflegesatz* vergütet die Krankenhausleistungen in Abhängigkeit von der Zahl der Pflegetage, also jener Tage, an denen ein Patient stationär im Krankenhaus behandelt wird. Hier wird die Verkürzung der Verweildauer bestraft und die Verlängerung der Verweildauer belohnt. Zugleich entsteht ein Anreiz, die am einzelnen Patienten je Behandlungstag erbrachten Leistungen möglichst zu reduzieren. Das Finanzierungsrisiko liegt hier weitgehend beim Finanzierungsträger. Wie in der ambulanten

Versorgung auch lassen sich Fallpauschalen und tagesbezogene Pflegesätze in unterschiedlichen Varianten miteinander kombinieren.

Vergütungsverhandlungen und -verträge

Die Vergütung von Krankenhausleistungen unterliegt ebenso wie in der ambulanten Versorgung gesetzlichen Vorgaben. Zu unterscheiden ist dabei zwischen der Vergütungshöhe einerseits und den Vergütungsformen (Entgeltsystem) andererseits.

Die *Höhe* der Vergütung von Krankenhausleistungen wird in zweiseitigen Pflegesatzverhandlungen von den Krankenhausträgern und den Verbänden der Krankenkassen vereinbart. Dabei weist das Verhandlungs- beziehungsweise Vertragssystem gegenüber dem im ambulanten Sektor zwei wichtige Unterschiede auf:

- Die Verbände der Krankenkassen haben Vergütungsvereinbarungen einheitlich zu treffen. Nach Kassenarten getrennte Verträge sind also nicht möglich, und entsprechend sind bei stationären Leistungen die Entgelte für alle Benutzer unabhängig von der Kassenzugehörigkeit identisch (§ 17 Abs. 1 KHG).
- Auf der Seite der Leistungserbringer ist bei den Budgetverhandlungen nicht eine Kollektivvertretung Vertragspartner der Krankenkassen, sondern das einzelne Krankenhaus beziehungsweise der jeweilige Krankenhausträger.[21]

Wenn eine Einigung zwischen den Vertragsparteien nicht zustande kommt, wird ein Schiedsstellenverfahren eingeleitet. Bei den Vergütungsverhandlungen wird die Handlungsfreiheit von Finanzierungsträgern und von Leistungserbringern – wie im ambulanten Sektor auch – durch staatliche Rahmenvorgaben (Budgets, Beitragssatzstabilität) eingeschränkt. Die zuständigen Landesbehörden haben die Rechtmäßigkeit der Verträge im Rahmen der staatlichen Aufsichtsfunktion zu prüfen und können abgeschlossenen Verträgen die Genehmigung verweigern.

Im Hinblick auf die *Vergütungsformen* sind die staatlichen Vorgaben entschieden rigider als im Bereich der ambulanten Versorgung. Bei Krankenhausleistungen schreibt der Gesetzgeber den Vertragsparteien die anzuwendende Vergütungsform unmittelbar vor, allerdings weist er ihnen Kompetenzen zur Ausgestaltung des Entgeltsystems zu – allein schon deshalb, weil staatliche Behörden damit überfordert wären. Seit den 1990er-Jahren und insbesondere seit dem Jahr 2000 unterliegt das Entgeltsystem einem tief greifenden Wandel. Zum Verständnis dieses Wandels soll daher ein kurzer Rückblick auf die jüngeren Entwicklungen in der Krankenhausvergütung geworfen werden.

Selbstkostendeckungsprinzip

Mit dem 1972 verabschiedeten Krankenhausfinanzierungsgesetz (KHG) wurde das Selbstkostendeckungsprinzip als Grundsatz für die Vergütung von Krankenhausleistungen festgeschrieben: Demzufolge müssen die Pflegesätze «auf der Grundlage der Selbstkosten eines sparsam wirtschaftenden leistungsfähigen Krankenhauses und einer Kosten- und Leistungsrechnung eine wirtschaftliche Betriebsführung ermöglichen und die medizinisch und wirtschaftlich rationale Versorgung durch die Krankenhäuser sichern» (§ 17 Abs. 1 KHG).[22]

Die Vergütung von Krankenhäusern erfolgte seit 1972 nach tagesgleichen vollpauschalierten Pflegesätzen (dazu und zum Folgenden zum Beispiel Wanek 1994: 145 ff.; Simon 2000a: 69 ff.). Dies bedeutet, dass der Finanzierungsträger dem Krankenhaus für jeden Behandlungstag einen Pauschalbetrag erstattete, der für jeden Patienten und für jede Abteilung unabhängig vom jeweiligen Behandlungsaufwand des Patienten gleich war.

Die Erstattung der Selbstkosten durch einen tagesgleichen und vollpauschalierten Pflegesatz schuf – wie erwähnt – einen Anreiz zur Verlängerung der Verweildauer, denn mit jedem statio-

---

21 Allerdings werden die Bewertungsrelationen für die Diagnosis-Related Groups (DRGs), die seit dem 1.1.2004 in Kraft sind, auf Bundesebene festgelegt und sind für alle Krankenhäuser verbindlich (s. Kap. 4.3.3).

22 In der seit 2000 geltenden Fassung heißt es, dass die Vergütung es den Leistungserbringern «bei wirtschaftlicher Betriebsführung ermöglichen (muss), den Versorgungsauftrag zu erfüllen» (§ 17 Abs. 1 KHG).

nären Behandlungstag konnte das Krankenhaus seine Einnahmen erhöhen. Zudem konnte es auf diese Weise die in der Regel besonders hohen Behandlungskosten in den ersten Tagen des Krankenhausaufenthalts durch möglichst viele nachfolgende Tage mit niedrigeren Kosten (über-)kompensieren. Außerdem konnte eine hohe Bettenauslastung die Ausgangsposition des Krankenhauses bei der Bedarfsplanung und bei den Budgetverhandlungen verbessern.

Schon bald nach seiner Einführung wurden das Selbstkostendeckungsprinzip und die Vergütung mit tagesgleichen Pflegesätzen von Experten aus Wissenschaft und Politik als unwirtschaftlich kritisiert, denn es begründet ein Interesse der Krankenhäuser an einer über das Maß des medizinisch Notwendigen hinaus gehenden Verlängerung der Verweildauer und läuft so den Kostendämpfungsbestrebungen der Politik zuwider. Deshalb wurden zum Beispiel im vormaligen Bundesministerium für Gesundheit (BMG) und bei der politikberatenden Wissenschaft recht frühzeitig Überlegungen für eine grundlegende Reform des Vergütungssystems angestellt, deren Umsetzung allerdings erst mit dem GSG eingeleitet wurde.

Bis 1984 wurden die Betriebskosten den Krankenhäusern im Nachhinein erstattet (retrospektive Selbstkostendeckung). Die Krankenkassen leisteten im laufenden Jahr Abschlagszahlungen in Form des vollpauschalierten tagesgleichen Pflegesatzes, dessen Höhe die zuständige Landesbehörde auf der Grundlage einer Pflegesatzvereinbarung zwischen dem Krankenhausträger und den Landesverbänden der Krankenkassen festsetzte. Das Krankenhausneuordnungsgesetz von 1984 (KHNG) und die auf seiner Grundlage mit Wirkung zum 1.1.1986 veränderte BPflV setzten an die Stelle dieses Verfahrens eine *prospektive* Selbstkostendeckung: Nunmehr schlossen die Verbände der Krankenkassen und die Krankenhausträger im Vorhinein für das kommende Jahr eine Budgetvereinbarung, der eine bestimmte Bettenbelegung und damit ein bestimmtes Pflegetagevolumen zugrunde lag. Dividiert durch die vorauskalkulierten Pflegetage ergab sich der tagesgleiche Pflegesatz des Krankenhauses für das jeweilige Jahr. Das Prinzip der prospektiven Selbstkostendeckung wurde 1984 mit der Einführung eines flexiblen Budgets verknüpft, das für das einzelne Krankenhaus nunmehr Gewinn- und Verlustmöglichkeiten zuließ: Wich die tatsächliche Belegung von der kalkulierten ab, ersetzte die Kasse 75 Prozent der Mindereinnahmen des Krankenhauses, während Mehreinnahmen zu 75 Prozent an die Kasse abgeführt werden mussten. Auf diese Weise wollte der Gesetzgeber die Anreize zur wirtschaftlichen Betriebsführung und zur Verkürzung der Verweildauer verstärken.

Budgetierung und Einführung pauschalierter, leistungsbezogener Entgelte: Das GSG 1993 und die Bundespflegesatzverordnung 1995
Allerdings gelang dies nicht in dem erhofften Ausmaß. Daher wurde mit dem GSG eine weitreichende Reform des Vergütungssystem eingeleitet, die das Ziel verfolgte, die Entgelte entsprechend dem realen Behandlungsaufwand zu differenzieren, für die Krankenhäuser einen Anreiz zur Ausgabenbegrenzung zu schaffen, den Krankenhauswettbewerb zu stärken und die Transparenz des Leistungsgeschehens zu erhöhen. Bei dem nun geschaffenen Vergütungssystem handelte es sich um ein Mischsystem aus fortbestehenden tagesbezogenen Pflegesätzen und neu eingeführten leistungsbezogenen Pauschalentgelten. Es wurde zum 1.1.1996 für alle Krankenhäuser verbindlich eingeführt und beinhaltete folgende Komponenten:
1. Sonderentgelte für chirurgische Eingriffe und aufwendige diagnostische Maßnahmen, in deren Vollzug üblicherweise aufeinander folgende Leistungen anfallen, die zu Leistungskomplexen zusammengefasst werden. Diese Leistungskomplexe sollten nun nach dem jeweils erforderlichen Aufwand vergütet werden.
2. Fallpauschalen, die – nach einer Hauptdiagnose und einer Hauptleistung differenziert – die gesamten Leistungen des Krankenhauses für die Behandlung eines Patienten vergüten sollten
3. abteilungsspezifische Pflegesätze, die nach Versorgungsstatus und nach Abteilungen differenziert werden
4. einen Basispflegesatz, der für alle Abteilungen des Krankenhauses gleich ist und die nichtmedizinischen und nichtpflegerischen Kosten

eines Krankenhauses (z. B. für Verwaltung, Unterkunft und Verpflegung) vergütet.

Die Fallpauschalen und Sonderentgelte vergüteten die betreffenden Krankenhausleistungen nunmehr pauschal, also unabhängig von der Verweildauer und dem individuellem Behandlungsbedarf des Patienten. Die Abteilungspflegesätze und der Basispflegesatz wurden aufgrund der krankenhausspezifischen Kosten kalkuliert, die Fallpauschalen und Sonderentgelte extern vorgegeben – zunächst vom BMG, dann durch eine Vereinbarung zwischen den Spitzenverbänden der Krankenkassen, dem PKV-Verband und der DKG. Allerdings erfassten sie nur etwa 25 Prozent der Behandlungskosten. Etwa drei Viertel der Behandlungskosten wurden nach wie vor mit tagesbezogenen Pflegesätzen vergütet, auch wenn deren Höhe teilweise stärker entsprechend dem jeweiligen Versorgungsaufwand differenziert wurde. In Bezug auf diese mit tagesbezogenen Pflegesätzen vergüteten Leistungen blieben die skizzierten Anreize unverändert. Hingegen entstand für den Bereich der Fallpauschalen und Sonderentgelte nun ein Anreiz zur Kostensenkung.

Daher wurde für die meisten der mit Fallpauschalen vergüteten Diagnosen eine Grenzverweildauer eingeführt, bei deren Überschreitung die Krankenhäuser den jeweils geltenden Abteilungspflegesatz geltend machen konnten. Auf diese Weise sollte ihr Risiko bei besonders behandlungsaufwendigen Patienten und der Anreiz zu ihrer vorzeitigen Entlassung verringert werden. Zugleich sollten die Krankenhäuser nicht mehr Anspruch auf Deckung der «voraussichtlichen Selbstkosten», sondern nur noch Anspruch auf «leistungsgerechte Erlöse» haben (§ 4 KHG 1993). Dabei wurden die Ausgaben jedes Krankenhauses nach Maßgabe der Grundlohnsummenentwicklung budgetiert. Allerdings wurde die Budgetierung durch eine Vielzahl von Ausnahmeregelungen durchlöchert (Simon 2000a).

Die für die Umsetzung der Vergütungsreform maßgebliche BPflV 1995 sah eine Steuerung auf drei Ebenen vor:
- Auf Bundesebene werden die Bewertungsrelationen (Relativgewichte) für Sonderentgelte und Fallpauschalen – ähnlich dem EBM für die vertragsärztlichen Leistungen – einheitlich festgelegt. Erfolgte diese Festlegung bis 1997 per Rechtsverordnung durch das BMG, so beschließen seit 1998 darüber die DKG und die Spitzenverbände der Krankenkassen gemeinsam (§§ 17 Abs. 2a KHG, 15 Abs. 1 und 3 BPflV). Für den Fall einer Nichteinigung ist ein Schiedsstellenentscheid vorgesehen.
- Auf Landesebene werden die Punktzahlen mit einheitlichen landesweiten Punktwerten versehen und somit die Preise für die jeweiligen Sonderentgelte und Fallpauschalen gebildet. Dabei sollte als Maßstab nicht mehr das einzelne Krankenhaus, sondern der Durchschnitt der Ist-Kosten aller Krankenhäuser des jeweiligen Landes für eine bestimmte Krankheitsart zugrunde gelegt werden.
- Bei den Vergütungsverhandlungen auf Krankenhausebene wurde den Vertragsparteien die Möglichkeit eingeräumt, individuelle Zu- und Abschläge zu den Sonderentgelten und Fallpauschalen zu vereinbaren. Durch definierte Ausnahmetatbestände konnten die Krankenhäuser Ausnahmen vom Budget und damit vom Grundsatz der Beitragssatzstabilität einfordern. Dadurch existierte die Gefahr der Wiedereinführung des Selbstkostendeckungsprinzips durch die Hintertür.

Bewertung der Vergütungsreform
Die Reform des Entgeltsystems im stationären Sektor stieß insbesondere bei den Krankenkassen und auch bei vielen Experten in Gesundheitspolitik und Gesundheitsökonomie auf große Zustimmung. Allerdings wurde auch deutliche Kritik laut, die sich je nach gesundheitspolitischem Standpunkt auf unterschiedliche Bestimmungen des neuen Entgeltsystems richtete.

Sie verwies zum einen auf die Gefahren, die von pauschalierten Vergütungsformen und Budgets für eine bedarfsgerechte Versorgung ausgehen. Generell sei problematisch, dass ein Anreiz zur Kostensenkung geschaffen werde, ohne gleichzeitig Mechanismen für die Qualitätssicherung von Leistungen zu implementieren. Dies verleite zur vorzeitigen Entlassung oder Verlegung von

Patienten, zur Reduzierung des Umfangs und der Qualität von Leistungen, sofern damit eine Kostensenkung der Behandlung verbunden sei, und zur Verschiebung von Behandlungen, in manchen Fällen sogar zur Weigerung, Patienten aufzunehmen. Insbesondere der geringe Differenzierungsgrad des Fallklassifikationssystems schaffe für die Krankenhäuser den Anreiz zur Selektion solcher Patientengruppen, bei denen die zu erwartenden Behandlungskosten unter den Pauschalentgelten liegen würden. Damit verbunden seien ungerechtfertigte finanzielle Vor- oder Nachteile für einzelne Krankenhäuser. Die Reform sehe keine effektiven Mechanismen vor, mit denen diesen Anreizen entgegengewirkt werden könnte. Schließlich wurde auch darauf hingewiesen, dass Fallpauschalen und Sonderentgelte bei den Krankenhäusern eine Tendenz zur Spezialisierung auf solche Leistungen freisetzen würde. Diese Entwicklung stelle eine Gefahr dar für eine flächendeckende und wohnortnahe stationäre Versorgung (z. B. Pfaff/Wassener 1995).

Vielfach richtete sich die Kritik aber auch nicht gegen die Anreize zur Patientenselektion und Rationierung von Leistungen, sondern es wurde im Gegenteil bemängelt, dass der Grundsatz der leistungsorientierten Vergütung nicht mit der erforderlichen Konsequenz umgesetzt worden sei. Bei der Kalkulation der Bewertungsrelationen von Fallpauschalen und Sonderentgelten wurden die Ist-Leistungen und Ist-Kosten für die jeweiligen Fallgruppen zugrunde gelegt. Damit würden bestehende Unwirtschaftlichkeiten also zementiert und die Preise tendenziell zu hoch angesetzt. Ohnehin sei die Reichweite der Reform von vornherein beschränkt, weil die Pflegesätze nach wie vor auf Grundlage der krankenhausspezifischen Kosten kalkuliert werden. Außerdem werde die Bedeutung des Krankenhausvergleichs und damit des Krankenhauswettbewerbs durch die landesweite Festlegung der Preise für Fallpauschalen und Sonderentgelte geschwächt.

Die Einführung von Diagnosis Related Groups
Das GKV-GRG 2000 knüpfte an die Einführung von Fallpauschalen und Sonderentgelten an und sah vor, zum 1.1.2003 ein «durchgängiges, leistungsorientiertes und pauschalierendes Vergütungssystem einzuführen» (§ 17b Abs. 1 KHG), also die Vergütung sämtlicher Krankenhausleistungen, mit Ausnahme der Psychiatrie, auf der Grundlage diagnosebezogener Fallpauschalen (Diagnosis Related Groups – DRGs). Die Ausgestaltung der DRGs soll sich grundsätzlich am australischen DRG-Modell orientieren (Australian Refined Diagnosis Related Groups – AR-DRGs) und dieses an deutsche Verhältnisse anpassen. Die deutschen Krankenhäuser stehen damit zu Beginn des 21. Jahrhunderts vor der einschneidendsten Reform ihrer Geschichte und vor dem weltweit vielleicht größten Steuerungsexperiment im Krankenhauswesen überhaupt, denn wohl noch nie zuvor sollte eine derart umfassende Entgeltreform binnen derart kurzer Frist konzipiert und implementiert werden (Schölkopf/Stapf-Finé 2002).

Das deutsche DRG-System besteht aus zwei Grundelementen: dem Patientenklassifikationssystem, also den Kriterien für die Zuordnung einzelner Patienten zu einer bestimmten Fallgruppe, und den Bewertungsrelationen, die die relativen Kostengewichte der Fallgruppen festschreiben (z. B. Fischer 2001). Die GKV-Gesundheitsreform schreibt vor, dass das Patientenklassifikationssystem einerseits Komplexitäten und Komorbiditäten, also Nebenerkrankungen, abbilden soll, um eine möglichst weitgehende Kostenhomogenität der einzelnen Fallgruppen zu gewährleisten; andererseits soll es aber auch praktikabel sein, also nicht zu stark differenziert werden, um den Aufwand für die Fallgruppenzuordnung von Patienten nicht ausufern zu lassen. Hauptmerkmale einer Fallgruppe sollen die Hauptdiagnose und die Nebendiagnose sowie die Hauptleistung und die Nebenleistungen sein. Für einen Teil der Fallgruppen sollen weitere Kriterien zur Differenzierung des Behandlungsaufwands herangezogen werden (z. B. Alter, Geschlecht, Entlassungsart etc.). Die DKG und die Spitzenverbände der Krankenkassen wurden beauftragt, einen bundesweit geltenden Fallpauschalenkatalog zu erarbeiten. In einer ersten Phase sollen bis zu 800 Fallgruppen gebildet werden. Damit wird das DRG-Patientenklassifikationssystem insgesamt deutlich differenzierter sein als das 1996 in Kraft getretene

Fallpauschalensystem. Kodierrichtlinien sollen genau regeln, in welcher Weise die Diagnoseklassifikation und die Klassifikation von Behandlungsleistungen zu erfolgen hat, und so zu einer möglichst einheitlichen Anwendung des neuen Systems beitragen.

Nicht nur der Fallpauschalenkatalog, sondern auch die Bewertungsrelationen sowie die Abrechnungsregeln sollten für alle DRGs auf Bundesebene von der DKG und den Spitzenverbänden der Krankenkassen festgelegt werden. Da sich die Vertragsparteien aber nicht einigen konnten, wurden die Bestimmungen für die Jahre 2003 und 2004 durch das BMGS auf dem Wege der Ersatzvornahme per Rechtsverordnung. Erst für das Jahr 2005 konnten sich die DKG und die Spitzenverbände der Krankenkassen erstmals auf einen Fallpauschalenkatalog verständigen (s. hierzu: Broll 2004). Dieser Katalog umfasst insgesamt 878 Fallgruppen.

Kalkulationsgrundlage für die Bewertungsrelationen sind die durchschnittlichen Ist-Leistungen und Ist-Kosten der Krankenhäuser für die jeweilige Fallgruppe. Die GKV-Gesundheitsreform sieht vor, dass die Bewertungsrelationen als «Relativgewichte auf eine Bezugsleistung» (§ 17b KHG) zu definieren sind. Demzufolge wird für eine bestimmte Leistung eine Punktzahl festgelegt und werden die Punktzahlen für alle übrigen Fallgruppen entsprechend ihrem Leistungsaufwand in Relation zu dieser Leistung gesetzt. Auf Landesebene werden diese Punktzahlen mit einem einheitlichen Basisfallwert (Punktwert) in Form eines Euro-Betrags multipliziert. Das Produkt aus Punktzahl und Punktwert ergibt den Preis für die Fallpauschale. Wie in anderen Bereichen auch müssen die Vereinbarungen in der Summe gewährleisten, dass der Aufwand nicht zu Beitragssatzerhöhungen führt, es sei denn, die notwendige medizinische Versorgung ist auf anderem Wege nicht zu gewährleisten. Für einen Übergangszeitraum sollen diejenigen Fallgruppen, die nicht zuverlässig kalkuliert werden konnten, hilfsweise auf der Grundlage der australischen DRGs bewertet werden. Für neue Untersuchungs- und Behandlungsmethoden, deren Kosten wegen fehlender Erfahrungen noch nicht zuverlässig geschätzt werden können, sollen Sonderentgelte vereinbart werden. Generell sollen alle Leistungsbeschreibungen und -kalkulationen regelmäßig überprüft und gegebenenfalls korrigiert werden. Zu diesem Zweck gründeten die Spitzenverbände der Krankenkassen und die DKG im Jahr 2001 das «Institut für die Anpassung, Pflege und Weiterbildung des DRG-Systems».

Die Vorgaben zur Einführung der DRGs wurden mit dem im April 2002 in Kraft getretenen Fallpauschalengesetz konkretisiert. Demzufolge soll die Einführung des Fallpauschalensystems in zwei Stufen erfolgen. 2003 und 2004 sah das Fallpauschalengesetz eine «budgetneutrale» Phase vor, in der die DRGs auf der Grundlage der krankenhausspezifischen Selbstkosten berechnet wurden. Die Patienten wurden also bereits zu einheitlichen Fallgruppen zusammengefasst und die Leistungen dementsprechend abgerechnet. Es gab aber noch keine einheitliche Vergütung von Fallpauschalen. Wie bisher wurde in diesem Zeitraum auf der Grundlage dieser Selbstkosten zwischen dem Krankenhausträger und den Krankenkassen ein Budget vereinbart, das sich aus den fallgruppenspezifischen Selbstkosten des Krankenhauses und den vorauskalkulierten Behandlungsfallzahlen ergab. Wurde die der Budgetvereinbarung zugrunde gelegte Fallzahl erreicht, so hatte das Krankenhaus sein Budget erlöst. Mehr- oder Minderelöse, die sich aus einer gegenüber der Vorauskalkulation höheren oder geringeren Fallzahl des Krankenhauses ergaben, sollten in 2003 und 2004 zu einem Großteil ausgeglichen werden, um wirtschaftliche Nachteile für die betreffenden Einrichtungen zu vermeiden. Insofern wurde den Krankenhäusern in diesem Zeitraum ein Erlösbudget garantiert. Diese budgetneutrale Phase sollte den Krankenhäusern helfen, sich «unter geschützten Bedingungen» (Deutscher Bundestag 2001a: 39) auf den neuen Vergütungsmodus einzustellen. Dabei erfolgte die Umstellung auf das neue System seit dem 1.1.2003 auf freiwilliger Grundlage.

Von 2005 bis 2009 schließt sich daran eine «Konvergenzphase» an, in deren Verlauf eine Anpassung der krankenhausindividuellen an landesweit einheitliche Fallpauschalen vollzogen werden soll. Ursprünglich sollte diese Konvergenzphase bereits 2007 abgeschlossen sein, aber angesichts der absehbar gravierenden Umverteilungen zwischen den Krankenhäusern wurde sie mit dem am 1.1.2005 in Kraft tretenden 2. Fallpauschalenänderungsgesetz (BGBl. I: 3429) um zwei Jahre verlängert. Nunmehr soll die Differenz zwischen dem derzeit vereinbarten Budget und dem künftigen DRG-Erlösvolumen, also dem am Ende der Konvergenzphase geltenden Zielbudget, in fünf Schritten abgebaut werden, nämlich im Jahr 2005 um 15 Prozent, in den Jahren 2006 bis 2008 um jeweils 20 Prozent und im Jahr 2009 um 25 Prozent. Zugleich wurde für die umverteilungspflichtigen Krankenhäuser eine Obergrenze für die jährlichen Budgetminderungen («Kappungsgrenze») eingeführt: Sie beträgt 1 Prozent im Jahr 2005 und steigt in jährlichen 0,5-Prozent-Schritten auf 3 Prozent im Jahr 2009.

Die Verlängerung der Konvergenzphase bei reduzierten Konvergenzquoten und erhöhten Kappungsgrenzen bewirkt für die Krankenhäuser, die in Folge der DRG-Einführung Budgetminderungen hinzunehmen haben (vor allem Universitätskliniken und Krankenhäuser der Maximalversorgung), zu einem «sanfteren» Übergang in das DRG-System. Mit Wirkung vom 1.1.2009 an soll es auf Landesebene einen einheitlichen Basisfallwert und damit einheitliche Preise für die jeweiligen Diagnosen geben. In den Jahren 2005 bis 2008 werden die landesbezogenen Basisfallwerte zwischen den Landeskrankenhausgesellschaften und den Landesverbänden der GKV und der PKV vereinbart. Mittelfristig sollen sie an einen bundeseinheitlichen Basisfallwert angeglichen werden. Darüber soll in einem neuerlichen Gesetzgebungsverfahren ab 2007 entschieden werden.

Zugleich beginnt mit dem Eintritt in die Konvergenzphase ein neues Verhandlungsverfahren: Nun müssen sich die Verhandlungsparteien zunächst auf Art und Menge der im folgenden Jahr voraussichtlich zu erbringenden vollstationären Leistungen verständigen. Anschließend erfolgt unter Berücksichtigung der Vergütungsbestimmungen eine Verhandlung über das DRG-Erlösvolumen. Dessen Höhe ist nicht durch die ansonsten geltende Bindung des krankhausindividuellen Budgets an den Grundsatz der Beitragssatzstabilität begrenzt.

Die «Verordnung zum Fallpauschalensystem für Krankenhäuser» (KFPV) sieht vor, dass die Fallpauschalen jeweils von dem Krankenhaus abgerechnet werden, das die Leistung erbringt; wird ein Patient verlegt, rechnet jedes an der Versorgung beteiligte Krankenhaus jeweils eine Fallpauschale ab (§ 1 Abs. 1 KFPV). Jede Fallpauschale ist auf der Basis einer mittleren Verweildauer kalkuliert und gilt für eine bestimmte Mindest- beziehungsweise Maximalzahl von Behandlungstagen (Grenzverweildauer). Wird diese Grenzverweildauer überschritten, so erhält das Krankenhaus für jeden weiteren Behandlungstag zusätzlich zur Fallpauschale eine tagesbezogene Vergütung. Deren Höhe wird ermittelt, indem von der jeweiligen Fallpauschale zunächst das Operationsmodul subtrahiert und die verbleibende Summe durch die mittlere Verweildauer dividiert wird. Dementsprechend fällt bei teuren Behandlungen mit einer hohen Fallpauschale das tagesbezogene Zusatzentgelt höher aus als bei weniger aufwendigen Behandlungen mit einer niedrigeren Fallpauschale. Im Fallpauschalenkatalog ist für jede Fallpauschale der erste Tag, ab dem ein tagesbezogener Zuschlag abgerechnet werden kann, aufgeführt. Wird die mittlere Verweildauer hingegen um mehr als ein Drittel unterschritten, so wird die Fallpauschale entsprechend gekürzt (§ 7 KFPV). Wenn ein Patient in ein anderes Krankenhaus vor Erreichen der mittleren Verweildauer verlegt wird, so muss für jeden Tag, mit dem die mittlere Verweildauer unterschritten wird, ein Abschlag auf die Fallpauschale berechnet werden (§ 2 Abs. 1 KFPV). Um zu verhindern, dass die Möglichkeit zur Überschreitung der Grenzverweildauer zu einer starken Kostenexpansion führt, wurde eine so genannte Kappungsgrenze eingezogen. Demzufolge soll die Vergütung für die Überschreitung der Grenzverweildauer nur 5 bis 6 Prozent der über Fallpauschalen abgerechneten Ausgaben eines Krankenhauses ausmachen (§ 6 Abs. 2 KFPV).

Flankierende Qualitätssicherungsmaßnahmen
Da die DRGs einen Anreiz zur Kostensenkung schaffen und dies wiederum auf dem Wege der

Selektion «einfacher» Patienten, vorzeitiger Entlassungen und Verlegungen oder möglicherweise auch – unter Inkaufnahme von Qualitätsmängeln – durch das Unterlassen von Leistungen erzielt werden kann, sieht das Fallpauschalengesetz eine Reihe von Maßnahmen zur Qualitätssicherung von Krankenhausleistungen vor, die dieser Tendenz begegnen sollen:

- Die Spitzenverbände der Krankenkassen, der PKV-Verband und die DKG vereinbaren unter Beteiligung der Bundesärztekammer und der Berufsorganisationen der Krankenpflege bundesweit geltende Mindestanforderungen für die Struktur- und Ergebnisqualität von Leistungen zugelassener Krankenhäuser (§ 137 Abs. 1 Satz 3 Nr. 2 SGB V).
- Sie vereinbaren für solche Leistungen, bei denen ein Zusammenhang zwischen Quantität und Qualität besteht, bestimmte Mindestmengen (z. B. Operationszahlen pro Jahr) je Krankenhaus oder Arzt (§ 137 Abs. 1 Satz 3 Nr. 3 SGB V). Werden diese Mindestmengen nicht erreicht, darf das betreffende Krankenhaus diese Leistungen künftig nicht mehr erbringen.
- Die Krankenhäuser werden verpflichtet, alle zwei Jahre einen strukturierten Qualitätsbericht zu veröffentlichen, der u.a. Angaben über den Stand der Qualitätssicherung, über Art und Anzahl der erbrachten Leistungen sowie über die Umsetzung der Mindestmengenregelungen enthalten muss (§ 137 Abs. 1 Satz 3 Nr. 6 SGB V).
- Die Prüfrechte des MDK werden ausgeweitet: Er ist nun berechtigt, die Daten von Krankenhäusern stichprobenartig darauf hin zu untersuchen, ob Fehlbelegungen vorliegen und die Krankenhausfälle ordnungsgemäß abgerechnet worden sind; außerdem werden Krankenhäuser, die den geforderten Qualitätsbericht nicht fristgerecht vorlegen, jährlich überprüft (§ 17c Abs. 2 SGB V).

Steuerungsziele der Entgeltreform

Das neue Entgeltsystem mit der Perspektive einer Einführung von Festpreisen soll das Leistungsgeschehen im Krankenhaus transparenter machen, den Wettbewerb der Krankenhäuser intensivieren, die Wirtschaftlichkeit der Krankenhausversorgung fördern und Kapazitäten reduzieren (Baum/Tuschen 2000; Bruckenberger 2002b; Neubauer 2002b). Denjenigen Krankenhäusern, deren Selbstkosten unter dem Durchschnitt liegen, werden höhere Vergütungen für den einzelnen Behandlungsfall und somit – bei unveränderter Zahl und unverändertem Profil der Behandlungsfälle – auch höhere Budgets als zuvor zugewiesen werden, Krankenhäusern mit überdurchschnittlichen Selbstkosten niedrigere. Es wird also Gewinner und Verlierer der DRG-Einführung geben, und da die Bewertungsrelationen auf der Grundlage der *durchschnittlichen* Ist-Kosten aller Krankenhäuser ermittelt werden, ist davon auszugehen, dass die Anzahl der Verlierer erheblich sein wird.

Über den Preis soll ein Kapazitätsabbau im Krankenhausbereich erfolgen: Es werden wirtschaftliche Anreize geschaffen, nicht kostendeckend erbrachte Leistungen einzustellen beziehungsweise deren Kosten unter den erstatteten Preis zu senken und solche Leistungen auszuweiten, die besonders kostengünstig erbracht werden können. Entsprechend werden die Krankenhauslandschaft und die internen Strukturen des Krankenhauses in Bewegung geraten (z. B. Neubauer 2002b; Strehlau-Schwoll 2002). Im Ergebnis soll dieser Prozess zu einer stärker am tatsächlichen Versorgungsbedarf orientierten Entwicklung der Leistungsstrukturen und Leistungskapazitäten und damit zu einem effizienteren Ressourceneinsatz führen.

Damit ähneln die Ziele der DRG-Einführung im Grunde jenen, die mit der Reform der Krankenhausvergütung im GSG verfolgt worden waren. Von dieser unterscheidet sich das DRG-Konzept vor allem dadurch, dass es sich bei ihm um ein *umfassendes* Fallpauschalensystem handelt und es die anvisierten Ziele mit einer weitaus größeren Konsequenz verfolgt. Entsprechend einschneidender werden daher vermutlich auch seine Auswirkungen auf Versorgungsgeschehen und Krankenhauslandschaft ausfallen. Dabei ist es allerdings von zahlreichen Widersprüchen, Ungereimtheiten und ungeklärten Problemen gekennzeichnet.

**Steuerungsproblem 1:
Verhältnis von Krankenhausplanung
und Krankenhausfinanzierung**

Wenn es in der Logik eines umfassenden Fallpauschalensystems nach dem Vorbild der DRGs liegt, dass unrentable Krankenhäuser und Abteilungen schließen müssen, so wirft dies die Frage nach der zukünftigen Rolle der staatlichen Krankenhausplanung beziehungsweise nach dem Verhältnis von staatlicher Krankenhausplanung und Preissteuerung auf (z. B. Sell 2002). Die Länder sehen die Steuerung über ein DRG-Preissystem insofern mit Sorge, als darin die Gefahr einer Aushöhlung ihrer Planungshoheit angelegt ist. Da die DRG-Einführung der Zustimmung des Bundesrats bedurfte, konnten sie bei der Verabschiedung des Gesetzentwurfs einige Bestimmungen durchsetzen, die ihren entscheidenden Einfluss auf die Krankenhausplanung auch unter dem neuen Entgeltsystem sichern:

- Grundsätzlich sieht das neue Entgeltsystem vor, dass Krankenhäusern so genannte Sicherstellungszuschläge auf die Fallpauschalen gewährt werden können, wenn dies für die Aufrechterhaltung einer wohnortnahen Versorgung erforderlich ist. Für die Krankenkassen gehen damit Mehrausgaben im Vergleich zu den landes- bzw. bundeseinheitlichen Preisen einher. Dies betrifft insbesondere die Versorgung bevölkerungsarmer Regionen durch kleinere Krankenhäuser, die aufgrund ihres Versorgungsauftrages ein breites Spektrum an Leistungen vorhalten müssen, nur ein geringes Maß an Spezialisierung aufweisen und daher vor großen Schwierigkeiten stehen, die Leistungen zu den landesweiten DRG-Preisen kostendeckend zu erbringen. Das FPG sah in der zunächst vom Bundestag verabschiedeten Fassung die Vereinbarung bundeseinheitlicher Maßstäbe vor, die regeln sollten, wann eine Vorhaltung von Einrichtungen notwendig ist, der zufolge solche Sicherstellungszuschläge zu bewilligen sind (Bundesrat 2002a: 4). Die Bundesländer setzten im weiteren Gesetzgebungsverfahren jedoch durch, dass diese bundeseinheitlichen Maßstäbe lediglich Empfehlungscharakter erhielten und nunmehr nur dann verbindlich sind, wenn die zuständige Landesbehörde keine abweichenden oder ergänzenden Bestimmungen erlässt (Bundesrat 2002b: Anlage, 2). Die Länder können also die Voraussetzungen für die Gewährung von Sicherstellungszuschlägen in eigener Verantwortung festlegen. Ob diese Voraussetzungen im Einzelfall gegeben sind, prüfen die örtlichen Vertragsparteien, also die Landesverbände der Krankenkassen und der jeweilige Krankenhausträger. Wenn eine Einigung nicht zustande kommt, entscheidet darüber die zuständige Landesbehörde. Unabhängig davon wird die Höhe des Sicherstellungszuschlags von den zuständigen Vertragsparteien vor Ort ausgehandelt.

- Auf Antrag der Krankenhäuser kann die für die Krankenhausplanung zuständige Landesbehörde von der erwähnten Mindestmengenregelung abweichen und den Krankenhäusern auch dann die Erbringung entsprechender Leistungen gestatten, wenn sie diese Mengen nicht erreichen.

Damit ist es den Ländern gelungen, sich das Letztentscheidungsrecht über die Vorhaltung der Kapazitäten zu bewahren. Die staatlichen Steuerungskompetenzen stellen somit eine Art übergeordnetes Sicherungssystem für eine im Kern stark am Preismechanismus ausgerichtete Kapazitätssteuerung dar. Insofern bleibt es letztlich beim Primat der Krankenhausplanung gegenüber der Krankenhausfinanzierung. Ob dieser Primat auch in der Praxis zur Geltung kommt, hängt freilich vom politischen Willen der Länder ab, von ihren Kompetenzen auch Gebrauch zu machen und sich in der Krankenhausplanung am Grundsatz der bedarfsgerechten Versorgung zu orientieren. In jedem Fall wird durch die Einführung der DRGs auch die bisherige Krankenhausplanung unter Anpassungsdruck geraten (Sell 2002).

**Steuerungsproblem 2:
Verhältnis von Beitragssatzstabilität/
Budgetierung und DRG-Preissystem**

Der Grundsatz der Beitragssatzstabilität soll nach dem Willen des Gesetzgebers in der Krankenhauspolitik auch nach dem Inkrafttreten des DRG-Preissystems gelten, allerdings ist unklar, wie dieses Ziel mit dessen Prinzipien vereinbart werden soll. Wenn die Fallpauschalen, wie es in der Logik des DRG-Preissystems liegt, zu Festpreisen vergütet werden, dann geht von der Expansion der Leistungsmenge, also einer Zunahme der Behandlungsfallzahlen beziehungsweise einer Veränderung der Fallzusammensetzung nach dem Schweregrad der Erkrankung (Fallmix), eine Gefahr für den Grundsatz der Beitragssatzstabilität beziehungsweise für grundlohnsummenbezogene Budgets aus. Der Gesetzgeber könnte dem wie in der Vergangenheit durch die Definition einer Ausgabenobergrenze entgegentreten. Legt man diese als landesweiten Gesamtbetrag für stationäre Behandlung fest, würde das Festpreissystem voraussichtlich ausgehebelt werden, weil die wahrscheinlichste Ausweichreaktion der Krankenhäuser – die Flucht in die Leistungsmenge – ähnlich wie bei der vertragsärztlichen Gesamtvergütung zu einem floatenden Basisfallwert und damit zu sinkenden Preisen je Leistung führen würde. Bei einer Budgetierung des *einzelnen* Krankenhauses hingegen würde ein Anreiz entstehen, budgetüberschreitende Behandlungen zu unterlassen beziehungsweise zeitlich oder institutionell zu verschieben. Eine Vergütung der erbrachten Leistungen zu Festpreisen könnte so zwar erreicht werden, allerdings ginge dies entweder zu Lasten der Gesundheit und Lebensqualität der Patienten oder es würde das Finanzierungsproblem auf andere Institutionen des Versorgungssystems verlagert werden.

Bei den politischen Entscheidungsträgern und den Kassen spielt allerdings noch eine andere Überlegung eine Rolle. Sie gehen davon aus, dass sich über den Wettbewerb der Krankenhäuser und den medizinischen Fortschritt Rationalisierungsreserven erschließen lassen werden, die es zukünftig gestatten, die Preise bei der jährlichen Anpassung von Fallpauschalen zu senken. Aber selbst wenn eine solche Entwicklung eintreten würde, wäre zu bedenken, dass der demographische Wandel und der medizinische Fortschritt in den nächsten Jahrzehnten per Saldo zu einer Nachfragesteigerung bei Krankenhausleistungen beitragen werden. Zudem lässt sich das Ausmaß vorhandener Wirtschaftlichkeitsreserven nur sehr vage bestimmen.

Dass das Vertrauen der Verantwortlichen in einen solchen Mechanismus gering ist, mag man daran erkennen, dass das FPG die Ermittlung des landesweiten Basisfallwerts an Bedingungen knüpft, die letztlich auf eine Fortsetzung der Gesamtbudgetierung stationärer Leistungen hinauslaufen (Pföhler 2002). So soll der Basisfallwert abgesenkt werden, wenn die Ausgaben für nicht über DRGs vergütete Leistungen – also die erwähnten Sicherstellungszuschläge sowie Sonderentgelte für neue Behandlungsmethoden und weitere Zusatzentgelte – stärker steigen sollten als die Grundlohnsumme (§ 10 Abs. 2 Nr. 5 KHEntgG). Hier wird offenkundig, dass nicht der Versorgungsbedarf und dessen finanzielle Deckung die Ausgabenbereitschaft in der Gesundheitspolitik bestimmen, sondern dass eine starke Neigung vorhanden ist, den Behandlungsbedarf beziehungsweise den finanziellen Deckungsbedarf für eine bedarfsgerechte Versorgung in Abhängigkeit von einer a priori begrenzten Ausgabenbereitschaft zu definieren.

Dies verweist auf den einen zentralen Widerspruch des neuen DRG-Systems: Wenn die Höhe des Preises gewährleisten soll, dass der Versorgungsbedarf gedeckt wird, dann bedarf es einer vorherigen Ermittlung des Bedarfs an Krankenhausleistungen. Anderenfalls ist mit der Steuerung der Angebotskapazitäten über den Preis die Gefahr verbunden, dass auch Einrichtungen, die zum Zwecke einer bedarfsgerechten Versorgung als erforderlich anzusehen sind, unrentabel werden und geschlossen werden müssen (Simon 2002: 151).

Steuerungsproblem 3: DRG-Preissystem und Versorgungsqualität

Budgets und Fallpauschalen können dazu beitragen, medizinisch nicht notwendige Leistungen zu reduzieren und Behandlungsabläufe zu rationalisieren. Ob eine solche Reaktion eintritt, hängt allerdings von der subjektiven Bereitschaft auf Seiten der Leistungserbringer und von der Attraktivität alternativer Handlungsstrategien ab. Einen

Automatismus, dass Effektivität und Effizenz der Versorgung mit den veränderten finanziellen Anreizen für die Versorgung steigen, gibt es nicht. Grundsätzlich stehen den Leistungserbringern immer auch Möglichkeiten offen, sich finanzielle Vorteile auf Kosten der Behandlungsqualität oder auf dem Wege der Patientenselektion zu verschaffen. Die Gefahren, die in dieser Hinsicht vom DRG-System ausgehen, unterscheiden sich nicht grundlegend von denjenigen, die auch für andere Formen pauschalierter Vergütungssysteme typisch sind.

Ein hoher Differenzierungsgrad des Patientenklassifikationssystems kann diese Anreize zwar mildern, aber nicht beseitigen, denn auch in diesem Fall tritt innerhalb einer Fallpauschale eine hohe Varianz der Behandlungskosten auf und schafft entsprechende Anreize zur Patientenselektion bzw. zur Kostenverlagerung. Auch der im Vergleich zur ersten Generation von Fallpauschalen hohe Differenzierungsrad des DRG-Systems wird dieser Tendenz kaum entgegenwirken können.[23] So ist auch innerhalb einer Fallpauschale die Bandbreite der Verweildauer sehr hoch (Tuschen/Rau/Braun 2002). Von Seiten der Krankenhäuser wird überdies kritisiert, dass das Alter und die Multimorbidität bei der Kalkulation der Fallpauschalen nicht hinreichend berücksichtigt würden (DKI 2003). Überdies ist die Senkung der Behandlungskosten ein universell und unabhängig vom Differenzierungsgrad wirkender Anreiz von Fallpauschalen.

Möglich werden diese Mechanismen auch deshalb, weil das DRG-System unterschiedliche Qualitäten medizinischer Leistungserbringung nicht erkennen kann: Die Vergütung mit Fallpauschalen erfolgt unabhängig von der Leistungsqualität. Daher ist nicht sichtbar, wie es dem selbst gesteckten Anspruch, die Leistungstransparenz zu erhöhen und eine leistungsgerechte Vergütung zu gewährleisten, gerecht werden kann. Dieses Problem wird noch durch einen anderen Aspekt verstärkt: Die Ermittlung der Relativgewichte von Fallpauschalen beruht auf den Ist-Kosten und Ist-Leistungen der Krankenhäuser, wobei ungeklärt bleibt, welche Qualitäten sich hinter den so ermittelten Leistungsbewertungen verborgen haben.

Da das DRG-Preissystem nicht die Qualität von Leistungen berücksichtigt und selbst Anreize zur Qualitätsminderung beinhaltet, müssen Maßnahmen der Qualitätssicherung gleichsam von außen an die Leistungserbringer herangetragen werden und dabei den spontan wirkenden Anreizen des Vergütungssystems entgegenwirken (z. B. Lüngen/Lauterbach 2002; Freytag 2002). Bisherige Erfahrungen zeigen, dass dies nur unzureichend gelingen kann. In jedem Fall ist mit einem derartigen Vorgehen eine Zunahme von bürokratischer Kontrolle verbunden.

Vor diesem Hintergrund ist darauf aufmerksam zu machen, dass DRGs nicht notwendig mit einem Preissystem verbunden sein müssen, sondern ausschließlich als Patientenklassifikationsinstrument eingesetzt werden können. In dieser Eigenschaft könnten sie – als eine Art Informationssystem – dazu dienen, die Entwicklung von Morbidität, Leistungsmenge, Leistungsqualität und Versorgungsbedarf zu beobachten. Auf der Grundlage der durch das Patientenklassifikationssystem abgebildeten Entwicklungen könnten Maßnahmen zur Qualitätsverbesserung und zum effektiveren Ressourceneinsatz ergriffen werden (Schräder/Dudey 2001: 291ff.; Simon 2002).

Unterschiedliche Bewertungen der Vergütungsreform

Die Einführung des DRG-Systems wird von den beteiligten Akteuren höchst unterschiedlich bewertet. *Bund* und *Länder* zeigen sich weitgehend zufrieden: der Bund, weil es ihm gelungen ist, ein weitreichendes Reformkonzept auf den Weg zu bringen; die Länder, weil sie ihr Letztentscheidungsrecht in Bezug auf die Krankenhausplanung verteidigen konnten. Genau daran knüpft die Kritik der *Krankenkassen* an. Sie haben die Einführung eines umfassenden Fallpauschalensystems seit langem gefordert und daher auch die DRG-Einführung im Grundsatz sehr begrüßt, kritisieren allerdings die konkrete Umsetzung, insbesondere die aufrechterhaltene Schlüsselstellung der

---

23 Allerdings bleibt bei einzelnen DRGs der Differenzierungsgrad hinter dem der «alten» Fallpauschalen zurück, zum Teil sogar deutlich.

Länder in der Krankenhausplanung und die nach ihrem Empfinden unzureichenden Möglichkeiten, Versorgungsverträge mit Krankenhäusern schließen und kündigen zu können. Auch die zumindest vorübergehende Garantie eines Erlösbudgets für die Krankenhäuser stößt bei ihnen auf Ablehnung, weil sie der Überzeugung sind, dass diese Budgets Überkapazitäten und nicht notwendige Behandlungen beinhalten. Von einem Paradigmenwechsel in der Krankenhauspolitik könne daher keine Rede sein (Arbeitsgemeinschaft der Spitzenverbände 2002).

Demgegenüber war bei den *Krankenhäusern* und *Krankenhausgesellschaften* die Skepsis gegenüber einem DRG-System von Anfang größer als bei anderen Akteuren (DKG 1999), vor allem weil sie den wachsenden Kostendruck und eine Stärkung der Kassenposition fürchteten. Ihre Kritik an den Bedingungen der DRG-Einführung richtet sich vor allem dagegen, dass die krankenhausindividuellen Aspekte bei der Vergütung kaum noch eine Rolle spielen sollen und nicht über die DRGs abgerechnet werden können (DKG 2002b). Außerdem lehnten sie eine Fortsetzung der Budgetierung des Krankenhaussektors ab, weil sie bei steigenden Fallzahlen zu floatenden Punktwerten führen müsse; statt dessen forderten sie die Einführung von Festpreisen für die einzelnen Pauschalen, die mit Mengenvereinbarungen kombiniert werden sollten (DKG 2003). Hingegen stößt das Festhalten am staatlichen Letztentscheidungsrecht in der Krankenhausplanung bei ihnen auf große Zustimmung. Generell kritisieren sie, dass der enge Zeitplan eine sorgfältige Vorbereitung der Entgeltreform nicht zuließ.

4.3.4 Charakteristika des Steuerungssystems in der stationären Versorgung

Bei der stationären Versorgung handelt es sich um ein hochkomplexes Steuerungssystem, das sich in zentralen Merkmalen von dem des ambulanten Sektors unterscheidet. Im Folgenden sollen die Kompetenzen der verschiedenen Akteure getrennt nach den jeweiligen Steuerungsebenen zusammenfassend dargestellt werden, um anschließend einige Besonderheiten des Steuerungssystems stationärer Versorgung herauszuarbeiten.

Auf der *Bundesebene* weist der Gesetzgeber den Akteuren folgende Steuerungskompetenzen zu:

- Die Spitzenverbände der Krankenkassen und der PKV-Verband gemeinsam vereinbaren mit der DKG das Vergütungssystem auf der Grundlage der DRGs (§ 17b Abs. 2 KHG). Dazu zählen vor allem der Fallpauschalenkatalog einschließlich der Bewertungsrelationen und der Regelungen zur Grenzverweildauer (§ 9 Abs. 1 Nr. 1 KHEntgG), aber auch zum Beispiel ein Katalog ergänzender Zusatzentgelte einschließlich der Vergütungshöhe (§ 9 Abs. 1 Nr. 2 KHEntgG).
- Die Spitzenverbände der Krankenkassen und der PKV-Verband gemeinsam vereinbaren mit der DKG Empfehlungen für die Kalkulation und Vergütung neuer Untersuchungs- und Behandlungsmethoden (§ 9 Abs. 1 Nr. 4 KHEntgG) und Empfehlungen an die Vertragsparteien auf Landesebene zur Vereinbarung der Basisfallwerte (§ 9 Abs. 1 KHEntgG).
- Die Spitzenverbände der Krankenkassen gemeinsam und die DKG beziehungsweise die Bundesverbände der Krankenhausträger gemeinsam verabschieden mit der KBV Rahmenempfehlungen zum Inhalt der dreiseitigen Verträge, die die Vertragsparteien auf Landesebene zur Gewährleistung eines nahtlosen Übergangs zwischen ambulanter und stationärer Behandlung abzuschließen haben (§ 115 Abs. 5 SGB V). Außerdem sprechen die Spitzenverbände gemeinsam und die DKG Empfehlungen zur Vergütung vor- und nachstationärer Leistungen im Krankenhaus aus und setzen sich dabei mit der KBV ins Benehmen (§ 115a Abs. 3 SGB V).
- Die Spitzenverbände der Krankenkassen gemeinsam sowie die DKG oder die Bundesverbände der Krankenhausträger gemeinsam vereinbaren mit der KBV einen Katalog ambulant durchführbarer Operationen, deren einheitliche Vergütung für Krankenhäuser und Vertragsärzte sowie Maßnahmen zur Sicherung der Qualität und Wirtschaftlichkeit dieser Eingriffe (§ 115b Abs. 1 SGB V).
- Die Spitzenverbände der Krankenkassen, der PKV-Verband und die DKG vereinbaren unter

Beteiligung der Bundesärztekammer und der Berufsorganisationen der Krankenpflege Maßnahmen der Qualitätssicherung für zugelassene Krankenhäuser, die für das einzelne Krankenhaus unmittelbar verbindlich sind (§ 137 SGB V).
- Die Spitzenverbände der Krankenkassen und die DKG richten eine paritätisch besetzte und um unparteiische Mitglieder erweiterte Bundesschiedsstelle ein, die in strittigen Fragen entscheidet (§ 18a Abs. 6 KHG).
- Die DKG und die Spitzenverbände der Krankenkassen erarbeiten außerdem «gemeinsam Empfehlungen über die Maßstäbe und Grundsätze für die Wirtschaftlichkeit und Leistungsfähigkeit der Krankenhäuser, insbesondere für den Personalbedarf und die Sachkosten» (§ 19 KHG).

Außerdem können die Spitzenverbände der Krankenkassen gemeinsam und einheitlich mit der Deutschen Krankenhausgesellschaft eine Rahmenvereinbarung über den Inhalt und die Durchführung der integrierten Versorgung nach § 140a SGB V schließen (§ 140e SGB V).

Bemerkenswert ist darüber hinaus, dass mit der GKV-Gesundheitsreform 2000 der Ausschuss Krankenhaus gebildet worden ist, der sich aus jeweils neun Vertretern der Kassenseite und der Krankenhaus- beziehungsweise Ärzteseite sowie dem unparteiischen Vorsitzenden des Bundesausschusses der Ärzte und Krankenkassen zusammensetzt (§ 137c Abs. 2 SGB V).

Der Ausschuss Krankenhaus soll auf Antrag eines Spitzenverbandes der Krankenkassen, der DKG oder eines Bundesverbandes der Krankenhausträger Untersuchungs- und Behandlungsmethoden, die im Krankenhaus zu Lasten der Krankenkassen angewandt werden (sollen), daraufhin überprüfen, «ob sie für eine ausreichende, zweckmäßige und wirtschaftliche Versorgung der Versicherten unter Berücksichtigung des allgemein anerkannten Standes der medizinischen Erkenntnisse erforderlich sind» (§ 137c Abs. 1 SGB V). Mit dem GMG ist der Ausschuss Krankenhaus in den G-BA (S. Kap. 4.1.1) integriert worden.[24]

Auf der *Landesebene* verfügen die Akteure über folgende Steuerungskompetenzen:
- Die Länder stellen Krankenhauspläne auf (§ 6 Abs. KHG) und entscheiden damit über Art und Anzahl der für eine ausreichende, wirtschaftliche und bedarfsgerechte Versorgung mit Krankenhausleistungen erforderlichen Einrichtungen.
- Die Landesverbände der Krankenkassen, die Verbände der Ersatzkassen, der Landesausschuss des PKV-Verbandes und die Landeskrankenhausgesellschaft vereinbaren einen landesweit geltenden Punktwert für die Fallpauschalen und Sonderentgelte und damit deren Preis (§ 16 BPflV).
- Die Landesverbände der Krankenkassen, die Verbände der Ersatzkassen, der Landesausschuss des PKV-Verbandes und die Landeskrankenhausgesellschaft vereinbaren für das Folgejahr einen landesweit geltenden Basisfallwert (§ 10 Abs. 1 KHEntgG).
- Die Landesverbände der Krankenkassen und die Verbände der Ersatzkassen gemeinsam sowie die Landeskrankenhausgesellschaften richten eine paritätisch besetzte und um unparteiische Mitglieder erweiterte Landesschiedsstelle ein, die in strittigen Fragen entscheidet (§§ 114 SGB V, 18a Abs. 1 und 2. KHG).
- Die Landesverbände der Krankenkassen und die Verbände der Ersatzkassen gemeinsam sowie die Landeskrankenhausgesellschaft schließen mit der KV dreiseitige Verträge, «um eine nahtlose ambulante und stationäre Behandlung der Versicherten zu gewährleisten» (§ 115 Abs. 1 SGB V).
- Die Landesverbände der Krankenkassen, die Verbände der Ersatzkassen und der Landesaus-

---

24 Im Unterschied zur ambulanten Versorgung kann der G-BA für die stationäre Versorgung bei der Bewertung von Leistungen aber nur Negativentscheidungen fällen, also bestimmten Leistungen die Finanzierung durch die Krankenkassen verweigern (§ 137c Abs. 1 SGB V). Während eine ambulante Leistung nur nach einem entsprechenden Beschluss des Bundesausschusses der Ärzte und Krankenkassen von den Kassen zu finanzieren sind, ist ein solcher Beschluss für stationäre Leistungen nicht notwendig.

schuss des PKV-Verbandes gemeinsam vereinbaren mit der Landeskrankenhausgesellschaft die Vergütung für vor- und nachstationäre Leistungen im Krankenhaus. Dabei setzen sie sich mit der KV ins Benehmen (§ 115a Abs. 3 SGB V).

Schließlich existieren eine Reihe von Regelungskompetenzen auf der *Ebene des einzelnen Krankenhauses*:
- Die Landesverbände der Krankenkassen und die Verbände der Ersatzkassen gemeinsam schließen mit dem Krankenhausträger einen Versorgungsvertrag ab (§ 109 Abs. 1 SGB V) bzw. kündigen ihn (§ 110 Abs. 1 SGB V).
- Die Landesverbände der Krankenkassen, die Verbände der Ersatzkassen sowie die übrigen Sozialleistungsträger bzw. deren Arbeitsgemeinschaften vereinbaren mit dem Krankenhausträger den Gesamtbetrag, das Erlösbudget, die Summe der Bewertungsrelationen, den krankenhausindividuellen Basisfallwert, die Zu- und Abschläge, die sonstigen Entgelte und die Mehr- und Mindererlösausgleiche des Krankenhauses (§ 11 Abs. 1 KHEntgG).
- Die Landesverbände der Krankenkassen, die Verbände der Ersatzkassen und der Landesausschuss der PKV gemeinsam veranlassen die Untersuchung von Qualität und Wirtschaftlichkeit der Krankenhausbehandlung durch einen einvernehmlich mit dem Krankenhausträger bestellten Prüfer (§ 113 Abs. 1 SGB V).
- Die Krankenhausträger und die Sozialleistungsträger regeln unter Beteiligung der Landeskrankenhausgesellschaften, der Landesverbände der Krankenkassen, der Verbände der Ersatzkassen und des Landesausschusses der PKV «in der Pflegesatzvereinbarung das Budget und Art, Höhe und Laufzeit der tagesgleichen Pflegesätze, die Zu- und Abschläge auf Fallpauschalen und Sonderentgelte sowie den Erlösausgleich» (§ 17 Abs. 1 BPflV).

Im Vergleich mit dem Steuerungssystem des ambulanten Sektors fällt auf, dass auf Seiten der Leistungsanbieter im stationären Bereich die mittlere, verbandliche Steuerungsebene recht schwach ausgeprägt ist und der Staat in Gestalt der Länder über eine sehr starke Machtposition verfügt.

Die *Krankenhausgesellschaften*, insbesondere die LKGs, spielen eine vergleichsweise geringe Rolle in der Krankenhauspolitik. Ihre Position ist vor allem deshalb recht schwach, weil die Verbände der Krankenkassen Pflegesatzverhandlungen mit dem einzelnen Krankenhaus führen. Auch auf dem Gebiet der Krankenhausplanung verfügen sie wegen der Zuständigkeit der Länder über keinen maßgeblichen Einfluss. Hinzu kommt, dass die Vielfalt der Krankenhausträger eine große Interessenheterogenität innerhalb der LKGs begründet. Die Träger sind in erster Linie an der Aufnahme beziehungsweise am Verbleib ihrer eigenen Häuser im Krankenhausplan interessiert. Ihr Widerstand hält sich zumeist dann in Grenzen, wenn andere Träger von Plänen zur Reduzierung von Plankrankenhäusern und -betten betroffen sind.

Die sicherlich stärkste Position haben die *Länder* inne. Sie beruht vor allem auf ihrer verfassungsrechtlich geschützten Zuständigkeit für die Krankenhausplanung und für die Rechtsetzung in der stationären Versorgung. Dass sie mit ihren legislativen Kompetenzen einen Einflussverlust in der Krankenhauspolitik blockieren können, verleiht ihnen in der stationären Versorgung noch eine stärkere Position als KBV beziehungsweise KVen in der ambulanten. Einschränkend ist allerdings auch zu berücksichtigen, dass die Entscheidungen der zuständigen Landesbehörden im Bereich der Krankenhauspolitik selbst wiederum der Verwaltungsgerichtsbarkeit unterworfen sind.

Den *Krankenkassen* ist bei den Vertragsabschlüssen weit stärker als im vertragsärztlichen Bereich ein gemeinsames Handeln gegenüber den Leistungserbringern vorgeschrieben. Unterschiedliche Versorgungs- und Vergütungsverträge wie im vertragsärztlichen Bereich sind hier nicht möglich. Vielmehr schreibt das KHG vor, dass die «Pflegesätze und die Vergütung für vor- und nachstationäre Behandlung (...) für alle Benutzer einheitlich zu berechnen» sind (§ 17 Abs. 1 KHG). Dies ist die Grundlage dafür, dass auch der PKV-Verband zunehmend in die Entscheidungsstrukturen der Selbstverwaltung eingebunden wird.

Ein bedeutender Unterschied zum Steuerungssystem in der ambulanten Versorgung besteht auch darin, dass die Krankenkassen Versorgungsverträge mit jeder einzelnen Versorgungseinrichtung, sofern sie in den Landeskrankenhausplan aufgenommen worden ist, abschließen – und nicht etwa mit einer Landeskrankenhausgesellschaft oder einer anderen Kollektivvertretung der Krankenhäuser. Daraus den Schluss zu ziehen, das *einzelne Krankenhaus* sei gegenüber den Finanzierungsträgern in einer sehr schwachen Position, wäre allerdings voreilig, denn es ist durch die Aufnahme in den Landeskrankenhausplan und den damit verknüpften Kontrahierungszwang für die Kassen stark geschützt. Zwar hat sich der vom Gesetzgeber und von den Kassen ausgehende Druck zur Ausgabenbegrenzung insbesondere seit den 1990er-Jahren deutlich verstärkt. Jedoch haben die Länder es in der Vergangenheit auch immer wieder verstanden, Ausnahmeregelungen durchzusetzen, die es dem einzelnen Krankenhaus gestatten, Besonderheiten ihrer Einrichtung in den Budget- und Pflegesatzverhandlungen erfolgreich geltend zu machen. Auf diese Weise ist es ihnen gelungen, einen Teil dieses Drucks zu mildern.

Auch die stationäre Versorgung ist allerdings ein Bereich, dessen Steuerung unübersehbar im Wandel begriffen ist. So hat der Bund in der Vergangenheit versucht, die Steuerungsfunktion der Selbstverwaltung aus Krankenkassen und Krankenhausgesellschaften auf Bundes- und Landesebene zu stärken. Dies war und ist mit der Erwartung verbunden, dass die Krankenkassen auf diesem Wege einen stärkeren Bettenabbau durchsetzen könnten, als dies bei einer fortbestehenden, uneingeschränkten Planungskompetenz der Länder möglich sein würde. Insofern vollzieht sich eine gewisse Annäherung stationärer Steuerungsformen an jene im vertragsärztlichen Bereich, die man als «Korporatisierung» bezeichnen kann (Döhler/Manow-Borgwardt 1992a; Döhler/Manow 1997).

In diesem Zusammenhang sind seit den 1980er-Jahren die Kompetenzen für Krankenkassenverbände und Krankenhausgesellschaften, für ihre Mitglieder jeweils verbindliche Vereinbarungen zu treffen, deutlich erweitert worden. Der Trend zur Kompetenzzuweisung an Kassenverbände und Krankenhausgesellschaften setzte sich auch mit den jüngeren Gesundheitsreformen fort. Hervorzuheben sind insbesondere die erwähnten Kompetenzen zur Festlegung des Fallpauschalenkatalogs einschließlich der Bewertungsrelationen auf Bundesebene sowie des Punkt- beziehungsweise Basisfallwerts auf Landesebene. Dabei ist auf Seiten der Finanzierungsträger auch der PKV-Verband zunehmend in die Entscheidungsstrukturen eingebunden worden. Mit der gleichzeitigen Ausweitung der schiedsstellenfähigen Regelungstatbestände (z. B. §§ 112 Abs. 3, 113, 114 SGB V; § 18a Abs. 1 und 6 KHG) gewannen die Krankenhausgesellschaften an Verpflichtungsfähigkeit gegenüber den zugelassenen Krankenhäusern und näherten sich die Vertragsbeziehungen im stationären Sektor denen des ambulanten Sektors an.

Allerdings stößt die Etablierung eines verbandlichen Steuerungssystems im stationären Sektor auf deutliche Grenzen. Trotz ihrer Aufwertung sind die Rechte von DKG und LKGs noch recht weit von denen der KVen entfernt, insbesondere im Hinblick auf die Bedarfsplanung und auf das Kontrahierungsrecht. Zudem erfolgen die Budgetverhandlungen nach wie vor zwischen den Kassenverbänden und dem einzelnen Krankenhaus. Weder die Länder noch die Krankenhausgesellschaften selbst – am stärksten sicherlich noch der Bund – streben eine Transformation der Krankenhausgesellschaften zu Körperschaften öffentlichen Rechts («Krankenhausvereinigungen») nach dem Vorbild der KVen an, und die Krankenkassen sind in erster Linie an einer weitgehenden Liberalisierung des Kontrahierungsrechts («Einkaufsmodell») interessiert.

4.3.5 Qualität und Qualitätsmängel

Bei der Beurteilung der Versorgungsqualität treten zunächst positive Aspekte in den Vordergrund: die im internationalen Vergleich hohe Krankenhaus- und Bettendichte (OECD 2005) ermöglicht eine wohnortnahe Versorgung mit Krankenhausleistungen; die großzügige Ausstattung mit medizin-technischem Gerät bietet Gewähr dafür, dass moderne technische Diagnose- und Therapieverfahren verfügbar sind und Versorgungsmängel, sofern sie anzutreffen sind, zumindest kaum auf die Unterausstattung mit einschlägigen Anlagegütern zurückgeführt werden können. Dennoch: Der Befund des SVR, dem zufolge vergleichsweise hohe Ausgaben im Gesundheitswesen nur mittelmäßige Behandlungsergebnisse nach sich ziehen, schließt die Krankenhausversorgung mit ein. Folgende Probleme und Ursachenkomplexe lassen sich unterscheiden (SVR 2002, Bd. II und III):

1. Ebenso wie in der ambulanten Versorgung ist die Qualitätssicherung auch im stationären Sektor stark unterentwickelt. Die Krankenhäuser bringen kaum aussagekräftige Daten über ihre Behandlungsergebnisse hervor, so dass insbesondere ein Vergleich im Hinblick auf die Leistungsfähigkeit der Einrichtungen stationärer Akutbehandlung nur punktuell möglich ist. Im Grunde befindet sich ein System stationärer Qualitätssicherung erst im Aufbau. Aussagen über die Qualität von Behandlungen ergeben sich vor allem aus der Kombination aggregierter Daten zu Morbidität und Mortalität einerseits und Behandlungsverfahren andererseits sowie aus einer Reihe von Fallstudien, die im Rahmen der Versorgungsforschung durchgeführt worden sind.
2. Für einige epidemiologisch überaus bedeutsame Versorgungsbereiche lässt sich zeigen, dass international anerkannte Qualitätsstandards und Behandlungsleitlinien oftmals nur unzureichend befolgt werden. So erhält zum Beispiel beim Brustkrebs wahrscheinlich nur etwa jede zweite Patientin eine leitliniengerechte Therapie, die optimale Ergebnisse bringen könnte (Kreienberg 2001). Vor allem fehlendes Wissen und fehlendes Problembewusstsein müssen für solche Defizite verantwortlich gemacht werden.
3. In Teilbereichen der medizinischen Versorgung kommt es zu einem intensiven – und zudem kostspieligen – Techniceinsatz, ohne dass hinreichend Nutzennachweise für derartige Verfahren vorlägen. Dies gilt etwa für die hohe Zahl an Linksherz-Katheteruntersuchungen und Ballondilatationen (z. B. Dissmann/de Ridder 2002). Hier spielen sowohl materielle Interessen auf Seiten der Ärzte und der Hersteller medizintechnischer Geräte und Hilfsmittel eine Rolle, aber auch die Beharrungskraft gewachsener Behandlungstraditionen, insbesondere die starke Orientierung von Ärzten auf den Einsatz von Medizintechnik.
4. Darüber hinaus haben Versorgungsmängel auch ihre Ursache in der mehrfach erwähnten Abschottung des Krankenhauses von der ambulanten, aber auch von der rehabilitativen Versorgung und der Pflege.
5. Schließlich bleiben auch die erwähnten ökonomischen Restriktionen und Anreize nicht ohne Auswirkungen auf die Krankenhausversorgung. Verschiedene Untersuchungen zeigen, dass die Akteure sich anreizgerecht verhalten und dies problematische Auswirkungen auf die Krankenversorgung nach sich zieht. So hat die vom BMG geförderte Begleitforschung zur Einführung von Fallpauschalen und Sonderentgelten ergeben, dass 10,2 Prozent der Krankenhäuser 1997 eigenen Angaben zufolge Patienten häufiger in die Rehabilitation verlegten als unter dem alten Vergütungssystem und 22,4 Prozent eine solche Verlegung früher vornahmen; 1996 hatte jedes achte Krankenhaus Wartelisten eingeführt oder erweitert, 1997 war dies bereits bei jeder fünften Einrichtung der Fall, wobei dieser Anteil mit der Größe der Häuser anstieg (DKI/I+G Gesundheitsforschung 1999). Gleichzeitig haben qualitative Untersuchungen gezeigt, dass Ärzte und Krankenhausleitungen sich in Anpassung an Budgets und Fallpauschalen bei der Behandlung bzw. beim Umgang mit Patienten verstärkt an ökonomischen Nutzenerwägungen ausrichten. Dies äußert sich unter anderem in der vorzeitigen Entlassung von Patienten, in der Weigerung, Patienten aufzunehmen, und in der Verschiebung von Operationen (Simon 2001). Jeder dieser Befunde allein ist sicherlich noch kein hinreichender Beleg dafür, dass tatsächlich medizinisch Notwendiges vorenthalten wird; allerdings fügen sie sich zu einem Bild zusammen, dessen Konturen die Befürchtung

begründet erscheinen lassen, dass die medizinische Versorgungsqualität unter dem Druck ökonomischer Rahmenvorgaben beeinträchtigt wird. Darüber hinaus führt die Personalknappheit in den Krankenhäusern bei einer gleichzeitigen Intensivierung des Technikeinsatzes dazu, dass die persönliche Zuwendung des Betreuungspersonals zum Patienten weit hinter dem notwendigen Maß zurückbleibt.

4.4 Arzneimittelversorgung

4.4.1 Arzneimittelmarkt und -versorgung
Arzneimittel und ihre Bedeutung
Arzneimittel sind Stoffe oder Zubereitungen von Stoffen, die als Mittel zur Heilung oder Verhütung von Krankheiten, für ärztliche Diagnosen sowie zur Erkennung, Wiederherstellung, Besserung oder Beeinflussung von Körperfunktionen eingesetzt werden (§ 2 Abs. 1 Arzneimittelgesetz – AMG). Sie sind zu unverzichtbaren Instrumenten diagnostischen und therapeutischen Handelns geworden und aus dem medizinischen Alltag nicht mehr wegzudenken. Die Therapie mit Arzneimitteln ist die am häufigsten eingesetzte Interventionsform bei der Behandlung von Krankheiten. In Deutschland wird im Durchschnitt bei jedem Arztbesuch ein Medikament verordnet.

Die Verfügbarkeit von Arzneimitteln hat einen erheblichen Einfluss auf den Umgang sowohl des Arztes als auch des Patienten mit Krankheit und auf die Arzt-Patient-Beziehung selbst. Aus Sicht des Arztes ist die Verordnung eines Medikaments eine schnelle und wenig aufwendige Therapieform, die ihm selbst zudem keine Kosten verursacht. Sie signalisiert dem Patienten, dass er aufgrund seines medizinischen Sachverstands tätig wird, um seine Beschwerden zu heilen oder zu lindern, und sie begründet beim Patienten die Hoffnung auf eine baldige Besserung seines Gesundheitszustands. Die Verordnung eines Medikaments entspricht daher in vielen Fällen den Erwartungen des Patienten selbst, auch wenn dies wohl nicht so häufig der Fall ist wie oftmals vermutet.[25] Eine großzügige Verordnung von Medikamenten ist in den Händen des Arztes zugleich ein Instrument zur Patientenbindung. Insbesondere dort, wo die Arzneimitteltherapie andere Therapieformen, etwa chirurgische Eingriffe, substituieren kann, wird sie von den Patienten oftmals als vergleichsweise wenig belastend empfunden.

Bedeutsam für den Rückgriff auf ein Medikament ist aber auch ein anderer Gesichtspunkt: Die Einnahme von Medikamenten erlaubt in den meisten Fällen eine Beibehaltung bisheriger Lebensgewohnheiten und beeinträchtigt den Lebensalltag kaum. Gleichzeitig erleichtert die Möglichkeit einer Arzneimitteltherapie es dem Arzt, dem Patienten einen solchen Wandel nicht nahe zu legen bzw. zuzumuten. Zugleich trägt er aber auch dem Umstand Rechnung, dass er auf die in den Lebens-, Arbeits- und Umweltbedingungen wurzelnden Ursachen für Erkrankungen nicht wirksam Einfluss nehmen kann. Die Kehrseite ist, dass eben jene Bedingungen unverändert fortbestehen. Die Verordnung eines Arzneimittels ist insofern nicht selten Ausdruck einer naturwissenschaftlichen und individualisierenden Umdefinition von Krankheit (und ihrer Ursachen).

Umfang und Art der Verordnungen
Im Jahr 2003 erfolgten im Rahmen der GKV rund 749 Millionen Arzneimittelverordnungen in der Bundesrepublik Deutschland, also 10,6 Verordnungen je Versicherten und Jahr (Schwabe 2004: 4ff.; Nink/Schröder 2004a: 1104).[26] Dies entsprach einem Verordnungsvolumen von 31,4 Milliarden definierten Tagesdosen (defined daily doses – DDD)[27], also 447 definierten Tagesdosen je Versicherten (Schwabe 2004: 4ff.; Nink/Schröder 2004a: 1099). Jeder Versicherte konnte

---

25 So gaben bei einer Befragung von 1320 GKV-Versicherten, denen in den vorangegangenen drei Monaten ein Medikament verordnet worden war, nur 48 Prozent der Frauen und 39 Prozent der Männer an, eine solche Verordnung von vornherein erwartet zu haben (Zok 2002).

26 Diese und die nachfolgenden Zahlen beziehen sich, soweit nicht anders vermerkt, auf die Arzneimittelverordnungen von niedergelassenen Ärzten im Rahmen der GKV.

27 Eine definierte Tagesdosis ist die Dosis eines Medikaments, die für die Behandlung während eines Tages im Durchschnitt ausreicht.

im Durchschnitt also während des gesamten Jahres 2003 mit Arzneimitteln dauerhaft therapiert werden. Damit liegt die Bundesrepublik beim Arzneimittelverbrauch im Vergleich der OECD-Länder im Mittelfeld (OECD 2004).

Umfragen zufolge nehmen 29 Prozent aller Männer und 40 Prozent aller Frauen täglich oder fast täglich ein Arzneimittel ein (Statistisches Bundesamt 1998: 405). Der Arzneimittelverbrauch nimmt mit dem Alter deutlich zu: Wurden im Jahr 2003 den 20- bis unter 25-Jährigen 96 DDD (0,3 Tagesdosen pro Tag) verordnet, so waren es bei den 85- bis unter 90-Jährigen 1399 DDD (3,8 Tagesdosen pro Tag) (Nink/Schröder 2004a: 1099ff.). Auf die GKV-Versicherten mit einem Lebensalter ab 60 Jahre entfielen im Jahr 2003 56 Prozent des gesamten GKV-Umsatzes an Fertigarzneimitteln, sie stellten aber nur 26,4 Prozent der GKV-Population (Nink/Schröder 2004a: 1105). Dabei ist der durchschnittliche Arzneimittelverbrauch in fast allen Altersstufen bei Frauen höher als bei Männern. Im Jahr 2003 wurden jeder Frau durchschnittlich 502 DDD verordnet, jedem Mann hingegen nur 384 DDD (Nink/Schröder 2004a: 1107). Diese Differenz ist in geringerem Maße auf geschlechtsspezifische Unterschiede bei der Verordnungsmenge pro Kopf und Arztbesuch zurückzuführen als auf die weitaus häufigeren Arztbesuche von Frauen (vgl. dazu z. B.: Maschewsky-Schneider 1997; Kuhlmann/Kolip 1998; Hurrelmann/Kolip 2002), auf die beinahe drei Viertel aller ambulanten Arzt-Patient-Kontakte entfallen (Nink/Schröder 2003a,: 904). Allerdings ist die Tagesdosis bei Männern in allen Altersgruppen um etwa 15 Prozent teurer als bei Frauen.

Altersspezifische Unterschiede lassen sich nicht nur bei der Menge, sondern auch bei den Indikationsgruppen feststellen: Bei den unter 45-Jährigen dominieren Medikamente gegen Erkältungskrankheiten sowie Schmerz-, Kreislauf- und Magen-Darm-Mittel, bei den über 45-Jährigen Arzneimittel bei kardiovaskulären Erkrankungen, Krankheiten des rheumatischen Formenkreises und Stoffwechselstörungen (BPI 2002: 57). Dabei konzentriert sich der Großteil der Arzneimittelverordnungen beziehungsweise des Arzneimittelumsatzes auf eine kleine Gruppe von Versicherten: So ergab eine Analyse der AOK-Verordnungsdaten, dass «im Jahre 1999 20 Prozent der verordnungsintensivsten Versicherten 65 Prozent der Verordnungen und 20 Prozent der umsatzintensivsten Versicherten 78 Prozent des Umsatzes auf sich vereinigen» (Nink/Schröder 2003a: 900). Die 2500 verordnungsstärksten Arzneimittel machten 2003 knapp 92 Prozent der gesamten GKV-Arzneimittelausgaben aus (Nink/Schröder 2004a: 1202). Auf die 20 am häufigsten verordneten Indikationsgruppen (**Tab. 40**) entfielen 78 Prozent aller Verordnungen und 70 Prozent des Umsatz- bzw. Kostenvolumens (Schwabe 2004: 7f.).

Tabelle 40: Die häufigsten Arzneimittelverordnungen nach Indikationsgruppen im Jahr 2003 (Bundesgebiet).

Rang	Indikationsgruppe	Verordnungen (Mio.)	Umsatz (Mio. €)
1	Analgetika/Antirheumatika	ca. 93,0	1 735,4
2	Beta-Bl., Ca-Antag., Angiotensin-Hemmstoffe	ca. 60,1	1 786,1
3	Antibiotika	ca. 41,8	1 164,0
4	Magen-Darm-Mittel	ca. 41,6	1 524,7
5	Psychopharmaka	ca. 38,3	1 467,0
6	Antitussiva/Expektorantien	ca. 35,8	225,8
7	Antihypertonika	ca. 31,4	1 879,6
8	Dermatika	ca. 28,2	406,1
9	Antiasthmatika	ca. 27,4	1 219,1
10	Antidiabetika	ca. 26,4	1 460,0
11	Ophtalmika	ca. 26,1	371,8
12	Diuretika	ca. 21,3	419,2
13	Rhinologika	ca. 19,5	111,9
14	Schilddrüsentherapeutika	ca. 19,0	184,8
15	Sexualhormone	ca. 16,5	439,3
16	Lipidsenker	ca. 12,8	1 228,8
17	Koronarmittel	ca. 12,7	275,6
18	Thrombozytenaggregationshemmer	ca. 12,5	419,3
19	Mineralstoffpräparate	ca. 11,0	184,2
20	Antiallergika	ca. 9,8	324,4

Quelle: Schwabe 2004: 5

Arzneimittelausgaben

Die gesamten Arzneimittelausgaben im deutschen Gesundheitswesen – also sowohl die durch öffentliche und durch Krankenhausapotheken im Rahmen der GKV und der PKV als auch die im Rahmen der Selbstmedikation abgegebenen Arzneimittel – beliefen sich im Jahr 2003 auf 34,1 Milliarden Euro (**Tab. 41**).[28] Die GKV-Ausgaben für Arzneimittel aus Apotheken erreichten im Jahr 2004 ein Volumen von 21,8 Milliarden Euro. Dies entsprach 16,6 Prozent der GKV-Leistungsausgaben. Ein Jahr zuvor – also im Jahr vor dem Inkrafttreten des GMG – waren es noch 24,2 Milliarden (17,8 % der Leistungsausgaben) (**Tab. 42**). Mittlerweile sind die Ausgaben für Arzneimittel nach der stationären Versorgung und noch vor der ambulanten Behandlung die zweitstärkste Leistungsart in der GKV.

Die GKV-Arzneimittelausgaben je Versichertem beliefen sich im Jahr 2003 auf 344 Euro (Nink/Schröder 2004b). Zwischen 1983 und 1992 stiegen sie deutlich stärker als die GKV-Leistungsausgaben insgesamt. Nach einem vorübergehenden Rückgang ihres Anteils weisen sie seit 1998 wieder deutlich überdurchschnittliche Wachstumsraten auf.[29] Dass die Arzneimittelausgaben stärker steigen als das BIP und die Gesundheitsausgaben insgesamt ist keine Besonderheit des deutschen Gesundheitssystems, sondern ein international zu beobachtender Trend (ÖBiG 2001).

Bei der Analyse der Ausgabenentwicklung für Arzneimittel wird unterschieden, ob und inwieweit die Veränderungen

- auf eine Veränderung der Preise für die verordneten Arzneimittel (Preiskomponente)
- auf eine Veränderung der Verordnungsmenge (Mengenkomponente) oder
- auf Veränderungen in Art und relativem Gewicht der verordneten Arzneimittel (Strukturkomponente)

zurückzuführen sind. Aus **Tabelle 43** geht hervor, dass die Anzahl der jährlichen Verordnungen seit 1992 fast durchgängig zurückgeht, nämlich bis 2003 um mehr als ein Drittel, nachdem sie bis zum Beginn der 1990er-Jahre kontinuierlich und stark gestiegen war. Gleichzeitig stiegen die

Tabelle 41: Der Arzneimittelmarkt in Deutschland 2003 (zu Endverbraucherpreisen).

	Mrd. €	Anteil
Rezeptpflichtige Arzneimittel	27,04	79 %
Verordnete rezeptfreie Arzneimittel	2,81	8 %
Selbstmedikation mit rezeptfreien Arzneimitteln in der Apotheke	3,91	12 %
Selbstmedikation mit freiverkäuflichen Arzneimitteln in Verbrauchermärkten und Drogerien	0,35	1 %
Gesamt	34,11	100 %

Quelle: BAH 2004: 4

Tabelle 42: Ausgaben für Arzneimittel aus Apotheken in der GKV 1970 bis 2003.

Jahr	Euro	% der Leistungsausgaben
1970	2 160 000	17,7
1975	4 550 000	15,3
1980	6 430 000	14,6
1985	8 490 000	15,3
1990	11 170 000	16,3
1995	16 380 000	14,0
2000	20 120 000	16,0
2003	24 220 000	17,8

Bis 1990 alte, ab 1995 einschließlich neue Bundesländer
Quelle: BMG 1991: 174 ff.; BMG 2002a; BMGS 2004 KF04; eigene Berechnungen

---

28 Die Angaben über Arzneimittelausgaben, die im Text und in den Tabellen dieses Kapitels gemacht werden, weichen gelegentlich voneinander ab. Der Grund liegt darin, dass unterschiedliche Quellen verwendet werden mussten und die jeweiligen Erhebungsmethoden des Öfteren unterschiedlich sind.

29 In der GKV wird zwischen Arzneimittelausgaben in der ambulanten und Arzneimittelausgaben in der stationären Versorgung unterschieden. In der GKV-Leistungsartenstatistik werden nur die Arzneimittel in der ambulanten Versorgung gesondert ausgewiesen; die im Rahmen der Krankenhausversorgung verordneten Arzneimittel erscheinen als Bestandteil der Ausgaben für stationäre Versorgung. Wenn im Folgenden von der Arzneimittelverordnung in der GKV die Rede ist, so ist damit nur die Verordnung im Bereich der ambulanten Versorgung gemeint.

Tabelle 43: Preis-, Mengen- und Strukturentwicklung im GKV-Fertigarzneimittelmarkt 1992 bis 2003.

Jahr	Wert je Verordnung €	Änd. (%)	Verordnungen insgesamt Mio.	Änd. (%)	Umsatz Mio. €	Änd. (%)	Strukturkomponente Änd. (%)
1992	16,12	–	1 064	–	17 138	–	–
1993	15,98	−0,9	944	−11,2	15 085	−12,0	2,7
1994	17,24	7,9	915	−3,1	15 781	4,8	9,0
1995	17,38	0,8	973	6,3	16 909	7,1	0,7
1996	18,86	8,6	939	−3,5	17 720	4,8	8,7
1997	20,91	10,8	834	−11,3	17 425	−1,7	11,3
1998	22,65	8,3	807	−3,2	18 265	4,8	8,1
1999	24,03	6,1	783	−3,0	18 802	2,9	5,6
2000	25,80	7,4	749	−4,3	19 333	2,8	6,7
2001[1]	28,02	–	760	–	21 298	–	–
2002	29,80	6,3	761	0,2	22 689	6,5	6,6
2003	32,21	8,1	749	−1,6	24 121	6,3	9,1

1 ab 2001 mit neuem Warenkorb.
Quelle: für 1992 Nink/Schröder 2003b: 857; Nink/Schrödeer 2004b: 143

durchschnittlichen Verordnungskosten kräftig an und lagen mit 32,21 Euro in 2003 doppelt so hoch wie 1992. Der Gesamtumsatz von Fertigarzneimitteln im GKV-Bereich erhöhte sich in diesem Zeitraum um 40,7 Prozent. Dieser Anstieg ist aber nicht auf Preiserhöhungen für die bereits auf dem Markt befindlichen Präparate zurückzuführen – für diese sind die Preise vielmehr relativ stabil geblieben –, sondern auf die verstärkte Verordnung neuer und teurerer Arzneimittel. Der Anstieg der GKV- Arzneimittelausgaben geht also auf die Strukturkomponente zurück.[30] Die seit Beginn der 1990er-Jahre zu verzeichnende Preisstabilität ist vor allem eine Folge der Festbetragsregelungen (s. Kap. 4.4.3). Deutschland ist mit Italien der einzige EU-Mitgliedstaat, der im Verlauf der 1990er-Jahre einen Rückgang der Verordnungsmenge verzeichnete (ÖBiG 2001).

Zwar hat Deutschland seinen internationalen Spitzenplatz bei den Arzneimittelpreisen verloren, liegt im Vergleich zu anderen Staaten aber immer noch deutlich über dem Durchschnitt und belegte 1998 in Europa hinter Schweden, der Schweiz (als Nicht-EU-Mitglied) und Dänemark den vierten Platz (Clement/Kolb 2000).[31] Trotz eines im internationalen Vergleich etwa durchschnittlichen Arzneimittelverbrauchs (OECD 2004) wird es daher bei den Pro-Kopf-Ausgaben nur von wenigen Ländern übertroffen: In der EU (Durchschnitt: 252 Euro) verzeichnete Deutschland mit 349 Euro im Jahr 1999 hinter Frankreich und Belgien die dritthöchsten Kosten (Rosian 2002: 24).

30 Es ist nur ein scheinbarer Widerspruch, dass zwar der durchschnittliche Wert je Verordnung angestiegen ist, aber die Preiskomponente für die Erklärung des steigenden GKV-Arzneimittelumsatzes keine Rolle spielt. Denn die Preiskomponente misst lediglich die Preisentwicklung nach der Markteinführung von Medikamenten, der steigende Wert je Verordnung ist aber gerade auf stark steigende Preise bei der Markteinführung von Medikamenten zurückzuführen.

31 Schneider et al. (1999) gehen von einem im internationalen Vergleich durchschnittlichen Preisniveau auf dem deutschen Arzneimittelmarkt aus. Allerdings spiegelt die angewendete Berechnungsmethode die Zusammensetzung der verglichenen Arzneimittelmärkte nicht angemessen wider – mit dem Ergebnis, dass das Preisniveau in Deutschland unterzeichnet wird (SVR 2002b).

Arzneimittelherstellung
In Deutschland gab es 2004 etwa 500 Hersteller pharmazeutischer Produkte mit insgesamt knapp 114 000 Beschäftigten (BPI 2005: 6, 9). Der Konzentrationsgrad in der Pharma-Industrie ist eher gering. 92 Prozent der Hersteller beschäftigen weniger als 500 Personen. Die zehn größten Anbieter erreichen einen Marktanteil von nicht einmal 30 Prozent, die 100 größten aber immerhin bereits mehr als 80 Prozent (BPI 1999). Allerdings ist auf bestimmten Teilmärkten für einzelne Indikationsgruppe der Konzentrationsgrad bisweilen sehr hoch. Der Patentschutz verschafft manchen Anbietern hier nicht selten sogar eine monopolähnliche Stellung. Zudem erlangen einzelne Arzneimittelhersteller durch ihre Verbindung mit großen multinational operierenden Chemiekonzernen eine besondere Marktmacht. Neben den pharmazeutischen Unternehmen stellen niedergelassene Apotheken und Krankenhausapotheken Rezepturen in kleineren Mengen her.

Im Jahr 2003 waren in der Arzneimittelindustrie 17 000 Personen beschäftigt, weitere 103 000 in der Zulieferindustrie. Pharmazeutische Unternehmen stellten im selben Jahr Erzeugnisse im Wert von 21,3 Milliarden Euro zu Herstellerabgabepreisen (BPI 2004). Ihr Gewicht erlangt sie aber nicht allein aus ihrer quantitativen Bedeutung, sondern vor allem weil sie wegen ihrer hohen Forschungsintensität als innovative und zukunftsträchtige Branche gilt (DIW 2004). Zudem zeichnet sie sich durch eine hohe Produktivität und ein dynamisches Wachstum aus (VFA 2004).

Auch wenn die nationalstaatlich unterschiedlichen Regelungen für den Marktzutritt den internationalen Handel mit Pharmazeutika immer noch erschweren, ist der Arzneimittelmarkt durch einen hohen Internationalisierungsgrad gekennzeichnet. So belief sich das Exportvolumen für pharmazeutische Erzeugnisse im Jahr 2003 auf 21,2 Milliarden Euro, das Importvolumen auf 18,4 Milliarden Euro (BPI 2004: 10). Insbesondere im EU-Raum hat die Harmonisierung der Zulassungsanforderungen im Zuge der Schaffung eines europäischen Binnenmarktes große Fortschritte gemacht.

Die Pharma-Unternehmen verfügen über einflussreiche Interessenverbände mit einer großen Nähe zu politischen Entscheidungsträgern. Die wichtigsten dieser Verbände sind der Bundesverband der pharmazeutischen Industrie (BPI) und der Verband Forschender Arzneimittelhersteller (VFA). Der BPI fungierte bis zur ersten Hälfte der 1990er-Jahre als Dachverband der Pharma-Unternehmen. Auf Grund interner Interessenkonflikte verließen vor allem die großen und forschungsintensiven, als multinationale Konzerne auftretenden Arzneimittelhersteller den BPI und bildeten den VFA. Der BPI organisiert seit der Spaltung rund 300 überwiegend mittelständische Unternehmen (BPI 2004: 7), unter denen sich zahlreiche Generika-Hersteller befinden. Der VFA hat lediglich 39 Mitglieder, bei denen es sich aber fast ausnahmslos um große und multinational operierende Unternehmen handelt (VFA 2005). In den VFA-Mitgliedsunternehmen arbeiten mit rund 86000 Personen drei Viertel aller in der gesamten pharmazeutischen Industrie Deutschlands Beschäftigten. Neben diesen beiden Verbänden ist noch der Bundesfachverband der Arzneimittel-Hersteller (BAH), der vor allem die auf den Selbstmedikationsmarkt orientierten Unternehmen vertritt, von einer gewissen Bedeutung.

4.4.2 Arzneimittelzulassung und -distribution
Arzneimittelzulassung
Die Arzneimittelzulassung wird in Deutschland vom Staat reguliert. Darin ähnelt es anderen wohlhabenden Staaten, wobei die Anforderungen und Verfahren in den einzelnen Ländern durchaus sehr unterschiedlich ausfallen (Rosian/Vogler/Habl 2000; Feick 2000a, 2000b; ÖBiG 2001). Die Zulassung und das Inverkehrbringen von Arzneimitteln ist im Arzneimittelgesetz (AMG) geregelt. Das AMG schreibt vor, dass Fertigarzneimittel der Zulassung durch das Bundesinstitut für Arzneimittel und Medizinprodukte (BfArM) bedürfen, eine staatliche Behörde, die 1994 aus dem ehemaligen Bundesgesundheitsamt (BGA) hervorgegangen ist. Die Anerkennung und Zulassung eines Präparats als Arzneimittel ist Voraussetzung für seine Finanzierung durch die GKV. Im Zulassungsverfahren müssen die Antragsteller

die Wirksamkeit, die Unbedenklichkeit und die pharmazeutische Qualität des Arzneimittels («drei Hürden») nachweisen:

- Die Wirksamkeit ist dann gegeben, wenn das Arzneimittel einen positiven Einfluss auf den Gesundheitszustand beziehungsweise die Krankheitssymptome nimmt.
- Die Unbedenklichkeit liegt dann vor, wenn der gesundheitliche Nutzen und die schädlichen Nebenwirkungen (unerwünschten Arzneimittelwirkungen) in einem vertretbaren Verhältnis zueinander stehen.
- Die pharmazeutische Qualität bezieht sich auf die «Beschaffenheit eines Arzneimittels, die nach Identität, Gehalt, Reinheit, sonstigen chemischen, physikalischen, biologischen Eigenschaften oder durch das Herstellungsverfahren bestimmt wird» (§ 4 Abs. 15 AMG).

Darüber hinaus muss der Hersteller bei Kombinationspräparaten den spezifischen Nutzen einer Kombination unterschiedlicher Wirkstoffe nachweisen, wobei zu begründen ist, «dass jeder arzneilich wirksame Bestandteil einen Beitrag zur positiven Beurteilung der Wirksamkeit des Arzneimittels leistet» (§ 22 Abs. 3a AMG). Diese Anforderungen gehen auf die 1976 vorgenommene und 1978 in Kraft getretene Novellierung des AMG zurück. Mit ihr wurde das Zulassungsrecht verschärft und wurden erstmals Anforderungen formuliert, die etwa in den angelsächsischen Staaten bereits seit Jahrzehnten galten. Zuvor war ein Zulassungsverfahren vor dem Marktzutritt überhaupt nicht vorgesehen, sondern wurden Arzneimittel lediglich amtlich registriert (Westphal 1982). Allerdings muss die *Zulassungspraxis* nicht immer mit dem modernisierten *Zulassungsrecht* übereinstimmen. So wenden Kritiker ein, dass manche Zulassungsentscheidungen des BfArM gerade angesichts des rigideren Zulassungsrechts kaum nachvollziehbar seien (z. B. Glaeske 2003: 21ff.).

Zwar erwecken die AMG-Bestimmungen zunächst den Eindruck recht rigider Vorschriften, aber de facto sind die Zulassungsanforderungen nicht übermäßig hoch. Hervorzuheben ist vor allem, dass die amtliche Zulassung nur die prinzipielle Wirksamkeit bescheinigt. Die subjektive Verbesserung des Gesundheitszustands in einer geringen Zahl von Fällen reicht bereits für einen solchen Nachweis aus. Bedenkt man, dass auch Placebos[32] als Medikamente zugelassen sind, so wird deutlich, dass eine solche Anforderung keine hohe Hürde darstellt. Umgekehrt bedeutet dies, dass das BfArM einem Arzneimittel den Marktzutritt in der Regel nur dann verweigern kann, wenn es seinerseits dem Hersteller nachweist, dass das fragliche Medikament unwirksam ist. De facto liegt hier also eine Beweislastumkehr vor, die es den zuständigen Behörden stark erschwert, einem Arzneimittel die Zulassung wegen Unwirksamkeit zu verweigern. Die Beschränkung der Genehmigungskriterien auf die Qualität, Wirksamkeit und Unbedenklichkeit des Arzneimittels bedeutet zugleich, dass der therapeutische Zusatznutzen eines neuen Medikaments bei der Zulassung keine Rolle spielt (z. B. SVR 2002b: 59ff.; dazu bereits: Friedrich/Hehn/Rosenbrock 1977).

Zudem beschränkt sich das BfArM im Zulassungsverfahren weitgehend auf die Prüfung der Herstellerunterlagen und führt keine eigenen Untersuchungen durch. Dabei sind die klinischen Prüfungen in vielen Fällen nicht oder nicht angemessen auf die Praxis der Krankenversorgung zugeschnitten, denn zum einen ist die Zahl der Versuchspersonen recht klein und die Dauer der Prüfung eher kurz, zum anderen orientiert sich die Auswahl der Probanden zumeist an dem Ziel, die Wirksamkeit des Medikaments möglichst frei von «störenden» Einflüssen überprüfen zu können. Gerade diese Einflüsse sind im Versorgungsalltag aber eher die Regel als die Ausnahme. Männer mittleren Alters sind in diesen klinischen Prüfungen überrepräsentiert, Frauen, ältere Menschen und Kinder unterrepräsentiert, und zwar häufig selbst dann, «wenn das betreffende Arzneimittel auch und vorzugsweise in solchen Populationen angewendet werden soll» (Glaeske 2003: 20).

---

32 Placebos sind Präparate, die keinen Wirkstoff enthalten, aber dennoch eine therapeutische Wirkung haben können, indem sie die autosuggestive Kraft des Patienten mobilisieren.

Stellen bereits die Anforderungen des AMG keine sonderlich hohe Hürde für den Marktzutritt dar, so ist mit dem Arzneimittelrecht noch ein weiteres Problem verbunden. Mit der Novellierung des AMG erhielten alle nach dem alten Recht registrierten Medikamente eine pauschale Zulassung («fiktive Zulassung»). Sie sollten bis 1990 in so genannten Nachzulassungsverfahren nach den neuen Kriterien überprüft und gegebenenfalls vom Markt genommen werden. Allerdings verlief diese Überprüfung außerordentlich schleppend und war auch 25 Jahre nach der Verabschiedung des AMG noch nicht abgeschlossen: Mitte 2001 besaß nur etwa die Hälfte der im Verkehr befindlichen Arzneimittel eine Zulassung nach dem «neuen» AMG. Nach wiederholten Interventionen der Europäischen Kommission soll das Nachzulassungsverfahren für alte Arzneimittel nun gestrafft werden und bis 2005 abgeschlossen sein.

Die skizzierte Zulassungspraxis bei Arzneimitteln hat erstens dazu geführt, dass die Zahl der zugelassenen Arzneimittel in Deutschland außerordentlich hoch und der Arzneimittelmarkt entsprechend intransparent ist. Im Jahr 2001 waren hier etwa 50000 Fertigarzneimittel zugelassen. Damit liegt Deutschland hinter den USA an zweiter Stelle in der Welt; Schweden kommt hingegen mit etwa 3500 Arzneimitteln, Frankreich mit etwa 7700 Arzneimitteln aus (Nink/Schröder 2003: 882).[33] Zweitens ist der deutsche Arzneimittelmarkt durch einen hohen Anteil von umstrittenen Medikamenten gekennzeichnet, also Präparaten, deren Wirksamkeit nicht in kontrollierten Studien nachgewiesen ist.

In den vergangenen Jahrzehnten und insbesondere seit den 1990er-Jahren hat die EU für die Arzneimittelzulassung eine stark wachsende Bedeutung erlangt (Permanand/Mossialos 2004). Hintergrund sind Bestrebungen der Europäischen Kommission und des Europäischen Rats, einen europäischen Arzneimittelmarkt zu schaffen, um auf dessen Fehlen zurückgeführte Wachstumshemmnisse zu beseitigen. Die Schaffung eines Systems der europaweiten Arzneimittelzulassung gilt ihnen dafür als eine wichtige Voraussetzung. In den Mitgliedstaaten der EU sind drei unterschiedliche Wege für die Zulassung möglich:

- das zentrale Zulassungsverfahren
- das dezentrale Zulassungsverfahren
- das nationale Zulassungsverfahren.

Das *zentrale Zulassungsverfahren* ist dadurch gekennzeichnet, dass einem Arzneimittel durch eine europäische Institution die Zulassung für den gesamten EU-Raum erteilt wird. Es ist für innovative, biotechnologische Präparate und – seit 2004 – für neue Wirkstoffe zur Behandlungs von Krebserkrankungen, neurogenerativen Erkrankungen, Diabetes und Aids obligatorisch.[34] Für andere Medikamente, die auch als innovativ eingestuft werden, kann dieses Verfahren gewählt werden. Beim zentralen Zulassungsverfahren muss die Zulassung bei der Europäischen Agentur für die Beurteilung von Arzneimitteln (EMEA) in London beantragt werden. In der EMEA ist ein Evaluierungskomitee dafür zuständig, Empfehlungen über die Zulassung auszuarbeiten. Es setzt sich aus jeweils zwei Vertretern der nationalen Zulassungsbehörden zusammen. Die EMEA leitet die Empfehlung des Evaluierungskomitees an die Europäische Kommission weiter, die auf dieser Grundlage schließlich über die Zulassung entscheidet. Hat ein Arzneimittel dieses Verfahren erfolgreich durchlaufen, ist es automatisch in allen Mitgliedstaaten der EU zugelassen. Das zentrale Zulassungsverfahren gewinnt seit seinem Inkrafttreten stark an Bedeutung: Von den 17 im Jahr 2003 in Deutschland erstmals in die Therapie eingeführten neuen Arzneistoffen wurden allein 15 auf diesem Wege zugelassen (Fricke/Schwabe 2004: 38f.).

Das *dezentrale Anerkennungsverfahren* müssen alle anderen Arzneimittel durchlaufen, für die in

---

33 Zu berücksichtigen ist dabei, dass in Deutschland im Unterschied zu vielen anderen Ländern zum einen bestimmte Heilwässer, Stärkungsmittel etc. zu den Arzneimitteln gerechnet werden, zum anderen nicht nur einzelne Wirkstoffe, sondern auch jede Dosierungsstärke und Darreichungsform bei der Zählung berücksichtigt wird. Aber auch wenn man dies in Rechnung stellt, bleibt die Zahl der auf dem Markt zugelassenen Arzneimittel außerordentlich hoch.

34 Ab 2008 ist es auch für neue Wirkstoffe zur Behandlung von Immunschwächen, Autoimmunerkrankungen und Viruserkrankungen zwingend vorgeschrieben.

mehr als einem Mitgliedstaat die Zulassung beantragt wird. Die Zulassung erfolgt durch die EU-Mitgliedstaaten. Jedoch handeln diese auf der Grundlage eines gemeinsamen Verfahrens, das auf der wechselseitigen Anerkennung von Zulassungskriterien und -entscheidungen durch alle EU-Mitgliedstaaten beruht. Bei diesem Verfahren werden Zulassungsanträge in einem Referenzmitgliedstaat und in den anderen Mitgliedstaaten gestellt, in denen eine Zulassung angestrebt wird. Die Zulassungsbehörde des Referenzmitgliedstaats entscheidet über die Erstzulassung des Medikaments. Bei einer positiven Entscheidung hat der Hersteller einen Anspruch auf Anerkennung dieser Entscheidungen auch durch die zuständigen Behörden der anderen Mitgliedstaaten. Diese dürfen eine Anerkennung der Erstzulassung nur in begründeten Ausnahmefällen verweigern. Wenn dies dennoch geschieht[35], kann das betreffende Unternehmen versuchen, die Zulassung über ein europäisches Schiedsverfahren unter Beteiligung der EMEA zu erreichen. Die in diesem Schiedsverfahren getroffene Entscheidung ist dann für alle Beteiligten bindend. Beim dezentralen Anerkennungsverfahren spielen also Entscheidungen auf europäischer Ebene eine deutlich geringere Rolle als beim zentralen Verfahren.

Das *nationale Zulassungsverfahren* findet bei allen Arzneimitteln Anwendung, die nicht zwingend unter das dezentrale Zulassungsverfahren fallen und nur in einem Mitgliedstaat vertrieben werden sollen. Mit der Einführung des zentralen bzw. dezentralen Zulassungsverfahrens für den internationalen Vertrieb von Arzneimitteln verliert es aber stark an Bedeutung.

---

35 Derartige Ablehnungen kommen allerdings recht häufig vor. Dies hat oft damit zu tun, dass die wirtschaftlichen Interessen der heimischen Pharmunternehmen für das Handeln der Zulassungsbehörden von großer Bedeutung sind. Sehen sie diese durch die Erstzulassung eines Medikaments in einem anderen Mitgliedstaat gefährdet, ist die – sachlich oft unbegründete – Berufung auf die Ausnahmetatbestände ein gern eingeschlagener Weg, um befürchtete ökonomische Nachteile von der heimischen Pharmaindustrie abzuwenden.

Der Trend zur Europäisierung der Arzneimittelzulassung setzte sich auch zu Beginn dieses Jahrhunderts weiter fort. Im Jahr 2004 hat die Europäische Kommission wichtige Veränderungen am europäischen Zulassungsverfahren vorgenommen (Kommission 2004). Sie beschloss ein beschleunigtes Zulassungsverfahren für solche Arzneimittel, an denen wegen ihrer Bedeutung für die öffentliche Gesundheit und wegen ihres innovativen Charakters ein besonderes Interesse besteht. Zudem wurde die Praxis der Dauerzulassung eines Medikaments geändert: Musste die Zulassung bisher alle fünf Jahre erneuert werden, so ist nun lediglich eine einmalige Überprüfung fünf Jahre nach der Erstzulassung erforderlich.

Schaffung einer «Deutschen Arzneimittelagentur» (DAMA)

Die Etablierung europäischer Zulassungsverfahren setzt die nationalstaatlichen Zulassungsbehörden unter einen erheblichen Anpassungsdruck (Schmucker 2005). Beim zentralen Zulassungsverfahren hängt ihre Rolle davon ab, ob sie in einem Verfahren von der EMEA zum Berichterstatter ernannt werden; im dezentralen Verfahren davon, ob die Arzneimittelhersteller sie als Referenzbehörde für die Erstzulassung auswählen. Die Entscheidung von Herstellern für eine bestimmte Behörde ist abhängig von ihrer wahrgenommenen Effizienz. Mit dieser neuen Konstellation geraten die Zulassungsbehörden unter einen erheblichen Konkurrenzdruck. In dem Maße, wie einzelne Behörden in dieser Konkurrenz ins Hintertreffen geraten, sinkt ihr Einfluss auf die Arzneimittelzulassung in dem vormals autonom regulierten Zuständigkeitsgebiet. Außerdem hängen auch ihr Ansehen, ihre finanzielle Situation und damit in der Perspektive auch ihr Fortbestand von der Auftragslage ab. Um Nachteile in der Konkurrenz zu vermeiden, wächst der Druck, Zulassungsverfahren rasch und aus Sicht der Auftraggeber erfolgreich durchzuführen.

Vor dem Hintergrund dieser Entwicklung ist die Zulassungspraxis des BfArM zunehmend in die Kritik geraten (z. B. Taskforce 2004; Wissenschaftsrat 2004). Diese Kritik bezog sich auf folgende Aspekte:

- Das Zulassungsverfahren sei mit 26 Monaten viel zu lang – vorgesehen sind laut AMG sieben Monate.
- Der Anteil des BfArM an den europäischen Zulassungsverfahren sei viel zu gering, denn Deutschland ist in der EU zwar der größte Arzneimittelmarkt, liegt aber in der Zulassungsstatistik nur auf dem fünften Platz.
- Die Kooperation mit den Antragstellern sei unzureichend. Insbesondere das Verbot zum Kontakt mit den Antragstellern vor der Einreichung eines Antrags führe dazu, dass diese nicht angemessen beraten würden.

Die rot-grüne Bundesregierung brachte daher einen Gesetzentwurf in den Bundestag ein, der einen weit reichenden Umbau der Arzneimittelzulassung in Deutschland vorsieht (Bundesrat 2005). Zwar konnte dieser Entwurf wegen der vorgezogenen Neuwahlen nicht mehr in der 15. Legislaturperiode verabschiedet werden. Da sein Anliegen aber auch von CDU/CSU und FDP geteilt wird, ist davon auszugehen, dass – in welcher Regierungskonstellation auch immer – die darin formulierte Grundlinie weiter verfolgt werden wird. Genau deshalb ist er hier auch von Interesse.

Im Zentrum des Gesetzentwurfs steht die Umwandlung des BfArM in eine Deutsche Arzneimittelagentur (DAMA). Diese neue Einrichtung soll nicht mehr wie das BfArM eine Bundesoberbehörde – im Geschäftsbereich des BMGS – sein, sondern zu einer Anstalt öffentlichen Rechts werden. Dies würde bedeuten, dass das BMGS kein uneingeschränktes Weisungsrecht mehr hätte, sondern nur noch die Rechtsaufsicht über die DAMA ausüben würde. Die DAMA wäre mit einer Hoheit in Organisations-, Personal- und Finanzfragen ausgestattet. Der Vorstand würde nicht mehr im Beamtenverhältnis, sondern in einem privatrechtlichen Dienstverhältnis zu seinem Arbeitgeber stehen.

Auch die Finanzierung der Institution soll auf eine neue Grundlage gestellt werden. Für die Arzneimittelzulassung soll künftig der Grundsatz der Selbstfinanzierung gelten, das heißt diese Tätigkeit soll ausschließlich mit den Gebühren und Entgelten der Antragsteller finanziert werden. Lediglich bei der Arzneimittelüberwachung soll eine Finanzierung aus Steuermitteln möglich sein, allerdings auch nur dann, wenn die Eigenmittel der DAMA nicht ausreichen. Angestrebt wird also ein weitgehender Rückzug des Bundes. Nach Möglichkeit soll die neue Einrichtung vollständig ohne staatliche Mittel auskommen.

Erklärtes Ziel des Gesetzentwurfs ist es, die Zulassungsverfahren zu beschleunigen und effizienter zu gestalten. Damit verbindet sich die Hoffnung, dass Deutschland bei der Arzneimittelzulassung in Europa künftig eine Schlüsselrolle spielt und der Pharma-Standort Deutschland gestärkt wird. Insgesamt zielen diese Reformabsichten darauf, die Arzneimittelzulassung und die sie tragenden Institutionen grundlegend zu verändern. An die Stelle einer behördenähnlichen «staatlichen Regulierungsinstanz der Pharmaindustrie» soll eine «nach privatwirtschaftlichen Kriterien aufgebaute Dienstleistungsagentur für die Pharmaindustrie» treten (Schmucker 2005). Damit würde sich Deutschland den in anderen Ländern bereits vollzogenen Veränderungen anpassen. Sie laufen auf eine engere Verflechtung von Staat und pharmazeutischer Industrie und auf eine stärkere Orientierung der Zulassungspraxis am Kundeninteresse hinaus.

Mit diesen Veränderungen sind erhebliche Risiken verbunden. Die internationale Konkurrenz der Zulassungseinrichtungen und ihre Abhängigkeit von den Gebühren und Entgelten der pharmazeutischen Industrie könnte – so ist zu befürchten – dazu führen, dass die Zulassungsbehörden den Gesichtspunkt der Arzneimittelsicherheit hinter ihrem institutionellen Eigeninteresse und dem Interesse von Pharmaunternehmen zurückstellen. In jedem Fall bergen sie die Gefahr einer Vereinnahmung der Institutionen durch ihre Auftraggeber mit der Folge einer sinkenden Fähigkeit und Motivation zur wirksamen Kontrolle bei der Arzneimittelzulassung (z. B. Kiewel 2003).

Beobachtung von Arzneimittelrisiken

Der therapeutische Wert eines Medikaments kann üblicherweise erst nach langjährigen Erfahrungen mit seinem Nutzen und seinen Risiken bestimmt werden. Daher ist die kontinuierliche, systematische Beobachtung der erwünschten und unerwünschten Wirkungen eines Medikaments nach der Markteinführung ein unverzichtbares Instrument der Qualitätssicherung in der Arzneimittelversorgung (Glaeske/Greiser/Hart 1993). In Deutschland existiert ein solches Instrumentarium jedoch nicht. Vielmehr findet sich hier ein System der Spontanerfassung von einzelnen Verdachtsfällen, die dem BfArM von Ärzten oder Arzneimittelherstellern angezeigt werden. Zwar gehen dort jährlich etwa 20 000 Verdachtsmeldungen ein (Kiewel 2002: 176), vermutlich wird damit aber nur ein kleiner Teil der unerwünschten Arzneimittelwirkungen bekannt (z. B. Göttler et al. 1999). Des Weiteren ist die Arzneimittelkommission der deutschen Ärzteschaft von Bedeutung. Sie gibt im Auftrag der Bundesärztekammer unter anderem Stellungnahmen zur Herstellung und Verwendung von Arzneimitteln ab. Außerdem erfasst, dokumentiert und bewertet sie unerwünschte Arzneimittelwirkungen, die ihr die Ärzte mitzuteilen haben. Insgesamt betrachtet ist das deutsche Spontanerfassungssystem nicht geeignet, Inzidenz, Prävalenz und Schwere unerwünschter Arzneimittelwirkungen sowie Kausalzusammenhänge zwischen Arzneimittelkonsum und unerwünschten Nebenwirkungen systematisch zu erfassen. Dies zu ermöglichen würde den Aufbau umfassender Datenbanken erfordern, die in anderen Ländern bereits existieren.

Arzneimitteldistribution

Die Arzneimitteldistribution ist in Deutschland sehr restriktiv geregelt. Grundsätzlich wird zwischen verschreibungspflichtigen, apothekenpflichtigen und frei verkäuflichen Arzneimitteln unterschieden; verschreibungspflichtige und apothekenpflichtige Medikamente dürfen nur in Apotheken abgegeben werden (§§ 43, 48, 49 AMG). Frei verkäufliche Arzneimittel (Heilwässer, bestimmte Mund- und Rachentherapeutika, Multivitamine, pflanzliche Mittel u. ä.) sind von der Verschreibungs- und Apothekenpflicht freigestellt und können zum Beispiel in Drogerie- und Verbrauchermärkten sowie in Reformhäusern abgegeben werden (§ 44 AMG). Zur Freigabe bestimmter Arzneimittel für den Verkehr außerhalb der Apotheken bedarf es einer Rechtsverordnung des BMGS (§ 45 AMG).

Die wichtigsten Auslieferer von Fertigarzneimitteln sind Apotheken, die für weite Bereiche des Arzneimittelvertriebs ein Monopol innehaben. Am Jahresende 2003 gab es in Deutschland 21 305 niedergelassene (öffentliche) Apotheken und 522 Krankenhausapotheken, die Arzneimittel im Rahmen der stationären Versorgung abgeben (ABDA et al. 2004). Deren Vertriebsvolumen ist mit einem Anteil von rund 14 Prozent im Vergleich zu dem der niedergelassenen Apotheken (rund 86 %) recht gering (BPI 2002: 8). Allerdings könnten sie künftig an Bedeutung gewinnen, denn das GMG gestattet es den Krankenhausapotheken erstmals, sich an der ambulanten Versorgung zu beteiligen. Dies ist dann möglich, wenn das betreffende Krankenhaus vom Zulassungsausschuss dazu ermächtigt bzw. vertraglich (etwa im Rahmen von Verträgen zur integrierten Versorgung) berechtigt ist.

Niedergelassene Apotheken unterliegen nach dem Apothekergesetz (ApoG) einem Fremdbesitzverbot (§ 2 ApoG). Dies bedeutet, dass es nur einem *Apotheker* gestattet ist, eine Apotheke zu besitzen und zu betreiben. Bis Ende 2003 galt für Apotheker auch ein Mehrbesitzverbot: Jedem Apotheker war also das Eigentum an nur *einer* Apotheke gestattet. Die Gründung von Filialen oder gar die Bildung von Apothekenketten war damit verboten. Dieses Mehrbesitzverbot ist mit dem GMG vorsichtig gelockert worden (§ 2 ApoG). Nunmehr ist es dem Besitzer einer Hauptapotheke gestattet, bis zu drei Filialen zu gründen (§§ 1 und 2 ApoG). Ein Apotheker muss dafür eine Erlaubnis beantragen, die an restriktive Voraussetzungen gebunden ist. Dazu zählt unter anderem, dass

- die Filialen in demselben Landkreis oder in derselben kreisfreien Stadt beziehungsweise in benachbarten Landkreisen oder kreisfreien Städten liegen,
- der Filialbetreiber persönlich eine Hauptapotheke führt und

- für jede Filiale ein Apotheker als Verantwortlicher benannt wird, der denselben Verpflichtungen unterliegt wie ein Apothekenleiter (§ 2 Abs. 4 und 5 ApoG).

Die Apothekendichte in Deutschland ist im internationalen Vergleich sehr hoch. 2003 kam im Bundesdurchschnitt auf 3875 Einwohner eine Apotheke (ABDA et al. 2004). Allerdings existiert auch ein beträchtliches regionales Gefälle: Im Saarland versorgte eine Apotheke 3052 Einwohner, in Brandenburg 4937 Einwohner. Generell ist die Apothekendichte in den neuen Bundesländern deutlich niedriger als im Westen, ohne dass es deshalb zu Versorgungsengpässen kommen würde.

Seit dem 1.1.2004 ist in Deutschland auch der Versandhandel mit Arzneimitteln grundsätzlich gestattet (§ 11a ApoG). Allerdings ist die Aufnahme des Versandhandels an restriktive Voraussetzungen geknüpft. Dazu zählt unter anderem, dass der Versandhandel

- nur einem Apotheker gestattet werden kann
- nur zusätzlich zum normalen Betrieb aus einer öffentlichen Apotheke erfolgen kann
- den für den sonstigen Apothekenbetrieb üblichen Vorschriften zu folgen hat.

Diese Gesetzesänderung steht im Zusammenhang mit den Kostendämpfungsbemühungen im Gesundheitswesen: Ihr war eine längere Diskussion über eine Aufhebung des Versandhandelsverbots für Arzneimittel vorangegangen. So wurde argumentiert, dass die Einbeziehung des niederländischen Internet-Handelsunternehmens «DocMorris» auf der Grundlage des Arzneimittelumsatzes im Jahr 2001 Einsparungen in Höhe von 1,2 Milliarden Euro ermöglicht hätte (Nink/Schröder 2003: 888). Allerdings ist bei derartigen Berechnungen zu berücksichtigen, dass Apotheken auch Funktionen wahrnehmen (z. B. den Notdienst), die über die Arzneimittelpreise in einer Mischkalkulation mit finanziert werden. Bei einer Liberalisierung des Arzneimittelvertriebs wäre also zu klären, von wem derartige Aufgaben wahrzunehmen und wie diese zu honorieren wären.

Anders als in manchen anderen Ländern ist Ärzten in Deutschland die Direktabgabe von Arzneimitteln verboten (Dispensierverbot). Zwar können sie Maßnahmen der Direktmedikation (z. B. Injektionen) durchführen, dürfen Medikamente aber sonst nur als Ärztemuster abgeben, die sie in geringen und geregelten Mengen von den Herstellern bekommen.

Die Apotheken beziehen den Großteil der Arzneimittel nicht direkt vom Hersteller, sondern über den Großhandel, der im Unterschied zur Apothekenlandschaft und zur pharmazeutischen Industrie außerordentlich stark konzentriert ist: Die fünf größten Unternehmen verfügen über einen Marktanteil von mehr als 80 Prozent.

Patentschutz – Originalpräparate – Generika
Neu zugelassene Arzneimittel verfügen über einen Patentschutz von 20 Jahren. Dieser Zeitraum gilt vom Zeitpunkt der Patentanmeldung an, nicht von dem der Marktzulassung. Da im Allgemeinen eine frühzeitige Patentanmeldung – bereits während des Entwicklungsprozesses – notwendig und das Zulassungsverfahren häufig sehr langwierig ist, kann die effektive Patentlaufzeit erheblich kürzer ausfallen. Vor diesem Hintergrund hat die EU eine Ergänzung nationalstaatlicher Regelungen vorgenommen und garantiert jedem Arzneimittel einen 15-jährigen Patentschutz ab dem Zeitpunkt der Marktzulassung.

Arzneimittel lassen sich unterscheiden nach – patentgeschützten – Originalpräparaten (Erstanbieterprodukten) und Generika. Generika sind Nachahmerpräparate, die nach dem Ablauf des Patentschutzes für das Originalmedikament von anderen Unternehmen auf dem Markt angeboten werden können. Die Preise für Generika liegen in aller Regel unter denen des Originalpräparats, weil mit dem Auslaufen des Patentschutzes der Wettbewerb zwischen unterschiedlichen Anbietern eines Wirkstoffs möglich ist und die Anbieter von Generika in der Regel nur auf dem Wege der Preisunterbietung eine Marktchance haben. Diese ist ihnen auch durchaus möglich, weil sie keine Forschungsaufwendungen zu tragen haben. Zudem sind für die Zulassung keine klinischen Studien erforderlich, sondern erfolgt diese als bezugnehmende Zulassung, also unter Hinweis auf das bereits beim Originalpräparat durchgeführte Verfahren. In den vergangenen zwei Jahrzehnten vollzog sich ein Trend hin zur Verordnung von Nachahmerpräparaten. Im Jahr 2003 belief sich der Verordnungsanteil von Generika am Gesamtmarkt auf 54,1 Prozent, der Umsatzanteil auf 30,3 Prozent (Schwabe 2004: 15). Der Anstieg des Umsatzanteils fiel allerdings schwächer aus als der Anstieg des Verordnungsanteils von Generika; zudem ist der Umsatzanteil seit 1993 sogar wieder leicht rückläufig (Tab. 44).

Auch der Anteil der Generikaverordnungen am generikafähigen Markt hat sich in den vergangenen Jahren deutlich erhöht. 2003 lag der entsprechende Verordnungsanteil bei 75,3 Prozent (1981: 27,3 %), der Umsatzanteil bei 67,5 Prozent (1981: 22,2 %) (Schwabe 2004: 14). Das durch Generika realisierbare Einsparpotenzial wird damit besser ausgeschöpft als in der Vergangenheit und in den meisten anderen EU-Ländern. Die verstärkte Verordnung von Generika entspricht einem internationalen Trend und ist in erster Linie eine Folge der verbreiteten Kostendämpfungspolitik (ÖBiG 2001). In Deutschland waren es vor allem die Einführung der Arzneimittelbudgets und die mit ihr verstärkten Bemühungen der Kassen um eine wirtschaftlichere Arzneimittelverordnung, die die Vertragsärzte veranlassten, häufiger auf Generika zurückzugreifen.

4.4.3 Preis- und Mengensteuerung in der Arzneimittelversorgung

Wie andere Leistungsarten der GKV steht auch der Arzneimittelsektor seit Mitte der 1990er-Jahre unter den Vorzeichen der Kostendämpfungspolitik. Grundsätzlich sind sehr unterschiedliche Ebenen und Ansatzpunkte für die Begrenzung der Arzneimittelausgaben möglich. Für die Gesundheitspolitik in Deutschland ist kennzeichnend, dass sie dabei auf einen komplexen Mix von Steuerungsinstrumenten setzt. Das Ziel der Kostendämpfung kann grundsätzlich auf unterschiedlichen Wegen verfolgt werden (Tab. 45).

Verordnungsfähigkeit von Arzneimitteln in der GKV

Zu den wichtigsten Steuerungsinstrumenten in der Arzneimittelversorgung zählt die Einschränkung der zu Lasten der Krankenkassen verordnungsfähigen Arzneimittel. Sie setzt unterhalb der Ebene der Arzneimittelzulassung an und versucht Steuerungseffekte dadurch zu erzielen, dass sie den Krankenkassen die Finanzierung bestimmter – grundsätzlich verfügbarer – Arzneimittel untersagt. Sie kann sowohl als Instrument der Kostendämpfung als auch als Instrument der Qualitätssicherung dienen. Seit den 1980er-Jahren hat der Gesetzgeber diverse Einschränkungen der Verordnungsfähigkeit verfügt.

Seit dem 1.1.1983 sind Bagatellarzneimittel, also Medikamente gegen als geringfügig einge-

Tabelle 44: Umsatz- und Verordnungsanteil von Generika am gesamten GKV-Arzneimittelmarkt 1981 bis 2003.

Jahr	Umsatzanteil	Verordnungsanteil
1981	11,1 %	10,9 %
1982	12,5 %	12,7 %
1983	13,8 %	14,6 %
1984	14,7 %	16,6 %
1985	16,4 %	18,8 %
1986	18,7 %	21,4 %
1987	20,6 %	24,0 %
1988	21,9 %	26,1 %
1989	23,4 %	28,6 %
1990	24,3 %	30,3 %
1991	28,8 %	36,5 %
1992	29,1 %	37,9 %
1993	32,3 %	41,6 %
1994	32,2 %	41,0 %
1995	33,0 %	42,3 %
1996	32,3 %	43,4 %
1997	32,3 %	45,0 %
1998	31,2 %	44,9 %
1999	31,4 %	47,1 %
2000	31,9 %	49,0 %
2001[1]	29,9 %	50,1 %
2002	29,8 %	52,2 %
2003	30,3 %	54,1 %

1 ab 2001 mit neuem Warenkorb
Quelle: Schwabe 2004: 15

Tabelle 45: Instrumente der Kostendämpfung im Arzneimittelsektor.

Steuerungsmaßnahme[1]	Primäre Wirkungsebene		Art der Steuerungswirkung	
	Preis	Menge	direkt	indirekt
Staatliche Preisfestsetzungen	x		x	
Staatliche Preisstopps und -senkungen	x		x	x
Festbeträge	x		x^2	x^2
Arzneimittelbudgets		x		x
Positiv- und Negativlisten		x		x
Ausschluss aus Positivliste		x		x
Rezeptfreistellung von Arzneimitteln		x		x
Zuzahlungen		x		x
Förderung von Generika	x			x

1 Zur Funktionsweise der jeweiligen Steuerungsmaßnahmen siehe unten
2 Die Steuerungswirkung von Festbeträgen kann mit guten Gründen sowohl als «direkt» als auch als «indirekt» charakterisiert werden. Direkt wirken sie insofern, als sie die Erstattungsgrenze für bestimmte Arzneimittel durch die Finanzierungsträger definieren. Indirekt wirken sie insofern, als die Preisbildung letztlich weiterhin den Firmen überlassen bleibt und die Erstattungsgrenze sowohl unter- als auch überschritten werden kann.
Quelle: ÖBiG 2001: 11 (geringfügig modifiziert)

stufte Gesundheitsstörungen, für Versicherte über 18 Jahre von der Verordnungsfähigkeit durch die GKV (§ 34 Abs. 1 SGB V) ausgeschlossen. Dabei handelt es sich um Erkältungs- und Grippemittel, Mund- und Rachentherapeutika, Abführmittel und Mittel gegen Reisekrankheit. Darüber hinaus wurde 1989 eine so genannte Negativliste in das SGB V aufgenommen, die zusätzlich unwirtschaftliche Arzneimittel von der Verordnung zu Lasten der Kassen ausschließt (§ 34 Abs. 3 SGB V). Dies betrifft Arzneimittel,
- die für das Therapieziel nicht erforderliche Bestandteile enthalten
- deren Wirksamkeit wegen der Vielzahl der enthaltenen Wirkstoffe nicht sicher beurteilt werden kann oder
- deren Wirksamkeit nicht nachgewiesen ist.

Die Negativliste wird durch eine Rechtsverordnung des BMGS im Einvernehmen mit dem Bundeswirtschaftsministerium und mit Zustimmung des Bundesrats erstellt – erstmals geschah dies 1991 – und in unregelmäßigen Abständen aktualisiert. Für die Realisierung von Einsparungen ist sie allerdings von eher geringer Bedeutung, weil ein großer Teil der betreffenden Arzneimittel mittlerweile vom Markt verschwunden ist (Nink/Schröder/Selke 2001: 814).

Eine weit größere Aufmerksamkeit zieht in der gesundheitspolitischen Diskussion die Positivliste auf sich. Sie soll ausschließlich jene Medikamente umfassen, die als wirksam gelten können. Nur noch diese sollen zu Lasten der GKV verordnet werden können; umstrittene Arzneimittel oder Arzneimittel mit geringfügigem therapeutischem Nutzen würden hingegen von der Erstattungsfähigkeit durch die Krankenkassen ausgeschlossen. Eine Positivliste könnte somit die Markttransparenz erhöhen und die Qualität der Arzneimittelversorgung verbessern. Inwieweit sie auch Einsparungen mit sich bringen würde, ist umstritten: Der Arzneiverordnungs-Report 2001 geht von einem Einsparvolumen in Höhe von 1,0 Milliarden Euro aus (Schwabe 2001: 2); andere Schätzungen fallen zum Teil weit niedriger aus und halten es für unwahrscheinlich, dass in relevantem Umfang Einsparpotenziale erschlossen werden (SVR 2002b: 41f.). Es sind aber auch weniger die möglichen Einspareffekte, sondern vor allem die erwarteten Verbesserungen der Versorgungsqualität, mit denen die Befürworter, zu denen vor allem die Krankenkassen zählen, die Einführung dieses Instruments begründen. In der Ärzteschaft und vor allem in der Pharmaindustrie stößt die Positivliste auf heftigen Widerstand, der in erster Linie auf die von ihr berührten Interessen zurückzuführen ist. Die Ärzteschaft sieht ihre professionelle Autonomie und die Pharmaindustrie ihre Gewinne bedroht, wenn das Spektrum der verordnungsfähigen Medikamente durch den Gesetzgeber eingeschränkt wird. Das zur Legitimation von ihnen vielfach verwendete Argument, eine Positivliste führe zur Minderung der Versorgungsqualität beziehungsweise zu Rationierungen, lässt sich vor dem Hintergrund der Erfahrungen mit den in nahezu allen anderen europäischen Ländern eingeführten Positivlisten (Schneider et al. 1998: 66ff.) nicht aufrechterhalten.

Die legislative Geschichte der Positivliste ist durchaus wechselvoll. Erstmals sah – auf Initiative der SPD – das GSG 1993 ihre Einführung vor, jedoch hob die konservativ-liberale Bundestagsmehrheit diese Bestimmung 1995 wieder auf, noch bevor sie umgesetzt werden konnte. Das GKV-GRG 2000 nahm sie erneut in das Sozialgesetzbuch auf (§ 33a SGB V). Demzufolge sollten dort diejenigen Arzneimittel aufgenommen werden, «die für eine zweckmäßige, ausreichende und notwendige Behandlung, Prävention oder Diagnose von Krankheiten oder erheblichen Gesundheitsstörungen geeignet sind; Voraussetzung für diese Eignung ist ein mehr als geringfügiger therapeutischer Nutzen» (§ 33a Abs. 7 SGB V). Allerdings ging die Bildung der Positivliste nur sehr schleppend voran. Die zu ihrer Vorbereitung eingerichtete «Kommission für die Arzneimittelverordnung» übergab erst im Frühjahr 2002 dem BMG eine entsprechende Vorschlagsliste. Im Herbst 2002 brachte die Bundesregierung schließlich einen Gesetzentwurf zur Einführung einer Positivliste in den Bundestag ein, der es ermöglichen sollte, dass dieses Steuerungsinstrument im Jahr 2003 in Kraft treten kann. Die CDU/CSU-Fraktion im Bundestag setzte aber bei den Verhandlungen über das GMG im Herbst 2003 einen Verzicht auf die Positivliste durch.

Das GMG beinhaltete weit reichende Entscheidungen für die Verordnungsfähigkeit von Arzneimitteln in der GKV. Zum einen wurden nicht verschreibungspflichtige Arzneimittel, für welche die GKV im Jahr 2002 rund 2,3 Milliarden aufwendete, aus dem GKV-Leistungskatalog weitgehend ausgegrenzt (§ 34 Abs. 1 SGB V). Zum anderen wurde das «Institut für Qualität und Wirtschaftlichkeit im Gesundheitswesen» gegründet (§ 35b SGB V), zu dessen wichtigsten Aufgaben die Nutzenbewertung von Arzneimitteln zählt (s. Kap. 5.1).

Preissteuerung

Ein wichtiges Instrument der Kostendämpfung in der Arzneimittelpolitik ist die öffentliche – zumeist staatliche – Regulierung der Arzneimittelpreise, die in allen EU-Ländern anzutreffen ist (ÖBiG 2001). Auch Deutschland, wo der Staat seine einschlägigen Bemühungen seit dem Ende der 1980er-Jahre deutlich verstärkt hat, macht hier keine Ausnahme. Allerdings spielt hier die unmittelbar staatliche Regulierung der Arzneimittelpreise eine im internationalen Vergleich nach wie vor nur geringe Rolle. Folgende Grundmerkmale sind für das System der Preisbildung bei verschreibungspflichtigen Arzneimitteln charakteristisch:

- Die unmittelbar staatliche Preissteuerung bezieht sich nicht auf die Herstellerabgabepreise, sondern lediglich auf die Festsetzung der Großhandels- und der Apothekerzuschläge auf die jeweiligen Einkaufspreise («Preisbindung der zweiten Hand»).
- Eine direkte Steuerung der Endverbraucherpreise bezieht sich nur auf einen Teil der Arzneimittel, nämlich diejenigen ohne Patentschutz.
- Bei den Endverbraucherpreisen wiederum interveniert der Staat nicht selbst, sondern erfolgt die Preisfestsetzung beziehungsweise die Festsetzung einer Erstattungsgrenze auf dem Wege der korporatistischen Steuerung. Die dafür notwendigen Kompetenzen delegiert

der Staat an die Spitzenverbände der Krankenkassen.

Die «Preisbindung der zweiten Hand» erfolgt durch die staatliche Festsetzung von Zuschlägen beziehungsweise Handelsspannen beim Verkauf von Medikamenten durch den Arzneimittelgroßhandel und die Apotheken. Dies geschieht mittels der Arzneimittelpreisverordnung (AMPreisV), die der Bundeswirtschaftsminister im Einvernehmen mit dem Bundesgesundheitsminister und mit Zustimmung des Bundesrates erlässt. Mit diesen Zuschlägen sind einheitliche Apothekenabgabepreise für Arzneimittel gewährleistet. Dies bedeutet zugleich, dass bei den Arzneimitteln ein Preiswettbewerb zwischen den Apotheken nicht möglich ist. Bis Ende 2003 hatte der Großhandel gemäß der AMPreisV einen preisdegressiven Aufschlag bei den Apotheken auf die Herstellerabgabepreise zu erheben, der in acht Stufen von 12 bis 21 Prozent reichte (§ 2 AMPreisV – alt). Der Apothekenabgabepreis wiederum ergab sich aus dem jeweiligen Einkaufspreis zuzüglich eines in sieben Stufen gestaffelten ebenfalls degressiven Preisaufschlags zwischen 30 und 68 Prozent (§ 3 AMPreisV – alt).

Das GMG sieht mit Wirkung vom 1.1.2004 eine Neuordnung der Arzneimittelpreisbildung vor. Seitdem entfällt der Großhandelsrabatt und wird die Großhandelsspanne bei einem Herstellerabgabepreis von bis zu 1200 Euro degressiv von 15 bis 6 Prozent gestaffelt, wobei sie ab einem Herstellerabgabepreis von 1201 Euro pauschal 72 Euro beträgt (§ 2 AMPreisV). Zudem wird ein Aufschlag von 3 Prozent auf den Herstellerabgabepreis, ein weiterer Pauschalzuschlag von 8,10 Euro je abgegebenem Medikament sowie die Umsatzsteuer erhoben (§ 3 AMPreisV). Diese Neuregelung beinhaltet also eine Abkehr von der prozentualen und eine weitgehende Ausrichtung an einer pauschalen Vergütung. Sie verfolgt vor allem das Ziel, den Apothekern die mit dem bisherigen Preisbildungssystem verbundenen Anreize zur Abgabe teurer Medikamente zu nehmen.

Das wichtigste Instrument zur Regulierung von Endverbraucherpreisen im Arzneimittelsektor sind die mit dem GRG 1989 eingeführten Festbeträge (§ 35 SGB V). Ein Festbetrag ist jener Geldbetrag, bis zu dem die Krankenkassen die Kosten eines Arzneimittels übernehmen. Übersteigt der Preis den Festbetrag, so muss der Patient die Differenz – zusätzlich zu dem ohnehin zu entrichtenden Zuzahlungsbetrag – privat tragen. Da Patienten ein solches teureres Medikament zumindest dann kaum nachfragen würden, wenn ein vergleichbares oder identisches Präparat angeboten wird, das den Grenzbetrag nicht überschreitet, wirken die Festbeträge für die Arzneimittelhersteller gleichsam als Höchstpreise. Genau davon erhofft man sich einen Beitrag zur Kostendämpfung bei den Arzneimittelausgaben. In der Tat lagen nur bei 3,5 Prozent der verordneten Festbetragsarzneimittel die Endverbraucherpreise über dem Festbetrag (Handelsblatt vom 20.3.2002).

Festbeträge werden in einem zweistufigen Verfahren festgelegt. Zunächst bestimmt der Gemeinsame Bundesausschuss (G-BA) in der Zusammensetzung für die ambulante Versorgung, für welche Gruppen von Arzneimitteln Festbeträge gebildet werden. Das SGB V schreibt grundsätzlich vor, dass in diesen Gruppen jeweils Arzneimittel mit

- identischen Wirkstoffen (Stufe 1)
- pharmakologisch-therapeutisch vergleichbaren Wirkstoffen (Stufe 2) und
- therapeutisch vergleichbarer Wirkung (Stufe 3)

zusammengefasst werden sollen (§ 35 Abs. 1 SGB V). In einem zweiten Schritt setzen die Spitzenverbände der Krankenkassen gemeinsam und einheitlich die jeweiligen Festbeträge fest.[36] Sie sind so zu gestalten, dass sie eine ausreichende, zweckmäßige und wirtschaftliche sowie in der Qualität gesicherte Versorgung gewährleisten (§ 35 Abs. 5 SGB V). Sie sollen einen wirksamen Preiswettbewerb auslösen und Wirtschaftlichkeitsreserven

---

36 Mit Wirkung vom 1.1.2002 werden die Festbeträge vorübergehend durch eine Rechtsverordnung des BMG festgesetzt. Dies geht zurück auf eine Ankündigung des Bundeskartellamts, die Umsetzung eines Beschlusses der Spitzenverbände wegen kartellrechtlicher Bedenken zu verhindern (Deutscher Bundestag 2001: 1).

ausschöpfen. Festbeträge sollen mindestens jährlich überprüft und in angemessenen Zeitabständen an die veränderte Marktsituation angepasst werden.

Waren 1989 zunächst nur diejenigen Arzneimittel von der Festbetragsregelung ausgenommen worden, die einen wirklichen therapeutischen Fortschritt darstellten, also Arzneimittel mit neuartigem Wirkstoff beziehungsweise Wirkprinzip oder mit einer Verbesserung bereits bekannter Wirkprinzipien, so befreite das 7. SGB V-Änderungsgesetz ab 1996 *alle* Arzneimittel mit patentgeschützten Wirkstoffen und einer Zulassung nach dem 31.12.1995 von der Festbetragsregelung. Somit unterlagen patentgeschützte Arzneimittel keiner Preissteuerung mehr. Erst das GMG hob diese generelle Befreiung auf. Am 1.9.2004 galten Festbeträge für insgesamt 431 Gruppen (Spitzenverbände der Krankenkassen 2004).

Im Jahre 2003 umfasste der Festbetragsmarkt 71,7 Prozent der Verordnungen und 34,1 Prozent des Umsatzes im GKV-Fertigarzneimittelmarkt (Nink/Schröder 2004b: 154). Damit ist das Gewicht der Festbetragsarzneimittel in den letzten Jahren stark gesunken: Noch 1997 hatten sie mit einem Umsatzanteil von fast 60 Prozent einen Spitzenwert erreicht. In dieser Entwicklung kommt der starke Anstieg des Wertes je Verordnung im Nichtfestbetragsmarkt zum Ausdruck.

Auswirkungen der Festbeträge
Die Festbeträge haben seit ihrer Einführung 1989 eine deutlich preisstabilisierende Wirkung auf dem Arzneimittelmarkt. Wenn oben festgestellt wurde, dass die Arzneimittelpreise seit dem Ende der 1980er-Jahre weitestgehend stabil geblieben sind, so ist dies vor allem eine Folge der Festbetragsregelungen. Dies zeigt der Vergleich der Preisentwicklung in den beiden Marktsegmenten: Im Festbetragsmarkt sanken die Arzneimittelpreise zwischen 1989 und 2003 um fast ein Drittel, während sie im selben Zeitraum im Nichtfestbetragsmarkt um 27 Prozent stiegen (Nink/Schröder 2004b: 153f.). Die Kassen beziffern die auf die Festbetragsregelungen zurückgehenden jährlichen Einsparungen auf zwei Milliarden Euro. Es ist allerdings auch darauf hinzuweisen, dass ein Teil der Preissteigerungen im Nichtfestbetragsmarkt auf Kompensationseffekte für entgangene Gewinne bei den Festbetragsarzneimitteln zurückzuführen sein mag. Insofern dürfte die Befreiung patentgeschützter Arzneimittel von der Festbetragsregelung die Wirkung der Preisregulierung eingeschränkt haben.

Die Festbetragsregelungen sind seit ihrer Einführung immer wieder Gegenstand rechtlicher Auseinandersetzungen. Umstritten ist zum einen, ob das alleinige Entscheidungsrecht der Kassen einen Verstoß gegen das Grundrecht der Berufsfreiheit und gegen das Demokratieprinzip darstellt, zum anderen, ob die Festbeträge gegen das europäische Wettbewerbsrecht verstoßen, wie die Arzneimittelhersteller und das Bundeskartellamt meinen (s. hierzu: Wigge o.J.). Hier geht es vor allem darum, ob die Krankenkassen als Unternehmen im Sinne des EU-Wettbewerbsrechts und die Festbeträge damit als kartellartige Preisabsprachen einzustufen sind (s. auch Kap. 7.4).[37]

Mittlerweile hat die Rechtsprechung in diesen Fragen aber bis auf weiteres Klarheit geschaffen. Zum einen hat das Bundesverfassungsgericht in seiner Entscheidung vom 17. Dezember 2002 die Festbetragsregelungen für verfassungsgemäß erklärt (hierzu: Kraftberger 2003), zum anderen hat der Europäische Gerichtshof (EuGH) im März 2004 die wettbewerbsrechtliche Zulässigkeit der Festbetragsregelungen festgestellt, da es sich bei den Krankenkassen nicht um Unternehmen im Sinne des europäischen Marktrechts handele und die Festsetzung der Festbeträge durch die Krankenkassen daher auch nicht als wettbewerbswidrige Preisabsprache bzw. als Missbrauch einer marktbeherrschenden Stellung anzusehen sei (EuGH 2004).

---

37 Der Gesetzgeber hatte einer denkbaren negativen Rechtsprechung mit der Verabschiedung des Festbetragsanpassungsgesetzes bereits vorgegriffen. Es gab dem BMGS die Möglichkeit, die Festbeträge bis Ende 2003 auf dem Wege einer ministeriellen Rechtsverordnung festzulegen. Eine solche staatliche Preisfestsetzung, wie sie in nahezu allen EU-Ländern existiert, hätte möglichen rechtlichen Bedenken aller Voraussicht nach bereits Rechnung getragen.

Fehlsteuerungen: Anreiz zur Entwicklung teurer Analogpräparate

Die geltenden Festbetragsregelungen beeinflussen nicht nur die Arzneimittelpreise, sondern auch das Arzneimittelangebot. Die bis Ende 2003 generelle Befreiung patentgeschützter Arzneimittel von den Festbeträgen schafft im Zusammenwirken mit dem nicht sehr strengen deutschen Zulassungsrecht für die Pharma-Unternehmen einen starken Anreiz, so genannte Analogpräparate zu entwickeln. Dabei handelt es sich um Medikamente mit in aller Regel nur geringfügigen Molekülvariationen gegenüber bereits bekannten Wirkstoffen. Wegen ihrer Ähnlichkeit mit bereits auf dem Markt befindlichen Medikamenten werden sie auch «Me-too-Präparate» genannt. Diese Arzneimittel fallen unter den Patentschutz, obwohl sie in den meisten Fällen keinen oder einen nur geringen therapeutischen Zusatznutzen haben. Für die Zulassung zum Arzneimittelmarkt spielte dies aber keine Rolle, denn deren Erteilung hing lediglich davon ab, ob ein Wirkstoff seine Wirksamkeit, Unbedenklichkeit und Qualität nachweisen kann.

Unternehmen sind an der Entwicklung derartiger Arzneimittel interessiert, weil diese wegen des Patentschutzes bis Ende 2003 nicht unter die Festbetragsregelungen fielen und sich daher erheblich höhere Preise erzielen ließen. Der Preis für ein patentgeschütztes Me-too-Präparat war mit 79,73 Euro im Jahr 2003 fast viereinhalbmal so hoch wie der durchschnittliche Preis für ein Generikum mit 18,03 Euro (**Tab. 46**). Hinzu kommt, dass die Entwicklungskosten für derartige Arzneimittel sowie die mit ihrer Markteinführung verbundenen Risiken relativ gering sind. Bei der Entwicklung von Me-too-Präparaten handelt es sich in erster Linie um eine Strategie zur Umgehung der Festbetragsregelungen beziehungsweise, wenn man so will, um eine Strategie der verdeckten Preiserhöhung. Zwar können wirklich innovative patentgeschützte Arzneimittel einen im Durchschnitt deutlich höheren Preis erzielen als patentgeschützte Me-too-Präparate (vgl. Tab. 46), so dass sich bei einem Markterfolg die Chance bietet, die hohen Forschungs- und Entwicklungskosten zu amortisieren. Dennoch ist diese Aussicht aus den genannten Gründen für viele Unternehmen nicht Anreiz genug, ihre Anstrengungen auf wirkliche Innovationen zu konzentrieren.

So wundert es nicht, dass es sich bis zum Jahr 2000 fast durchgängig bei etwa der Hälfte der neu zugelassenen Arzneimittel um derartige Analogpräparate handelte (**Abb. 15**). Dies zeigt zugleich, dass die therapeutische Qualität von Arzneimitteln mit neuen Wirkstoffen eine große Spannbreite aufweist. Für die Gesellschaft bedeutet dies, dass aus betriebswirtschaftlichen Gründen Ressourcen auf die Entwicklung von Arzneimitteln gelenkt werden, die keinen oder nur einen geringen Zusatznutzen mit sich bringen; für die GKV und die Patienten, dass trotz fehlenden oder nur geringen Zusatznutzens höhere Ausgaben entstehen. Erst mit dem Jahr 2001 ging der Anteil der Analogpräparate an den neu zugelassenen Arzneimitteln deutlich zurück. Im Jahr 2003 belief er sich immerhin noch auf 29,4 Prozent, während 41,2 Prozent der Neuzulassungen im eigentlichen Sinne innovativ waren (Nink/Schröder 2004b: 160).

Vor diesem Hintergrund hat der Gesetzgeber im GMG mit Wirkung vom 1.1.2004 an – wie erwähnt – die bisherige generelle Befreiung patentgeschützter Arzneimittel von den Festbetragsregelungen wieder aufgehoben. Allerdings unterliegen patentgeschützte Arzneimittel dann nicht der Bildung von Festbeträgen, wenn sie eine therapeutische Verbesserung mit sich bringen. Dazu zählt das SGB V auch ausdrücklich die Verringerung von Nebenwirkungen (§ 35 Abs. 1a SGB V).

Tabelle 46: Durchschnittlicher Wert je Verordnung nach Arzneimittelgruppen im Jahr 2003.

Arzneimittelgruppe	Preis €
Patentgeschützte Arzneimittel mit neuartigem Wirkstoff/Wirkprinzip	194,96
Patentgeschützte Arzneimittel mit Verbesserungen bereits bekannter Wirkprinzipien	124,70
Patentgeschützte Me-too-Präparate	79,73
Alle Arzneimittel	32,21
Originalpräparate im generikafähigen Markt	26,46
Generika	18,03

Quelle: Eigene Zusammenstellung nach Nink/Schröder 2004b: 156, 161.

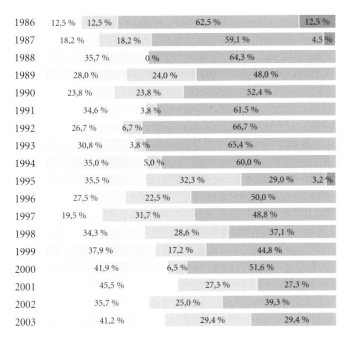

Abbildung 15: Bewertung von Arzneimitteln mit neuen Wirkstoffen 1986 bis 2003 in Deutschland (in Prozent aller Arzneimittel mit neuen Wirkstoffen).

Budgets – Richtgrößen – Wirtschaftlichkeitsprüfungen

Kostendämpfungsstrategien in der Arzneimittelversorgung setzen nicht nur bei der Preissteuerung, sondern auch bei der Mengensteuerung an. Das wichtigste Instrument der Mengensteuerung während der 1990er-Jahre waren Budgets, die sich – wie in anderen Bereichen auch – an der Entwicklung der Grundlohnsumme und damit am Grundsatz der Beitragssatzstabilität orientierten. Von 1993 bis 2000 waren die GKV-Ausgaben für Arzneimittel (einschließlich der Heil- und Hilfsmittel) ohne Unterbrechung budgetiert. Die Höhe der Obergrenze für die von den Vertragsärzten veranlassten Arzneimittelausgaben wurde jährlich von den Landesverbänden der Krankenkassen und den KVen vereinbart. Bei der jeweiligen Anpassung des Arzneimittelbudgets waren zu berücksichtigen (§ 84 Abs. 1 SGB V):
- Veränderungen der Zahl und der Altersstruktur der Versicherten
- Veränderungen der Preise der Arznei-, Verband- und Heilmittel
- Veränderungen der gesetzlichen Leistungspflicht der Krankenkassen
- bestehende Wirtschaftlichkeitsreserven und Innovationen.

Wurde das Arzneimittelbudget von den niedergelassenen Ärzten im Zuständigkeitsbereich einer KV überschritten, so war – bis zu einer bestimmten Obergrenze[38] – die ärztliche Gesamtvergütung in der jeweiligen KV um den Fehlbetrag zu verringern (§ 84 Abs. 1 SGB V). Dies bedeutet, dass sich die Haftungspflicht bei Budgetüberschreitungen nicht auf die unwirtschaftlich verordnenden Ärzte beschränkte, sondern sich auf die Gesamtheit der Vertragsärzte in einer Versorgungsregion erstreckte («Kollektivregress»). Bei einer Unterschreitung der Budgets konnten die Vertragsparteien vereinbaren, den betreffenden Betrag für eine Verbesserung der Versorgungsqualität zu verwenden.

---

38 2000 sollten die Ärzte für eine Budgetüberschreitung von bis zu 5 Prozent haften, der darüber hinausgehende Betrag sollte zu Lasten der Krankenkassen gehen.

Die Arzneimittelbudgets und der Kollektivregress werden von den beteiligten Akteuren unterschiedlich beurteilt. Bei den Vertragsärzten stießen diese Regelungen stets auf entschiedene Ablehnung, weil sie darin eine Gefahr für ihre Einkommen und eine Einschränkung ihrer Therapiefreiheit sowie eine Einschränkung ihrer professionellen Autonomie sahen. Der Kollektivregress war ihnen ein Dorn im Auge, weil mit ihm Mediziner, die ihre Budgets einhielten, für ihre verordnungsfreudigeren Kollegen mit in Haftung genommen würden. Allerdings ist es trotz wiederholter Budgetüberschreitungen nie zu einem Vollzug des Kollektivregresses gekommen. Die Kassen sehen demgegenüber in Budgets und im Kollektivregress eine effektive Möglichkeit, die Arzneimittelausgaben zu begrenzen. Sie verweisen darauf, dass ohne derartige Regelungen die Ärzte dazu neigten, Diagnostik und Therapie ohne medizinische Begründung auszuweiten. Den Behauptungen der Ärzteschaft, die Budgets seien für eine ausreichende Versorgung zu knapp bemessen, hielten sie die nach wie vor existierenden Unwirtschaftlichkeiten in der Arzneimittelversorgung entgegen. Sie verweisen in diesem Zusammenhang auf die erwähnten regionalen Verordnungsunterschiede sowie auf nicht genutzte Einsparpotenziale, die sie vor allem im Verzicht auf die Verordnung therapeutisch umstrittener Arzneimittel und in der Substitution von Analogpräparaten durch kostengünstige und dabei therapeutisch gleichwertige Generika sehen.

Neben den Budgets finden auch arztindividuelle Richtgrößen als Instrument der Mengensteuerung Anwendung (§ 84 Abs. 6 SGB V). Richtgrößen sind Beträge, die dem Arzt für die Arzneimitteltherapie eines Patienten vorgegeben werden und die er im Durchschnitt aller Patienten nicht überschreiten darf. Sie werden nach Arztgruppen sowie nach Regionen differenziert; außerdem sollen auch das Alter und die Krankheitsarten berücksichtigt werden. Allerdings handelt es sich bei Richtgrößen zunächst nur um Orientierungswerte, die eine Steuerungswirkung erst in Zusammenhang mit Wirtschaftlichkeitsprüfungen entfalten können. Die Richtgrößen unterliegen den allgemeinen Bestimmungen über die Wirtschaftlichkeitsprüfungen in der vertragsärztlichen Versorgung (s. Kap. 4.2).

Zum 1.1.2001 hob die Regierungskoalition mit dem Arzneimittelbudget-Ablösungsgesetz (ABAG) (BGBl. I: 3773) die Arzneimittelbudgets und die Androhung des Kollektivregresses auf. Dies war in erster Linie eine Reaktion auf wachsende Proteste der Vertragsärzte. Stattdessen haben die Landesverbände der Krankenkassen und die KVen, nunmehr getrennt für den Arzneimittel- und den Heilmittelbereich, auf der Grundlage einer Rahmenvereinbarung der Spitzenverbände und der KBV jährlich eine Obergrenze für die Arzneimittelausgaben zu vereinbaren (§ 84 Abs. 1 SGB V). Dabei sollen als Anpassungskriterien u. a. berücksichtigt werden:
- Veränderungen der Zahl und Altersstruktur der Versicherten,
- Veränderungen der Preise der Arzneimittel,
- Veränderungen der gesetzlichen Leistungspflicht der Krankenkassen,
- der wirtschaftliche und qualitätsgesicherte Einsatz innovativer Arzneimittel,
- Veränderungen des Verordnungsumfanges von Arzneimitteln aufgrund von Verlagerungen zwischen den Leistungsbereichen,
- die Ausschöpfung von Wirtschaftlichkeitsreserven.

Die Krankenkassen haben monatlich für jede KV die Entwicklung der Arzneimittelausgaben zu erfassen. Bei einer Überschreitung müssen die regionalen Vertragsparteien den Ursachen nachgehen und Maßnahmen ergreifen, die eine Einhaltung der Ausgabenvolumina möglichst sicherstellen. Die zu vereinbarenden Ausgabenvolumina stellen also im Unterschied zu den Budgets keine strikten Ausgabenobergrenzen mehr dar. Des Weiteren soll sich die gemeinsame Selbstverwaltung aus Ärzten und Krankenkassen auf Bundes- und auf regionaler Ebene auf die Definition von Versorgungs- und Wirtschaftlichkeitszielen sowie auf dazu gehörige Umsetzungsmaßnahmen verständigen (§ 84 Abs. 2 SGB V). Dazu zählen zum Beispiel die Umstellung der Versorgung, wo möglich, auf preisgünstige Generika und der Verzicht auf die Verordnung teurer Arzneimittelinnovationen, wenn ihr therapeutischer Zusatznutzen nicht nachgewiesen oder nur gering ist.

Seit der Abschaffung der Budgets sind die Richtgrößen das einzige – wenn auch schwach – sanktionsbewehrte Instrument der Mengensteuerung. Die einschlägigen Bestimmungen wurden mit dem ABAG konkretisiert. Die Richtgrößen sollen demzufolge auf der Grundlage von bundesweiten Rahmenvorgaben von den Spitzenverbänden der Krankenkassen und den Landesverbänden der KVen für die einzelnen Arztgruppen vereinbart werden (§ 84 Abs. 6 SGB V). Dabei ist langfristig vorgesehen, sie nach Altersstufen und Krankheitsarten der Patienten zu differenzieren. Bei einer Überschreitung dieser Grenze um mehr als 15 Prozent sollen die betreffenden Ärzte beraten und für sie gegebenenfalls Kontrollen verfügt werden, bei einer Überschreitung um mehr als 25 Prozent sollen sie finanziell zur Verantwortung gezogen werden (§ 106 Abs. 5a SGB V). Regressmaßnahmen greifen aber erst dann, wenn die Überschreitungen nicht durch Praxisbesonderheiten begründet werden können. Wenn sie den wirtschaftlichen Bestand der Praxis gefährden, können sie dem Arzt erlassen oder gestundet werden. Insgesamt waren dies im Vergleich zu den bisherigen Budgets «weichere» Bestimmungen, die – wie sich rasch zeigen sollte – keine wirksame Handhabe gegen weitere Ausgabensteigerungen boten.

Re- und Parallelimporte

Eine seit langem diskutierte Option zur Verringerung der Arzneimittelausgaben ist die Erhöhung des Importanteils an den abgegebenen Arzneimitteln. Die Einsparungen, die auf diese Weise erzielt werden können, beruhen auf den großen Preisunterschieden zwischen den nationalstaatlichen Arzneimittelmärkten. Um in Niedrigpreisländern konkurrenzfähig zu sein, müssen deutsche Arzneimittelhersteller einen Teil ihrer Präparate dort zu weit niedrigeren Preisen anbieten als auf dem deutschen Markt. Zum Teil könnten Apotheken diese Präparate in Deutschland zu niedrigeren Preisen an die Patienten abgeben, wenn der Pharmagroßhandel sie aus den betreffenden Ländern direkt wieder importieren würde (Reimporte) anstatt sie auf den nationalstaatlichen Vertriebswegen, also direkt beim Hersteller, zu erwerben. In gleicher Weise könnte man auch mit den von ausländischen Herstellern in Niedrigpreisländern angebotenen Arzneimitteln verfahren (Parallelimporte).

Mit dem GKV-GRG 2000 wurde die Verpflichtung der Apotheken zur Abgabe preisgünstiger Importarzneimittel wieder in das Sozialgesetzbuch aufgenommen (§ 129 Abs. 1 SGB V). Da sich die Krankenkassen und die Spitzenorganisationen der Apotheker im Rahmenvertrag nicht auf einen bestimmten Importanteil verständigen konnten, wurde der Konflikt auf dem Wege des Schiedsverfahrens gelöst. Dem Schiedsstellenentscheid zu Folge muss jede Apotheke ab Januar 2003 beim GKV-Fertigarzneimittelumsatz eine Importquote von 7 Prozent erreichen. Allerdings ist damit nichts über den Preis der Re- beziehungsweise Parallelimporte ausgesagt. Das GMG schränkte die Pflicht zur Abgabe von preisgünstiger Importe ein: Sie gilt nun nur noch für solche Arzneimittel, deren Abgabepreis um 15 Prozent oder 15 Euro niedriger ist als der Preis des vom Arzt verordneten Arzneimittels (§ 129 Abs. 1 SGB V). Der Arzneiverordnungs-Report 2002 veranschlagt das insgesamt mit Hilfe von Reimporten realisierbare Einsparpotenzial auf 388 Millionen Euro, also auf 1,8 Prozent des GKV-Fertigarzneimittelumsatzes (Nink/Schröder 2003b: 884).

Die «Aut-Idem-Regelung» als ergänzendes Instrument der Kostendämpfung

Da die Aufhebung der Arzneimittelbudgets zu einem deutlichen Anstieg der Arzneimittelausgaben führte – sie lagen in 2001 um 10,4 Prozent über dem Vorjahresniveau –, sah sich die Regierungskoalition im Verlauf des Jahres 2002 zu neuerlichen gesetzlichen Interventionen veranlasst, deren wichtigste die so genannte «Aut-Idem-Regelung»[39] war. Ihr zufolge sollen Ärzte nicht mehr ein bestimmtes Medikament, sondern nur noch einen Wirkstoff verschreiben. Der Apothe-

---

39 «Aut idem» kommt aus dem Lateinischen und bedeutet «oder das gleiche».

ker ist dann gehalten, ein entsprechendes Präparat aus dem unteren Preisdrittel auszuwählen. Allerdings ist die Anwendung dieser Bestimmung mit diversen Einschränkungen versehen. Erstens dürfen nur solche Medikamente ersetzt werden, die im jeweiligen Anwendungsbereich zugelassen sowie in Dosierung, Darreichungsform und Packungsgröße mit dem verschriebenen Präparat identisch sind. Zweitens gestattete es das Gesetz den Ärzten, auf dem Rezeptvordruck zu vermerken, dass sie auf dem verschriebenen Präparat bestehen. Drittens findet die Aut-Idem-Regelung dann keine Anwendung, wenn der Arzt von sich aus ein Generikum aus dem unteren Preisdrittel verordnet.

Diese Einschränkungen waren ein Zugeständnis der Regierungskoalition an die Vertragsärzteschaft, die heftig gegen die Reformpläne protestierte. Insgesamt erwies sich die Aut-Idem-Regelung als weitgehend wirkungslos, vor allem weil die verordnenden Ärzte die ihnen eingeräumte Möglichkeit, die Aut-Idem-Regelung individuell außer Kraft zu setzen, sehr häufig nutzten. Darüber hinaus erwiesen sich einige Pharma-Unternehmen bei dem Versuch, die beabsichtigten Steuerungswirkungen zu unterlaufen, als außerordentlich versiert. So griffen sie bei einzelnen Präparaten zu exorbitanten Preissteigerungen, um die das untere Preisdrittel markierende Schwelle anzuheben und es auf diese Weise den Ärzten und Apothekern zu ermöglichen, vergleichsweise teure Präparate auszuwählen (Frankfurter Allgemeine Zeitung vom 2.4.2002).

Zuzahlungen
Neben Budgets und Richtgrößen, die auf das Verordnungsverhalten des Arztes zielen, spielen Zuzahlungen als Instrumente zur Steuerung der Arzneimittelnachfrage durch die Patienten eine große Rolle in der Kostendämpfungspolitik. Seit Mitte der 1990er-Jahre wurden die Zuzahlungen zunächst moderat und in den 1990er-Jahren in mehreren Stufen kräftig angehoben. Von besonderer Bedeutung waren hier die durchgreifende Erhöhung und Dynamisierung von Zuzahlungen, die im Zuge der «dritten Stufe» der Gesundheitsreform in den Jahren 1996 und 1997 vorgenommen wurden (s. Kap. 4.1.1). Einen zwischenzeitigen Höhepunkt erreichte das Zuzahlungsvolumen im Jahr 1998, als diese Zuzahlungserhöhungen in vollem Umfang wirksam wurden. Zwar nahm die rot-grüne Koalition die letzte der von der konservativ-liberalen Koalition durchgesetzten Anhebungen noch mit Wirkung zum 1.1.1999 wieder zurück, aber ungeachtet dessen lag das Zuzahlungsniveau zu Beginn dieses Jahrhunderts erheblich über dem der beginnenden 1990er-Jahre (**Abb. 16**). Zudem wurde mit dem GMG die Zuzahlungen zu Arzneimitteln kräftig erhöht und die generelle Zuzahlungsbefreiung für sozial Schwache aufgehoben. Somit sind Nunmehr nur noch Kinder und Jugendliche unter 18 Jahren von Zuzahlungen grundsätzlich ausgenommen. Daher muss davon ausgegangen werden, dass sich mit Wirkung von 2004 an das Zuzahlungsvolumen in der GKV-Arzneimittelversorgung erheblich erhöht hat.

Das Zuzahlungsvolumen im Arzneimittelsektor belief sich in 2003 auf 1,8 Milliarden Euro (Nink/Schröder 2004b: 139), also auf 7,4 Prozent der GKV-Ausgaben für Fertigarzneimittel. Allerdings liegt der Anteil der insgesamt privat getragenen Arzneimittelausgaben erheblich höher, wenn man die Selbstmedikation (4,3 Mrd. Euro) und den vermutlich zunehmenden, in seiner Größenordnung allerdings nicht zuverlässig abschätzbaren Umsatz mit solchen Medikamenten berücksichtigt, die Kassenpatienten von Ärzten auf Privatrezept verordnet werden. Schätzungen gehen davon aus, dass die Patienten insgesamt 20 bis 25 Prozent der Arzneimittelkosten direkt tragen (GBE 1998: 408; Rosian 2002: 27). Deutschland hat wie nur wenige andere europäische Länder in den 1990er-Jahren Arzneimittelkosten auf die Patienten verlagert (Rosian 2002: 27).

Zuzahlungen sind, wie oben bereits dargelegt (s. Kap. 4.1.1), durch den Widerspruch zwischen Steuerungswirkung und Sozialverträglichkeit gekennzeichnet. Sollen sie sozialverträglich sein, dann müssen sie niedrig ausfallen, entfalten in diesem Fall aber keine Steuerungswirkung. Sollen sie eine Steuerungswirkung entfalten, so müssen sie finanziell deutlich spürbar sein, sind dann aber kaum sozialverträglich, weil sie sozial Schwächere

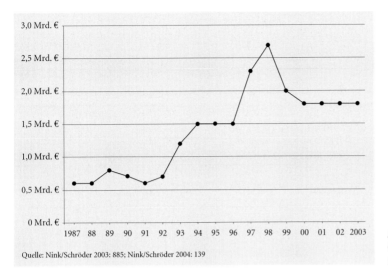

Abbildung 16: Zuzahlungen von GKV-Versicherten zu Fertigarzneimitteln 1987–2003 (Bundesgebiet)

weit stärker treffen als Besserverdienende – auch wenn dieser Effekt durch die Härtefall- und die Überforderungsklausel teilweise aufgefangen wird.

Außerdem muss generell in Zweifel gezogen werden, dass Zuzahlungen – wie gelegentlich behauptet – dem Patienten einen Anreiz bieten, sich als souveräne Konsumenten auf dem Arzneimittelmarkt zu bewegen und seine Nachfrage an Effizienzkriterien auszurichten. Erstens ist der Patient in der Regel nicht darüber informiert, ob preiswertere und/oder wirksamere Medikamente zur Verfügung stehen, und zumeist auch nicht in der Lage, sich derartige Informationen zu beschaffen. Zweitens liegt die Entscheidung über die Arzneimittelverordnung in der Hand des Arztes und hat der Patient auf sie im Allgemeinen keinen oder nur einen geringen Einfluss. Es spricht daher vieles dafür, dass individuelle Zuzahlungen zu Arzneimitteln eine Umverteilungs-, aber keine Steuerungswirkung haben.

Selbstmedikation

Als Selbstmedikation bezeichnet man die auf eigene Initiative – also ohne ärztliche Verordnung – erfolgende und ausschließlich privat finanzierte Nachfrage nach rezeptfreien Arzneimitteln. Seit den 1980er-Jahren hat die Selbstmedikation stark an Bedeutung gewonnen und stieg auf 4,3 Milliarden Euro in 2003 (Tab. 41, s. Seite 184). 2003 betrug der Selbstmedikationsanteil 36,1 Prozent an allen in Apotheken abgegebenen Arzneimittelpackungen (BAH 2004: 4). Folgende Faktoren tragen zu dieser Entwicklung bei:

- der erwähnte Ausschluss von Arzneimitteln von der Erstattung durch die GKV
- der Umstand, dass die erhöhten Zuzahlungen manchen Patienten veranlassen, preiswerte rezeptfreie Medikamente ohne vorherige Konsultation des Arztes und die damit verbundenen Wartezeiten direkt in der Apotheke zu erwerben
- das gestiegene Gesundheitsbewusstsein, das seinen Ausdruck in der verstärkten Nachfrage nach alternativen Heilmethoden (zum Beispiel Marstedt 2002) und in diesem Zusammenhang auch nach nicht rezeptpflichtigen, nicht verordnungsfähigen und häufig auch nicht apothekenpflichtigen Präparaten findet
- das angesichts der Arzneimittelbudgets restriktivere Verordnungsverhalten vieler Ärzte.

Der Gemeinsame Bundesausschuss (vertragsärztliche Versorgung)

Art und Umfang des Arzneimittelverbrauchs werden in erster Linie durch das ärztliche Verordnungsverhalten bestimmt. Dabei unterliegt die Arzneimitteltherapie wie alle anderen Leistungen auch den Rahmenbestimmungen des

Sozialgesetzbuches: Sie muss ausreichend, zweckmäßig und wirtschaftlich sein und darf das Maß des Notwendigen nicht überschreiten (s. Kap. 4.1.1). Diese Generalnormen werden durch die Arzneimittelrichtlinien des Gemeinsamen Bundesausschusses (G-BA) in der Zusammensetzung für die ambulante Versorgung konkretisiert, deren Bestimmungen von den Vertragsärzten, den Kassenärztlichen Vereinigungen und den Krankenkassen zu beachten sind. Die Arzneimittelrichtlinien enthalten zum einen Ausschlussbestimmungen oder Verordnungseinschränkungen für bestimmte Arzneimittelgruppen und Therapieverfahren, zum anderen Grundsätze für das Verordnungsverhalten der Vertragsärzte. Der Vertragsarzt soll zum Beispiel

- neben oder anstelle der Arzneitherapie auch andere therapeutische Maßnahmen in Erwägung ziehen
- bei der Verordnungsmenge Wirtschaftlichkeitsgrundsätze beachten und
- bei seiner Verordnungsentscheidung auch den Preis des Arzneimittels berücksichtigen.

Daneben kann der G-BA auch im Rahmen seiner Kompetenz, über die Aufnahme neuer Untersuchungs- und Behandlungsmethoden (NUB) in den GKV-Leistungskatalog zu entscheiden, Einfluss auf die Erstattungsfähigkeit von Medikamenten nehmen, denn die Ablehnung bestimmter Behandlungsverfahren kann im Einzelfall auch bedeuten, dass einzelne Arzneimittel von der Vergütung durch die Krankenkassen ausgeschlossen werden.

Auch wenn mit der Zulassung als Arzneimittel jedes verschreibungspflichtige Präparat, von den Arzneimitteln der Negativliste einmal abgesehen, grundsätzlich zu Lasten der Krankenkassen verordnet werden kann, bietet das Wirtschaftlichkeitsgebot des SGB V dem G-BA also eine Handhabe, bestimmte Arzneimittel von der Erstattungsfähigkeit auszuschließen. Dieser Weg stellt im Übrigen einen Anknüpfungspunkt dar, um über die Zulassungsbestimmungen des AMG hinaus eine «vierte Hürde» für die Erstattungsfähigkeit von Arzneimitteln zu errichten (SVR 2002b: 59ff.). In diesem Zusammenhang wurde dem Bundesausschuss der Ärzte und Krankenkassen mit dem Arzneimittelausgaben-Begrenzungsgesetz (AABG) im Jahr 2002 die Kompetenz eingeräumt, für bestimmte Arzneimittel mit pharmakologisch vergleichbaren Wirkstoffen oder therapeutisch vergleichbarer Wirkung eine Bewertung des therapeutischen Nutzens im Verhältnis zum jeweiligen Abgabepreis und damit eine Bewertung der Wirtschaftlichkeit der Verordnung vorzunehmen (§ 92 Abs. 2 SGB V). Allerdings tragen diese Bewertungen nur Empfehlungscharakter und ist der Bundesausschuss diesbezüglich nicht mit Sanktionskompetenzen ausgestattet.

Bei den Arzneimittelrichtlinien sind insbesondere die Verordnungsausschlüsse und -einschränkungen immer wieder Gegenstand rechtlicher Beanstandungen. Dabei geht es nicht nur darum, ob der Ausschluss *bestimmter* Arzneimittel, Arzneimittelgruppen oder Therapieverfahren rechtskonform ist, sondern auch um die Frage, ob der Bundesausschuss überhaupt berechtigt ist, derartige Beschlüsse zu fassen, weil es sich bei ihnen unter wettbewerbsrechtlichen Gesichtspunkten um kartellartige Absprachen zwischen Ärzten und Krankenkassen handele (hierzu: Wigge o. J.). Wiederholt haben die Gerichte einschlägigen Klagen von Pharma-Unternehmen stattgegeben und damit Richtlinien des G-BA außer Kraft gesetzt. Die damit verbundene Rechtsunsicherheit war im Übrigen Anlass, die strittigen Fragen durch das Bundesverfassungsgericht beziehungsweise den Europäischen Gerichtshof klären zu lassen.

Mit dem GMG sind dem G-BA neue Kompetenzen bei der zugewiesen worden. Seit dem 1.1.2004 kann er dem neu gegründeten Institut für Qualität und Wirtschaftlichkeit im Gesundheitswesen (IQWiG) Arbeitsaufträge erteilen (§ 139a SGB V – s. auch Kap. 5.1), zu denen auch die Bewertung des Nutzens von Arzneimitteln zählt (§ 35b SGB V). Diese Aufträge können sich auf patentgeschützte Arzneimittel, über deren Verordnungsfähigkeit zu Lasten der GKV entschieden werden soll, ebenso erstrecken wie auf alle anderen Arzneimittel. Darüber hinaus soll das Institut einheitliche Kriterien für die Nutzenbewertung von Arzneimitteln bestimmen. Das IQWiG gibt auf der Grundlage seiner Bewertung

Empfehlungen ab (§ 35b Abs. 2 SGB V), die der G-BA bei seiner Beschlussfassung über die Arzneimittelrichtlinien zu berücksichtigen hat (§ 139b Abs. 4 SGB V). Allerdings wurde dieses Institut auf Drängen von CDU/CSU an den G-BA angebunden und ließ sich daher die Unabhängigkeit des Instituts von Partialinteressen nicht in dem ursprünglich vorgesehenen Maß realisieren.

Jüngere Kostendämpfungsmaßnahmen
Vor dem Hintergrund eines ungebrochenen Anstiegs der Arzneimittelausgaben griff der Gesetzgeber im Verlauf des Jahres 2002 zu neuerlichen Kostendämpfungsmaßnahmen. Zunächst wurde das Arzneimittelausgaben-Begrenzungsgesetz (AABG) (BGBl. I: 684) auf den Weg gebracht, das neben der erwähnten Aut-Idem-Regelung folgende Maßnahmen umfasste:
- Der gesetzlich vorgeschriebene Rabatt, den die Apotheken den Kassen als Großabnehmern von Arzneimitteln gewähren müssen, wurde von fünf auf sechs Prozent erhöht.
- Der Verband der Forschenden Arzneimittelhersteller (VFA) hatte an die Krankenkassen eine Einmalzahlung in Höhe von 204,5 Millionen Euro zu leisten. Im Gegenzug verzichtete die Bundesregierung auf den für zwei Jahre vorgesehenen Preisabschlag von vier Prozent für patentgeschützte Arzneimittel aus dem Nicht-Festbetragsmarkt.
- Die Arzneimittelfestbeträge wurden per Rechtsverordnung des BMG abgesenkt.
- Der damalige Bundesausschuss der Ärzte und Krankenkassen erhielt die Kompetenz, für Arzneimittel mit vergleichbaren Wirkstoffen oder vergleichbarer therapeutischer Wirkung eine Bewertung des Kosten-Nutzen-Verhältnisses vorzunehmen und auf dieser Grundlage Verordnungsempfehlungen auszusprechen.
- Den Krankenhäusern wurde auferlegt, in ihren Entlassungsberichten künftig die Wirkstoffe der erfolgten Medikation zu vermerken und preisgünstige Alternativvorschläge für die ambulante Therapie zu unterbreiten.

Trotz dieser Interventionen zeigte sich wiederum recht bald, dass die Arzneimittelausgaben auch im Jahr 2002 deutlich über denen des Vorjahres liegen würden. Daher bezogen die wenige Wochen nach den Bundestagswahlen von der rot-grünen Regierungskoalition auf den Weg gebrachten «Vorschaltgesetze» – das Beitragssicherungsgesetz (BGBl. I: 4637) und das 12. SGB V-Änderungsgesetz –, die das bei den Krankenkassen aufgetretene Defizit kurzfristig begrenzen sollten, den Arzneimittelsektor aufs Neue in die Kostendämpfungsbemühungen ein. Die neuen Regelungen schrieben den Apotheken, den pharmazeutischen Unternehmen und dem Pharmagroßhandel vor, die den Krankenkassen einzuräumenden Rabatte auf die Arzneimittelpreise zu erhöhen bzw. ihnen neue Rabatte zu gewähren. Von diesen Maßnahmen erhofft sich der Gesetzgeber Einsparungen in Höhe von insgesamt 1,4 Milliarden Euro.

Das am 1.1.2004 in Kraft getretene GMG sah erneut eine Vielzahl von Maßnahmen zur Arzneimittelversorgung vor, bei denen das Ziel der Kostendämpfung im Mittelpunkt steht. Dazu zählen insbesondere (s. o. in diesem Kapitel):
- die Ausgrenzung von nicht verschreibungspflichtigen Arzneimitteln aus der Erstattungspflicht der Krankenkassen
- die Novellierung der Arzneimittelpreisverordnung
- die Lockerung des Versandhandelsverbots für Arzneimittel
- die Lockerung des Mehrbesitzverbots bei Apotheken
- die Einbeziehung von patentgeschützten Arzneimitteln, die keinen therapeutischen Fortschritt darstellen, in die Festbetragsregelung
- die Gründung des «Instituts für Qualität und Wirtschaftlichkeit im Gesundheitswesen».

Darüber hinaus wurden sowohl Arzneimittelhersteller als auch Apotheken durch neue Rabattbestimmungen – allerdings in eng begrenztem Umfang – in die Kostendämpfungsbemühungen einbezogen. Dies geschah durch
- die auf das Jahr 2004 befristete Anhebung des Herstellerrabatts für verschreibungspflichtige Arzneimittel des Nichtfestbetragsbereichs von sechs auf 16 Prozent (§ 130a Abs. 1a SGB V)

- die Festsetzung des Rabatts, den die Krankenkassen von den Apotheken erhalten, auf zwei Euro je verschreibungspflichtigem Fertigarzneimittel beziehungsweise fünf Prozent des Arzneimittelabgabepreises (§ 130 Abs. 1 SGB V).

Die Positivliste der erstattungsfähigen Arzneimittel, die noch im ersten, von der SPD und Bündnis 90/Die Grünen allein in den Bundestag eingebrachten Entwurf zu einem Gesundheitssystemmodernisierungsgesetz enthalten war (Deutscher Bundestag 2003), wurde hingegen – ebenfalls auf Druck der CDU/CSU – nicht in das Gesetz aufgenommen.

4.4.4 Charakteristika des Steuerungssystems in der Arzneimittelversorgung

Die Arzneimittelversorgung ist durch ein Nebeneinander unterschiedlicher Regulierungsformen gekennzeichnet, die sich je nach Steuerungsgegenstand – von der Zulassung und den Vertrieb über die Preisbildung bis hin zur Regelung der Verordnungsfähigkeit – erheblich voneinander unterscheiden. Welche Merkmale und Besonderheiten weist das Steuerungssystem des Arzneimittelsektors im Vergleich zu dem der ambulanten und der stationären Versorgung auf? Drei Aspekte sollen hier hervorgehoben werden:
- eine vergleichsweise schwach ausgeprägte korporatistische Steuerung
- ein Staat, der in Teilbereichen (Arzneimittelvertrieb, Preisbildung der zweiten Hand) sehr stark reglementiert, aber auf zentralen Regulierungsfeldern (Erstattungsfähigkeit von Arzneimitteln durch die GKV, Einflussnahme auf die Endverbraucherpreise) kaum oder gar nicht interveniert
- eine vergleichsweise große Rolle marktwirtschaftlicher Steuerungselemente.

Die relativ *schwach ausgeprägte korporatistische* Steuerung äußert sich in der fast vollständig fehlenden (Pharma-Großhandel) oder nur schwachen (Apotheken, pharmazeutische Unternehmen) Einbindung der pharmazeutischen Leistungsanbieter beziehungsweise Vertriebsagenturen in ein Kollektivvertragssystem. Zwar haben die Spitzenverbände der Krankenkassen und «die für die Wahrnehmung der wirtschaftlichen Interessen gebildete maßgebliche Spitzenorganisation der Apotheken» (§ 129 Abs. 2 SGB V) einen Rahmenvertrag über die Arzneimittelversorgung abzuschließen, jedoch ist der Regelungsbereich dieses Vertrages weitgehend unbedeutend, bezieht er sich doch lediglich auf die Modalitäten der Arzneimittelabgabe (Abgabe eines preisgünstigen Medikaments, Festsetzung der Importquote, Abgabe von wirtschaftlichen Einzelmengen) und auf die Angabe des Apothekenabgabepreises auf der Arzneimittelpackung (§ 129 Abs. 1 SGB V). Dieser Rahmenvertrag kann seiner Bedeutung nach daher in keiner Weise mit den Rahmenvereinbarungen in der ambulanten und stationären Versorgung verglichen werden. Zudem mangelt es der als Vertragspartner der Krankenkassen auftretenden Spitzenorganisation insofern an Verpflichtungsfähigkeit gegenüber den einzelnen Apotheken, als der Rahmenvertrag für diese nur dann bindend ist, wenn sie einem Mitgliedsverband der Spitzenorganisation angehören und dessen Satzung vorsieht, dass der Rahmenvertrag für die dem Verband angehörenden Apotheken Rechtswirkung hat (§ 129 Abs. 3 SGB V).

Noch schwächer als bei den Apotheken fällt die Einbindung der pharmazeutischen Unternehmen und ihrer Verbände in ein kollektivvertragliches Steuerungssystem aus. Hier sieht das SGB V lediglich vor, dass die Spitzenverbände der Krankenkassen und «die für die Wahrnehmung der wirtschaftlichen Interessen gebildeten maßgeblichen Spitzenorganisationen der pharmazeutischen Unternehmer auf Bundesebene (…) einen Vertrag über die Arzneimittelversorgung» in der GKV schließen *können* (§ 131 Abs. 1 SGB V). Auch ein solcher Rahmenvertrag würde sich nur auf vergleichsweise unbedeutende Versorgungsaspekte erstrecken (§ 131 Abs. 2 SGB V). Mit dem im Dezember 2002 verabschiedeten Beitragssicherungsgesetz ist es den Krankenkassen oder ihren Verbänden gestattet, mit pharmazeutischen Unternehmen über die gesetzlich erhöhten Abschläge hinaus Rabatte für die Arzneimittel zu vereinbaren (§ 130a Abs. 8 SGB V). Allerdings ist diese Kompetenzzuweisung nicht Ausdruck eines Versuchs, auch die Pharma-Unternehmen in ein System korporatistischer Steuerung einzubinden, sondern zielt darauf, die individualvertraglichen Handlungskompetenzen der Krankenkassen bei der Ausschöpfung von Einsparpotenzialen zu stärken. Nach wie vor sind die pharmazeutischen Unternehmen oder ihre Verbände nicht in die Entscheidungsstrukturen der GKV eingebunden und kein obligatorischer Vertragspartner der Krankenkassen.

Ungeachtet dessen findet auch im Arzneimittelsektor korporatistische Steuerung statt – allerdings unter Ausschluss von Apotheken und Pharma-Unternehmen, nämlich durch den Gemeinsamen Bundesausschuss. Hier sind es die erwähnten Arzneimittel- und die NUB-Richtlinien, mit denen die Vertragsärzte und Krankenkassen die Leistungsansprüche der Versicherten in der Arzneimittelversorgung konkretisieren. Zugleich werden mit der Festsetzung der Festbeträge durch die Verbände der Krankenkassen für ein gutes Drittel des GKV-Arzneimittelumsatzes die Arzneimittelpreise reguliert. Aber auch hier werden die Grenzen korporatistischer Steuerung deutlich. Zum einen gelten die Festbeträge für nahezu zwei Drittel des GKV-Arzneimittelumsatzes eben nicht. Die Krankenkassen haben somit in keinem anderen Versorgungsbereich einen derart geringen Einfluss auf die Preisbildung wie in der Arzneimittelversorgung. Zum anderen sind die Arzneimittel- und die NUB-Richtlinien seit den 1990er-Jahren durch die Rechtsprechung in ihrer praktischen Wirksamkeit stark eingeschränkt worden, so dass der G-BA kaum wirksam Einfluss auf das Spektrum der erstattungsfähigen Arzneimittel nehmen kann. Das erwähnte Bundesverfassungsgerichtsurteil zur Rechtmäßigkeit der Festbetragsregelungen könnte allerdings eine generelle Wende im Hinblick auf die Kompetenzen des Bundesausschusses bei der Steuerung der Arzneimittelversorgung eingeleitet haben.

Staatliches Handeln in Bezug auf die Arzneimittelversorgung folgt je nach Gegenstandsbereich höchst unterschiedlichen Mustern. Beim Arzneimittelvertrieb und bei der Preisbildung der zweiten Hand reglementiert der Staat sehr stark. Hingegen spielen Interventionen zur Einschränkung der Verordnungsfähigkeit von Arzneimitteln bisher eine eher geringe Rolle. Vollständig verzichtet der Staat hingegen auf eine Steuerung der Endverbraucherpreise. Diesbezüglich nimmt Deutschland auch im internationalen Vergleich eine Sonderrolle ein. Mit der Aufhebung der Arzneimittelbudgets im Jahr 2001 hat er auf jegliches wirksame Instrumentarium zur Kontrolle der Arzneimittelausgaben verzichtet.

Dementsprechend ist die Arzneimittelversorgung in Deutschland durch eine vergleichsweise *große Rolle marktwirtschaftlicher Steuerungselemente* gekennzeichnet – dies gilt nicht nur im Vergleich zu anderen Sektoren der GKV, sondern auch im Vergleich zu anderen Steuerungssystemen der Arzneimittelversorgung in der EU (ÖBiG 2001; Kiewel/Rostalski 2000). Auf dem Gebiet der patentgeschützten Arzneimittel herrscht damit zu Beginn dieses Jahrhunderts – einmal von jenen Präparaten abgesehen, die keinen therapeutischen Fortschritt mit sich bringen – eine vollkommen freie Preisbildung; für fast zwei Drittel des GKV-Arzneimittelumsatzes verfügen also weder Staat noch Selbstverwaltung über irgend ein Instrument der direkten Einflussnahme.

4.4.5 Qualität und Qualitätsmängel

Für eine qualitativ hochwertige Arzneimittelversorgung bedarf es vielfältiger struktureller und subjektiver Voraussetzungen:
- der Arzt muss in der Lage sein, die richtige Indikation zu stellen
- es muss ein übersichtliches Angebot an wirksamen, sicheren und möglichst auch preisgünstigen Arzneimitteln geben, die auch in Endpunktstudien ihren therapeutischen Nutzen nachgewiesen haben
- die ärztlichen Verordnungsentscheidungen müssen der Krankheit und der Person des Kranken angemessen sein
- der Zugang zur Arzneimittelversorgung darf sozial oder finanziell nicht diskriminiert werden.

Das Wissen über die Qualität der Arzneimittelversorgung ist insgesamt höchst lückenhaft, denn es mangelt an einer kontinuierlichen, systematischen, patienten- und arztbezogenen Beobachtung und Bewertung von erwünschten und unerwünschten Wirkungen in der Arzneimitteltherapie (z. B. Glaeske 2000; Kiewel 2002). Informationen über die Qualität der Arzneimittelversorgung stammen zum einen aus aggregierten Daten von Kassen, KVen und Arzneimittelherstellern, zum anderen aus empirischen Untersuchungen über die Therapie einzelner Krankheiten und Patientengruppen sowie den Einsatz bestimmter Medikamente. Die vorliegenden Daten geben deutliche Hinweise darauf, dass die Qualität des Arzneimittelangebots und der Arzneimittelversorgung in Deutschland durch gravierende Mängel gekennzeichnet ist, wobei sich in einigen Bereichen allerdings auch deutliche Verbesserungen der Versorgungssituation abzeichnen (Schwabe/Paffrath 2004). Dabei ist zu berücksichtigen, dass wegen der Mängel bei der Nachmarktkontrolle vermutlich eine Vielzahl unerwünschter Wirkungen einstweilen im Dunkeln bleibt.

Mängel in der Arzneimittelversorgung
Geht man den oben genannten Voraussetzungen für eine hochwertige Arzneimittelversorgung nach, so sind in Deutschland in Bezug auf alle vier genannten Aspekte erhebliche Unzulänglichkeiten auszumachen (SVR 2002b; Glaeske 1999: 138ff.). Bereits bei der *Indikationsstellung* zeigt sich, dass Ärzte in einer Vielzahl von Fällen das Vorhandensein von Erkrankungen nicht erkennen (SVR 2002a, Bd. III). Dies betrifft insbesondere Bluthochdruck, Diabetes sowie psychische und psychosomatische Erkrankungen. Es bedarf keiner näheren Erläuterung, dass ohne korrekte Diagnose auch die Arzneimitteltherapie kaum angemessen sein kann.

Im Hinblick auf das *Arzneimittelangebot* erweist sich – wie erwähnt – die aufgrund der Zulassungspraxis hohe Zahl von therapeutisch umstrittenen Arzneimitteln und die damit einhergehende Intransparenz des Arzneimittelmarktes als ein Hindernis für eine hochwertige Arzneimitteltherapie. Im Jahr 2003 gab es zu Lasten der GKV immerhin noch 123 Millionen Verordnungen umstrittener Arzneimittel mit einem Umsatzvolumen von 1,8 Milliarden Euro (Schwabe 2004: 24); dies entsprach an einem Anteil von 16,4 Prozent an allen GKV-Arzneimittelverordnungen und von 7,4 Prozent am gesamten GKV-Arzneimittelumsatz. Das Fehlen einer systematischen Nachmarktkontrolle erschwert es dem Arzt, sich einen Überblick über das medizinisch jeweils indizierte Medikament zu verschaffen. Nach wie vor sind die interessengeleiteten Werbematerialien von Pharma-Unternehmen und Besuche von Pharma-Referenten die wichtigste arzneimitteltherapeutische Informationsquelle von Ärzten. Es gibt weder für Ärzte und Apotheker noch für Verbraucher eine unabhängige, bewertende Arzneimittelinformation, erst recht kein interaktives Informationssystem, in dem sich Patienten im Hinblick auf den Arzneimittelkonsum beraten lassen könnten (Glaeske 2000).

So wundert es nicht, dass *die ärztlichen Verordnungsentscheidungen* bei einem relevanten Anteil der Behandlungsfälle nicht angemessen sind – sowohl unter dem Gesichtspunkt der Arzneimittelwahl als auch der Dosierung und der Therapiedauer. Diesbezüglich gibt es deutliche Hinweise für das Vorhandensein von Überversorgung als auch von Unter- und Fehlversorgung. Sie beziehen sich vor allem auf folgende Aspekte (SVR 2002a, Bd. II: 261, 2000/2001b: 38ff.):

- Qualitätsmängel bei der medikamentösen Behandlung von Herz-Kreislauf-Krankheiten, chronischen, obstruktiven Lungenerkrankungen, zerebrovaskulären Erkrankungen, Diabetes mellitus, Demenz, Hypertonie, Migräne u.a.m.
- nicht-indizierte Leistungen und Qualitätsprobleme bei der Dauermedikation mit Tranquilizern und der Verordnung von nicht sinnvoll zusammengesetzten Kombinationspräparaten
- Unterversorgung mit Opioiden bei malignombedingten Schmerzen
- Unterversorgung mit Medikamenten bei Depression
- Qualitätsdefizite in der Versorgung von Sterbenden mit Schmerz- und anderen Arzneimitteln.

Die Qualitätsmängel in der Arzneimitteltherapie sind nicht allein auf die Intransparenz des Arzneimittelmarktes zurückzuführen, sondern auch darauf, dass Ärzte häufig nicht über die erforderlichen pharmakologischen beziehungsweise pharmakotherapeutischen Kenntnisse verfügen (SVR 2002b: 38 ff.), vor allem weil die Arzneimitteltherapie nur einen geringen Stellenwert in der ärztlichen Aus-, Weiter- und Fortbildung einnimmt. Es zeigt sich, dass weder KVen noch Kassen über geeignete Instrumente verfügen, um die Vertragsärzte zu veranlassen, ihr Verordnungsverhalten an arzneimitteltherapeutischen Leitlinien auszurichten.

Ein besonderes Problem ist die Dauertherapie von älteren, multimorbiden Patienten mit einer Vielzahl von Präparaten. Die Wechselwirkungen bei Mehrfachtherapien steigen exponentiell mit der Zahl der eingesetzten Medikamente. Zum Teil sind diese Zusammenhänge nicht erforscht, zum Teil verfügen Ärzte nicht über entsprechende Kenntnisse – sofern sie vorliegen – oder berücksichtigen sie nicht in der Therapie. Eine weitere Problemgruppe in der Arzneimitteltherapie sind Kinder und Jugendliche. Experten kritisieren, dass bei ihnen häufig Mittel eingesetzt werden, die nur für Erwachsene erprobt und für die Verordnung bei Kindern und Jugendlichen nicht ausdrücklich zugelassen sind (Bücheler et al. 2002: 1311f.).

Auch die Abschottung von ambulanter und stationärer Versorgung bringt für die Qualität der Arzneimittelversorgung erhebliche Probleme mit sich. So zeigt eine empirische Untersuchung, dass in der stationären Versorgung etwa drei Viertel der zuvor verordneten Medikamente abgesetzt und nach der Entlassung die Therapie nicht selten im selben Umfang wieder geändert wird (Frankfurter Allgemeine Zeitung vom 22.5.2002). Es ist kaum anzunehmen, dass dieses Wechselspiel unter gesundheitlichen Aspekten hilfreich ist.

Darüber hinaus kann auch die Verlagerung des Arzneimittelverbrauchs in die Selbstmedikation negative Auswirkungen auf den Gesundheitszustand mit sich bringen, denn es erfolgt keine fachliche Kontrolle des Arzneimittelkonsums. Dies erscheint auch deshalb als bedenklich, weil auch die umstrittenen und unwirtschaftlichen Arzneimittel der Selbstmedikation offen stehen, darunter auch diejenigen, die von der Erstattung durch die GKV ausgenommen sind. Etwa ein Drittel des Arzneimittelangebots in der Selbstmedikation ist niemals auf Qualität, Wirksamkeit und auf Unbedenklichkeit überprüft worden (Meyer 1999: 197). Die Stiftung Warentest stufte bei einer Bewertung von 1500 rezeptfreien Medikamenten immerhin 40 Prozent der untersuchten Präparate als «wenig geeignet» ein (Stiftung Warentest 2002).

Das Zusammenwirken der genannten Faktoren führt zu gravierenden Gesundheitsgefährdungen. Nach Meinung von Experten sind etwa fünf Prozent aller Krankenhauseinweisungen auf unerwünschte Arzneimittelwirkungen zurückzuführen (Thürmann/Schmitt 1998). Die Zahl der Todesfälle wird auf zwischen 16 000 und 25 000 pro Jahr geschätzt, von denen nur 1700 offiziell registriert werden (Frölich 2000).

Qualitätsmängel in der Arzneimittelversorgung entstehen auch durch eine oft mangelhafte Compliance der Patienten (SVR 2002b: 51 ff.), wobei auch dies auf Versorgungsmängel verweist, weil der Arzt die Ängste, Bedürfnisse und Handlungsressourcen der Patienten bei der Verordnungsentscheidung offenkundig nicht angemessen berücksichtigt (Petermann 1998). Unterschiedliche Analyse- und Erhebungsverfahren lassen den Schluss zu, dass ein erheblicher Teil der verordneten Arzneimittel nicht gemäß den ärztlichen Anweisungen beziehungsweise den Beipackinformationen eingenommen wird (z. B. Kiewel 2002: 60 ff.). Eine solche Non-Compliance kann unter medizinischen Gesichtspunkten durchaus sinnvoll sein, dürfte in vielen Fällen aber gesundheitlich unerwünschte Wirkungen nach sich ziehen und verursacht nebenbei in erheblichem Umfang vermeidbare Kosten für die GKV (zum Beispiel Volmer/Kielhorn 1998; Thürmann/Schmitt 1998).

Als ein Hinweis auf die Existenz von Qualitätsmängeln sind auch die ausgeprägten regionalen Unterschiede in der Arzneimittelverordnung und im Arzneimittelverbrauch (Brockskothen 2002) zu werten. Der Pro-Kopf-Wert je Verordnung lag im ersten Halbjahr 2002 im Saarland bei 24,82 Euro, in Berlin hingegen bei

35,10 Euro – also in etwa 40 Prozent höher (Brockskothen 2002).[40] Erhebliche Unterschiede im Arzneimittelverbrauch werden nicht nur im Vergleich zwischen einzelnen Bundesländern, sondern auch zwischen Ost- und Westdeutschland deutlich. Die definierten Tagesdosen pro Versichertem sind im Osten zum Beispiel bei Koronarmitteln um 71,4 Prozent und bei Antidiabetika um 59,0 Prozent höher als im Westen. Hier wiederum übersteigt der Verbrauch von Hypnotika/Sedativa die definierte Tagesdosis im Osten um 87,2 Prozent, bei Schilddrüsentherapeutika um 63 Prozent (Nink et al. 2001: 818). Derartige Unterschiede lassen sich nur zu einem geringen Teil auf regionale Unterschiede im Morbiditätsspektrum zurückführen, in erster Linie dürfte es sich dabei um regional gewachsene Therapiegewohnheiten handeln.

Was den *sozial und finanziell undiskriminierten Zugang zu Arzneimitteln* angeht, so stellt sich die GKV mit dem gesetzlich verankerten umfassenden Leistungsanspruch der Versicherten überwiegend positiv, wenn auch nicht frei von Widersprüchen dar. Allerdings wirken die gesetzlich festgeschriebenen Arzneimittelzuzahlungen als ein Umverteilungsinstrument zu Lasten Kranker und sind daher auch nicht mit dem Solidarprinzip kompatibel; ebenso sollte nicht übersehen werden, dass sie in nicht wenigen Fällen eine erhebliche Belastung für die Patienten darstellen können. Allerdings tragen die skizzierten Befreiungsregelungen dazu bei, die finanziellen Belastungen der Zuzahlungen in gewissem Umfang abzufedern. Über die Auswirkungen der erhöhten Zuzahlungen auf die Inanspruchnahme durch die Versicherten liegen derzeit keine gesicherten Ergebnisse vor.

Problematisch erscheint unter Versorgungsgesichtspunkten die Wirkung der 2001 aufgehobenen Arzneimittelbudgets. Insgesamt ist die Wirkung der Budgets als ambivalent zu bezeichnen. Einerseits erwächst aus ihnen nicht nur ein Anreiz zur Begrenzung von Arzneimittelverordnungen, sondern kann von ihnen auch ein Druck ausgehen, die begrenzten Mittel möglichst rationell zu verwenden. Vor allem die Kassen haben dieses Anliegen verfolgt und KBV und KVen in den letzten Jahren dazu gedrängt, um die Ärzte zu einer wirtschaftlicheren Verordnungsweise zu veranlassen. Dies hat vermutlich zum Verordnungsrückgang bei umstrittenen Arzneimitteln und zur Erhöhung des Generika-Anteils an den Verordnungen beigetragen. Dass die Festsetzung einer Ausgabenobergrenze wohl ein unverzichtbares Instrument zur Kostendämpfung ist, hat der starke Ausgabenanstieg nach der Aufhebung der Arzneimittelbudgets verdeutlicht.

Andererseits schaffen Budgets aber auch einen Anreiz zur Unterversorgung und gibt es ernst zu nehmende Hinweise darauf, dass in den vergangenen Jahren auf dem Gebiet der Arzneimittelversorgung Rationierungen in der Tat Platz gegriffen haben (z. B. Köcher 2002; Braun 2000, 2002). Dabei fällt es Ärzten vergleichsweise leicht, die Vorenthaltung von Leistungen zu begründen, weil sie das Definitionsmonopol über die zur Behandlung von Krankheiten notwendigen Maßnahmen innehaben. Allerdings ist die häufig verwendete Begründung, eine Überschreitung des Budgets verbiete es dem Arzt, weitere Medikamente zu verordnen, durch die Rechtslage nicht gedeckt, denn das Sozialgesetzbuch verpflichtet ihn, alle medizinisch notwendigen Leistungen zu erbringen bzw. zu veranlassen, auch wenn Budgets überschritten werden müssen.

Fortschritte in der Arzneimittelversorgung
Ungeachtet fortexistierender Mängel und nach wie vor ungelöster Probleme sind auch Tendenzen in Richtung auf eine Verbesserung der Arzneimittelversorgung sichtbar. Dies betrifft zunächst das Arzneimittelangebot. Auch wenn das Gewicht umstrittener Arzneimittel weiterhin beachtlich ist, sind die Verordnungs- und Umsatzzahlen in diesem Segment seit Jahren rückläufig. So sank zwischen 1992 und 2003 die Zahl der Verordnungen von 398 auf 123 Millionen und das Umsatz-

---

40 Der Pro-Kopf-Wert des Arzneimittelumsatzes im Jahr 2000 schwankte zwischen 410 Euro in Mecklenburg-Vorpommern und 239 Euro in Südbaden. Dabei wurden in Mecklenburg-Vorpommern 602 Tagesdosen, in Nordwürttemberg nur 347 Tagesdosen verordnet (Bundesdurchschnitt 448) (Nink/Schröder 2001: 379).

volumen von 5,1 auf 1,8 Milliarden Euro (Schwabe 2004: 24). Auch dürfte mit der absehbaren Bereinigung des Altarzneimittelmarktes die Anzahl umstrittener Präparate künftig sinken. Schließlich haben pharmazeutische Unternehmen in den zurückliegenden Jahren eine Reihe innovativer Medikamente auf den Markt gebracht, mit denen für einige chronische Erkrankungen eine Verbesserung von Behandlungsergebnissen erzielt werden kann. Dies betrifft insbesondere die Versorgung der koronaren Herzkrankheit, von Diabetes, chronischen Schmerzen und Depressionen (Schwabe 2003: 832 ff.).

Darüber hinaus sind auch verstärkte Anstrengungen von Krankenkassen, KVen und Vertragsärzten zu beobachten, zu mehr Rationalität in der Arzneimittelverordnung zu gelangen. In diesem Zusammenhang haben sich in vielen Fällen ärztliche Qualitätszirkel als geeignete Instrumente erwiesen (z. B. Glaeske 1999; Schubert/Köster/von Ferber 2000; Krappweis/Krappweis/Kirch 2000; von Ferber et al. 2002). Diese Qualitätszirkel sind entweder eigens auf die Pharmakotherapie bezogen oder thematisieren Fragen der Arzneimitteltherapie im Rahmen übergreifender Bemühungen zur Qualitätssicherung. Seit Mitte der 1990er- Jahre haben sie auch im Zusammenhang mit den Bemühungen zur Modernisierung der Versorgungsstrukturen durch Modellvorhaben und Strukturverträge Verbreitung gefunden. In manchen Fällen haben sie zur Verbesserung von Behandlungsergebnissen und gelegentlich auch zur Verringerung der Arzneimittelausgaben beigetragen. Bezogen auf die gesamte Bevölkerung erfassen derartige Zirkel aber bisher nur einen kleinen Bereich des therapeutischen Geschehens.

Wirtschaftlichkeitsreserven
Die erwähnten Qualitätsmängel – gleich, ob es sich um eine Über-, Unter- oder Fehlversorgung handelt – kennzeichnen auch Wirtschaftlichkeitsreserven in der Arzneimittelversorgung, denn nur Therapien, die wirksam, ausreichend und zweckmäßig sind und die das Maß des Notwendigen nicht überschreiten, können auch wirtschaftlich sein.

Aber auch jenseits der Beseitigung von Qualitätsmängeln existieren erhebliche Wirtschaftlichkeitsreserven in der Arzneimittelversorgung. So geht der Arzneiverordnungs-Report davon aus, dass im Jahr 2003 Einsparungen von etwa 4,5 Milliarden Euro, also etwa 20 Prozent des GKV-Arzneimittelumsatzes, ohne einen Qualitätsverlust möglich gewesen wären (Schwabe 2004: 31ff.). Dabei handelt es sich um folgende Bereiche:

- die Verordnung von kostengünstigen Alternativen durch pharmakologisch-therapeutisch gleichwertige Wirkstoffe (2,0 Mrd. Euro)
- die Verordnung von preiswerten Generika (1,5 Mrd. Euro)
- die medikamentöse Substitution umstrittener Arzneimittel (1,2 Mrd. Euro).

Des Weiteren ergeben sich – wie erwähnt – Einsparmöglichkeiten durch die weitere Erhöhung der Importquote sowie durch die stärkere Nutzung des Versandhandels durch die Versicherten.

4.5 Pflege

4.5.1 Pflege und Pflegebedarf

Pflege bezeichnet die umfassende Betreuung von Kranken, Behinderten und Menschen mit gesundheitlichen Beeinträchtigungen. Sie nimmt vielfältige Aufgaben wahr und ist auf allen Stufen des Versorgungsprozesses präsent. In landläufigen Vorstellungen ist Pflege primär am Endpunkt der Versorgungskette angesiedelt, also dann, wenn andere Interventionsoptionen (Prävention, Krankenbehandlung, Rehabilitation) ausgeschöpft sind. Sie ist in dieser Sichtweise auf die Hilfe bei den Verrichtungen des täglichen Lebens beschränkt. Ohne Frage ist die Versorgung solcher Personengruppen ein bedeutendes Aufgabenfeld der Pflege, und es wird mit dem demographischen Wandel aller Voraussicht nach weiter an Bedeutung gewinnen. Allerdings geht ihre Rolle weit über diesen Bereich hinaus und nimmt sie auch auf anderen Versorgungsstufen wichtige Funktionen wahr. Dies gilt zum einen in der Krankenversorgung, in der Pflege vielfach erst Voraussetzungen dafür schafft, dass Behandlungen

erfolgreich durchgeführt werden können (z. B. Evers/Schaeffer 2003):
- Sie wirkt daran mit, dass Patienten auf die Behandlung angemessen vorbereitet werden.
- Sie trägt dazu bei, dass unerwünschte Begleiterscheinungen der medizinischen Versorgung gelindert oder aufgefangen werden.
- Sie begleitet den Patienten durch sämtliche Stufen des gesundheitlichen Versorgungsprozesses und dient ihm dabei als direkter Ansprechpartner.

Zum anderen werden in modernen Pflegekonzepten auch die präventiven und gesundheitsfördernden Aufgaben der Pflege betont, die nicht nur auf den Zeitabschnitt vor dem Eintritt von Krankheit beschränkt sind, sondern auch in der Krankenversorgung, in der Rehabilitation und in der Pflege selbst wahrgenommen werden sollen (Rosenbrock 1997d; Schaeffer/Moers 2000). Auch sie gewinnen mit der Zunahme chronischer Erkrankungen an Bedeutung. Folgende Aufgaben können der Pflege in diesem Zusammenhang zugewiesen werden:
- Sie kann in der Nachsorge akuter oder in der Spätphase chronischer Erkrankungen präventive und kurative Leistungen erbringen, veranlassen und koordinieren, denn sie ist auf Grund ihres engen Kontakts mit dem Patienten in der Lage, Veränderungen des Krankheitsverlaufs und des Versorgungsbedarfs zeitnah zu identifizieren.
- Der unmittelbare Zugang der ambulanten Pflege zum Lebensalltag der Patienten schafft günstige Voraussetzungen, das soziale Umfeld der Pflegebedürftigen in das Versorgungsgeschehen einzubinden und das Handeln anderer Akteure (z. B. Ärzte, Sozialarbeiter) zu koordinieren – eine Eigenschaft, die gerade bei gesundheitlich besonders gefährdeten Patientengruppen die Effektivität der Gesundheitssicherung erhöhen kann, weil bei ihnen soziale und gesundheitliche Problemlagen in der Regel miteinander verschränkt sind.

Pflege ist also in einen komplexen Prozess der gesundheitlichen Versorgung eingebettet. Auch wenn die skizzierten Aufgabenbestimmungen bisher nur ungenügend Eingang in die Praxis gefunden haben, so nimmt die Pflege doch einen zentralen Platz im Versorgungsgeschehen ein. Damit bieten sich vielfältige Anknüpfungspunkte für die Übernahme einer Schlüsselfunktion bei der Gewährleistung einer integrierten und kontinuierlichen Versorgung.

Mit den skizzierten Anforderungen erhöht sich der Pflegebedarf in einem doppelten Sinne. Er wächst nicht nur mit der steigenden Zahl von im sozialversicherungsrechtlichen Sinne als pflegebedürftig eingestuften Personen, sondern auch im Hinblick auf die qualitativen Anforderungen, die an die Pflegeeinrichtungen gerichtet sind.

Dabei bringt die sektorale Abschottung im Gesundheitswesen auch für die Pflege – und nicht nur für die Medizin – vielfältige Probleme mit sich. Dazu zählt der erzwungene Betreuungswechsel beim Übergang zwischen den Sektoren, aber auch die Verteilung gesetzlicher Bestimmungen zur pflegerischen Versorgung auf eine Reihe von Regelwerken. Mit der Schaffung der Pflegeversicherung ist Pflegebedürftigkeit zu einem eigenständigen sozialversicherungsrechtlichen Tatbestand geworden, der einen Rechtsanspruch auf einschlägige Leistungen begründet. Wenn im Folgenden von Pflege die Rede ist, so steht dabei die soziale Absicherung des Risikos der Pflegebedürftigkeit im Mittelpunkt.

4.5.2 Pflegebedürftigkeit als soziales Risiko

Pflegebedürftigkeit ist in Deutschland – wie in den meisten anderen europäischen Gesellschaften – ein Problem von wachsender Bedeutung. Das Ausmaß der Pflegebedürftigkeit hat in den letzten Jahrzehnten zugenommen, und aller Voraussicht nach wird sich diese Entwicklung bis zur Mitte des 21. Jahrhunderts weiter fortsetzen (z. B. Enquête-Kommission 2002: 502 ff.). Hintergrund ist das Zusammentreffen einer Reihe von gesellschaftlichen Veränderungen, in deren Zentrum die deutliche Zunahme der Anzahl alter Menschen steht. Das Ausmaß der Pflegebedürftigkeit in einer Gesellschaft hängt maßgeblich von der zahlenmäßigen Besetzung der einzelnen

Tabelle 47: Leistungsempfänger in der sozialen Pflegeversicherung nach Altersgruppen und Pflegestufen am 31.12.2004.

Alter Jahre	Pflegestufe 1 absolut (je 1000 Personen der Altersgruppe)	Pflegestufe 2 absolut (je 1000 Personen der Altersgruppe)	Pflegestufe 3 absolut (je 1000 Personen der Altersgruppe)	Insgesamt absolut (je 1000 Personen der Altersgruppe)
0–59	178 501 (2,88)	106 331 (1,72)	55 700 (0,83)	340 532 (5,50)
60–69	109 660 (10,56)	67 040 (6,45)	21 990 (2,12)	198 690 (19,12)
70–74	87 544 (24,24)	56 371 (15,61)	17 313 (4,79)	161 228 (44,64)
75–79	138 121 (45,93)	87 813 (29,20)	27 375 (9,10)	253 309 (84,23)
80–84	207 275 (96,60)	132 671 (61,83)	42 798 (19,95)	382 744 (178,38)
85–89	133 753 (169,39)	97 051 (122,91)	31 197 (39,51)	262 001 (331,80)
90 und älter	136 613 (288,26)	138 281 (291,78)	52 305 (110,36)	327 199 (690,40)
Insgesamt	991 467 (12,02)	685 558 (8,31)	248 678 (3,01)	1 925 703 (23,34)

Quelle: BMGS 2005c; eigene Berechnungen

Altersgruppen ab, denn die Quote der Pflegebedürftigen nimmt mit steigendem Lebensalter zu (Tab. 47). Die Anzahl alter Menschen wird in den nächsten Jahrzehnten aus zwei Gründen zunehmen: zum einen wegen der gegenwärtigen Alterszusammensetzung der Bevölkerung, das heißt der hohen Zahl von Menschen mittleren Lebensalters, die in den nächsten Jahrzehnten die höheren Altersgruppen besetzen werden; zum anderen wegen der weiter wachsenden durchschnittlichen Lebenserwartung. Die Bevölkerungsvorausberechnung des Statistischen Bundesamtes geht davon aus, dass die Zahl der über 65-Jährigen bis zum Jahre 2050 um mehr als sechs Millionen auf bis zu 20 Millionen ansteigen und sich der Altenquotient bei sinkender Bevölkerungszahl von gegenwärtig 15,9 Prozent in 1999 auf bis zu 30,2 Prozent in 2050 erhöhen wird (StBA 2000: 22). Insbesondere der Anteil Hochbetagter an der Gesamtbevölkerung dürfte dabei erheblich zunehmen.

Wie sich die Pflegebedürftigkeit künftig entwickeln wird, ist Gegenstand einer Reihe von Prognosen. Das Deutsche Institut für Wirtschaftsforschung (DIW) geht für das Jahr 2050 von insgesamt 4,7 Millionen Pflegebedürftigen aus (Tab. 48). Gegenüber dem Jahr 2000 wäre dies eine Steigerung um insgesamt 124 Prozent. Andere Schätzungen gehen von erheblich niedrigeren Zahlen aus, konstatieren aber ebenfalls eine starke Zunahme der Pflegebedürftigkeit (Rothgang 2001; Dietz 2001).

Allerdings muss betont werden, dass gerade derart langfristige Schätzungen mit einer Vielzahl von Unsicherheiten behaftet sind. Vor allem ist darauf hinzuweisen, dass das Alter eine wichtige, aber keineswegs die einzige Bestimmungsgröße

Tabelle 48: Entwicklung der Zahl der Leistungsempfänger nach Altersstufen in der sozialen und privaten Pflegeversicherung 1999 bis 2050.

Alter Jahre	1999	2010	2020	2050
	Zahl der Leistungsempfänger			
0–59	348 500	341 700	329 000	240 900
60–69	195 300	195 400	238 200	225 700
70–74	166 300	228 800	198 900	222 200
75–79	271 900	304 400	340 900	415 300
80–84	254 400	455 700	658 500	921 500
85–89	406 400	498 600	611 100	1 311 500
90 und älter	286 500	357 700	559 100	1 390 900
Insgesamt	1 929 300	2 382 300	2 935 700	4 728 000

Quelle: DIW 2001b: 71

von Pflegebedürftigkeit ist. Von erheblicher Bedeutung ist auch das Ausmaß der Morbidität in einer Gesellschaft und ihre (soziale) Verteilung (s. Kap. 2.2), tritt doch Pflegebedürftigkeit weit überproportional in den unteren Sozialschichten auf. Durch eine verbesserte Prävention, die sich vor allem auf die Verminderung sozialer Ungleichheit bei der Krankheitsverteilung richten würde, ließe sich der Pflegebedarf in beträchtlichem Umfang senken («compression of morbidity»; s. Kap. 3.2). Darüber hinaus können auch eine verbesserte Rehabilitation sowie der medizinische Fortschritt zu einem relativen Rückgang der Pflegebedürftigkeit beitragen. Zusammengenommen ist also zukünftig ein gesünderes Altern möglich, und für die Vergangenheit lässt sich eine solche Entwicklung in der Tat auch nachweisen (s. Kap. 2.2).

Derartige Überlegungen gehen in vielen Fällen aber nicht in die Vorausschätzung des Pflegebedarfs ein. So beruht die erwähnte DIW-Prognose auf der Annahme einer konstanten Pflegequote in den einzelnen Altersgruppen – einer Annahme, die aus den genannten Gründen zu pessimistisch ist. Ungeachtet dessen ist aber nicht davon auszugehen, dass Fortschritte in Prävention, Krankenversorgung und Rehabilitation den skizzierten Alterseffekt vollständig kompensieren könnten. Dass also die Zahl Pflegebedürftiger stark ansteigen dürfte ist unbestritten.

Gleichzeitig vollziehen sich in der Gesellschaft soziale Wandlungsprozesse, die die Fähigkeit oder Bereitschaft, die betroffenen Personen im familiären oder nachbarschaftlichen Umfeld zu pflegen, schwächen. Früher konnten in der Drei- oder Mehr-Generationenfamilie die Pflegebedürftigen noch im Familienverband versorgt werden. Dies geschieht jedoch immer seltener, denn bei den Lebensformen macht sich seit Jahrzehnten ein Trend zur Ein-Generationen-Familie, insbesondere zu Single-Haushalten bemerkbar. Allein zwischen 1991 und 2004 ist deren Zahl in Deutschland von 11,9 auf 14,6 Millionen gestiegen (StBA 2005a). Hinzu kommt, dass mit der steigenden Erwerbstätigkeit von Frauen jener Personenkreis, dem im traditionellen Rollenverständnis die Pflege zumeist zugefallen ist, nicht mehr so selbstverständlich wie früher für diese Aufgaben zur Verfügung steht.

Nicht zuletzt verlieren soziale Netze, die grundsätzlich eine ausgeprägte Fähigkeit zur informellen Übernahme pflegerisch-betreuender Tätigkeiten aufweisen (Blinkert/Klie 1999), unter dem Einfluss gesellschaftlicher Desintegrationsprozesse für das Individuum an Bedeutung. Zwar sind die Beziehungen zwischen den Generationen in mancherlei Hinsicht durchaus enger, als gemeinhin angenommen wird (Kohli et al. 2000). Da aber auch eine Umkehr des Trends zur Individualisierung von Lebensformen nicht in Sicht ist, muss davon ausgegangen werden, dass die Nachfrage nach professioneller Pflege in Zukunft weiter steigen wird, und zwar vermutlich noch stärker als die Pflegebedürftigkeit selbst (Schmähl 1998). Allerdings ist auch zu betonen, dass am Ende des 20. Jahrhunderts etwa 70 Prozent der häuslich versorgten Pflegebedürftigen immer noch von Familienangehörigen gepflegt werden (Blinkert/Klie 1999). Angesichts des fortschreitenden sozialen Wandels ist die Bereitschaft zur informellen Pflege bisher also erstaunlich langsam erodiert.

Vor 1995 hatte Pflegebedürftigkeit – mit einigen wenigen Ausnahmen im Bereich der Unfallversicherung und der Kriegsopferversorgung – keinen sozialversicherungsrechtlichen Leistungsanspruch begründet. Problematisch war dies unter mehreren Gesichtspunkten:

- Eine wachsende Zahl von Familien musste die notwendig gewordenen professionellen Pflegeleistungen aus dem laufenden Haushaltseinkommen beziehungsweise dem Privatvermögen finanzieren. Immer mehr Pflegebedürftige und ihre Angehörigen waren gezwungen, zur Finanzierung professioneller Pflege auf die Sozialhilfe zurückzugreifen. Damit mussten die Landkreise und Kommunen als Sozialhilfeträger den größten Teil der Pflegekosten tragen, wodurch deren ohnehin chronische Finanzkrise weiter verschärft wurde. Außerdem wurde die Sozialhilfe, die in der Systematik des deutschen Sozialrechts gleichsam als letztes Auffangbecken für auf anderem Wege nicht gelöste Probleme konzipiert ist (Lam-

pert/Althammer 2001), auf diese Weise zum Regelfall für die Absicherung eines sozialen Lebensrisikos.
- Die Zahl der zur Versorgung pflegebedürftiger Personen zur Verfügung stehenden Pflegekräfte und -einrichtungen war trotz eines kontinuierlichen Anstiegs seit den 1960er-Jahren (Schölkopf 1999) insgesamt viel zu gering.
- Ein Teil der Pflegebedürftigen wurde in Krankenhäusern versorgt – zum Teil mangels institutioneller Alternativen, zum Teil wegen der auf diese Weise möglichen Kostenverlagerung auf die GKV. Diese Entwicklung trug in erheblichem Umfang zur Fehlbelegung und damit zu einem medizinisch nicht indizierten Ausgabenanstieg im Krankenhaussektor bei.
- Wenn die Pflege durch die Angehörigen übernommen wurde, waren diese nicht selten psychisch überfordert. Da es ihnen in vielen Fällen überdies an dem erforderlichen Wissen und Sachverstand mangelte, ging von der familiären Pflege oftmals auch eine Gesundheitsgefährdung für die Pflegebedürftigen aus («gefährliche Pflege»).

Diese Problematik war seit langem bekannt und Gegenstand öffentlicher Diskussionen. Gleichzeitig zeichnete sich angesichts des demographischen und sozialen Wandels ihre weitere Verschärfung in den kommenden Jahrzehnten ab.

4.5.3 Die Ziele und Leistungen der Pflegeversicherung

Vor dem Hintergrund der skizzierten Problemkonstellation wurde im April 1994 – nach einer mehr als 20-jährigen Diskussion und heftigen Interessenauseinandersetzungen während des Gesetzgebungsprozesses – das Gesetz über die Pflegeversicherung (PflegeVG) verabschiedet (z. B. Meyer 1996; Alber/Schölkopf 1999: 129 ff.). Es trat am 1.1.1995 in Kraft und wurde als elftes Buch in das Sozialgesetzbuch integriert (SGB XI). Die Pflegeversicherung ist damit die «fünfte Säule» der gesetzlichen Sozialversicherung – neben der Kranken-, der Renten-, der Unfall- und der Arbeitslosenversicherung. Sie ist in zwei Stufen in Kraft getreten:

- die Leistungen zur ambulanten (häuslichen) Pflege wurden am 1.4.1995 aufgenommen (Einführungsstufe 1)
- die Leistungen zur stationären Pflege wurden am 1.7.1996 aufgenommen (Einführungsstufe 2).

Dabei begann die Beitragszahlung bereits zum 1.1.1995.

Ziele der Pflegeversicherung

Mit der Einführung einer Pflegeversicherung wurden in erster Linie folgende Ziele verfolgt:
- Sie sollte das Risiko der Pflegebedürftigkeit eigenständig absichern, dabei aber die öffentliche Finanzierung in einem engen Rahmen halten. Daher sollten die Leistungen der Pflegeversicherung von vornherein nur ergänzenden Charakter tragen.
- Sie sollte die Abhängigkeit Pflegebedürftiger von der Sozialhilfe vermindern und zugleich die Sozialhilfeträger von ihren hohen Ausgaben für Pflegeleistungen entlasten.
- Sie sollte zum Ausbau einer bedarfsgerechten Pflegeinfrastruktur und zur Verbesserung der Pflegequalität beitragen.

Der Begriff der Pflegebedürftigkeit

Die Pflegeversicherung sichert das Risiko der Pflegebedürftigkeit ab. Der Begriff der Pflegebedürftigkeit und damit die Voraussetzung für eine Leistungsgewährung werden im PflegeVG definiert: Demnach gelten solche Personen als pflegebedürftig, «die wegen einer körperlichen, geistigen oder seelischen Krankheit oder Behinderung für die gewöhnlichen und regelmäßig wiederkehrenden Verrichtungen im Ablauf des täglichen Lebens auf Dauer, voraussichtlich für mindestens sechs Monate, in erheblichem oder höherem Maße der Hilfe bedürfen» (§ 14 Abs. 1 SGB XI).

Krankheiten oder Behinderungen im oben genannten Sinne sind:
1. Verluste, Lähmungen oder andere Funktionsstörungen am Stütz- und Bewegungsapparat,
2. Funktionsstörungen der inneren Organe oder der Sinnesorgane,

3. Störungen des Zentralnervensystems wie Antriebs-, Gedächtnis- oder Orientierungsstörungen sowie endogene Psychosen, Neurosen oder geistige Behinderungen (§ 14 Abs. 2 SGB XI).

Die von der Pflegeversicherung finanzierte Hilfe «besteht in der Unterstützung, in der teilweisen oder vollständigen Übernahme der Verrichtungen im Ablauf des täglichen Lebens oder in Beaufsichtigung oder Anleitung mit dem Ziel der eigenständigen Übernahme dieser Verrichtungen» (§ 14 Abs. 3 SGB XI). Die «gewöhnlichen und regelmäßig wiederkehrenden Verrichtungen im Ablauf des täglichen Lebens» (§ 14 Abs. 1 SGB XI), für die Hilfe gewährt werden kann, sind nach vier Bereichen differenziert (§ 14 Abs. 4 SGB XI):

- Körperpflege: Waschen, Duschen, Baden, Zahnpflege, Kämmen, Rasieren, Darm- oder Blasenentleerung
- Ernährung: mundgerechtes Zubereiten oder Aufnahme der Nahrung
- Mobilität: selbständiges Aufstehen und Zu-Bett-Gehen, An- und Auskleiden, Gehen, Stehen, Treppensteigen oder Verlassen und Wiederaufsuchen der Wohnung
- hauswirtschaftliche Versorgung: Einkaufen, Kochen, Wohnungsreinigung, Spülen, Wechseln und Waschen der Wäsche und Kleidung oder Wohnungsheizung.

Je nach Schwere der Pflegebedürftigkeit unterscheidet das Pflegeversicherungsgesetz zwischen drei Pflegestufen (§ 15 SGB XI):

- Pflegestufe 1 (erheblich Pflegebedürftige): Dies sind solche Personen, die bei der Körperpflege, bei der Ernährung oder der Mobilität mindestens einmal täglich bei wenigstens zwei Verrichtungen aus diesen Bereichen auf fremde Hilfe angewiesen sind und außerdem mehrmals wöchentlich bei der hauswirtschaftlichen Versorgung Unterstützung benötigen. Der zeitliche Aufwand für die notwendige Hilfe muss wöchentlich im Tagesdurchschnitt in der Pflegestufe 1 mindestens 90 Minuten betragen, von denen mehr als 45 Minuten für die Grundpflege[41] entfallen müssen.

- Pflegestufe 2 (Schwerpflegebedürftige): Dies sind jene Personen, die mindestens dreimal täglich zu verschiedenen Tageszeiten bei ebenfalls wenigstens zwei Verrichtungen aus einem oder mehreren Bereichen der Körperpflege, der Ernährung oder der Mobilität Hilfe benötigen. Zusätzlich muss auch hier mehrfach in der Woche Hilfe bei der hauswirtschaftlichen Versorgung erforderlich sein. In der Pflegestufe 2 muss sich der tagesdurchschnittliche Zeitaufwand auf mindestens drei Stunden belaufen, davon mindestens auf zwei Stunden für die Grundpflege.

- Pflegestufe 3 (Schwerstpflegebedürftige): Hierzu zählen diejenigen Personen, die bei der Körperpflege, der Ernährung und der Mobilität täglich rund um die Uhr der Hilfe bedürfen und bei denen außerdem mehrfach in der Woche Hilfe bei der hauswirtschaftlichen Versorgung erforderlich ist. Voraussetzung für die Einordnung in diese Pflegestufe ist, dass der tägliche Aufwand im Durchschnitt mindestens fünf Stunden beträgt, davon mindestens vier Stunden für die Grundpflege.

---

41 Die *Grundpflege* bezeichnet gemeinhin die nicht an eine Krankenbehandlung gebundene, unmittelbar personenbezogene Unterstützung bei den Verrichtungen des täglichen Lebens. Die Grundpflege wird sozialrechtlich von der *Behandlungspflege* abgegrenzt, die die unmittelbar medizinisch veranlassten Leistungen umfasst. Hierzu zählen die Wundversorgung, der Verbandwechsel, die Blutdruckmessung, die Durchführung von Injektionen, das Verabreichen von Medikamenten u.a.m. Auf der Grundlage des SGB XI können (neben der hauswirtschaftlichen Versorgung) nur Leistungen der Grundpflege erbracht werden; Behandlungspflege kann hingegen nur vom Arzt nach dem SGB V verordnet werden, wobei dieses grundsätzlich auch Grundpflegeleistungen ermöglicht. Die Begriffe Grundpflege und Behandlungspflege wurden mit dem GRG 1989 in das Sozialrecht eingeführt (§ 37 SGB V), allerdings ohne dass der Gesetzgeber eine Legaldefinition vorgenommen hätte (Igl/Welti 1995). Unter pflegewissenschaftlichen Gesichtspunkten ist die Unterscheidung von Grund- und Behandlungspflege als überholt anzusehen (Klie 1998). Zudem erweist es sich in der Pflegepraxis als sehr schwierig, die mit ihr verbundene Konkurrenz von Rechtsansprüchen und Finanzierungszuständigkeiten zu handhaben.

Diese gesetzliche Definition von Pflegebedürftigkeit und Pflegestufen versagt Personen mit gelegentlichem und geringfügigem Unterstützungsbedarf sowie Personen mit einem Unterstützungsbedarf von weniger als sechs Monaten einen Leistungsanspruch im Rahmen der Pflegeversicherung. Dies gilt auch für Versicherte, die Hilfe allein für die hauswirtschaftliche Versorgung benötigen. Nicht mit jeder Behinderung geht also eine Pflegebedürftigkeit einher. Eine Pflegebedürftigkeit ist erst dann vorhanden, wenn die Behinderung so ausgeprägt ist, dass die Betroffenen in dem gesetzlich definierten Umfang Hilfe bei den Verrichtungen des täglichen Lebens benötigen.

Die Spitzenverbände der Pflegekassen haben unter Beteiligung des MDK (s. Kap. 4.1.1) Richtlinien zur näheren Abgrenzung der Merkmale der Pflegebedürftigkeit, der Pflegestufen und zum Verfahren der Feststellung der Pflegebedürftigkeit zu beschließen (§ 17 SGB XI). Diese Pflegebedürftigkeitsrichtlinien sehen unter anderem vor, dass es bei der Feststellung von Pflegebedürftigkeit und der Einstufung der Pflegebedürftigen nicht auf die Art und Schwere der Krankheit, sondern allein auf das Fehlen oder die Einschränkung der Fähigkeit ankommt, die erwähnten Verrichtungen des täglichen Lebens selbständig auszuführen. Die für die Einstufung maßgebliche Dauer des Hilfebedarfs bemisst sich nach dem Zeitaufwand, den ein Familienangehöriger oder eine andere Person, die nicht als Pflegekraft ausgebildet ist, für die erforderlichen Leistungen der Grundpflege und für die hauswirtschaftliche Versorgung benötigt.

Der MDK prüft im Auftrag der Pflegekassen, ob die Voraussetzungen für die Feststellung der Pflegebedürftigkeit vorhanden sind und welche Pflegebedürftigkeitsstufe vorliegt (§ 18 SGB XI). Zwar sollen dabei Gutachten und Zeugnisse der behandelnden Ärzte einbezogen werden, jedoch ist es letztlich der zuständige MDK-Gutachter selbst, der das Ergebnis feststellt. Dies geschieht üblicherweise auf der Grundlage einer Untersuchung beziehungsweise einer Prüfung in der Wohnung des Antragstellers. Auf Grundlage der Empfehlung des MDK-Gutachters entscheidet schließlich die Pflegekasse über die Pflegebedürftigkeit beziehungsweise die Einstufung des Antragstellers.

Grundsätzlich haben die Pflegekassen den Grundsatz «Rehabilitation vor Pflege» zu beachten, das heißt im Einzelfall zu prüfen, «welche Leistungen zur Rehabilitation geeignet und zumutbar sind, Pflegebedürftigkeit zu überwinden, zu mindern oder ihre Verschlimmerung zu verhüten» (§ 31 Abs. 1 SGB XI). Auch der MDK hat dies bei seiner Prüfung zu berücksichtigen (§ 18 Abs. 1 SGB XI). Außerdem haben die Pflegekassen bei anderen Leistungsträgern darauf hinzuwirken, dass frühzeitig geeignete präventive, medizinisch-kurative und rehabilitative Maßnahmen ergriffen werden, um den Eintritt von Pflegebedürftigkeit zu vermeiden (§ 5 Abs. 1 SGB XI).

Die Leistungen der Pflegeversicherung
Der Gesetzgeber weist der Pflegeversicherung die Aufgabe zu, «Pflegebedürftigen Hilfe zu leisten, die wegen der Pflegebedürftigkeit auf solidarische Unterstützung angewiesen sind» (§ 1 Abs. 4 SB XI). Die Leistungen sollen es den Betroffenen ermöglichen, ein möglichst selbständiges und selbst bestimmtes Leben zu führen (§ 2 Abs. 1 SGB XI). In diesem Zusammenhang soll die Pflege die Aktivierung des Pflegebedürftigen zum Ziel haben, also darauf gerichtet sein, so weit wie möglich vorhandene Fähigkeiten zu erhalten beziehungsweise verlorene Fähigkeiten zurückzugewinnen (§ 28 Abs. 4 SGB XI). Grundsätzlich unterliegen die Leistungen der sozialen Pflegeversicherung dem Wirtschaftlichkeitsgebot. Analog zu den Bestimmungen des SGB V müssen sie «wirksam und wirtschaftlich sein» und «dürfen das Maß des Notwendigen nicht übersteigen» (§ 29 Abs. 1 SGB XI).

Die Pflegeversicherung unterscheidet zwischen vier Formen der Leistungserbringung:
- ambulante (häusliche) Pflege
- teilstationäre Pflege (Tages- und Nachtpflege)
- stationäre Kurzzeitpflege
- vollstationäre Pflege.

Dabei schreibt das Pflegeversicherungsgesetz den Vorrang der häuslichen Pflege fest: Die Pflegebedürftigen sollen so lange wie möglich in ihrer häuslichen Umgebung verbleiben können, und zu diesem Zweck soll die familiäre und nachbarschaftliche Pflegebereitschaft in besonderer Weise unterstützt werden (§ 3 SGB XI). Die Leistungen der Pflegeversicherung sind in ihrer Höhe, nach der Form der Leistungserbringung und dem Grad der Pflegebedürftigkeit gestaffelt (**Tab. 49**).

Leistungen der *ambulanten Pflege* werden dann gewährt, wenn die Pflege im Haushalt des Pflegebedürftigen oder anderer Personen erfolgt. Bei der Leistungsgewährung in der ambulanten Pflege wird zwischen Pflegesachleistung und Pflegegeld unterschieden. Eine Pflegesachleistung liegt dann vor, wenn die häusliche Pflege «durch geeignete Pflegekräfte erbracht (wird), die entweder von der Pflegekasse oder bei ambulanten Pflegeeinrichtungen, mit denen die Pflegekasse einen Versorgungsvertrag abgeschlossen hat, angestellt sind» (§ 36 Abs. 1 SGB XI). Die Höhe des bewil-

Abbildung 49: Die Leistungen der Pflegeversicherung im Jahr 2005 in der Pflegestufe 1 (erheblich Pflegebedürftige), Pflegestufe 2 (Schwerstpflegebedürftige) und Pflegestufe 3 (Schwerstpflegebedürftige).

		Pflegestufe 1	**Pflegestufe 2**	**Pflegestufe 3**
Häusliche Pflege	Pflegesachleistung monatlich	bis 384 €	bis 921 €	bis 1 432 € bis 1 918 €[1]
	Pflegegeld monatlich	205 €	410 €	665 €
Kombination von Geld- und Sachleistungen (Kombinationsleistung)	Nimmt der Pflegebedürftige die ihm zustehende Sachleistung nur teilweise in Anspruch, so erhält er daneben ein anteiliges Pflegegeld. Dessen Höhe wird um den Prozentsatz vermindert, in dem der Pflegebedürftige Sachleistungen in Anspruch genommen hat. Der Pflegebedürftige ist für einen Zeitraum von sechs Monaten an die Entscheidung, in welchem Verhältnis er Geld- oder Sachleistungen in Anspruch nehmen will, gebunden.			
Pflegevertretung	Pflegeaufwendungen für bis zu vier Wochen im Kalenderjahr			
durch nahe Angehörige		205 €[2]	410 €[2]	665 €[2]
durch sonstige Personen		1 432 €	1 432 €	1 432 €
Verbrauch von Pflegehilfsmitteln	Aufwendungen monatlich	bis 31 €	bis 31 €	bis 31 €
Anpassung des Wohnumfeldes	Zuschuss je Maßnahme	bis 2 557 €	bis 2 557 €	bis 2 557 €
Teilstationäre Pflege (Tages- und Nachtpflege)	Pflegeaufwendungen monatlich	bis 384 €	bis 921 €	bis 1 432 €
Kurzzeitpflege	Pflegeaufwendungen monatlich	bis 1 432 €	bis 1 432 €	bis 1 432 €
Vollstationäre Pflege	Pflegeaufwendungen pauschal monatlich	1 023 €	1 279 €	1 432 € 1 688 €[1]
Pflege in vollstationären Einrichtungen der Behindertenhilfe	pauschale Erstattung von Pflegeaufwendungen in Höhe von…	10 Prozent des Heimentgelts, höchstens monatl. 256 €		
Ergänzende Leistungen für Pflegebedürftige mit erheblichem allgemeinem Betreuungsbedarf	Leistungsbetrag jährlich	bis 460 €	bis 460 €	bis 460 €

1 In besonderen Härtefällen. 2 Auf Nachweis werden den ehrenamtlichen Pflegepersonen notwendige Aufwendungen (Verdienstausfall, Fahrkosten usw.) bis zum Gesamtbetrag von 1 432 Euro erstattet.
Quelle: Eigene Zusammenstellung auf der Grundlage von BMGS 2005d

ligten Betrages richtet sich nach der Pflegestufe. In Härtefällen, das heißt bei einem außergewöhnlich hohen Pflegeaufwand, «der das übliche Maß der Pflegestufe 3 weit übersteigt» (§ 36 Abs. 4 SGB XI), können weitere Pflegeeinsätze bis zu einem Gesamtwert von 1918 Euro gewährt werden. Pflegegeld bewilligt eine Kasse dann, wenn die ambulante Pflege durch selbst beschaffte Pflegehilfen erfolgt (§ 37 Abs. 1 SGB XI) – dies können die Angehörigen, Nachbarn oder andere Personen sein. Bei der Inanspruchnahme von Pflegegeld muss die Qualität der häuslichen Pflege in regelmäßigen Abständen durch eine Pflegeeinrichtung, mit der die Kasse einen Versorgungsvertrag abgeschlossen hat, überprüft werden (§ 37 Abs. 3 SGB XI). Pflegesachleistung und Pflegegeld können auch miteinander kombiniert werden («Kombi-Leistung» – § 38 SGB XI).

Die Möglichkeit zur Wahl von Pflegegeld stellt aus der Perspektive des Gesetzgebers einen finanziellen Anreiz dar, um die Bereitschaft für familiäre oder nachbarschaftliche Unterstützung zu fördern. Zugleich bietet das Pflegegeld aber auch die Möglichkeit, die Ausgaben der Pflegekassen zu begrenzen, denn für alle Pflegestufen beläuft sich der betreffende Höchstbetrag nur auf etwa die Hälfte derjenigen Summe, der für die Pflegesachleistung maximal vorgesehen ist (Tab. 49).

Darüber hinaus trägt die Kasse die Aufwendungen für verbrauchte Pflegehilfsmittel (zum Beispiel Windeln) bis zu einer Höhe von 31 Euro im Monat (§ 40 Abs. 2 SGB XI). Auch die Kosten für die Beschaffung oder Anpassung technischer Hilfsmittel werden erstattet, allerdings bei einer Zuzahlung in Höhe von 10 Prozent bis maximal 25 Euro (§ 40 Abs. 3 SGB XI). Für Maßnahmen zur Anpassung des Wohnumfeldes, die die häusliche Pflege ermöglichen oder erleichtern oder dem Pflegebedürftigen eine selbständige Lebensführung gestatten, trägt die Pflegekasse einen Zuschuss von bis zu 2557 Euro je Maßnahme. Bei der Bemessung des Zuschusses sind die Kosten der Maßnahme, ein angemessener Eigenanteil und das Einkommen des Pflegebedürftigen zu berücksichtigen (§ 40 Abs. 4 SGB XI).

Zusätzlich zu den genannten Leistungen können seit dem 1.1.2002 Leistungen für Pflegebedürftige, bei denen über die Grundpflege und die hauswirtschaftliche Versorgung hinaus ein erheblicher allgemeiner Betreuungs- und Beaufsichtigungsbedarf vorhanden ist, bewilligt werden. Dies betrifft «Pflegebedürftige der Pflegestufen 1, 2 oder 3 mit demenzbedingten Fähigkeitsstörungen, geistigen Behinderungen oder psychischen Erkrankungen (…), die dauerhaft zu einer erheblichen Einschränkung der Alltagskompetenz geführt haben» (§ 45a Abs. 1 SGB XI). Ihnen wird ein zusätzlicher Betreuungsbetrag von bis zu 460 Euro pro Jahr gewährt.

Pflegebedürftige haben auch einen zeitlich unbegrenzten Anspruch auf *teilstationäre Pflege* (Tages- oder Nachtpflege), wenn sich die häusliche Pflege nur zeitweise sicherstellen lässt (§ 41 SGB XI). Dies wird vor allem dann in Betracht kommen, wenn Pflegepersonen einer (Teil-)Erwerbstätigkeit nachgehen oder sich der Betreuungsbedarf kurzfristig erhöht. In diesem Fall übernimmt die Pflegekasse die pflegebedingten Aufwendungen der teilstationären Pflege, die Aufwendungen für die soziale Betreuung und für die notwendigen Leistungen der medizinischen Behandlungspflege, gestaffelt nach den drei Pflegestufen, bis zu einer Höhe von 1432 Euro pro Monat. Wenn weder häusliche Pflege noch teilstationäre Pflege in ausreichendem Maße sichergestellt werden können (z. B. nach einer stationären Krankenhausbehandlung), hat der Pflegebedürftige für bis zu vier Wochen im Jahr Anspruch auf *stationäre Kurzzeitpflege* (§ 42 SGB XI). In solchen Fällen übernimmt die Pflegekasse die einschlägigen Aufwendungen für bis zu 1432 Euro jährlich.

Einen Anspruch auf *vollstationäre Pflege* haben Pflegebedürftige dann, «wenn häusliche oder teilstationäre Pflege nicht möglich ist oder wegen der Besonderheit des einzelnen Falles nicht in Betracht kommt» (§ 43 Abs. 1 SGB XI). Die Pflegekasse übernimmt pauschal die Aufwendungen für Pflegebedürftige der Stufe 1 in Höhe von 1023 Euro, der Stufe 2 in Höhe von 1279 Euro und der Stufe 3 in Höhe von 1432 Euro monatlich, in Härtefällen bis 1688 Euro (§ 43 Abs. 3 SGB XI). Diese Beträge umfassen die pflegebedingten Aufwendungen sowie die Aufwendungen für medizinische Behandlungspflege und soziale Betreuung, nicht aber für die Unterbringung und Verpflegung des Pflegebedürftigen («Hotelleistungen»). Bei der einzelnen Pflegekasse dürfen die durchschnittlichen Ausgaben für die bei ihr versicherten stationär Pflegebedürftigen 15339 Euro im Jahr nicht überschreiten (§ 43 Abs. 2 SGB XI).

Für die Pflegebedürftigen, die in stationären Einrichtungen der Behindertenhilfe betreut werden, erstattet die Pflegeversicherung pauschal 10 Prozent des Heimentgelts, höchstens 256 Euro monatlich (§ 43a SGB XI). Dieser Betrag fällt deshalb vergleichsweise niedrig aus, weil in diesen Einrichtungen die berufliche oder soziale Eingliederung und nicht die Pflege im Vordergrund steht.

Pflegeleistungen im Rahmen des SGB V
Pflegeleistungen werden nicht nur auf der Grundlage des Pflegeversicherungsgesetzes zu Lasten der Pflegekassen, sondern auch im Rahmen des SGB V als häusliche Krankenpflege zu Lasten der gesetzlichen Krankenkassen gewährt. Dies ist zum einen der Fall, wenn Krankenhausbehandlung an sich geboten, aber nicht durchführbar ist, oder Krankenhausbehandlung durch häusliche Krankenpflege vermieden oder verkürzt werden kann (§ 37 Abs. 1 SGB V). In diesem Fall werden die jeweils erforderliche Grund- und Behandlungspflege sowie hauswirtschaftliche Leistungen gewährt. Der Anspruch besteht für bis zu vier Wochen je Krankheitsfall. Zum anderen kann der Arzt häusliche Behandlungspflege verordnen, «wenn sie zur Sicherung des Ziels der ärztlichen Behandlung erforderlich ist» (§ 37 Abs. 2 SGB V). In diesem Fall kann die Krankenkasse als Satzungsleistung auch Grundpflege und hauswirtschaftliche Leistungen vorsehen – allerdings nicht dann, wenn der Patient im Sinne von SGB XI pflegebedürftig ist.

Die soziale Pflegeversicherung als nicht bedarfsdeckende Grundsicherung
Die Leistungen der sozialen Pflegeversicherung werden einkommens- und vermögensunabhängig gewährt. Nehmen Versicherte Leistungen der Pflegeversicherung in Anspruch, so bleibt der Anspruch auf andere Leistungen (z. B. Leistungen der Krankenversicherung, Leistungen der Bundesagentur für Arbeit, Rente, Wohngeld, Sozialhilfe) davon unberührt. In dieser Hinsicht entsprechen die Prinzipien der Leistungsgewährung denen in der GKV. Allerdings unterscheidet sich die soziale Pflegeversicherung von der gesetzlichen Krankenversicherung grundsätzlich dadurch, dass die Leistungsbemessung sich nicht an der Deckung des Versorgungsbedarfs ausrichtet, sondern lediglich eine Grundsicherung darstellt. Die Leistungen der häuslichen und teilstationären Pflege sind nach Art und Umfang von vornherein so bemessen, dass sie die familiäre, nachbarschaftliche oder sonstige ehrenamtliche Pflege lediglich ergänzen; die teil- und vollstationäre Pflege entlastet die Pflegebedürftigen von den pflegebedingten Aufwendungen, nicht aber von den Aufwendungen für Unterkunft und Verpflegung (§ 4 Abs. 2 SGB XI).

Die soziale Pflegeversicherung folgt nicht dem Bedarfsprinzip, sondern dem Budgetprinzip. Da sie nur einen Teil der durch die Pflegebedürftigkeit entstehenden Aufwendungen erstattet, müssen im Pflegefall, sofern es zur professionellen Hilfe keine Alternative gibt, Familieneinkommen bzw. -vermögen zur Kostendeckung mit herangezogen werden. Falls diese nicht vorhanden oder durch die private Übernahme von Pflegeaufwendungen aufgezehrt sind, müssen die Betroffenen auf Hilfe zur Pflege nach dem Bundessozialhilfegesetz (BSHG) bzw. seit dem 1.1.2005 auf das Arbeitslosengeld II (ALG II) zurückgreifen. Empfänger von ALG I sind analog zur GKV über die Bundesagentur für Arbeit Mitglied der Pflegeversicherung, sonstige Arbeitslose sind in der großen Mehrzahl der Fälle als Empfänger von ALG II ebenfalls pflegeversichert. Allerdings ist es für Langzeitarbeitslose auch grundsätzlich möglich, dass kein Anspruch auf Gewährung von ALG II entsteht und somit Versorgungslücken entstehen. Jedoch bezuschusst die Bundesagentur für Arbeit in diesem Fall die Beiträge zur Pflegeversicherung mit bis zu 15 Euro pro Monat. Die Beiträge für die private Absicherung des Pflegerisikos werden in diesem Fall aber nicht paritätisch finanziert, sondern müssen ausschließlich von den Versicherten getragen werden.

Die Prinzipien der Leistungsgewährung in der sozialen Pflegeversicherung orientieren sich damit stark am Konzept der Subsidiarität beziehungsweise an den Merkmalen des liberalen Wohlfahrtsstaatsmodells (s. Kap. 2.1.2). Dies stellt einen Bruch mit der Tradition der Bedarfsorientierung dar, für die im deutschen Sozialrecht das Sachleistungsprinzip typisch ist, und damit auch eine Abkehr vom Solidarprinzip. Es handelt sich bei der Pflegeversicherung also – wenn man so will – um eine «Barmherzigkeit mit beschränkter Haftung» (Strünck 2000).

Um die Kosten für die Deckung des tatsächlichen Pflegebedarfs zu ermitteln, müssen zu den Ausgaben der sozialen Pflegeversicherung (2003: 16,5 Mrd. Euro) die Zahlungen für Hilfe zur Pflege im Rahmen der Sozialhilfe sowie die privaten Ausgaben für Pflegeleistungen addiert werden. Die Ausgaben für Hilfe zur Pflege betrugen 3,0 Milliarden Euro im Jahr 2003. Das Volumen der privaten Ausgaben, die – über die Leistungen der sozialen Pflegeversicherung hinausgehend – zum Zwecke einer bedarfsdeckenden Pflege für gesetzlich Pflegeversicherte vorgenommen wurden, belief sich im Jahr 2003 schätzungsweise auf insgesamt 6,5 Milliarden Euro, und zwar 4,5 Milliarden Euro für stationäre und 2,0 Milliarden Euro für ambulante Pflegeleistungen. Somit ergibt sich ein geschätzter Finanzaufwand für gesetzlich Pflegeversicherte in Höhe von rund 26 Milliarden Euro. Dies bedeutet, dass die Leistungen der Pflegeversicherung im Jahr 2003 nur 63,5 Prozent des Pflegebedarfs deckten; 25,0 Prozent entfielen auf die Zahlungen von Privathaushalten und 11,5 Prozent auf die Sozialhilfe. Dabei dürfte der reale Aufwand von Privaten für die Versorgung von Pflegebedürftigen noch erheblich höher – und der Deckungsgrad durch die soziale Pflegeversicherung noch niedriger – liegen, als diese Zahlen suggerieren: zum einen beschränken die Angehörigen ihre informelle Hilfe nicht auf den durch das Pflegegeld gedeckten Leistungsumfang, sondern erbringen in beträchtlichem Umfang darüber hinausgehende, unentgeltliche Hilfe; zum anderen führt die restriktive Legaldefinition von Pflegebedürftigkeit dazu, dass ein beachtlicher Teil des Pflegebedarfs von vornherein von der sozialen Absicherung durch die Pflegeversicherung ausgeschlossen wird.

Einstufungspraxis des MDK

Kritisch wird von vielen Betroffenen die Einstufungspraxis des MDK bewertet. Zu oft würden Anträge auf Pflegebedürftigkeit abgelehnt oder Antragsteller zu niedrig eingestuft. Das angewendete Verfahren ergebe häufig keinen realitätsnahen Eindruck, weil die Besuche nur sehr kurz und der Zustand alter Menschen starken Schwankungen unterworfen sei. Zudem seien alte Menschen bei der MDK-Prüfung häufig zum eigenen Nachteil darum bemüht, einem Besucher zu zeigen, was sie noch alles selbst erledigen könnten, würden sich aber an anderen Tagen bei bestimmten Verrichtungen regelmäßig helfen lassen.

Immerhin wird rund ein Viertel der Anträge auf Leistungen aus der Pflegeversicherung abgelehnt (BMG 2002b; Simon 2003; MDS 2005). Bemerkenswert ist auch, dass die Einstufungspraxis in der sozialen Pflegeversicherung und in der privaten Pflegeversicherung erheblich voneinander abweichen (Tab. 50), obwohl sie dem Pflegeversicherungsgesetz zu Folge denselben Kriterien unterliegen.

Der Vergleich zeigt, dass die Antragsteller in der sozialen Pflegeversicherung weitaus häufiger als «nicht pflegebedürftig» als in der privaten Pflegeversicherung eingestuft werden. Deutlich höher ist in der sozialen Pflegeversicherung auch die anteilige Besetzung der Pflegestufe 1, während sie in den Stufen 2 und 3 deutlich niedriger ausfällt. Die Vermutung liegt nahe, dass diese Abweichungen auf eine restriktive Anerkennungs- und Einstufungspraxis in der sozialen Pflegeversicherung zurückzuführen sind. Ob dies tatsächlich zutrifft, ist jedoch umstritten. Möglicherweise sind sie zumindest zum Teil auch darauf zurückzuführen, dass das Durchschnittsalter der privat versicherten Erstantragsteller etwa sechs Jahre höher ist als jenes der gesetzlich versicherten Erstantragsteller.[42]

---

42 Bezogen auf einzelne Altersgruppen bedeutet dies, dass zum Beispiel der Anteil der über 80-jährigen Antragsteller in der privaten Pflegeversicherung im Jahr 2002 bei 53 Prozent lag, in der sozialen Pflegeversicherung bei 44 Prozent (BMGS 2004). Dieser Unterschied ist im Übrigen auch ein harter Indikator für die soziale Ungleichverteilung von Gesundheitschancen (s. Kap. 2.2).

Tabelle 50: Bewilligung von Anträgen in der sozialen und in der privaten Pflegeversicherung 2003.

	Begutachtungsempfehlungen			
	Nicht pflegebedürftig	Pflegestufe 1	Pflegestufe 2	Pflegestufe 3
Ambulante Pflege				
Soziale Pflegeversicherung	32,6 %	46,8 %	16,8 %	3,8 %
Private Pflegeversicherung	21,8 %	50,4 %	22,6 %	5,2 %
Vollstationäre Pflege				
Soziale Pflegeversicherung	16,6 %	44,4 %	32,1 %	6,9 %
Private Pflegeversicherung	8,8 %	38,0 %	38,2 %	15,0 %

Quelle: BMGS 2004: 59f.

4.5.4 Die Organisation und Finanzierung der Pflegeversicherung

Organisation der Pflegeversicherung

Die Pflegeversicherung ist wie die Krankenversicherung eine Pflichtversicherung. Die Zuordnung der Versicherten und ihre Wahlmöglichkeiten ergeben sich aus den Entscheidungen, die sie im Hinblick auf ihre Krankenversicherung getroffen haben («Pflegeversicherung folgt Krankenversicherung»). Mit dieser Grundsatzentscheidung wurde die Trennung in einen gesetzlichen und einen privaten Versicherungszweig auf den Bereich der Pflege übertragen. Für den versicherten Personenkreis bedeutet dies:

- Alle Pflichtmitglieder der GKV sind automatisch in der Gesetzlichen Pflegeversicherung («soziale Pflegeversicherung») versichert (§ 20 Abs. 1 SGB XI). Entsprechend den für die GKV geltenden Grundsätzen sind auch in der Pflegeversicherung nicht erwerbstätige Eheleute sowie Kinder bis zum vollendeten 18. Lebensjahr (bei Schul- und Berufsausbildung bis zum vollendeten 25. Lebensjahr) beitragsfrei mitversichert (§ 25 SGB XI).
- Auch die freiwilligen GKV-Mitglieder unterliegen einer Versicherungspflicht in der sozialen Pflegeversicherung (§ 20 Abs. 3 SGB XI).
- Die privat Krankenversicherten sind verpflichtet, eine private Pflegeversicherung abzuschließen und aufrecht zu erhalten (§ 23 SGB XI).

Die Pflegeversicherung wurde unter dem Dach der Krankenversicherung eingerichtet (§ 46 SGB XI). In organisatorischer Hinsicht bedeutete dies, dass jede Krankenkasse eine Pflegekasse bildete (§ 46 Abs. 1 SGB XI). Eine solche Anbindung lag bereits deshalb nahe, weil es sich bei Krankheit und Pflegebedürftigkeit um verwandte Probleme handelt und die Übergänge zwischen ihnen fließend sind. Die Pflegekassen sind ebenso wie die Krankenkassen selbständige Körperschaften öffentlichen Rechts und nach dem Grundsatz der Selbstverwaltung organisiert (§ 46 Abs. 2 SGB XI). Die Bedeutung, die ihnen in ihrem Zuständigkeitsbereich zukommt, geht deutlich über die der Krankenkassen hinaus, denn anders als in der ambulanten und stationären Krankenversorgung hat der Gesetzgeber den Pflegekassen auch den Sicherstellungsauftrag für eine bedarfsgerechte Versorgung im Bereich der Pflege zugewiesen. In Erfüllung dieses Auftrags schließen sie Versorgungsverträge und Vergütungsvereinbarungen mit den Trägern von ambulanten und stationären Pflegeeinrichtungen. In ihren Entscheidungen unterliegen sie der staatlichen Aufsicht, die von den für die Krankenkassen jeweils zuständigen Stellen ausgeübt wird (§ 46 Abs. 6 SGB XI). Wie die Krankenkassen dürfen auch die Pflegekassen üblicherweise keine eigenen Einrichtungen oder Dienste betreiben.

Die organisatorische Anbindung an die Krankenkassen bedeutet, dass die Pflegekassen weder über eigenständige Organe noch über eigenes Verwaltungspersonal verfügen; vielmehr werden die jeweiligen Aufgaben und Kompetenzen von den Organen und dem Verwaltungspersonal der

Krankenkasse, bei der sie eingerichtet sind, wahrgenommen (§ 46 Abs. 2 SGB XI).

Private Pflegeversicherung

Im Unterschied zur sozialen Pflegeversicherung spielt das Einkommen in der privaten Pflegeversicherung bei der Beitragsbemessung keine Rolle. Die Höhe der monatlichen Beiträge (Prämien) wird, ebenso wie in der PKV, nach dem Kapitaldeckungsverfahren kalkuliert: Jeder Versicherte sammelt das für seine Pflegebedürftigkeit im statistischen Durchschnitt notwendige Kapital individuell an. Damit ist die Prämienfestsetzung vor allem vom Lebensalter beim Eintritt in die Pflegeversicherung abhängig; bei den Personen, die nach dem 1.1.1995 in die PKV eintreten, wird die Prämienhöhe zusätzlich auch vom Gesundheitszustand beeinflusst. Dabei haben die privaten Versicherungsunternehmen, wie in der Krankenversicherung auch, staatliche Rahmenvorgaben zu beachten: So gelten in der Pflegeversicherung für Männer und Frauen einheitliche Beiträge; außerdem darf nach einer Vorversicherungszeit von fünf Jahren die Prämie den monatlichen Höchstbetrag in der sozialen Pflegeversicherung nicht überschreiten, der sich am 1.1.2003 auf 58,66 Euro belief. Beamte, die im Pflegefall einen Anspruch auf Beihilfe haben, zahlen höchstens die Hälfte dieses Höchstbetrags.

Finanzierung der sozialen Pflegeversicherung

Die Finanzierung der sozialen Pflegeversicherung lehnt sich in wichtigen Merkmalen an das aus der Krankenversicherung bekannte Verfahren an (§§ 54–61 SGB XI):

- Die Ausgaben der sozialen Pflegeversicherung werden durch die Beiträge der Mitglieder gedeckt. Anders als in der Renten- und der Arbeitslosenversicherung zahlt der Staat also keine Zuschüsse, um die Leistungsfähigkeit der Sozialversicherung aufrechtzuerhalten.
- Alle Mitglieder der sozialen Pflegeversicherung zahlen den Beitrag für die aktuell leistungsberechtigten Pflegebedürftigen (Umlageverfahren).
- Die Beitragshöhe richtet sich nach dem beitragspflichtigen Bruttoeinkommen des Mitglieds.
- Die Beiträge werden zu gleichen Teilen von Arbeitnehmern und Arbeitgebern entrichtet.
- Es wird jährlich eine Beitragsbemessungs- und eine Versicherungspflichtgrenze festgelegt, die mit der in der GKV identisch ist.

Allerdings gibt es auch bemerkenswerte Unterschiede zu den in der GKV geltenden Regeln der Finanzierung und Leistungsgewährung:

- Zwar folgt auch die Pflegeversicherung formal dem Grundsatz der paritätischen Finanzierung, allerdings wird bei näherem Hinsehen deutlich, dass sich dahinter materiell eine einseitige Belastung der Arbeitnehmer verbirgt (Landenberger 1994). Denn das Pflegeversicherungsgesetz sieht als finanziellen Ausgleich für den Arbeitgeberanteil die Streichung eines Feiertags vor[43], so dass die Arbeitnehmer den Arbeitgeberbeitrag de facto durch unbezahlte Überstunden finanzieren. Dies ist das Ergebnis der im Prozess der Gesetzesverabschiedung aufgetretenen Interessenkonflikte (z. B. Meyer 1996). Das Arbeitgeberlager hatte eine weitere Belastung mit Sozialabgaben ebenso strikt abgelehnt wie die Mehrheit der damaligen Regierungskoalition aus CDU/CSU und FDP. Schließlich verständigte man sich mit den SPD-regierten Ländern im Bundesrat auf die skizzierte Kompensation für die Arbeitgeber. Manche Beobachter sehen darin einen Einstieg in den Ausstieg aus dem für die deutsche Sozialversicherung konstitutiven Grundsatz der paritätischen Finanzierung (z. B. Priester 1993).
- In der sozialen Pflegeversicherung gilt anders als in der GKV nicht das Bedarfsprinzip, sondern sind die Leistungen von vornherein nur als eine Grundsicherung konzipiert, decken also nur einen Teil der im Pflegefall entstehenden Kosten (s. Kap. 4.1.1).
- Ein weiterer wichtiger Unterschied zu dem aus der GKV bekannten Finanzierungsverfahren

---

43 Lediglich in Sachsen wurde kein Feiertag gestrichen, dafür aber ein erhöhter Arbeitnehmeranteil von 1,35 Prozent festgelegt, während der Arbeitgeber nur 0,35 Prozent trägt.

besteht im Modus der Beitragsfestsetzung: In der sozialen Pflegeversicherung erfolgt sie nicht durch die Kassen, sondern per Gesetz (§ 55 Abs. 1 SGB XI). Der Beitragssatz beträgt seit dem 1.7.1996, als das Leistungsangebot auf die stationäre Pflege erweitert wurde, 1,7 Prozent (§ 55 Abs. 1 SGB XI). Außerdem ist der zu erhebende Beitragssatz für alle Kassen einheitlich. Anders als in der GKV müssen in der sozialen Pflegeversicherung Mitglieder von Kassen mit einer ungünstigen Risikostruktur also keine höheren Beiträge entrichten. Damit bundesweit ein einheitlicher Beitragssatz in der Pflegeversicherung erhoben werden kann, führt das Bundesversicherungsamt (BVA) einen kassenartenübergreifenden Finanzausgleich durch (§§ 66–68 SGB XI).

Seit 2005 müssen Kinderlose einen um 0,25 Prozentpunkte erhöhten Beitragssatz zahlen, also nunmehr 1,1 Prozent ihres Bruttolohns. Diese Entscheidung geht zurück auf ein im April 2001 ergangenes Grundsatzurteil des Bundesverfassungsgerichts (BVerfG), das identische Beiträge zur Pflegeversicherung für Eltern und Kinderlose für verfassungswidrig erklärte (BVerfG, 1 BvR 1629/94 vom 3.4.2001). Da die Pflegeversicherung ein soziales Lebensrisiko abdecke, das ganz überwiegend erst in höherem Alter auftrete, und zugleich die Finanzierung so ausgestaltet sei, dass sie nur mit Hilfe der Beiträge der im erwerbsfähigen Alter befindlichen Personen funktioniere, sei nicht nur der Versicherungsbeitrag, sondern auch die Kindererziehungsleistung für das Funktionieren dieses Systems konstitutiv. Eltern, die die Kosten der Erziehungs- und Betreuungsleistungen für Kinder zu tragen hätten, würden beim gegenwärtigen Finanzierungsverfahren gegenüber Kinderlosen benachteiligt, die ihrerseits aus der künftigen Erwerbstätigkeit der Kinder einen Nutzen ziehen würden. Daher sei diese Bestimmung mit dem Grundgesetz nicht vereinbar. Das BVerfG-Urteil verlangt also eine Differenzierung des Beitragssatzes, nicht unbedingt eine Anhebung der Beiträge für kinderlose Versicherte. Dass der Gesetzgeber sich dennoch genau dafür entschied, ist vor dem Hintergrund der allmählich abschmelzenden Rücklagen der Pflegeversicherung zu sehen.

Die erwähnten Versichertenbeiträge dienen zur Finanzierung der laufenden Kosten der Pflegeversicherung. Allerdings spielt daneben – wie in der Krankenversorgung auch – der Staat eine gewisse Rolle bei der Finanzierung der stationären Investitionskosten. Das Pflegeversicherungsgesetz macht die Länder «für die Vorhaltung einer leistungsfähigen, zahlenmäßig ausreichenden und wirtschaftlichen pflegerischen Versorgungsstruktur» verantwortlich (§ 9 SGB XI). Daraus ergibt sich, ähnlich wie in der stationären Krankenversorgung, die Verpflichtung der Länder, die für die Gewährleistung einer bedarfsgerechten Pflegeinfrastruktur erforderlichen Investitionen zu tragen. Allerdings sind die Länder dieser Pflicht in unterschiedlichem Ausmaß und insgesamt nur unzureichend nachgekommen (Eifert et al. 1999; Eifert/Rothgang 1999). Der Bund stellte jedoch in den neuen Bundesländern zwischen 1995 und 2002 im Rahmen eines Investitionshilfeprogramms Finanzhilfen von jährlich etwa 410 Millionen Euro (insgesamt etwa 3,3 Mrd. Euro) für die Verbesserung der Pflegeinfrastruktur zur Verfügung.

Kritik an der Konzeption der Pflegeversicherung

Die Pflegeversicherung ist in unterschiedlicher Hinsicht kritisiert worden. Folgende Punkte sollen hier hervorgehoben werden:
1. Die Konzipierung der Pflegeversicherung als subsidiäre Grundsicherung belässt einen relevanten Teil der mit Pflegebedürftigkeit verbundenen Lasten bei den Betroffenen beziehungsweise den Angehörigen (s. o.).
2. Der Pflegeversicherung liegt ein enger Begriff der Pflegebedürftigkeit zugrunde, denn er versagt dem großen Kreis von Personen mit lediglich gelegentlichem – also weniger als sechs Monate dauerndem – oder mit geringfügigem Unterstützungsbedarf unterhalb der Pflegestufe 1 ebenso einen Leistungsanspruch im Rahmen der Pflegeversicherung wie jenen, die Hilfe allein für die hauswirtschaftliche Versorgung benötigen.

3. Der auf die täglichen Verrichtungen bezogene Pflegebedürftigkeitsbegriff lässt den allgemeinen Beaufsichtigungs- und Betreuungsbedarf in der Pflege unberücksichtigt (Klie 2001).
4. Die Einführung der Pflegeversicherung erfolgte unter Verzicht auf eine umfassende Reform der Versorgungsstrukturen und auf eine Aufwertung der Pflege in der Krankenversorgung und Krankheitsprävention. Das PflegeVG hat an der subalternen Rolle der Pflege gegenüber der Medizin nichts Grundsätzliches geändert und damit Chancen für eine Erhöhung von Effektivität und Effizienz des Versorgungssystems vertan. Zwar vollziehen sich vor allem seit den 1980er-Jahren ein Wandel des Berufsbildes und ein Prozess der Professionalisierung der Pflege.[44] Dieser hat mit ihrer Akademisierung, also der Einrichtung von pflege- und gesundheitswissenschaftlichen Studiengängen an den Hochschulen beachtliche Fortschritte gemacht, ist aber zu Beginn des 21. Jahrhunderts keineswegs abgeschlossen (Bollinger/Grewe 2002; Dielmann 2002). Insbesondere ist die Autonomie der Pflege im Hinblick auf die Kontrolle der eigenen beruflichen Tätigkeit nur unzureichend ausgebildet (z. B. Bartholomeyczik 1997).

4.5.5 Leistungserbringer, Leistungserbringung, Leistungsinanspruchnahme

Die Pflegeeinrichtungen

Das PflegeVG unterscheidet zwischen *ambulanten* und *stationären* Einrichtungen (§ 71 SGB XI). Ambulante Pflegeeinrichtungen (Pflegedienste) sind Einrichtungen, die «Pflegebedürftige in ihrer Wohnung pflegen und hauswirtschaftlich versorgen» (§ 71 Abs. 1 SB XI); stationäre Pflegeeinrichtungen (Pflegeheime) sind Einrichtungen, in denen Pflegebedürftige gepflegt werden» und «ganztägig (vollstationär) oder nur tagsüber beziehungsweise nur nachts (teilstationär) untergebracht und verpflegt werden können» (§ 71 Abs. 2 SB XI). Pflegedienste und Pflegeheime sind wirtschaftlich selbständig und müssen «unter ständiger Verantwortung einer ausgebildeten Pflegefachkraft» stehen (§ 71 Abs. 1 und 2 SGB XI).

Die Einführung der Pflegeversicherung hat der Entwicklung der professionellen Altenpflege und -betreuung einen gewaltigen Schub verliehen und die Pflegeinfrastruktur in Deutschland einschneidend verändert (z. B. Roth 2003). Es kam zu einer außerordentlich starken Ausweitung der Angebotsstrukturen im ambulanten wie im stationären Bereich, der zum Teil allerdings auch Züge eines ungelenkten Wildwuchses annahm. Zu Beginn des Jahres 2003 waren in Deutschland etwa 10 600 ambulante und 9 700 stationäre Einrichtungen mit insgesamt knapp 30 000 Angeboten zur pflegerischen Versorgung zugelassen (StBA 2005b: 11, 16; VdAK/AEV 2004).

Noch 1992 hatte es im Bundesgebiet nach Angaben der Länder lediglich rund 4300 stationäre Einrichtungen und 4000 Sozialstationen gegeben. Vor dem Inkrafttreten des Pflegeversicherungsgesetzes existierten insbesondere im Bereich der teilstationären und Kurzzeitpflege erhebliche Versorgungsmängel. Auch hier hat die Pflegeversicherung zu einem «Gründungsboom» geführt. Zählte man 1991 lediglich 100 Einrichtungen mit teilstationären und 223 mit Kurzzeitpflegeangeboten, so waren es 2003 rund 3300 beziehungsweise 4900 (**Tab. 51**).

Die Träger der Pflegeeinrichtungen

Die Pflegeeinrichtungen werden jeweils knapp zur Hälfte von frei-gemeinnützigen und privaten Trägern und zu knapp fünf Prozent von öffentlichen – zumeist kommunalen – Trägern betrieben. Dabei sind bei den Pflegeheimen die frei-gemeinnützigen und öffentlichen Träger stärker, die privaten Träger schwächer vertreten als bei den ambulanten Pflegediensten. Bezieht man die Anteile der Trägerarten auf die Größe der Einrichtungen, so fällt der Anteil der Privaten etwas geringer, der von frei-gemeinnützigen und öffent-

---

[44] Als Merkmale einer Profession lassen sich – im Unterschied zu denen einer bloßen Berufsgruppe – folgende Merkmale zählen (z. B. Schaeffer 1994: 105 ff.): 1. ihr auf universelle Werte orientiertes Handeln; 2. das Vorhandensein von universellem Wissen, das auf die Lösung gesellschaftlicher Probleme gerichtet ist und dabei sowohl systematisch-theoretisch als auch fall- und sinnverstehend konzipiert ist; 3. die Autonomie der Kontrolle über die eigene berufliche Tätigkeit.

Tabelle 51: Anzahl der Leistungserbringer in der Pflegeversicherung nach Art der angebotenen Leistung 1997 bis 2003.

	Ambulante Pflege	Vollstationäre Pflege	Kurzzeitpflege	Teilstationäre Pflege	Summe
1997	10 969	7 988	4 002	1 898	24 857
1998	11 737	7 976	4 392	2 248	26 353
1999	11 918	8 102	4 561	2 196	26 777
2000	12 836	8 522	5 090	2 384	28 832
2001	12 927	8 870	4 999	2 741	29 537
2002	12 976	9 146	4 778	3 378	30 278
2003	12 120	9 465	4 870	3 304	29 759

Jeweils am 1. Januar. Quelle: VdAK/AEV 2004

Tabelle 52: Ambulante Pflegedienste und Pflegeheime 1999, 2001 und 2003 nach Trägerart (in %).

Träger	Ambulante Pflegedienste			Pflegeheime		
	1999	2001	2003	1999	2001	2003
privat	50,9	51,9	55,1	34,9	35,9	37,1
frei-gemeinnützig	47,2	46,2	43,2	56,0	56,0	55,5
öffentlich	2,0	1,9	1,7	8,5	8,2	7,5
Insgesamt	100,0	100,0	100,0	100,0	100,0	100,0
Absolut	10 820	10 594	10 619	8 859	9 165	9 743

Quelle: BMGS 2001: 9, 13; BMGS 2004: 73f.; StBA 2005b: 11, 16; eigene Berechnungen

Tabelle 53: Beschäftigte in ambulanten Pflegediensten und in Pflegeheimen nach Beschäftigungsverhältnis und überwiegendem Tätigkeitsbereich im Jahr 2003.

Beschäftigungsverhältnis	Beschäftigte		Überwiegender Tatigkeitsbereich	Beschäftigte	
Ambulante Pflegedienste					
Vollzeitbeschäftigte	57 510	(28,6 %)	Pflegedienstleistung	12 786	(6,4 %)
Teilzeitbeschäftigte	93 559	(46,6 %)	Grundpflege	135 540	(67,5 %)
Geringfügig Beschäftigte	42 565	(21,2 %)	Hauswirtschaftliche Versorgung	32 449	(16,2 %)
Praktikanten, Schüler, Auszubildende	2 460	(1,2 %)	Verwaltung, Geschäftsführung	10 447	(5,2 %)
Helfer im freiwilligen sozialen Jahr	642	(0,3 %)	Sonstige Bereiche	9 675	(4,8 %)
Zivildienstleistende	4 161	(2,1 %)			
Personal insgesamt	200 897	(100,0 %)	Personal insgesamt	200 897	(100,0 %)
Pflegeheime					
Vollzeitbeschäftigte	216 510	(42,4 %)	Pflege und Betreuung	345 255	(67,6 %)
Teilzeitbeschäftigte	211 554	(41,4 %)	Soziale Betreuung	17 833	(3,5 %)
Geringfügig Beschäftigte	49 179	(9,6 %)	Hauswirtschaftsbereich	98 627	(19,3 %)
Praktikanten, Schüler, Auszubildende	22 031	(4,3 %)	Verwaltung, Geschäftsführung	13 929	(2,7 %)
Helfer im freiwilligen sozialen Jahr	3 373	(0,7 %)	Sonstige Bereiche	7 192	(1,4 %)
Zivildienstleistende	8 210	(1,6 %)			
Personal insgesamt	510 857	(100,0 %)	Personal insgesamt	510 857	(100,0 %)

Quelle: BMGS 2005b: 13, 20

lichen Einrichtungen etwas höher aus, denn die privaten Betreiber sind bei den nach Personalbestand und Patientenzahl kleineren Einrichtungen überrepräsentiert (BMGS 2005: 12, 17).

Mit dem skizzierten Aufschwung der professionellen Altenpflege vollzog sich eine deutliche Verschiebung im relativen Gewicht der Trägerarten, die durch einen starken Bedeutungszuwachs der privaten Einrichtungen gekennzeichnet ist (Tab. 52). Dies gilt für die stationären, besonders aber für die ambulanten Pflegeeinrichtungen. So sind 58 Prozent aller privaten Pflegedienste erst seit 1993 gegründet worden (Schneekloth/Müller 1999: 90). Die Pflegeversicherung hat wesentlich dazu beigetragen, dass in Deutschland in den 1990er-Jahren ein Pflegemarkt entstanden ist (Gerste/Rehbein 1998; Schölkopf 1998; Roth 2000).

Beschäftigte und Beschäftigungsverhältnisse
Die professionelle Pflege hat sich mittlerweile zu einem wichtigen Wirtschaftszweig entwickelt. Die Zahl des in Pflegeeinrichtungen tätigen Personals ist allein zwischen 1993 und 2003 von etwa 440 000 auf über 710 000 Personen, also um fast zwei Drittel, gestiegen. Der Anteil von Teilzeitbeschäftigten und geringfügig Beschäftigten ist in Pflegeeinrichtungen, und hier wiederum besonders in Einrichtungen der ambulanten Pflege, außerordentlich hoch (Tab. 53). Derartige Beschäftigungsverhältnisse sind keineswegs auf private Träger beschränkt, sondern breiten sich auch in öffentlichen und frei-gemeinnützigen Einrichtungen aus. Generell ist bei den Pflegekräften die Fluktuation beziehungsweise der vorzeitige Berufsausstieg vor allem wegen der starken körperlichen und psychischen Belastungen außerordentlich hoch (DAK/BGW 2000; Hasselhorn et al. 2005). Dies gilt nicht nur für Deutschland, allerdings fallen hier – wie eine internationale Studie über die Gründe für den vorzeitigen Berufsausstieg bei Pflegekräften (Nurses' Early Exit Study – NEXT-Studie) gezeigt hat – die Arbeitsbedingungen auch im europäischen Vergleich ungünstig aus (Hasselhorn et al. 2005). In Deutschland denkt demzufolge mehr als die Hälfte des Pflegepersonals in Pflegediensten und Pflegeheimen an einen Berufsausstieg, insgesamt 18,5 Prozent jeden Tag oder mehrmals in der Woche. Unter den 40-jährigen und den examinierten Pflegekräften ist der Anteil derer, die häufig einen vorzeitigen Berufsausstieg in Erwägung ziehen, besonders hoch. Die durchschnittliche Verweildauer in einer Einrichtung fällt mit etwa sechs Jahren in Deutschland sehr niedrig aus. Insgesamt sind hier nur 46 Prozent des Pflegepersonals mit ihrer Arbeit zufrieden – ebenfalls ein Wert, der im europäischen Vergleich unterdurchschnittlich ist. Als wichtige Gründe für die Unzufriedenheit wurden am häufigsten die mangelnde Vereinbarkeit von Familie und Beruf, die hohen quantitativen Anforderungen und die unzureichenden Entwicklungsmöglichkeiten in der Arbeit genannt. Die Befragten führen die schlechten Arbeitsbedingungen vor allem auf finanzielle Einsparungen und die Reduktion von Personal zurück.

Etwa die Hälfte des in ambulanten und stationären Pflegeeinrichtungen tätigen Personals sind Pflegefachkräfte. Als solche gelten Pflegekräfte mit einer zwei- bis dreijährigen Ausbildung, also (Kinder-)Krankenschwestern (-pfleger) sowie Altenpfleger/-innen bzw. die betreffenden Hilfsberufe. Interessant ist dabei die Qualifikationsstruktur der Beschäftigten in den Pflegeheimen (Tab. 54). Hier schreibt die Heimpersonalverordnung vor, dass mindestens die Hälfte der in der Betreuung eingesetzten Personen Pflegefachkräfte sein müssen. Zwar wird dieser Wert im Durchschnitt aller Pflegeheime knapp überschritten, blickt man allerdings auf die Ebene der einzelnen Einrichtungen, so zeigt sich, dass ein erheblicher Teil der Pflegeheime diese Vorgabe nicht erfüllt.

Leistungsinanspruchnahme
Um Leistungen der Pflegeversicherung zu erhalten, müssen die Betroffenen oder ihre Angehörigen einen entsprechenden Antrag bei ihrer Pflegekasse stellen. Ist die Pflegebedürftigkeit und damit ein Leistungsanspruch durch den MDK festgestellt, können die nunmehr Pflegebedürftigen frei zwischen den Einrichtungen und Diensten verschiedener Träger wählen (§ 2 Abs. 2 SGB XI).

Tabelle 54: Berufsabschlüsse des Personals in ambulanten Pflegediensten und Pflegeheimen 2003.

Berufsabschluss	Ambulante Pflegedienste Absolut	Ambulante Pflegedienste Prozent	Pflegeheime Absolut	Pflegeheime Prozent
staatlich anerkannte/r Altenpfleger/in	31 757	15,8	110 208	21,6
staatlich anerkannte/r Altenpflegehelfer/in	4 816	2,4	14 662	2,9
Krankenschwester, Krankenpfleger	63 233	31,5	55 348	10,8
Krankenpflegehelfer/in	9 678	4,8	18 994	3,7
Kinderkrankenschwester, Kinderkrankenpfleger	5 360	2,7	3 587	0,7
Heilerziehungspfleger/in, Heilerzieher/in	653	0,3	2 080	0,4
Heilerziehungspflegehelfer/in	200	0,1	538	0,1
Heilpädagogin, Heilpädagoge	93	0,0	375	0,1
Ergotherapeut/in	265	0,1	4 202	0,8
sonstiger Abschluss im Bereich der nichtärztlichen Heilberufe	2 945	1,5	3 480	0,7
sozialpädagogischer/sozialarbeiterischer Berufsabschluss	1 311	0,7	6 144	1,2
Familienpfleger/in mit staatlichem Abschluss	2 136	1,1	1 567	0,3
Dorfhelfer/in mit staatlichem Abschluss	138	0,1	158	0,0
Abschluss einer pflegewissenschaftlichen Ausbildung an einer Fachhochschule oder Universität	557	0,3	1 397	0,3
sonstiger pflegerischer Beruf	19 420	9,7	33 681	6,6
Fachhauswirtschafter/in für ältere Menschen	1 051	0,5	1 575	0,3
sonstiger hauswirtschaftlicher Berufsabschluss	4 014	2,0	21 631	4,2
sonstiger Berufsabschluss	35 895	17,9	121 835	23,8
ohne Berufsabschluss/noch in Ausbildung	17 375	8,6	109 395	21,4
Insgesamt	200 897	100,0	510 857	100,0

Stand: 15.12.2003. Quelle: StBA 2005b: 14, 21

Tabelle 55: Leistungsempfänger in der sozialen Pflegeversicherung nach Pflegestufen 1996 und 2004.

	1996 Anzahl	1996 % aller Leistungsempfänger	2004 Anzahl	2004 % aller Leistungsempfänger
Ambulant				
Pflegestufe 1	508 462	32,9	746 140	38,7
Pflegestufe 2	507 329	32,8	426 632	22,2
Pflegestufe 3	146 393	9,5	123 039	6,4
Stationär				
Pflegestufe 1	111 856	7,2	245 327	12,7
Pflegestufe 2	162 818	10,5	258 926	13,4
Pflegestufe 3	109 888	7,1	124 639	6,5
Summe	1 546 746	100,0	1 925 703	100,0

Jeweils zum Jahresende. Quelle: BMGS 2005e

Ende 2004 erhielten 1,93 Millionen Menschen Leistungen aus der sozialen Pflegeversicherung. Dies bedeutet im Vergleich zu 1996 einen Anstieg um knapp 25 Prozent. 32,6 Prozent der Pflegebedürftigen in der sozialen Pflegeversicherung waren Männer und 67,4 Prozent Frauen (BMGS 2005e). Diese auffällige Differenz ist zu einem erheblichen Teil darauf zurückzuführen, dass die höheren Altersgruppen stärker mit Frauen besetzt sind. Ende 2004 bezogen 1,30 Millionen Personen (67,3 %) entweder Geld- oder Sachleistungen im Rahmen der ambulanten Pflege und 629 000 Personen (32,7 %) eine finanzielle Unterstützung für die Pflege in einem Heim. 991 000 Personen (51,5 % aller Leistungsempfänger) erhielten Leistungen nach Pflegestufe 1, knapp 686 000 Personen (35,6 %) nach Pflegestufe 2 und 248 000 (12,9 %) nach Pflegestufe 3 (BMGS 2005f). Die genaue Verteilung nach Pflegestufen und Versorgungsformen geht aus **Tabelle 55** hervor.

Knapp die Hälfte der Leistungsempfänger nahm im Jahr 2004 das Pflegegeld in Anspruch (**Tab. 56**). Berücksichtigt man nur diejenigen Pflegebedürftigen, die im Privathaushalt gepflegt werden können, so entschieden sich sogar knapp drei Viertel für das Pflegegeld, wobei dieser Anteil allerdings deutlich rückläufig ist (Schneekloth/Müller 1999: 22; zu den Gründen: Evers 1997).

In der privaten Pflegeversicherung waren Ende 2003 etwa 117 000 Personen als Leistungsempfänger registriert, davon rund 80 000 in der häuslichen und 37 000 in der stationären Pflege (BMGS 2005g). Die Gesamtzahl der Leistungsempfänger in der sozialen und der privaten Pflegeversicherung belief sich zu Beginn dieses Jahrhunderts somit auf rund zwei Millionen Personen.

Ausgaben und Ausgabenentwicklung in der sozialen Pflegeversicherung

Die Gesamtausgaben der sozialen Pflegeversicherung beliefen sich im Jahr 2004 auf 17,7 Milliarden Euro (**Tab. 57**), davon waren 16,8 Milliarden Euro Leistungsausgaben. Gegenüber 1997, als erstmals ganzjährig ambulante und stationäre Leis-

Tabelle 56: Leistungsempfänger der sozialen Pflegeversicherung nach Art der Leistungsinanspruchnahme 1996 bis 2004 (Jahresdurchschnitt, errechnet aus Leistungstagen).

	1996[1]	1998	2000	2002	2004
Pflegegeld	60,4	53,6	50,7	49,6	48,4
Pflegesachleistung	6,8	7,5	8,5	8,4	8,5
Kombinationsleistungen	8,7	9,6	10,3	10,4	10,3
Urlaubspflege	0,4	0,2	0,3	0,4	0,6
Tages- und Nachtpflege	0,2	0,4	0,5	0,7	0,8
Kurzzeitpflege	0,4	0,3	0,4	0,4	0,5
Vollstationäre Pflege	22,7	25,2	26,3	27,0	27,7
Vollstationäre Pflege in Behindertenheimen	0,4	3,2	3,0	3,1	3,3
Summe	100,0	100,0	100,0	100,0	100,0

1 Nur 2. Halbjahr wegen der Aufnahme der stationären Leistungen am 1.7.1996. Quelle: BMGS 2005

Tabelle 57: Die Finanzentwicklung der sozialen Pflegeversicherung 1995 bis 2004 (in Mrd. Euro).

	1995	1996	1997	1998	1999	2000	2001	2002	2003	2004
Einnahmen	8,41	12,04	15,94	16,00	16,32	16,55	16,81	16,98	16,86	16,87
Ausgaben	4,97	10,86	15,14	15,88	16,35	16,67	16,87	17,36	17,56	17,69
Saldo	+3,44	+1,18	+0,80	+0,13	−0,03	−0,13	−0,06	−0,38	−0,69	−0,82
Rücklagen Ende des Jahres	+2,87	+4,05	+4,86	+4,99	+4,95	+4,82	+4,76	+4,93[1]	+4,24	+3,42

1 Der Bund zahlte 2002 ein 1995 gewährtes Investitionsdarlehen von 0,56 Mrd. Euro an die Pflegeversicherung zurück.
Quelle: BMGS 2005h

tungen finanziert wurden, stiegen die Gesamtaufwendungen damit um gut 2,5 Milliarden Euro, also um 16,8 Prozent. Gemessen am BIP ist der Anteil der Ausgaben für die soziale Pflegeversicherung seitdem aber nur geringfügig angestiegen: 1997 betrug er 0,78 Prozent, 2000 waren es 0,82 Prozent und im Jahr 2004 0,81 Prozent des BIP (eigene Berechnungen nach BMG 2001a und 2002a, StBA 2005c).

47,2 Prozent der Ausgaben in der sozialen Pflegeversicherung entfielen im Jahr 2004 auf die vollstationäre Pflege (Tab. 58). Daneben waren vor allem die Geldleistungen in der ambulanten Pflege von großer Bedeutung. Zusammen machten diese beiden Leistungsbereiche 70 Prozent aller Ausgaben aus. Der Anteil der Verwaltungsausgaben ist mit 3,3 Prozent anhaltend gering.

Tabelle 58: Ausgaben der sozialen Pflegeversicherung nach Leistungsbereichen 1997 und 2004.

Leistungsart	1997 Mrd. €	%	2004 Mrd. €	%
Geldleistung	4,32	28,5	4,08	23,1
Pflegesachleistung	1,77	11,7	2,37	13,4
Pflegeurlaub	0,05	0,3	0,17	1,0
Tages-/Nachtpflege	0,04	0,3	0,08	0,5
Zusätzliche Betreuungsleistungen	–	–	0,02	0,1
Kurzzeitpflege	0,10	0,7	0,20	1,1
Soziale Sicherung der Pflegepersonen	1,19	7,9	0,93	5,3
Pflegemittel, technische Hilfen etc.	0,33	2,2	0,34	1,9
Vollstationäre Pflege	6,41	42,3	8,35	47,2
Vollstationäre Pflege in Behindertenheimen	0,13	0,9	0,23	1,3
Hälfte der Kosten des medizinischen Dienstes	0,23	1,5	0,27	1,5
Verwaltungsausgaben	0,55	3,6	0,58	3,3
Sonstige Ausgaben	0,01	0,1	0,07	0,4
Ausgaben insgesamt	15,14	100,0	17,69	100,0

Quelle: BMGS 2005h; eigene Berechnungen

Ausblick auf die künftige Finanzierung

Die Pflegeversicherung erzielte in den Jahren 1995 und 1996 deutliche Überschüsse. Dies ist vor allem darauf zurückzuführen, dass die Beitragszahlung bereits vor der Aufnahme der Leistungsansprüche einsetzte. Seit 1999 weist die soziale Pflegeversicherung ein geringfügiges Defizit auf, das sich seitdem stetig erhöht hat und in den kommenden Jahren vermutlich weiter ansteigen wird (Deutscher Bundestag 2001b: 84; Moldenhauer 2001). Zwar beliefen sich die Rücklagen Ende 2004 noch auf etwa 3,4 Milliarden Euro, die erwähnte Zunahme der Pflegebedürftigkeit und die vermutlich voranschreitende Erosion informeller Unterstützungssysteme dürfte mittel- und langfristig aber dazu führen, dass die Beitragssätze in der sozialen Pflegeversicherung angehoben werden müssen. Dies gilt um so mehr, als eine Mindestreserve in Höhe von 1,5 Monatsausgaben, im Jahr 2004 etwa 2,2 Milliarden Euro, gesetzlich vorgeschrieben ist. Kontrovers wird zwischen den politischen Parteien, den Verbänden von Kapital und Arbeit und den Interessengruppen im Gesundheitswesen die Frage diskutiert, wie der finanzielle Mehrbedarf finanziert werden soll. Hierbei zeigen sich dieselben Konfliktlinien wie in der Debatte um die künftige Finanzierungsbasis der GKV (s. Kap. 5.4).

Allerdings ist es in Abhängigkeit von der politischen Großwetterlage auch denkbar, dass der Gesetzgeber die Priorität auf die Vermeidung von Beitragssatzerhöhungen legt und zu diesem Zweck zum Beispiel die Zugangsvoraussetzungen zu Versicherungsleistungen verschärft beziehungsweise Leistungen kürzt.

Dabei ist es bereits aus gegenwärtiger Sicht problematisch, dass die Höchst- und Pauschalbeträge in der Pflegeversicherung seit ihrer Einführung unverändert geblieben sind, obwohl sich die Kosten der Pflegeleistungen seitdem erhöht haben. Dies hat zur Folge, dass die Pflegebedürftigen für das gleiche Geld weniger Pflege erhalten und sie beziehungsweise ihre Angehörigen einen größeren Teil des Pflegebedarfs privat finanzieren müssen.

Wenn die Finanzen der Pflegeversicherung gegenwärtig noch als recht stabil angesehen werden

können, so beruht dies zu einem erheblichen Teil darauf, dass
- die Pflegesätze grundsätzlich gedeckelt sind, nicht dynamisiert werden und prinzipiell nur ergänzenden Charakter haben (z. B. Rothgang 1997: 238 ff., 268 ff.) und
- die Angehörigen sich in der ambulanten Pflege überwiegend für das Pflegegeld und gegen die Pflegesachleistung entscheiden (Moldenhauer 2001).

4.5.6 Vertragspolitik und Vergütung: Das Steuerungssystem der sozialen Pflegeversicherung

Wie in der GKV erfolgt die Steuerung in der sozialen Pflegeversicherung auf dem Wege gesetzlicher Rahmenvorgaben. Auch hier delegiert der Staat Steuerungskompetenzen an nachgeordnete Akteure, die die Bedingungen der Leistungserbringung und der Leistungsvergütung konkretisieren, und verpflichtet sie dabei auf die Verfolgung öffentlicher Ziele. Er übt die Rechtsaufsicht über das Handeln von Leistungserbringern, Finanzierungsträgern und ihrer Verbände aus und sichert sich durch ein System von Genehmigungs-, Beanstandungs- und Ersatzvornahmerechten den maßgeblichen Einfluss auf die nachgeordneten Entscheidungen.

Die Verteilung der staatlichen Aufsicht auf Bund und Länder folgt dabei denselben Prinzipien wie in der GKV (§§ 46 Abs. 6, 52 Abs. 3, 53 Abs. 2 SGB XI – s. Kap. 4.1.1). Allerdings nahmen bis zum Herbst 2002 auf Bundesebene das BMG und das Bundesministerium für Arbeit und Sozialordnung Aufsicht und Ersatzvornahme gemeinsam wahr. Erst mit der Neuordnung der ministeriellen Kompetenzen nach der Bundestagswahl 2002 gingen diese Aufgaben vollständig auf das neue BMGS über (§ 53 Abs. 2 und 3 SGB XI). Die Aufgaben der Pflegekassen werden von den Krankenkassen wahrgenommen. Dies gilt nicht nur für die einzelne Pflegekasse, sondern auch für die Landesverbände (§ 52 Abs. 1 SGB XI), die Bundesverbände (§ 53 Abs. 1 SGB XI) und die Spitzenverbände der Pflegekassen (§ 53 Abs. 3 SGB XI).

Sicherstellungsauftrag

Der Sicherstellungsauftrag für «eine bedarfsgerechte und gleichmäßige, dem allgemein anerkannten Stand medizinisch-pflegerischer Erkenntnisse entsprechende pflegerische Versorgung» liegt bei den Pflegekassen (§ 69 SGB XI; siehe auch § 12 Abs. 1 SGB XI). Diese Zuweisung des Sicherstellungsauftrags an die Kassen unterscheidet die Steuerung der pflegerischen Versorgung grundlegend von derjenigen der ambulanten und stationären Krankenversorgung (s. Kap. 4.2 und 4.3). Da die Pflegekassen in der Regel keine eigenen Einrichtungen und Dienste betreiben dürfen, müssen sie in Wahrnehmung ihres Sicherstellungsauftrags mit geeigneten Leistungserbringern Versorgungsverträge abschließen, in denen Art, Inhalt, Umfang und Vergütung der Pflegeleistungen festgelegt werden («Verschaffungspflicht» – Klie/Krahmer 1998: 590).[45] Dabei haben sie auf die Vielfalt der Träger zu achten. Aber nicht nur den Kassen, auch anderen Akteuren weist das Pflegeversicherungsgesetz wichtige Aufgaben bei der Gewährleistung der pflegerischen Versorgung zu:
- Länder, Kommunen, Pflegeeinrichtungen und Pflegekassen sind gehalten, eng zusammenzuwirken, «um eine leistungsfähige, regional gegliederte, ortsnahe und aufeinander abgestimmte ambulante und stationäre pflegerische Versorgung der Bevölkerung zu gewährleisten» (§ 8 Abs. 2 SGB XI)
- die Länder sind dafür verantwortlich, dass eine leistungsfähige, zahlenmäßig ausreichende und wirtschaftliche pflegerische Versorgungsstruktur vorgehalten wird (§ 9 SGB XI)
- Pflegekassen und Leistungserbringer haben sicherzustellen, dass die Pflegeleistungen «nach allgemein anerkanntem Stand medizinisch-pflegerischer Erkenntnisse erbracht werden» (§ 28 Abs. 3 SGB XI).

---

45 Jedoch können sie bei Bedarf, das heißt wenn sie ihren Sicherstellungsauftrag auf anderem Wege nicht wahrnehmen können, Verträge mit einzelnen geeigneten Pflegekräften abschließen bzw. sie anstellen (§ 77 Abs. 1 u. 2 SGB XI).

Zwar beinhalten diese Bestimmungen, dass die genannten Akteure die Sicherstellung der pflegerischen Versorgung in Koordination zu gewährleisten haben (Roth 1999: 429ff.), aber ungeachtet dessen stehen die Pflegekassen gleichsam im Zentrum des Sicherstellungsauftrags.

Die Zulassung von Pflegeeinrichtungen und der Abschluss von Versorgungsverträgen
Die Pflegekassen dürfen Leistungen der Pflegeversicherung nur durch solche ambulanten oder stationären Einrichtungen erbringen lassen, mit denen ein Versorgungsvertrag besteht («zugelassene Pflegeeinrichtungen»). Ein Versorgungsvertrag darf nur mit solchen Einrichtungen abgeschlossen werden, «die Gewähr für eine leistungsfähige und wirtschaftliche pflegerische Versorgung bieten» (§ 72 Abs. 3 SGB XI). Zu diesem Zweck müssen die Leistungsanbieter unter anderem ein internes Qualitätsmanagement einführen und weiterentwickeln. Erfüllen sie die gesetzlichen Voraussetzungen, so haben die Pflegeeinrichtungen einen Anspruch auf Abschluss eines Versorgungsvertrages, wobei private und freigemeinnützige Träger vorrangig zu berücksichtigen sind. Parteien beim Vertragsabschluss sind der jeweilige Träger der Pflegeeinrichtung oder eine vertretungsberechtigte Vereinigung gleicher Träger und die Landesverbände der Pflegekassen, wobei diese ein Einvernehmen mit den überörtlichen Trägern der Sozialhilfe im Land herzustellen haben (72 Abs. 2 SGB XI). Der Versorgungsvertrag ist für die Vertragsparteien jeweils unmittelbar verbindlich. Verweigern die Landesverbände der Pflegekassen den Abschluss eines Versorgungsvertrages, so können die betroffenen Pflegeeinrichtungen dagegen rechtlich vorgehen (§ 73 Abs. 2 SGB XI). Beide Seiten können einen Versorgungsvertrag mit einer Frist von einem Jahr kündigen, wobei eine Kündigung durch den Landesverband der Pflegekassen nur zulässig ist, wenn eine der oben genannten Voraussetzungen nicht mehr gegeben ist und die Gründe dafür nicht nur vorübergehend bestehen (§ 74 Abs. 2 SGB XI). Eine fristlose Kündigung ist dann möglich, wenn eine Pflegeeinrichtung ihre Pflichten «derart gröblich verletzt, dass ein Festhalten an dem Vertrag nicht zumutbar ist» (§ 74 Abs. 2 SGB XI).

Bemerkenswert ist, dass – anders als im Bereich der ambulanten und stationären medizinischen Versorgung – der Gesetzgeber im Bereich der Pflege auf eine Bedarfsplanung verzichtet hat und damit Überkapazitäten in Kauf nimmt. Dies war eine bewusste Entscheidung, von der er sich einen intensivierten Wettbewerb zwischen den Leistungsanbietern versprach (Schulin 1994). Allerdings fällt dieser Verzicht im Bereich der Pflege vergleichsweise leicht, weil die Versicherungsleistungen je Pflegefall in der Höhe von vornherein begrenzt sind und die Leistungsanbieter weder auf dem Wege der Mengen- noch der Fallzahlensteigerung die Ausgaben der Pflegeversicherung in die Höhe treiben können.

Vergütung
Die ambulanten und stationären Pflegeeinrichtungen, die zur pflegerischen Versorgung zugelassen sind, haben Anspruch auf eine leistungsgerechte Vergütung (§ 82 Abs. 1 SGB XI). Sie muss es dem Pflegeheim bzw. dem Pflegedienst «bei wirtschaftlicher Betriebsführung ermöglichen, seinen Versorgungsauftrag zu erfüllen» (§§ 84 Abs. 2, 89 Abs. 1 SGB XI). Generell müssen die Vergütungsvereinbarungen das Ziel der Beitragssatzstabilität beachten (§§ 70 u. 84 Abs. 2 SGB XI). «Vereinbarungen über die Höhe der Vergütungen, die dem Grundsatz der Beitragssatzstabilität widersprechen, sind unwirksam» (§ 70 Abs. 2 SGB XI). Jenseits dieser übergreifenden Bestimmungen folgt die Vergütung in der ambulanten Pflege und in der stationären Pflege jeweils eigenen Regeln.

In der *ambulanten Pflege* lässt der Gesetzgeber bei der Vereinbarung der Vergütungsform eine breite Palette von Möglichkeiten zu. Demzufolge kann die Vergütung «je nach Art und Umfang der Pflegeleistung, nach dem dafür erforderlichen Zeitaufwand oder unabhängig vom Zeitaufwand nach dem Inhalt des jeweiligen Pflegeeinsatzes, nach Komplexleistungen oder in Ausnahmefällen auch nach Einzelleistungen bemessen werden; sonstige Leistungen wie hauswirtschaftliche Versorgung, Behördengänge oder Fahrkosten können auch mit Pauschalen vergütet werden» (§ 89 Abs. 3 SGB XI). Dabei ist eine Differenzierung der Vergütung nach Kostenträgern unzulässig (§ 89 Abs. 3 SGB XI).

Für das Vergütungsverfahren, also den Weg der Festlegung der ambulanten Pflegevergütung, sieht der Gesetzgeber ebenfalls unterschiedliche Möglichkeiten vor. Zum einen können die Pflegesatzvereinbarungen zwischen dem Träger des Pflegedienstes sowie den Pflegekassen, sonstigen Sozialversicherungsträgern beziehungsweise von ihnen gebildeten Arbeitsgemeinschaften sowie den zuständigen überörtlichen Trägern der Sozialhilfe getroffen werden, wobei die Vergütungsvereinbarung «für jeden Pflegedienst gesondert abzuschließen» ist (§ 89 Abs. 2 SGB XI). Darüber hinaus kann aber auch ein Landespflegeausschuss, der von den beteiligten Finanzierungsträgern und Leistungserbringern gebildet wird, Empfehlungen zur Pflegevergütung aussprechen (§ 92 Abs. 1 und 2 SGB XI), die bei den Vereinbarungen «angemessen zu berücksichtigen» sind (§ 92 Abs. 2 SGB XI). Damit kommt auch eine verbandliche Einigung auf Landesebene in Frage. Schließlich wird das BMGS ermächtigt, im Einvernehmen mit dem Bundesministerium für Familie, Senioren, Frauen und Jugend (BMFSFJ) und mit Zustimmung des Bundesrates eine Gebührenordnung für ambulante Pflegeleistungen und die hauswirtschaftliche Versorgung festzulegen (§ 90 Abs. 1 SGB XI). Bemerkenswert ist es, dass diese Kompetenz des BMGS nicht als Ersatzvornahmerecht – also für den Fall, dass die zunächst von nachgeordneten Akteuren zu treffenden Regelungen inhaltlich beanstandet werden oder nicht fristgerecht zustande kommen – konzipiert ist, sondern von vornherein gleichberechtigt neben die Zuständigkeit von Finanzierungsträgern beziehungsweise Leistungserbringern tritt. Allerdings hat das BMGS von dieser Ermächtigung bisher keinen Gebrauch gemacht.

Nach einer Anlaufphase, in der zunächst Erfahrungen mit den unterschiedlichen Vergütungssystematiken gesammelt wurden, hat sich mittlerweile das Leistungskomplexsystem als Vergütungsform in der ambulanten Pflege weitgehend durchgesetzt. Etwa 80 Prozent der Pflegedienste rechnen nach diesem System ab (Deutscher Bundestag 2001b: 38). Bei Leistungskomplexen werden pflegerische Verrichtungen, die typischerweise zusammenfallen, zu Leistungspaketen zusammengefasst und pauschal vergütet, wobei für die Vergütungshöhe der durchschnittliche Zeitaufwand eine maßgebliche Größe ist. Üblicherweise werden ähnlich wie in der vertragsärztlichen Gebührenordnung die Leistungen beziehungsweise die Leistungskomplexe mit einer Punktzahl und einem Punktwert versehen, aus deren Multiplikation sich der Geldwert ergibt. Die tatsächlich getroffenen Vereinbarungen weisen nach Vergütungshöhe, Vergütungsformen und Leistungsbeschreibungen zwischen den Ländern eine große Variationsbreite auf (Eifert et al. 1999). Häufig führen die unterschiedlichen Leistungsabgrenzungen dazu, dass die Vergütungen in ihrer Höhe kaum miteinander vergleichbar sind.

Bemerkenswert ist darüber hinaus, dass sich seit dem Inkrafttreten der Pflegeversicherung eine deutliche Abkehr von landesweiten Vergütungsvereinbarungen vollzogen hat und stattdessen Einzelvereinbarungen zwischen den Finanzierungsträgern und den Pflegediensten an Bedeutung gewinnen (Deutscher Bundestag 2001b: 39). Wie ein Leistungskomplexsystem aussieht, geht aus **Tabelle 59** hervor.

In der *stationären Pflege* werden die Leistungen mit Pflegesätzen vergütet. Sie umfassen die Kosten für stationäre Pflegeleistungen, medizinische Behandlungspflege und soziale Betreuung, nicht jedoch für Unterkunft und Verpflegung (§ 84 Abs. 1 SGB XI). Die Pflegesätze sind für alle Heimbewohner nach einheitlichen Grundsätzen zu bemessen (§ 84 Abs. 3 SGB XI), und sie sind stets prospektiv, also für eine kommende Wirtschaftsperiode, zu vereinbaren (§ 85 Abs. 3 SGB XI). Die Kosten für Unterkunft und Verpflegung müssen die Pflegebedürftigen selbst tragen. Ihre Höhe wird von den Finanzierungsträgern und dem Träger des Pflegeheims vereinbart und muss «in einem angemessenen Verhältnis zu den Leistungen stehen» (§ 87 SGB XI). Stationär versorgte Pflegebedürftige sind somit weitgehend davor geschützt, durch überhöhte Entgelte für Unterkunft und Verpflegung eventuelle Defizite des Pflegeheims aus der pflegerischen Tätigkeit ausgleichen zu müssen.

Im Hinblick auf die Frage, auf welcher Handlungsebene Vergütungsvereinbarungen zu treffen sind, lässt das Pflegeversicherungsgesetz Finanzierungsträgern und Leistungserbringern recht große Spielräume. Einerseits sieht es vor, dass die Pflegesatzvereinbarungen zwischen dem einzelnen zugelassenen Pflegeheim sowie den Pflegekassen, sonstigen Sozialversicherungsträgern beziehungsweise von ihnen gebildeten Arbeitsgemeinschaften sowie den zuständigen überörtlichen Trägern der Sozialhilfe getroffen werden können (§ 85 Abs. 2 SGB XI). Auch hier ist die Pflegesatzvereinbarung «für jedes zugelassene Pflegeheim gesondert abzuschließen» (§ 85 Abs. 2 SGB XI). Andererseits wird aber den Landesverbänden der Pflegekassen, dem Verband der privaten Krankenversicherung, den überörtlichen Trägern der Sozialhilfe und den Vereinigungen der Pflegeheimträger das Recht eingeräumt, regional oder landesweit tätige Pflegesatzkommissionen zu bilden, die die Pflegesätze vereinbaren können (§ 86 Abs. 1 SGB XI). Allerdings erlangt diese Vereinbarung Rechtskraft nur «mit Zustimmung der betroffenen Pflegeheimträger» (ebd.), so dass die einzelnen Heime nicht gegen ihren Willen auf die in den Pflegesatzkommissionen getroffenen Vergütungsvereinbarungen verpflichtet werden kön-

Tabelle 59: Auszug aus dem Leistungskomplexsystem für die ambulante Pflege im Land Berlin (Stand: 1.7.2005).

Leistungskomplex/ Leistungsart	Leistungsinhalte	Punkte	absoluter €-Betrag[1]
1 Erweiterte kleine Körperpflege	Hilfe beim Aufsuchen oder Verlassen des Bettes An-/Auskleiden Teilwaschen Mund- und Zahnpflege Kämmen	300	12,00
2 Kleine Körperpflege	An-/Auskleiden Teilwaschen Mund- und Zahnpflege Kämmen	200	8,00
3 Erweiterte große Körperpflege	Hilfe beim Aufsuchen oder Verlassen des Bettes An-/Auskleiden Waschen/Duschen/Baden Rasieren Mund- und Zahnpflege Kämmen	450 ohne Baden, 600 mit Baden	18,00 24,00
6 Hilfe bei der Nahrungsaufnahme	Hilfe beim Aufsuchen und Verlassen des Essenplatzes Hilfe/Beaufsichtigung beim Essen und Trinken Hygiene im Zusammenhang mit der Nahrungsaufnahme	250	10,00
9 Begleitung außer Haus	Begleitung bei Aktivitäten, bei denen das persönliche Erscheinen erforderlich und ein Hausbesuch nicht möglich ist (keine Spaziergänge, kulturelle Veranstaltungen)	600, i.d.R. 3-mal monatlich	24,00
10 Beheizen der Wohnung	Beschaffung des Heizmaterials aus einem Vorrat im Haus Entsorgen der Verbrennungsrückstände Heizen	120	4,80
16 Erstbesuch	Anamnese, Pflegeplanung sowie Angebot eines Pflegevertrages	600	24,00

1 Ab dem 1.7.2002 gilt im Land Berlin ein Punktwertekorridor von 0,037 €. bis 0,0412 €. Die Berechnung des Preises in der rechten Spalte beruht auf einem Punktwert von 0,04 €.
Quelle: AOK-Landesverband Berlin 2005

nen. Darüber hinaus müssen eventuell noch die erwähnten Empfehlungen des Landespflegeausschusses berücksichtigt werden. Sowohl einzelwirtschaftliche Akteure als auch deren Verbände können in der stationären Pflege also die Höhe der Pflegesätze vereinbaren. Kommt eine Pflegesatzvereinbarung innerhalb einer bestimmten Frist nicht zustande, so setzt die zuständige Landesschiedsstelle die Pflegesätze unverzüglich fest (§ 85 Abs. 5 SGB XI).

Die Investitionskosten für Pflegeheime dürfen dem Pflegeversicherungsgesetz zufolge nicht auf die Pflegesätze umgelegt werden. Weil die Länder ihre Pflicht zur Investitionsfinanzierung nur unzureichend erfüllen und daher ein nicht unerheblicher Teil der Investitionskosten vom Heimträger aufgebracht werden muss, ist allerdings davon auszugehen, dass die pflegebedürftigen Heimbewohner de facto doch mit den Investitionskosten belastet werden.

Im Grundsatz sind im Bereich der Pflege mit den unterschiedlichen Vergütungsformen dieselben Anreize verbunden, die oben für die ambulante und stationäre Krankenbehandlung beschrieben worden sind (Kap. 4.2 u. 4.3). Dennoch zeichnen sie sich durch einige Besonderheiten aus, die vor allem mit der Pauschalierung der Sätze in der Pflegeversicherung im Zusammenhang stehen. Generell besteht zwar ein Interesse des Leistungserbringers, seinen Aufwand zu reduzieren, allerdings sind derartige Möglichkeiten in der ambulanten Pflege – ungeachtet der konkret vereinbarten Vergütungsform – weniger umfangreich als im Bereich der medizinischen Versorgung. Dies liegt vor allem daran, dass

- die Asymmetrie von Informationen bei der Definition des Versorgungsbedarfs in der ambulanten Pflege nicht so stark ausgeprägt ist
- die Pflege zumeist entweder unter Beaufsichtigung von Angehörigen stattfindet oder von ihnen kontrolliert werden kann.

Leistungsausweitungen, die über die Erstattungsgrenze der Pflegeversicherung hinausgehen, müssen vom Pflegebedürftigen oder von seinen Angehörigen getragen werden. Wenn Angehörige eine bewusste Entscheidung über die Finanzierung von Mehrleistungen fällen, werden sie in der Regel auch überprüfen, ob die vereinbarten Leistungen ausgeführt werden. Allerdings setzt dies auch voraus, *dass* es Angehörige gibt und diese auch in der Lage sind, eine solche Kontrollfunktion wahrzunehmen. Wo dies nicht der Fall ist, sind auch in der ambulanten Pflege vielfältige Möglichkeiten gegeben, den pflegerischen Aufwand eventuell auch zum gesundheitlichen Schaden des Pflegebedürftigen zu reduzieren.

Weit ausgeprägter als in der ambulanten Pflege sind die Anreize zur Leistungsminimierung in der stationären Pflege. Ähnlich wie im Krankenhaussektor wirken hier die Pauschalentgelte als Anreiz zu einer pflegerischen Unterversorgung; gleichzeitig sind im Vergleich zur ambulanten Pflege die Kontrollmöglichkeiten der Angehörigen wegen der zeitlichen und räumlichen Distanz zum Pflegeheim deutlich geringer. Der Anreiz zur Unterversorgung kann zum Beispiel dazu führen, dass Bestimmungen zum Personalschlüssel und zu sich daraus ergebenden Betreuungsrelationen umgangen, Pflegeleistungen unterlassen oder von dafür nicht befugtem beziehungsweise nicht qualifiziertem Personal erbracht werden.

Steuerungskompetenzen auf einzelnen Handlungsebenen

Wie stellen sich die skizzierten Steuerungskompetenzen dar, wenn man sie nach einzelnen Handlungsebenen unterscheidet?

Auf *Bundesebene* sind den Akteuren folgende Kompetenzen zugewiesen:

- Die Spitzenverbände der Pflegekassen beschließen gemeinsam und einheitlich unter Beteiligung des MDK Richtlinien zur näheren Abgrenzung der Pflegebedürftigkeit, der Pflegestufen und zum Verfahren der Feststellung von Pflegebedürftigkeit (§ 17 Abs. 1 SGB XI).
- Die Spitzenverbände der Pflegekassen beschließen Richtlinien zur Tätigkeit und zur Zusammenarbeit der Medizinischen Dienste der Krankenversicherung (§ 53a SGB XI).
- Die Spitzenverbände der Pflegekassen und die Vereinigungen der Träger der Pflegeeinrichtungen auf Bundesebene sowie die zuständigen

Bundes- beziehungsweise Spitzenverbände der Sozialhilfeträger geben gemeinsam Bundesempfehlungen für die auf Landesebene abzuschließenden Rahmenverträge über die Sicherstellung einer wirksamen und wirtschaftlichen Versorgung ab (§ 75 Abs. 6 SGB XI). Der MDK und der zuständige PKV-Landesverband sind daran zu beteiligen.
- Die Spitzenverbände der Pflegekassen schließen mit den Leistungserbringern oder deren Verbänden Verträge über die Versorgung mit Pflegehilfsmitteln ab. Dabei sind auch Grundsätze und Maßstäbe für die Prüfung der Wirtschaftlichkeit und Qualität bei der Versorgung mit Pflegehilfsmitteln zu regeln (§ 78 Abs.1 SGB XI).
- Die Spitzenverbände der Pflegekassen konkretisieren mit Wirkung für ihre Mitglieder die Bestimmungen für die Zuschüsse bei Maßnahmen zur individuellen Anpassung des Wohnumfeldes und erstellen ein Pflegehilfsmittelverzeichnis (§ 78 Abs. 2 SGB XI).
- Das BMGS bestimmt per Rechtsverordnung im Einvernehmen mit dem BMFSFJ und mit Zustimmung des Bundesrates das Pflegehilfsmittelverzeichnis und die Festbeträge für bestimmte Pflegehilfsmittel (§ 78 Abs. 5 SGB XI).
- «Die Spitzenverbände der Pflegekassen, die Bundesarbeitsgemeinschaft der überörtlichen Träger der Sozialhilfe, die Bundesvereinigung der kommunalen Spitzenverbände und die Vereinigungen der Träger der Pflegeeinrichtungen auf Bundesebene vereinbaren gemeinsam und einheitlich Grundsätze und Maßstäbe für die Qualität und die Qualitätssicherung der ambulanten und stationären Pflege sowie für das Verfahren zur Durchführung von Qualitätsprüfungen» (§ 80 Abs. 1 SGB XI).
- Das BMGS ist ermächtigt, eine Gebührenordnung für ambulante Pflegeleistungen und für die hauswirtschaftliche Versorgung festzulegen (§ 90 Abs. 1 SGB XI).

Dabei haben die Spitzenverbände der Pflegekassen in allen Fragen, die die Beziehungen zu den Leistungserbringern betreffen, gemeinsam zu handeln (§ 81 Abs. 3 SGB XI).

Auf *Landesebene* sind den Akteuren folgende Kompetenzen zugewiesen:
- Die Landesverbände der Pflegekassen schließen mit dem Träger der Pflegeeinrichtung oder einer vertretungsberechtigten Vereinigung gleicher Träger im Einvernehmen mit den überörtlichen Trägern der Sozialhilfe im Land einen Versorgungsvertrag ab (§ 72 Abs. 2 SGB XI) beziehungsweise kündigen ihn (§ 74 SGB XI). Bemerkenswert ist hier allerdings, dass nur auf Seite der Kassen die Landesebene die gesetzlich verbindlich vorgeschriebene Handlungsebene ist. Die Landesverbände der Pflegekassen können also auch mit einzelnen Pflegeeinrichtungen beziehungsweise deren Trägern einen Versorgungsvertrag abschließen. Der Versorgungsvertrag ist für die Pflegekassen und für die Pflegeeinrichtung unmittelbar verbindlich (§ 72 Abs. 2 SGB XI).
- Die Landesverbände der Pflegekassen schließen mit den Vereinigungen der Träger der ambulanten und stationären Pflegeeinrichtungen gemeinsam und einheitlich Rahmenverträge, um eine wirksame und wirtschaftliche Versorgung mit Pflegeleistungen zu gewährleisten. Der MDK und der Verband der privaten Krankenversicherung im Land werden daran beteiligt. Die Rahmenverträge sind für die Pflegekassen und die zugelassenen Pflegeeinrichtungen unmittelbar verbindlich (§ 75 Abs. 1 SGB V).
- Die Landesverbände der Pflegekassen können die Wirtschaftlichkeit und Wirksamkeit von Pflegeeinrichtungen prüfen lassen. Die Prüfung erfolgt durch von den Kassen selbst bestellte Sachverständige (§ 79 Abs. 1 SGB XI).
- Die Landesverbände der Pflegekassen und die Vereinigungen der Träger der Pflegeeinrichtungen bilden auf Landesebene eine Schiedsstelle. Sie setzt sich in gleicher Zahl aus Vertretern der Pflegekassen und der Pflegeeinrichtungen sowie aus einem unparteiischen Vorsitzenden und zwei weiteren unparteiischen Mitgliedern zusammen. Die Schiedsstelle fällt in strittigen Fragen für alle Beteiligten verbindliche Entscheidungen (§ 76 Abs. 1 SGB XI).

- Im Landespflegeausschuss können Finanzierungsträger und Leistungserbringer einvernehmlich Empfehlungen abgeben, insbesondere zur Entwicklung des pflegerischen Versorgungssystems und zur Pflegevergütung. Diese Empfehlungen sind «bei dem Abschluss von Versorgungsverträgen und Vergütungsvereinbarungen angemessen zu berücksichtigen» (§ 92 Abs. 1 SGB XI).
- Die Verbände der Pflegekassen haben in allen Fragen, die die Vertragspolitik gegenüber den Leistungserbringern und die Vergütung von Pflegeleistungen betreffen, gemeinsam zu handeln (§ 81 Abs. 1 SGB XI).

Auf *einzelwirtschaftlicher Ebene* sind den Akteuren folgende Kompetenzen zugewiesen:
- Die einzelnen Pflegeeinrichtungen bzw. deren Träger können Versorgungsverträge abschließen und kündigen (§§ 72 Abs. 2 SGB XI, 74 SGB XI). Allerdings ist auf Seiten der Pflegekassen der zuständige Landesverband der obligatorische Partner, das heißt Versorgungsverträge können nicht mit einzelnen Kassen oder Kassenarten abgeschlossen beziehungsweise ihnen gegenüber gekündigt werden.
- Leistungserbringer und Finanzierungsträger können für jede Pflegeeinrichtung gesondert Vergütungsvereinbarungen treffen (§§ 89 Abs. 2, 85 Abs. 2 SGB XI). Allerdings ist dies nicht der einzig mögliche Weg zur Festlegung der Pflegevergütung, außerdem sind dabei übergreifende Vorgaben zu berücksichtigen (s. o.).
- Die Pflegekassen können zur Sicherstellung der häuslichen Pflege und der hauswirtschaftlichen Versorgung einen Versorgungsvertrag mit einzelnen geeigneten Pflegekräften schließen. Dieser Vertrag hat Inhalt, Umfang, Qualität sowie die Prüfung von Wirtschaftlichkeit und Qualität der Versorgung zu regeln. Er darf nur abgeschlossen werden, «soweit und solange eine Versorgung nicht durch einen zugelassenen Pflegedienst gewährleistet werden kann» (§ 77 Abs. 1 SGB XI). Bei Bedarf können die Pflegekassen auch einzelne Pflegekräfte zur Sicherstellung der Versorgung anstellen (§ 77 Abs. 2 SGB XI).

Besonderheiten des Steuerungssystems

Das Steuerungssystem der pflegerischen Versorgung zeichnet sich zunächst dadurch aus, dass es – wie weite Teile des Krankenversorgungssystems auch – stark durch korporatistische Züge geprägt ist (hierzu auch: Roth 1999): In wichtigen Bereichen werden Kompetenzen an die zuständigen Verbände auf Bundes- und Landesebene delegiert, deren Vereinbarungen für die Individualakteure verbindlich sind; im Falle der Nicht-Einigung sind Schiedsstellenentscheidungen oder staatliche Ersatzvornahmen vorgesehen. Darin ähnelt es in den Grundzügen den aus der ambulanten und stationären Krankenversorgung bekannten Systemen.

Allerdings ist die Steuerung in der Pflegeversicherung auch durch einige Besonderheiten gekennzeichnet, die sie von diesen nicht unerheblich unterscheidet. Insbesondere gilt dies für die der Pflegeversicherung zugrunde liegende Wettbewerbskonzeption (z. B. Rothgang 2000). Diese zielt in erster Linie auf die soziale Interaktion von Leistungsanbietern und Leistungsempfängern, während – im Unterschied zur GKV – ein Wettbewerb der Krankenkassen bzw. ein Wettbewerb im Verhältnis der Krankenkassen zu den Versicherten nicht existiert.

Den Krankenkassen ist auf dem Gebiet der Pflegeversicherung eine vergleichsweise starke Machtposition zugewiesen worden. Dies kommt in folgenden Merkmalen zum Ausdruck:
- Die gesetzliche Zuweisung des Sicherstellungsauftrags räumt den Kassen recht große Freiheiten in der Vertragspolitik ein. Zwar verpflichtet sie der Gesetzgeber, hierbei einheitlich und gemeinsam zu handeln, jedoch sind die Spielräume bei der Wahl der Regelungsebene in vielerlei Hinsicht größer als in der ambulanten und stationären Krankenversorgung. Versorgungs- und Vergütungsverträge können sowohl auf einzelwirtschaftlicher als auch zwischen den beteiligten Verbänden auf Landesebene abgeschlossen werden. Dies unterscheidet das Vertragssystem von dem in der ambulanten und stationären Krankenversorgung. Ist ein Versorgungsvertrag aber erst einmal abgeschlossen, sind die Kündigungsbedingungen

ähnlich restriktiv wie in der stationären Krankenversorgung.
- Die Zuständigkeit des MDK für die Feststellung der Pflegebedürftigkeit und die Einstufung der Pflegebedürftigen bedeutet, dass die Kassen de facto gegenüber den Leistungserbringern beziehungsweise den Leistungsempfängern einen großen Einfluss auf die Definition des Versorgungsbedarfs im Bereich der Pflege haben. Auch wenn die Ärzte des MDK nur ihrem ärztlichen Gewissen unterworfen sind, ist die Interessenaffinität zwischen MDK und Kassen unübersehbar. Dieser von vornherein institutionalisierte Einfluss auf die Definition des Versorgungsbedarfs unterscheidet den Bereich der Pflege ebenfalls von dem der ambulanten und stationären Krankenversorgung.
- Schließlich haben die Verbände der Pflegekassen in einigen Bereichen das Recht, verbindliche Regelungen (Richtlinien, Empfehlungen, Rahmenvereinbarungen etc.) treffen zu können, ohne auf die Zustimmung der Verbände der Leistungserbringer angewiesen zu sein. Dies gilt insbesondere für die Richtlinien zur Abgrenzung der Pflegebedürftigkeit und der Pflegestufen sowie für das Verfahren zur Feststellung von Pflegebedürftigkeit.

Allerdings ist auch darauf hinzuweisen, dass der Einfluss der Kassen auf das Leistungsgeschehen durch den bloß ergänzenden Charakter der Pflegeversicherungsleistungen beschränkt ist. Ein relevanter Teil des Pflegegeschehens wird auf dem Wege privatrechtlicher Beziehungen zwischen Leistungserbringern und -empfängern geregelt.

Zugleich fällt auf, dass in der Pflegeversicherung das direkte Gestaltungs- und Interventionsinstrumentarium des Staates umfangreicher ist als in der GKV. So werden die Beitragssätze per Gesetz festgelegt und ist der Gesetzgeber ermächtigt, für die ambulante Pflege selbst eine verbindliche Gebührenordnung zu erlassen. Offenkundig soll auf diese Weise – über alle übrigen Kostendämpfungsmechanismen hinaus – eine zusätzliche Sicherungsebene eingezogen werden, um unerwünschte Ausgaben- und Beitragssatzsteigerungen zu vermeiden.

Ein weiterer Unterschied zu den Steuerungssystemen in der medizinischen Versorgung besteht darin, dass die Durchsetzungskraft der Interessenverbände der Pflegeeinrichtungen beziehungsweise Trägerarten sowie der Berufsverbände der Pflegekräfte nicht sonderlich ausgeprägt ist. Dies ist vor allem darauf zurückzuführen, dass
- die Pflege gegenüber der Medizin generell einen subalternen Status einnimmt
- die Pflegeverbände anders als die Leistungserbringer in der GKV nur über ein geringes Maß an institutionalisierter Macht verfügen
- die Konkurrenzsituation und die Interessendivergenzen zwischen den Leistungserbringern, insbesondere in der ambulanten Pflege, sehr ausgeprägt ist – eine Entwicklung, die nicht zuletzt durch den erwähnten Verzicht auf eine Bedarfsplanung begünstigt wurde.

Allerdings ist auch zu betonen, dass die Verbände der Pflegekassen in relevanten Fragen der Versorgung und Vergütung darauf angewiesen sind, mit den Leistungserbringern ein Einvernehmen herzustellen.

Insgesamt weist das Steuerungsarrangement in der sozialen Pflegeversicherung eine Reihe jener Merkmale auf, die auch in der Debatte um die Zukunft des GKV-Systems vor allem von konservativer und liberaler Seite favorisiert werden und gleichsam im sozial- beziehungsweise gesundheitspolitischen Makrotrend liegen. Dies gilt für
- den nicht bedarfsdeckenden Charakter der Versicherungsleistungen
- die Übertragung des Sicherstellungsauftrags an die Finanzierungsträger, also die Pflegekassen
- die Möglichkeit der Pflegekassen, mit einzelnen Leistungsanbietern Vergütungs- und Versorgungsverträge abzuschließen.

Dass dies in der sozialen Pflegeversicherung und (bisher) nicht in der GKV gelang, hat offenkundig auch damit zu tun, dass es bei der *Etablierung* eines Steuerungs- und Institutionensystems leichter fällt, für wünschenswert gehaltene Veränderungen durchzusetzen, als bei der Anpassung historisch gewachsener Gefüge.

Tabelle 60: Sozialhilfe für Hilfe zur Pflege nach Ausgaben und Zahl der Leistungsempfänger.

Jahr	Sozialhilfe für Hilfe zur Pflege Ausgaben	Anzahl der Leistungsempfänger ambulante Pflege	stationäre Pflege	Insgesamt
1994	9,06 Mrd. €	238 792	330 429	563 452
1995	8,93 Mrd. €	213 936	364 773	573 636
1996	7,10 Mrd. €	94 537	332 823	426 365
1997	3,50 Mrd. €	87 539	241 586	328 280
1998	3,00 Mrd. €	85 387	204 882	289 299
1999	2,90 Mrd. €	81 941	228 886	309 713
2000	2,88 Mrd. €	79 558	245 680	324 144
2001	2,90 Mrd. €	83 277	249 462	331 520
2002	2,94 Mrd. €	85 779	228 789	313 190
2003	3,01 Mrd. €	86 652	237 647	322 851

Mehrfachzählungen sind nur insoweit ausgeschlossen, als sie aufgrund der Meldungen erkennbar waren.
Quelle: StBA, Fachserie 13, Reihe 2; ab 2001 Fachserie 13, Reihe 2.2.

4.5.7 Wirkungen der Pflegeversicherung

Verbesserung pflegerischer Versorgung und Entlastung von Angehörigen

Die mit der Pflegeversicherung geschaffene Nachfrage nach professioneller Hilfe hat maßgeblich dazu beigetragen, dass die ausgeprägte Unterversorgung im Bereich ambulanter und stationärer Pflegeangebote spürbar gelindert worden ist und sich die Versorgungssituation vieler Pflegebedürftiger verbessert hat. Gleichzeitig hat sie in vielen Fällen die Angehörigen von finanziellen Zwängen entlastet und die psychischen Belastungen familiärer Betreuung verringert. Vor diesem Hintergrund wird die Pflegeversicherung von den Betroffenen auch außerordentlich positiv bewertet (z. B. Schneekloth/Müller 2000: 68 ff.; Herdt et al. 2000). Dies betrifft sowohl die Tätigkeit der professionellen Dienste als auch den Umfang der Versicherungsleistungen. Allerdings wird von Pflegebedürftigen beziehungsweise Angehörigen häufig kritisiert, dass die für die Pflege verfügbare Zeit zu knapp bemessen sei und insbesondere die psycho-soziale Betreuung der Pflegebedürftigen zu kurz käme (Herdt et al. 2000). Einer der Gründe für die insgesamt positive Bewertung der Pflegeversicherung dürfte darin liegen, dass sie mit dem vorherigen Zustand, also dem weitgehenden Fehlen einer Absicherung der Pflegebedürftigkeit, verglichen wird (Hofemann/Naegele 2000).

Finanzielle Entlastung der Sozialhilfeträger und der GKV

Mit der Einführung der Pflegeversicherung wurde ein erheblicher Teil der Pflegebedürftigen aus der Abhängigkeit von der Sozialhilfe herausgelöst – eine Feststellung, die insbesondere auf die häusliche Pflege, in geringerem Maße auf die stationäre Pflege zutrifft (**Tab. 60**).[46] Damit wurden die Haushalte der Sozialhilfeträger in erheblichem Umfang entlastet. Zwischen 1994, dem letzten Jahr vor Einführung der Pflegeversicherung, und 1997, dem ersten Jahr, in dem ganzjährig ambulante und stationäre Leistungen von der Pflegeversicherung finanziert wurden, gingen die Sozialhilfeausgaben für Hilfe zur Pflege im Bundesgebiet

---

46 Dabei war bereits mit dem GRG 1989 die häusliche Krankenpflege in den GKV-Leistungskatalog aufgenommen worden (§ 37 SGB V). Sie war allerdings auf solche Fälle beschränkt, in denen «Krankenhausbehandlung geboten, aber nicht ausführbar ist» oder in denen Krankenhausbehandlung «durch die häusliche Krankenpflege vermieden oder verkürzt wird» (§ 37 Abs. 1 SGB V).

von 9,1 Milliarden Euro auf 3,5 Milliarden Euro zurück (StBA, Fachserie 13, Reihe 2).

Allerdings zeigt Tabelle 60 auch, dass zwischen 1994 und 2003 die Zahl der Empfänger von Hilfe zur Pflege nicht einmal auf die Hälfte reduziert werden konnte (siehe dazu auch: Roth/Rothgang 2001). Seit 1998 ist – bei insgesamt sinkenden Sozialhilfeausgaben für die Pflege – die Zahl der Leistungsempfänger sogar wieder angestiegen. Mit dem Verzicht auf die Dynamisierung der Leistungen, mit der wachsenden Zahl Pflegebedürftiger und mit der Verbreitung von Armut und Arbeitslosigkeit in der Gesellschaft wächst offenkundig die Gefahr, dass eine steigende Zahl von Pflegebedürftigen künftig wieder auf die Sozialhilfe angewiesen sein könnte.

Die Pflegeversicherung entlastet nicht nur die Sozialhilfeträger, sondern auch die GKV von Ausgaben. Die mit dem GRG 1989 als GKV-Leistung eingeführte häusliche Hilfe und Urlaubspflege bei Schwerstpflegebedürftigkeit wurde mit dem Inkrafttreten der ersten Stufe der Pflegeversicherung aus dem GKV-Katalog gestrichen. 1994 war darauf noch ein Ausgabenvolumen von 1,8 Milliarden Euro entfallen. Auch die Tatsache, dass mittlerweile keine nennenswerte Fehlbelegung von Krankenhausbetten mit Pflegebedürftigen mehr festzustellen ist, dürfte zu einem erheblichen Teil auf die Wirkungen der Pflegeversicherung zurückzuführen sein (Schneekloth/Müller 1999: 29).

4.5.8 Qualität und Qualitätsmängel

Die Pflegeinfrastruktur, das heißt der Umfang der vorgehaltenen Kapazitäten, kann unter quantitativen Gesichtspunkten mittlerweile im Wesentlichen als bedarfsdeckend angesehen werden. Dies ist – wie erwähnt – in erster Linie eine Folge des Pflegeversicherungsgesetzes. Auch hat sich die Qualität der Pflege im Vergleich zu den frühen 1990er-Jahren erheblich verbessert, allerdings lässt insbesondere die Ergebnisqualität in vielfältiger Hinsicht noch zu wünschen übrig. Eine Analyse des MDS, die auf den Qualitätsprüfungen in der zweiten Jahreshälfte 2003 beruht, zeigt dass in der ambulanten Pflege bei 9 Prozent und in der stationären Pflege bei 17 Prozent der Pflegebedürftigen ein unzureichender Pflegezustand festgestellt wurde (MDS 2004).[47] Damit werden zwar Berichte über eine generell defizitäre Pflege relativiert, aber für eine relevante Minderheit gravierende Mängel konstatiert. Mit Blick auf wichtige Aspekte des Pflegezustands der Pflegebedürftigen zeichnet der MDS-Bericht folgendes Bild:

- bei 41 Prozent der untersuchten Personen wurden Mängel in der Ernährungs- und Flüssigkeitsversorgung festgestellt;
- in 20 Prozent der Fälle gab es Defizite bei der Inkontinenzversorgung;
- bei 43 Prozent entsprach die Dekubitusprophylaxe und -therapie nicht den Anforderungen;
- bei 30 Prozent der gerontopsychiatrisch beeinträchtigten Patienten war die Versorgung nicht angemessen.

Als besonderes Problem erweist sich darüber hinaus die soziale Betreuung in Pflegeheimen, die für die Lebensqualität der Pflegebedürftigen von zentraler Bedeutung ist. Zwar bieten mehr als 90 Prozent der Pflegeheime eine solche Betreuung an, aber in etwa einem Drittel der Einrichtungen ist sie nicht ausreichend auf die Struktur der Bewohner zugeschnitten.

Mit Blick auf die Anpassung der Pflegeinfrastruktur an die zukünftige Entwicklung des Pflegebedarfs ist es insbesondere dringend geboten, der wachsenden Bedeutung von Demenzerkrankungen als Ursache der Pflegebedürftigkeit Rechnung zu tragen (Priester 2004).

Als Ursachenkomplexe für die fortexistierenden Mängel in der Pflegequalität rücken folgende Gesichtspunkte in den Mittelpunkt:

1. Der dem SGB XI zugrunde liegende Begriff der Pflegebedürftigkeit bezieht sich nur auf die zur

---

47 Der MDS geht davon aus, dass die Ergebnisse zur ambulanten Versorgung repräsentativ seien, weil sie auf einer großen Zahl von Stichprobenprüfungen beruhen. Hingegen würden die Ergebnisse für die stationäre Pflege das Ergebnis vermutlich überzeichnen, weil hierfür nur Anlassprüfungen herangezogen worden seien (MDS 2004).

Verrichtung des täglichen Lebens nötige Hilfe, nicht hingegen auf einen allgemeinen Bedarf an Betreuung und Beaufsichtigung. Damit wird eine Reihe von Betreuungsleistungen systematisch ausgegrenzt. Insbesondere die besonderen Betreuungsbedarfe dementer, psychisch Kranker oder geistig behinderter Pflegebedürftiger werden vernachlässigt (z. B. Sonntag/Angermeyer 2000; Priester 2004). Mit der Einführung zusätzlicher Leistungen für Personen mit erhöhtem allgemeinem Betreuungsaufwand will der Gesetzgeber diesem Problem entgegenwirken, allerdings dürfte das zur Verfügung gestellte Finanzvolumen von maximal 460 Euro pro Jahr und Pflegebedürftigen kaum für eine angemessene Versorgung dieser Personengruppe ausreichen.

2. Die Pflegevergütungen dürften insgesamt zu niedrig angesetzt sein. Eine wichtige Folge ist der große Mangel an verfügbarer Zeit für die Betreuung der Pflegebedürftigen. Dies hat zum Teil zu menschenunwürdigen Zuständen in Pflegeheimen beigetragen. Dies bedeutet nicht, dass die aufgedeckten Missstände allein eine Folge unzureichender Vergütung sind. Manche Qualitätsverbesserungen in der Pflege sind sicherlich ohne zusätzliche Ausgaben möglich. Allerdings wird ein relevanter Teil der bestehenden Mängel ohne eine Aufstockung von Vergütungen kaum zu beheben sein. Insbesondere ist in dem bestehenden Vergütungsrahmen die Umsetzung des Grundsatzes der aktivierenden Pflege in der ambulanten und erst recht in der stationären Versorgung in vielen Fällen nicht möglich (Klie 2001). Insofern stellen das Ziel der Qualitätsverbesserung und die Praxis der rigiden Ausgabenbegrenzung widersprüchliche Handlungsorientierungen dar.

3. Bei einem nicht unerheblichen Teil der Einrichtungen stoßen die Bemühungen von Pflegekassen, MDK und Heimaufsichtsbehörden um den Aufbau einrichtungsinterner Qualitätssicherungskonzepte auf wenig Resonanz (Deutscher Bundestag 2001b: 64). Dafür sind nicht nur fehlende oder falsche finanzielle Handlungsanreize verantwortlich, sondern in vielen Fällen eine generell geringe Sensibilität sowie eine große Skepsis im Hinblick auf den Einsatz von Qualitätssicherungsinstrumenten. Dies führt dazu, dass Qualitätssicherung vorrangig dem Druck externer Vorgaben folgt. Externe Kontrollen sind Notwendigkeit, allerdings auch von begrenzter Wirksamkeit, wenn sie nicht von den vor Ort tätigen Akteure unterstützt werden, denn letztlich sind sie es, die für eine Optimierung der Qualität Sorge tragen müssen (SVR 2002, Bd. II: 340).

Im Bereich der Pflege gibt es eine Vielzahl von Vorschriften zur Qualitätssicherung, die auf unterschiedliche Regelwerke verteilt sind (Klie 2002). Dabei ist neben dem SGB XI das Heimgesetz von besonderer Bedeutung, das für die teil- und vollstationären Einrichtungen, nicht aber für die ambulanten Dienste gilt. Die zum Teil eklatanten Qualitätsmängel haben den Gesetzgeber veranlasst, neue Bestimmungen zur Verbesserung der Pflegequalität zu verabschieden. In dem am 1.1.2002 in Kraft getretenen Pflegequalitätssicherungsgesetz (BGBl. I: 3728) stehen Fragen der Strukturqualität im Mittelpunkt. In den Pflegeeinrichtungen hat sich vor allem die Unterausstattung mit qualifiziertem Personal als Problem erwiesen. Zwar war auch in der Vergangenheit eine Pflegefachkraftquote vorgesehen, jedoch war ungeregelt geblieben, auf welche Personalmenge sich diese Quote zu beziehen hat. Nunmehr müssen die Rahmenverträge zwischen den Kassen und den Pflegeeinrichtungen ein Verfahren festlegen, das eine angemessene Personalbemessung sicherstellen soll. Außerdem werden Kassen und Pflegeheime künftig verpflichtet, Leistungs- und Qualitätsvereinbarungen abzuschließen. Diese Vereinbarungen sollen unter anderem Angaben zu Art und Inhalt der vom Pflegeheim zu erbringenden Leistungen, zur personellen und technisch-sachlichen Ausstattung des Pflegeheims, zur Qualifikation der Mitarbeiter und zur Struktur des zu betreuenden Personenkreises enthalten. Schließlich erhielt der MDK erweiterte Rechte und Pflichten bei der Kontrolle und Beratung der Pflegeeinrichtungen. Die Heimaufsichtsbehörden sollen jedes Pflegeheim mindestens einmal pro Jahr überprüfen. Zudem können die Behörden eine Überprüfung auch jederzeit unangemeldet durchführen.

Grundsätzlich sind diese verbesserten Qualitätssicherungsinstrumente allerdings mit dem Problem konfrontiert, dass sie jene Probleme bekämpfen sollen, zu deren Verschärfung gerade die obwaltenden Vergütungsanreize und der restriktive Finanzrahmen erst maßgeblich beitragen. Außerdem wird die Qualitätssicherung durch eine häufig unzureichende Koordination von MDK und Heimaufsichtsbehörden erschwert.

5 Ausgewählte Steuerungsprobleme des Krankenversorgungssystems

5.1 Qualitätssicherung im Gesundheitswesen

Qualität in der Gesundheitssicherung ist «das Ausmaß, in dem Gesundheitsleistungen für Individuen und Populationen die Wahrscheinlichkeit erwünschter gesundheitlicher Interventionsergebnisse erhöhen und mit dem gegenwärtigen professionellen Wissensstand übereinstimmen» (Lohr 1990). Qualitätssicherung umfasst die Gesamtheit jener Maßnahmen und Instrumente, die darauf gerichtet sind, dass ein erwünschtes Ergebnis erzielt, also eine optimale Gesundheitsversorgung realisiert wird.

Qualitätssicherung wird übereinstimmend als eine der bedeutendsten Herausforderungen für das deutsche Gesundheitswesen angesehen (z. B. SVR 2002, Bd. II), zumal es im Vergleich zu denen anderer wohlhabender Länder einen zum Teil beträchtlichen Entwicklungsrückstand aufweist. Qualitätssicherung ist im Begriff, sich zu einem eigenständigen Handlungsfeld der Gesundheitspolitik zu entwickeln, und unterliegt dabei einem Prozess der fortschreitenden Professionalisierung und Ausdifferenzierung. Für den wachsenden Stellenwert von Qualitätssicherung lassen sich folgende Gründe identifizieren:

1. Seit den 1990er-Jahren ist eine Vielzahl von Qualitätsmängeln in der Krankenversorgung zu Tage getreten, die das jahrzehntelang vorherrschende (Selbst-) Bild einer durchgängig hochwertigen Versorgung in Frage gestellt haben. Insbesondere das Jahresgutachten 2000/2001 des Sachverständigenrats für die Konzertierte Aktion im Gesundheitswesen (SVR 2002, Bd. II und III) hat hier bei den Akteuren des Gesundheitswesens eine große Wirkung erzielt. Die Behandlungsergebnisse sind demzufolge im internationalen Vergleich insgesamt eher mittelmäßig und in zahlreichen Fällen nicht so gut, wie es der Stand der medizinischen, pflegerischen oder gesundheitswissenschaftlichen Erkenntnisse zuließe. Dabei konstatiert der SVR ein Nebeneinander von Unter-, Über- und Fehlversorgung.

2. Die Einführung von Budgets und pauschalierten Vergütungsformen begründet ein Interesse der Leistungserbringer an einer Senkung der Ausgaben (s. Kap. 4.2 und 4.3). In die gleiche Richtung wirkt der Wettbewerb zwischen den Krankenkassen. Damit wächst die Gefahr, dass Einsparungen auf Kosten der Leistungsqualität vorgenommen werden – dies um so mehr, als der Patient als Laie in der Regel die Qualität der für ihn erbrachten Leistungen nicht beurteilen kann, sondern auf das Vertrauen zum Leistungserbringer angewiesen ist (z. B. Kühn 1996). Auch diejenigen, die einen verstärkten Wettbewerb in der GKV befürworten, treten aus diesen Gründen zumeist komplementär für einen Ausbau der Qualitätssicherung ein.

3. Die wachsende Konkurrenz zwischen den Leistungserbringern kann für diese einen Anreiz schaffen, gegenüber den Finanzierungsträgern und den Patienten eine hohe Versorgungsqualität nachzuweisen, und damit ein wichtiger Parameter für den wirtschaftlichen Erfolg der Einrichtungen werden. Hohe Qualitätsstandards können zu einem Instrument werden, um sich von den Konkurrenten zu unterschei-

den und ihnen gegenüber Vorteile zu erlangen. Angesichts der absehbaren Liberalisierung der Vertragspolitik (s. Kap. 5.5) sehen sich die Anbieter in stärkerem Maße dazu veranlasst, Informationen über ihre Leistungsfähigkeit hervorzubringen und sie gegenüber der Öffentlichkeit darzustellen. Vom Wettbewerb gehen für die Versorgungsqualität also widersprüchliche Wirkungen aus.

4. Mit den restriktiven Vorgaben für die Ausgabenentwicklung in der GKV wächst auch bei den Verantwortungsträgern in der Politik das Interesse an einer möglichst effizienten Verwendung der eingesetzten Finanzmittel, denn diese kann dazu beitragen, die mit der Ausgabenbegrenzung verbundenen Legitimationsrisiken möglichst gering zu halten.

Dimensionen von Qualität

Qualität wird gemeinhin nach den Dimensionen Struktur, Prozess und Ergebnis bewertet (Donabedian 1966). Die *Strukturqualität* wird bestimmt von ökonomischen, politischen und institutionellen Faktoren, die die Erbringung von Leistungen beeinflussen. Dazu zählen zum Beispiel die institutionelle Struktur des Gesundheitssystems und seine finanzielle Ausstattung, aber auch das Ausbildungsniveau der Gesundheitsprofessionen und die Verfügung über technische Instrumente.

Unter *Prozessqualität* versteht man die Gesamtheit der Interaktionen, also der Handlungen und Kommunikationen bei der Erbringung von Leistungen. Hierzu zählt vor allem das Zusammenwirken von professionellen Helfern und Patienten.

Ergebnisqualität beschreibt die gegenwärtigen oder zukünftigen Veränderungen im Gesundheitszustand oder Gesundheitsverhalten von Personen, die als Folge der vorgenommenen Interventionen eingetreten sind. In die Größe «Gesundheitszustand» können dabei nicht nur medizinische Parameter, sondern auch soziale beziehungsweise psychische Merkmale (z. B. Lebensqualität, Patientenzufriedenheit) einfließen.

Gründe für Qualitätsmängel

Die Gründe für Qualitätsmängel im deutschen Gesundheitswesen sind vielfältig und können hier nicht erschöpfend behandelt werden. Im Folgenden seien daher nur einige besonders wichtige Aspekte erwähnt:

- Die Segmentierung der Versorgungsstrukturen führt zu einer mangelhaften Koordination von Behandlungsverläufen und in der Folge häufig zu Qualitätsmängeln.
- Die Aus- und Weiterbildung von Ärzten ist oftmals mangelhaft (SVR 2002, Bd. II). Oft haben sich bei den Leistungserbringern Handlungsroutinen eingeschliffen, die nicht mehr dem Stand der medizinischen Kenntnisse entsprechen. Diagnostische und therapeutische Standards werden oft nicht angewandt, weil sie nicht bekannt sind. Es dominiert nach wie vor eine naturwissenschaftlich verengte Sichtweise von Gesundheit und Krankheit, die die sozialen und psychischen Voraussetzungen von Gesundheit und Entstehungsbedingungen von Krankheit unberücksichtigt lässt und daher häufig nur an Symptomen kuriert.
- Die Vergütung der Leistungserbringer schafft finanzielle Anreize, die eine am individuellen Bedarf orientierte Behandlung nicht unterstützen. Die Einzelleistungsvergütung begünstigt eine über das Maß des medizinisch Notwendigen hinausgehende Versorgung; pauschalierte Vergütungsformen und Budgets können – insbesondere am Ende eines Abrechnungszeitraums und hier wiederum bei Patienten, die ihre Interessen in den Institutionen des Gesundheitswesens nicht wirkungsvoll artikulieren und durchsetzen können – dazu führen, dass medizinisch notwendige Leistungen nicht erbracht werden (s. Kap. 4.2 und 4.3).

Akteure und Ebenen der Qualitätssicherung

Qualitätssicherung findet in unterschiedlichen institutionellen Settings statt. Zu unterscheiden sind die sozialrechtlichen Rahmenvorgaben und deren Konkretisierung bzw. Umsetzung durch verbandliche und individuelle Akteure, die Aktivitäten der ärztlichen Selbstverwaltung und die gleichsam «freien» Aktivitäten von Verbänden und Leistungsanbietern im Gesundheitswesen.

Bei den gesetzlichen Bestimmungen zur Qualität und Qualitätssicherung handelt es sich um

Generalklauseln, die keine näheren Aussagen darüber enthalten, was unter Qualität im Einzelnen zu verstehen und auf welchem Wege sie sicherzustellen ist. Grundsätzlich haben die Leistungserbringer selbst die Pflicht, die Qualität der von ihnen erbrachten Leistungen sicherzustellen und weiterzuentwickeln (§135a SGB V). Den Akteuren auf der Meso-Ebene (v.a. den Verbänden der Krankenkassen, den KVen und den von ihnen gebildeten Institutionen) weist der Gesetzgeber Kompetenzen und Aufgaben bei der Qualitätssicherung zu. Dabei geht es zum einen um die Konkretisierung der Generalnormen, zum anderen um die Überprüfung des Leistungsgeschehens. Für die Konkretisierung der Rahmenvorgaben, insbesondere für die Bewertung von Untersuchungs- und Behandlungsmethoden und für die Bestimmung von Qualitätssicherungsmaßnahmen, ist vor allem der Gemeinsame Bundesausschuss (G-BA) zuständig (s. Kap. 4.1). Er soll den Stand der Qualitätssicherung feststellen und mit seinen Beschlüssen dafür Sorge tragen, dass die Qualitätssicherung sich an einheitlichen Grundsätzen ausrichtet sowie sektoren- und berufsgruppenübergreifend ausgerichtet ist (§ 137b SGB V). Die Qualität der in der vertragsärztlichen Versorgung erbrachten Leistungen wird von den KVen durch Stichproben überprüft. Auswahl, Umfang und Verfahren der Stichproben werden im Benehmen mit den Landesverbänden der Krankenkassen beziehungsweise den Verbänden der Ersatzkassen festgelegt (§ 136 Abs. 1 SGB V)

Zwar fallen Maßnahmen zur Qualitätssicherung seit Jahrzehnten in den Zuständigkeitsbereich der gemeinsamen Selbstverwaltung, jedoch spielten sie bis in die Gegenwart hinein in der Vertragspolitik nur eine geringe Rolle. Dies lag unter anderem daran, dass die Krankenkassen als Vertragspartei nur in geringem Maße über medizinischen oder pflegerischen Sachverstand verfügten und daher ihren ärztlichen Verhandlungspartnern strukturell unterlegen waren. Im Zuge des Wandels vom «payer» zum «player» haben die Kassen aber begonnen, dieses Defizit abzubauen. Er findet seinen organisatorischen Ausdruck unter anderem im Aufbau von Stäben und Abteilungen, die mit medizinischen Versorgungsproblemen und versorgungspolitischen Handlungsstrategien befasst sind. Allerdings existiert trotz mancher Fortschritte auf Kassenseite nach wie vor ein erhebliches medizinisches Kompetenzgefälle zwischen den Organisationen der Ärzteschaft und den Krankenkassen. Ungeachtet dessen sind aber auch die Vielzahl der Verträge zu neuen Versorgungsformen und die darin getroffenen Vereinbarungen zur Qualität der Leistungen ein deutlicher Indikator dafür, dass Qualitätssicherung auf der Agenda der Krankenkassen weit nach oben gerückt ist.

Allerdings war Qualitätssicherung bis in die jüngere Vergangenheit eine fast ausschließliche Angelegenheit der ärztlichen Selbstverwaltung. Insbesondere die in diesem Zusammenhang von den Ärztekammern erlassenen ärztlichen Aus- und Weiterbildungsordnungen waren (und sind) ein wichtiges Instrument der Qualitätssicherung. Dabei bewegen auch sie sich im Konfliktfeld finanzieller Interessen und unterschiedlicher Zuständigkeitsansprüche einzelner Arztgruppen (z. B. Schmitten/Helmich 2000).

Neben der ärztlichen Selbstverwaltung spielen die «freien» Akteure in der Qualitätssicherung eine wachsende Rolle. In diesem Zusammenhang sind die zahlreichen Vereinigungen und Verbände, insbesondere die Fachgesellschaften, von großer Bedeutung, die sich mit der Erstellung von Leitlinien sowie mit professionsspezifischen Problemen der Qualitätssicherung befassen. Nicht zu vergessen sind die engagierten Ärzte, Pflegekräfte und Angehörige anderer Gesundheitsberufe, die sich im Versorgungsalltag in Qualitätszirkeln (z. B. zur Pharmakotherapie) und anderen Einrichtungen für die Verbesserung der Versorgungsqualität engagieren.

Gesetzliche Bestimmungen zur Qualität und Qualitätssicherung

Auf der Ebene gesetzlicher Vorschriften findet der Gesichtspunkt, dass Leistungen in einer bestimmten Qualität erbracht werden müssen, bereits seit Langem Berücksichtigung. So schreibt das SGB V vor, dass die Leistungen der Krankenversicherung «ausreichend», «zweckmäßig» und «wirksam» sein und «dem allgemein anerkannten Stand der medizinischen Kenntnisse» entsprechen müssen (§§ 2 Abs. 1 und 2; 12 Abs. 1; 70 Abs. 1; 72 Abs. 2 SGB V). Ähnliche Bestimmungen gelten auch zum Beispiel für den Bereich der Pflege (§§ 4 Abs. 3; 11 Abs. 1; 28 Abs. 3; 69 SGB XI).

Seit den 1990er-Jahren hat der Gesetzgeber die Zahl der Vorschriften zur Qualitätssicherung beträchtlich erhöht. So wurde die Pflicht zur Qualitätssicherung für die einzelnen Versorgungsbereiche gesetzlich festgeschrieben (§§ 135 ff. SGB V) und der Gemeinsame Bundesausschuss (vor 2004: Bundesausschuss) in seinen Befugnissen erheblich aufgewertet (s. Kap. 4.2). Insbesondere die rot-grüne Bundesregierung hat seit 1998 die gesetzlichen Vorschriften zur Qualitätssicherung weiter konkretisiert sowie neue Anreize zur Verbesserung der Versorgungsqualität geschaffen (Gerlinger 2002b). Folgende Maßnahmen sind in diesem Zusammenhang hervorzuheben:

- Die Befugnisse des (vormaligen) Bundesausschusses der Ärzte und Krankenkassen zur Qualitätssicherung in der ambulanten Versorgung wurden ausgeweitet (s. Kap. 4.2). Für die stationäre und für die sektorenübergreifende Versorgung entstanden mit dem «Ausschuss Krankenhaus» und mit dem «Koordinierungsausschuss» Gremien, die in ihrem Zuständigkeitsbereich ebenfalls wichtige Aufgaben bei der Qualitätssicherung wahrnehmen. Diese unterschiedlichen Gremien wurden mit Wirkung vom 1.1.2004 zum Gemeinsamen Bundesausschuss (G-BA) zusammengefasst, der in seinem Verantwortungsbereich für die ambulante, die stationäre und die sektorenübergreifende Versorgung in jeweils unterschiedlichen Zusammensetzungen tagt (§ 91 SGB V).
- Seit 2003 erhalten die Krankenkassen für Patienten mit bestimmten chronischen Erkrankungen (zunächst: Diabetes mellitus und Mamma-Karzinom), die im Rahmen strukturierter Behandlungsprogramme («Disease-Management-Programme» – DMP), versorgt werden, zusätzliche Mittel aus dem kassenartenübergreifenden Risikostrukturausgleich (s. Kap. 5.3). Strukturierte Behandlungsprogramme orientieren die Versorgung an medizinischen Leitlinien und sollen eine Verbesserung der Versorgungsqualität mit sich bringen. Mit der Zuweisung von Finanzmitteln für jeden im Rahmen von DMPs versorgten Versicherten soll für die Krankenkassen ein entsprechender Anreiz entstehen, sich um die Auflegung solcher Programme zu bemühen.
- Das GMG 2004 sieht die Gründung eines neuen «Instituts für Qualität und Wirtschaftlichkeit im Gesundheitswesen» vor (§ 139a SGB V), das wichtige Aufgaben bei der Nutzenbewertung von diagnostischen und therapeutischen Verfahren, insbesondere von Arzneimitteln, wahrnehmen soll.
- Im Zusammenhang mit der Einführung des DRG-Systems wurden auch die Bestimmungen für die Qualitätssicherung in Krankenhäusern verschärft. So ist die Abrechnungsfähigkeit zu Lasten der Krankenkassen bei solchen Untersuchungen oder Eingriffen eingeschränkt, bei denen ein Zusammenhang zwischen der Häufigkeit, mit der die Leistung erbracht wird, und ihrer Qualität besteht. Unterschreiten Ärzte oder Krankenhausabteilungen eine bestimmte Frequenz pro Jahr, so dürfen sie diese Leistungen nicht mehr erbringen. Des Weiteren sind die Krankenhäuser verpflichtet, jährlich einen strukturierten Qualitätsbericht zu erstellen. Schließlich wurden auch die Prüfrechte des MDK erweitert (s. Kap. 4.3).
- Die KVen haben seit 2004 die Pflicht, Maßnahmen zur Förderung der Qualität in der vertragsärztlichen Versorgung durchzuführen, diese Maßnahmen zu dokumentieren und jährlich zu veröffentlichen (§ 136 SGB V).
- Auch die Vertragsärzte unterliegen strikteren gesetzlichen Auflagen. Sie sind nicht nur grundsätzlich zur Sicherung und Weiterentwicklung der Qualität verpflichtet, sondern haben sich an einrichtungsübergreifenden Maßnahmen der Qualitätssicherung zu beteiligen und ein einrichtungsinternes Qualitätsmanagement einzuführen und weiterzuentwickeln (§ 135a Abs. 2 SGB V). Darüber hinaus unterliegen sie seit 2004 erstmals einer expliziten sozialversicherungsrechtlich begründeten Fortbildungspflicht. Sie werden nun zur Fortbildung verpflichtet (§ 95d SGB V), die sie

gegenüber ihrer KV alle fünf Jahre nachweisen müssen. Folgen sie dem nicht, so drohen ihnen Sanktionen bis hin zur Entziehung der Zulassung. Die Fortbildungsinhalte selbst müssen dem Stand der wissenschaftlichen Kenntnisse entsprechen und frei von wirtschaftlichen Interessen sein.

- Das im Juli 2001 verabschiedete Pflegequalitätssicherungsgesetz formuliert höhere Anforderungen vor allem an die Strukturqualität in Pflegeheimen (z. B. Personalbemessung, Qualifikation der Mitarbeiter, technisch-sachlich Ausstattung der Einrichtung) und erweitert ebenfalls die Kontrollrechte des MDK sowie der Heimaufsichtsbehörden (s. Kap. 4.5.8).
- Die Anforderungen zur Qualitätssicherung betreffen nicht nur den Bereich der Krankenversorgung und Krankenpflege, sondern auch Prävention und Gesundheitsförderung. So sieht der mit dem GKV-Gesundheitsreformgesetz 2000 neu gefasste § 20 SGB V vor, dass die Kassen für die von ihnen zu finanzierenden Maßnahmen «unter Einbeziehung unabhängigen Sachverstandes prioritäre Handlungsfelder und Kriterien (…), insbesondere hinsichtlich Bedarf, Zielgruppen, Zugangswegen, Inhalten und Methodik» beschließen (§ 20 Abs. SGB V). Auch hier findet sich der Gedanke der Qualitätssicherung wieder. Mit der Aufnahme dieser Bestimmung in das Sozialgesetzbuch hat der Gesetzgeber zugleich einen Lernprozess vollzogen. War der «alte» § 20 SGB V, der mit dem Gesundheitsreformgesetz (GRG) 1989 in Kraft getreten war, von den Krankenkassen zum Teil genutzt worden, um mit dem Ziel der Umwerbung günstiger Risiken gelegentlich auch Gesundheitsförderungsmaßnahmen von höchst fragwürdigem Nutzen zu finanzieren, so sollten die Fassung im GKV-GRG (2000) und die dadurch induzierten «Gemeinsamen und einheitlichen Handlungsfelder und Kriterien der Spitzenverbände der Krankenkassen zur Umsetzung von § 20 Abs. 1 und 2 SGB V» sicherstellen, dass die Krankenkassen nur noch solche Maßnahmen fördern und finanzieren, die zur Zielerreichung auch geeignet sind (s. Kap. 3.1). Der – letztlich gescheiterte – Entwurf für ein Präventionsgesetz 2005 (s. Kap. 3.2.5) sah vor, dass Maßnahmen zur Verhaltensprävention nur noch dann erbracht werden dürfen, wenn ihre Wirksamkeit wissenschaftlich hinreichend nachgewiesen ist, während er die Erlaubnis zur Finanzierung von Leistungen zur Prävention und Gesundheitsförderung in Lebenswelten («settings»), für die ein spezifischer Wirkungsnachweis oft (noch) nicht zu erbringen ist (Rosenbrock 2004a), an den vorab zu erbringenden Nachweis eines präzisen, nachvollziehbaren und Erfolg versprechenden Konzepts einschließlich eines Konzepts zum Qualitätsmanagement knüpfte. Mit dieser strikten Anbindung öffentlich geförderter Primärprävention an wissenschaftliche Kriterien und Verfahren der Qualitätssicherung verbindet sich die Hoffnung, dass durch die Sammlung von Erfahrungen und Befunden zur Wirksamkeit das Evidenzniveau der Primärprävention zügig gesteigert werden kann.
- Daneben sind in den vergangenen Jahren eine Vielzahl von Einzelbestimmungen zur Verbesserung der Versorgungsqualität in das Sozialrecht aufgenommen worden. Dazu zählen insbesondere diejenigen Maßnahmen, die neue Rahmenbedingungen zur Modernisierung der Versorgungsstrukturen schaffen, also Modellvorhaben, Strukturverträge, hausarztzentrierte Versorgung, integrierte Versorgung und strukturierte Behandlungsprogramme. Vor diesem Hintergrund ist das KV-Monopol erheblich gelockert worden. Auf diese Weise soll den Krankenkassen die Möglichkeit gegeben werden, Versorgungsverträge künftig nur noch mit solchen Ärzten zu schließen, die sich auf die Einhaltung bestimmter Qualitätsstandards verpflichten. Bisher zwingt das KV-Monopol die Krankenkassen dazu, die Leistungen aller zugelassenen Vertragsärzte zu vergüten, auch derjenigen, deren Leistungserbringung hohen Ansprüchen nicht genügt. In der Tat könnte eine Lockerung des KV-Monopols helfen, dieses Problem zu lindern. Allerdings sind damit auch unabsehbare Risiken verbunden, die sich vor allem aus dem Zuschnitt des Kassenwettbewerbs ergeben. Das vorrangige Interesse der

Kassen an niedrigen Beitragssätzen kann diese auch dazu verleiten, größere Freiheiten in der Vertragspolitik dazu zu nutzen, Verträge vorzugsweise nicht mit den besten, sondern mit den preisgünstigsten Ärzten zu schließen und die Versorgung in der Fläche auszudünnen.

Insgesamt also hat Qualitätssicherung aus der Perspektive des Gesetzgebers in den zurückliegenden Jahren eine deutliche Aufwertung erfahren. Über die Implementierung dieser gesetzlichen Vorgaben lassen sich allerdings noch keine gesicherten Aussagen treffen, weil sie dafür noch nicht lange genug in Kraft sind. Auch fehlt es zum Teil an einer wissenschaftlichen Begleitung dieser Maßnahmen.

Evidenzbasierte Medizin und Leitlinien
Bei der Bewertung des Nutzens und der Wirtschaftlichkeit von Untersuchungs- und Behandlungsmethoden gewinnen die Kriterien und Standards der Evidence-based Medicine (nachweisgestützte Medizin – EbM) eine wachsende Bedeutung. EbM zielt darauf, wissenschaftlich begründete Maßstäbe für eine optimale Krankenbehandlung zu entwickeln und das diagnostische und therapeutische Geschehen damit auf eine rationalere Grundlage zu stellen (z. B. Gray 1997; Sackett 1999; Perleth/Antes 2002; Ollenschläger et al. 2005) Hintergrund ist die Beobachtung, dass es im Versorgungsalltag eine große Vielzahl unterschiedlicher Behandlungsformen für ein- und dieselbe Erkrankung gibt und sich Behandlungsergebnisse gravierend voneinander unterscheiden können.

Häufig entspricht die Versorgung nicht dem Stand der medizinischen Kenntnisse. Ein erheblicher Teil der erbrachten medizinischen Leistungen – Fachleute gehen von bis zu siebzig Prozent aus – kann nicht als evidenzbasiert angesehen werden. Die Folge ist, dass Ressourcen verschwendet werden und/oder die Behandlungsergebnisse suboptimal bleiben. EbM soll damit der weit verbreiteten Beliebigkeit therapeutischen Handelns entgegenwirken und helfen, ärztliches Handeln stärker an den als bewährt identifizierten Vorgehensweisen ausrichten.

Die Anwendung von EbM-Kriterien kann in die Formulierung von Behandlungsleitlinien münden, wobei allerdings nur die wenigsten Leitlinien tatsächlich derartigen Maßstäben genügen. Leitlinien sind symptom- oder indikationsbezogene Empfehlungen zum diagnostischen und therapeutischen Vorgehen (Hart 1998). Sie nehmen für sich in Anspruch, ein dem Stand der medizinischen Kenntnisse entsprechendes Verfahren zu formulieren. Da es sich bei ihnen – wie gesagt – um Empfehlungen handelt, sind Leitlinien letztlich nicht verbindlich.

Sie werden üblicherweise von nationalen Institutionen wie zum Beispiel medizinischen wissenschaftlichen Fachgesellschaften, Berufsverbänden oder Kostenträgern formuliert (Ollenschläger/Helou/Lorenz 2000). Der Prozess der Leitlinienerstellung ist in mehrfacher Hinsicht problematisch:

- In die Entwicklung von Leitlinien fließen die Besonderheiten medizinischer Kulturen und der Versorgungsstrukturen in unterschiedlichen Gesundheitssystemen sowie die voneinander abweichenden Problemperspektiven unterschiedlicher Fachgesellschaften ein.
- Die Erstellung von Leitlinien erfolgt nicht nur unter dem Gesichtspunkt einer evidenzbasierten Medizin, sondern gleichzeitig immer auch unter dem Gesichtspunkt der Auseinandersetzung um finanzielle Ressourcen und institutionelle beziehungsweise berufsgruppenspezifische Zuständigkeiten.

Bereits zu einzelnen Indikationen oder Symptomen liegt eine Vielzahl von Leitlinien vor, die sich zum Teil erheblich voneinander unterscheiden – je nachdem, in welchem Land und von welcher Fachgesellschaft sie erstellt worden sind. Vor diesem Hintergrund ist wiederholt kritisiert worden, dass Leitlinien kaum dem selbst auferlegten Rationalitätsanspruch genügen können. Die Qualität und Evaluation von Leitlinien wird damit selbst wieder zu einem Problem. Gerade international lässt sich oftmals kein Konsens über die Erstellung einer Leitlinie für die Behandlung bestimmter Krankheiten herstellen. In Deutschland kommt hinzu, dass die Partizipation der

Patienten an der Leitlinienerstellung stark unterentwickelt ist und ihre Problemsichten dabei kaum berücksichtigt werden. Wichtige Gründe dafür sind zum einen die ausgeprägte Expertendominanz im deutschen Gesundheitswesen, zum anderen das Fehlen einer Kultur professioneller Patientenvertretung.

Angesichts der kaum überschaubaren Vielfalt von Leitlinien haben die Bundesärztekammer und die Kassenärztliche Bundesvereinigung mit dem Ärztlichen Zentrum für Qualität in der Medizin (ÄZQ) eine Clearing-Stelle eingerichtet, zu deren Aufgaben es gehört, Leitlinien zu bewerten sowie Organisationen und Institutionen im Gesundheitswesen bei der Anwendung von Leitlinien zu beraten.

Evidence-based Medicine und Leitlinien werden unter den Akteuren des Gesundheitswesens je nach Perspektive und Interesse kontrovers diskutiert. Unter der Ärzteschaft dominiert eine skeptische bis ablehnende Sicht der EbM. Sie wird als eine Art «Kochbuchmedizin» kritisiert, die es dem Arzt nicht mehr gestatte, in seinen therapeutischen Entscheidungen auf die Besonderheiten des Einzelfalls einzugehen. EbM wird hier vor allem als ein unbotmäßiger Eingriff in die ärztliche Autonomie wahrgenommen. Demgegenüber betonen die Krankenkassen – und mit ihnen eine große Zahl von Wissenschaftlern –, dass EbM als ein Instrument dienen könne, um an Hand nachprüfbarer Kriterien die am besten geeigneten Untersuchungs- und Behandlungsverfahren zu identifizieren und die Qualität des medizinischen Leistungsgeschehens nachhaltig zu erhöhen. Auch bei Anwendung von EbM-Kriterien könnten die Besonderheiten des Einzelfalles angemessen berücksichtigt werden, weil eine gute Leitlinie stets den Korridor definiere, innerhalb dessen sich das diagnostische und therapeutische Handeln zu bewegen habe, und immer auch den Aspekt beinhalte, unter welchen Bedingungen von ihr abgewichen werden könne (SVR 2002). Dazu gehört zum Beispiel, dass Leitlinien sich nicht ausschließlich an naturwissenschaftlich-statistischen Standards orientieren, sondern Krankheit auch als ein soziales Phänomen interpretieren.

Der Gemeinsame Bundesausschuss (G-BA)
Die nach wie vor wichtigste Selbstverwaltungsinstitution auf dem Gebiet der Qualitätssicherung ist der G-BA. Er ist vom Gesetzgeber seit der zweiten Hälfte der 1990er-Jahre spürbar stärker auf die Kriterien der EbM verpflichtet worden (Wigge 2000). Einfluss auf die Qualitätssicherung nimmt der G-BA vor allem auf zwei Wegen:
- Er erlässt verbindliche Richtlinien zur ärztlichen Behandlung, die «Gewähr für eine ausreichende, zweckmäßige und wirtschaftliche Versorgung der Versicherten» bieten sollen (§ 92 Abs. 1 SGB V) sowie Richtlinien über verpflichtende Maßnahmen zur Qualitätssicherung (§ 136a Nr. 1 SGB V).
- Er überprüft neue Untersuchungs- und Behandlungsmethoden sowie bereits zu Lasten der Krankenkassen erbrachte Leistungen im Hinblick auf ihren diagnostischen und therapeutischen Nutzen, ihre Wirtschaftlichkeit und medizinische Notwendigkeit, wobei er den jeweilgen Stand der wissenschaftlichen Erkenntnisse zu Grunde zu legen hat (§ 135 Abs. 1 und 2 SGB V). Zu diesem Zweck kann er dem «Institut für Qualität und Wirtschaftlichkeit im Gesundheitswesen» Aufträge erteilen.

Die Entscheidungen des G-BA sind für den Umfang des GKV-Leistungskatalogs von unmittelbarer Bedeutung. Die zunehmende Bedeutung von EbM ist für dessen Definition von ambivalenter Wirkung. Einerseits bietet die Zugrundelegung der entsprechenden Kriterien die Möglichkeit, die Debatte über den Umfang des Leistungskatalogs der Krankenkassen zu rationalisieren, erwiesenermaßen unwirksame Leistungen von der Erstattungspflicht durch die Krankenkassen auszuschließen und damit einer medizinisch nicht begründeten Ausweitung des GKV-Leistungskatalogs entgegen zu wirken (Abholz/Schmacke 2000; Kunz/Neumayer 1998). Immerhin genügen nur vier Prozent der im ambulanten und stationären Sektor erbrachten Leistungen dem Anspruch auf belastbare Evidenz, wohingegen 45 Prozent nur einfacheren Nachweiskriterien gerecht werden und 51 Prozent über keinerlei wissenschaftliche Evidenz verfügen (Abholz/Schmacke 2000: 11).

Andererseits wird man kaum jene vier Prozent der Leistungen, deren Wirksamkeit zweifelsfrei nachgewiesen ist, zum Maßstab für die Definition eines Leistungskatalogs machen, denn ein im strengen Sinne nicht nachgewiesener Nutzen medizinischer Maßnahmen ist keineswegs gleichbedeutend mit einem nachgewiesenen Nicht-Nutzen. Eine strikte Zugrundelegung von EbM-Kriterien birgt damit die Gefahr eines «puristischen Leistungskatalog(s)» (Abholz/Schmacke 2000: 13), der auch solchen diagnostischen und therapeutischen Maßnahmen die Finanzierung durch die Krankenkassen verweigert, die in vielen Fällen wirksam sein mögen. Es existiert zwar kein Automatismus, der die Entwicklung in diese Richtung treibt, allerdings ist zu bedenken, dass die von Budgetierung und Wettbewerb geschaffenen Interessenlagen bei Ärzten und Krankenkassen als den Entscheidungsträgern über den GKV- Leistungskatalog die Neigung zu einer restriktiven Interpretation von Wirksamkeits- und Wirtschaftlichkeitskriterien verstärken (Urban 2001b: 36 ff.). Folgende Konstellationen begünstigen diese Tendenz:

- Für Ärzte bedeutet eine Erweiterung des Leistungskatalogs unter den Bedingungen der Budgetierung nicht, dass sich – bei einer entsprechenden Mengenausweitung – die Gesamtvergütung erhöht, sondern dass sich lediglich die Vergütung für jede einzelne Leistung verringert; hingegen könnten sie bei einer Nichtaufnahme die entsprechenden Leistungen privat abrechnen und damit ihre Einnahmen über das Budget hinaus erhöhen.
- Für die Kassen ist eine Nichtaufnahme von Leistungen in den GKV-Katalog zwar insofern problematisch, als damit der kollektivvertraglich geregelte Geltungsbereich an Bedeutung verliert; gerade bei wettbewerbsstarken Krankenkassen ist aber auch ein verstärktes Interesse erkennbar, Grauzonen im Leistungsbereich zu schaffen, die es ihnen gestatten, über Kulanzleistungen oder im Rahmen einer – auch aus Kassenkreisen häufiger zu vernehmenden Forderung nach einer – Differenzierung des Leistungskatalogs «gute Risiken» zu umwerben.

Dabei ist zu beachten, dass sich die Aufgaben des G-BA in der Qualitätssicherung je nach Zuständigkeitsbereich voneinander unterscheiden. In der ambulanten Versorgung können nur solche Leistungen zu Lasten der Krankenkassen erbracht werden, die zuvor vom G-BA geprüft und zugelassen worden sind. In der stationären Versorgung können Leistungen zu Lasten der Krankenkassen hingegen erbracht werden, solange ihr Nutzen und ihre Wirtschaftlichkeit vom G-BA nicht verneint worden ist (§ 137c SGB V). Darüber hinaus hat das Ende 2001 verabschiedete Gesetz zur Reform des Risikostrukturausgleichs (BGBl. I: 3465) ihm die Aufgabe zugewiesen, eine Empfehlung darüber abzugeben, für welche chronischen Krankheiten strukturierte Behandlungsprogramme entwickelt werden sollen (§ 137f Abs.1 SGB V).

Vor diesem Hintergrund kann EbM auch als ein Vehikel genutzt werden, um die staatlichen Vorgaben zur Konsolidierung der GKV-Finanzen zu exekutieren und zu legitimieren (Urban 2001b). In der Tat werden in den zurückliegenden Entscheidungen des G-BA deutliche Tendenzen sichtbar, die GKV-finanzierten Leistungen auf qualitätsgesicherte Verfahren für die Behandlung von Störungen zu beschränken, die unbestrittenermaßen als Krankheiten anzusehen sind (Heberlein 1999). Hinzu kommt, dass viele Behandlungsmethoden allein schon deshalb aus dem Leistungskatalog der Gesetzlichen Krankenversicherung ausgeschlossen werden könnten, weil die geforderten strengen Standards für sie nicht erreichbar sind, ohne dass allein deshalb schon die Zweckmäßigkeit und Wirksamkeit dieser Leistungen verneint werden könnte (Wigge 2000). Dies trifft insbesondere auf jene recht weiten Grauzonen ärztlichen Handelns zu, in denen die jeweils beste verfügbare Evidenz widersprüchlich ist (SVR 2002, Bd. II: 138 ff.).

Das «Institut für Qualität und Wirtschaftlichkeit im Gesundheitswesen»
Eine wichtige Funktion bei der Qualitätssicherung ist dem «Institut für Qualität und Wirtschaftlichkeit im Gesundheitswesen» (IQWiG) zugedacht, das mit dem am 1.1.2004 in Kraft getretenen GMG auf den Weg gebracht worden

ist. Zu seinen Aufgaben zählen unter anderem (§ 139a Abs. 3 SGB V)
- die Ermittlung, Darstellung und Bewertung des aktuellen medizinischen Wissensstandes zu diagnostischen und therapeutischen Verfahren bei ausgewählten Krankheiten»
- die Erarbeitung evidenzbasierter Leitlinien für die Behandlung epidemiologisch bedeutsamer Krankheiten
- die Bewertung des therapeutischen Nutzens von Arzneimitteln
- und die Abgabe von Empfehlungen zu DMPs.

Die Schaffung eines solchen Instituts war in der gesundheitspolitischen Diskussion lange Zeit heftig umstritten. Die Befürworter versprachen sich von einer solchen Einrichtung, dass die Definition von Qualität von finanziellen und professionellen Interessen unabhängiger wird. Mit der starken Machtstellung des vormaligen Bundesausschuss der Ärzte und Krankenkassen bei der Definition von Qualität und bei der Nutzenbewertung medizinischer Interventionen war gerade die Gefahr einer Überformung von Versorgungsentscheidungen durch handfeste Interessen der beteiligten Akteure verbunden. Von weiten Teilen der Ärzteschaft, unterstützt von CDU/CSU und FDP, wurde ein solches Institut hingegen als ein Schritt in Richtung auf eine «Staatsmedizin» abgelehnt. Dieses Urteil war wesentlich durch die Befürchtung motiviert, mit der Schaffung einer solchen Einrichtung an Einfluss auf die Definition von Versorgungsstandards zu verlieren. In der Sache freilich erscheint die Kritik als unbegründet. Die Erwartung, mit einem derartigen Institut ein höheres Maß an Unabhängigkeit bei der Bewertung therapeutischer Verfahren zu erzielen, erscheint plausibel. Auch gibt es in Großbritannien mit dem National Institute of Clinical Excellence (NICE), das als Vorbild für die deutschen Pläne diente, positive Erfahrungen (Rothgang et al. 2004).

Im Zuge der Verhandlungen über das GMG mussten SPD und Bündnis 90/Die Grünen erhebliche Abstriche an ihren anfänglichen Plänen machen. So ist das neue Institut entgegen den ursprünglichen Vorhaben eng an den G-BA – und damit an die Interessen von Ärzten und Krankenkassen – angebunden worden, denn dieser gründet das Institut und bestellt im Einvernehmen mit dem BMGS seine Leitung. Vor allem kann nur er es mit Aufgaben betrauen – sieht man einmal vom BMGS ab, das die Durchführung von Aufgaben direkt beim Institut beantragen kann. Das Monopol der Auftragserteilung birgt die Gefahr einer Beschränkung der Institutsaktivitäten auf «genehme» Themen. Zudem darf das Institut ausdrücklich keine Bewertung der Wirtschaftlichkeit von Arzneimitteln vornehmen und ist damit einer seiner zunächst vorgesehenen Kernfunktionen beraubt worden. Immerhin haben aber seine «Beschäftigten vor ihrer Einstellung alle Beziehungen zu Interessenverbänden, Auftragsinstituten, insbesondere der pharmazeutischen Industrie und der Medizinprodukteindustrie, einschließlich der Art und Höhe von Zuwendungen offen zu legen» (§ 139a Abs. 6)

Trotz der engen Anbindung an den G-BA werden in das neue Institut hohe Erwartungen gesetzt. Allerdings sollte der Nutzen eines solchen Zentrums auch nicht überschätzt werden. Erstens wird eine vollständige Unabhängigkeit bei der Evaluation von Verfahren und bei der Definition von Standards kaum zu gewährleisten sein. Zweitens kommt es für die Praxiswirksamkeit extern formulierter Standards, von wem auch immer sie gesetzt sein mögen, entscheidend darauf an, dass sie von den Akteuren in den Versorgungseinrichtungen akzeptiert und angewendet werden.

Qualitätszirkel
In der Vergangenheit haben auch Qualitätszirkel als Instrument der Qualitätssicherung an Bedeutung gewonnen. Qualitätszirkel sind – mehr oder weniger regelmäßige – Foren professioneller Akteure, die sich über Probleme und Verbesserungsmöglichkeiten von Kommunikations- und Handlungsweisen in ihrem beruflichen Handeln verständigen (Bahrs/Gerlach/Szecsenyi 2001). Hier steht in aller Regel also nicht die Vermittlung von Wissen, sondern die Selbstbeobachtung der Leistungserbringer im Vordergrund. Qualitätszirkel verfolgen das Ziel, auf der Grundlage der professionellen, interkollegialen Selbstbeobach-

tung Selbstkontrolle auszuüben. Insbesondere bei der Durchführung von Modellvorhaben zur Erprobung neuer Versorgungsformen sind Qualitätszirkel des Öfteren zu wichtigen Bestandteilen der Versorgungsstrukturen geworden. Häufig gehört die Teilnahme an regelmäßigen Zusammenkünften zu den vertraglichen Verpflichtungen der an diesen Modellvorhaben beteiligten Ärzte.

Unzureichende Umsetzung von Qualitätssicherung in der Praxis
Allerdings zeigen die bisherigen Erfahrungen, dass Instrumente der Qualitätssicherung kaum Eingang in den Versorgungsalltag finden (SVR 2002, Bd. II). Dies ist vor allem auf folgende Ursachenkomplexe zurückzuführen:
- fehlende oder falsche Vergütungsanreize, die die Anstrengungen zur Qualitätssicherung konterkarieren (s. Kap. 4.2 und 4.3)
- die Beharrungskraft einer Professions- und Organisationskultur, die Qualitätssicherung als einen Eingriff in die ärztliche Therapiefreiheit interpretiert, ihr daher kritisch bis ablehnend gegenübersteht und der Wirksamkeit von top-down-Verfahren in der Qualitätssicherung spürbare Grenzen setzt
- eine in vielerlei Hinsicht unzureichende Ausbildung des ärztlichen und pflegerischen Personals
- eine unzureichende technische Infrastruktur bei den Versorgungseinrichtungen, die es diesen erschwert, valide Daten über ihre Behandlungsergebnisse hervorzubringen.

5.2 Integration der Versorgungsstrukturen

5.2.1 Integrationsbedarf und Integrationsbemühungen

Der Aufbau eines integrierten Versorgungssystems wird unter den Fachleuten aus Gesundheitspolitik und Gesundheitswissenschaften als die wohl größte Herausforderung für der Reform der Versorgungsstrukturen begriffen. Als wichtigstes Merkmal einer integrierten Versorgung kann die umfassende und koordinierte Bearbeitung aller Gesundheitsprobleme über den gesamten Versorgungsweg von der Primärversorgung bis zur Rehabilitation gelten. Lässt sich über die Notwendigkeit sehr schnell ein sehr breiter Konsens zwischen allen Beteiligten herstellen, so gibt es zugleich aber auch höchst unterschiedliche Vorstellungen darüber, was unter Integration zu verstehen und in welchen institutionellen Formen sie herzustellen ist.

Die Notwendigkeit eines Aufbaus integrierter Versorgungsformen ergibt sich zum ersten aus der dynamischen Entwicklung der modernen Medizin. Sie ist durch eine fortschreitende Spezialisierung gekennzeichnet, die eine Desintegration der Versorgung begünstigt. Der Mensch ist und bleibt aber eine Einheit aus physiologischen, psychischen und sozialen Merkmalen. Die Interdependenz dieser Prozesse, die sowohl bei der Entstehung als auch bei der Bewältigung von Krankheit eine Rolle spielen, droht unter diesen Versorgungsbedingungen verloren zu gehen. Insofern ist Integration eine – immer dringlicher werdende – zentrale Anforderung an ein qualitativ hochwertiges Gesundheitswesen. Zum zweiten ergibt sich ein wachsender Integrationsbedarf aus einer «nachfrageseitigen» Veränderung: Mit dem demographischen Wandel wächst der Anteil alter und multimorbider Menschen. In der Tendenz steigt damit auch die Zahl der an der Behandlung eines Patienten beteiligten Spezialisten und damit deren Koordinationsbedarf. Lässt sich somit Integration als ein übergreifendes Problem der medizinischen – oder besser: gesundheitlichen – Versorgung begreifen, so stellt es sich im deutschen Gesundheitswesen mit besonderer Schärfe, weil es wie wohl kein anderes unter den fortgeschrittenen Ländern des Westens durch eine wechselseitige, historisch gewachsene Abschottung der Versorgungsbereiche gekennzeichnet ist. Problematisch sind vor allem die Schnittstellen über alle Stufen des Gesundheitswesens hinweg. Es existieren Versorgungsbrüche
- bei der Inanspruchnahme ambulanter hausärztlicher und ambulanter fachärztlicher Versorgung
- beim Übergang von der ambulanten zur stationären Versorgung und zurück

- beim Übergang von der akutmedizinischen zur rehabilitativen Versorgung
- beim Zusammenwirken von Medizin einerseits sowie Pflege, Sozialarbeit und anderen betreuenden Berufsgruppen andererseits

Die Erscheinungsformen dieser mangelnden Integration sind unzureichende Informationsübermittlung, mangelhafte oder fehlende Absprachen über Behandlungsschritte und ein fehlender Austausch von Fachwissen. Aus Sicht des SVR führt die scharfe Trennung der Versorgungsbereiche zu einer «Diskontinuität der Behandlung, Betreuung und Verantwortlichkeit für den Patienten», zur «Belastung des Patienten mit unnötiger und teilweise riskanter Diagnostik», zu «Unterbrechungen der Therapie mit der damit einhergehenden Gefahr des Wirkungsverlustes», zu «Informationsdefizite(n)», zu «nicht optimal aufeinander abgestimmte(n) Behandlungen» und zu einer «unzureichende(n) oder fehlende(n) Nachsorge» (SVR 1994: Ziff. 353). Ökonomisch ist mit der Trennung der Versorgungssektoren ein «vermeidbarer Kommunikationsaufwand» und eine «unnötige parallele Vorhaltung medizintechnischer Kapazitäten» in beiden Sektoren verbunden (ebd.). Folge der Integrationsdefizite sind schlechtere Heilungschancen, höhere Sterblichkeitsraten bei zahlreichen – insbesondere chronischen – Erkrankungen sowie für viele Kranke eine geringere Lebensqualität.

Rechtliche Grundlage der Abschottung dieser Versorgungssektoren ist die gesetzliche Zuweisung des ambulanten Sicherstellungsauftrags an die KVen und des stationären Sicherstellungsauftrags an die Länder. Der Gesetzeszustand, den das SGB V Anfang der 1990er-Jahre von der Beziehung von ambulantem und stationärem Sektor zeichnete, ist der einer strikten Abschottung, die nur an einzelnen, präzise formulierten Punkten durchbrochen werden konnte. Es geht nicht im eigentlichen Sinne um eine Integration von Versorgungsabläufen, sondern eher darum, unter welchen Bedingungen ambulante und stationäre Leistungserbringer im jeweils «anderen Revier wildern» dürfen. Es handelt sich also um rechtlich abgesicherte Ausnahmen von der Regel. Daran hat sich zu Beginn dieses Jahrhunderts nichts Grundsätzliches geändert.

Bemerkenswert an diesen Bestimmungen ist zweierlei: Erstens ist die Zulassung stationärer Einrichtungen zur ambulanten Behandlung in den meisten Fällen an die Zustimmung der KVen (§§ 116, 118, 119 SGB V) gebunden. In dem Fall, wo dies nicht zutrifft – etwa bei der ambulanten Behandlung in poliklinischen Institutsambulanzen –, sind Art und Umfang der ambulanten Behandlung häufig Gegenstand von Beanstandungen durch die KVen und nicht selten auch von rechtlichen Auseinandersetzungen zwischen KVen und ambulant behandelnden Krankenhäusern. Zweitens sind diese Ausnahmetatbestände zu einem erheblichen Teil nicht durch das Ziel einer Versorgungsintegration, sondern durch andere Absichten motiviert: nämlich die fehlende Möglichkeit der KVen, ihren Sicherstellungsauftrag auf anderem Wege zu erfüllen (§ 116 SGB V), und das Erfordernis, den Notwendigkeiten von Lehre und Forschung Rechnung zu tragen (§ 117 SGB V).

Bis zum Ende der 1980er-Jahre hatten die genannten Bestimmungen die Abschottung der Sektoren allerdings nur unmerklich lockern können. Insgesamt waren die Möglichkeiten nur gering, und diejenigen, die vorhanden waren, wurden durch die Veto-Position der KVen nahezu vollständig verbaut. Diese hatten an einer großzügigen Ermächtigung von Krankenhausärzten kein Interesse, weil dies die Einnahmen der zugelassenen Vertragsärzte schmälern würde.

Angesichts dieser Erfahrung verpflichtete der Gesetzgeber im Gesundheitsreformgesetz (1989) Krankenkassen, Krankenhäuser und Vertragsärzte zum Abschluss dreiseitiger Verträge, die einen nahtlosen Übergang von ambulanter und stationärer Versorgung gewährleisten sollten. Allerdings haben sich die Akteure angesichts ihrer sehr unterschiedlichen Interessen nicht in der Lage gesehen, Rahmenempfehlungen zu den dreiseitigen Verträgen zu verabschieden. Erst dieses Scheitern hatte den Gesetzgeber dazu veranlasst, im GSG 1993 den Krankenhäusern das Recht zur vor- und nachstationären Behandlung einzuräumen.

In den späten 1980er- und frühen 1990er-Jahren sind die diesbezüglichen Handlungsspielräume der Selbstverwaltung deutlich erweitert worden. Aus **Tabelle 61** geht hervor, welche gesetzlichen Bestimmungen zur Verzahnung beziehungsweise Integration das SGB V vorsieht und zu welchem Zeitpunkt diese Bestimmungen eingeführt worden sind.

Im Hinblick auf die gesetzlichen Vorgaben zur Integrationsversorgung lässt sich Folgendes festhalten:

- Es existieren keine umfassenden gesetzlichen Vorschriften zur Integration des Versorgungssystems, sondern lediglich einige bruchstückhafte Bestimmungen, die an einigen wenigen Stellen für eine engere Kooperation der Sektoren sorgen sollen.
- Der gesetzliche Rahmen enthält kein positives Leitbild einer integrierten Versorgung.
- Er enthält aber auch kein Verbot für die Schaffung einer integrierten Versorgung, überlässt die konkrete Ausgestaltung aber der Selbstverwaltung bzw. den nachgeordneten Akteuren.
- Die gesetzlich eingeräumten Handlungsmöglichkeiten werden von der Selbstverwaltung nicht genutzt.

5.2.2 Initiativen zur Integration von Versorgungsstrukturen 1997 bis 2000

Seit Mitte der 1990er-Jahre unternahm der Gesetzgeber erneute Versuche, die Entwicklung neuer Versorgungsmodelle voranzubringen. Mit dem 2. GKV-Neuordnungsgesetz (2. NOG) 1997 schuf er einen Rahmen, der es der Selbstverwaltung erleichterte, neue Versorgungsformen zu entwickeln. Dies betraf die Durchführung von Modellvorhaben (§§ 63–65 SGB V) und die Vereinbarung von Strukturverträgen (§ 73a SGB V).

Tabelle 61: Gesetzliche Bestimmungen zur Integration von Versorgungsstrukturen.

SGB V	Gegenstand	Inkrafttreten
§ 116	ambulante Behandlung im Krankenhaus auf dem Wege der Ermächtigung von Krankenhausärzten durch die Zulassungsausschüsse der KVen	1989 (GRG); zuvor bereits auf vertraglicher Ebene durch gemeinsame Selbstverwaltung geregelt
§ 117	ambulante Behandlung durch poliklinische Institutsambulanzen der Hochschulen in dem für Forschung und Lehre erforderlichen Umfang	
§ 118	ambulante psychiatrische und psychotherapeutische Behandlung durch dazu ermächtigte psychiatrische Krankenhäuser	
§ 119	ambulante sozialpädiatrische Behandlung von Kindern durch sozialpädiatrische Zentren, die dazu ebenfalls vom Zulassungsausschuss ermächtigt werden können	
§ 121	teilstationäre oder vollstationäre Behandlung von Patienten durch Belegärzte	
§ 115	Dreiseitige Verträge zwischen den Verbänden der Krankenkassen, den Landeskrankenhausgesellschaften und den KVen sollen das Ziel verfolgen, eine nahtlose ambulante und stationäre Behandlung der Versicherten zu gewährleisten. Dies betrifft insbesondere: – die Förderung des Belegarztwesens – die gegenseitige Unterrichtung und die Überlassung von Krankendaten – die Zusammenarbeit bei der Gestaltung und Durchführung eines ständig einsatzbereiten Notdienstes Krankenkassen, KBV und Deutsche Krankenhausgesellschaft (DKG) sollen diesbezüglich eine Rahmenvereinbarung schließen	1989 (GRG)
§ 115a	vor- und nachstationäre Behandlung durch das Krankenhaus (an maximal 3 Tagen innerhalb von 5 Tagen vor der stationären Aufnahme beziehungsweise an 7 innerhalb von 14 Tagen nach der stationären Entlassung) nach Überweisung durch einen niedergelassenen Arzt	1993 (GSG)
§ 115b	Möglichkeit des ambulanten Operierens im Krankenhaus ohne vorherige Einweisung durch einen niedergelassenen Arzt	

SGB V	Gegenstand	Inkrafttreten
§§ 63–65	Möglichkeit von Modellversuchen zur Weiterentwicklung der Qualität und Wirtschaftlichkeit der Versorgung (bis 31.12.1999: KVen mussten einem Vertragsentwurf zustimmen, wenn mindestens 50 Prozent der Ärzte, die die Voraussetzung zur Teilnahme erfüllen, dies wünschten; seit 1.1.2000: Verträge sind sowohl mit den KVen als auch mit einzelnen Vertragsärzten oder mit Gruppen dieser Leistungsbringer möglich)	1997 (2. NOG) und 2000 (GKV-Reformgesetz)
§ 73a	KVen und Krankenkassen können in Strukturverträgen Versorgungs- und Vergütungsstrukturen vereinbaren, die einem Hausarzt oder Verbünden von Hausärzten die Verantwortung für die Qualität und Wirtschaftlichkeit der Versorgung übertragen	1997 (2. NOG)
§ 140a–h	Möglichkeit der Entwicklung integrierter, sektorübergreifender Versorgung durch Verträge zwischen Krankenkassen, Krankenhausträgern oder Gemeinschaften von Krankenhausträgern, Ärzten bzw. Arztgruppen und/oder KVen	2000 (GKV-GRG)
§ 137f–g	Einführung von Disease-Management-Programmen (DMPs) zur sektorenübergreifenden, leitlinienbasierten Behandlung bestimmter chronischer Erkrankungen (zunächst: Diabetes, Mamma-Karzinom)	2002 (RSA-Reform)
§ 140a–d	Neuregelung der Bestimmungen zur integrierten, sektorenübergreifenden Versorgung, unter anderem durch folgende Maßnahmen: – die integrierte Versorgung wird grundsätzlich außerhalb des Sicherstellungsauftrags der KVen organisiert – der individualvertragliche Charakter der einschlägigen Verträge wird durch den Verzicht auf eine Rahmenvereinbarung und den Ausschluss der KVen von Vertragsabschlüssen zur integrierten Versorgung gestärkt – der Kreis der Vertragspartner der Krankenkassen wird ausgeweitet, und zwar auf einzelne Ärzte, auf Medizinische Versorgungszentren sowie auf Managementgesellschaften – die Krankenkassen erhalten das Recht, zur Förderung der integrierten Versorgung bis zu 1 Prozent der vertragsärztlichen Gesamtvergütung und der Vergütung für voll- und teilstationäre Leistungen einzubehalten	2004 (GKV-GRG)
§ 95	Zulassung von Medizinischen Versorgungszentren, in denen Ärzte als Angestellte oder Vertragsärzte fachübergreifend tätig sind, zur vertragsärztlichen Versorgung	
§ 116b	Zulassung von Krankenhäusern zur ambulanten Versorgung bei hoch spezialisierten Leistungen, seltenen Erkrankungen oder Krankheiten mit einem besonderen Krankheitsverläufen	
§ 116b	Zulassung von Krankenhäusern zur ambulanten Versorgung im Rahmen von Disease-Management-Programmen	

Quelle: Eigene Darstellung

In diesem Zusammenhang boten sich auch neue Möglichkeiten, den Integrationsgrad der gesundheitlichen Versorgung zu erhöhen (dazu im Einzelnen: Knieps 2002).

Modellvorhaben
Modellvorhaben sollen die Verbesserung von Qualität und Wirtschaftlichkeit der Versorgung zum Ziel haben und können sich auf die «Weiterentwicklung der Verfahrens-, Organisations-, Finanzierungs- und Vergütungsformen der Leistungserbringung» beziehen. Dabei können sie sich auch auf Leistungen, Maßnahmen und Verfahren jenseits des geltenden Sozialrechts erstrecken. Für Modellvorhaben gilt der Grundsatz der Beitragssatzstabilität, wobei Mehraufwendungen mit nachzuweisenden Einsparungen verrechnet werden können. Per Saldo erzielte Einsparungen können an die Versicherten weitergegeben werden. Die Modellvorhaben sollen im Regelfall auf

eine Laufzeit von acht Jahren beschränkt sein und sind wissenschaftlich zu begleiten. Bemerkenswert ist, dass der Gesetzgeber die Möglichkeiten der Kassen erweiterte, entsprechende Verträge gegen den Willen der jeweiligen KV-Vorstände zu vereinbaren. Demnach mussten die KVen einem Vertragsentwurf dann zustimmen, wenn mindestens 50 Prozent der Ärzte, die die Bedingungen zum Vertragsbeitritt erfüllen, dies wünschten. Seit dem 1.1.2000 sind Verträge sowohl mit den KVen als auch mit einzelnen Vertragsärzten oder mit Gruppen dieser Leistungsbringer möglich.

Strukturverträge
Bei der zweiten Möglichkeit zur Differenzierung von Versorgungsformen, den Strukturverträgen, geht es um die Vereinbarung neuer Versorgungs- und Vergütungsformen, die einem Hausarzt oder Verbünden von Haus- und Gebietsärzten die Verantwortung für die Qualität und Wirtschaftlichkeit der Versorgung übertragen. Vertragspartner sind hier die Landesverbände der Krankenkassen und die KVen. Damit sind Strukturverträge in das traditionelle System der vertragsärztlichen Versorgung eingebunden. Die Vertragsparteien können für die betreffenden Leistungen ein Budget vereinbaren und den beteiligten Ärzten die Budgetverantwortung zuweisen. Das Budget und die Budgetverantwortung kann neben den selbst erbrachten Leistungen auch die von Vertragsärzten «veranlassten Ausgaben für Arznei-, Verband- und Heilmittel sowie weitere Leistungsbereiche» umfassen (§ 73a Abs. 1 SGB V). Das Honorar kann nach Regeln verteilt werden, die von den Bestimmungen des Einheitlichen Bewertungsmaßstabs für die kassenärztlichen Leistungen (EBM) und des regionalen Honorarverteilungsmaßstabs (HVM) abweichen. Insbesondere Praxisnetze und Versorgungsformen wie Hausarztmodelle können auf der Grundlage des § 73a SGB V auf den Weg gebracht werden.

Wegen der für Modellvorhaben vorgeschriebenen Rahmenbedingungen, insbesondere ihrer Befristung und Evaluierungspflicht, eignen sich die §§ 63ff. SGB V aus Kassensicht allerdings kaum dafür, die Versorgung systematisch an den KVen vorbei zu organisieren (Knieps 2002). Dies gilt in noch stärkerem Maße für die Strukturverträge nach § 73a SGB V, denn zum einen waren die KVen hier obligatorischer Vertragspartner, zum anderen waren sie auf Kooperationen innerhalb der ambulanten Versorgung beschränkt (Korenke 2001: 269).

Integrierte Versorgung nach § 140a–h SGB V
Gegenüber dem zuvor geltenden Recht eröffnete die GKV-Reform 2000 erheblich erweiterte Möglichkeiten zur Integration der Versorgungssektoren (§ 140a–h SGB V):

- Die Krankenkassen können mit Gemeinschaften zur vertragsärztlichen Versorgung zugelassener Ärzte, mit einzelnen sonstigen an der Versorgung teilnehmenden Versicherten, mit KVen, Krankenhausträgern oder Gemeinschaften von Krankenhausträgern sowie mit Trägern von Vorsorge- und Rehabilitationseinrichtungen Verträge über integrierte Versorgungsformen abschließen (§ 140b SGB V).
- Die Verträge regeln die Modalitäten der Integrationsversorgung sowie die Vergütung der Leistungen. Dabei müssen sich die Vertragspartner «zu einer qualitätsgesicherten, wirksamen, ausreichenden, zweckmäßigen und wirtschaftlichen Versorgung der Versicherten verpflichten» (§ 140b Abs. 3 SGB V). Die Teilnahme der Versicherten ist freiwillig (§ 140a SGB V), und sie haben im Rahmen der integrierten Versorgung einen umfassenden Leistungsanspruch gemäß den Bestimmungen des SGB V.
- Die Spitzenverbände der Krankenkassen schließen mit der KBV im Rahmen der Sicherstellung der vertragsärztlichen Versorgung eine Rahmenvereinbarung über die Grundsätze der integrierten Versorgung (§ 140d SGB V), die Bestandteil des Bundesmantelvertrags wird. Sie können eine entsprechende Vereinbarung auch mit der DKG abschließen, soweit stationäre Leistungen von der Integrationsversorgung berührt sind (§ 140e SGB V).
- Die Verträge können bei der Festlegung der Vergütung für die integrierte Versorgung vorsehen, dass die beteiligten Leistungserbringer auch die Budgetverantwortung für die gesamte

oder für Teilbereiche der Integrationsversorgung übernehmen. Dabei sind die Anzahl der Versicherten, ihre Risikostruktur sowie ergänzende Morbiditätskriterien zu berücksichtigen (§ 140c SGB V).
- Die Vergütung für Patienten, die im Rahmen der integrierten Versorgung behandelt werden, wird auf KV-Ebene aus der Gesamtvergütung für die ambulante Versorgung herausgelöst (Budgetbereinigung). Die Budgetbereinigung betrifft die vertragsärztliche Gesamtvergütung und die Arznei- und Heilmittelbudgets (§ 140f SGB V) sowie – auf der Grundlage der Bundespflegesatzverordnung – die krankenhausindividuellen Budgets. Ebenso wie bei der Vergütung sind auch bei der Budgetbereinigung die Anzahl der Versicherten, ihre Risikostruktur sowie ergänzende Morbiditätskriterien zu berücksichtigen.
- In der integrierten Versorgung erzielte Einsparungen können über einen Beitragsbonus an die beteiligten Versicherten weitergegeben werden, wenn diese sich mindestens ein Jahr an dieser Versorgungsform beteiligt haben. Ein Teil der Einsparungen kann auch für die Leistungserbringer oder für die Förderung der Versorgungsform verwendet werden (§ 140g SGB V).

Damit wurde neben der Regelversorgung klassischer Prägung eine zweite Säule der Patientenversorgung in der GKV geschaffen. De iure war nun ein Nebeneinander von korporatistischer und wettbewerblicher Versorgung etabliert (Tophoven 2000: 24). Bemerkenswert an diesen Bestimmungen ist vor allem, dass Verträge nun erstmals auch ohne Beteiligung der KBV beziehungsweise der KVen abgeschlossen werden konnten. Gleichzeitig wurde auf der Seite der Finanzierungsträger die Kompetenz zum Abschluss entsprechender Verträge von den Verbänden auf die einzelne Krankenkasse verlagert. Manche Beobachter sahen in den Bestimmungen zur Integrationsversorgung, vergleichbar den Festbetragsregelungen im GRG und der Kassenwahlfreiheit im GSG, das Kernstück der GKV-Reform 2000 (Orlowski 2000: 191; Metzinger/Platz 2000: 244) und sprachen von einer «echten Versorgungsalternative» (Orlowski 2000: 191) oder einer «geradezu bahnbrechenden Liberalisierung des Vertragsrechts» (Korenke 2001: 269). In jedem Fall setzte der Gesetzgeber mit dem § 140a-h SGB V den Trend zur Erweiterung von Handlungsspielräumen in der Vertragspolitik und zur Aufweichung des KV-Monopols fort. Mit den 2004 in Kraft getretenen GMG-Bestimmungen zur Integration (s. Kap. 5.2.5) wurde diese Entwicklung weiter forciert.

5.2.3 Implementation

Die Bemühungen zur Etablierung neuer Versorgungsformen und zur Verbesserung der Versorgungsqualität haben sich bisher allerdings kaum in der Praxis niedergeschlagen. Dies gilt zunächst für Modellvorhaben und Strukturverträge. Diese Bestimmungen sollten vor allem die Erprobung von Praxisnetzen, darunter auch Hausarztnetzen, und von indikationsbezogenen Versorgungsmodellen ermöglichen, die zumeist dem Managed-Care-Konzept verpflichtet sind. Die Teilnahme an derartigen Vorhaben ist sowohl für Patienten als auch für Ärzte freiwillig, jedoch müssen sich beide Gruppen an einen eigenen Verhaltenskodex halten. Für Patienten besteht er in der Regel darin, sich nur in Einrichtungen des jeweiligen Netzes beziehungsweise von den am Modellvorhaben oder Strukturvertrag beteiligten Ärzten behandeln zu lassen, bei Hausarztmodellen zusätzlich, sich beim Erstkontakt an den Hausarzt zu wenden. Auch Ärzte binden sich an bestimmte Verhaltensmaßregeln. Zu den wichtigsten Instrumenten zur Steuerung ärztlichen Handelns zählen:

- die Definition von Leitlinien für das diagnostische und therapeutische Handeln, von zumeist an medizinischen Parametern orientierten Regeln für die Weiterleitung von Patienten an andere Versorgungseinrichtungen (Hausarzt – Facharzt – Krankenhaus) und von Regeln für eine verbesserte Kommunikation zwischen diesen Institutionen
- Qualifikationsmaßnahmen für die beteiligten Ärzte, das heißt die regelmäßige Teilnahme an Qualitätszirkeln, Fallkonferenzen und Arbeitsgruppen sowie der Besuch von Schulungen und anderen Weiterbildungsveranstaltungen

- eine standardisierte ärztliche Dokumentation, um Transparenz über die Behandlungsschritte und den Behandlungserfolg herzustellen
- ein Qualitätsmanagement, das die Einhaltung der Behandlungs- und Dokumentationsstandards sicherstellen soll
- finanzielle Anreize für die beteiligten Ärzte, die das gewünschte Verhalten unterstützen beziehungsweise eine erreichte Verbesserung von Behandlungsergebnissen honorieren sollen (ergebnisorientierte Vergütung).

Häufig wird die Überweisung von Patienten an netzexterne Einrichtungen durch eine zentrale Leitstelle koordiniert, die Informationen über qualitativ hochwertige und preiswerte Leistungen bereit hält und an die sich die Netzärzte im Bedarfsfall zu wenden haben. Zu derartigen Einrichtungen zählen etwa ambulante Pflegedienste, ambulante und stationäre Rehabilitationseinrichtungen, ambulante Operationszentren, bestimmte Abteilungen in Krankenhäusern sowie Selbsthilfegruppen. Das zentrale Ziel ist auch hier die Verringerung der Aufwendungen durch veranlasste Leistungen bei einer gleichzeitigen Verbesserung der Versorgungsqualität. Erzielte Einsparungen beziehungsweise Budgetunterschreitungen werden in der Regel unter den beteiligten Ärzten und Krankenkassen verteilt, zum Teil auch an die Patienten weitergegeben.

Zwar sind seit dem Inkrafttreten dieser Regelungen eine Reihe solcher Projekte auf den Weg gebracht worden, allerdings haben sich gerade die in die Etablierung von *Praxisnetzen* gesetzten Hoffnungen auf eine Qualitätsverbesserung bei ausgabenneutraler oder sogar kostengünstigerer Finanzierung bisher überwiegend nicht erfüllt (hierzu und zum Folgenden z. B.: Rüschmann/Roth/Krauss 2000: 234 ff., 246 ff.; Bausch/Stock 2000; Häussler/Bohm 2000; Tophoven 2000; Richard 2001; Hellmann 2001: 181 ff.; Roth 2002; Tophoven 2002). Zwar lassen sich vereinzelt positive Effekte feststellen – vor allem eine Verbesserung der Präsenzzeiten in der ambulanten Versorgung, gelegentlich auch eine erhöhte Zufriedenheit von Patienten und auch von Ärzten. Aber eine Veränderung von Versorgungsverläufen hat sich meist ebenso wenig eingestellt wie eine Verbesserung der Behandlungsqualität. Und wenn dies doch der Fall ist, lässt sich angesichts der unzureichenden Datenlage oftmals kaum beurteilen, ob die Fortschritte auf die Behandlung durch Netzärzte oder auf andere Bestimmungsfaktoren zurückzuführen sind. Nicht selten geraten Praxisnetze nicht richtig ins Laufen oder werden wieder eingestellt, darunter mit dem BKK-/TK-Praxisnetz in Berlin auch das bundesweit prestigeträchtigste. Auch Einsparungen lassen sich meist nicht nachweisen oder fallen nur gering aus, zumindest in der Anfangsphase verursachen Praxisnetze üblicherweise sogar weit höhere Kosten als die Regelversorgung. Überdies sind insbesondere Praxisnetze in ihrer konzeptionellen Reichweite ohnehin begrenzt, weil sie von den Ausgabenbegrenzungszielen der Kassen überformt und daher häufig als ein Bündnis gegen das Krankenhaus konzipiert sind: Sie beschränken sich in ihrer großen Mehrheit auf eine Kooperation im ambulanten Bereich und verfolgen das Ziel, die Zahl der Krankenhauseinweisungen zu reduzieren, streben also eine sektorenübergreifende Versorgung gerade *nicht* an (z. B. Tophoven 2002). Insgesamt haben sich Praxisnetze bisher nicht als Institutionen erwiesen, von denen eine Modernisierung des gesamten Versorgungssystems ausgeht.

Die Bilanz *indikationsbezogener Versorgungsformen* vor allem zur Versorgung chronisch Kranker fällt im Vergleich zu denen von Praxisnetzen widersprüchlicher aus. In vielen Fällen entsprechen sie weit eher dem Konzept einer sektorübergreifenden Versorgung als die erwähnten Praxisnetze, auch wenn die Vermeidung von stationären Einweisungen ebenfalls ein starkes Motiv für die Schaffung derartiger Versorgungsformen ist. Inwieweit sie gegenüber der Normalversorgung zu einer Verbesserung der Behandlungsergebnisse beitragen, lässt sich wegen der mangelhaften Datenqualität zumeist nicht mit Sicherheit feststellen. Vorliegende Befunde gehen gelegentlich von nachgewiesenen Qualitätsverbesserungen aus (z. B. Worms/Sicker 2000; aber als Gegenbeispiel: Beuser 2001: 168 ff.). Nicht zuletzt konnten Ärzte und Krankenkassen bei der Konzipierung von DMPs auf die beim Aufbau von Modellprojekten zur Diabetikerversorgung gemachten Erfahrungen zurückgreifen. Allerdings ist die Zahl indikationsbezogener Versorgungsmodelle insgesamt sehr gering und wird bisher nur ein kleiner Teil der chronisch Kranken auf diesem Wege versorgt (zu den Gründen, s.u.).

Große Ernüchterung ist auch im Hinblick auf die Möglichkeit zur Schaffung *sektorenübergreifender Versorgungsformen* auf der Grundlage von § 140a–h SGB V eingetreten. Zwar konnten sich die Spitzenverbände der Krankenkassen und die KBV gemäß § 140d SGB V auf eine Rahmenvereinbarung für die abzuschließenden Verträge einigen. Allerdings haben die potentiellen Integrationsakteure so gut wie gar nicht von den neuen Handlungsspielräumen in der Vertragspolitik Gebrauch gemacht (vgl. zu den wenigen Ausnahmen: Korenke 2001). Angesichts dessen hat sich die anfängliche Euphorie im Hinblick auf die von § 140a–h SGB V ausgehenden Impulse (Hildebrandt/Hesselmann 2000; Hildebrandt/Rippmann/Seipel 2000) schnell wieder gelegt.

5.2.4 Implementationshindernisse

Die Hindernisse bei der Implementation dieser Versorgungsinnovationen sind vielfältig und liegen auf unterschiedlichen Ebenen. Von großer Bedeutung sind die durch die Wettbewerbsordnung geschaffenen Anreize zur Risikoselektion durch die Kassen (s. Kap. 5.3). Bedenkt man, dass in der GKV 1998 und 1999, bezogen auf die Leistungsarten «Krankenhausbehandlung», «Krankengeld» und «Arzneimittel», die teuersten 10 Prozent der Versicherten etwa 80 Prozent der Leistungsausgaben verursachen (Winkelhake/Miegel/Thormeier 2002), so wird deutlich, welchen finanziellen Vorteil eine Krankenkasse erlangen kann, wenn es ihr gelingt, den Anteil dieser Gruppe an ihrem Versichertenkreis möglichst gering zu halten. Auf diesem Wege können viel wirksamer Kostenvorteile gegenüber den Konkurrenten erzielt werden als etwa über die Schaffung effizienterer Versorgungsstrukturen. Es gibt eine Reihe von Beispielen dafür, dass Kassen Initiativen für derartige Projekte unterlassen, ihr Zustandekommen zu blockieren versuchen oder, wenn es sie denn gibt, nicht mehr für sie werben (z. B. Frankfurter Allgemeine Zeitung v. 14.12.2000; Tagesspiegel v. 12.3.2001). Kassenfunktionäre selbst räumen eine derartige Interessenlage ein, so etwa der Vorstandsvorsitzende des AOK-Bundesverbandes, Ahrens: «Ein spezielles Behandlungsprogramm etwa für Diabetiker anzubieten, wäre betriebswirtschaftliches Harakiri. Eine Kasse, die damit werben würde, bekäme einen riesigen Zulauf von teuren Patienten» (Tagesspiegel v. 12.3.2001; ähnlich auch: Oldiges 1999: 220). Zugleich beklagt der Sachverständigenrat, dass – umgekehrt – in Modellprojekten gewonnene Erkenntnisse über die Verbesserung der Versorgung «oftmals nicht, verzögert oder partiell transparent gemacht (werden), um sich Wettbewerbsvorteile gegenüber anderen Leistungsanbietern und Kostenträgern zu sichern» (SVR 2002, Bd. III.1: 262f.). Die geschaffene Wettbewerbsordnung trug also dazu bei, dass aus *gesamtgesellschaftlicher* Perspektive wünschenswerte Innovationen unterblieben, weil sie sich für die *einzelne* Kasse als Nachteil in der Kassenkonkurrenz erweisen können.

Zwar hat der Kassenwettbewerb die Suche nach Versorgungsinnovationen zunächst angestoßen, sich alsbald aber in vielerlei Hinsicht als Hindernis für ihre Verbreitung erwiesen. Der Kassenwettbewerb etabliert also offenkundig ein Anreizsystem, dass die Entwicklung und Diffusion innovativer Versorgungsmodelle eher behindert als fördert. Allerdings erschöpfen sich die Implementationshindernisse nicht in dieser Ursache, sondern treten weitere Faktoren hinzu.

Praxisnetze und indikationsbezogene Versorgungsmodelle

Bei der Suche nach den Ursachen für die überwiegend enttäuschenden Zwischenbilanzen rücken neben den skizzierten wettbewerblichen Anreizen die Organisationsmerkmale von Praxisnetzen und der institutionelle Ordnungsrahmen der GKV in den Mittelpunkt. Praxisnetze verfolgen das Ziel, etablierte Behandlungsroutinen und -verläufe in der medizinischen Versorgung, die sich in der ärztlichen Ausbildung und Sozialisation eingeschliffen haben oder durch finanzielle Anreize oder institutionelle Rahmenbedingungen gestützt werden, zu verändern. Ihrer organisatorischen Gestalt nach handelt es sich um einen lockeren, horizontalen Zusammenschluss selbständiger Unternehmer. Die bisher etablierten Managementstrukturen erweisen sich für eine wirksame Steuerung des Leistungsgeschehens als unzureichend (z. B. Rüschmann/Roth/Krauss 2000; Richard 2001; Tophoven 2000 und 2002), und zwar in zweierlei Hinsicht:

- In aller Regel mangelt es dem Management an Professionalität, d. h. vor allem an informationellen und personellen Ressourcen, um interne Transparenz über das Leistungsgeschehen herzustellen, mögliche Schwachstellen im Versorgungsprozess zu identifizieren und das Verhalten der Netzteilnehmer in die gewünschte Richtung zu lenken.
- Es fehlt dem Netzmanagement an wirksamen Entscheidungsbefugnissen im Hinblick auf die Leistungssteuerung und, darin eingeschlossen, an Sanktionsmöglichkeiten gegenüber solchen Netzakteuren, die sich nicht an die getroffenen Prozess- und Zielvereinbarungen halten.

Das Fehlen von Sanktionsmöglichkeiten betrifft aber nicht nur die Leistungserbringung von Ärzten, sondern auch das Inanspruchnahmeverhalten der Patienten. Denn in einer ganzen Reihe von Netzen erwies es sich als ein Problem, dass ein relevanter Anteil der Patienten netzexterne Leistungsanbieter aufsuchte (z. B. Bausch/Stock 2000). Den Kassen waren hier weitgehend die Hände gebunden: Sie verfügten über keine Möglichkeit, das Recht der freien Arztwahl einzuschränken. Allerdings hatten sie unter den Bedingungen des Wettbewerbs auch kein Interesse daran, mit ihren Versicherten in dieser Frage einen Konflikt zu riskieren – zumindest dann nicht, wenn es sich um «gute Risiken» handelte (s. Kap. 5.3). Was ihnen blieb, war die Option, monetäre Druckmittel einzusetzen, also den Patienten im Falle eines vertragswidrigen Verhaltens den in Aussicht gestellten Bonus vorzuenthalten. Jedoch handelt es sich auch dabei um ein eher schwaches Instrument, weil die Frage, ob ein Bonus überhaupt gezahlt wird und wie hoch er ausfällt, von den im Versorgungsmodell insgesamt erzielten Einsparungen abhängt und für den Patienten die Aussicht auf einen finanziellen Nutzen daher ohnehin mit vielen Unsicherheiten behaftet ist.

Insgesamt bestand ein verbreitetes Problem bei der Steuerung der Praxisnetze darin, dass es den eingerichteten Leitstellen nicht in dem erforderlichen Maß gelang, die Ärzte zu einer Anwendung von Behandlungsleitlinien und die Patienten zu einer Leistungsinanspruchnahme ausschließlich im Praxisnetz zu veranlassen. Gerade die von den Netzinitiatoren vielfach angestrebte Budgetverantwortung für die Versorgung eines Patientenkollektivs bleibt so lange ein unkalkulierbares Risiko, wie weder das Verhalten von Ärzten noch von Patienten durch ein professionelles Management wirksam gesteuert wird (Tophoven 2000). Insgesamt zeigt sich, dass der Steuerungsbedarf von Praxisnetzen stark unterschätzt worden ist.

Integrierte Versorgung
Etwas anders sind die Gründe für das Scheitern der Verträge zur integrierten Versorgung nach § 140a–h SGB V gelagert:

1. Das Interesse der beteiligten Akteure an der Schaffung integrierter Versorgungsformen war relativ gering. Dies ist in erster Linie auf die geltenden Budgetierungsregelungen zurückzuführen. In der ambulanten und in der stationären Versorgung unterliegt die Vergütung von Leistungen sektoralen Ausgabenobergrenzen, die zusätzlich von Individualbudgets für Vertragsärzte und Krankenhäuser flankiert werden. Der *einzelne Vertragsarzt* hatte unter den geltenden Regelleistungsvolumina, die sein individuelles Budget definieren, nur sehr geringe Möglichkeiten, die Zahl seiner Behandlungsfälle und damit die ihm für die Behandlung seiner Patienten maximal zu vergütende Gesamtpunktzahl zu erhöhen. Hinzu kam, dass aus Sicht der Leistungserbringer bereits die gegenwärtige Vergütung sehr knapp bemessen war. Unter diesen Budgetbedingungen und bei dem erklärten Ziel von Politik und Kassen, mit Hilfe der integrierten Versorgung Wirtschaftlichkeitsreserven zu erschließen, konnte die Beteiligung an derartigen Projekten auf Leistungserbringer kaum große Attraktivität

ausüben. Weil die Gesamtvergütung für ambulante Behandlung budgetiert war, hätte die mit der Integration von Versorgungsverläufen beabsichtigte Verlagerung von Leistungen in die ambulante Versorgung für die *Vertragsärzteschaft insgesamt* ohnehin nicht zu einer Erhöhung des Gesamthonorars, sondern – über die Punktwertdegression – vielmehr zu einer verringerten Vergütung für die einzelne Leistung geführt. Ein Mehr an Leistungen wäre also nicht durch ein Mehr an Geld belohnt worden, so dass im Rahmen der existierenden Budgetierungs- und Vergütungsregelungen sowohl kollektiv als auch individuell kaum ein finanzieller Anreiz zum Abschluss von Integrationsverträgen bestand. Ebenso war auch das unmittelbare finanzielle Interesse der *Krankenkassen* am Aufbau eines integrierten Versorgungssystems unter diesen Bedingungen gering, denn die sektoralen Ausgabenvolumina waren – weitgehend unabhängig vom Leistungsgeschehen – im Wesentlichen vorab festgelegt. Außerdem sind Budgets eine recht bequeme, sichere und wirksame Form der Ausgabenbegrenzung.

2. Darüber hinaus wurde die Entwicklung und Vereinbarung von sektorenübergreifenden Versorgungskonzepten von anderen Problemen in den Hintergrund gedrängt. Aus Sicht der *Krankenhäuser* hing ihr wirtschaftliches Überleben in erster Linie davon ab, wie es ihnen gelang, sich auf die Reform der Krankenhausvergütung einzustellen. Alle anderen Aspekte, darunter eben auch die der Versorgungsintegration, rückten unter diesen Bedingungen einstweilen in den Hintergrund. Für die *Krankenkassen* richtete sich das Interesse bis auf weiteres auf die mit der Reform des Risikostrukturausgleichs beschlossene Einführung von DMPs. Weil die erwarteten finanziellen Umverteilungswirkungen ihre Wettbewerbsposition stark beeinflussen konnten, wurde es von allen Kassen als Gebot der Stunde angesehen, hier mit geeigneten Programmen rechtzeitig am Start zu sein. Eine parallele Konzipierung und Implementation von Projekten zur integrierten Versorgung nach § 140a–h SGB V hätte die organisationsinternen Problembewältigungskapazitäten sowohl von Krankenhäusern als auch von Krankenkassen überfordert.

3. Als bedeutendes Hindernis erwies sich das Vergütungssystem in der ambulanten Versorgung, denn die Übernahme von sektorenübergreifender Budgetverantwortung durch Leistungserbringer beziehungsweise Gruppen von Leistungserbringern verlangte eine – an der Morbidität orientierte – Pauschalierung und Vereinheitlichung der Entgeltsysteme. Die Einzelleistungsvergütung in der ambulanten Versorgung stellte für alle anderen Gruppen, die im Rahmen von integrierten Versorgungsformen mit niedergelassenen Ärzten zukünftig kooperieren könnten, ein unkalkulierbares wirtschaftliches Risiko dar.

4. Hinzu kam als erhebliches Innovationshemmnis das mit § 140a–h SGB V in der ambulanten Versorgung geschaffene Nebeneinander kollektivvertraglich geregelter Versorgungsstrukturen (also der traditionellen Regelversorgung mit den KVen als obligatorischen Vertragspartnern) und individualvertraglich geregelter Versorgungsstrukturen (also der im Rahmen der sektorenübergreifenden Versorgung auf der Basis von Einzelverträgen von Vertragsärzten erbrachten ambulanten Leistungen). Daraus erwuchs – zumindest bei einer sektoralen Budgetierung – für diejenigen Kassen, die Verträge zur sektorenübergreifenden Versorgung abschließen wollen, die Notwendigkeit, sich mit den KVen über die Bereinigung der budgetierten Gesamtvergütung für die ambulante Versorgung zu einigen. Dies hatte für den Abschluss einschlägiger Versorgungsverträge zur Konsequenz, dass die KVen beim Abschluss solcher Vereinbarungen nun wieder «im Boot» waren. Sie wurden gleichsam durch die Hintertür wieder zum obligatorischen Vertragspartner – und dies, obwohl der Gesetzgeber die Möglichkeit zur Umgehung der KVen und der mit ihrem Vertragsmonopol verknüpften Blockademacht als wesentliche Voraussetzung für den Abschluss von Verträgen zur sektorenübergreifenden Versorgung angesehen hatte.

Vor diesem Hintergrund wundert es nicht, dass wichtige Innovationsprojekte in der Versorgungspolitik sich schnell im Gestrüpp der Wettbewerbsanreize sowie der geltenden Budgetierungs- und Vergütungsregelungen verfingen. Deutlich wird, dass die Konzipierung, Implementation und Diffusion integrierter Versorgungsmodelle und sozialkompensatorischer Präventionskonzepte komplexe Voraussetzungen hat und es mit der bloßen Erweiterung von gesetzlich eingeräumten Kompetenzen zur Vertragsgestaltung nicht getan war. Der wichtigste Grund für die konstatierten Implementationsprobleme liegt darin, dass zentrale Steuerungsinstrumente in Widerspruch zu einzelnen Steuerungszielen gerieten: Vor allem die sektorale Budgetierung und der Zuschnitt der vom gleichen Gesetzgeber geschaffenen GKV-Wettbewerbsordnung brachten eine Reihe von Handlungszwängen und Anreizen hervor, deren Zusammenwirken die Durchsetzung von wünschenswerten Innovationen eher behinderte als förderte. Es handelte es sich nicht einfach nur um «handwerkliche» Fehler politischer Entscheidungsträger, die man zu den kaum vermeidbaren Begleiterscheinungen komplexer Steuerungsversuche rechnen mag. Vielmehr standen die Implementationsprobleme vor allem im Zusammenhang mit der skizzierten Grundentscheidung für ein stark am ökonomischen Wettbewerb ausgerichtetes Gesundheitssystem und waren insofern auch kein Problem rot-grüner Gesundheitspolitik allein. Hinzu kommt das auch aus anderen Politikfeldern bekannte Problem, dass im Verlauf von Gesetzgebungsprozessen eine Vielzahl unterschiedlicher Akteure mit jeweils eigenen Interessen und Probleminterpretationen Einfluss auf politische Handlungsprogramme nehmen. Die dabei üblichen Kompromisse können zu einer Inkonsistenz des Steuerungsinstrumentariums führen bzw. eine solche Inkonsistenz verstärken (D. Braun 1997: 45ff.; für die Krankenhauspolitik: Simon 2000a). Auf den hier erörterten Problemfeldern wurde dies insbesondere im Hinblick auf die sektoralen Budgets deutlich, war deren Beibehaltung doch im Verlauf des Gesetzgebungsprozesses durch den Bundesrat de facto erzwungen worden. Insofern wird man die durch dieses Ressourcenverteilungsinstrument hervorgerufenen Steuerungsprobleme auch nicht der Regierungskoalition anlasten können.

5.2.5 Die Integration von Versorgungsstrukturen im GKV-Modernisierungsgesetz (GMG)

Die Integration der Versorgungsstrukturen ist auch im GMG eines der zentralen versorgungspolitischen Ziele. Es sieht zwei unterschiedliche Wege vor, um diesem Ziel näher zu kommen: zum einen eine umfassende Neugestaltung des § 140a–h SB V, zum anderen mit der Schaffung rechtlicher Möglichkeiten zur Errichtung Medizinischer Versorgungszentren.

Neue Rahmenbedingungen für die Integrierte Versorgung
Angesichts der konstatierten Erfolglosigkeit des § 140a–h SGB V sah sich der Gesetzgeber im GMG zu weit reichenden Neuregelungen veranlasst, die darauf zielen, bisherige Hindernisse bei der Umsetzung des Integrationsparagraphen zu überwinden (Deutscher Bundestag 2003: 38ff., 129ff.). Dies soll vor allem durch folgende Maßnahmen geschehen:

- Die integrierte Versorgung wird nunmehr grundsätzlich außerhalb des Sicherstellungsauftrags der KVen, d.h. vollständig auf individual- und nicht mehr auf kollektivvertraglicher Grundlage organisiert (§ 140a Abs. 1 SGBV). Dementsprechend entfällt künftig eine Rahmenvereinbarung. Die Begründung des Gesetzentwurfs führt dazu aus, dass die Vertragspartner der integrierten Versorgung mit der Rahmenvereinbarung «in die Abhängigkeit Dritter [gerieten], die weithin mit der integrierten Versorgung auf unterer Ebene nicht vereinbare Interesse einbringen» (Deutscher Bundestag 2003: 131). Darüber hinaus kommen die KVen nicht mehr als Partner für einschlägige Verträge in Frage.
- Gleichzeitig wird der Kreis der Vertragspartner der Krankenkassen ausgeweitet, und zwar auf einzelne Ärzte, auf Medizinische Versorgungszentren sowie auf Träger, die selbst keine Leistungen erbringen, sondern als Management-

gesellschaften eine Versorgung durch dazu berechtigte Leistungserbringer anbieten (§ 140b Abs. 1 SGB V). Hiermit werden Anreize zur Bildung von Organisationen geschaffen, die, gleichsam als Konsortien, sektorenübergreifende Leistungspakete anbieten. Darüber hinaus ist der Beitritt Dritter zu Verträgen zur integrierten Versorgung künftig nur noch mit Zustimmung aller Vertragspartner möglich (§ 140b Abs. 5 SGB V).

- Darüber hinaus werden Verträge zur integrierten Versorgung, die bis zum 31.12.2006 abgeschlossen werden, vom – ansonsten weiter geltenden – Grundsatz der Beitragssatzstabilität ausgenommen (§ 140b Abs. 4 SGB V). Auf diese Weise will der Gesetzgeber dem Umstand Rechnung tragen, «dass die Vertragspartner der Krankenkassen ein unternehmerisches Risiko eingehen und der Abschluss eines Vertrages zur integrierten Versorgung in aller Regel bedingt, dass die Leistungserbringer erhebliche Investitionskosten aufzubringen haben» (Deutscher Bundestag 2003: 130).
- Die Krankenkassen erhalten das Recht, zur Förderung der integrierten Versorgung bis zu einem Prozent der vertragsärztlichen Gesamtvergütung und der Vergütung für voll- und teilstationäre Leistungen einzubehalten (§ 140d Abs. 1 SGB V). Dies entspricht einem Volumen von rund 660 Millionen Euro pro Jahr. Diese Mittel sollen der Anschubfinanzierung für Projekte der integrierten Versorgung dienen.
- Die bisher obligatorische Bereinigung der Gesamtvergütungen wird in den Jahren 2004 bis 2006 nur dann durchgeführt, wenn die eingesetzten Mittel den einbehaltenen Betrag in Höhe von einem Prozent der Gesamtvergütung übersteigen. Auf diese Weise soll dafür Sorge getragen werden, dass die schwer lösbaren Probleme der Budgetbereinigung zumindest in der Startphase des Versorgungsprojekts umgangen werden können.

Die Neuregelungen im § 140a-d SGB V zielen auf eine stärkere vertragspolitische Entflechtung von integrierter Versorgung und Normalversorgung. Die enge Verflechtung beider Bereiche, die mit dem GKV-GRG (2000) festgeschrieben worden war, hatte gerade zu jener Überkomplexität geführt, an der das Zustandekommen von Verträgen zur integrierten Versorgung gescheitert war. Zugleich sollen die aus dem Grundsatz der Beitragssatzstabilität resultierenden Restriktionen überwunden werden, indem alle bis 2006 abgeschlossenen Verträge von diesem Grundsatz befreit werden.

Allerdings gibt es weiterhin wichtige Verknüpfungspunkte zwischen integrierter Versorgung und Regelversorgung. Von Bedeutung ist insbesondere, dass die Vergütung für die im Rahmen der integrierten Versorgung erbrachten ambulanten Leistungen nach wie vor um die vertragsärztliche Gesamtvergütung bereinigt werden muss. Damit sind auch weiterhin Blockademöglichkeiten für die KVen verknüpft, weil dieses Verfahren nur unter Beteiligung der KVen möglich ist. Allerdings können die Krankenkassen im Fall einer Nichteinigung das zuständige Schiedsamt anrufen. Insgesamt aber dürften mit den Neuregelungen des GMG die Hürden für das Zustandekommen von Verträgen zur integrierten Versorgung niedriger geworden sein.

Medizinische Versorgungszentren
Darüber hinaus sollen als eine neue Form der integrierten Versorgung künftig Medizinische Versorgungszentren zur vertragsärztlichen Versorgung zugelassen werden (§ 95 SGB V). Medizinische Versorgungszentren sind «fachübergreifende ärztliche geleitete Einrichtungen» (§ 95 Abs. 1 SGB V), in denen Angehörige unterschiedlicher ärztlicher Fachgruppen (als Selbständige oder Angestellte) in einheitlicher Trägerschaft die Versorgung übernehmen und dabei ggf. mit andere nichtärztlichen Gesundheitsberufen und Versorgungseinrichtungen (Pflege, Physiotherapeuten etc.) kooperieren. Sie sollen eine Versorgung aus einer Hand ermöglichen, also die angestrebte Integration von Versorgungsstrukturen vorantreiben beziehungsweise verkörpern. Kennzeichen eines Medizinischen Versorgungszentrums ist das interdisziplinäre Angebot an Gesundheitsleistungen. Dabei können sich diese Zentren «aller zulässigen Organisationsformen bedienen» (§ 95

Abs. 3 SGB V), die geeignet sind, eine einheitliche Trägerschaft zu begründen. Dies können sowohl Organisationsformen des öffentlichen Rechts als auch Organisationsformen privaten Rechts wie zum Beispiel eine GmbH oder eine AG sein.

Träger eines Medizinischen Versorgungszentrums können alle zugelassenen Leistungserbringer nach dem SGB V sein. Insbesondere Gemeinschaften von Ärzten und Krankenhäuser kommen dafür in Frage. Krankenkassen, Wohlfahrtsverbände, aber auch pharmazeutische Unternehmen sind von der Trägerschaft ausgeschlossen, weil sie keine Leistungen unmittelbar am Patienten erbringen. Damit ist grundsätzlich die Möglichkeit für eine nachhaltige Veränderung der Versorgungslandschaft auch in gewinnwirtschaftlichen Strukturen gegeben. Über die praktische Wirksamkeit der neuen Bestimmungen lassen sich noch keine empirisch gesättigten Aussagen machen.

5.3 Wettbewerb und Risikostrukturausgleich

Die Organisationsreform der GKV im Gesundheitsstrukturgesetz

Das Gesundheitsstrukturgesetz von 1993 hatte eine Organisationsreform der GKV vorgesehen, die seitdem die Handlungskalküle der Akteure stark beeinflusst. Sie bestand aus zwei Komponenten (s. Kap. 4.1), nämlich der:

- Einführung der freien Kassenwahl für die Versicherten bei gleichzeitigem Kontrahierungszwang für die Kassen
- Einführung eines kassenartenübergreifenden Risikostrukturausgleichs (RSA).

Diese Reform hatte einen doppelten Hintergrund:

- Zum einen hatten die traditionellen Zuweisungsregeln zu Ende der 1980er- beziehungsweise zu Beginn der 1990er-Jahre zu gravierenden Beitragssatzunterschieden geführt, die als sozial ungerecht empfunden wurden. Vor der Einführung der freien Kassenwahl waren die meisten Mitglieder einer bestimmten Kasse mehr oder weniger direkt zugewiesen worden. Diese Zugangs- und Zuweisungsregeln gingen auf historisch gewachsene Strukturen der GKV zurück. Eine freie Kassenwahl gab es nur für Angestellte und eine kleine Gruppe von Arbeitern. Als Folge dieser Zuordnung wiesen die Kassen unterschiedliche einnahmen- und ausgabenbezogene Risikostrukturen auf, also eine Ungleichverteilung nach Einkommen, Alter, Geschlecht, Anzahl der beitragsfrei mitversicherten Familienangehörige und Gesundheitsstatus der Versicherten, die zu den erwähnten Beitragssatzunterschieden führte. Außerdem benachteiligte das traditionelle Kassenwahlrecht die Arbeiter gegenüber den Angestellten. Die Einführung der Wahlfreiheit auch für Arbeiter war insbesondere aus Sicht der SPD und der Gewerkschaften daher ein bedeutendes sozialpolitisches Anliegen (z. B. Kirschner 1990; Standfest 1990).
- Zum anderen war aus der Sicht einer neoliberalen Gesundheitsökonomie die Implementation der freien Kassenwahl von großer ordnungspolitischer Tragweite. Sie bedeutete für die Kassen einen Verlust ihrer bisherigen Bestandsgarantie und würde die Anreizstrukturen nachhaltig in Richtung auf Ausgabensenkung verändern (z. B. Gitter Oberender 1987: 17 ff., 31 ff., 97 ff.; Wissenschaftliche Arbeitsgruppe «Krankenversicherung» 1988: 96 ff., bes. 103 ff.; Enquête-Kommission 1990, Bd. 1: 447 ff.; auch: SVR 1988: 75 ff.; SVR 1990: 164 ff.). Vor diesem Hintergrund war die freie Kassenwahl von vornherein ein Kernelement solcher Konzepte, die einen Ausbau von Marktmechanismen in der GKV und insbesondere einen verstärkten Wettbewerb der Krankenkassen als Instrument zur Lösung von Steuerungsproblemen anvisierten.

Bei der zweiten Reformkomponente, dem RSA, handelt es sich um ein Umverteilungsverfahren zwischen den Krankenkassenarten, das die unterschiedlichen finanziellen (und damit beitragssatzrelevanten) Risiken, die sich aus der spezifischen Zusammensetzung ihrer Versichertenklientel ergeben (Einkommen, Alter, Geschlecht und Familienlastquote sowie Bezug oder Nicht-Bezug einer Erwerbsminderungsrente), ausgleichen soll. Für jede Krankenkasse wird in

Abhängigkeit von der Zusammensetzung ihres Versichertenkreises ein bestimmter Beitragsbedarf ermittelt, von dem die Einnahmen subtrahiert werden. Liegt der Beitragsbedarf über den Einnahmen, erhält die betreffende Krankenkasse Finanzmittel aus dem RSA, liegt er unter den Einnahmen, zahlt sie in den RSA ein. Kassen mit günstigerer Versichertenstruktur müssen also an Kassen mit ungünstiger Versichertenstruktur einen Teil ihrer Einnahmen abführen. Bezugspunkt sind dabei nicht die real einer Kasse entstandenen Ausgaben, sondern nur diejenigen Ausgaben, die dem Durchschnitt der GKV-Ausgaben für die Versicherten entsprechen. Man könnte auch sagen: Der RSA garantiert den Kassen entsprechend ihrer Risikozusammensetzung nur eine bestimmte Einnahmenhöhe. Wenn die Ausgaben einer Kasse ihre Einnahmen überschreiten, muss die Differenz von der Solidargemeinschaft der jeweiligen Krankenkasse getragen (also der Beitragssatz erhöht) werden. Einsparungen kann die Kasse in Form von Beitragssatzsenkungen an ihre Mitglieder weitergeben. Daran muss sie interessiert sein, weil der Beitragssatz als der wichtigste Parameter im Kassenwettbewerb anzusehen ist. Die Kassen haben also trotz des Finanzausgleichs einen finanziellen Anreiz, ihre Ausgaben zu senken (z. B. Wasem 1998).

Ziele und Konstruktionsfehler des Risikostrukturausgleichs

Mit dem RSA wurden folgende Ziele verfolgt: Er sollte

- vor Beginn der erweiterten Wahlfreiheit dazu beitragen, die Wettbewerbschancen der Krankenkassen anzugleichen, und damit möglichen organisatorischen Verwerfungen in der Kassenlandschaft vorbeugen
- die Gefahr der Selektion guter und der Diskriminierung schlechter Risiken durch die Kassen verringern und somit
- die Anreize zu wirtschaftlichem Handeln auf solche Wettbewerbsfelder lenken, die den Wettbewerb so steuern, dass dieser sich auf eine qualitativ hochwertige und dabei kostengünstige Versorgung bezieht und somit den Versicherten wirklich zugute kommt.

Jedoch zeigte sich rasch, dass er diese ihm zugedachten Aufgaben nicht würde erfüllen können, denn er wies vor allem zwei Konstruktionsfehler auf:

- Er berücksichtigt nicht das Risiko «Krankheit» und schafft damit einen Anreiz zur Risikoselektion.
- Er gleicht die standardisierten Leistungsausgaben der Kassen nur zu etwa 92 Prozent aus, denn er berücksichtigt nicht die Befreiung der Härtefälle von Zuzahlungen und die Höhe der Verwaltungsausgaben. Beides benachteiligt die Kassen mit den «schlechten Risiken», also vor allem die Ortskrankenkassen.

Verwerfungen in der GKV

Recht bald nach der Einführung der vollständigen Wahlfreiheit zum 1.1.1997 wurde deutlich, dass die Implementierung der Organisationsreform zu neuen Verwerfungen in der Kassenlandschaft führte, die schließlich die Funktionsweise des gesamten GKV-Systems und dessen Legitimation in Frage zu stellen drohten. Dem nunmehr verstärkten Druck, die Beitragssätze niedrig zu halten, versuchten die Kassen in erster Linie durch das Umwerben «guter Risiken» – also gesunder, und dies heißt wiederum: besser verdienender Versicherter mit hohem formalem Bildungsabschluss – Rechnung zu tragen, weil die Morbidität und damit der Behandlungsbedarf der Versicherten beim RSA nicht berücksichtigt wird.

Nach der Einführung der freien Kassenwahl kam es zu umfangreichen Mitgliederwanderungen. Allein in 2000 gab es 1,2 Millionen Wechsler, wobei fast ausschließlich Junge und Gesunde, kaum Alte und Kranke die Kasse wechselten. Die Gewinner des Kassenwettbewerbs waren vor allem Betriebskrankenkassen – insbesondere die so genannten «virtuellen» Betriebskrankenkassen, also diejenigen, die keine Bindung an einen bestimmten Betrieb haben und kaum Geschäftsstellen betreiben. Zu den Verlierern zählten vor allem die Ortskrankenkassen und – nachdem sie zunächst auf der Gewinnerseite gestanden hatten – seit 1999/2000 auch einige große Ersatzkassen. Sie blieben auf ihren «schlechten Risiken» sitzen, was erneut wachsende Beitragssatzunterschiede in der GKV zur Folge hatte, die ihrerseits gesunde Versicherte zum Wechsel veranlassten (Deutscher Bundestag 2001c). Für einen großen Teil der Versicherten, vor allem bei den Ortskrankenkassen und einigen große Ersatzkassen, zeichnete sich die Notwendigkeit von Beitragssatzanhebungen ab, die das Ziel einer Begrenzung der Lohnkosten gefährdet hätten.

Ohne staatliche Eingriffe drohte ein Teufelskreis aus immer neuen Beitragssatzanhebungen und Mitgliederabwanderungen. Zu den bedenklichen Auswirkungen dieses Anreizsystems zählte auch, dass die Kassen sich angesichts der erheblichen Wettbewerbsvorteile, die eine erfolgreiche Risikoselektion versprach, nicht in der erhofften Intensität um die Schaffung effizienterer Versorgungsformen bemühten (z. B. Lauterbach/Wille 2001; Jacobs et al. 2001). So können die Krankenkassen kein Interesse daran haben, innovative Versorgungsstrukturen für chronisch Kranke aufzubauen – erst recht dann, wenn sie kostenintensiv sind – und für sie zu werben, denn sie würden Gefahr laufen, damit die teuren Patienten anderer Krankenkassen anzulocken (s. Kap. 5.2).

Reform der Wahlfreiheit und des Risikostrukturausgleichs 2001
Angesichts dieser Kumulation von Verwerfungen sah sich der Gesetzgeber zum Handeln gezwungen und beschloss 2001 eine Reform sowohl des Kassenwahlrechts als auch des RSA. Die Reform des Kassenwahlrechts (BGBl. I: 1946) umfasste folgende Bestimmungen:
- die freie Kassenwahl wurde (außer bei Beitragssatzerhöhungen) bis zum 31.12.2001 ausgesetzt
- der bisherige Stichtag (30.9.), an dem die Pflichtversicherten bisher nur ihre Kassenmitgliedschaft zum Jahresende kündigen konnten, wurde aufgehoben und ab dem 1.1.2002 nunmehr für *alle* Versicherten eine generelle sechswöchige Kündigungsfrist zum Ende des auf die Kündigung folgenden Monats eingeführt
- bei einem Kassenwechsel galt nunmehr eine obligatorische Mindestbindung von 18 Monaten an die neue Kasse.

Im Zentrum der Reform stand aber nicht das Wahlrecht, sondern der RSA. Das verabschiedete Maßnahmenpaket (BGBl. I: 3465) verfolgte das Ziel, die Morbidität der Versicherten stärker zu berücksichtigen, so die Anreize zur Risikoselektion zu vermindern und gleichzeitig das Interesse der Kassen an einer verbesserten Versorgung chronisch Kranker zu erhöhen. Im Einzelnen sah es folgende Bestimmungen vor:
- Kassen erhalten zusätzliche Mittel aus dem RSA, wenn ihre chronisch kranken Versicherten im Rahmen von Disease-Management-Programmen (s.u.) versorgt werden (§ 137f SGB V). Die von den Kassen vorzulegenden Konzepte für das Disease Management müssen zuvor vom Bundesversicherungsamt akkreditiert werden (§ 137g SGB V).
- Bei Versicherten, deren Behandlungskosten (ohne ambulante Behandlung) höher als 20 450 Euro pro Jahr (2003) sind, werden die diesen Schwellenwert überschreitenden Ausgaben seit dem 1.1.2002 nur noch zu 40 Prozent von der versichernden Kasse und zu 60 Prozent von der Solidargemeinschaft aller Kassen getragen (§ 269 Abs. 1 SGB V).
- Ab dem 1.1.2007 soll der Risikostrukturausgleich vollständig am Morbiditätsstatus der Versicherten ausgerichtet werden («morbiditätsorientierter Risikostrukturausgleich»). Die Morbidität kann «auf der Grundlage von Diagnosen, Diagnosegruppen, Indikationen, Indikationsgruppen, medizinischen Leistungen oder Kombinationen dieser Merkmale» ermittelt werden (§ 268 Abs. 1 SGB V). Dann soll außerdem der Risikopool durch einen Hochrisikopool für besonders behandlungsaufwendige Patient ersetzt werden (§ 268 Abs. 6 SGB V).

Disease-Management-Programme – finanzielle Anreize für eine höhere Versorgungsqualität
Von besonderer Bedeutung für die RSA-Reform ist die Förderung von Disease-Management-Programmen (DMPs), weil damit der Versuch unternommen wird, das Kasseninteresse stärker auf die Verbesserung der Versorgungsqualität zu lenken und damit den durch die bisherige Wettbewerbs-

ordnung geschaffenen Anreizen zur Risikoselektion entgegenzuwirken. DMPs sind strukturierte Programme zur Behandlung bestimmter chronischer Erkrankungen, die sich an evidenzbasierten Leitlinien orientieren. Da für sie der sich aus den Patientenproblemen ergebende Behandlungsbedarf und nicht die sektorale Kompetenzverteilung zwischen den Leistungsanbietern Bezugspunkt für die Gestaltung der Versorgungsverläufe ist, sind sie in aller Regel sektorenübergreifend konzipiert.

DMPs sollen auf diese Weise dazu beitragen, die Versorgung chronisch Kranker zu verbessern. Zugleich wird mit den DMPs die Erwartung verknüpft, dass sie dazu beitragen, die Finanzsituation der Kassen mit einem hohen Anteil chronisch Kranker zu konsolidieren, und so die Beitragssatzunterschiede zwischen den Kassen verringern. Sie sind zunächst für vier chronische Erkrankungen vorgesehen: Diabetes mellitus Typ 2, Brustkrebs, koronare Herzkrankheiten und chronisch obstruktive Atemwegserkrankungen.

Grundsätzlich erscheint die skizzierte RSA-Reform als ein sinnvoller Schritt. Ein morbiditätsorientierter RSA kann in der Tat die Anreize zur Risikoselektion mindern, allerdings liegt der geplante Einführungstermin (2007) sehr spät und ist es fraglich, ob der Zeitraum bis zum Inkrafttreten des neuen Verteilungsmodus ohne tief greifende Verwerfungen bei der Versorgung der Versicherten und in der Kassenlandschaft überbrückt werden kann. Auch die Einführung von DMPs stellt insofern einen Fortschritt dar, als mit ihnen der Versuch unternommen wird, das Interesse der Krankenkassen und die finanziellen Ressourcen der GKV auf eine verbesserte Versorgung für chronisch Kranke zu lenken. Allerdings ist mit ihrer Einbettung in den Kassenwettbewerb und ihrer Koppelung mit dem RSA auch eine Reihe von Unwägbarkeiten verbunden:

- Problematisch ist vor allem, dass das Verhalten und nicht mehr wie bisher nur objektiv zuschreibbare Eigenschaften der Versicherten (Einkommen, Alter, Geschlecht, Anzahl der beitragsfrei Mitversicherten, Bezug einer Erwerbsminderungsrente) Eingang in das Ausgleichsverfahren finden. Dies eröffnet den Krankenkassen eine Vielzahl von Manipulationsmöglichkeiten. Die Verknüpfung von RSA und DMP schafft für die Krankenkassen zunächst einmal den Anreiz, eine möglichst hohe Zahl von Versicherten zu bewegen, sich in derartige Programme einzuschreiben; sie schafft hingegen nicht unbedingt einen Anreiz, qualitativ hochwertige Programme aufzulegen und für die Compliance der eingeschriebenen Patienten Sorge zu tragen – zumal unklar ist, wie eine mangelhafte Compliance definiert, erfasst und beim Finanzausgleich berücksichtigt wird. Auch Ärzte sind an einer hohen Einschreibquote interessiert, weil die Kassen in der Regel bereit sind, sie mit einer erhöhten Vergütung an dem erwarteten finanziellen Nutzen der DMPs zu beteiligen. Dies kann ein Interesse generieren, Patienten für das Einschreiben und den Verbleib in strukturierten Behandlungsprogrammen zu gewinnen, aber auch ein Interesse daran, unabhängig vom realen Versorgungsgeschehen den Schein einer leitliniengerechten Betreuung aufrecht zu erhalten. Die Verknüpfung zwischen DMPs und RSA schafft also eine Anreizstruktur, die eine Grundlage für Manipulationskoalitionen zwischen Krankenkassen und beteiligten Ärzten schaffen und einer Verbesserung der Versorgungsqualität im Wege stehen kann.
- Außerdem wird abzuwarten sein, ob die DMPs tatsächlich zu einer verbesserten Ergebnisqualität bei der medizinischen Versorgung chronisch Kranker führen werden und wie sich das Kosten-Nutzen-Verhältnis der DMPs entwickelt. Davon hängt entscheidend ab, ob das Engagement der Kassen bei der Durchführung strukturierter Behandlungsprogramme von Dauer sein wird.

Nicht nur die versorgungspolitischen, auch die finanziellen Umverteilungswirkungen sind durchaus unsicher. Insgesamt dürften sie aus folgenden Gründen weit geringer ausfallen als erwartet:
- Die DMPs erstrecken sich nur auf einen Teil der chronisch Kranken und von diesen wird wiederum nur ein Teil davon zu überzeugen sein, sich im Rahmen derartiger Programme

behandeln zu lassen. Der bei weitem größte Teil der Kassenausgaben wird also von den DMPs und ihren Umverteilungswirkungen unberührt bleiben.
- Hinzu kommt, dass die DMP-induzierte Umverteilung ohnehin nur zwischen den Versicherten *einer* Altersgruppe erfolgt. Da bei den «virtuellen» Betriebskrankenkassen und bei anderen Krankenkassen mit niedrigen Beitragssätzen der Versichertenanteil in den älteren Jahrgängen mit einer entsprechend hohen Erkrankungswahrscheinlichkeit relativ gering ist, werden sie nur in vergleichsweise geringem Umfang in den Umverteilungsmechanismus der DMPs einbezogen.
- Des Weiteren ist auch keineswegs davon auszugehen, dass es den einzelnen Kassen in gleichem Ausmaß gelingt, ihre chronisch kranken Versicherten dazu zu bewegen, sich im Rahmen derartiger Programme behandeln zu lassen. Die schichtenspezifische Ungleichverteilung von Handlungsressourcen (s. Kap. 2) lässt eher die Vermutung plausibel erscheinen, dass die Kassen mit dem höchsten Anteil chronisch Kranker und einem hohen Anteil einkommensschwacher Versicherter dabei auf größere Schwierigkeiten stoßen als ihre Konkurrenten. Je stärker sich ein solcher Effekt bemerkbar macht, desto schwächer dürfte die DMP-induzierte Verringerung der Beitragssatzspannen zwischen den Kassen ausfallen.

Außerdem ist nicht zu erwarten, dass die Einführung der DMPs den Anreiz zur Risikoselektion beseitigen wird, denn wegen ihrer geringen Bedeutung für die gesamten Leistungsausgaben wird eine Kasse auch künftig von einer günstigen Risikozusammensetzung profitieren. Auch die Einführung des Risikopools vermag dem nicht entgegenzuwirken, weil er für die Kassen finanziell noch von weit geringerer Bedeutung ist. Deshalb wird auch weiterhin mit beträchtlichen, auf die unterschiedliche Risikozusammensetzung zurückzuführenden Beitragssatzdifferenzen zwischen den Kassen zu rechnen sein.

Schließlich bleibt offen, ob und inwiefern Kassen informelle Mechanismen der Diskriminierung gegenüber jenen chronisch kranken Versicherten entwickeln, die nicht bereit sind, sich in ein solches Behandlungsprogramm einzuschreiben.

Bei all diesen Unwägbarkeiten zeichnet sich allerdings schon jetzt eines recht deutlich ab: dass sich die im Zusammenhang mit der DMP-Einführung gehegten Hoffnungen auf umfangreichere Einsparungen zumindest kurzfristig nicht erfüllen dürften, sondern zunächst mit einem Ausgabenanstieg im Rahmen dieser strukturierten Behandlungsprogramme zu rechnen ist. Zudem wird der Kontrollaufwand zur Vermeidung unerwünschter Ausweichreaktionen beträchtlich zunehmen.

5.4 Finanzierung und Finanzierbarkeit der Gesetzlichen Krankenversicherung

Die Finanzierung und Finanzierbarkeit der GKV ist ein gesundheitspolitisches Dauerthema und Gegenstand heftiger Kontroversen (z. B. Wille 1998; Klose/Schellschmidt 2001; SVR 2003). Zahlreiche Experten stimmen darin überein, dass das gegenwärtige Finanzierungssystem reformbedürftig ist. Allerdings verbergen sich hinter diesem Befund unterschiedliche Problemwahrnehmungen und Ziele:
- Den einen geht es darum, «mehr Eigenverantwortung» bei der Finanzierung von Krankenbehandlungskosten durchzusetzen, also die Direktzahlungen von Patientinnen und Patienten zu erhöhen. Dies geschieht vor allem in der Absicht, die Arbeitgeberbeiträge zur GKV zu reduzieren, und wird mit der vermeintlichen Notwendigkeit begründet, auf diese Weise die Lohnkosten zu senken und damit die Konkurrenzfähigkeit deutscher Unternehmen zu stärken. Bei dem Ruf nach mehr Eigenverantwortung geht es zugleich um eine finanzielle Entlastung von Besserverdienenden, denn das Umverteilungsvolumen in der GKV ist im Vergleich zu anderen Sozialversicherungszweigen recht hoch, werden ihre Leistungen doch nach dem Äquivalenzprinzip finanziert und nach dem Bedarfsprinzip gewährt. Ergänzend

Tabelle 62: Vorschläge für die Zukunft der GKV-Finanzen.

Vorschlag	Ausweitung der öffentlichen Finanzierung?	Stärkung des Solidarausgleichs zugunsten der Kranken?
Anhebung der Beitragsbemessungsgrenze	ja	der Absicht nach ja, praktische Wirkung aber unsicher; Stärkung des Solidarausgleichs wirkungsvoller und wahrscheinlicher bei paralleler Anhebung der Versicherungspflichtgrenze
Anhebung der Versicherungspflichtgrenze	ja	ja
Einbeziehung anderer Einkunftsarten in die Beitragsbemessung	ja	Vermutlich ja, aber im Konkreten abhängig von der Art der Ausgestaltung; Problem: Abschied von der paritätischen Finanzierung
Einführung einer Risikosteuer (z. B. auf Tabak)	ja	nein
Einführung von Grund- und Wahlleistungen	nein	nein
Einführung eines (durchgängigen) Selbstbehalts	nein	nein
Einführung einer Kopfpauschale	nein	nein

Quelle: Eigene Darstellung

zum Arbeitsplatzargument wird die Forderung nach «mehr Eigenverantwortung» häufig auch mit dem Hinweis auf die vom demographischen Wandel und vom medizinisch-technischen Fortschritt vermeintlich ausgehende Ausgabendynamik begründet (s. hierzu Kap. 4.1.1).

- Den anderen geht es darum, den Grundsatz der Solidarität stärker als bisher zum Tragen zu bringen und vorhandene soziale Ungerechtigkeiten in der GKV-Finanzierung (s. Kap. 4.1.1) abzubauen.
- Schließlich stehen bei einigen Akteuren Zweifel daran im Vordergrund, ob auf der Grundlage des gegenwärtigen Finanzierungssystems dauerhaft ausreichende Mittel für die GKV aufgebracht werden können. Diese Zweifel beziehen sich vor allem darauf, ob die Beschränkung auf die Bezugsgröße «Arbeitseinkommen» sinnvoll und tragfähig ist, denn bereits seit Beginn der 1980er-Jahre sinkt der Anteil der Einkommen aus abhängiger Arbeit am BIP und gewinnen andere Einkommensquellen für die Bürger an Bedeutung (z. B. SVR 2003). Die ökonomischen und politischen Rahmenbedingungen machen es wahrscheinlich, dass dieser Trend auch in der überschaubaren Zukunft weiter anhält: Es gibt weder Anzeichen für einen deutlichen, nachhaltigen Rückgang der Arbeitslosigkeit noch für einen dauerhaften kräftigen Anstieg von Löhnen und Gehältern. Vorschläge für die Reform der GKV-Finanzierung zielen darauf, die Finanzierungsbasis der GKV zu erweitern, wobei zwischen «Privatisierungsbefürwortern» und «Solidaritätsanhängern» umstritten ist, auf welchem Wege dies geschehen soll.

Mit diesen unterschiedlichen Problemwahrnehmungen und Zielen sind auch unterschiedliche Reformvorschläge verbunden (**Tab. 62**). Um welche Vorschläge handelt es sich, und welche Wirkungen wären voraussichtlich von ihnen zu erwarten?

Aufhebung oder Anhebung der Versicherungspflichtgrenze

Eine Aufhebung der Versicherungspflichtgrenze würde die GKV in eine obligatorische Bürgerversicherung verwandeln, für die auch Selbständige, Beamte und Arbeitnehmer mit einem Einkommen oberhalb der bisherigen Pflichtversicherungsgrenze Beiträge entrichten müssten. Der

Geschäftsbereich der PKV auf dem Gebiet der Krankheits*voll*versicherung würde beseitigt werden, und alle Bürger würden in einen gesamtgesellschaftlichen Solidarausgleich einbezogen. Da die neuen GKV-Mitglieder überdurchschnittlich hohe Beiträge entrichten und gleichzeitig wegen ihres geringeren Krankheitsrisikos voraussichtlich unterdurchschnittliche Ausgaben verursachen würden, könnte im Ergebnis die Solidargemeinschaft der bisher bereits GKV-Versicherten entlastet werden.

Allerdings würde eine Aufhebung der Versicherungspflichtgrenze vielfältige Probleme im Umgang mit der PKV und in der Regelung des Krankenversicherungsschutzes der vormaligen PKV-Mitglieder mit sich bringen. Eine sofortige Abschaffung der GKV wäre aus rechtlichen Gründen vermutlich nicht durchsetzbar, weil die gegenwärtig in der PKV versicherten Personen einen Vertrauensschutz genießen. Es bliebe voraussichtlich nur die Möglichkeit, für die bisherigen GKV-Mitglieder und die neu ins Erwerbsleben eintretenden Personen eine solche obligatorische Bürgerversicherung zu schaffen. Die PKV würde so nur allmählich an Bedeutung verlieren. Nicht zuletzt aus diesem Grunde würde bei einer Aufhebung der Versicherungspflichtgrenze die Entlastung für die GKV eher gering ausfallen. Bei Aufhebung der Versicherungspflichtgrenze unter Beibehaltung der Beitragsbemessungsgrenze würde sich für die GKV ein geschätzter Nettoeffekt von etwa 1 Milliarde Euro (0,1 Beitragssatzpunkte) ergeben (Deutscher Bundestag 2002).

Eine *Anhebung* der Versicherungspflichtgrenze würde ebenfalls zur Entlastung der jetzigen GKV-Mitglieder beitragen. Der Grad der Entlastung hinge von der Grenzziehung zwischen GKV und PKV und von der Veränderung der Beitragsbemessungsgrenze ab (**Tab. 63**).

Anhebung der Beitragsbemessungsgrenze

Eine Anhebung der Beitragsbemessungsgrenze würde höhere Einkommen stärker zur GKV-Finanzierung heranziehen. Ob dies aber zu einer finanziellen Entlastung der gegenwärtig GKV-Versicherten führen würde, ist zweifelhaft, denn für den betroffenen Personenkreis würde der Anreiz wachsen, von der GKV in die PKV zu wechseln. Damit würden der GKV hohe Beiträge von überdurchschnittlich Gesunden entzogen werden. Es spricht also manches dafür, dass eine Erhöhung der Beitragsbemessungsgrenze ohne synchrone Anhebung der Versicherungspflichtgrenze kontraproduktiv wäre.

Eine Anhebung der Beitragsbemessungsgrenze in Verbindung mit einer Anhebung der Versicherungsgrenze würde demgegenüber nicht nur die GKV-Mitglieder in den betroffenen hohen Ein-

Tabelle 63: Maßnahmen zur Ausweitung der Versicherungspflicht und ihre Auswirkungen auf die Beitragssätze in der GKV.

Konzept	Beitragssatzeffekt in Prozentpunkten	
	West	Ost
Allgemeine Versicherungspflicht für die gesamte Bevölkerung (Integration der Sondersysteme für die Polizei und die Sozialhilfeempfänger) unter Beibehaltung der geltenden Beitragsbemessungsgrenze	−0,18	−0,48
Allgemeine Versicherungspflicht für die gesamte Bevölkerung (Integration der Sondersysteme für die Polizei und die Sozialhilfeempfänger) unter Einbeziehung des gesamten Arbeitseinkommens, keine Beitragsbemessungsgrenze	−1,37	−
Allgemeine Versicherungspflicht für die gesamte Bevölkerung (Integration der Sondersysteme für die Polizei und die Sozialhilfeempfänger) unter Einbeziehung des gesamten Volkseinkommens, keine Beitragsbemessungsgrenze	−3,36	+1,88

Quelle: Pfaff/Rindsfüßer/Busch 1996

kommensgruppen stärker belasten, sondern zugleich eine größere Zahl von Bürgern in die GKV einbeziehen. Die finanzielle Entlastung der GKV wäre größer und deren Kalkulation zuverlässiger. Insofern erscheint eine Anhebung der Beitragsbemessungsgrenze nur bei einer gleichzeitigen Anhebung der Versicherungspflichtgrenze als sinnvoll. Eine Erhöhung beider Grenzen auf das Niveau der Rentenversicherung würde die GKV um 0,7 bis 0,9 Prozentpunkte entlasten (SVR 2003: 165).

Dabei ist allerdings auch zu bedenken, dass eine Anhebung der Beitragsbemessungsgrenze in Verbindung mit einer synchronen Anhebung der Versicherungspflichtgrenze neue Ungerechtigkeiten an der «Friedensgrenze» zur PKV hervorbringen würde. Die finanziellen Belastungen zwischen den Personen mit einem Einkommen knapp unterhalb und denjenigen oberhalb der Versicherungspflichtgrenze würde weiter auseinander klaffen, weil erstere stärker belastet würden und letztere sich weiterhin privat versichern könnten. Eine stärkere Belastung höherer Einkommen ohne eine *Aufhebung* der Versicherungspflichtgrenze erscheint auch deshalb als problematisch, weil die Akzeptanz sozialer Umverteilung durch diese – den Mittelschichten zuzurechnenden – Gruppen von erheblicher Bedeutung für die Bestandsfähigkeit sozialstaatlicher Regelungen sein kann (Esping-Andersen 1990). Es ist vor diesem Hintergrund fraglich, ob eine Anhebung der Beitragsbemessungsgrenze *ohne* eine gleichzeitige *Aufhebung* der Versicherungspflichtgrenze politisch sinnvoll und durchsetzbar ist.

Einbeziehung anderer Einkunftsarten in die Beitragsbemessung

Die Einkommen aus Erwerbsarbeit machen einen immer geringeren Anteil an den verfügbaren Haushaltseinkommen aus, sind aber die einzige Grundlage für die Beitragsbemessung in der GKV. Dies ist zum einen unter dem Gesichtspunkt der sozialen Gerechtigkeit bedenklich; zum anderen werfen die Veränderungen in der Einkommenszusammensetzung die Frage auf, ob die traditionellen Finanzierungsgrundlagen noch zeitgemäß und tragfähig sind.

In diesem Zusammenhang wird des Öfteren der Vorschlag unterbreitet, andere Einkommensarten (z. B. Miet- und Zinseinnahmen, Einnahmen aus Kapitalgeschäften usw.) bei der Beitragsbemessung heranzuziehen. Vermutlich würde ein solches Verfahren den sozialen Ausgleich stärken, weil davon auszugehen ist, dass Menschen mit hohem Erwerbseinkommen auch überdurchschnittlich hohe Einkommen aus anderen Quellen als der Erwerbsarbeit erzielen. Allerdings ist umstritten, wie hoch die zum Beispiel mit einer Berücksichtigung der Kapitaleinkünfte verbundene Entlastung der einkommensbezogenen Beiträge ausfallen würde (Winkelhake/John 2002). Zu bedenken ist aber auch, dass die Einbeziehung anderer Einkommensarten einen Abschied von der paritätischen Finanzierung bedeuten würde. Eine *Entlastung* von Unternehmen würde einher gehen mit einer stärkeren *Be*lastung von Durchschnittsverdienern, die über zusätzliche Einkünfte aus Kapital und ähnliche Quellen verfügen. Auch hier stellt sich die Frage, ob auf diesem Wege die für einen Sozialstaat stets notwendige Akzeptanz bei sozialen Gruppen, die überdurchschnittlich hohe Einkommen erzielen, ohne zu den Spitzenverdienern zu zählen, nicht untergraben würde – erst recht dann, wenn gleichzeitig die mit dem Fortbestehen der PKV verbundenen Privilegien aufrechterhalten werden. Zudem: Wenn schon andere Einkunftsarten zur Beitragsbemessung herangezogen werden sollen, liegt die Frage nahe, warum der Krankenversicherungsschutz nicht gleich aus der Einkommensteuer – und nicht aus Beiträgen – finanziert werden soll (Winkelhake/John 2002).

Einführung einer Risikosteuer

Immer häufiger wird der Vorschlag unterbreitet, besondere Verbrauchssteuern auf gesundheitsgefährdende Konsumgüter und Freizeitgewohnheiten (Risikosteuer) zu erheben (z. B. Bundesärztekammer 2002). Genannt werden in diesem Zusammenhang immer wieder das Rauchen, Risikosportarten oder der Alkoholkonsum. Diese Vorschläge sind Bestandteil der Diskussion über die «Stärkung der Eigenverantwortung» im Gesundheitswesen: Wer wissentlich seine Gesundheit gefährdet, soll demzufolge auch für die finanziellen Folgen einstehen.

Was zunächst plausibel klingt, wirft bei näherem Hinsehen jedoch erhebliche Probleme auf. Erstens entsteht das Problem einer plausiblen und damit legitimen Definition gesundheitsschädlichen Verhaltens. Was beim Rauchen noch vergleichsweise einfach und eindeutig sein mag, wird bei der Ernährung oder beim Rotweinkonsum schon viel schwieriger, wenn nicht unmöglich. Zweitens schließlich zeigen gesundheitswissenschaftliche Befunde, dass gesundheitsschädliche Verhaltensweisen oftmals Ausdruck einer auf Grund der sozialen Lage unzureichenden Kontrolle über die eigenen Lebensumstände sind (s. Kap. 3). Sehr wahrscheinlich würde ein solcher Vorschlag Einkommensschwache stärker belasten, denn bei ihnen sind gesundheitsschädliche Verhaltensweisen wie Rauchen und Alkoholkonsum weit stärker verbreitet als bei höheren Schichten. Den betreffenden Personen zusätzliche finanzielle Lasten aufzuerlegen, würde an ihrem Verhalten wohl kaum etwas ändern, sondern sie dafür noch zusätzlich bestrafen.

Trennung des GKV-Katalogs in Grund- und Wahlleistungen
Eine große Resonanz fand lange Zeit der Vorschlag, den bisher einheitlichen und alles medizinisch Notwendige umfassenden Leistungskatalog in (weiterhin solidarisch finanzierte) Grund- und (privat zu finanzierende) Wahlleistungen zu trennen (z. B. SVR 1994). In den meisten Versionen wird dies mit dem Vorschlag verknüpft, die «großen» Risiken, also schwere oder gar lebensbedrohliche Erkrankungen, in einen obligatorischen Grundleistungskatalog zu nehmen. Zur Begründung wird neben den erwähnten Behauptungen überbordender Ausgaben häufig angeführt, dass die Bürger auf diese Weise ein höheres Maß an Entscheidungsfreiheit erhielten; außerdem würde der Anreiz gestärkt, für die eigene Gesundheit mehr Selbstverantwortung zu übernehmen. Allerdings ist dieses Konzept in der jüngeren Debatte stark in den Hintergrund getreten.

Die Realisierung eines solchen Konzepts liefe darauf hinaus, Junge und Gesunde von Ausgaben zu entlasten und den Kranken einen größeren Teil ihrer Behandlungskosten selbst aufzuerlegen. Denn Junge und Gesunde würden sich an ihrem individuellen Risiko orientieren und sich ein schmales und damit billigeres Versicherungs- bzw. Leistungspaket schnüren. Ihre Beiträge würden dem System entzogen und fehlten für die Finanzierung der Krankenbehandlung. Für die Kranken würde die GKV also teurer. Insgesamt dürften die Kosten der Krankenversorgung nicht sinken, sondern lediglich verlagert werden. Weil ein Teil der Bürger durch die wachsenden Lasten aller Voraussicht nach überfordert wäre, müsste der Staat (über die Sozialhilfe oder durch besondere Zuschüsse) einspringen. Schätzungen gehen davon aus, dass in diesem Fall Zuschüsse im zweistelligen Milliardenbereich erforderlich wären. Daneben stellt sich für dieses Konzept auch das Problem, wie ein Grundleistungskatalog abzugrenzen und zu legitimieren wäre.

Kopfpauschale
Eine Kopfpauschale belastet jeden Versicherten unabhängig von Einkommen, Gesundheitszustand, Alter und anderen Merkmalen mit einem gleich hohen Versicherungsbeitrag. Üblicherweise ist sie mit einem pauschalen Selbstbehalt pro Jahr und Versicherten verbunden. Die Kopfpauschale als Finanzierungsinstrument ist in Deutschland nicht zuletzt deshalb auf große Aufmerksamkeit gestoßen, weil sie seit geraumer Zeit in der Schweiz angewendet wird (s. Kap. 6.4 und 6.9). Mittlerweile sind eine Reihe von einschlägigen Finanzierungsmodellen für die GKV vorgelegt worden (z. B. Knappe/Arnold 2002; SVRBgwE 2002; Rürup-Kommission 2003; dazu: Reiners 2003). Eine Kopfpauschale belastet sozial Schwache überproportional stark, denn die einkommensunabhängige Bemessung führt bei sinkenden Einkommen zu einem Anstieg der relativen Belastung mit Krankenversicherungskosten. Dieser Effekt wird durch die üblicherweise mit Kopfpauschalen kombinierten Selbstbehalte noch verstärkt; denn das in unteren sozialen Schichten überdurchschnittlich hohe Erkrankungsrisiko erhöht die Wahrscheinlichkeit, dass diese Bevölkerungsgruppen den möglichen Höchstbetrag auch tat-

sächlich aufbringen müssen. Gleichzeitig wird damit die Belastung Kranker weiter verstärkt, während Gesunde und Besserverdienende entlastet werden. Zwar können extreme Belastungen in unteren Einkommensgruppen durch staatliche Zuschüsse gemildert werden. In der Regel geschieht dies aber – wie das Beispiel der Schweiz zeigt (s. Kap. 6.4.1) – nur in unzureichendem Maße, weil die öffentlichen Haushalte hohe Defizite aufweisen und der politische Wille fehlt, die für einen angemessenen Ausgleich sozialer Schieflagen in erheblichem Umfang erforderlichen Staatszuschüsse aufzubringen. Gerade in Rezessionszeiten klaffen der Transferbedarf (wegen steigender Arbeitslosigkeit und wachsender sozialer Notlagen) und die staatlichen Transferkapazitäten (wegen sinkender Steuereinnahmen) erheblich auseinander.

Einführung eines (durchgängigen) Selbstbehalts
Schließlich wird des Öfteren auch die Einführung eines (durchgängigen) Selbstbehalts bei der Inanspruchnahme medizinischer Leistungen gefordert. Ein denkbares Modell ist, dass Patienten bei jedem Arztbesuch einen bestimmten Prozentsatz der Behandlungskosten oder einen Pauschalbetrag, in der Regel versehen mit einer Höchstgrenze, selbst tragen. Die ins Feld geführten Argumente sind dieselben, mit denen auch die Trennung von Grund- und Wahlleistungen begründet wird. Ein solcher Schritt liefe ebenfalls auf eine stärkere Belastung von Kranken und sozial Schwachen hinaus. Mittlerweile haben Selbstbehalte bereits Eingang in die GKV gefunden. Denn mit dem GMG (2004) wurde es den Krankenkassen gestattet, ihren freiwillig Versicherten eine Beitragsrückerstattung anzubieten, wenn diese sich zur Übernahme eines Selbstbehalts bereit erklären (s. Kap. 4.1.1).

Ausblick
Seit 2002 fokussiert die Debatte über die zukünftige Finanzierung der GKV auf die als Alternativen vorgestellten Konzept «Kopfpauschale» und «Bürgerversicherung». Letzteres verknüpft die Aufhebung der Versicherungspflichtgrenze mit der Erweiterung der Bemessungsgrundlagen für die GKV-Beiträge. Diese Debatte ist gerade auch bei den politischen Parteien auf großen Widerhall gestoßen, wobei sich insbesondere die CDU für das Konzept einer Kopfpauschale einsetzt (Herzog-Kommission 2003), SPD und Bündnis 90/Die Grünen mehrheitlich dem Grundgedanken einer Bürgerversicherung anhängen (SPD 2003; Bündnis 90/Die Grünen 2003). Auch aus der politikberatenden Wissenschaft sind dazu unterschiedliche Modelle vorgestellt worden (Rürup-Kommission).

Mit jedem dieser Konzepte wären weit reichende Veränderungen des Finanzierungssystems verknüpft. Dabei läuft das Modell einer Kopfpauschale auf eine Verschärfung sozialer Ungleichheit, das einer Bürgerversicherung auf eine Stärkung des sozialen Ausgleichs in der Krankenversicherung hinaus. Allerdings ist darauf hinzuweisen, dass sich in beiden Modellen deren tatsächliche Verteilungswirkung durch den Einsatz weiterer Steuerungsinstrumente justieren lässt (z. B. die Höhe von Beitragsbemessungs- und Versicherungspflichtgrenze, die Behandlung nicht erwerbstätiger Familienangehöriger, Art und Umfang der zu berücksichtigenden Einkunftsarten, die Definition der Interventionsgrenzen für die staatliche Subventionierung sozial Schwacher). Erst wenn dies geschehen ist, lassen sich die sozialen Wirkungen der Finanzierungskonzepte präziser abschätzen. In den genannten Variationsmöglichkeiten liegt auch eine Grundlage für mögliche Kompromisse zwischen beiden Modellen. Mit grundlegenden Entscheidungen in dieser Sache ist frühestens 2007 zu rechnen.

Ungeachtet dessen verdeutlicht die oben skizzierte Problemlage, dass das GKV-Finanzierungssystem in der Tat reformbedürftig ist. Zwar ist gezeigt worden, dass mit Blick auf Vergangenheit und Gegenwart nicht von einer Kostenexplosion im Gesundheitswesen gesprochen werden kann; auch müssen die Wirkungen des demographischen Wandels und des medizinischen Fortschritts in den kommenden Jahrzehnten nicht zu einem dramatischen Ausgabenanstieg führen (s. Kap. 4.1.1). Weil aber die chronische Einnahmenschwäche der Krankenkassen aller Voraussicht nach anhalten wird und das gegenwärtige Finanzierungssystem vielfältige soziale Ungerechtigkeiten mit sich bringt, stellt sich die Frage, wie die Mittelaufbringung in der GKV neu justiert werden kann. Dabei geht es aus gegenwärtiger Sicht allerdings nicht darum, das GKV-System mit zusätzlichen Finanzmitteln zu versorgen, sind doch die Gesundheitsausgaben im internationalen Vergleich bereits sehr hoch und würde eine Erhöhung des GKV-Finanzvolumens den Druck für mögliche und wünschenswerte Rationalisierungen in der Leistungserbringung vermindern (zum Beispiel Walzik 2003).

Soll die gebotene Verbreiterung der Finanzierungsbasis zu einer Stärkung der Solidarität in der GKV beitragen, so ist vor allem an die Einführung einer Versicherungspflicht für alle Bürger zu denken. Von den Niederlanden abgesehen (Greß 2002), leistet sich in der EU kein anderes Land den Luxus, etwa 10 Prozent der Bevölkerung von der solidarischen Finanzierung von Krankenversicherungsleistungen zu befreien. Die Einführung einer obligatorischen Bürgerversicherung würde aus den genannten Gründen für die jetzigen GKV-Mitglieder kurzfristig allerdings eine nur geringe Entlastung mit sich bringen. Die unmittelbar stärksten finanziellen Effekte würden von einer deutlichen Anhebung der Versicherungspflicht- und der Beitragsbemessungsgrenze ausgehen. Ein weiterer denkbarer Beitrag zur Behebung der Problemlösung ist – analog zur Praxis in der Renten- und in der Arbeitslosenversicherung – die Einführung eines steuerfinanzierten Bundeszuschusses zur Gesetzlichen Krankenversicherung, dessen Kompatibilität mit dem Solidarprinzip allerdings von der Art der Mittelaufbringung abhängt.

Ein höheres Maß an sozialer Gerechtigkeit bei der GKV-Finanzierung ist durchaus wünschenswert und möglich. Insgesamt aber sollten die mit einer Verbreiterung der Finanzierungsbasis verbundenen Entlastungen für die GKV-Mitglieder nicht überschätzt werden. Zudem ist in Erinnerung zu rufen, dass ein leistungsfähiges Gesundheitswesen auch seinen Preis hat. Schließlich sollte über die Finanzierungsdebatte auch nicht in Vergessenheit geraten, dass bei der gesundheitlichen Versorgung im Rahmen der GKV auch vielfältige Wirtschaftlichkeitspotenziale existieren. Es ist also durchaus möglich, Ausgaben ohne Qualitätsverlust einzusparen beziehungsweise mit den vorhandenen Mitteln eine bessere Versorgungsqualität zu erreichen, auch wenn solche Effekte zumeist nicht kurzfristig zu erzielen sind.

5.5 Die Regulierung des Krankenversorgungssystems zwischen Staat, Verbänden und Markt

Seit Beginn der 1990er-Jahre haben sich trotz fortbestehender Reformblockaden weitreichende Veränderungen im Regulierungssystem der GKV vollzogen. Zwar ist die Stabilität der Beitragssätze zur Gesetzlichen Krankenversicherung (GKV) bereits seit Mitte der 1970er-Jahre, als der «kurze Traum immerwährender Prosperität» zu Ende ging (Lutz 1984), der wichtigste Orientierungspunkt der Gesundheitspolitik, aber seit dem Beginn des letzten Jahrzehnts haben sich nicht nur Tempo und Reichweite gesundheitspolitischer Reformen unverkennbar erhöht, sondern auch die Steuerungsinstrumente erheblich gewandelt. Diese Entwicklung wird in Analysen mit zum Teil deutlich unterschiedenen Akzenten (Döhler/Manow 1997; Manow 1999: 161ff.; Blanke 1994; Blanke/Kania 1996; Kania/Blanke 2000; Bandelow 1998; Bandelow/Schubert 1998; Hartmann 2002) und bei den Akteuren der Gesundheitspolitik höchst kontrovers interpretiert. Daher soll abschließend die Frage erörtert werden, wie sich die politische Steuerung der GKV in diesem Prozess verändert hat, insbesondere wie sich unmittelbar staatliche Intervention, gewachsene korporatistische Regulierungsmuster und neu eingeführte wettbewerbliche Steuerungselemente zueinander verhalten.

Traditionelle Kostendämpfungspolitik
Bei der Analyse des Wandels gesundheitspolitischer Steuerung lässt sich für den Zeitraum zwischen 1975 und 1992 eine relativ geschlossene Periode identifizieren, die hier als traditionelle

Kostendämpfungspolitik bezeichnet werden soll. Sie ist durch folgende Kernmerkmale gekennzeichnet:

1. Die einnahmenorientierte Ausgabenpolitik: Mit ihr wurde die Beitragssatzstabilität, ohne dass dieser Begriff zunächst in den Gesetzesbestimmungen auftauchte, de facto in den Rang einer globalen Zielgröße gehoben. Die einnahmenorientierte Ausgabenpolitik setzte stark auf Empfehlungen und Appelle unter gleichzeitiger Einbindung der beteiligten Akteure, zunächst vor allem der Konzertierten Aktion im Gesundheitswesen (Wiesenthal 1981: bes. 76 ff.). Dabei wurden Mehrausgaben nicht strikt unterbunden: Eine typische Erscheinung in jenen Jahren waren die so genannten Nachverhandlungen, in denen Leistungsanbieter und Finanzierungsträger die Vergütung nachträglich an die häufig über den prospektiven Vereinbarungen liegende Leistungsmengenentwicklung anpassten. Aber dennoch wurde der Ausgabenanstieg in der GKV spürbar gedrosselt und war die einnahmenorientierte Ausgabenpolitik – nimmt man die Ausgaben- und Beitragssatzentwicklung als Gradmesser – nicht unbedingt erfolglos (Alber 1989; Rosenbrock 1999).

2. Eine vorsichtige, aber doch spürbare Stärkung der Finanzierungsträger gegenüber den Leistungserbringern – insbesondere in der ambulanten Versorgung: Diese Stärkung erfolgte vor allem auf dem Wege der Angleichung und Zentralisierung der zwischen den Kassen beziehungsweise Kassenarten zum Teil sehr unterschiedlichen Handlungskompetenzen und -bedingungen. Wichtige Maßnahmen waren die Verlagerung der Vergütungsverhandlungen bei den Orts-, Innungs-, Betriebs- und landwirtschaftlichen Krankenkassen von der einzelnen Kasse auf die Ebene der Landesverbände, die Schaffung einer gemeinsamen – also für alle Kassenarten geltenden – kassenärztlichen Gebührenordnung und die Einbeziehung der Ersatzkassen in den Geltungsbereich der vom Bundesausschuss der Ärzte und Krankenkassen (BAK) erlassenen Richtlinien. Hintergrund dieser Schritte war die Überzeugung, dass das Vertragsmonopol der Kassenärztlichen Vereinigungen (KVen) und die gleichzeitige Fragmentierung der Kassenseite zu einer asymmetrischen Machtverteilung zwischen den Akteuren geführt hatte, die es der verfassten Ärzteschaft gestattete, die Kassen in einen Aufschaukelungswettbewerb um ausgabenwirksame Zugeständnisse zu treiben (z. B. Mayntz/Derlien 1979: 23 ff., 37 ff.).

3. Die vorsichtige Korrektur von Angebotsstrukturen bzw. von Fehlanreizen auf der Seite der Leistungsanbieter (als Überblick: Webber 1988: 193 ff.; Webber 1989: 262 ff.; Döhler 1990: 405 ff.; Alber 1992: 87 ff.; Wanek 1994: 126 ff.): Dazu zählten insbesondere

   - die Einführung einer kassenärztlichen Bedarfsplanung, die den Anstieg der Arztzahlen und damit auch der arztinduzierten Nachfrage nach Gesundheitsleistungen begrenzen sollte (Deppe 1987b)
   - die Reform des Einheitlichen Bewertungsmaßstabs für die kassenärztlichen Leistungen, der die Absicht zugrunde lag, vorhandene Anreize zur Ausweitung von technisch-apparativen Leistungen zu schwächen und zu einer gerechteren Honorarverteilung unter den niedergelassenen Ärzten beizutragen (Brenner 1990)
   - die Einführung einer prospektiven Budgetierung und von flexiblen Budgets bei der Krankenhausvergütung, die Anreize zur Verkürzung der Verweildauer und zur Begrenzung von Krankenhausaufnahmen schaffen sollten (Wanek 1994: 151 ff.; Simon 2000a: 106 ff.)
   - Maßnahmen zur Großgeräteplanung, die darauf zielten, das Angebot medizinisch-technischer Großgeräte und mit ihnen das stark ansteigende Volumen technisch-apparativer Leistungen zu begrenzen (Bruckenberger 1990a und 1990b; Wingenfeld 1992)
   - die Reform des Arzneimittelgesetzes, mit dessen Hilfe die Zulassung von Medikamenten stärker als in der Vergangenheit an die Kriterien der Unbedenklichkeit und therapeutischen Wirksamkeit gebunden werden sollte (Rosenbrock 1979: 62 ff.; Westphal 1982).

4. Einen Trend zur Privatisierung von Krankenbehandlungskosten: Für verschiedene Leistungen wurden individuelle Zuzahlungen eingeführt und sukzessive erhöht; vereinzelt wurden Leistungen auch von der Erstattungspflicht der Kassen ausgenommen (z. B. die so genannten Bagatellarzneimittel).

Im Kern aber blieben unter dem Dach der einnahmenorientierten Ausgabenpolitik die bisherigen Anreizstrukturen für die Akteure unverändert. Entweder wiesen sie in Richtung auf eine Ausweitung der Leistungsmenge oder waren zumindest nicht so beschaffen, dass sie die Akteure veranlasst hätten, aus eigenem finanziellem Interesse die Erbringung, Finanzierung oder Inanspruchnahme von Leistungen nachhaltig einzuschränken. Insofern war die traditionelle Kostendämpfungspolitik durch den Widerspruch zwischen dem globalen Ziel der Beitragssatzstabilität und den finanziellen Anreizen für die Individualakteure gekennzeichnet. Auf Seiten der Leistungserbringer waren es die geltenden Vergütungs- und Finanzierungsformen, insbesondere das Selbstkostendeckungsprinzip in der stationären Versorgung und die Einzelleistungsvergütung im ambulanten Sektor, von denen ein starker Anreize zur Mengenausweitung ausging. Die Kassen genossen durch das System der weitgehend starren Mitgliederzuweisung de facto einen Bestandsschutz; ihre Konkurrenz um Mitglieder beschränkte sich auf das Segment der Pflichtversicherten mit Wahlfreiheit, also vor allem der Angestellten, und der freiwillig Versicherten. Außerdem begrenzte der ausgabenorientierte Finanzausgleich in der Krankenversicherung der Rentner, auf die mehr als 40 Prozent der Leistungsausgaben entfielen (Enquête-Kommission 1990, Bd. 1: 430), das Kasseninteresse an einer sparsamen Verwendung der Finanzmittel (Reiners 1993: 31). Zwar waren die Finanzierungsträger auch unter diesen Bedingungen bemüht, Beitragssatzanhebungen zu vermeiden, gleichwohl blieben absehbare Erhöhungen in ihren negativen Auswirkungen auf die Kasse begrenzt und überschaubar. Auf Seiten der Versicherten beziehungsweise der Patienten war das erreichte Zuzahlungsvolumen wohl zu gering, um sie in nennenswertem Umfang zu einer Reduzierung der Leistungsinanspruchnahme zu veranlassen. Zuzahlungen der GKV-Versicherten hatten Ende der 1980er-Jahre beziehungsweise Anfang der 1990er-Jahre ein aus heutiger Sicht noch recht geringes Niveau (H. Berg 1986: 35; SVR 1989: 56, 179; Alber 1992: 60; Pfaff/Busch/Rindsfüßer 1994: bes. 205 ff.; B. Braun 2000: 24 f., 29 f.). 1992 beliefen sie sich auf etwa 6,6 Milliarden Euro (StBA 2003b).

Strukturreformen im Gesundheitswesen, also solche Maßnahmen, die eine «Umverteilung der Kompetenzen und Zuständigkeiten im Hinblick auf die Finanzierung, die Bereitstellung und auf die Regulierung von medizinischen Leistungen» (Webber 1988: 157) herbeiführen, blieben in jenen Jahren aus. Zwar waren weiterreichende Reformkonzeptionen durchaus vorhanden (zum Beispiel Enquête-Kommission 1990), jedoch machten sich die Akteure des politischen Systems diese, wenn überhaupt, meist nur in abgeschwächter Form zu eigen und tat der politische Widerstand aus den Reihen der Ärzteschaft, unterstützt in erster Linie von der FDP, und der Länder ein Übriges, um Strukturreformen zu blockieren oder zu unterlaufen (Rosewitz/Webber 1990). So blieb die Steuerungswirkung dieser Bemühungen insgesamt sehr begrenzt.

Paradigmenwechsel in der Gesundheitspolitik
In der ersten Hälfte der 1990er-Jahre kam es zu einer Kumulation von Problemen sowohl in der gesellschaftlichen Umwelt des Gesundheitssystems als auch im GKV-System selbst, angesichts derer die bisher verfolgten Problemlösungen zunehmend als unzulänglich wahrgenommen wurden. Erstens verschärfte die Globalisierung der Wirtschaftsbeziehungen die Konkurrenz der Wirtschaftsstandorte – ein Wandel, der in den Interpretationsmustern angebotsorientierter Modernisierungsstrategien den Druck zu einer Begrenzung von Lohnkosten, und darin eingeschlossen eben auch der GKV-Beiträge, erhöhte. In die gleiche Richtung wirkten – zweitens – die auf den Einigungsboom folgende Rezession und der parallele Anstieg der Arbeitslosenzahlen – bei-

des Faktoren, die 1991 und 1992 zugleich zu kräftigen Ausgaben- beziehungsweise Beitragssatzsteigerungen beitrugen. Drittens wurden mit dem Scheitern des 1989 in Kraft getretenen und zunächst als «Jahrhundertreform» apostrophierten Gesundheitsreformgesetzes (GRG) die Grenzen traditioneller Kostendämpfungspolitik immer deutlicher und wuchs die Entschlossenheit der Politik zu strukturellen Eingriffen in das Gesundheitssystem (z. B. Wanek 1994: 299 ff.; Perschke-Hartmann 1994: 203 ff.).

Vor diesem Hintergrund wurden mit neuer Dringlichkeit externe Anforderungen an das Gesundheitssystem herangetragen, die mit den gewachsenen Regulierungsstrukturen kollidierten. In der Folge leitete das 1992 verabschiedete GSG jenen tief greifenden Wandel ein, den der Gesetzgeber in den nachfolgenden Jahren – mit teils unterschiedlichen Akzenten – in der «dritten Stufe» der Gesundheitsreform und in der GKV-Gesundheitsreform 2000 weiterverfolgte und der die Gesundheitspolitik auch zu Beginn dieses Jahrhunderts prägt. Im Zuge dieser Entwicklung wertete der Gesetzgeber die Beitragssatzstabilität als gesundheitspolitische Zielgröße weiter auf (Freudenberg 1995) und flankierte sie die meiste Zeit durch sektorale Budgetierungen der GKV-Ausgaben. Vor allem aber kamen mit dem GSG eine Reihe von Steuerungsinstrumenten zum Einsatz, die für die GKV entweder neu waren oder so ausgebaut wurden, dass sie die Anreizstrukturen für die Akteure nachhaltig veränderten. Mit ihnen ging ein Paradigmenwechsel in der gesundheitspolitischen Steuerung einher. Hierzu gehören folgende Komponenten:

- Der mit der freien Kassenwahl konstituierte Kassenwettbewerb: Die Finanzierungsträger verloren nun ihre Bestandsgarantie. Der Beitragssatz wurde zum entscheidenden Wettbewerbsparameter in der Konkurrenz um Mitglieder, und jede Beitragssatzanhebung war fortan mit dem drohenden Verlust von Marktanteilen behaftet (z. B. Stegmüller 1996).
- Die Einführung von Pauschalen beziehungsweise Individualbudgets bei der Vergütung der Leistungserbringer: Im ambulanten Sektor orientierte sich die ärztliche Honorierung zwar nach wie vor am Grundsatz der Einzelleistungsvergütung, allerdings wurden mit den neu geschaffenen Praxisbudgets beziehungsweise Regelleistungsvolumina arztindividuelle Punktzahlobergrenzen definiert, die den Trend zur Mengenexpansion spürbar beschränkten (Gerlinger 1997b). Parallel dazu wurde mit der Ordinationsgebühr ein Teil bisher einzeln abrechenbarer Leistungen nunmehr pauschal abgegolten. Im stationären Sektor fanden mit den im GSG vorgesehenen Fallpauschalen und Sonderentgelten erstmals von der Verweildauer unabhängige Pauschalvergütungen Anwendung. Zwar erfassten sie zunächst nur etwa 25 Prozent der Krankenhausleistungen, jedoch schreibt das mit der 1999 verabschiedeten GKV-Gesundheitsreform 2000 (BGBl. I: 2626) reformierte Krankenhausfinanzierungsgesetz (KHG) nunmehr «ein durchgängiges, leistungsorientiertes und pauschalierendes Vergütungssystem» (§ 17b Abs. 1 KHG) auf der Grundlage diagnosebezogener Fallpauschalen vor, das nahezu alle Krankenhausleistungen umfassen soll (s. Kap. 4.3.3). Mit dieser Neuausrichtung der Vergütungssysteme verlagerte sich im ambulanten wie im stationären Sektor das Finanzierungsrisiko der Krankenbehandlung zu einem erheblichen Teil auf die *individuellen* Leistungsanbieter. Dabei sind mit Pauschalentgelten und Budgets unterschiedlich akzentuierte Handlungslogiken verknüpft. Pauschalen bringen eine Umkehrung der finanziellen Anreize zur Leistungserbringung mit sich: Nicht mehr auf dem Wege der Mengenexpansion, sondern – bezogen auf den einzelnen Behandlungsfall – dem der Leistungsminimierung können die Leistungsanbieter ihre Einkommen erhöhen (z. B. Reinhardt/Sandier/Schneider 1986; Abholz 1992a und 1992b), denn diese ergeben sich nun aus der Differenz zwischen der prospektiv fixierten Vergütung und den entstandenen Behandlungskosten. Budgets definieren im Unterschied dazu eine Ausgabenobergrenze (je Arzt bzw. je Krankenhaus) für die von den Kassen finanzierte Leistungsmenge und begrenzen daher den Trend zur Mengenexpansion. Der finanzielle Anreiz zur Minimie-

rung (d. h. zur Vorenthaltung oder zeitlichen beziehungsweise institutionellen Verschiebung) von Leistungen entsteht hier erst dann, wenn die Budgetgrenze erreicht ist oder aus Sicht des Leistungserbringers überschritten zu werden droht.

- Ein Schub in Richtung auf die Privatisierung von Krankenbehandlungskosten: Dieser Schub wurde vor allem mit der «dritten Stufe» der Gesundheitsreform vollzogen, insbesondere mit dem Beitragsentlastungsgesetz 1996 sowie dem 1. und 2. GKV-Neuordnungsgesetz 1997. Zu den Privatisierungsmaßnahmen zählten unter anderem neue Handlungsmöglichkeiten der Krankenkassen zur Einführung von Selbstbehalten, Beitragsrückerstattungen und Kostenerstattung; eine kräftige Anhebung und Dynamisierung sämtlicher Zuzahlungen; die Ausgliederung des Zahnersatzes für alle damals unter 18jährigen aus der Erstattungspflicht der Krankenkassen, also die vollständige Ausgliederung einer relevanten Leistungsart für einen wachsenden Teil der Bevölkerung; die Einführung der Kostenerstattung an Stelle des Sachleistungsprinzips für die kieferorthopädische Behandlung und den Zahnersatz. Damit führte der Gesetzgeber Kernelemente der privaten Krankenversicherung in die GKV ein und ging weit über die bisherige Praxis der – sukzessiven und insgesamt eher moderaten – Anhebung von Zuzahlungen hinaus. Allerdings konnten diese Maßnahmen keine nachhaltige Wirkung entfalten, weil die rot-grüne Bundesregierung sie unmittelbar nach ihrem Amtsantritt weitgehend rückgängig machte.

Gemeinsam ist diesen Steuerungsinstrumenten, dass sie für Individualakteure einen Anreiz schaffen, sich auf der Basis ihrer eigenen finanziellen Interessen am Ziel der Ausgaben- und Mengenbegrenzung zu orientieren. Auf diese Weise soll eine Kohärenz zwischen gesundheitspolitischem Globalziel und individuellen Handlungsrationalitäten hergestellt werden. Damit verbunden ist eine neue Dimension der ökonomischen Überformung therapeutischer Entscheidungen. Begleitet wird diese Entwicklung von einer weiteren Stärkung der Finanzierungsträger, deren Handlungsmöglichkeiten gegenüber den Leistungserbringern im ambulanten Sektor, aber auch im stationären Sektor ausgeweitet werden (s. Kap. 4.2 und 4.3).

Aus konservativ-liberaler Perspektive war die durchgreifende Privatisierung der Behandlungskosten zugleich als ein Instrument konzipiert, mit dessen Hilfe Wachstumspotenziale des Gesundheitssektors erschlossen und Beschäftigungsimpulse erzielt werden sollten (vom «Kostenfaktor» zur «Zukunftsbranche»). Denn es sollte ihm nun jene kaufkräftige Nachfrage zuführen, die ihm durch die Anbindung der GKV-Ausgaben an die Einkommen aus abhängiger Arbeit bisher vorenthalten worden war (SVR 1996 und 1997; siehe auch: Henke 2003). Die Privatisierungspolitik wiederum bedeutete zugleich eine Wiederannäherung an die Interessen der Ärzteschaft, denn diese erhoffte sich davon eine Aufstockung ihrer Einnahmen, die aus ihrer Sicht durch die Anbindung solidarisch finanzierter Behandlungskosten an die Arbeitskosten begrenzt wurde.

Wenn das GSG als Beginn der skizzierten Neuausrichtung von Gesundheitspolitik bewertet wird, so soll damit weder behauptet werden, dass es nicht auch zuvor ähnliche Steuerungsversuche gegeben hätte, noch, dass Elemente traditioneller Kostendämpfung mit und nach dem GSG aus dem Repertoire der Gesundheitspolitik eliminiert worden wären. Auch wenn also zu konzedieren ist, dass Paradigmenwechsel nicht immer – besser: wohl niemals – vollständig trennscharf sind, so nimmt das GSG bei der Wahl der Steuerungsinstrumente doch entscheidende Weichenstellungen vor, mit denen es sich von vorangegangenen Gesundheitsreformen unterscheidet und die für die weitere Entwicklung von Gesundheitspolitik prägend sind. Insofern kann es mehr als jede andere Gesundheitsreform in der Geschichte der Bundesrepublik den Anspruch erheben, tatsächlich eine «Jahrhundertreform» zu sein.

Rot-grüne Gesundheitspolitik
Die mit dem GSG 1992 vorgenommenen gesundheitspolitischen Weichenstellungen gingen keineswegs auf das Konto der konservativ-liberalen

Regierungskoalition allein, sondern wurden in großer Koalition von CDU/CSU und SPD auf den Weg gebracht (z. B. Reiners 1993; Perschke-Hartmann 1994; Manow 1994). Hingegen waren die Privatisierungsmaßnahmen der «dritten Stufe» der Gesundheitsreform zwischen Regierung und Opposition heftig umstritten.

Das gesundheitspolitische Leitbild von Rot-Grün bestand darin, durch die Modernisierung von Versorgungsstrukturen und Vertragsbeziehungen Wirtschaftlichkeitspotenziale zu erschließen, die es gestatten sollten, die Beitragssatzstabilität und das Festhalten an einem einheitlichen, alles medizinisch Notwendige umfassenden GKV-Leistungskatalog miteinander zu verknüpfen. Dies beinhaltete im Verhältnis zur Gesundheitspolitik der Vorgängerregierungen sowohl Kontinuitätselemente als auch neue Akzente (Gerlinger 2003). Kontinuität existiert vor allem im Hinblick auf den Vorrang der Ausgabenbegrenzung und das Ziel der Beitragssatzstabilität. Dabei fasste das GKV-GRG 2000 diesen Grundsatz sogar noch schärfer, als dies in den gesundheitspolitischen Reformen der Ära Kohl geschehen war. Kontinuität lässt sich aber auch im Hinblick auf wichtige Steuerungsinstrumente feststellen. Ebenso wie der konservativ-liberalen Koalition gelten auch der rot-grünen Regierung die 1997 in Kraft getretene freie Kassenwahl der Versicherten und der damit institutionalisierte Kassenwettbewerb als unverzichtbare Instrumente für die Gewährleistung einer kostengünstigen und qualitativ hochwertigen Versorgung. Ebenso hat sie an den Individualbudgets für Ärzte und Krankenhäuser festgehalten. Insbesondere die Reform der Krankenhausvergütung stellt eine Fortführung des mit dem GSG eingeschlagenen Weges dar. Schließlich setzte die rot-grüne Koalition auch den Trend zu einer weiteren – wenngleich nicht durchgreifenden – Stärkung der Kassenseite gegenüber den Leistungsanbietern fort, um diese in die Lage zu versetzen, stärker auf die Bedingungen der Leistungserbringung Einfluss zu nehmen. Generell setzt sich damit der Trend fort, den Kassen bei der Exekution der staatlicherseits vorgegebenen Ausgabenbegrenzungsziele eine Schlüsselrolle zuzuweisen. Die Gesundheitsreform 2003 soll die Möglichkeiten der Krankenkassen zum Abschluss selektiver Verträge mit Leistungsanbietern erneut erweitern, allerdings ohne den KVen – wie bisweilen gefordert (Glaeske et al. 2001) – den Sicherstellungsauftrag für die ambulante Versorgung zu entziehen (BMG 2002c).

Neue Akzente bestanden vor allem in der Stärkung von Solidarelementen, die in der weitgehenden Rücknahme jener Maßnahmen zur Kostenprivatisierung sichtbar wurde, die in der Spätphase der konservativ-liberalen Koalition eingeführt worden waren. Parallel dazu griff die rot-grüne Gesundheitspolitik wieder auf die bereits mit dem GSG in Kraft getretenen und später von der konservativ-liberalen Koalition aufgehobenen sektoralen Budgets zurück. Der ursprüngliche Plan zur Einführung eines Globalbudgets, das gegenüber sektoralen Ausgabenobergrenzen eine größere Flexibilität des Leistungsgeschehens hätte ermöglichen sollen, scheiterte im Gesetzgebungsprozess zur GKV-Gesundheitsreform 2000 am Widerstand der konservativ-liberal geführten Bundesländer. Die Budgets waren – ob global oder sektoral – gleichsam funktionales Äquivalent für die zurückgenommenen Privatisierungselemente und sollten für den Übergangszeitraum bis zum Wirksamwerden von Strukturreformen die Stabilität der Beitragssätze garantieren. Daneben waren bei der rot-grünen Gesundheitspolitik verstärkte Bemühungen zu beobachten, die Versorgungsqualität durch die gesetzliche Formulierung von Pflichten beziehungsweise die gesetzliche Schaffung zielführender Handlungsanreize und Handlungskompetenzen zu verbessern. Dazu zählten vor allem die gesetzliche Verpflichtung der Leistungsanbieter zum Aufbau eines internen Qualitätsmanagements (s. Kap. 5.1), der gegenüber früheren Bemühungen ernsthaftere Versuch, die Integration von ambulanter und stationärer Versorgung voranzubringen (s. Kap. 5.2), die weitere Stärkung der hausärztlichen Versorgung (s. Kap. 4.2.1), die Wiederaufwertung von Primärprävention und Gesundheitsförderung als Aufgaben der Krankenkassen (s. Kap. 3.1) und die zunächst vorgesehene Einführung einer Positivliste der erstattungsfähigen Arzneimittel (s. Kap. 4.4.3). Dabei waren Maßnahmen zur Integration von ambulanter und stationärer Versorgung sowie die Stärkung des Hausarztes bereits im GSG und in der «dritten Stufe» der Gesundheitsreform auf den Weg gebracht worden, wurden nun aber spürbar forciert.

Dass rot-grüne Gesundheitspolitik dabei an der Budgetierung – nicht nur für einen Übergangszeitraum – festhielt, mag man als Anzeichen für die Skepsis werten, dass das Konzept, mit Hilfe von Rationalisierungsmaßnahmen in größerem Umfang Kosten einsparen zu können, tatsächlich aufgehen würde. Die wichtigste Differenz zwischen bisheriger rot-grüner und konservativ-liberaler Gesundheitspolitik lag zwischen 1998 und 2002 sicherlich in der Frage, ob der einheitliche und alles medizinisch Notwendige umfassende Leistungskatalog der GKV zur Disposition zu stellen ist, anders ausgedrückt: ob der Patient als Steuerungsinstanz in das System finanzieller Anreize integriert werden soll oder nicht.

Das GMG setzt die Politik der Effizienzsteigerung von Versorgungsstrukturen fort und steht insofern auch in deutlicher Kontinuität zu den vorangegangenen Reformen. Dabei versucht es auch dem Umstand Rechnung zu tragen, dass die Modernisierungsbemühungen der vorangegangenen Reform sich bisher kaum im Versorgungsalltag niedergeschlagen hatten. Daher beinhaltet es Reihe von Maßnahmen zur Förderung neuer Versorgungsformen – verbunden mit einer weiteren Liberalisierung des Vertragsrechts – und erweiterte Vorschriften zur Qualitätssicherung (s. Kap. 5.1 und 5.2).

Eine erneute Kehrtwende vollzogen SPD und Bündnis 90/Die Grünen aber in der Frage der Finanzierung und des Leistungsrechts in der GKV (s. Kap. 4.1.1). Hier näherte sich die Koalition nun mit großen Schritten den Vorstellungen von CDU/CSU und FDP an. Die vorgenommenen Leistungsausgrenzungen und Zuzahlungserhöhungen sowie die Abkehr von der paritätischen Finanzierung der GKV-Beiträge bedeuten für Versicherte und Patienten eine Erhöhung der finanziellen Lasten, die in der Geschichte der Bundesrepublik ihresgleichen sucht. Dabei wäre es unzutreffend, die einschlägigen Regelungen des GMG allein der notwendig gewordenen Einigung mit CDU und CSU zuzuschreiben, denn bereits der erste rot-grüne Gesetzentwurf sah weit reichende Privatisierungsschritte vor, die allerdings in den Verhandlungen mit der Union noch einmal deutlich verschärft wurden.

Insofern verkörpert das GMG zur vorangegangenen Politik einen partiellen Wechsel der Handlungsstrategie. Mit Hilfe weiterer Strukturreformen soll die Effizienz des Versorgungssystems erhöht werden. Zugleich werden durch die Privatisierung von Kosten und durch eine Abkehr von der paritätischen Finanzierung die Arbeitgeber in erheblichem Umfang von Lohnkosten entlastet.

Gesundheitspolitische Regulierung im Wandel
Das deutsche Gesundheitswesen ist durch einen komplexen Mix aus staatlichen, korporatistischen und privat-marktwirtschaftlichen Steuerungselementen gekennzeichnet, der in den einzelnen Sektoren recht unterschiedliche Formen annimmt (z. B. Alber 1992). Korporatistische Elemente sind dabei von besonderer Bedeutung, ja, der ambulante Sektor kann als Paradebeispiel für ein korporatistisches Steuerungsmodell gelten. Die Kostendämpfungspolitik war zumindest bis zu Beginn der 1990er-Jahre sogar durch den Versuch gekennzeichnet, korporatistische Steuerungsinstrumente insgesamt zu stärken (z. B. Döhler/Manow 1992). Da sich die neuen Steuerungsinstrumente vor allem an die Adressaten auf der Mikroebene wenden, stellt sich die Frage, in welcher Weise die skizzierten Veränderungen auf diesen Ordnungsrahmen einwirken und wie sie sich auf die Architektur des Regulierungssystems im Politikfeld Gesundheit auswirken.

Generell zeigt sich dabei, dass der Haupttrend in einer Stärkung wettbewerblicher Elemente liegt, wenngleich der Einsatz von Steuerungsinstrumenten in Abhängigkeit von der Handlungssituation und dem Problemfeld erheblich variieren kann. Im Ergebnis sind sehr unterschiedliche, zum Teil gegenläufige Tendenzen zu beobachten.

Insgesamt zeigt sich, dass sich bei der Neuausrichtung des Regulierungssystems in der GKV unterschiedliche Entwicklungstrends überlagern: Zum einen – und dies ist die Hauptrichtung des

Wandels – werden wettbewerbliche Elemente auf Kosten korporatistischer Steuerungsformen ausgebaut, um die Individualakteure in die Lage zu versetzen, den veränderten Anreizen zu folgen. Zum anderen ist aber auch ein Fortbestand, ja sogar ein paralleler Bedeutungszuwachs unmittelbarer staatlicher Intervention und korporatistischer Steuerung zu beobachten (Gerlinger 2002a und 2002c). Wie stellen sich die Veränderungen im Einzelnen dar?

Auf der einen Seite vollzieht sich auf einigen Regulierungsfeldern eine Erosion korporatistischer Akteursbeziehungen und Steuerungskompetenzen – gerade im Kernbereich der korporativen Ordnung, dem ambulanten Sektor. In wachsendem Maße wendet sich der Staat direkt an die Individualakteure auf der Mikroebene und erweitert deren versorgungs- und vergütungspolitische Handlungsspielräume. Deutlich wird dies vor allem in den erwähnten Möglichkeiten der Kassen, die KVen beim Abschluss von Verträgen über Modellvorhaben und integrierte Versorgungsstrukturen zu umgehen (s. Kap. 4.2 und 5.2). Diese Liberalisierung des Vertragsrechts ist insbesondere im Hinblick auf die integrierte Versorgung bemerkenswert, weil dieser Bereich vom Gesetzgeber als eine zweite Säule der Regelversorgung konzipiert ist. De iure existiert bereits ein Nebeneinander von wettbewerblichen und korporativen Lenkungsformen (von Stillfried 2000; Tophoven 2000: 24). Darüber hinaus deutet sich ein breiter Konsens zwischen den Parteien an (z. B. Bündnis 90/Die Grünen 2002; CDU 2001; CSU 2001; BMG 2001b; Gerster 2002), das Vertragsrecht zu flexibilisieren und damit das KV-Monopol weiter auszuhöhlen, wenn nicht gar ganz zu beseitigen. Mit dem GMG wird dieser Trend fortgesetzt. Zwar scheiterte die Regierungskoalition mit ihrem ursprünglichen Vorhaben, die gesamte ambulante fachärztliche Versorgung vom obligatorischen Kollektivvertragsrecht unter dem Dach der KVen auszunehmen, am Widerstand der Union. Aber dennoch sind die Möglichkeiten der Krankenkassen, ohne Zustimmung der KVen mit einzelnen oder mit Gruppen von Ärzten Versorgungsverträge abzuschließen, ausgeweitet worden:

- Die KVen können auf dem Feld der integrierten Versorgung nicht mehr Vertragspartner sein und verfügen auch nicht mehr über ein Beitrittsrecht zu entsprechenden Verträgen. Ihr Sicherstellungsauftrag erstreckt sich nur noch auf den Bereich der Regelversorgung, nicht mehr auf den der integrierten Versorgung.
- In der hausarztzentrierten Versorgung, die von den Krankenkassen flächendeckend zu gewährleisten ist, können sie Verträge mit dafür besonders qualifizierten Hausärzten abschließen, ohne dass jeder Arzt einen Anspruch auf einen Vertragsabschluss haben.

Die KBV geht mittlerweile davon aus, dass eine Flexibilisierung von Vertragsbeziehungen unvermeidbar sein wird und beginnt bereits, sich auf den bevorstehenden Wandel einzustellen (z. B. von Stillfried 2000; Tophoven 2000; Späth 2001; KBV 2001a, KBV 2005). Dies geschieht vor allem in der Absicht zu vermeiden, dass die niedergelassenen Ärzte bei der befürchteten Lockerung des KV-Monopols und der befürchteten Öffnung der Krankenhäuser für die ambulante Behandlung in der Konkurrenz um Verträge mit den Kassen ins Hintertreffen geraten.

Die Erosion kollektivvertraglicher Regulierungskompetenzen betrifft aber nicht nur die verfasste Ärzteschaft, sondern auch die Kassenseite. So ist das Recht zum Abschluss von Verträgen über die integrierte Versorgung einschließlich der Vereinbarungen über die Vergütung der in diesem Rahmen zu erbringenden ärztlichen Leistungen den *Einzelkassen* – und nicht etwa den Landesverbänden der Kassenarten – übertragen worden. Damit wurde für den Geltungsbereich von § 140a–d SGB V die mit dem Krankenversicherungs-Kostendämpfungsgesetz 1977 vollzogene Verlagerung des Vertragsabschlusses für die Vergütung ambulanter Leistungen auf die Ebene der Landesverbände wieder rückgängig gemacht. Zwar sind die KBV und die Spitzenverbände der Krankenkassen – nach wie vor: «gemeinsam und einheitlich» – verpflichtet, eine Rahmenvereinbarung über die integrierte Versorgung abzuschließen, aber die vertragspolitischen Kompetenzen liegen in diesem Versorgungssegment bereits bei den Individualakteuren (s. Kap. 5.2). Parallel dazu drängen die meisten Kassen darauf, die ihnen für zahlreiche Regelungsbereiche gesetzlich auferlegte Verpflichtung zum «einheitlichen und gemeinsamen» Handeln abzuschaffen.

Bei dieser Erweiterung kassenindividueller Handlungsspielräume handelt es sich ebenso wie bei der Zentralisierung und Vereinheitlichung von Entscheidungsstrukturen um den staatlichen Versuch einer Indienstnahme von Akteuren – hier der Kassen – für die eigenen Steuerungsziele. Dabei erhalten sie diese Spielräume nicht mehr in der Perspektive, sie als Solidargemeinschaft der GKV-Träger, sondern als – zwar in einen öffentlich-rechtlichen Rahmen eingebettete, aber im Kern eben doch – konkurrierende, rational handelnde Wirtschaftssubjekte zu nutzen. Insofern läuft die Aufwertung der Einzelkasse als Steuerungsinstanz auf eine Lockerung des kollektivvertraglichen Rahmens hinaus – ein Schritt, der in der Logik des Wettbewerbs nur konsequent ist. Darin wird zugleich deutlich, dass der Gesetzgeber den Krankenkassen bei der Erschließung von Rationalisierungsreserven in der GKV eine Schlüsselrolle zuweist.

Daneben begünstigen die Folgewirkungen von Budgetierung und Kassenwettbewerb eine Erosion des korporativen Ordnungsmodells in der GKV, denn sie führen zu einer fortschreitenden Fragmentierung von Interessen – sowohl bei den Finanzierungsträgern als auch bei den Leistungsanbietern. Im Zusammenwirken mit der verstärkten Delegation von Kompetenzen an die Individualakteure untergräbt die neue Gemengelage der Anreize jene Homogenität von Interessen, deren Schaffung oder Bewahrung eine zentrale Voraussetzung für die Funktionsfähigkeit korporatistischer Regulierung ist. Die Tendenzen zur Differenzierung und Fragmentierung äußern sich bei den Kassen in einem Wandel ihres Selbstverständnisses hin zu Versicherungsunternehmen und in einer ausgeprägten Neigung, ihre Handlungsstrategien und zunehmend auch ihre gesundheitspolitischen Positionen nach Maßgabe ihrer einzelwirtschaftlichen Interessen zu formulieren. Noch stärker als in der Vergangenheit werden Reformvorschläge der Politik in erster Linie danach beurteilt, ob sie der eigenen Kasse beziehungsweise dem eigenen Kassenverband im Wettbewerb nützlich sein werden oder nicht. Dabei werden Positionen mit sich ändernden Interessenlagen auch behände gewechselt. Es bedarf vielfach der für weite Teile der Vertragspolitik gesetzlich festgeschriebenen Pflicht zum «gemeinsamen und einheitlichen» Handeln, um die Kassen noch zum Abschluss von Kollektivvereinbarungen mit den Leistungsanbietern zu bewegen.

Die Fragmentierung von Interessen und Handlungsstrategien bleibt aber nicht auf die Kassen beschränkt, sondern macht sich zunehmend auch in der Vertragsärzteschaft bemerkbar. Seit langem haben sich in den KVen angesichts des hinter dem Anstieg der Arztzahlen zurückbleibenden Zuwachses der vertragsärztlichen Gesamtvergütung die Verteilungskonflikte zwischen den Fachdisziplinen verschärft. Die Verteilungskonflikte spitzten sich in den 1990er-Jahren derart zu, dass sie die KVen mehrmals an den Rand der Spaltung trieben; vor allem das Verhältnis zwischen Hausärzten und Fachärzten ist seitdem von tiefen Zerwürfnissen geprägt (Gerlinger 1997a). Die Fachverbände der Allgemeinmediziner drohen seit Jahren damit, das gemeinsame Dach der KVen zu verlassen (Gerlinger 1997a: 169, 192, 263). Von eigenen Vertragsabschlüssen mit den Kassen erhoffen sie sich angesichts der ubiquitären Präferenzen für eine Stärkung der hausärztlichen Versorgung eine Besserstellung ihrer Mitglieder. Die ambulant tätigen Fachärzte drohen demgegenüber zwischen der politisch geförderten hausärztlichen Versorgung und der Förderung von ambulanten Behandlungsmöglichkeiten im Krankenhaus zerrieben zu werden. Unter ihnen wächst daher die Neigung, das «schützende Dach» der KVen zu verlassen und sich auf Einzelverträge mit den Kassen einzulassen (KBV 2001a). Die seit Mitte der 1990er-Jahre im Rahmen von Modellprojekten erprobten Praxisnetze und indikationsbezogenen Versorgungsprogramme boten den Kassen vielfach Gelegenheit, zu jenen engagierten und qualifizierten Fachärzten Kontakt zu knüpfen, die im Fall einer weiteren Lockerung des Vertragsmonopols aus Kassensicht interessante Kooperationspartner sein könnten

(z. B. Rüschmann/A. Roth/Krauss 2000: 258; Tophoven 2000). Auch wenn die Vertragsärzteschaft mehrheitlich am Vertragsmonopol der KVen festhält, sind Erosionstendenzen und weit reichende Interessendifferenzierungen in der verfassten Ärzteschaft unübersehbar. Vereinzelt machen mittlerweile selbst KV-Funktionäre deutlich, dass sie einer Abschaffung der ärztlichen Körperschaft durchaus auch positive Seiten abgewinnen könnten (Bittmann 2001).

Auf der anderen Seite bedeuten diese Entwicklungstendenzen nicht, dass das Gesundheitswesen auf dem Weg in eine reine Marktsteuerung wäre oder dass korporatistischen Arrangements beziehungsweise unmittelbar staatlichen Interventionen lediglich der Stellenwert einer Restgröße im Regulierungssystem des Gesundheitswesens zukäme. Vielmehr setzt sich der Trend zur staatlichen Delegation von Handlungskompetenzen an paritätisch zusammengesetzte, zentralisierte verbandliche Steuerungsgremien fort, die unter staatlichen Rahmenvorgaben auf dem Wege der Verhandlung kollektiv verbindliche Beschlüsse zur Regelung von Problemfeldern fassen. Unter diesen Steuerungsgremien ist vor allem der Gemeinsame Bundesausschuss (G-BA) hervorzuheben. Bereits mit dem Übergang zur Kostendämpfung in seinen Steuerungskompetenzen deutlich aufgewertet (Döhler/Manow-Borgwardt 1992b), erfuhr er im Zuge des gesundheitspolitischen Wandels der 1990er-Jahren einen neuerlichen Bedeutungszuwachs (Urban 2001b), der vor allem darin zum Ausdruck kommt, dass er nicht mehr nur alle neu in den GKV-Katalog aufzunehmenden Leistungen, sondern sämtliche Kassenleistungen auf ihre Qualität und Wirtschaftlichkeit, d.h. auf ein angemessenes Kosten-Nutzen-Verhältnis hin zu untersuchen hat. Daraus erwächst ein erhebliches Gestaltungspotenzial im Hinblick auf den Leistungskatalog der GKV (Urban 2001b).

Korporatisierungstendenzen werden aber auch im stationären Sektor sichtbar. Hier hatte der Gesetzgeber bereits seit den 1970er-Jahren die Rolle der DKG und insbesondere der LKGs deutlich aufgewertet (Döhler/Manow-Borgwardt 1992a: 75ff.; Döhler/Manow 1997: 141ff.). Die Korporatisierung äußerte sich in erweiterten Kompetenzen für Krankenkassenverbände und Krankenhausgesellschaften, für ihre Mitglieder jeweils verbindliche Vereinbarungen zu treffen – zum Beispiel zweiseitige Verträge und Rahmenempfehlungen über Krankenhausbehandlung (§ 112 SGB V). Mit der gleichzeitigen Ausweitung der schiedsstellenfähigen Regelungstatbestände (zum Beispiel §§ 112 Abs. 3, 113, 114 SGB V; § 18a Abs. 1 und 6 KHG) gewannen die Krankenhausgesellschaften an Verpflichtungsfähigkeit gegenüber den zugelassenen Krankenhäusern und näherten sich die Vertragsbeziehungen im stationären Sektor denen des ambulanten Sektors an. Der Trend zur Kompetenzzuweisung an Kassenverbände und Krankenhausgesellschaften setzte sich auch mit den jüngeren Gesundheitsreformen fort. Hervorzuheben ist insbesondere, dass die DKG gemeinsam mit den Spitzenverbänden der Krankenkassen unter Einbeziehung des PKV-Verbandes damit beauftragt sind, die bundeseinheitlichen Bewertungsrelationen für die diagnosebezogenen Fallpauschalen festzulegen, und dass die Vertragsparteien auf Landesebene einen landesweit geltenden Basisfallwert für die DRG-Vergütung zu vereinbaren haben (s. Kap. 4.3). Darüber hinaus hat das GMG mit der Integration der DKG in den G-BA einen weiteren Schritt in Richtung auf die Integration der Krankenhausgesellschaften in korporatistische Steuerungsgremien vollzogen.

Man kann die Zentralisierung und Vereinheitlichung von Steuerungskompetenzen, die mit der Stärkung der Bundesausschüsse beziehungsweise der Schaffung des G-BA und mit der partiellen Aufwertung der Krankenhausgesellschaften einhergeht, als Fortsetzung des konstatierten Trends zur Korporatisierung politischer Steuerung in der GKV (Döhler/Manow-Borgwardt 1992a; Döhler/Manow 1997: 119ff.; Manow 1999: 162ff.) begreifen. Allerdings werden im Krankenhaussektor auch die Grenzen der Korporatisierung deutlich. Trotz ihrer Aufwertung sind die Rechte von DKG und LKGs noch recht weit von denen der KVen entfernt, insbesondere im Hinblick auf die Bedarfsplanung und auf das Kontrahierungsrecht. Zudem erfolgen die Budgetverhandlungen nach wie vor zwischen den Kassenverbänden und dem einzelnen Krankenhaus. Weder die Länder noch die Krankenhausgesellschaften selbst – am stärksten sicherlich noch der Bund – streben eine Transformation der Krankenhausgesellschaften zu Körperschaften öffentlichen Rechts («Krankenhausvereinigungen») nach dem Vorbild der KVen an, und die Krankenkassen sind in erster Linie an einer weitgehenden Liberalisierung des Kontrahierungsrechts («Einkaufsmodell») interessiert.

Darüber hinaus setzt der Staat einen zunehmend restriktiven Handlungsrahmen für die kollektivvertraglichen Regelungen in der GKV. Dies betrifft insbesondere die Ausgabenentwicklung. Die sektoralen Budgetierungen seit 1993, die erwähnte Einführung und Verschärfung des Grundsatzes der Beitragssatzstabilität, die im Beitragsentlastungsgesetz 1996 staatlicherseits oktroyierte Reduktion der GKV-Beitragssätze um 0,4 Prozentpunkte oder das für 2003 verfügte Einfrieren von GKV-Ausgaben sind prägnanter Ausdruck hierarchischer Intervention und des Misstrauens gegenüber der Fähigkeit und Bereitschaft der Selbstverwaltung, die Einhaltung globaler Ausgabenziele aus eigener Veranlassung zu gewährleisten.

Dass sich parallel zur Einführung von Wettbewerbsmechanismen und zur Aufwertung der Individualakteure als Steuerungsinstanzen ein partieller Bedeutungszuwachs zentralisierter, parastaatlicher Steuerungsgremien sowie direkter staatlicher Intervention vollzieht, ist ein Hinweis darauf, dass es sich bei der Regulierung eines Politikfeldes nicht um ein Nullsummenspiel aus wettbewerblichen einerseits und korporativen beziehungsweise staatlichen Regelungen handelt. Worin liegen die Gründe für diese Beharrungskraft, ja die partielle Aufwertung direkter staatlicher Intervention und korporatistischer Steuerung im Gesundheitswesen? Folgende Aspekte sollen hier genannt werden:

1. Einer der wichtigsten Gründe liegt in der wettbewerblichen Steuerung selbst. Staatliche Intervention und korporatistische Regulierung tragen zum einen dem Umstand Rechnung, dass für die Etablierung von Wettbewerbsmechanismen unter den Leistungsanbietern überhaupt erst Voraussetzungen geschaffen werden müssen. Dies wird zum Beispiel in der Reform der Krankenhausvergütung deutlich. Hier erfordert die Einführung von diagnosebezogenen Pauschalentgelten eine Festlegung von bundeseinheitlichen Bewertungsrelationen, die für alle Leistungserbringer Verbindlichkeit erlangen. Die Krankenhaus- und Kassenverbände sind für deren Kalkulation unverzichtbar. Zum anderen sind etatistische beziehungsweise korporatistische Regulierungsformen in der Gesundheitspolitik eine Reaktion auf die wahrgenommenen oder aufgrund bisheriger Erfahrungen antizipierten Fehlsteuerungen, die von Budgets, Pauschalvergütungen und Kassenwettbewerb ausgehen. Dies wird insbesondere deutlich im Hinblick auf die formalrechtliche Aufwertung, die das Feld der Qualitätssicherung in den vergangenen Jahren in der GKV erfahren hat (s. Kap. 5.1).

Gerade wegen der geschilderten Anreize zur Leistungsbegrenzung beziehungsweise Leistungsminimierung werden kollektiv verbindliche Qualitätsstandards unverzichtbarer denn je, wenn verhindert werden soll, dass Einsparungen zu einer Minderung der Versorgungsqualität führen (zum Beispiel Freytag 2001; Lüngen/Lauterbach 2002).[48] Insofern soll die Verpflichtung von Leistungserbringern und Finanzierungsträgern auf die Einhaltung derartiger Kriterien dazu beitragen, unerwünschte gesundheitliche Wirkungen veränderter Anreizstrukturen zu vermeiden beziehungsweise zu korrigieren und auf diese Weise die Funktionsfähigkeit von Wettbewerb und Budgetierung sicherzustellen. Die skizzierte Ökonomisierung und insbesondere die Einführung von Wettbewerbsmechanismen in einen hochkomplex organisierten, staatsnahen Sektor wie das Ge-

---

48 Dies gilt um so mehr angesichts der für medizinische Versorgung charakteristischen Asymmetrie der Informationen (Siegrist 1995): Der Patient kann als Laie in der Regel die Qualität der für ihn erbrachten Leistungen nicht beurteilen, sondern ist auf das Vertrauen zum Leistungserbringer angewiesen (Kühn 1996).

sundheitssystem ist ohne ein Mindestmaß an Re-Regulierung offenkundig nicht möglich. Die in diesem Zusammenhang zu regelnden Detailfragen – etwa die Festlegung von Bewertungsrelationen bei den stationären Fallpauschalen, die Definition von Behandlungsleitlinien für chronische Erkrankungen, die Vereinbarung von Kriterien der Prozess-, Struktur- und Ergebnisqualität – erfordern ein zunehmend hohes Maß an Expertenwissen, über das die staatlichen Verwaltungen in der Regel nicht verfügen und zu dessen Bereitstellung sie auf die beteiligten Verbände zurückgreifen müssen.

2. Die Delegation von Entscheidungsbefugnissen an verpflichtungsfähige Verbände steht auch im Zusammenhang mit der rigiden Ausgabenbegrenzungspolitik: Weil mit ihr die Gefahr von Versorgungsmängeln und Rationierungen wächst, bringt sie für die politisch Verantwortlichen erhebliche Legitimationsrisiken mit sich. Gremien wie der G-BA agieren jenseits des Scheinwerferlichts der Öffentlichkeit und sind generell gegenüber Legitimationsrisiken unempfindlicher als Parteien, Regierungen und Parlamente. Für die politischen Entscheidungsträger ist es zum Beispiel weit attraktiver, einem Selbstverwaltungsgremium wie dem G-BA die restriktive Interpretation des Leistungskatalogs zu überlassen statt auf dem Gesetzeswege selbst eine formelle Ausgrenzung von Leistungen vorzunehmen. So steht dessen Aufwertung bei der Überprüfung und Definition des Leistungskatalogs in einem unmittelbaren Zusammenhang mit den zuvor gescheiterten Bemühungen der konservativ-liberalen Koalition, einige bisher paritätisch finanzierte Regelleistungen in ausschließlich von den Versicherten zu tragende Satzungsleistungen («Gestaltungsleistungen») zu transformieren (Urban 2001b).

3. Dass der Gesetzgeber zunächst mit der Schaffung des Ausschusses Krankenhaus und des Koordinierungsausschusses, anschließend mit der Zusammenfassung der unterschiedlichen Steuerungsgremien im G-BA den Geltungsbereich korporatistischer Entscheidungsmechanismen über den ambulanten Sektor hinaus ausweitete, hat wiederum vor allem damit zu tun, dass die Tätigkeit des Bundesausschusses als erfolgreich bewertet wird und entsprechende Mechanismen zur Verbesserung von Qualität und Wirtschaftlich auch in der stationären und in der sektorenübergreifenden Versorgung Anwendung finden sollen.

Ausblick: Entwicklungsdynamiken und Entwicklungstrends

Gegenwärtig ist die GKV ein gutes Stück von einer Marktsteuerung entfernt. Der Vertragswettbewerb beschränkt sich bisher weitgehend auf die Krankenkassen. Dabei ist das Leistungsrecht dem Wettbewerb weitgehend entzogen; nach wie vor gilt also ein einheitlicher und alles medizinisch Notwendige umfassender Leistungskatalog, der alle Akteure in der GKV rechtlich bindet.[49] Aber nicht nur darin kommt die öffentlich-rechtliche Verantwortung für die medizinische Versorgung zum Ausdruck. Sie findet ihren Niederschlag auch im Sicherstellungsauftrag der KVen für die ambulante und der Länder für die stationäre Versorgung, dessen Kehrseite der Kontrahierungszwang der Kassen ist.

Aus gegenwärtiger Sicht spricht vieles dafür, dass wir es auch weiterhin mit einer Koexistenz von korporatistischen und wettbewerblichen, auf die Schaffung von finanziellen Anreizen für die Individualakteure gerichteten Steuerungsmechanismen zu tun haben werden. Dabei ist aber davon auszugehen, dass wettbewerbliche Steuerungsmechanismen zwischen den Individualakteuren weiter an Bedeutung gewinnen werden und das Verhältnis von unmittelbar staatlicher, korporatistischer und wettbewerblicher Steuerung neu justiert wird.

Welche Entwicklungstendenzen zeichnen sich zu Beginn dieses Jahrhunderts im Hinblick auf die solidarische Absicherung des Krankheitsrisikos und auf die Entwicklung des Regulierungssystems in der GKV ab?

---

49 Dies gilt ungeachtet der immer deutlicher zu Tage tretenden Rationierungstendenzen im Versorgungsalltag.

Privatisierung des Krankheitsrisikos
Es deutet vieles darauf hin, dass die Privatisierung des Krankheitsrisikos in den kommenden Jahren weiter voranschreiten wird, also auch der Versicherte beziehungsweise der Patient als Steuerungsinstanz in das System finanzieller Handlungsanreize stärker integriert wird. Diese Erwartung begründet sich vor allem aus den gesundheitspolitischen Rahmendaten: erstens wird jede Regierung am Primat der Beitragssatzstabilität festhalten, weil sie in steigenden Beiträgen einen gravierenden Nachteil in der Standortkonkurrenz sieht; zweitens werden die vorhandenen Wirtschaftlichkeitspotenziale – wie die bisherigen Erfahrungen mit der Reform von Versorgungsstrukturen zeigen – kurzfristig kaum in größerem Umfang zu erschließen sein, so dass von ihnen in absehbarer Zeit allenfalls eine geringe Entlastung auf der Ausgabenseite zu erwarten ist; drittens droht bei Fortsetzung der Budgetierung ein Dauerstreit mit der Ärzteschaft und – im Falle wahrgenommener Rationierungen – ein Zustimmungsverlust bei den Wählern; viertens dürfte die Einnahmenschwäche der Krankenkassen auf Grund der makroökonomischen Entwicklung bis auf weiteres fortbestehen; fünftens liegt die Privatisierung sozialer Risiken ohnehin im politischen Makrotrend.

Darüber hinaus erwächst Druck in Richtung auf eine Privatisierung der Behandlungskosten noch aus einem weiteren Zusammenhang: Das Gesundheitswesen wird als eine bedeutende Wachstumsbranche mit einem beträchtlichen Beschäftigungspotenzial angesehen und der Gesundheitspolitik mehr und mehr die Aufgabe zugewiesen, zur Schaffung von Arbeitsplätzen in diesem Sektor beizutragen (z. B. SVR 1996 und 1997; Hilbert 2000; Henke 2003). Dies gilt um so mehr, als in der Arbeitsmarktforschung der Mangel an – niedrig bezahlten – Arbeitsplätzen im Bereich der sozialen Dienstleistungen als eine besondere Schwäche des deutschen Arbeitsmarktes ausgemacht wird (z. B. Scharpf 1999). Angesichts der chronischen Krise am Arbeitsmarkt dürfte für die Akteure des politischen Systems die Verlockung groß sein, dem Gesundheitssektor durch eine Privatisierung von Krankenbehandlungskosten jene kaufkräftige Nachfrage zuzuführen, die ihm wegen der Anbindung der GKV-Beiträge an die Lohnkosten vorenthalten wird.

Das GMG brachte bereits einen starken Privatisierungsschub bei den Krankenversorgungskosten mit sich. Insbesondere CDU/CSU und FDP haben bei der Verabschiedung der Reform deutlich gemacht, dass sie diese Entwicklung weiter fortsetzen wollen.

Entwicklung des Regulierungssystems
Auch im Hinblick auf die Regulierungsstruktur deutet sich – wie erwähnt – ein weiterer Ausbau privat-wettbewerblicher Strukturen und eine Lockerung des kollektivvertraglichen Rahmens an. Im ambulanten Sektor dürfte die Dekorporatisierung von Akteursbeziehungen durch eine Beseitigung, zumindest eine weitere Lockerung des Vertragsmonopols der KVen weiter voranschreiten, ohne dass bisher die Konturen für ein alternatives Sicherstellungskonzept sichtbar geworden wären. In den Parteien und in der wissenschaftlichen Politikberatung – wie auch bei den Kassen selbst – haben offenkundig solche Positionen Oberhand, die den Wettbewerb zwischen den Finanzierungsträgern um den Wettbewerb auf der Leistungsanbieterseite ergänzen wollen (z. B. Glaeske et al. 2001). Die Gründe für diese Entwicklung liegen zum einen in der ideologischen Hegemonie solcher Politiküberzeugungen, die auf Wettbewerb, Deregulierung, Flexibilisierung und Eigenverantwortung setzen. Darauf basierende Handlungskonzepte werden auch auf die Gesundheitspolitik übertragen (zur Kritik: Reiners 2001) und setzen dort die staatlichen und korporatistischen Strukturen unter einen erheblichen Legitimationsdruck. Zum anderen treibt auch die Eigenlogik einmal implementierter Wettbewerbsmechanismen die gesundheitspolitische Steuerung in Richtung auf die Einbeziehung der Individualakteure in ein finanzielles Anreizsystem. Wenn es Wettbewerb in der GKV geben soll, dann bedarf es auch der Akteure, die ihn exekutieren, und entsprechender Handlungsspielräume, die sie dazu befähigen.

Welche Dynamik in den bisher implementierten Wettbewerbskomponenten angelegt ist, deutet sich heute bereits an. Da die DRGs auf eine Verkürzung der Verweildauer zielen, wächst gleichzeitig das Interesse von Krankenhäusern und Finanzierungsträgern, auf die dem Krankenhausaufenthalt vor- und nachgelagerte Versorgung Einfluss zu nehmen. Beide sind daher an geeigneten Vereinbarungen mit Anbietern ambulanter Leistungen interessiert, wobei Krankenhäuser auch damit liebäugeln können, derartige Leistungen selbst anzubieten. Sowohl aus Sicht der Krankenhäuser als auch der Finanzierungsträger haben derartige Verträge zur Voraussetzung, dass die Anbieter ambulanter Leistungen ihrerseits in der Lage sind, Budgetverantwortung zu übernehmen, also bestimmte Patientengruppen mit bestimmten Qualitätsanforderungen zu prospektiv vereinbarten Preisen zu versorgen (z. B. Tophoven 2000). Dies ist aber mit dem gegenwärtigen, auf der Einzelleistungsvergütung basierenden Honorarsystem in der ambulanten Versorgung nicht realisierbar, weil es für die Kontrahierungspartner ambulanter Anbieter – also Krankenkassen oder möglicherweise auch Krankenhäuser – unkalkulierbare Risiken birgt. Daraus erwächst die Tendenz, das Prinzip der diagnosebezogenen Fallpauschalen auf die ambulante Versorgung zu übertragen. Die Einführung einer morbiditätsorientierten Vergütung in der ambulanten Versorgung ab 2007 (s. Kap. 5.3) soll dieser Entwicklung Rechnung tragen. Dabei dürfte die Einführung von DRGs sich lediglich als Anfang einer vollständigen Umwälzung der Vergütung medizinischer Leistungen erweisen, an deren Ende voraussichtlich die Entwicklung sektorenübergreifender Vergütungssysteme steht.

Gleichzeitig wächst bei den Kassen das Interesse, selektive Verträge mit Leistungsanbietern abzuschließen. Damit verbinden sie die Erwartung, günstigere finanzielle Konditionen aushandeln und die Vorhaltung von Leistungen an den als wesentlich geringer eingeschätzten Bedarf anpassen zu können. Außerdem bieten ihnen selektive Verträge bessere Möglichkeiten, die Versorgungsverträge an den spezifischen Bedürfnissen ihrer Versicherten auszurichten bzw. auf ihre individuelle Wettbewerbsstrategie zuzuschneiden. Es ist deutlich, dass Krankenhausplanung – ob in unmittelbarer staatlicher Verantwortung oder durch mit entsprechenden Kompetenzen ausgestattete Verbände durchgeführt – und KV-Monopol aus dieser Perspektive vornehmlich als Hindernisse für eine Liberalisierung beziehungsweise Flexibilisierung der Vertragspolitik wahrgenommen werden. Dabei muss das Interesse an Selektivverträgen keinesfalls auf die Finanzierungsträger beschränkt bleiben. Gerade bei denjenigen Leistungserbringern im ambulanten und im stationären Sektor, die – ob über den Preis, die Qualität oder beides – Konkurrenzvorteile nachweisen können, wird ebenfalls die Neigung zu Einzelverträgen – wie sich zum Teil gegenwärtig schon abzeichnet – mit den Kassen wachsen. Bei den niedergelassenen Ärzten kristallisieren sich mit den Praxisnetzen bereits einige jener Verbünde heraus, die im Rahmen eines liberalisierten Vertragsrechts bevorzugte Partner von Kassen und Krankenhäusern sein können (z. B. Rüschmann/Roth/Krauss 2000: 258).

Die ökonomische Eigendynamik bezieht auch die Versorgung mit medizinischen Leistungen beziehungsweise die Vorhaltung entsprechender Einrichtungen ein. Der Übergang zu Pauschalentgelten läuft darauf hinaus, dass die ambulanten und stationären Angebotsstrukturen über den Preis reguliert werden, was einen Trend zum Rückzug von Versorgungseinrichtungen aus der Fläche begünstigt. Gleichzeitig setzt die freie Kassenwahl bei den Finanzierungsträgern – zumindest denjenigen, die ohnehin bereits über eine starke Wettbewerbsposition verfügen – ein Interesse frei, die Differenzierung von Versorgungsverträgen auch auf den Versicherungsumfang ihrer Mitglieder auszuweiten, weil sie damit stärker deren – mit dem jeweiligen Gesundheitszustand variierenden – individuellen Bedarf berücksichtigen können und sich davon eine Erhöhung von Marktanteilen versprechen. Dies kann wiederum für Kranke beziehungsweise sozial Schwache zur Folge haben, dass finanzielle Hürden für die Inanspruchnahme medizinischer Dienstleistungen errichtet werden. Das bisher geschaffene Anreizsystem könnte sich somit lediglich als erster Schritt auf dem Weg einer noch viel weitergehenden Ökonomisierung individueller Handlungsanreize erweisen. Die Implementierung von Wettbewerbsmechanismen muss nicht notwendigerweise mit der Beseitigung eines kollektivvertraglichen Rahmens gleichbedeutend sein. Vielmehr ist davon auszugehen, dass eine derartige Entwicklung korporatistisch flankiert, vielleicht sogar domestiziert wird. Allerdings wird ein solcher Rahmen aller Voraussicht nach ein weit höheres Maß an Differenzierung in der Vertragspolitik und im Versorgungsgeschehen zulassen, als dies gegenwärtig der Fall ist – aller Voraussicht nach, wie die genannten Beispiele zeigen, mit Wirkungen die unter Public Health-Gesichtspunkten kontraproduktiv sind.

Die Erwartung, dass eine öffentlich-rechtliche Verantwortung beziehungsweise korporatistische Regelungsmechanismen im Gesundheitswesen auch weiterhin Bestand haben werden, begründet sich aus den sichtbaren Problemen und Grenzen, die mit einer weitergehenden Rücknahme staatlicher oder öffentlich-rechtlicher Verantwortung verknüpft sind. Das Thema «Gesundheit» beinhaltet ein starkes Skandalisierungs- und Politisierungspotenzial, insbesondere dann, wenn Versorgungsmängel für die Bevölkerung beziehungsweise für Patienten oder ihre Angehörigen unmittelbar wahrnehmbar sind. Noch in jeder Kommune und in jedem Landkreis ist die Schließung eines Krankenhauses oder einer Krankenhausabteilung ein Politikum. Weil Mängel in der Versorgung dem Land als politischem Entscheidungsträger angelastet werden und mit erheblichen Legitimationsrisiken versehen sind, ist nicht absehbar, dass die Länder in dieser Frage bereit sind, ihren Sicherstellungsauftrag und die daraus erwachsenden Planungskompetenzen aufzugeben. Ihr politisches Interesse wirkt hier nach wie vor als entscheidender Blockadefaktor für eine Liberalisierung des Kontrahierungsrechts. Die verfassungsrechtlich festgeschriebene Zuständigkeit für die Krankenhausversorgung verleiht ihnen – anders als den KVen – auch die institutionelle Macht, sich einem Kompetenzverlust erfolgreich zu widersetzen. Dies dürfte ein wichtiger Grund dafür sein, dass der Kontrahierungszwang der Kassen wohl eher im ambulanten als im stationären Sektor gelockert werden wird. So blieben

die Rechte der Länder bei der Krankenhausplanung und damit ihre Letztverantwortung für die Steuerung der Angebotskapazitäten auch nach der GKV-Gesundheitsreform 2000 unberührt (Simon 2000c). Allerdings ist auch darauf hinzuweisen, dass unter den Bedingungen des DRG-Systems die Krankenhausplanung der Länder unter einen wachsenden Legitimations- und Anpassungsdruck geraten wird. Zudem ist der bei einem Abbau von Angebotskapazitäten drohende Zustimmungsverlust für Landesregierungen keineswegs eine unabhängige Variable. Ob und inwieweit ein politische Interesse der Länder am Erhalt staatlicher Krankenhausplanung zum Tragen kommt und diese auch auf eine flächendeckende Vorhaltung stationärer Versorgungskapazitäten gerichtet ist, hängt nicht zuletzt davon ab, ob die Versicherten ein entsprechendes Interesse artikulieren.

Als weiteres Hindernis bei der Rücknahme kollektivvertraglicher Regelungselemente wirkt das Fehlen einer wirklich tragfähigen Alternative. Gegenwärtig ist kein Konzept in Sicht, das plausibel machen könnte, wie eine Steuerung gesundheitlicher Dienstleistungen allein oder vorrangig über Preis und Wettbewerb ohne massive Verwerfungen im Versorgungsniveau und in der Versorgungslandschaft zu bewerkstelligen wäre. Politische Akteure, die sich nicht erheblichen Legitimationsrisiken aussetzen wollen, dürften daher kaum auf die Zuweisung einer öffentlich-rechtlichen Verantwortung für die Sicherstellung verzichten wollen. So ist bei politischen Entscheidungsträgern allen rhetorischen Beschwörungen zum Trotz ein gewisses Unbehagen erkennbar, den Sicherstellungsauftrag untereinander um günstige Beitragssätze konkurrierenden Krankenkassen zu übertragen. Sicherlich waren die KVen, vornehmlich an der Verfolgung ihrer Partialinteressen orientiert (z. B. Rosewitz/Webber 1990; Webber 1992), in der Vergangenheit der wohl bedeutendste Blockadefaktor bei der Implementation moderner Versorgungsstrukturen. Allerdings lässt sich gerade angesichts der Einführung der freien Kassenwahl, der damit verschärften Kassenkonkurrenz und dem wachsenden politischen Druck zur Ausgabenbegrenzung bei vielen Akteuren auch eine gewisse Skepsis feststellen, ob die Kassen unter diesen Bedingungen Gewähr für eine bedarfsgerechte und flächendeckende Versorgung bieten können.

Der Ausbau von Wettbewerbsmechanismen im Gesundheitswesen liegt im politischen Trend. Aber die politischen Entscheidungsträger werden ohne ein gehöriges Maß an flankierender Regulierung nicht auskommen, wenn sie verhindern wollen, dass der Wettbewerb zu massiven Verwerfungen in der medizinischen Versorgung führt. Ausschläge in die eine Richtung werden, wie die Entwicklung des Risikostrukturausgleichs gezeigt hat, aller Voraussicht nach Gegenbewegungen in die andere Richtung hervorrufen. Ein erheblicher Teil gesundheitspolitischer Energien dürfte sich künftig darauf richten, das widersprüchliche Verhältnis von wettbewerblichen Steuerungslogiken und öffentlich-rechtlicher Verantwortung für eine am Bedarf orientierte Versorgung auszutarieren.

Gesundheitspolitik in der Schweiz

Das Gesundheitssystem der Schweiz teilt mit denen anderer hoch entwickelter Staaten zahlreiche Stärken und Schwächen, und dementsprechend hat auch Gesundheitspolitik mit ähnlichen Problemen zu tun. Daher soll es im Folgenden nicht darum gehen, die Merkmale des schweizerischen Gesundheitssystems im Detail nachzuzeichnen, sondern die Besonderheiten der institutionellen Strukturen und der Anreizsysteme herauszuarbeiten. Dabei sollen jene Aspekte im Mittelpunkt stehen, die für die deutsche Reformdebatte von besonderem Interesse sind.

6.1 Gesundheitliches und gesundheitspolitisches Problempanorama

Die Schweiz hat es mit ähnlichen Gesundheitsproblemen zu tun, wie sie oben bereits am Beispiel Deutschlands erläutert wurden (z. B. Weiss 1993). Daher sei auf deren Haupttendenzen an dieser Stelle nur in aller Kürze eingegangen:
- In der Schweiz vollzieht sich ein Wandel des Krankheitspanoramas, der durch seine Zunahme chronisch-degenerativer Erkrankungen gekennzeichnet ist.
- Der demographische Wandel, hervorgerufen vor allem durch niedrigere Geburtenraten und einen Anstieg der durchschnittlichen Lebenserwartung, wird in den kommenden Jahrzehnten zu einem deutlichen Anstieg der Zahl alter Menschen führen, der wiederum die Bedeutung chronisch-degenerativer Erkrankungen weiter erhöhen wird.
- Es existiert eine beharrliche soziale Ungleichheit von Gesundheitschancen. Angehörige unterer sozialer Schichten haben ein deutlich höheres Krankheitsrisiko und eine geringere Lebenserwartung als die oberer Schichten (Minder 1993; Bisig 2001; Bisig/Bopp/Minder 2001).

Der medizinischen Versorgung in der Schweiz wird im Allgemeinen ein hohes Niveau zugesprochen (z. B. European Observatory 2000: 5). Diese Sicht wird durch quantitative Versorgungsindikatoren gestützt, bei denen die Schweiz im internationalen Vergleich Spitzenplätze belegt. So ist zum Beispiel die Arztdichte mit 35 berufstätigen Ärzten je 10 000 Einwohner sehr hoch und liegt in etwa gleichauf mit der Deutschlands (OECD 2004). Auch bei der Bettendichte nimmt die Schweiz einen Spitzenplatz ein (ebd.). Allerdings ist auch zu betonen, dass das schweizerische Gesundheitssystem eine Reihe von Schwachstellen aufweist:
- Die gesundheitliche Versorgung wird stark vom akutmedizinisch-somatischen Paradigma beherrscht. Prävention und Gesundheitsförderung spielen nicht die Rolle, die ihnen in einem modernen Gesundheitssystem zukommt.
- Die soziale Ungleichheit vor Krankheit und Tod ist nach wie vor ausgeprägt.
- Die Qualitätssicherung steckt vielerorts erst in den Anfängen und ist insgesamt unzureichend. In vielen Bereichen mangelt es an Daten über die Versorgungsqualität und sind diesbezügliche Aussagen daher nur für Teilaspekte des Leistungsgeschehens möglich.

- In einzelnen – vor allem ländlichen – Regionen tritt eine partielle Unterversorgung mit bestimmten Einrichtungsarten (z. B. in der pädiatrischen Versorgung) auf.

Darüber hinaus ist ebenso wie in Deutschland der kontinuierliche Anstieg der Gesundheitsausgaben Gegenstand öffentlicher Kritik. Dieser war auch der wichtigste Grund für die tief greifenden Reformen, denen das schweizerische Gesundheitssystem seit Mitte der 1990er-Jahre unterzogen wurde.

6.2 Akteure und Regelungskompetenzen

Das Gesundheitswesen der Schweiz ist ein hochkomplexes System, das Elemente unterschiedlicher Typen miteinander verbindet: Es stützt sich vor allem auf eine Sozialversicherung, weist aber auch starke Elemente staatlicher und privater Steuerung auf (Bernardi-Schenkluhn 1992; Gutzwiller/Jeanneret 1996; Hitz/Ulrich 2003). Wie in Deutschland auch spielen neben den unmittelbar staatlichen Akteuren die Verbände der Leistungserbringer und Finanzierungsträger bei der Steuerung des Gesundheitswesens eine wichtige Rolle.

Staatliche Kompetenzen und Kompetenzverteilung zwischen Bund, Kantonen und Gemeinden

Die Schweiz ist ein föderalistisch aufgebauter Staat, für den die Aufteilung legislativer und exekutiver Zuständigkeiten zwischen dem Bund und den 26 Kantonen charakteristisch ist (Linder 1999). Eine solche Aufgabenteilung findet sich auch in der Gesundheitspolitik (Obinger 1998). Darüber hinaus verfügen auch die Gemeinden über eigene Zuständigkeiten. Der Aufgabenzuschnitt für Bund, Kantone und Gemeinden folgt keinem klaren Prinzip, sondern hat sich in einem langen Prozess in vielfältigen ad-hoc-Kompromissen allmählich herausgebildet. Die Kompetenzverteilung ist insgesamt recht unübersichtlich, in manchen Fällen nicht plausibel oder funktional und daher auch Gegenstand mancher Kritik.

Die wichtigste Kompetenz des Bundes besteht in der Rahmengesetzgebung auf dem Gebiet der Krankenversicherung, die dem in der Verfassung vorgeschriebenen Ablauf folgt. Das bedeutendste gesundheitspolitische Regelwerk ist das Krankenversicherungsgesetz (KVG), das in zahlreichen Bestimmungen durch die vom Bundesrat zu erlassende Verordnung über die Krankenversicherung (KVV) konkretisiert wird. Daneben sind eine Reihe von Gesetzen, die Einzelaspekte von Krankheitsprävention und Krankenversorgung regeln (z. B. das Bundesgesetz über die Unfallversicherung oder das Heilmittelgesetz), von Bedeutung. Des Weiteren sind auf Bundesebene eine Reihe exekutiver Kompetenzen angesiedelt, die vor allem vom Bundesrat beziehungsweise vom Eidgenössischen Departement des Innern (EDI) und vom Bundesamt für Gesundheit (BAG) wahrgenommen werden.

- Der Bundesrat beziehungsweise das EDI und das BAG führen die Aufsicht über die Krankenversicherung und beaufsichtigen die Kantone bei der Implementierung der eidgenössischen Gesetze, insbesondere des für die Krankenversorgung grundlegenden Krankenversicherungsgesetzes (KVG).
- Der Bundesrat definiert den Leistungskatalog der Krankenversicherung. Er wird dabei von der Eidgenössischen Kommission für allgemeine Leistungen der Krankenversicherung beraten, ein Gremium, das sich aus Experten aus Wissenschaft und Verbänden zusammensetzt.
- Der Bundesrat ist für die Genehmigung der von den Krankenversicherern und Leistungserbringern ausgehandelten gesamtschweizerischen Tarife zuständig.
- Der Bundesrat beziehungsweise das EDI ist zuständig für zahlreiche Regelungsfelder, die einen unmittelbaren Bezug zur öffentlichen Gesundheit und zur Krankheitsprävention haben.
- Der Bundesrat konkretisiert die Bestimmungen zur Finanzierung der Krankenversicherung, das heißt er legt unter anderem die Höhe des obligatorischen Selbstbehalts sowie die Höhe der wählbaren Franchisestufen einschließlich der Höchstrabatte fest. Außerdem definiert er

die Subventionsziele bei der Prämienverbilligung sowie die Bedingungen für die Beteiligung der Kantone an den Prämienverbilligungen (s. Kap. 6.4).
- Der Bundesrat ist Beschwerdeinstanz bei kantonalen Entscheidungen über die dort ausgehandelten Tarife und über die Spitalplanung.
- Der Bundesrat erlässt die Preisordnung für die Arzneimittel.
- Der Bundesrat regelt die Ausbildung und Zulassung der akademischen Gesundheitsberufe (Ärzte, Zahnärzte, Apotheker).
- Das BAG ist für die Zulassung der Krankenkassen sowie für die Genehmigung der Krankenversicherungsprämien und der gewährten Prämienrabatte zuständig.
- Das BAG definiert die zu Lasten der sozialen Krankenversicherung verordnungsfähigen Arzneimittel und setzt die Preise für die betreffenden Medikamente fest.
- Das Schweizerische Heilmittelinstitut («Swissmedic») entscheidet als Bundesinstitut über die Zulassung von neuen Medikamenten.

Die *Kantone* sind für die gesundheitliche Versorgung der Bevölkerung verantwortlich und in dieser Eigenschaft die gesundheitspolitischen Hauptakteure. Sie sind zwar an die Rahmenvorgaben des KVG gebunden, das ihnen auf wichtigen Gebieten aber recht große Gestaltungsspielräume einräumt. Nicht ganz zu Unrecht wird gelegentlich davon gesprochen, dass es in der Schweiz 26 unterschiedliche Gesundheitssysteme gebe (z. B. Hoffmeyer 1993: 17). Folgende Aufgaben der Kantone sollen hier hervorgehoben werden:
- Sie sind mit der Umsetzung des KVG betraut. Die jeweiligen Durchführungsbestimmungen sind in einem kantonalen Gesundheitsgesetz oder in einem Einführungsgesetz zur Krankenversicherung geregelt.
- Sie sind verantwortlich für die Spitalplanung, betreiben selbst Spitäler und haben sich an der Finanzierung von Spitälern zu beteiligen.
- Sie genehmigen die für den jeweiligen Kanton abgeschlossenen Tarifverträge zwischen Leistungserbringern und Versicherern.
- Sie sind verantwortlich für die Regelung der Patientenrechte.
- Sie haben überdies eigene Kompetenzen auf dem Gebiet der öffentlichen Gesundheit und der Prävention, insbesondere beim Vollzug eidgenössischer Gesetze.
- Sie regeln die Ausbildung und Zulassung der nicht-akademischen Gesundheitsberufe.

Einige jener Aufgaben, die in die Zuständigkeit der Kantone fallen, bei denen ein einheitliches Vorgehen aber wünschenswert ist, haben die Kantone an interkantonale Organisationen delegiert. Dies betrifft insbesondere die Regelungen zur Ausbildung und Anerkennung von Abschlüssen bei den nicht-akademischen Gesundheitsberufen.

Darüber hinaus spielt die kantonale Ebene bei den Vereinbarungen über die Vergütung ambulanter und stationärer Leistungen eine wichtige Rolle. Denn hier werden die Verträge zwischen Finanzierungsträgern und Leistungsanbietern geschlossen, und im Falle einer Nicht-Einigung entscheiden die kantonalen Schiedsinstanzen. Außerdem sind die Kantone als wichtige Spitalträger selbst Verhandlungs- und Vertragspartei. Insgesamt finanzieren die Kantone mehr als 55 Prozent der staatlichen Gesundheitsausgaben.

Die interkantonale Zusammenarbeit sowie die Zusammenarbeit zwischen Kantonen und Bund soll durch die Schweizerische Sanitätsdirektorenkonferenz (SDK) gefördert werden. Sie ist das politische Koordinationsorgan der zuständigen Mitglieder der 26 Kantonsregierungen. Außerdem dient die SDK der Kooperation und Abstimmung mit wichtigen Verbänden und Organisationen des Gesundheitswesens.

In unterschiedlichem Ausmaß haben einzelne Kantone auch Zuständigkeiten an die *Gemeinden* delegiert. Dazu zählen zum Beispiel die Verantwortung für die stationäre Versorgung sowie Aufgaben in Krankheitsprävention und Gesundheitsaufklärung, die schulärztliche Betreuung etc. Die Gemeinden können selbst auch Verordnungen zur Sicherung der öffentlichen Gesundheit erlassen, die sich auf eidgenössische oder kantonale Gesetze stützen (van der Linde/Paccaud/Aeschbacher 1996: 267).

Obwohl das schweizerische Gesundheitssystem auch zu Beginn des 21. Jahrhunderts einen ausgeprägt föderalen Charakter trägt, haben sich in der jüngeren Vergangenheit gewisse Zentralisierungstendenzen bemerkbar gemacht (European Observatory 2000: 24; Vatter 2003). Sie werden vor allem deutlich in der Festschreibung einer bundesweiten Versicherungspflicht und eines für alle Kassen und Regionen gleichen Grundleistungskatalogs, in der Erweiterung der Aufsichtsrechte des BSV, insbesondere bei der Genehmigung der Krankenversicherungsprämien, und in der Schaffung eines Bundesinstituts für die Arzneimittelzulassung («Swissmedic»).

Leistungsanbieter, Finanzierungsträger und ihre Verbände
Die Leistungsanbieter und die Krankenversicherer sind kantonal und bundesweit zu Verbänden zusammengeschlossen. Bei ihnen handelt es sich um private Interessenverbände, die Tarif- und Vertragsverhandlungen über die medizinisch-pflegerische Versorgung führen können und insofern maßgeblich an der Steuerung des Gesundheitswesens beteiligt sind.

Die *Krankenversicherer* sind auf Bundesebene zum Einheitsverband Santésuisse zusammengeschlossen. Er vertritt die Kasseninteressen auf Bundes- und Kantonsebene und tritt darüber hinaus – vor allem in den Kantonen – als Verhandlungs- und Vertragspartner der Leistungserbringer auf.

Auf Seiten der *Ärzteschaft* ist vor allem die ärztliche Dachorganisation FMH[50] von Bedeutung. Sie vertritt sowohl die in freier Praxis als auch die im Krankenhaus tätigen Ärzte gegenüber der Öffentlichkeit und der Politik (FMH 2002a). Daneben gibt es 24 kantonale Ärztegesellschaften. Außerdem ist die FMH an der konkretisierenden Rechtsetzung beteiligt und führt für die Ärzte Vertragsverhandlungen mit den Krankenversicherern. Auf dem Gebiet der Versorgungspolitik ist die Qualitätssicherung die wohl bedeutendste Aufgabe der FMH.

Der wichtigste Verband der *stationären Einrichtungen* ist «H+ Die Spitäler der Schweiz», in dem etwa 400 Krankenhäuser und Pflegeheime zusammengeschlossen sind. Auch er betreibt für seine Mitglieder Lobby-Arbeit in der Öffentlichkeit und gegenüber der Politik und schließt Verträge mit den Krankenversicherern.

Das KVG sieht für die Krankenversicherer einen Kontrahierungszwang vor, das heißt die Pflicht, mit allen zugelassenen Leistungsanbietern Versorgungs- und Vergütungsverträge abzuschließen. Gleichzeitig hob es für diese Verträge den Verbandszwang zwischen Leistungsanbietern und Krankenversicherern auf. Als Vertragsparteien können auf beiden Seiten sowohl die Verbände als auch einzelne oder mehrere Mitglieder der Verbände auftreten (Art. 46 Abs. 1 KVG). Wenn ein Verband Vertragspartei ist, so ist der Vertrag für die Mitglieder nur verbindlich, wenn sie ihm beitreten. Es können aber auch Nichtmitglieder einem Vertrag beitreten (Art. 46 Abs. 2 KVG). In diesen Bestimmungen kommt das Leitbild des Wettbewerbs in der Krankenversicherung zum Ausdruck. Dem lag die Vorstellung zu Grunde, dass diese vertragspolitischen Handlungsspielräume für die Individualakteure notwendig seien, wenn diese in die Lage versetzt werden sollten, eine preisgünstige und qualitativ hochwertige Versorgung zu gewährleisten.

6.3 Prävention und Gesundheitsförderung

Beeinflusst vom WHO-Konzept der Gesundheitsförderung, erfuhr der Public-Health-Gedanke in der Schweiz seit der zweiten Hälfte der 1980er-Jahre eine deutliche Aufwertung, und mit ihm wuchs auch die Aufmerksamkeit für Prävention und Gesundheitsförderung. Dieser Wandel schlägt sich in dem 1996 in Kraft getretenen Krankenversicherungsgesetz (KVG) nieder, das eine Reihe von einschlägigen Bestimmungen enthält. So zählt es nunmehr grundsätzlich zu den Aufgaben

---
50 Die offizielle Bezeichnung der FMH ist seit 1998 «Verbindung der Schweizer Ärztinnen und Ärzte». Die Abkürzung FMH geht auf den ursprünglichen Namen der Organisation zurück (Foederatio Medicorum Helveticorum) und wurde auch nach der Umbenennung beibehalten.

der Krankenversicherer, die Verhütung von Krankheit zu fördern (Art. 19 Abs. 1 KVG), wobei das KVG einen wissenschaftlichen Wirksamkeitsnachweis für alle Leistungen fordert, die zu Lasten der sozialen Krankenversicherung erbracht werden (Art. 32 KVG), also auch für Präventionsmaßnahmen.[51] Wenn eine Leistung eher auf ein subjektives Bedürfnis ausgerichtet ist, kann sie nur im Rahmen einer freiwilligen Zusatzversicherung finanziert werden (Waiß 2002).

Des Weiteren sieht das KVG vor, dass die Krankenversicherer und die Kantone gemeinsam eine Institution betreiben, die Maßnahmen zur Krankheitsprävention und Gesundheitsförderung anregen, koordinieren und evaluieren soll (Art. 19 Abs. 2 KVG). Diese Aufgabe wurde 1996 der bereits 1989 gegründeten «Schweizerischen Stiftung für Gesundheitsförderung – Stiftung 19» übertragen, in der zahlreiche Akteure kooperieren. Der Stiftungsrat, das Leitungsorgan dieser Institution (Art. 19 Abs. 3), setzt sich aus Vertretern der Versicherungen, der öffentlichen Hand und von Fachorganisationen zusammen (unter anderem der Ärzteschaft und der Apotheker, Wissenschaftler, Verbraucherverbände, der Schweizerischen Unfallversicherung, der Vereinigung privater Kranken- und Unfallversicherer). Der Bundesrat übt die Aufsicht über die Tätigkeit der Institution aus (Art. 20 Abs. 3 KVG).

Die Ausgaben der Stiftung finanzieren sich über die Krankenversicherungsprämien, die von den Krankenkassen an die Stiftung weitergeleitet werden. Die vom Bundesrat festgelegte Beitragshöhe beläuft sich seit 1998 auf 2,40 Schweizer Franken (SFr) pro Jahr und Versicherten. Im Jahr 2004 hatte die Stiftung damit etwa 17,5 Millionen SFr zur Verfügung (Gesundheitsförderung Schweiz 2005).

---

[51] Der Bundesrat legte vor dem Inkrafttreten des KVG per Verordnung fest, dass alle nach dem alten Recht vergütungsfähigen Leistungen weiterhin zu Lasten der Krankenversicherer erbracht werden können. Andernfalls wäre ein erheblicher Teil der Leistungen aus dem Katalog der Krankenversicherer herausgefallen, weil sie niemals auf Wirksamkeit hin untersucht worden waren (Abelin 2002).

Ziel der Stiftung ist es, die Bürger dazu zu befähigen, das eigene Leben in einem gesundheitsförderlichen Sinne zu gestalten. Das Handlungskonzept geht also über die bloße Krankheitsprävention hinaus und zielt sowohl auf die Stärkung individueller Ressourcen als auch auf die gesundheitsgerechte Gestaltung gesellschaftlicher Kontextbedingungen. Instrumente sind die Förderung von Eigenkompetenzen der Bevölkerung, die Entwicklung von Konzepten für eine nationale Gesundheitsförderungspolitik, die finanzielle Unterstützung von Projekten sowie die Förderung des Informations- und Erfahrungsaustauschs und der Aus- und Weiterbildung. Die Stiftung orientiert ihr Handeln an drei Schwerpunktprogrammen (Schweizerische Stiftung 1997; Gesundheitsförderung Schweiz 2002), nämlich

1. «Bewegung, Ernährung und Entspannung», mit dem auf den betreffenden Gebieten gesundheitsförderliche Aktivitäten und hier vor allem die Bildung von Netzwerken unterstützt werden
2. «Gesundheit und Arbeit», das in erster Linie auf dem Setting-Ansatz (s. Kap. 3.1) basierende Pilotprojekte fördert
3. «Jugendliche und junge Erwachsene», das darauf zielt, das Selbstwertgefühl und das Selbstbewusstsein der Zielgruppen in einer kritischen Lebensphase durch ressourcenorientierte und partizipative Projekte zu stärken.

Zu diesen Schwerpunktthemen werden bundesweit zahlreiche Projekte – im Jahr 2004 waren es insgesamt 69 (Gesundheitsförderung Schweiz 2005: 13) – durchgeführt beziehungsweise unterstützt.

Recht bald nach ihrer Gründung geriet die Tätigkeit der «Schweizerischen Stiftung» ins Kreuzfeuer der öffentlichen Kritik. Anlass waren Ausgaben für inhaltlich umstrittene Werbekampagnen, die Zweifel am effizienten Einsatz der Mittel und Zweifel am Nutzen der Einrichtung überhaupt schürten; in diesem Zusammenhang wurde der Stiftung eine unklare Zielsetzung und Handlungsstrategie vorgeworfen (Waiß 2002). Im Ergebnis dieser massiven Kritik erfolgte eine Reorganisation der Stiftung zum Jahresbeginn 2002, die mit ihrer Umbenennung in «Gesundheitsförderung Schweiz» einher ging. Um die Vorstellungen anderer beteiligter Akteure und Institutionen über eine nationale Gesundheitsförderungspolitik kennen zu lernen, führte die Stiftung im Jahr 2001 unter ihnen eine Umfrage durch, deren Ergebnisse sie bei der Formulierung ihrer Handlungsstrategie berücksichtigen will.

Insgesamt hat die Stiftung bisher nur geringe Erfolge zu verzeichnen. Das Konzept der Gesundheitsförderung ist in der Öffentlichkeit so gut wie nicht bekannt und spielt auch bei den gesundheitspolitischen Akteuren eine nur marginale Rolle. Als Indikator dafür mag gelten, dass die Ausgaben für Prävention im Jahr 2003 mit 1,07 Milliarden SFr lediglich 2,1 Prozent der Gesundheitsausgaben ausmachen, die Ausgaben für Gesundheitsförderung sogar nur 16,7 Millionen SFr (0,03 % der Gesundheitsausgaben) (BFS 2005: 6; eigene Berechnungen).

Von einer effektiven, an den Kriterien der WHO-Ottawa-Charta orientierten Gesundheitsförderung ist die Schweiz zu Beginn des 21. Jahrhunderts noch weit entfernt. Dass eine derart magere Bilanz gezogen werden muss, verweist zum einen auf die hartnäckige Dominanz kurativ-medizinischen Denkens und Handelns im schweizerischen Gesundheitswesen wie in der Gesellschaft insgesamt, zum anderen aber auch auf eigene Versäumnisse der Stiftung. Insbesondere ist es ihr nicht gelungen, der Gesundheitsförderung ein klares Profil zu geben.

Ob diese Versäumnisse auf grundsätzlich schwer vermeidbare Anlaufschwierigkeiten oder auf die spezifischen, mit der Organisationsform einer Stiftung verknüpften Steuerungsprobleme zurückzuführen sind, lässt sich nur schwer sagen. Die Organisationsform einer von unterschiedlichen Akteuren getragenen nationalen Stiftung dürfte gegenüber einer von Einzelakteuren betriebenen Gesundheitsförderung gewisse Vorteile haben, aber auch einige Probleme mit sich bringen. Ein Vorteil besteht sicherlich darin, dass eine Stiftung einen gewissen Schutz davor bietet, dass Handlungsstrategien zu stark an – mit dem Konzept der Gesundheitsförderungspolitik kaum kompatiblen – Partialinteressen ausgerichtet werden, wie dies zum Teil bei den deutschen Krankenkassen deutlich geworden ist. Außerdem erfordert beziehungsweise begünstigt sie die für den Erfolg von Gesundheitsförderung notwendige Koordination von Handlungsstrategien. Hier liegt allerdings auch ein Problem, das zugleich einige der Startschwierigkeiten der schweizerischen Stiftung erklären mag: dass nämlich die Vielzahl der involvierten Interessen entweder leicht zu Entscheidungsblockaden führt oder eine Einigung auf dem kleinsten gemeinsamen Nenner begünstigt, mit der wiederum ein Profilverlust von Gesundheitsförderung einher geht.

Neben der Stiftung – und im Übrigen weit gewichtiger als diese – ist auf dem Gebiet der Präventionspolitik das bereits erwähnte BAG von Bedeutung. Es ist als staatliche Einrichtung auf Bundesebene dem EDI zugeordnet. Nach eigener Aussage arbeitet das BAG ebenfalls auf der Grundlage eines ganzheitlichen Gesundheitsansatzes (BAG 2002), wobei seine Kernaufgaben allerdings auf den klassischen Feldern der Präventionspolitik liegen. Zu seinen wichtigsten Tätigkeitsgebieten zählen die Überwachung von Chemikalien, der Strahlenschutz, der Schutz vor Giften, die Sicherheit von technischen Einrichtungen und Geräten, der Umgang mit Betäubungsmitteln und Sera, die Lebensmittelkontrolle sowie die Überwachung und Prävention von Infektionskrankheiten. In Wahrnehmung seiner Verantwortung für die Prävention von Infektionskrankheiten griff das BAG Mitte der 1980er-Jahre Initiativen aus dem Bereich der hauptsächlich betroffenen Gruppen auf und gestaltete auf dieser partizipativen Grundlage eine der weltweit erfolgreichsten Programme zur Primärprävention der HIV-Infektion (K.W. Kocher 1993; Rosenbrock et al. 2002).

6.4 Strukturmerkmale des Krankenversorgungssystems

Das Gesundheitssystem der Schweiz wurde mit dem 1994 verabschiedeten und am 1.1.1996 in Kraft getretenen Krankenversicherungsgesetz (KVG) auf eine neue Grundlage gestellt (European Observatory 2000; Baur/Heimer/Wieseler 2001:

97 ff.). Es löste das seit 1914 geltende Kranken- und Unfallversicherungsgesetz (KUVG) ab. Das KVG ist das Ergebnis langjähriger Diskussionen und Auseinandersetzungen um eine Reform des schweizerischen Gesundheitssystems. Die selbst erklärten Ziele der Reform sind:
- die Stärkung der Solidarität bei der gesundheitlichen Versorgung
- die Kostendämpfung in der sozialen Krankenversicherung und
- die Gewährleistung einer hohen Versorgungsqualität.

Die wichtigsten Instrumente, mit deren Hilfe diese Ziele erreicht werden sollen, sind der Wettbewerb zwischen den Krankenversicherern, die Einführung einer für Erwachsene über 25 Jahre einheitlichen Versicherungsprämie (Kopfprämie) sowie die gesetzliche Festschreibung eines obligatorischen Selbstbehalts.

6.4.1 Versicherung und Finanzierung

Das KVG trennt die Krankenversicherung in eine obligatorische Grundversicherung (obligatorische Krankenpflegeversicherung – OKP) und eine freiwillige Zusatzversicherung. Alle in der Schweiz wohnenden Personen – im Jahr 2004 etwa 7,4 Millionen – sind Pflichtmitglieder in der OKP. Sie garantiert den Schutz bei Krankheit, Unfall (sofern der Unfallversicherungsschutz nicht auf anderem Wege, etwa über den Arbeitgeber, gewährleistet ist) und im Falle der Mutterschaft (Art. 1 Abs. 2 KVG). Alle OKP-Leistungen («Grundleistungen») müssen «wirksam, zweckmässig und wirtschaftlich sein», wobei die Wirksamkeit «nach wissenschaftlichen Methoden nachgewiesen sein» muss (Art. 32 Abs. 1 KVG). Der Grundleistungskatalog, der durch die Eidgenössische Kommission für Leistungen der Krankenversicherung festgelegt wird, ist für alle Versicherten einheitlich. Er umfasst folgende Leistungen (Art. 25–31 KVG):
- ambulante und stationäre medizinische Versorgung
- medizinische Präventionsmaßnahmen (Impfungen, Früherkennung)
- ambulante und stationäre Pflegeleistungen
- Versorgung mit Medikamenten
- ärztlich veranlasste Leistungen anderer Heilberufe (Masseure, Physiotherapeuten etc.)
- Leistungen bei Schwangerschaft.

Allerdings sind zahnärztliche Leistungen, abgesehen von wenigen eng umgrenzten Fällen, nicht durch die Grundversicherung abgedeckt, ebenso wenig die Zahlung von Krankengeld. Weitere Leistungsbeschränkungen sind von marginaler Bedeutung, etwa wenn die Grundversicherung bei der stationären Versorgung nur die Versorgung in einem Krankenhaus («Spital») des Wohnkantons beinhaltet und der Patient in diesem Fall keine freie Arztwahl hat.

Mit dem KVG wurde der Anspruch auf eine medizinische Grundversorgung auf die gesamte Bevölkerung ausgedehnt. Gleichzeitig wurde der Leistungskatalog der Krankenversicherung vereinheitlicht und teilweise erweitert. Insbesondere im Bereich der häuslichen und stationären Pflege hatte es zuvor erhebliche Lücken gegeben; außerdem war vor dem Inkrafttreten des KVG die Erstattungspflicht der Krankenversicherer bei Spitalaufenthalten zeitlich begrenzt gewesen (Bernardi-Schenkluhn 1992: 213 ff.). Insbesondere die explizite Aufnahme von Pflegeleistungen und die Einführung einer unbeschränkten Leistungspflicht in der stationären Versorgung stellten eine deutliche Verbesserung im Vergleich gegenüber den zuvor geltenden Leistungsansprüchen dar. Bemerkenswert ist, dass die Schweiz mit dem KVG entgegen dem internationalen Trend das Leistungsspektrum der Krankenversicherung in den 1990er-Jahren ausdehnte.

Insgesamt gewährleistet die obligatorische Grundversicherung in der Schweiz also eine umfassende Versorgung mit allen medizinisch notwendigen Leistungen – abgesehen von der zahnärztlichen Versorgung. Der Begriff der «Grundversicherung» ist insofern nicht mit dem Bedeutungsgehalt der in Deutschland verwendeten Begriffe «Grundleistungen» oder «Grundversorgung» gleichzusetzen, mit denen üblicherweise ein deutlich eingeschränkter und durch Wahlleistungen aufzustockender Leistungsanspruch beschrieben wird.

Tabelle 64: Verteilung der Versicherten auf die zehn größten Krankenversicherer am 30.7.2004.

Krankenversicherer	Versicherte
CSS	972 000
Helsana	957 000
Condordia	547 000
SWICA	522 000
Visana	455 000
Intras caisse-maladie	400 000
Sanitas	386 000
Krankenkasse KPT/CTP	328 000
Assura	293 000
Wincare	286 000

Quelle: BAG 2005a: 164f.

Die OKP wird durch Krankenkassen, die Personen privaten oder öffentlichen Rechts sein können, und durch private Krankenversicherungen betrieben (Art. 11 KVG). Ähnlich wie in Deutschland unterstehen die Krankenversicherer der staatlichen Aufsicht, die in der Schweiz vor allem der Bund wahrnimmt. Ihm obliegt die Zulassung von Versicherungseinrichtungen für die Durchführung der sozialen Krankenversicherung (Art. 13 Abs. 1 KVG). Außerdem muss er die Prämien genehmigen und die Einhaltung der vorgeschriebenen Sicherungsmaßnahmen, insbesondere die Vorhaltung finanzieller Reserven und Rückstellungen für unerledigte Versicherungsfälle, überwachen. Am 1.8.2005 gab es insgesamt 95 staatlich anerkannte Krankenversicherer (BAG 2005b). Ihre Zahl ist in den letzten Jahren durch Fusionen stark zurückgegangen: 1993 waren es noch 183 Versicherer, 1996 immerhin noch 145 gewesen (BSV 2001a: 13). Mehr als die Hälfte der Schweizer Bevölkerung ist bei den vier größten und mehr als drei Viertel bei den zehn größten Krankenversicherern versichert (**Tab. 64**).

Die schweizerische Krankenversicherung wird ausschließlich durch die Beiträge (Prämien) der Versicherten finanziert; es gibt also keine Arbeitgeberbeteiligung an den Krankenversicherungsbeiträgen. Bei den Prämien handelt es sich um Kopfprämien, die für alle erwachsenen Versicherten innerhalb einer Kasse und eines Kantons gleich sind. Lediglich Kindern und jungen Erwachsenen bis 25 Jahre werden reduzierte Prämien eingeräumt. Sieht man einmal von dieser Ausnahme ab, so sind die Kopfprämien unabhängig von Alter, Geschlecht und individuellem Krankheitsrisiko, aber auch unabhängig von der finanziellen Leistungsfähigkeit der Versicherten. Es findet mit dieser Form der Finanzierung also eine Umverteilung zwischen Gesunden und Kranken, zwischen Jungen und Alten sowie zwischen Männern und Frauen statt, nicht aber zwischen finanziell Bessergestellten und sozial Schwachen.[52]

Allerdings erhalten einkommensschwache Personen eine Prämienverbilligung, die gemeinsam vom Bund und vom jeweiligen Kanton getragen wird (Art. 65–66 KVG). Grundsätzlich soll sich die Bemessung der Zuschüsse an dem Ziel orientieren, dass kein Haushalt mehr als acht Prozent des Einkommens für die Krankenversicherung aufwenden muss. Der Bund verteilt die für die Prämienverbilligung vorgesehenen Gelder nach der Bevölkerungszahl, der Finanzkraft und der Prämienhöhe auf die Kantone. Die Kantone müssen einen Komplementärbetrag in Höhe von fünfzig Prozent der Bundesbeitrags aufbringen, um alle Bundesmittel auszulösen (Art. 66 Abs. 5 KVG). Unterschreiten sie ihren Komplementärbetrag – dies ist unter bestimmten Bedingungen um bis zu fünfzig Prozent möglich –, so wird der Bundeszuschuss im selben Verhältnis gekürzt. Insgesamt haben die Kantone recht große Freiheiten bei der Umsetzung dieser Bestimmungen. Jeder Kanton hat mittlerweile ein eigenes System der Prämienverbilligung entwickelt, und dabei machen zahlreiche von ihnen von ihren Kürzungsmöglichkeiten auch Gebrauch (Näheres s. Kap. 6.9.1).

Im Krankheitsfall müssen die erwachsenen Versicherten die Kosten bis zu einer Höhe von

---

[52] Allerdings erfolgt auch bei einer einheitlichen Kopfprämie insofern eine soziale Umverteilung, als untere Einkommensgruppen ein durchschnittlich höheres Krankheitsrisiko aufweisen und daher auch überdurchschnittlich hohe Behandlungskosten verursachen.

Tabelle 65: Das System der wählbaren Franchisen für Erwachsene 2005.

	Franchisestufe (SFr)					
	300	500	1000	1500	2000	2500
Franchise (SFr)	300	500	1000	1500	2000	2500
Differenz zur ordentlichen Franchise (SFr)	0	200	700	1200	1700	2200
Rabatt-Höchstsatz (SFr) (80 Prozent von Zeile 2)[1]	–	160	560	960	1360	1760
Selbstbehalt (%)	10	10	10	10	10	10
Maximaler jährlicher Selbstbehalt (SFr)	700	700	700	700	700	700
Maximale jährliche Kostenbeteiligung (SFr)	1000	1200	1700	2200	2700	3200

1 Dabei muss die Prämie der Versicherung mit wählbaren Franchisen mindestens 50 Prozent der Prämie der ordentlichen Versicherung mit Unfalldeckung für die Altersgruppe und Prämienregion des Versicherten betragen.
Quelle: Eigene Darstellung

300 SFr pro Jahr vollständig selbst tragen (Jahresfranchise) (Art. 103 Abs. 1 KVG). Zusätzlich müssen sie zehn Prozent der diese Franchise übersteigenden Behandlungskosten bis zu einem Betrag von 7000 SFr übernehmen (Selbstbehalt), also maximal 700 SFr jährlich (Art. 103 Abs. 2 KVG). Sämtliche Kosten bis zu einem Betrag von 7300 SFr unterliegen also der Zuzahlung[53]; die maximale private Kostenbeteiligung im Rahmen der Grundversicherung für Erwachsene beläuft sich auf 1000 SFr pro Jahr. Sowohl die Höhe der Jahresfranchise als auch die Höhe des Grenzbetrags für den zehnprozentigen Selbstbehalt wird durch den Bundesrat festgesetzt (Art. 64 Abs. 3 KVG). Für Kinder entfällt die obligatorische Jahresfranchise und gilt beim Selbstbehalt nur die Hälfte des für Erwachsene festgesetzten Höchstbetrages (Art. 64 Abs. 4 KVG), so dass ihre Zuzahlung im Rahmen von OKP-Leistungen maximal 350 SFr jährlich beträgt.

Grundsätzlich haben die Versicherten die Möglichkeit, ihre individuelle Kopfprämie zu reduzieren. Dies ist auf drei Wegen möglich:
1. Die Versicherten können eine höhere Kostenbeteiligung als 300 SFr wählen und erhalten dafür einen Prämienrabatt (Art. 62 Abs. 2 KVG). Die Bedingungen der Franchise-Erhöhung und der Prämienreduktion werden vom Bund vorgeschrieben.

Für Erwachsene sind fünf wählbare Selbstbehaltstufen vorgesehen, nämlich 500, 1000, 1500, 2000 und 2500 SFr, für Kinder drei Stufen, nämlich 200, 300 und 375 SFr (Art. 93 Abs. 1 KVG). Dabei sind die Krankenversicherer nicht gezwungen, jede dieser Prämienstufen anzubieten. Die Prämienreduktion, die sie für die jeweiligen Franchise-Stufen anbieten dürfen, sind mit zwei staatlichen Auflagen versehen (Art. 95c Abs. KVG):
- Erstens muss eine reduzierte Prämie mindestens fünfzig Prozent der ordentlichen Prämie (einschließlich der Deckung für Unfälle) in der jeweiligen Altersgruppe und Prämienregion ausmachen;
- zweitens darf der gewährte Rabatt höchstens achtzig Prozent des Risikos betragen, das der Versicherte mit seiner individuellen Wahl einer erhöhten Franchise-Stufe im Vergleich zur ordentlichen Franchise zusätzlich übernimmt (s. **Tab. 65**). Damit werden also Mindestprämien und Höchstrabatte festgelegt.

Die genannten Bestimmungen traten erst 2004 beziehungsweise 2005 im Rahmen einer umfassenden Reform des Prämiensystems in Kraft

---
53 Davon ausgenommen sind lediglich bestimmte medizinische Präventionsleistungen und Leistungen bei Mutterschaft (Art. 64 Abs. 6d u. Abs. 8 KVG).

und ersetzten die bisherigen Franchise-, Selbstbehalt- und Rabattregelungen.[54] Unabhängig von der gewählten Franchisestufe bleibt der durchgängige Selbstbehalt in Höhe von 10 Prozent bis maximal 700 SFr pro Jahr bestehen. Die Versicherten müssen sich bis zum 30.9. eines Jahres für die Franchisestufe des nächsten Jahres entscheiden und sind für diesen Zeitraum an ihre Entscheidung gebunden.

2. Versicherte können eine Bonus-Versicherung abschließen, die nach dem Muster einer Autohaftpflichtversicherung funktioniert. Je länger man keine Kosten verursacht, desto stärker sinkt die Versicherungsprämie (Art. 62 Abs. 2 KVG). Nach fünf Jahren erreicht der Rabatt den gesetzlich vorgeschriebenen Höchstwert von 45 Prozent. Sobald der Versicherte Kosten verursacht, wird er auf die Rabattstufe des Vorjahres zurückversetzt. Der Anreiz für die Versicherten besteht bei diesem Modell darin, Leistungen nicht in Anspruch zu nehmen beziehungsweise Behandlungskosten, die unter den mit der höheren Rabattstufe einher gehenden Einsparungen liegen, selbst zu tragen.

3. Den Versicherten ist es gestattet, Versicherungen mit einer eingeschränkten Wahl der Leistungserbringer abzuschließen (Art. 41. Abs. 4 KVG). Dafür kann ihnen die Krankenversicherung eine Prämienreduktion einräumen, die einen Umfang von bis zu 20 Prozent erreicht. Mit diesen Bestimmungen sollten vor allem

---

[54] Hintergrund waren zum einen der starke Anstieg der Prämien in den vorangegangenen Jahren (s. Kap. 6.9). Die zum 1.1.2004 in Kraft getretene Festetung der Franchise auf 300 SFr (voher: 230 SFr) und des Selbstbehalts auf 700 SFr (vorher: 600 SFr) sollte dazu beitragen, diesen Anstieg zu drosseln. Zum anderen lag der Neuregelung die Erfahrung zugrunde, dass sich fast ausschließlich Junge und Gesunde, also Personen, die ohnehin nicht oder nur in geringem Umfang Krankenversorgungsleistungen in Ansprch nehmen, für eine erhöhte Franchsie entschieden und sich auf diese Weise von der Finanzierung der Krankenversicherung entlasteten. Die neuen Regelungen über Mindestprämien und Höchstrabatte sollten in Verbindung mit der Neudefition der Selbstbehaltstufen zum 1.1.2005 – vorher lagen sie bei 400, 600 1200 und 1500 SFr – der gesellschaftlichen Entsolidarisierung gewisse Grenzen setzen.

Health Maintenance Organisations (HMOs) gefördert werden. HMOs sind Versicherungen, die zugleich Anbieter von medizinischen Leistungen sind oder für ihre Versicherten Leistungen bei bestimmten Anbietern einkaufen, die sich zur Einhaltung bestimmter Behandlungsleitlinien verpflichten und als besonders günstig gelten. Üblicherweise werden die betreffenden Leistungsanbieter durch Kopfpauschalen vergütet; gelegentlich wird auch ein patientenbezogenes Budget vereinbart, das neben den selbst erbrachten auch die veranlassten Leistungen, also Behandlungen durch externe Spezialisten und durch Spitäler, umfasst. Kontinuierliche Fallbesprechungen, Analysen des ärztlichen Handelns, die Entwicklung von Leitlinien und ein präzises Controlling sollen helfen, die Qualität zu verbessern und die Krankenversicherungsausgaben wirkungsvoll einzudämmen. HMOs sind also eine Ausprägung des Managed-Care-Konzepts. Für die Versicherten bedeutet die Versicherung im Rahmen einer HMO, dass sie nur solche Anbieter zu Lasten ihres Versicherers aufsuchen können, die mit ihm einen Versorgungsvertrag abgeschlossen haben. In der Schweiz wurde bereits 1989 die rechtliche Grundlage für die Erprobung von neuen Versorgungsmodellen geschaffen, in deren Folge zu Beginn der 1990er-Jahre die ersten einschlägigen Organisationen entstanden. Mit dem Inkrafttreten des KVG am 1. Januar 1996 sind sie offiziell zugelassen.

Neben den HMOs sind auch Hausarztmodelle als neue Versicherungsmodelle von Bedeutung. Bei Einschreibung in ein derartiges Versorgungsmodell können die Prämien um zehn Prozent reduziert werden.

Versicherungsformen mit eingeschränkter Wahl
Die Schweiz gilt in Europa als ein Pionier bei der Entwicklung neuer Versorgungs- und Versicherungsformen mit einer eingeschränkten Wahl der Leistungserbringer. Seit den 1990er-Jahren haben sich hier folgende Hauptformen derartiger Modelle herausgebildet (Klingenberger 2002, Wirthner/ Ulrich 2003):

1. **Staff Model HMOs:** Hier erfolgen die Versicherung und die Versorgung durch ein und dieselbe Einrichtung. Die Ärzte sind in diesem Fall also Angestellte einer HMO, für die Patienten ist die Behandlung außerhalb der HMO in der Regel ausgeschlossen. Die Einflussnahme der Versicherer auf das ärztliche Leistungsgeschehen ist bei dieser Organisationsform sicherlich am größten.
2. **Group Practice HMOs:** Hier geht die Bildung einer HMO von den Ärzten aus, die Angestellte beziehungsweise Teilhaber von unabhängigen Gruppenpraxen oder einer Gemeinschaft von Praxen sind. Sie erbringen die medizinischen Leistungen und tragen zugleich das Versicherungsrisiko beziehungsweise das finanzielle Risiko der Behandlung. Üblicherweise wählt der Patient in derartigen Zusammenschlüssen einen gate-keeper, den er aber innerhalb der HMO wechseln kann.
3. **Arztnetze (Individual Practice Associations – IPAs):** Hier wird der Vertrag nicht mit einzelnen Anbietern, sondern mit einer Arbeitsgemeinschaft von Einzelpraxen abgeschlossen. Sie stehen anderen Ärzten offen, die sich bereit erklären, vereinbarte Qualitätsstandards einzuhalten und Behandlungsleitlinien zu befolgen. Die Praxen bleiben unabhängig. Derartige Arztnetze können auch selbst als Versicherungsanbieter auftreten, also eine HMO bilden. In Hausarztnetzen beziehungsweise Hausarztmodellen nehmen die Hausärzte die Gatekeeper-Funktion wahr. Die Versicherten verpflichten sich, im Krankheitsfall – von bestimmten Ausnahmen abgesehen – zunächst ihren Hausarzt aufzusuchen. Dieser rechnet seine Leistungen in der Regel nach traditionellem Muster ab und übernimmt für die Patienten somit auch keine Budgetverantwortung.
4. **Preferred Provider Organisations (PPOs):** Diese Form ist eng an das traditionelle Versicherungsmodell angelehnt. Um eine möglichst kostengünstige Versorgung zu gewährleisten, versuchen die Versicherer Ärzte und Kliniken zu identifizieren, die effizient arbeiten. Mit diesen Einrichtungen werden Verträge über die Inanspruchnahme von Leistungen zu Sonderkonditionen vereinbart. Die Leistungsanbieter unterwerfen sich in der Regel regelmäßigen Kontrollen der Qualität und Kosten von Leistungen. Eine Beteiligung der Ärzte am Morbiditätsrisiko kann, muss aber nicht erfolgen. Der Anreiz für die Ärzte liegt bei solchen Modellen in einer Stabilisierung bzw. Erweiterung der (exklusiven) Nachfrage, für die Versicherten in der Regel in einer Reduktion von Prämien beziehungsweise Beitragssätzen.

Bei diesen Organisationsformen gibt es eine Vielzahl von Abstufungen und Sonderformen, so dass die Übergänge zwischen den HMOs und den Arzt- beziehungsweise Hausarztnetzen oftmals fließend sind (zur Verbreitung von Versicherungen mit eingeschränkter Wahl s. Kap. 6.9).

6.4.2 Wahl von Zusatzversicherungen

Durch die Wahl von Zusatzversicherungen können sich die Versicherten weitere Leistungen dazu kaufen. Die Krankenversicherer haben diesbezüglich mittlerweile ein vielfältiges Angebot entwickelt. Die Zusatzversicherungen unterliegen nicht dem KVG, sondern den Bestimmungen des privaten Versicherungsrechts. Dies bedeutet unter anderem, dass die Krankenversicherer keinem Kontrahierungszwang unterliegen und Versicherungsdauer und Kündigungsfristen frei vereinbart werden können. Anders als in der OKP können die Krankenversicherer hier auch risikoäquivalente Prämien erheben. Dies hat zur Folge, dass derartige Zusatzversicherungen für ältere Menschen oftmals unerschwinglich sind. Jüngere Personen wiederum machen davon kaum Gebrauch, weil das auf diesem Wege abzudeckende Risiko bei ihnen sehr gering ist.

Das Geschäft mit Zusatzversicherungen ist sowohl den zugelassenen Krankenversicherungen als auch anderen Versicherungsunternehmen gestattet (Art. 12 Abs. 2 KVG). Dies bedeutet auch, dass der Versicherer für die Zusatzleistungen nicht mit jenem für die Grundversicherung identisch sein muss. Die Privatversicherungen müssen ebenso wie im Bereich der Grundversicherung Reserven für die Versorgung ihrer Versicherten anlegen, können ansonsten aber frei über ihre

Gewinne verfügen. Sie unterliegen der Aufsicht des Bundesamtes für Privatversicherungswesen.

Die Gesamtausgaben in der Zusatzversicherung beliefen sich im Jahr 2000 auf knapp 5,36 Milliarden SFr, die gezahlten Prämien auf 7,05 Milliarden SFr (BSV 2001a: 127). Die Spitalzusatzversicherung und die Krankentaggeldversicherung machen mehr als zwei Drittel des Prämienvolumens in der Zusatzversicherung aus (Tab. 66). Am häufigsten werden Zusatzversicherungen für die Krankenhausbehandlung abgeschlossen. Bei der Krankenhausbehandlung können sich die Patienten für die 1. Klasse (privat) oder die 2. Klasse (halbprivat) entscheiden. Sie deckt ein Einbett- bzw. Zweibettzimmer und die Chefarztbehandlung im Krankenhaus ab. Gegen einen Aufpreis kann auch die Beschränkung der stationären Behandlung auf ein Krankenhaus des Wohnkantons aufgehoben werden.

Im Jahr 2001 hatten rund 68 Prozent der Bevölkerung eine Zusatzversicherung für die Spitalversorgung (Tab. 67), 1,5 Millionen Versicherte (20,7 %) eine für den Verdienstausfall bei Krankheit («Taggeldversicherung»). Der Anteil der Versicherungen für die Zahnbehandlung ist gering, weil die große Mehrheit der schweizerischen Bevölkerung es angesichts der hohen Versicherungsprämien vorzieht, die Kosten im Behandlungsfall selbst zu tragen.

6.4.3 Wahlfreiheit und Risikoausgleich

Die Bürgerinnen und Bürger können sowohl in der Grund- als auch in der Zusatzversicherung ihren Krankenversicherer frei wählen (Art. 7 Abs. 1 KVG). Bei einem Wechsel unterliegen sie einer dreimonatigen Kündigungsfrist, im Falle einer Prämienanhebung durch die Krankenkasse einer Kündigungsfrist von einem Monat zum Monatsende. Mit der freien Wahl des Krankenversicherers werden die Kassen in eine Konkurrenzsituation hineinmanövriert, deren wichtigster Parameter die Höhe der Kopfprämie ist. Jede Kasse setzt ihre Beiträge individuell nach Maßgabe ihrer Finanzsituation fest. Ähnlich wie in Deutschland wird mit dem Kassenwettbewerb die Hoffnung auf eine wirksame Ausgabenbegrenzung verbunden.

Tabelle 66: Zusatzversicherungen in Prozent des Prämienvolumens 2001.

Zusatzversicherungen	%
Spitalprivat- und -halbprivatversicherung	39
Krankentaggeld	29
Ambulante Behandlungen	7
Zahnbehandlungen	2
Übrige	23
Summe	100

Quelle: Britt/Bombacher Steiner/Streit 2004: 169

Tabelle 67: Verteilung der Versicherten nach Spitalklasse 1998 bis 2001 (Angaben in Prozent).

Spitalklassen	1998	1999	2000	2001
Allgemeine Abteilung	71,0	70,8	69,9	71,5
Halbprivate Abteilung	22,1	22,3	22,6	21,6
Private Abteilung	6,9	6,9	7,5	6,9
Summe	100,0	100,0	100,0	100,0

Quelle: Britt/Bombacher Steiner/Streit 2004: 1669; eigene Berechnungen

Die Krankenkassen unterliegen in der Grundversicherung einem Kontrahierungszwang, der begleitet wird von einem Risikoausgleich zwischen den Krankenkassen. Er verfolgt – wie in Deutschland – das Ziel, für die Kassen gleiche Startbedingungen zu schaffen. Dabei stand im Hintergrund die Erwartung, dass sich die zwischen den Kassen existierenden Unterschiede in der Risikostruktur durch die Wanderungen der Versicherten mittelfristig ausgleichen und dann nur noch Unterschiede in der Wirtschaftlichkeit zu Abweichungen in der Prämienhöhe führen würden (zu den Wirkungen von Wahlfreiheit und Risikoausgleich s. Kap. 6.9).

Der Risikoausgleich berücksichtigt die mit der ungleichen Alters- und Geschlechtsverteilung verbundenen Finanzierungsrisiken der Krankenkassen, nicht aber Einkommensunterschiede und Morbiditätsmerkmale der Versicherten. Hinzu kommt, dass diese Risiken nur innerhalb eines Kantons, nicht bundesweit ausgeglichen werden. Im Ergebnis kommt es zu erheblichen Abweichungen in der Prämienhöhe zwischen den Kassen und den Kantonen, die weit über die Beitragssatzdifferenzen in der deutschen GKV hinausgehen. Im Jahr 2006 schwanken die Durchschnittsprämien für Erwachsene zwischen 207 SFr im Kanton Appenzell-Innerrhoden und 426 SFr im Kanton Genf; der landesweite Durchschnitt lag bei 306 SFr (BAG 2005c). Allerdings sind derartige Abweichungen nicht allein auf ein regionales Morbiditätsgefälle und auf die Beschränkungen des Risikoausgleichs, sondern unter anderem auch auf die Unterschiede im Leistungsangebot zurückzuführen (Haari/Rüefli/Vatter 2002). Mit den kantonal unterschiedlichen Behandlungskosten entstehen auch erhebliche Unterschiede in der Höhe der Selbstbehalte. Das durch den Risikoausgleich entstehende Umverteilungsvolumen zwischen den Krankenversicherern hat sich in dem knappen Jahrzehnt seit dem Inkrafttreten des KVG beinahe verdoppelt, nämlich von 0,53 Milliarden SFr im Jahr 1996 auf 1,01 Milliarden SFr im Jahr 2004 (BAG 2005d: T 10.02), also auf 6,8 Prozent der OKP-Ausgaben (ohne Kostenbeteiligung der Versicherten).

6.4.4 Ausgaben und Ausgabenentwicklung

Die Gesundheitsausgaben in der Schweiz beliefen sich 2003 auf 49,9 Milliarden SFr; dies entsprach 11,5 Prozent des BIP (BFS 2005d: T 9.04). Damit steht sie in Europa vor Deutschland (11,1 %) an der Spitze und nimmt hinter den USA (15,0 %) weltweit den zweiten Platz ein (OECD 2005). Wie in anderen OECD-Ländern auch liegt in der Schweiz der Anstieg der Gesundheitsausgaben langfristig über dem des BIP und der Arbeitnehmereinkommen. So sind sie zwischen 1985 und 1995 um 91 Prozent (BIP: 59 %), zwischen 1995 und 2004 um 38 Prozent (BIP 23 %) gestiegen (BFS 2002; BAG 2005d).

Die skizzierten Finanzierungsregeln führen dazu, dass die Anteile der einzelnen Akteure an der Aufbringung der Gesundheitsausgaben erheblich von den deutschen Verhältnissen abweichen. Betrachtet man die Ausgaben des Gesundheitswesens – hier für das Jahr 2002 – nach den *Direktzahlern*, so zeigt sich, dass die Krankenversicherung und die Privathaushalte mit je etwa

Tabelle 68: Kosten des schweizerischen Gesundheitswesens nach Direktzahlern und Finanzierungsträgern 2003.

	Mio. SFr	%
Direktzahler		
Staat (Bund, Kantone, Gemeinden)	8 949,1	17,9
Private Haushalte	15 743,1	31,5
Obligatorische Krankenpflegeversicherung (OKP)	16 304,2	32,3
Andere Sozialversicherungen[1]	3 921,5	7,7
Privatversicherungen	4 477,9	9,6
Andere private Finanzierung[2]	484,9	1,0
Insgesamt	48 880,6	100,0
Finanzierungsträger		
Staat	14 022,9	28,0
– Beiträge an Leistungserbringer	8 175,4	16,4
– Gesundheitswesen, Verwaltung, Prävention	773,7	1,6
– Verbilligung OKP-Prämien	2 961,1	5,9
– andere Soziale Sicherheit	2 112,7	4,1
Unternehmen	3 116,2	6,1
– Unfallversicherung UVG	1 512,5	2,9
– Alters- und Hinterlassenen- sowie Invalidenversicherung	1 603,8	3,2
Private Haushalte	32 741,5	65,9
– Aufwand der Krankenversicherung	17 821,0	36,0
– Kostenbeteiligung	2 627,5	5,3
– Out of Pocket	11 808,2	23,7
– andere private Finanzierung[2]	484,8	1,0
Insgesamt	49 880,6	100,0

1 Unfallversicherung, Invalidenversicherung, Alters- und Hinterlassenenversicherung, Militärversicherung
2 Spenden und Vermächtnisse an Institutionen ohne Erwerbscharakter
Quelle: BFS 2005: 53, 59

einem Drittel an der Finanzierung der Gesundheitsausgaben beteiligt sind (**Tab. 68**). Die privaten Anteile ergeben sich aus den Kosten für zahnärztliche Behandlung, den Direktzahlungen in der ärztlichen Behandlung und den Beiträgen für die Zusatzversicherung. Die öffentliche Hand (Bund, Kantone und Gemeinden) trägt ein knappes Sechstel unmittelbar selbst. Dies sind vor allem die Subventionen für die Krankenhäuser und die Prämien für einkommensschwache Haushalte. Etwa ein weiteres Sechstel entfällt auf Privatversicherungen und andere Sozialversicherungen. Unterscheidet man die Finanzierung des Gesundheitswesens nach Finanzierungsträgern, so wird allerdings deutlich, dass die Privathaushalte etwa zwei Drittel aller Gesundheitsausgaben tragen, nämlich die von den Versicherten gezahlten Prämien in der OKP sowie die direkte Kostenbeteiligung im Rahmen der Grund- und der Zusatzversicherung. Dabei sind die Zahlungen der Privathaushalte stärker angestiegen als die Gesundheitsausgaben insgesamt.

Diese Daten verdeutlichen, dass das Gesundheitswesen als Wirtschafts- und Beschäftigungsfaktor von außerordentlich großer Bedeutung ist. Im Jahr 2001 waren mehr als 400 000 Menschen (knapp 12 % der Beschäftigten) im Gesundheitswesen beschäftigt (**Tab. 69**), der größte Teil von ihnen in der stationären Versorgung.

Betrachtet man die Gesundheitsausgaben nach den *Leistungen*, so fällt auf, dass beinahe die Hälfte der Ausgaben auf stationäre Leistungen und ein knappes Drittel auf ambulante Leistungen entfallen (**Tab. 70**). Allerdings ist die Erfassungssystematik nicht mit derjenigen des deutschen Gesundheitswesens vergleichbar.

Ausgaben in der obligatorischen Krankenpflegeversicherung

Die Ausgaben in der Krankenpflege-Grundversicherung betrugen im Jahr 2004 rund 19,1 Milliarden SFr, von denen 16,3 Milliarden (85,2 %) durch die Krankenversicherungsprämien und 2,8 Milliarden (14,8 %) durch individuelle Kostenbeteiligungen der Patienten gedeckt wurden (**Tab. 71**). In den 1990er-Jahren weisen die Ausgaben in der Krankenpflege-Grundversicherung bei nahezu stagnierenden Versichertenzahlen kräftige Steigerungsraten auf, woran auch die Reform der Krankenversicherung nichts geändert hat. Die Ausgaben in der Krankenpflege-Grundversicherung (einschließlich der Kostenbeteiligung der Versicherten) stiegen zwischen 1996 und 2004 um 53,6 Prozent. Ihr jährlicher Anstieg liegt seit Mitte der 1990er-Jahre stets bei über vier Prozent und in den meisten Jahren deutlich darüber. Dabei fiel der Zuwachs der Kostenbeteiligung der Versicherten in der Krankenpflege-Grundversicherung zwischen 1996 und 2004 (+ 68,7 %) deutlich höher aus als der Zuwachs der OKP-Ausgaben ohne die Kostenbeteiligung der Versicherten (+ 51,3 %).

Tabelle 69: Beschäftigte und Leistungsanbieter im Gesundheitswesen 1990 und 2001.

	1990		2001	
	insgesamt	je 10 000 Einwohner	insgesamt	je 10 000 Einwohner
Praktizierende Ärzte insgesamt – darunter	10 398	15,3	14 178	19,5
Allgemeinpraktiker	3 858	5,7	4 877	6,7
Spezialisten	6 540	9,6	9 301	12,8
Selbstdispensierende Ärzte	3 104	4,6	3 691	5,1
Praktizierende Zahnärzte	3 788	5,6	3 929	5,4
Physiotherapeuten	2 016	3,0	3 670	5,1
Chiropraktoren	153	0,2	215	0,3
Apotheken	1 536	2,3	1 669	2,3
Drogerien	978	1,5	796	1,1
Krankenhäuser[1]	530	0,8	592	0,8
Pflegekräfte[2]	114 000	168,0	150 000	207,0
Beschäftigte im Gesundheitswesen[3]	317 000[4]	466,0	408 000	562,0

1 Nur Krankenhäuser mit eigener Apotheke – 2 Zahl für 1991 bzw. 1998 – 3 Inklusive Sozialwesen – 4 Zahl für 1991.
Quelle: Pharma Information 2002; Weyermann/Brechbühler 2001: 165

Die Verteilung auf einzelne Leistungsarten (Kostengruppen) und deren Entwicklung geht aus **Tabelle 72** hervor. Die Daten sind nur sehr bedingt mit denen der deutschen Krankenversicherung vergleichbar, zum einen weil die reale Arbeitsteilung zwischen den Leistungserbringern nicht mit jener in Deutschland deckungsgleich ist, zum anderen weil sich sowohl Art und Umfang der erfassten Leistungen als auch die Abgrenzungskriterien von denen der GKV-Statistik zum Teil unterscheiden. Bemerkenswert – und in diesem Fall auch gut mit den deutschen Daten vergleichbar – ist allerdings der hohe Ausgabenanteil für Arzneimittel. Er lag mit einem Volumen von fast vier Milliarden SFr immerhin bei 22 Prozent der Ausgaben in der Krankenpflegeversicherung. Er weist nach der ambulanten Behandlung im Spital den höchsten Anstieg zwischen 1999 und 2003 auf.

Die Verwaltungsausgaben in der OKP liegen mit 987 Millionen SFr bei 5,2 Prozent der OKP-Ausgaben einschließlich der Kostenbeteiligung der Versicherten. Lässt man letztere unberücksichtigt und zieht nur die OKP-Ausgaben der Krankenversicherer heran, so beträgt der Anteil 6,1 Prozent. Damit liegt er deutlich niedriger als die entsprechenden Ausgaben bei den Schweizer Privatversicherungen (Gyger/Egli 2002: 8).

6.5 Ambulante Versorgung

Leistungsanbieter und Leistungsinanspruchnahme

Ambulante medizinische Leistungen werden von niedergelassenen Ärzten und von Spitälern erbracht. Die Versicherten haben im ambulanten Bereich das Recht der freien Arztwahl und können auch die Spitäler in ihrem Wohnkanton frei wählen – es sei denn, sie haben eine Versicherung mit eingeschränkter Wahl der Leistungserbringer abgeschlossen.

Etwa 90 Prozent aller Personen, die ärztliche Hilfe in Anspruch nehmen, suchen zunächst einen niedergelassenen Arzt auf (Seifert 2000: 1). Im Jahr 2001 kam es in den schweizerischen Arztpraxen insgesamt zu 55,4 Millionen Konsultationen. Dies entspricht 7,6 Arzt-Patient-Kontakten

Tabelle 70: Kosten des schweizerischen Gesundheitswesens nach Leistungen 2003 (in Mio. SFr).

Leistungen	Mio. SFr	%
Stationäre Behandlung	23 857,8	47,8
– Akutbehandlung inkl. Psychiatrie	14 100,5	28,3
– Rehabilitation	767,0	1,5
– Langzeit	6 199,4	12,4
– andere	2 790,9	5,6
Ambulante Behandlung	14 647,2	29,4
– Behandlung durch Ärzte	6 743,5	13,5
– Behandlung durch Krankenhäuser	2 844,7	5,7
– Zahnbehandlung	3 080,3	6,2
– Physiotherapie	625,9	1,3
– Psychotherapie	165,3	0,3
– Spitex	1 031,2	2,1
– andere paramedizinische Leistungen	156,3	0,3
Andere Leistungen (Labor, Radiologie, Transporte etc.)	1 546,5	3,1
– Medizin. Laboruntersuchungen	638,7	1,3
– Radiologie	141,0	0,3
– Transport und Rettung	766,8	1,5
Verkauf Gesundheitsgüter	6 307,7	12,6
– Arzneimittel durch Detailhandel	3 644,1	7,3
– Arzneimittel durch Ärzte	1 585,8	3,2
– Therapeutische Apparate	1 076,9	2,2
Prävention	1 122,8	2,3
– Alkohol- und Drogenmissbrauch	213,0	0,4
– Infektionskrankheiten	90,5	0,2
– Lebensmittelkontrolle	105,4	0,2
– Schulgesundheit	170,0	0,3
– Gesundheitsförderung (Art. 19 KVG)	16,7	0,0
– Berufskrankheiten und Unfälle	118,2	0,2
– andere	409,0	0,8
Verwaltung	2 399,6	4,8
– Öffentliches Gesundheitswesen	458,0	0,9
– Krankenversicherung KVG	904.3	1,8
– Unfallversicherung UVG	138,8	0,3
– Alters- u. Hinterlassenen- sowie Invalidenversicherung	146,3	0,3
– Private Krankenversicherung VVG	752,1	1,5
Insgesamt	49 880,6	100,0

Quelle: BFS 2005: 51

je Einwohner. Bei jeder Konsultation wurden im Durchschnitt rund 1,5 Krankheiten diagnostiziert.

In freier Praxis waren im Jahr 2004 knapp 15200 Ärzte tätig; ihr Anteil an allen berufstätigen Ärzten lag mit 54,8 Prozent deutlich über dem

Tabelle 71: Ausgaben in der obligatorischen Krankenpflegeversicherung (OKPV) 1994 bis 2004.

Jahr	Leistungen ohne Kostenbeteiligung Mio. SFr	Veränderung (%)	Kostenbeteiligung der Versicherten Mio. SFr	Veränderung (%)	Leistungen inklusive Kostenbeteiligung Mio. SFr	Veränderung (%)
1994	9 549	7,4	1 259	–	10 808	7,2
1995	10 017	4,9	1 290	2,5	11 307	4,6
1996	10 780	7,6	1 679	30,1	12 459	10,2
1997	11 360	5,4	1 778	5,9	13 138	5,5
1998	11 927	5,0	2 097	18,0	14 024	6,7
1999	12 431	4,2	2 190	4,4	14 621	4,3
2000	13 190	6,1	2 288	4,5	15 478	5,9
2001	13 986	6,0	2 400	4,9	16 386	5,9
2002	14 593	4,3	2 503	4,3	17 096	4,3
2003	15 336	5,1	2 588	3,4	17 924	4,8
2004	16 308	6,3	2 832	9,4	19 140	6,8
1996–2004	–	51,3	–	68,7	–	53,6

Quelle: BAG 2005a: T 1.15, BAG 2005d; eigene Berechnungen

Tabelle 72: Ausgaben der obligatorischen Krankenpflegeversicherung (OKPV) nach Leistungsarten 1999 und 2004.

Leistungsart	1999 Mio. SFr	%	2004 Mio. SFr	%
Stationäre Behandlung	3 611	24,7	4 569	23,9
Ambulante Behandlung im Spital	1 485	10,1	2 192	11,5
Ambulante Behandlung durch frei praktizierende Ärzte	3 765	25,8	4 378	22,9
Arzneimittel aus Apotheken	1 873	12,8	2 750	14,4
Arzneimittel von selbstdispensierenden Ärzten	1 032	7,1	1 399	7,3
Stationäre Pflege	1 170	8,0	1 573	8,2
Spitex	235	1,6	365	1,9
Übriges	1 450	9,9	1 914	10,0
Ausgaben insgesamt	14 621	100,0	19 140	100,0

Quelle: BAG 2005a: 93; eigene Berechnungen

ihrer deutschen Kollegen (FMH 2005). Allerdings ist hierbei zu berücksichtigen, dass in der Schweiz etwa 2000 Ärzte ihre Praxis in einem Krankenhaus eingerichtet haben (Hänggeli et al. 2001: 43).

Die Schweiz zählt mit Deutschland zu den wenigen Staaten, die im Rahmen der sozialen Krankenversicherung den Versicherten einen direkten Zugang zum ambulant tätigen Spezialisten ermöglichen. Dabei ist der Anteil der Gebietsärzte unter den Ärzten mit Praxistätigkeit sehr hoch: 2004 waren lediglich 24 Prozent von ihnen Allgemeinmediziner oder Praktische Ärzte, hingegen 76 Prozent Spezialisten (FMH 2005). Die Arztzahlen und die Arztdichte haben – wie in anderen OECD-Staaten auch – in den letzten Jahrzehnten stark zugenommen. Mit 20,4 frei praktizierten Ärzten je 10000 Einwohner liegt die Schweiz auch hier in der Spitzengruppe (OECD 2005).

In der Schweiz war bis zum Jahr 2000 im ambulanten Bereich keinerlei Steuerung der Arztzahlen möglich. Ärzte, die über die erforderliche Qualifikation verfügen, hatten das Recht der freien Niederlassung und konnten zu Lasten der Krankenversicherer Leistungen erbringen (Art. 36 KVG). Dies hat sich erst unter dem Eindruck anhaltend hoher Steigerungsraten bei den Krankenversicherungsausgaben geändert: Seit dem 1.1.2001 darf der Bundesrat für einen Zeitraum von bis zu drei Jahren die Zulassung von Ärzten und anderen nichtärztlichen Gesundheitsberufen für die Tätigkeit zu Lasten der obligatorischen

Krankenversicherung von der Feststellung eines entsprechenden Bedarfs abhängig machen (Art. 55a KVG). Allerdings besteht für die Kassen nach wie vor ein Kontrahierungszwang mit den zugelassenen freiberuflich tätigen Ärzten.

Vergütung
Im Rahmen der sozialen Krankenversicherung können die Ärzte Leistungen aber nur dann abrechnen, wenn sie sich den kantonalen Tarifabschlüssen unterwerfen. Die Vergütung der Leistungserbringer richtet sich nach vertraglich vereinbarten oder – wenn entsprechend Vereinbarungen nicht zu Stande kommen oder von den Behörden nicht genehmigt werden – behördlich festgesetzten Tarifen. Diese Tarife werden zwischen Leistungserbringern und Versicherern vereinbart (Art. 43 Abs. 4 KVG), wobei als Vertragspartner sowohl einzelne oder mehrere Leistungserbringer beziehungsweise Versicherer als auch deren Verbände in Frage kommen (Art. 46 Abs. 1 KVG). Die Leistungserbringer müssen sich an die vertraglich vereinbarten Tarife halten; ist dies nicht der Fall, so haben sie dies der Kantonsbehörde zu melden und verlieren dann den Anspruch auf die Vergütung ihrer Leistungen durch die Krankenversicherer (Art. 44 KVG). Die Gesamtvergütung für die ambulante Versorgung ist nicht budgetiert.

Ambulante ärztliche Leistungen werden in der Schweiz üblicherweise nach Einzelleistungen vergütet. Grundsätzlich sind auch andere Vergütungsformen denkbar (Art. 43 Abs. 2 KVG), finden aber nur in einem Teilbereich der Versicherungen mit eingeschränkter Wahl Anwendung (s. Kap. 6.4.1). Das KVG schreibt vor, dass bei der Einzelleistungsvergütung eine für die gesamte Schweiz einheitliche Tarifstruktur zu bilden ist (Art. 43 Abs. 5 KVG). Seit dem 1.1.2004 ist eine neue Tarifordnung für ambulante medizinische Leistungen («Tarmed») in Kraft, die nach den gesetzlichen Vorgaben von den Verbänden der niedergelassenen Ärzte, der Spitäler und den Sozialversicherungsträgern ausgehandelt wurde.

Tarmed ist ein Einzelleistungskatalog, der etwa 4600 Leistungen umfasst und für alle ambulanten medizinischen Leistungen gilt, gleich ob sie in der Arztpraxis und im Krankenhaus erbracht werden. Ähnlich dem Einheitlichen Bewertungsmaßstab in Deutschland (s. Kap. 4.2.3) schreibt er die Bewertungsrelationen der Leistungen fest, indem er jede von ihnen mit einer bestimmten Punktzahl («Taxpunkt») versieht. Der Taxpunktwert und damit die Preise der Leistungen werden auf Kantonsebene ausgehandelt. Dementsprechend gibt es zwischen den Kantonen unterschiedliche Preise für identische ärztliche Leistungen.

Mit der Einführung von Tarmed werden folgende Ziele verfolgt:
- Eine landesweit einheitliche Tarifstruktur soll die Transparenz des Vergütungssystems erhöhen.
- Bei der Honorierung ärztlicher Leistungen soll eine betriebswirtschaftliche Kalkulation zu Grunde gelegt werden. Insbesondere sollen der Zeitbedarf, die ärztliche Qualifikation sowie die Produktivität der ärztlichen Tätigkeit für die Leistungsbewertung maßgeblich sein. Die Aufwertung zeit- und zuwendungsintensiver Leistungen soll zugleich zu einer gewissen innerärztlichen Einkommensumverteilung zugunsten primärärztlich tätiger Disziplinen führen.
- Das neue Tarifwerk soll kostenneutral eingeführt werden. Die Kostenneutralität soll dadurch gewährleistet werden, dass der Taxpunktwert automatisch nach unten korrigiert wird, wenn der Kostenanstieg eine definierte Toleranzbandbreite überschreitet.

Tarmed ist in medizinische Grundleistungen einerseits und organ- beziehungsweise systemspezifische Sonderleistungen andererseits getrennt. Dabei unterscheidet der Leistungskatalog grundsätzlich zwischen einer Vergütung für die ärztliche Leistung und einer Vergütung für infrastrukturelle Aufwendungen einschließlich der Aufwendungen für nichtärztliches Personal. Tarmed bindet die Abrechnungsfähigkeit von ambulanten Leistungen an eine entsprechende Qualifikation des ausführenden Arztes. Außerdem müssen bestimmte technisch-infrastrukturelle Voraussetzungen sowie Anforderungen an das nichtärztliche Personal erfüllt sein. Entsprechende Informationen über Arztpraxen und Spitäler sind in einer landesweiten Datenbank zusammengefasst (Weissenburger 2001: 62).

Generell können ärztliche Leistungen sowohl auf der Grundlage des Kostenerstattungsprinzips (Tiers garant) als auch des Sachleistungsprinzips (Tiers payant) abgerechnet werden (Art. 42 Abs. 1 und 2 KVG). Welches von ihnen angewendet wird, wird in den Verträgen zwischen Versicherern und Leistungsanbietern festgelegt. Das Einkommen frei praktizierender Ärzte (unter 66 Jahre) lag im Jahresdurchschnitt 1997/98 vor Steuern und Rentenversicherungsabgaben bei knapp 214000 SFr (Hasler 2002). Dabei gibt es erhebliche Einkommensdifferenzen zwischen den Fachdisziplinen. An der Spitze der Einkommensskala stehen Augenärzte, Urologen, Radiologen, Anästhesisten und Orthopäden, am unteren Ende Psychiater, Kinderärzte und Allgemeinmediziner. Das Durchschnittseinkommen der Spezialisten beläuft sich auf knapp 226000 SFr, das der Allgemeinärzte auf 192000 SFr. Erhebliche Einkommensunterschiede bestehen auch zwischen den Kantonen: Die Ärzte im Tessin verdienen durchschnittlich 262000 SFr, die im Kanton Neuenburg lediglich 146000 SFr (ebd.: 15, 18). Das in einigen Kantonen geltende Recht zur eigenhändigen Arzneimittelabgabe verschafft insgesamt etwa 3700 Ärzten die Möglichkeit, sich neben der eigentlichen ärztlichen Tätigkeit eine zusätzliche Einkommensquelle zu erschließen (Hänggeli et al. 2004: 51).

Staat und Verbände in der ambulanten Versorgung
Grundsätzlich gilt in der ambulanten Versorgung die Tarifautonomie. Allerdings müssen abgeschlossene Verträge durch die jeweils zuständige Kantonsregierung beziehungsweise den Bundesrat genehmigt werden (Art. 46 Abs. 4 KVG). Bei der Genehmigung prüft die Behörde, ob der Vertrag mit den gesetzlichen Geboten der Wirtschaftlichkeit und Billigkeit übereinstimmt. Sie muss zu diesem Zweck stets einen Preisüberwacher anhören, der auch beantragen kann, geplante Tariferhöhungen ganz oder teilweise zurückzuweisen oder geltende Tarife zu senken. Wenn die Genehmigungsbehörde vom Votum des Preisüberwachers abweicht, so hat sie dies zu begründen. Der Bundesrat hat darüber hinaus auch die Rolle als Beschwerdeinstanz (Art. 53 KVG), denn die Entscheidungen der Kantonsregierungen über die Vergütungsvereinbarungen sind grundsätzlich anfechtbar. Kommt ein Vertrag zwischen Ärzten und Krankenversicherern nicht zu Stande, kann die jeweilige Kantonsregierung selbst einen Tarif festsetzen (Art. 47 KVG). Dabei hat sie grundsätzlich einen großen Spielraum, muss sich aber an dieselben Kriterien halten, denen auch die Vertragsparteien unterliegen (Schneider 2001: 60).

6.6 Stationäre Versorgung

Im Jahr 2003 standen in 354 Anstalten etwa 42 700 Betten für die stationäre und teilstationäre Versorgung zur Verfügung, davon 26 500 in Krankenhäusern für allgemeine Pflege und 16 200 in Spezialkliniken (psychiatrische Kliniken, Rehabilitationskliniken, Chirurgiekliniken u.a.). Etwa 13 Prozent der schweizerischen Bevölkerung wurde im Jahr 2000 einmal oder mehrere Male zur Behandlung in ein Krankenhaus aufgenommen. Insgesamt gab es während dieses Jahres 1,104 Millionen stationäre und 268 000 teilstationäre Behandlungsfälle. Auf 1000 Einwohner sind dies 144 stationäre und 34 teilstationäre Behandlungsfälle. Die durchschnittliche Verweildauer betrug 12,4 Tage, bezogen auf Akutkrankenhäuser waren es 9,0 Tage. Wie in Deutschland auch wird eine Zunahme der stationären Behandlungsfälle durch einen Rückgang der durchschnittlichen Verweildauer überkompensiert. Obwohl diese seit Mitte der 1980er-Jahren erheblich reduziert wurde, lag sie zu Beginn dieses Jahrhunderts aber immer noch deutlich über dem Durchschnitt der OECD-Länder (OECD 2005; Schölkopf/Stapf-Finé 2000, 2002). Dasselbe gilt auch für die Bettendichte (ebd.).

Krankenhäuser sind ein bedeutender Wirtschaftsfaktor. Ende des Jahres 2003 waren dort etwa 160 000 Menschen beschäftigt; dies entsprach rund 125 000 Vollzeitäquivalenten. Mehr als 75 Prozent der Beschäftigten sind Frauen, etwa 28 Prozent Ausländer, etwa 45 Prozent teilzeitbeschäftigt. Das schweizerische Spitalwesen ist durch eine Vielfalt der Träger bei einer deutlichen Dominanz öffentlicher Krankenhäuser gekennzeichnet. Mehr als die Hälfte der Akutbetten befindet sich in der Hand der Kantone. Andere öffentliche Krankenhäuser, die von Gemeinden, Vereinen oder Stiftungen getragen werden, werden von den Kantonen durch Finanzbeiträge unterstützt. Dies gilt auch für Privatspitäler, wenn sie in die Spitalliste aufgenommen sind. Etwa 15 Prozent der Häuser werden privatwirtschaftlich betrieben.

Spitalplanung und Spitalfinanzierung
Zu den Aufgaben der Kantone gehört die Sicherstellung der Krankenversorgung durch Spitäler. Sie ist üblicherweise in einem kantonalen Spitalgesetz geregelt. Das KVG schreibt den Kantonen die Erstellung von Spitallisten vor, die Leistungen der Grundversicherung mit den Krankenkassen abrechnen können. Bei der Spitalplanung sind auch private Träger angemessen zu berücksichtigen.

Die Vergütungsverträge werden zwischen dem Krankenversicherer und dem jeweiligen Krankenhaus oder deren Verbänden vereinbart (Art. 46 Abs. 1 KVG). Allerdings können jeder Finanzierungsträger und jedes Spital einem separat geschlossenen Vertrag beitreten – eine Bestimmung, die das Interesse der Krankenversicherer an der Aushandlung günstiger Vergütungsverträge schwächt. Das KVG schreibt vor, dass bei der Vergütung für stationäre Behandlung Pauschalen zu vereinbaren sind (Art. 49 Abs. 1 KVG). Lediglich einige besondere diagnostische oder therapeutische Leistungen können von diesen Pauschaltarifen ausgenommen und einzeln vergütet werden (Art. 49 Abs. 2 KVG). Dies betrifft insbesondere recht selten eingesetzte, aufwendige und daher kostspielige Behandlungen. Die Leistungserbringer dürfen in der Grundversicherung nicht über die geltenden Tarife hinausgehen. Allerdings kann die Höhe der Vergütung nach Krankenversicherer, Kanton oder Leistungsbereich sehr unterschiedlich ausfallen.

Zwar schreibt das KVG im Grundsatz eine Pauschalvergütung für Spitalleistungen vor, gibt jedoch keinen Hinweis darauf, nach welchen Kriterien diese Pauschale berechnet werden soll. Sowohl Tagespauschalen, abteilungsspezifische Pauschalen oder diagnoseorientierte Fallpauschalen sind demzufolge zulässig. In der Praxis finden diagnoseorientierte Fallpauschalen aber bisher so gut wie keine Anwendung, sondern werden die Leistungen fast ausschließlich nach Tages- oder Abteilungs- beziehungsweise Fachgebietspauschalen oder einer Kombination dieser Systeme abgerechnet (Koch 2001). Die Pauschalen und Einzelleistungstarife decken bei den in die Spitalliste aufgenommenen Krankenhäusern höchstens fünfzig Prozent der Kosten je Patient beziehungsweise Versichertengruppe in der allgemeinen Abteilung, das heißt der im Rahmen der OKP entstehenden Behandlungskosten (Art. 49 Abs. 1 und 2 KVG). Betriebskosten, die aus Überkapazitäten der Leistungsanbieter entstehen, dürfen den Versicherern ebenso wenig in Rechnung gestellt werden wie Investitionskosten sowie die Ausgaben für Forschung und Lehre. Die öffentliche Hand erstattet die andere Hälfte der dem Krankenhaus entstehenden Behandlungskosten. Wurden diese in der Vergangenheit in Form einer allgemeinen Defizitdeckung getragen, so beschränkte das KVG die Finanzierung durch die öffentliche Hand auf eine prospektiv vereinbarte Finanzierung eines als wirtschaftlich erachteten Leistungsvolumens. Die Ausgaben für das Spitalwesen sind neben denen für das Bildungswesen der bedeutendste Haushaltsposten der Kantone.

Wie in der ambulanten Versorgung auch bedürfen Verträge über stationäre Leistungen der Genehmigung durch die jeweils zuständige Behörde, also den Kanton beziehungsweise bei bundesweit geltenden Verträgen den Bund (Art. 46 Abs. 4 KVG). Da der Kanton häufig als Spitalträger und gleichzeitig als Kontroll- und Genehmigungsinstanz auftritt, befindet er sich gegenüber den Krankenversicherern in einer starken Position. Die Kantone haben das Recht, für die Vergütung der Spitäler oder der Pflegeheime ein Globalbudget festzulegen (Art. 51 Abs. 1 KVG; Art. 54 Abs. 1 KVG), und einige von ihnen machen von dieser Möglichkeit auch Gebrauch, wobei sie dies häufig mit der Definition von Höchstzahlen für bestimmte Leistungen verknüpfen.

Steuerungsprobleme

Die stationäre Versorgung ist in der Schweiz Gegenstand beständiger Kritik und intensiver Reformdiskussionen. Im Zentrum der öffentlichen Aufmerksamkeit steht die Ausgabenentwicklung bei den Spitälern, und hier wiederum der Modus der Spitalfinanzierung. Erstens beinhaltet die erwähnte Pflicht der Kantone, für ein bestimmtes Leistungsvolumen den nicht von den Krankenversicherern erstatteten Vergütungsanteil zu tragen, de facto die Anwendung des Selbstkostendeckungsprinzips. Dies wird als Kosten treibend kritisiert, weil es bei den Spitälern kaum einen Anreiz zur Senkung der Ausgaben schafft.

Zweitens erwächst ein gravierendes Steuerungsproblem aus der dualen Spitalfinanzierung bzw. dem Nebeneinander von dualer Finanzierung in der stationären Versorgung und monistischer Finanzierung in der ambulanten Versorgung. Weil die Leistungen der Spitäler durch die Kantone bezuschusst werden, sind die Krankenversicherer generell daran interessiert, ambulante Behandlungen im Spital durchführen zu lassen. Da dies auch solche Leistungen betrifft, die ambulant wirtschaftlicher erbracht werden können, begünstigt das Finanzierungssystem die Ausgabenexpansion im Gesundheitswesen. Dieses Anreizsystem hat vermutlich stark dazu beigetragen, dass der Anteil der ambulanten Behandlungen im Krankenhaus an den gesamten Gesundheitsausgaben zwischen 1995 und 2000 von 3,6 Prozent auf 5,0 Prozent gestiegen ist (BFS 2002). Allein im Jahr 2000 fielen die ambulanten Spitalkosten um 14 Prozent höher aus als im Vorjahr. Darüber hinaus wirkt die duale Finanzierung auch als ein hemmender Faktor für die Verbreitung von Managed-Care-Modellen. Denn aus Sicht der Krankenversicherer wären diese vor allem dann attraktiv, wenn es ihnen damit gelänge, Kostenvorteile durch die Verlagerung von Leistungen aus dem vergleichsweise teuren stationären in den ambulanten Sektor zu erzielen. Genau dies ist aber wegen der kantonalen Subventionierung von Spitalleistungen nicht oder nur in geringem Umfang möglich. Die Subvention der Krankenhäuser durch die Kantone verringert also das Interesse der Krankenversicherer an der Einführung von Managed-Care-Modellen (Spöndlin 2002: 30, Sommer/Biersack 2002).

Ein weiteres Problem erwächst in Bezug auf die Pflichten der Kantone bei der Spitalfinanzierung. Die Kantone hatten sich bisher geweigert, die obligatorischen KVG-Leistungen auch für Halbprivat- und Privatpatienten in öffentlichen oder öffentlich subventionierten Spitälern zu finanzieren. Ende 2001 verpflichtete das Eidgenössische Versicherungsgericht sie dazu, auch diese Zahlungen künftig zu übernehmen. Weil eine sofortige Umsetzung dieses Urteils die Kantone in erhebliche Schwierigkeiten gebracht hätte, verabschiedete der Ständerat ein dringliches Bundesgesetz, das ihnen einen stufenweise Übergang zur Finanzierung der Leistungen für Halbprivat- und Privatpatienten ermöglicht. Dennoch wird das Urteil mittelfristig zu einem weiteren Anstieg der kantonalen Spitalsubventionen führen.

6.7 Arzneimittelversorgung

Die Arzneimittelverordnung ist als Interventionsform zur Krankenbehandlung in der Schweiz – wie in anderen vergleichbaren Gesundheitssystemen auch – von außerordentlich großer Bedeutung. Im Jahr 2001 wurden bei 55,4 Millionen Arztkonsultationen 80,6 Millionen Diagnosen gestellt. 52 Prozent der diagnostizierten Krankheiten wurden unter Einsatz von Medikamenten behandelt. Insgesamt kam es zu 56,0 Millionen Verordnungen, also gut einer Verordnung je Konsultation (Pharma Information 2002) und knapp 7,7 Verordnungen je Einwohner und Jahr. Dies entspricht in etwa dem deutschen Verordnungsvolumen.

Die Herstellung von Arzneimitteln erfolgt durch etwa 470 Pharma-Unternehmen, darunter einige weltweit agierende Konzerne. Die schweizerische Pharma-Industrie ist eine innovative, dynamisch wachsende und auf dem Weltmarkt außerordentlich konkurrenzfähige Branche. Im Jahr 2004 belief sich das Exportvolumen für pharmazeutische Produkte auf 35 Milliarden SFr und machte damit immerhin 24 Prozent des gesamten schweizerischen Exportvolumens aus. Der Exportüberschuss bei Arzneimitteln betrug 17,4 Milliarden SFr (Interpharma 2005: 36). Ungeachtet dessen ist der

Importanteil mit beinahe 75 Prozent des Gesamtumsatzes zu Herstellerabgabepreisen sehr hoch. Der Umsatz auf dem Schweizer Medikamentenmarkt belief sich 2004 auf 4,052 Milliarden SFr.; davon entfielen 77,5 Prozent (3,141 Mrd. SFr) auf kassenpflichtige Medikamente (Interpharma 2005: 18)

Seit dem 1.1.2002 erfolgt die Zulassung für Arzneimittel durch das neu geschaffene Schweizerische Heilmittelinstitut «Swissmedic», eine auf Bundesebene angesiedelte Behörde (Marcuard 2001). Zuvor hatte die Arzneimittelzulassung in den Händen der Kantone gelegen, wobei die Interkantonale Kontrollstelle für Heilmittel für ein bundeseinheitliches Verfahren gesorgt hatte. Für die Zulassung muss die Wirksamkeit und Unbedenklichkeit der Medikamente nachgewiesen werden, außerdem müssen Herstellung und Darreichungsformen den geltenden Qualitätsnormen entsprechen. Die schweizerischen Anforderungen sind mit denen der in London ansässigen europäischen Zulassungsbehörde EMEA (s. Kap. 4.4.2) identisch. Insgesamt waren im Jahr 2004 knapp 6600 Arzneimittel zugelassen. Dies waren rund 3000 weniger als im Jahr 1985 (Interpharma 2005: 69).

Ist die Zulassung erteilt, kann das Herstellerunternehmen die Aufnahme des Medikaments in eine vom Bundesamt für Gesundheit erlassene Positivliste («Spezialitätenliste») beantragen, mit der es zu Lasten der Krankenversicherung verordnet werden kann. Diese Liste umfasst knapp 2500 Medikamente. Bei der Entscheidung über die Aufnahme in die Spezialitätenliste prüft das BAG nicht nur die medizinische Notwendigkeit, Wirksamkeit und Unbedenklichkeit des Medikaments, sondern auch seine Wirtschaftlichkeit. Dabei werden als Kriterien die Wirksamkeit und die Kosten im Verhältnis zu anderen Medikamenten gleicher Indikation oder ähnlicher Wirkungsweise sowie der Preis des betreffenden Medikaments im Ausland herangezogen (Cueni 2001). Das Bundesamt für Gesundheit wird bei seinen Entscheidungen von der Eidgenössischen Arzneimittelkommission beraten, in der eine Reihe von betroffenen Interessengruppen vertreten sind (Marcuard 2001: 312).

Tabelle 73: Marktanteile bei der Arzneimittelabgabe in der Schweiz 2004.

	Zu Fabrik-Abgabepreisen	Nach Packungen
Apotheken	54,7 %	59,8 %
Selbstdispensierende Ärzte	23,5 %	18,4 %
Krankenhäuser	19,3 %	13,4 %
Drogerien	2,6 %	8,3 %

Quelle: Interpharma 2005: 17

Die Arzneimittelabgabe erfolgt über öffentliche Apotheken, selbst dispensierende Ärzte, Krankenhausapotheken und Drogerien. Öffentliche Apotheken haben den bei weitem größten Marktanteil (Tab. 73). Die ärztliche Dispensation ist in 13 der 26 Kantone uneingeschränkt gestattet; in neun Kantonen ist sie generell verboten und in vier Kantonen nur in ländlichen Regionen gestattet (Hänggeli et al. 2004: 51f.). Im Jahr 2004 hatten knapp 3743 der rund 14 200 niedergelassenen Ärzte eine eigene Patientenapotheke (Interpharma 2005: 29). In Kantonen mit uneingeschränktem Selbstdispensationsrecht verfügen die Ärzte de facto über ein Vertriebsmonopol; gleichzeitig ist hier die Apothekendichte vergleichsweise gering (Brentano-Motta 2002; Pharma Information 2002). Anders als in Deutschland gibt es in der Schweiz kein Fremd- und Mehrbesitzverbot für Apotheken.

Da Arzneimittel als soziale Güter angesehen werden, unterliegen ihre Preise staatlicher Regulierung. Dabei gelten unterschiedliche Bestimmungen für die in die Spezialitätenliste aufgenommenen Medikamente und die übrigen zugelassenen Arzneimittel. Während Hersteller und Handel bei jenen Arzneimitteln, die nicht von den Kassen erstattet werden, einen recht großen Gestaltungsspielraum haben, greift der Staat bei den erstattungsfähigen Arzneimitteln stark in die Preisbildung ein. Das Bundesamt für Gesundheit legt hier die Höchstpreise für den Endverbraucher fest. Im Unterschied zu zahlreichen anderen OECD-Staaten macht der Staat aber keine Vorgaben zum Herstelleranteil und zu den Handelsspannen. Zur Orientierung für die Preisbildung schreibt die Krankenversicherungsordnung vor, dass eine qualitativ hochwertige gesundheitliche Versorgung zu möglichst günstigen Preisen anzustreben ist.

Zur Preisfestlegung werden die betreffenden Arzneimittelpreise im Ausland als Referenzgrößen herangezogen. Nach Aufnahme in die Spezialitätenliste unterliegen die betreffenden Präparate einem 15jährigen Preisschutz. In dieser Zeit darf nur der Hersteller, und zwar alle zwei Jahre, eine Preiserhöhung beim BAG beantragen. Nach Ablauf der 15jährigen Frist kann das BAG eine angemessene Preissenkung anordnen; hier werden die Arzneimittelpreise in Dänemark, Deutschland, Großbritannien und den Niederlanden als Bezugsgrößen herangezogen.

Im internationalen Vergleich erweisen sich die Arzneimittelpreise in der Schweiz als hoch. Dies ist unter anderem darauf zurückzuführen, dass der Generika-Markt stark unterentwickelt ist: Der Anteil von Nachahmerpräparaten am gesamten Arzneimittelmarkt (zu Fabrikabgabepreisen) betrug im Jahr 2004 nur 4,5 Prozent und lag damit erheblich unter dem Niveau anderer OECD-Staaten (Interpharma 2005: 23; OECD 2005). Allerdings wächst der Umsatz der Generika außerordentlich stark: Zwischen 2000 und 2004 hat er sich immerhin von 62,4 auf 184 Millionen SFr erhöht, also fast verdreifacht. In der Schweiz sind die Arzneimittelausgaben in der jüngeren Vergangenheit stärker gestiegen als die Gesundheitsausgaben insgesamt und haben maßgeblich zum Prämienanstieg in der OKP beigetragen. In den Jahren 2003 und 2004 stiegen die Arzneimittelausgaben im Rahmen der obligatorischen Krankenpflegeversicherung der Schweiz um 9,0 Prozent beziehungsweise 5,2 Prozent gegenüber dem Vorjahr (Interpharma 2005: 18). Dieser Anstieg ist – wie in Deutschland auch – in erster Linie auf die häufigere Verordnung von innovativen und teuren Medikamenten zurückzuführen. Hingegen haben sich die Preisindizes für Medikamente nach der Markteinführung seit Beginn der 1990er-Jahre kaum verändert. Im Jahre 2003 beliefen sich die Arzneimittelausgaben in der Grundversicherung auf 526 SFr je Versicherten (Santésuisse 2004: 6), wobei auch hier erhebliche Unterschiede zwischen den Kantonen auftreten. Die niedrigsten Ausgaben fielen in Appenzell-Innerrhoden mit 326 SFr an, die höchsten wurden im Kanton Genf mit 725 SFr festgestellt (ebd.).

Der starke Ausgabenanstieg in der Arzneimittelversorgung war Anlass für verstärkte Kostendämpfungsbemühungen. Zum einen trat – nach heftigen Auseinandersetzungen – im Jahr 2001 mit der ersten Teilrevision des Krankenversicherungsgesetzes in der Schweiz eine Neuregelung der Arzneimitteldistribution in Kraft. Seitdem ist der Versandhandel mit Arzneimitteln gestattet, allerdings an restriktive Bedingungen geknüpft: erstens darf der Versandhandel nur aus einer öffentlichen Apotheke heraus betrieben werden; zweitens ist er nur für verschreibungspflichtige Arzneimittel möglich; drittens ist der Betrieb einer reinen Versandhandelsapotheke verboten; viertens muss eine Versandhandelsapotheke am Notfalldienst teilnehmen und Beratungsfunktionen erfüllen. Dabei ist die Einrichtung eines Versandhandels nur möglich, wenn er vom jeweiligen Kanton genehmigt wird.

Von der Genehmigung des Versandhandels versprechen sich die politischen Entscheidungsträger Einsparungen in der Arzneimittelversorgung, weil er eine optimierte Lagerhaltung und eine rationellere Bearbeitung von Aufträgen ermöglicht. Außerdem erhofft man sich von der Direktbestellung großer Mengen bei den Herstellern Preisnachlässe, die an die Krankenkassen beziehungsweise die Patienten weitergegeben werden können.

Neben der Einführung des Versandhandels war im Jahr 2001 die Reform des Entgeltsystems für die Apotheken eine weitere wichtige Reform in der Arzneimittelversorgung (EDI 2000). Die Apotheker werden seitdem bei der Abgabe rezeptpflichtiger Arzneimittel nur noch für ihre Beratungsleistungen vergütet, und zwar unabhängig von Menge und Preis der verkauften Produkte. Auf diese Weise soll ihr finanzielles Interesse an der Abgabe größerer und teurerer Packungen beseitigt werden. Die betreffenden Bestimmungen werden in Tarifverträgen festgelegt. Außerdem haben sie nun die Möglichkeit, ärztlich verschriebene Originalpräparate durch preisgünstigere Generika zu ersetzen (Art. 52a KVG).

6.8 Pflege

Zwar weist die Schweiz im OECD-Länder-Vergleich einen recht niedrigen Altenquotienten auf, allerdings wird er in den kommenden zwei Jahrzehnten stark ansteigen und mit ihm der Bedarf an professionell bereit gestellter Pflege. Dies gilt um so mehr angesichts des fortschreitenden sozialen Wandels, in dessen Verlauf auch in der Schweiz ein Rückgang informeller, das heißt familiärer oder nachbarschaftlicher Pflegeleistungen zu erwarten ist.

Mit dem KVG wurde die ambulante (spitalexterne Pflege – «Spitex») und stationäre Pflege in den Leistungskatalog der Krankenpflege-Grundversicherung aufgenommen. Allerdings trägt sie nur einen recht kleinen Teil der tatsächlich entstehenden Pflegeaufwendungen. Für die Organisation der Pflege sind die Kantone zuständig, die die entsprechenden Aufgaben zumeist an die Gemeinden delegiert haben.

Die ambulante Pflege wird von den Spitex-Diensten getragen (Hühner/Eisen 1999: 380ff.), bei denen es sich in der großen Mehrheit um privatrechtliche Vereine handelt (BSV 2002). Das Dienstleistungsangebot dieser Organisationen ist außerordentlich vielfältig. Im Allgemeinen wird zwischen «Kerndienstleistungen» und «Anderen Leistungen» unterschieden. Die Kerndienstleistungen umfassen die pflegerischen Leistungen gemäß der Krankenpflege-Leistungsverordnung. Sie sind durch die Grundversicherung abgedeckt und müssen daher von den Krankenversicherern finanziert werden. Darüber hinaus zählen zu den Kerndienstleistungen auch die hauswirtschaftlichen Leistungen und die Mahlzeitendienste, für die keine Leistungspflicht im Rahmen der Grundversicherung besteht.

Auch die stationäre Pflege wird größtenteils von privaten Einrichtungen getragen. Während die medizinisch veranlassten Pflegeleistungen von der OKP finanziert werden, müssen die Pflegebedürftigen beziehungsweise ihre Angehörigen die Kosten für soziale Betreuung, Aktivierungsleistungen sowie für Unterkunft und Verpflegung selbst tragen. Sind sie dazu nicht in der Lage, können die Kantone beziehungsweise die Gemeinden Zuschüsse gewähren. In aller Regel aber sind Kantone und Gemeinden selbst Träger von Pflegeheimen und halten durch Zuschüsse zu den Betriebskosten die Preise in einem zumeist bezahlbaren Rahmen (Mösle 2001).

6.9 Die Wirkungen des Krankenversicherungsgesetzes

Wie haben sich die Neuerungen des KVG auf das schweizerische Gesundheitswesen ausgewirkt? Fast zehn Jahre nach dem Inkrafttreten zeichnen sich einige Entwicklungstendenzen deutlich ab. Dieser Frage soll im Hinblick auf die drei wichtigsten Ziele des KVG nachgegangen werden, nämlich:
- Stärkung der Solidarität
- Sicherung einer qualitativ hochwertigen Versorgung
- wirksame Kostendämpfung.

6.9.1 Solidarausgleich

Bei der Frage nach den Auswirkungen des KVG auf den Solidarausgleich in der Krankenversorgung sind unterschiedliche Aspekte zu berücksichtigen, weil verschiedene Bestimmungen des KVG auf den Solidarcharakter der Krankenversicherung einwirken. Dies betrifft
- die Ausweitung des gesetzlich definierten Leistungsumfangs
- die einkommensunabhängige Kopfprämie und die staatliche Prämienverbilligung für sozial Schwache
- die obligatorische Jahresfranchise und die Möglichkeit zur Wahl einer erhöhten Jahresfranchise
- die freie Wahl der Krankenversicherung und den Risikoausgleich zwischen den Versicherungsträgern.

Mit dem KVG ist der *Leistungskatalog der Krankenversicherung* – wie bereits erwähnt – vereinheitlicht und erweitert worden. Dazu zählen nicht nur die Aufnahme von ambulanter und stationärer Pflege sowie die nunmehr zeitlich unbegrenzte Leistungspflicht bei stationärer Krankenbehandlung. Vielmehr sind auch diverse andere Lücken mit dem KVG geschlossen worden. So konnten vor dessen Inkrafttreten Krankenkassen für Neumitglieder einen auf fünf Jahre befristeten Versicherungsvorbehalt aussprechen, mit dem sie sich von der Leistungspflicht für vorliegende chronische Erkrankungen befreiten (Bernardi-Schenkluhn 1992: 196ff.). Außerdem gab es nach dem alten Recht keine bundesweite Versicherungspflicht und wurden die Versicherungsprämien in Abhängigkeit vom Eintrittsalter und vom Geschlecht berechnet (ebd.). Mit Hinweis auf die Vereinheitlichung und Erweiterung des Leistungsanspruchs sehen zahlreiche Beobachter das Ziel einer Stärkung der Solidarität als erreicht an. Auch das Bundesamt für Sozialversicherung schließt sich in seiner Wirkungsanalyse zum KVG dieser Bewertung an (BSV 2001b: IX). Allerdings ist dieser Befund auch nicht unumstritten (Rychen o.J.: 7).

Wenn der Solidarcharakter des schweizerischen Gesundheitssystems mit dem KVG gestärkt worden ist, sagt dies allerdings noch nichts darüber aus, *wie stark* das schweizerische Gesundheitswesen durch das Solidarprinzip geprägt ist. Mit Blick auf den Leistungskatalog trüben insbesondere die nicht unerheblichen Lücken das Bild: Die zahnärztliche Behandlung und der Zahnersatz sind von den Versicherten in vollem Umfang privat zu bezahlen, und für den Verdienstausfall im Krankheitsfall muss eine Zusatzversicherung abgeschlossen werden. In Deutschland entfallen auf diese Bereiche zu Beginn des 21. Jahrhunderts immerhin etwa 15 Prozent der GKV-Leistungsausgaben (BMGS 2005a). Nach Schätzungen des Bundesamtes für Statistik beliefen sich in der Schweiz im Jahr 2001 die Ausgaben für die zahnmedizinische Versorgung auf 2,93 Milliarden SFr, von denen 6,8 Prozent auf die Sozialversicherungen, 4,6 Prozent auf die Privatversicherungen und 88,5 Prozent auf die Selbstzahlern entfielen (A. Weber 2004: 323f.). Die jährlichen Gesamtkosten für die zahnmedizinische Versorgung betrugen in der Schweiz 403 SFr je Einwohner.

Die je nach Kasse und Region *einheitlichen Kopfprämien für Erwachsene* als Kern des schweizerischen Finanzierungssystems sind mit Vorstellungen von einer solidarischen Krankenversicherung sicherlich nicht vereinbar, denn sie sind einkommensunabhängig und führen damit bei sinkenden Einkommen zu einem Anstieg der relativen Belastung. Zwar wird die überproportionale Belastung sozial Schwacher über die staatlich finanzierte Prämienverbilligung gemildert. So erhielt im Jahr 2004 ein knappes Drittel der Schweizer Bevölkerung (31,7 % = 2,36 Mio. Personen) einen solchen staatlichen Zuschuss zur Krankenversicherungsprämie. Mehr als die Hälfte der subventionierten Haushalte waren Ein-Personen-Haushalte. Die Gesamtsumme der staatlichen Zuschüsse belief sich auf etwas mehr als 3,0 Milliarden SFr, die durchschnittliche Subventionssumme auf 1342 SFr pro Subventionsempfänger und Jahr (BAG 2005d: T. 4.01ff.). Damit deckte sie rund 60 Prozent der von den Beziehern zu zahlenden Kopfprämie.

Allerdings ist dieses System in mancherlei Hinsicht unzulänglich (z.B. Rychen o.J.: 7): erstens erweisen sich die staatlichen Zuschüsse in den Kantonen mit hohen Prämien oftmals als ungenügend; zweitens versuchen zahlreiche Kantone, die Zuschüsse zur Prämienverbilligung für sozial Schwache möglichst niedrig zu halten, und nehmen daher nur eine reduzierte Prämienverbilligung vor. Im Jahr 2004 machten immerhin 15 der 26 Kantone von dieser Möglichkeit Gebrauch (BAG 2005d: T 4.09) Dies führte dazu, dass das tatsächliche Subventionsbudget mit einer Höhe von 3,03 Milliarden SFr um 14,1 Prozent hinter dem Subventionsziel des Bundes (3,52 Mrd. SFr) zurückblieb (BAG 2005d: T 4.07). Dabei ist noch zu berücksichtigen, dass dieses Subventionsziel zwischen 2000 und 2005 jährlich nur um 1,5 Prozent angehoben worden ist (BAG 2005d: T 4.07) und damit deutlich hinter dem Anstieg der Prämien in diesem Zeitraum zurückblieb.

Neben den finanziellen Auswirkungen auf die sozial Schwachen ist aber auch die wirtschaftliche Situation von Haushalten zu bedenken, deren Einkommen knapp oberhalb der Anspruchsberechtigungsgrenze liegen und die daher nicht in den Genuss einer Prämienverbilligung kommen. Hier liegt die Vermutung nahe, dass sie durch das Kopfprämiensystem besonders stark belastet wer-

Tabelle 74: Versichertenbestand nach Versicherungsformen in der obligatorischen Krankenversicherung 1999 und 2004 (alle Versicherungsarten).

	1999		2004	
	insgesamt	% der Versicherten	insgesamt	% der Versicherten
Gesetzliche Jahresfranchise	3 998 744	55,0	3 639 287	49,0
Wählbare (erhöhte) Jahresfranchise	2 715 642	37,4	3 024 823	42,8
Bonus-Versicherung	10 258	0,1	8 098	0,1
Eingeschränkte Wahl (z. B. HMO)	541 890	7,5	747 766	10,0
Insgesamt	7 266 534	100,0	7 419 974	100,0

Quelle: BAG 2005d: / 1.05; eigene Berechnungen

den (Credit Suisse 2002: 21), insbesondere wenn es sich um Familien handelt.

Der mit der einheitlichen Kopfprämie verbundene Effekt einer überproportionalen Belastung sozial Schwacher wird durch *die obligatorische Jahresfranchise* und die zusätzliche *zehnprozentige Kostenbeteiligung* bis zu einer Höhe von 600 SFr noch verstärkt, denn das in unteren sozialen Schichten überdurchschnittlich hohe Erkrankungsrisiko erhöht die Wahrscheinlichkeit, dass diese Bevölkerungsgruppen den fraglichen Höchstbetrag auch tatsächlich aufbringen müssen. Gleichzeitig wird damit die Belastung Kranker weiter verstärkt.

In die gleiche Richtung wirkt die Möglichkeit zur *Wahl einer erhöhten Jahresfranchise* bei im Gegenzug reduzierten Prämien. Im Jahr 2004 entschieden sich immerhin gut 40 Prozent der Versicherten für eine solche erhöhte Jahresfranchise (Tab. 74).

Bei den erwachsenen Versicherten ist der Anteil der Versicherten mit wählbarer Jahresfranchise noch höher. Am häufigsten fällt die Wahl auf die niedrigste Stufe von 500 SFr, für die sich immerhin 19 Prozent aller Versicherten entschieden. Aber immerhin entschieden sich fast genau so viele für die höchste Franchise von 1500 SFr (Tab. 75) – mehr als viermal so viele wie 1998.

Bei einer näheren Betrachtung der Ausgaben zeigt sich, dass die Zahlungen der Krankenversicherung je Versicherten mit steigender Franchisestufe sinken (Tab. 76). Unbestritten ist, dass ein erheblicher Teil dieser Ausgabenminderung auf die Selbstselektion Gesunder zurückzuführen ist, weil unterstellt werden kann, dass die höheren Franchisestufen von den Versicherten in erster Linie dann gewählt werden, wenn sie ihr individuelles Krankheitsrisiko als vergleichsweise gering einschätzen. Genau darin liegt der entsolidarisierende Effekt dieser Versicherungsform: Mit den niedrigeren Prämien der Gesunden werden der Gemeinschaft der Krankenversicherten Finanzmittel entzogen, die für die Finanzierung der Krankenbehandlung fehlen. Die wissenschaftlich gesicherten Erkenntnisse über die geringere Morbiditätslast bei Angehörigen oberer Sozialschichten (s. Kap. 2.2) lassen den Schluss zu, dass vor allem wohlhabende Bevölkerungsgruppen von den wählbaren Franchisen profitieren. Auf diese Weise wird der ohnehin mit dem System aus Kopfprämien und obligatorischem Selbstbehalt verbundene Effekt einer mit steigendem Einkom-

Tabelle 75: Anteil der Versicherten ab 19 Jahren nach Franchisestufen 1999 und 2004.

Versicherungsart	Anteil 1999	Anteil 2004
Gesetzliche Jahresfranchise	47,7 %	42,6 %
Wählbare (erhöhte) Jahresfranchise	44,9 %	48,6 %
Franchisestufe 400 SFr	29,2 %	19,0 %
Franchisestufe 600 SFr	8,3 %	9,9 %
Franchisestufe 1200 SFr	2,1 %	2,4 %
Franchisestufe 1500 SFr	5,2 %	17,9 %
Andere Versicherungsformen	7,8 %	8,3 %
Insgesamt	100,0 %	100,0 %

Quelle: BAG 2005d: T 1.35

Tabelle 76: Indikatoren der Betriebsrechnung nach Versicherungsform und Franchisestufe 2003 (Versicherte ab 26 Jahren).

Indikatoren pro Versicherten ab 26 Jahren	Ordentliche Franchise 230 SFr	Wählbare (erhöhte) Franchisen 400 SFr	600 SFr	1 200 SFr	1 500 SFr	OKP insgesamt
Prämiensoll[1]	3 047	2 987	2 818	2 340	1 977	2 768
Bezahlte Leistungen[2]	2 645	1 968	1 238	724	384	2 087
Kostenbeteiligung[3]	438	509	490	479	393	445

1 Prämiensoll: Summe der von den Versicherten den Krankenversicherern geschuldeten Prämien
2 Bezahlte Leistungen: Summe der bei den Krankenversichern eingereichten Rechnungsbeträge (Jahr 1999)
3 Berücksichtigt nur die bei dem Versicherer eingereichten Rechnungen
Quelle: BFS 2005: 90, 98

men geringeren finanziellen Belastung noch einmal verstärkt.

Tabelle 76 zeigt, dass die von den Krankenversicherern gezahlten Leistungen mit steigender Franchisestufe zwar abnehmen, allerdings geht auch das Prämiensoll je Versicherten mit steigender Franchisestufe deutlich zurück. Ein Versicherter mit der höchsten Franchisestufe (1500 SFr) zahlte 2003 nur etwa zwei Drittel des Betrages, den ein Versicherter mit der ordentlichen Franchise aufzubringen hatte. Die individuelle Kostenbeteiligung ist bei den Versicherten mit erhöhter Franchise in Relation zu der von Versicherten mit ordentlicher Franchise zwar auch deutlich höher, jedoch ist die absolute Differenz pro Jahr vergleichsweise gering (BSV 2002: 60).

Muss man also davon ausgehen, dass der inverse Zusammenhang zwischen Höhe der Franchise und Höhe der individuellen Kostenbeteiligung zu einem erheblichen Teil auf die Selbstselektion Gesunder zurückzuführen ist, so ist heftig umstritten, ob daneben nicht noch andere Faktoren zur Erklärung der Minderausgaben herangezogen werden müssen (Werblow/Felder 2002; Schellhorn 2002).[55]

Was die *freie Wahl der Krankenversicherung* angeht, so ist deren Wirkung deutlich hinter den ursprünglichen Erwartungen zurück geblieben. Da alle Versicherten eine einheitliche Kopfprämie zahlen, sind die Krankenversicherungen an einer Selektion gesunder – und dies heißt vor allem: gut verdienender – Versicherter stark interessiert und umwerben diese Gruppen auch entsprechend. Damit sind sie offenkundig auch erfolgreich, denn mehrere Untersuchungen deuten darauf hin, dass es sich bei den Wechslern beziehungsweise den Wechselwilligen überwiegend um gute Risiken handelt. So verursachte nach einer Analyse

---

55 In diesem Zusammenhang gehen zum Beispiel Werblow/Felder (2002) auf der Basis einer ökonometrischen Modellierung davon aus, dass ein relevanter Teil der Kostendifferenzen dadurch zu erklären ist, dass Versicherte mit einem höheren Selbstbehalt Leistungen der Krankenversicherung maßvoller in Anspruch nähmen und mehr «Eigenverantwortung» trügen als Versicherte mit der niedrigsten Franchisestufe. In dieser Interpretation erscheint die Einführung von Selbstbehalten als ein sinnvolles Instrument zur Kostendämpfung im Gesundheitswesen. Demgegenüber kommt zum Beispiel Schellhorn (2002) – ebenfalls mit Hilfe eines ökonometrischen Verfahrens – zu dem Ergebnis, dass ein solcher Effekt nicht existiert beziehungsweise nur sehr schwach ausfällt. Werblow/Felder ziehen aus ihrer Analyse den Schluss, dass eine Privatisierung von Krankenbehandlungskosten ein wirksames Instrument der Kostendämpfung sei. Allerdings ist die daraus erwachsende Handlungsempfehlung durch den Befund, selbst wenn er zutreffen sollte, nicht gedeckt. So wäre zu fragen, ob und inwieweit erhöhte Selbstbeteiligungen beziehungsweise Selbstbehalte nicht auch zu einem Verzicht auf die Inanspruchnahme medizinisch indizierter Leistungen führen und die Kosten verspäteter Interventionen nicht die behaupteten Einsparungen überkompensieren. Darüber hinaus wäre zu prüfen, ob nicht auch konkurrierende, sozialverträglichere Instrumente der Kostendämpfung eingesetzt werden können. Schließlich bedürfte es einer Antwort auf die normative Frage, ob eventuelle Einsparungen die mit einer Privatisierung von Krankenbehandlungskosten einhergehenden sozialen Schieflagen in der Gesellschaft rechtfertigen können. Darüber hinaus ist zu betonen, dass das von Werblow/Felder verwendete Schätzverfahren eine Reihe von Ungenauigkeiten und Unsicherheiten aufweist (Steiner 2002).

Tabelle 77: Ausgaben der Krankenversicherer und individuelle Kostenbeteiligung je Versicherten in der obligatorischen Krankenpflegeversicherung (OKPV) 1997 bis 2003.

	1997		2004		1997/2004
	SFr	%	SFr	%	Veränderung in %
Leistungsausgaben der Krankenversicherer pro Versicherten	1 575	86,5	2 198	85,2	39,6
Individuelle Kostenbeteiligung pro Versicherten	246	13,5	382	14,8	55,3
Leistungsausgaben pro Versicherten insgesamt	1 821	100,0	2 580	100,0	41,7

Quelle: BAG 2005d: T 1.14, T 1.20, T 1.22; eigene Berechnungen

der Prognos AG die Gruppe der Wechselwilligen rund 40 Prozent weniger Ausgaben als die gleichaltrige Vergleichsgruppe (Baur et al. 1998) – eine Einsparung, die in dieser Größenordnung zu einem erheblichen Teil auf den besseren Gesundheitszustand der Wechsler zurückzuführen sein dürfte. Einer anderen Erhebung zu Folge haben 16,2 Prozent der Versicherten mit sehr gutem oder gutem subjektivem Gesundheitszustand schon einmal die Krankenversicherung gewechselt, jedoch nur 5,6 Prozent der Versicherten, die ihren Gesundheitszustand als schlecht oder sehr schlecht einstuften (Colombo 2001: 28). Dabei ist der Anteil der Wechsler zwischen verschiedenen Versicherern insgesamt gering und außerdem im Zeitverlauf deutlich zurückgegangen. Zwischen 1997 und 2000 wechselten insgesamt nur 15 Prozent der Versicherten, wobei der Wechselanteil von jeweils rund fünf Prozent zum Beginn der Jahre 1997 und 1998 auf zwei Prozent zu Beginn des Jahres 2000 zurückging (Peters/Müller/Luthiger 2001: 110; Colombo: 27 f.).[56]

Der *Risikoausgleich* kann dem Trend zur Risikoselektion nicht wirksam begegnen, weil er auf die Parameter Alter und Geschlecht beschränkt ist und die Morbidität der Versicherten nicht erfasst. Darüber hinaus ist er in seiner Reichweite auch deshalb beschränkt, weil er diese Risiken nur *innerhalb* der einzelnen Kantone ausgleicht und damit auch die entsprechenden *regionalen* Unterschiede auf die Höhe der Beiträge durchschlagen. Dies führt dazu, dass für identische Leistungspakete die Durchschnittsprämien extrem weit auseinander klaffen.

Insgesamt also ist der Solidarcharakter der schweizerischen Krankenversicherung stark eingeschränkt und ist die Finanzierung von Krankenbehandlungskosten wie in kaum einem anderen OECD-Staat privatisiert. Immerhin werden mehr als zwei Drittel der Gesundheitsausgaben von den privaten Haushalten getragen. In der OKP ist die individuelle Kostenbeteiligung der Versicherten seit dem Inkrafttreten des KVG weitaus stärker gestiegen als die Leistungsausgaben der Krankenversicherer (Tab. 71 und **Tab. 77**).

6.9.2 Versorgungsqualität und Entwicklung neuer Versorgungsformen

Das KVG räumt der Qualitätssicherung einen hohen Stellenwert ein. Generell sind die Leistungen auf das Maß zu beschränken, «das im Interesse der Versicherten liegt und für den Behandlungszweck erforderlich ist» (Art. 56 Abs. 1 KVG). Der Bundesrat kann systematische wissenschaftliche Maßnahmen und Kontrollen zur Qualitätssicherung vorsehen. (Art. 58 KVG). Die Leistungserbringer müssen ein Qualitätskonzept erarbeiten und dieses in einem detaillierten Maßnahmen- und Zeitplan konkretisieren; die wichtigsten

---

56 Ein Teil der Erklärung für die vergleichsweise geringe Bereitschaft zum Kassenwechsel liegt vermutlich in der Möglichkeit zur Wahl einer erhöhten Jahresfranchise. Denn der spezifische Zuschnitt des schweizerischen Finanzierungssystems führt offenbar dazu, dass sich die Risikoselektion nicht vorrangig in Wanderungen zwischen den Krankenkassen, sondern vor allem über die Wahl einer erhöhten Jahresfranchise beim einmal gewählten Versicherer vollzieht.

Eckpunkte sind in Qualitätsverträgen mit den Finanzierungsträgern festzulegen. Der Bund regelt die Berichterstattung, aber ansonsten ist die Qualitätssicherung Angelegenheit der Leistungserbringer.

Allerdings zeigt sich, dass die Umsetzung noch weit hinter den gesetzlichen Bestimmungen hinterherhinkt. Noch längst nicht liegen alle Qualitätsverträge vor, und oft enthalten sie bloße Absichtserklärungen. Leitlinien werden in großer Zahl erarbeitet, allerdings ist über ihre Relevanz im Versorgungsalltag kaum etwas bekannt. Insgesamt ist die Qualitätssicherung im Gesundheitswesen nach wie vor wenig entwickelt (BSV 2001b: X). Daher fordern zahlreiche Experten, dass der Bund im Bereich der Qualitätssicherung eine wesentlich aktivere Rolle übernehmen und dafür auch finanzielle Mittel einsetzen soll.

Das KVG verfolgt unter anderem das Ziel, mit Hilfe von Managed-Care-Konzepten die Qualität und Effizienz der Krankenversorgung zu verbessern. HMOs und Hausarztmodelle sollten durch den Kassenwettbewerb und durch finanzielle Anreize für die Versicherten gefördert werden. Sechs Jahre nach dem Inkrafttreten des KVG fällt die Bilanz bescheiden aus: Neue Versicherungs- und Versorgungsformen haben bisher nur eine geringe Verbreitung erreicht. Ende 2001 wurden nicht einmal 600 000 Personen in derartigen Modellen versorgt. Insgesamt hatten sich nur fünf Prozent der Versicherten in ein Hausarztmodell eingeschrieben, und nur zwei Prozent der Versicherten ließen sich im Rahmen einer HMO behandeln (Ärzte-Zeitung, 5.3.2002). Zwar haben sich in einzelnen Kantonen bis zu zwanzig Prozent der Versicherten für Managed-Care-Organisationen entschieden (Baur 2000), aber dies ändert nichts an der enttäuschenden Zwischenbilanz für die Gesamtschweiz. Es gibt auch wenig Anlass, diese Zahlen als Ausdruck von Anlaufschwierigkeiten zu interpretieren. Insgesamt stagniert die Verbreitung von Managed-Care-Modellen und gibt es sogar Anzeichen für einen Bedeutungsverlust derartiger Projekte. So hat der größte Krankenversicherer der Schweiz, die Helsana AG, zum 30.6.2002 mehr als 70000 Versicherten das Hausarztmodell gekündigt.

Die Gründe für diese Entwicklung sind vielfältig. Erstens sind sie auf Seiten der Versicherer zu suchen. Zwar hat die Einführung der freien Wahl des Krankenversicherers zu einem verschärften Wettbewerb unter den Finanzierungsträgern geführt; auch haben die Krankenversicherer mit dem KVG sehr weitreichende Gestaltungsfreiheiten erhalten, die es ihnen gestatten, Anreize zur unwirtschaftlichen Leistungserbringung zu vermindern. Aber der Zuschnitt der Wettbewerbsordnung und insbesondere der unzureichende Risikoausgleich (s. o.) macht es für sie weitaus interessanter, Konkurrenzvorteile durch das Anlocken guter Risiken als durch effizientere Versorgungsmodelle zu erzielen.

Unklar ist, inwieweit HMOs tatsächlich Einsparungen und Qualitätsverbesserungen mit sich bringen. Die Qualität der verfügbaren Daten lässt darüber keine repräsentativen Angaben zu. Zwar liegen einzelne Untersuchungen vor, denen zufolge in erheblichem Umfang Einsparungen ohne Qualitätsverlust möglich sind – in einer großen, vom BSV in Auftrag gegebenen Studie der Prognos AG ist von bis zu 30 bis 35 Prozent die Rede, wobei die Ausgabenminderungen vor allem durch geringere Arzneimittelausgaben und durch eine Reduzierung der Spitaleinweisungen erzielt worden sind (Baur et al. 1998; Baur/Stock 2002). Allerdings ist ungeklärt, inwieweit diese Effekte auf die geringere Morbidität des Versichertenkreises zurückzuführen sind. Es ist ein bekanntes Phänomen, dass der Anteil von Gesunden an derartigen Versorgungs- und Versicherungsformen gemeinhin überdurchschnittlich hoch ist. Auch die Autoren sind sich dieses Problems bewusst, jedoch war es in der Evaluationen nicht möglich, den Anteil des Faktors «Morbidität» an den erzielten Einsparungen zuverlässig zu erfassen (Baur/Stock 2002).

Mit Blick auf die in den HMOs erreichte Versorgungsqualität stellt die Prognos-Studie in einzelnen Bereichen Qualitätsverbesserungen fest, allerdings lassen sich für weite Teile des medizinischen Versorgungsgeschehens keine substantiellen Unterschiede zwischen traditioneller und HMO-Versorgung erkennen (Baur/Stock 2002). Weitgehend im Dunkeln liegen bisher die Qualitätseffekte von Hausarztnetzen. Aussagekräftige Evaluationen sind bisher nicht vorgelegt worden, und außerdem sind «viele, wenn nicht die meisten Hausarztnetze ziemlich weit davon entfernt (…), dem Anspruch von Managed Care zu entsprechen» (Baur 2000: 11). Die Hausarztnetze verfügen zumeist nicht über Daten, die eine Steuerung der Krankenversorgung ermöglichen würden. Da weder Leistungstransparenz hergestellt werden kann noch ein Controlling mit der erforderlichen Präzision erfolgt, sind die beteiligten Ärzte auch nicht in der Lage, Budgetverantwortung zu übernehmen. Auch Aussagen über die Qualität der Versorgung sind angesichts dieser Mängel nicht möglich (Baur 2000).

Zwar kann die Konkurrenz um Mitglieder ein prinzipielles Interesse der Kassen an der Entwicklung solcher Modelle begründen, allerdings müssten die Kassen auch befürchten, auf diese Weise die schlechten Risiken anderer Krankenversicherer anzulocken. Der zusätzliche hohe Behandlungsaufwand solcher Personengruppen könnte die erhofften Einspareffekte aus effizienteren Versorgungsformen überkompensieren. Aus der betriebswirtschaftlichen Perspektive der einzelnen Krankenkasse sind HMOs und Hausarztmodelle vor allem dann attraktiv, wenn es dieser gelingt, die bereits bei ihr versicherten schlechten Risiken, also vor allem chronisch Kranke, von der Nutzung der oben beschriebenen Versorgungsformen zu überzeugen. De facto sind es aber vor allem gute Risiken, die sich für Hausarztmodelle und HMOs entscheiden. Bei diesen sind die Einsparungen vergleichsweise gering, wenn überhaupt vorhanden, denn die guten Risiken kommen so in den Genuss der reduzierten Prämien, würden aber auch bei einer Regelversorgung keine oder nur geringe Kosten verursachen. Dies vermindert das Interesse der Krankenversicherer an der Entwicklung von HMOs und Hausarztmodellen. So begründete der größte Krankenversicherer der Schweiz, die Helsana AG, seine Kündigung der Hausarztversicherung damit, dass sich vor allem die guten Risiken für ein solches Modell entschieden haben und die Einsparungen daher hinter den Erwartungen zurückgeblieben sind. Es ist nicht eindeutig zu sagen, worauf der hohe Anteil guter Risiken an diesen Versicherungsformen zurückzuführen ist. Dies kann Folge eine aktiven Risikoselektion der Krankenversicherer sein, seine Ursache in einer Selbstselektion von Gesunden haben, die die Prämienreduktion gleichsam als Mitnahmeeffekt nutzen, oder auch Folge eines Informationsvorsprungs oder einer größeren Problemsensibilität gut gebildeter Versichertengruppen sein. In Bezug auf die neuen Versicherungs- und Versorgungsmodelle befinden sich die Kassen jedenfalls in einem Dilemma: Schlechte Risiken anderer Kassen will man nicht anlocken, gute Risiken bringen wegen der zu gewährenden Prämienreduktion kaum Einsparungen.

Aber auch dabei stößt die Realisierung solcher Vorhaben auf hohe Hürden, die – zweitens – vor allem bei den Ärzten zu suchen sind. Für diese ist die Teilnahme an derartigen Versorgungsformen aus zwei Gründen nicht sonderlich attraktiv. Zum einen ist die im Rahmen der Regelversorgung praktizierte Einzelleistungsvergütung für sie weit lukrativer als eine Vergütung auf der Grundlage von Kopfpauschalen, auf die sie bei Managed-Care-Modellen in der Regel umsteigen müssten. Zum anderen hätten sie sich bei der Versorgung im Rahmen von HMOs, aber auch von Arztnetzen in weit stärkerem Maße als bisher Behandlungsleitlinien und einem betriebswirtschaftlichem Controlling zu unterwerfen. Managed-Care-Modelle zeichnen sich aus ärztlicher Perspektive also durch ein hohes Maß an Fremdkontrolle aus. Die Krankenversicherer wiederum haben keine Handhabe, alternative Versorgungs- und Vergütungsformen gegenüber der Ärzteschaft durchzusetzen, weil sie dem Kontrahierungszwang mit allen zugelassenen Leistungsanbietern unterliegen.

Schließlich dürfte die mit Managed-Care-Modellen verbundene Einschränkung der freien Arztwahl bei zahlreichen Versicherten nur auf eine geringe Resonanz stoßen, weil sie gegen den Trend einer Multioptionsgesellschaft durchgesetzt werden müsste (Klingenberger 2002). Zudem ist das Versicherungsangebot für die Patienten insgesamt recht intransparent und mangelt es an einschlägigen unabhängigen Beratungsstellen für Versicherte.

6.9.3 Ausgabenentwicklung

Der wohl wichtigste Anlass für die schweizerische Krankenversicherungsreform war der starke Ausgabenanstieg und das wichtigste Ziel die Begrenzung der Ausgabenentwicklung. In dieser Hinsicht ist das KVG gescheitert. Seit 1996 konnte die Ausgabendynamik nicht gebremst werden, sondern hat sich eher noch beschleunigt. Allein in den Jahren 2002 und 2003 stiegen die Krankenversicherungsprämien bei Erwachsenen gegenüber dem Vorjahr um jeweils knapp 10 Prozent. Bei jungen Erwachsene (19 bis 25 Jahre) fielen die Steigerungsraten sogar noch erheblich höher aus (**Tab. 78**). Zwar konnte der Prämienanstieg seit 2004 gedrosselt werden; jedoch ist dies in erster Linie auf die erwähnte Anhebung der Jahresfranchise und des Selbstbehalts zurückzuführen (s. Kap. 6.4.1) Hinter dem geringeren Prämienanstieg versteckt sich also nicht ein vergleichbarer Rückgang der Krankenversicherungsausgaben, sondern in erster Linie eine stärkere Belastung der Patientinnen und Patienten. Vor diesem Hintergrund ist es bemerkenswert ist, dass sich die Prämien seit 2004 im Jahresdurchschnitt immer noch um mehr als vier Prozent erhöhten – und dies auf der Basis eines ohnehin schon sehr hohen Ausgabenniveaus.

Bezogen auf die einzelnen Leistungsarten ist der Ausgabenanstieg vor allem in der Arzneimittelversorgung und in der ambulanten Spitalbehandlung sehr hoch, während er in der stationären Behandlung deutlich unter dem Durchschnitt liegt (**Tab. 79**). Zahlreiche Krankenversicherungen verzeichneten 2001 einen Betriebsverlust, und bei einigen von ihnen liegen die Reserven unter den gesetzlichen Vorgaben.

Die stark wettbewerblich orientierten Reformmaßnahmen im schweizerischen Gesundheitswesen haben in der Schweiz also keineswegs zu einer Dämpfung der Ausgabenentwicklung geführt, sondern gingen vielmehr mit einem anhaltend hohen Zuwachs der Krankenversicherungskosten einher.

6.10 Entwicklungstendenzen des schweizerische Gesundheitssystems

Vor allem wegen des starken Ausgabenanstiegs ist die Krankenversicherung Gegenstand immer neuer Reformdebatten und Reformbestrebungen. Eine erste Teilrevision des KVG trat im Jahr 2001 in Kraft. Mit ihr wurde u. a. die Möglichkeit von Zulassungsbeschränkungen für Leistungsanbieter

Tabelle 78: Durchschnittliche Prämien in der obligatorischen Krankenpflegeversicherung (OKP) 1996 bis 2006.

Jahr	Monatliche Durchschnittsprämie					
	je Erwachsenen		je jungem Erwachsenen		je Kind	
	SFr	Veränderung (%)	SFr	Veränderung (%)	SFr	Veränderung (%)
1996	173	–	115	–	48[1]	–
1997	188	+8,7	125	+8,7	52	+8,7[1]
1998	197	+4,9	125	+0,5	52	−0,1
1999	204	+3,3	130	+3,9	53	+3,0
2000	212	+3,8	135	+3,5	55	+3,4
2001	223	+5,5	150	+11,2	58	+4,5
2002	245	+9,7	172	+15,0	63	+9,5
2003	269	+9,6	199	+15,4	69	+9,3
2004	280	+4,3	213	+7,3	72	+4,1
2005	290	+3,7	225	+5,5	72	+0,2
2006	306	+4,6	241	+7,1	74	+3,5
1996–2006 ∅	–	+5,6	–	+7,7	–	+3,7

Quelle: BAG 2005a: 136 ff., BAG 2005c

Tabelle 79: Ausgabenanstieg je versicherte Person nach Leistungsarten in der obligatorischen Krankenpflegeversicherung (OKP) 1999 bis 2003 (inkl. Kostenanteil der Versicherten).

Leistungsart	1999	2000	2001	2002	2003
	\multicolumn{5}{c}{Veränderung gegenüber dem Vorjahr (%)}
Stationäre Behandlung	0,8	2,4	2,0	−1,7	8,2
Ambulante Behandlung im Spital	13,3	12,3	14,8	1,9	8,2
Ambulante Behandlung durch frei praktizierende Ärzte	0,2	2,1	3,6	1,8	1,1
Arzneimittel aus Apotheken	4,5	12,0	5,9	12,1	2,6
Arzneimittel von selbstdispensierenden Ärzten	10,1	10,6	10,8	−1,7	6,4
Stationäre Pflege	6,6	3,7	3,0	9,9	5,8
Ambulante Pflege (Spitex)	3,2	9,4	5,7	0,5	10,3
Übriges	7,0	7,5	1,9	10,0	−1,7
Insgesamt	4,0	5,8	5,1	3,8	4,3

Quelle: BAG 2005a: 95; eigene Berechnungen

sowie die Reform der Apothekenabgeltung auf den Weg gebracht (s. o.). Eine zweite Teilrevision wurde 2003 auf den Weg gebracht. Sie beinhaltete zum Teil verblüffende Parallelen zu Reformmaßnahmen, die in der deutschen Gesundheitspolitik ergriffen wurden. Im Mittelpunkt stand die Abschaffung des Kontrahierungszwangs für die Krankenversicherer und die Reform der Spitalfinanzierung. Außerdem sollten die Krankenversicherer verpflichtet werden, alternative Versicherungsmodelle in der ganzen Schweiz anzubieten. Mit der zum 1.1.2004 wirksam gewordenen Erhöhung der ordentlichen Franchise hat sich die Privatisierung von Krankenversorgungskosten in der Schweiz weiter fortgesetzt. Für eine Begrenzung der Ausgabenexpansion hat sich dies aber bisher nicht als probates Mittel erweisen. Angesichts der Vielzahl der Steuerungsprobleme ist ein Ende der Reformen im schweizerischen Gesundheitswesen gegenwärtig nicht abzusehen.

7 Europäische Integration und deutsche Gesundheitspolitik

7.1 Grundzüge des europäischen Integrationsprozesses

Soweit bisher in diesem Buch von gesundheitspolitischen Regelungen die Rede war, ging es fast immer um Politik im nationalstaatlichen Rahmen. Tatsächlich ist auch der Nationalstaat die bislang vorherrschende Entscheidungsebene. Gleichwohl würde die Vorstellung einer uneingeschränkten nationalstaatlichen Autonomie in Fragen der Gesundheitspolitik die Wirklichkeit verzerren. Zahlreiche Politikfelder, die vormals in ausschließlich nationalstaatlicher Zuständigkeit lagen, werden in einen zunehmend transnationalen Kontext eingebunden. Auch in der Gesundheitspolitik macht sich eine solche Entwicklung bemerkbar. Auf diesem Politikfeld gewinnt für Deutschland und die anderen Mitgliedstaaten der Europäischen Union (EU) insbesondere der europäische Integrationsprozess an Bedeutung.

Die EU ist ein eigentümliches politisches Gebilde, das sich am besten als ein «Mehrebenensystem» kennzeichnen lässt. Dies bedeutet, dass in der EU sowohl supranationale Institutionen (vor allem Europäischer Rat, Europäische Kommission, Europäisches Parlament, Europäischer Gerichtshof) als auch nationalstaatliche Institutionen (nationale Parlamente und Regierungen) über Entscheidungskompetenzen verfügen und sich die Politikentwicklung in der Interaktion dieser Ebenen vollzieht. Die nationalstaatliche Autonomie ist in diesem Mehrebenensystem nicht verschwunden, aber auf zahlreichen Feldern durchaus beschränkt (Pierson/Leibfried 1998; Jachtenfuchs/Kohler-Koch 2003; Wallace/Wallace 2005). Auch die Gesundheitspolitik ist in dieses Mehrebenensystem eingebunden.

Die europäische Integration geht zurück auf die 1950er-Jahre. Der wichtigste Schritt bestand in der Unterzeichnung der Römischen Verträge, mit denen 1957 die damals sechs Staaten die Europäische Wirtschaftsgemeinschaft (EWG) gründeten. Explizit sozial- oder gesundheitspolitische Regelungen spielten in den Gründungsdokumenten nur eine marginale Rolle. Man vereinbarte lediglich Maßnahmen zum Schutz der Wanderarbeitnehmer in der Gemeinschaft; zudem erhielt die Europäische Kommission das Recht, Forschung und Kooperation der Mitgliedsstaaten auf dem Gebiet von Gesundheitsschutz und Arbeitssicherheit zu unterstützen. Bereits hier deutete sich an, dass sich die Integration vorwiegend auf der ökonomischen, weniger auf der politischen Ebene vollziehen würde (z. B. Platzer 1997).

Nach einer längeren Phase der Stagnation («Eurosklerose») erhielt der europäische Integrationsprozess in den 1980er-Jahren neuen Schwung. Dies kam in folgenden Entwicklungen zum Ausdruck:

- der schrittweisen Erweiterung der EU: Der vorerst letzte Schritt auf diesem Weg war die am 1.5.2004 in Kraft getretene Osterweiterung, mit der die Zahl der Mitgliedstaaten auf 25 anwuchs. In den nächsten Jahren soll die Aufnahme weiterer Staaten folgen.
- der Schaffung eines europäischen Binnenmarktes: Der Binnenmarkt trat mit dem Jahr 1992 in Kraft. Nunmehr herrschte zwischen den Mitgliedstaaten der EU ein freier Verkehr von Waren, Dienstleistungen, Kapital und

Arbeitskräften («vier Freiheiten»). Davon erhofften sich die Mitgliedstaaten neue Wachstumsimpulse und eine Verbesserung der europäischen Position im globalen Standortwettbewerb. Der Prozess der ökonomischen Integration wurde mit der Schaffung einer europäischen Wirtschafts- und Währungsunion (WWU) fortgesetzt, die in die Einführung einer gemeinsamen Währung mit dem 1.1.2002 mündete.

- dem schrittweisen Auf- und Ausbau von politischen Gestaltungskompetenzen auf EU-Ebene («Vertiefung»): Dieser Auf- und Ausbau erfolgte vor allem mit der Schaffung einer Einheitlichen Europäischen Akte (1986) sowie mit der Neuformulierung des EWG-Vertrages auf den Regierungskonferenzen von Maastricht (1993), Amsterdam (1997) und Nizza (2000). Dieser Auf- und Ausbau politischer Gestaltungskompetenzen betraf auch einige Aspekte der Gesundheitspolitik (s. Kap. 7.2).
- Dieser Prozess gipfelte 2004 in der Verabschiedung einer Europäischen Verfassung durch den Europäischen Rat. Das Inkrafttreten der Europäischen Verfassung war zunächst für 2007 vorgesehen, jedoch ist die Einhaltung dieses Termins fraglich geworden, nachdem die Verfassung in Referenden in Frankreich und den Niederlanden im Sommer 2005 keine Mehrheit gefunden hat.

Allerdings ist die europäische Integration bis in die Gegenwart im Kern ein ökonomisches Projekt, das heißt die Integration besteht vor allem in der Beseitigung bisheriger Hindernisse für einen gemeinsamen Markt («negative Integration»). Demgegenüber hinkt die Entwicklung politischer Gemeinsamkeiten auf EU-Ebene («positive Integration», s. Kap. 7.2) nach wie vor stark hinterher (Scharpf 1999 u. 2003). Insbesondere auf dem Gebiet der Sozialpolitik – und darin eingeschlossen der Gesundheitspolitik – sind die Kompetenzen der EU nur schwach ausgeprägt. Dieses Missverhältnis zwischen ökonomischer und (sozial-) politischer Integration hat für die Mitgliedstaaten weit reichende Folgen. Die Produkte der Unternehmen haben sich nunmehr auf einem gemeinsamen Markt zu bewähren. Daher wächst für diese der Kostendruck und damit auch der Druck für die nationalen Regierungen, entsprechend günstige Standortbedingungen bereitzustellen, um eine Abwanderung von Kapital und Arbeitsplätzen zu verhindern. In diesem Zusammenhang geraten zunehmend auch die Sozialleistungen ins Visier. Da die Schaffung eines gemeinsamen Marktes nicht von einer synchronen Ausweitung gemeinsamer Sozialstandards auf europäischer Ebene begleitet wird, suchen die Mitgliedstaaten ihr Heil zumeist in dem Versuch, ihre Sozialausgaben zu senken. Auch in der Gesundheitspolitik wird dieser Druck spürbar. Die Dominanz des Modus' einer negativen Integration begünstigt in der Sozialpolitik der Mitgliedstaaten ein «race to the bottom», also den Versuch, sich beim Abbau von Sozialleistungen wechselseitig zu unterbieten («Sozial-Dumping»).

Im Verlauf des europäischen Integrationsprozesses hat sich mit der Europäischen Union ein eigentümliches politisches System herausgebildet, das häufig als «Mehrebenensystem» bezeichnet wird (z. B. Jachtenfuchs/Kohler-Koch 2003). Damit wird das Institutionengefüge der EU als eine föderale «Struktur staatlichen Handelns in mehreren Ebenen» charakterisiert (Pierson/Leibfried 1998: 16). Dieses Mehrebenensystem ist durch einen vertikalen Aufbau und ein System übereinander geschichteter Handlungssysteme gekennzeichnet, in dem die Autonomie der Nationalstaaten nicht verschwunden, aber durchaus beschränkt ist (Benz 2003).[57]

Die wichtigsten Institutionen auf supranationaler Ebene sind der Europäische Rat bzw. der Ministerrat, die Europäische Kommission, das Europäische Parlament (EP) und der Europäische Gerichtshof (EuGH):

- Der *Europäische Rat* ist das wichtigste Entscheidungsorgan der EU. Er setzt sich zusam-

---

57 Diese Sichtweise steht dem Konzept des «Intergouvernementalismus» gegenüber, der die EU als ein System zwischenstaatlicher Verhandlungsbeziehungen autonom agierender Nationalstaaten auffaßt (Jachtenfuchs/Kohler-Koch 2003: 11 ff.).

men aus den Regierungschefs der Mitgliedstaaten und entscheidet über die Grundlinien der europäischen Politik. Der Europäische Rat tagt in der Regel zweimal pro Jahr. Daneben existiert eine Reihe von Ministerräten, die sich aus den für einzelne Politikfelder (z.B. Gesundheitspolitik) zuständigen Ministern der Mitgliedstaaten zusammensetzen und sich mit den Problemen des jeweiligen Politikfeldes befassen. Sowohl der Europäische Rat als auch der Ministerrat können – zum Teil mit qualifizierter Mehrheit, also gegen eine relevante Minderheit von Mitgliedstaaten – Entscheidungen treffen, die alle Mitgliedstaaten in der Europäischen Union binden.

- Die *Europäische Kommission* ist die Hüterin der EU-Verträge, das heißt sie überwacht die Einhaltung des europäischen Rechts und geht gegebenenfalls gegen die Nichteinhaltung von Rechtsbestimmungen vor. Eine überaus starke Machtposition erlangt sie aus ihrem Vorschlagsmonopol für Entscheidungen des Rates. Der Europäische Rat bzw. der Ministerrat kann also nur über solche Vorschläge abstimmen, die die Kommission ihm vorlegt. Auf diese Weise kann die Kommission einen durchaus beachtlichen Einfluss auf die Entscheidungen des Rates ausüben. Die Kommission setzt sich zusammen aus je einem Vertreter jedes Mitgliedstaates, der von den Regierungen der Mitgliedstaaten ernannt wird. Die Mitglieder der Kommission sind bei der Ausübung ihres Amtes gehalten, sich nicht von den Interessen ihres Herkunftslandes leiten zulassen. Der Vorsitzende der Kommission wird vom Ministerrat gewählt. Die Kommission als ganze bedarf der Zustimmung des Europäischen Parlaments.
- Das *Europäische Parlament*. Seine Kompetenzen sind im Verlauf des europäischen Integrationsprozesses ausgeweitet worden. Es kann mittlerweile auf einigen wichtigen Feldern Entscheidungen des Rates oder Vorschläge der Kommission blockieren. Zu einer autonomen – den Kompetenzen der mitgliedstaatlichen Parlamente vergleichbaren – Rechtssetzung ist es jedoch nicht in der Lage. Daher wird von zahlreichen Seiten ein Demokratiedefizit des europäischen Integrationsprozesses beklagt. Nach wie vor ist es kaum in der Lage, positive Entscheidungen durchzusetzen.
- Der *Europäische Gerichtshof* entscheidet in allen strittigen Rechtsfragen der europäischen Integration. Insbesondere befasst er sich mit Vertragsverletzungsverfahren, die gegen einzelne Akteure angestrengt werden. In seinen Entscheidungen hat er sich häufig als ein «Motor der Integration» erwiesen, der der Schaffung des Binnenmarktes den Vorzug gegenüber politisch gestaltenden Maßnahmen gegeben hat, insbesondere gegenüber Ansprüchen an eine sozialpolitische Gestaltung der EU.

7.2 Supranationale und nationalstaatliche Kompetenzen in der Gesundheitspolitik

Die Europäische Union ist oben als ein Mehrebenensystem charakterisiert worden, in dem sich auf den einzelnen Politikfeldern die Gestaltungschancen und -kompetenzen auf die EU-Institutionen und die Nationalstaaten verteilen und in vielfältiger Weise miteinander verflochten sind. Im Zuge der erwähnten Vertiefung der europäischen Integration sind auch die gesundheitspolitischen Handlungskompetenzen und -pflichten der EU-Institutionen festgeschrieben und sukzessive erweitert worden.[58]

Der EG-Vertrag weist der EU grundsätzlich die Aufgabe zu, auf allen Politikfeldern ein hohes Niveau des Gesundheitsschutzes sicherzustellen

---

58 Die Rechte und Pflichten der EU-Institutionen sind im EG-Vertrag (EGV) formuliert. Der EG-Vertrag ist in der Vergangenheit des Öfteren verändert worden und soll im Jahr 2007 durch die Ratifizierung einer Europäischen Verfassung abgelöst werden. Die derzeit völkerrechtlich gültige Rechtsgrundlage der Europäischen Union ist der auf der Regierungskonferenz von Nizza im Jahr 2000 verabschiedete und 2001 ratifizierte Vertrag. Auf ihn beziehen sich die nachfolgenden Ausführungen. Dieser Vertrag ist in seinen für die Gesundheitspolitik relevanten Passagen sehr weitgehend mit dem Entwurf für eine Europäische Verfassung identisch. Die geringfügigen Unterschiede zwischen beiden Dokumenten können daher an dieser Stelle vernachlässigt werden.

(Art. 152 Abs. 1 EGV). Der Gesundheitsschutz lässt sich somit als eine «Querschnittsaufgabe» der Gemeinschaftsaktivitäten charakterisieren. Des Weiteren sieht der EG-Vertrag vor, dass die Tätigkeit der EU «auf die Verbesserung der Gesundheit der Bevölkerung, die Verhütung von Humankrankheiten und die Beseitigung von Ursachen für die Gefährdung der menschlichen Gesundheit gerichtet» ist (Art. 152 Abs. 1 EGV). Explizite Erwähnung findet die Bekämpfung weit verbreiteter Erkrankungen, in deren Zusammenhang die Erforschung der Ursachen, der Übertragung und der Verhütung sowie die Gesundheitsinformation und -erziehung gefördert werden sollen.

Aus diesen sehr umfassenden Aufgabenbestimmungen erwächst jedoch nicht jenes Maß an Gestaltungskompetenzen, das sich auf den ersten Blick vermuten ließe. Denn zugleich schränkt der EG-Vertrag die Zuständigkeit der EU auf dem Gebiet des Gesundheitsschutzes in vielfältiger Weise ein. So sieht er vor, dass die Gemeinschaft die Politik der Mitgliedstaaten ergänzt, ihre Zusammenarbeit fördert und erforderlichenfalls unterstützt (Art. 152 Abs. 1 u. 2 EGV). Die Mitgliedstaaten der EU behalten also ihre primäre Zuständigkeit und Verantwortung auf diesen Feldern. Darüber hinaus gilt für alle Gemeinschaftsaktivitäten das Subsidiaritätsprinzip: Die EU darf demzufolge nur dann und insoweit tätig werden, als die betreffenden Aufgaben auf supranationaler Ebene besser als auf einzelstaatlicher Ebene gelöst werden können (Art. 5 Abs. 2 u. 3 EGV).

Neben diesen allgemeinen Aufgabenbestimmungen sind der EU auf einzelnen präventionspolitisch bedeutsamen Feldern zum explizite Regelungskompetenzen zugewiesen, nämlich
- dem Gesundheitsschutz in der Arbeitsumwelt (Art. 137 Abs. 1 u. 2 EGV) und
- dem gesundheitlichen Verbraucherschutz (Art. 153 EGV).

Die EU kann auf beiden Feldern durch Richtlinien supranationale Mindeststandards festsetzen, die von den Mitgliedstaaten nicht unterschritten werden dürfen. Die betreffenden Richtlinien werden vom zuständigen Ministerrat, also durch die Mitgliedstaaten erlassen; da für eine Entscheidungsfindung aber lediglich eine qualifizierte Mehrheit notwendig ist, können einzelne von ihnen überstimmt und damit zu Maßnahmen gezwungen werden, die sie eigentlich missbilligen oder nicht für notwendig halten (§§ 137 Abs. 2 und 153 Abs. 4 EGV). Die Europäische Kommission überwacht die Umsetzung dieser Vorschriften durch die Mitgliedstaaten. Werden Richtlinien inhaltlich nicht angemessen oder nicht fristgerecht umgesetzt, so drohen den betreffenden Mitgliedstaaten Sanktionen, zumeist in Form von Geldstrafen. Da es sich bei den Richtlinien um Mindeststandards handelt, können die Mitgliedstaaten für ihr Hoheitsgebiet schärfere Bestimmungen erlassen, allerdings dürfen sie diese dann nicht zum Anlass nehmen, den freien Verkehr von Waren und Dienstleistungen auf dem europäischen Binnenmarkt zu behindern.

Aber auch für diese Felder, auf denen die EU über explizite Rechtsetzungskompetenzen verfügt, findet das Subsidiaritätsprinzip Anwendung. Ob europaweite Regelungen zu einzelnen gesundheitsrelevanten Problemfeldern (z. B. der Regelung von Arbeitszeiten) unter dem Gesichtspunkt des Subsidiaritätsprinzips jeweils zulässig sind, ist Gegenstand beständiger politischer Auseinandersetzungen zwischen den Mitgliedstaaten – ebenso wie die Frage, wie detailliert derartige Bestimmungen sein sollen und wie hoch das Schutzniveau anzusetzen ist. Dabei lässt sich das Handeln der Regierungen in vielen Fällen nicht von gesundheitlichen Erwägungen leiten, sondern von der Frage, wie sich in Frage stehende Schutzbestimmungen auf die heimische Wirtschaft auswirken.

Aus den erwähnten Zuständigkeiten für den Gesundheitsschutz erwächst für die EU keine Kompetenz für die Organisation der gesundheitlichen Versorgung – weder im Bereich der Prävention noch im Bereich der Krankenversorgung. Vielmehr sieht der EG-Vertrag ausdrücklich vor, dass «die Verantwortung der Mitgliedstaaten für die Organisation des Gesundheitswesens und die medizinische Versorgung in vollem Umfang gewahrt» wird (Art. 152 Abs. 5 EGV). Gleichzeitig darf auch die «Befugnis der Mitgliedstaaten, die Grundprinzipien ihres Systems der sozialen Sicherheit festzulegen» (Art. 137 Abs. 4 EGV), nicht berührt werden. Maßnahmen im Bereich des sozialen Schutzes und des Gesundheitswesens haben «unter Ausschluss jeglicher Harmonisierung der Rechts- und Verwaltungsvorschriften der Mitgliedsstaaten» stattzufinden und «dürfen das finanzielle Gleichgewicht dieser Systeme nicht erheblich beeinträchtigen» (Art. 137 Abs. 4 EGV)

Die Kompetenz zur Gestaltung des Gesundheitssystems liegt damit nach wie vor bei den Mitgliedsstaaten. Dies betrifft:
- die Organisation der Prävention, einschließlich ihrer institutionellen Gestaltung
- die Organisation des Krankenversorgungssystems einschließlich der institutionellen Gliederung und der Arbeitsteilung zwischen den Berufsgruppen
- die Verteilung von Kompetenzen bei der Steuerung der Gesundheitssysteme
- Art und Umfang der sozialen Sicherung im Falle von Krankheit und Pflegebedürftigkeit (also die Finanzierung von Leistungen und der Leistungsumfang).

Allerdings ist diese Kompetenz der Mitgliedsstaaten zur Gestaltung der Gesundheitssysteme nicht gleichzusetzen mit einer uneingeschränkten Handlungsfreiheit. Denn der Europäische Gerichtshof (EuGH) hat in mehreren Urteilen klargestellt, dass die Mitgliedsstaaten bei der Wahrnehmung ihrer Zuständigkeit die Grundsätze des freien Verkehrs von Waren, Dienstleistungen, Kapital und Personen zu beachten haben (z. B. McKee/Mossialos/Baeten 2002; Busse/Wismar/Berman 2002; Jacobs/Wasem 2003; Schmucker 2003). Die Grundsätze des Binnenmarktes finden also grundsätzlich auch auf das Gesundheitswesen Anwendung und schränken insofern die Gestaltungsfreiheit der Mitgliedsstaaten ein (siehe dazu Kap. 7.4)

Insgesamt betrachtet ist Gesundheitspolitik in Europa also auch zu Beginn des 21. Jahrhunderts immer noch ganz überwiegend eine Angelegenheit nationalstaatlicher Politik. Das weitgehende Fehlen europäischer Kompetenzen bei der Gestaltung der Gesundheitssysteme kann man als sektorspezifischen Ausdruck des erwähnten Vorrangs einer negativen Integration interpretieren (Scharpf 1999). Harmonisierungs- und Europäisierungsbestrebungen blieben stets schwach, und wenn sie sichtbar wurden, scheiterten sie in der Regel recht bald am starken Widerstand einer Mehrzahl von Mitgliedsstaaten. Dies hat eine Reihe ökonomischer, institutioneller und politischer Ursachen:
- Es existiert ein erhebliches ökonomisches Gefälle zwischen den Mitgliedsstaaten, das wiederum große Unterschiede im Niveau der Absicherung des Krankheitsrisikos zur Folge hat. Zudem weisen die Mitgliedsstaaten unterschiedliche Traditionen in der Sozialpolitik auf.
- Die nationalstaatlichen institutionellen Arrangements im Politikfeld Gesundheit sind Ausdruck national spezifischer Kräfteverhältnissen zwischen den beteiligten Akteuren und konstituieren bei ihnen Interessen, die ihrerseits zumeist eine große Beharrungskraft entwickeln.
- Die Frage nach der sozialen Sicherung im Krankheitsfall berührt die Zuständigkeit der Nationalstaaten und ist im Hinblick auf die Entwicklung der öffentlichen Finanzen und der Arbeitskosten von großer Bedeutung.
- Die Gesundheitspolitik eignet sich in besonderer Weise dafür, staatliche Sozialleistungen gegen Bürgerakzeptanz und Wählerstimmen zwischen Regierungen und Bevölkerungen politisch zu tauschen (Urban 2003).

Angesichts dieser ökonomischen, institutionellen und politischen Restriktionen wundert es nicht, dass in der EU keine wirklich relevanten Tendenzen einer Harmonisierung der institutionellen Arrangements im gesundheitspolitischen Feld zu beobachten sind. So ist denn auch die 1992 verabschiedete Empfehlung der EU-Kommission zur Konvergenz der sozialen Sicherungssysteme in den Mitgliedsstaaten ohne praktische Auswirkung geblieben.

Zwar finden in den nationalstaatlichen Gesundheitsreformen seit den 1980er-Jahren oftmals ähnliche Steuerungsinstrumente Anwendung und lassen sich bei der Analyse der Gesundheitssystementwicklung dementsprechend auch gewisse Konvergenztendenzen erkennen. Jedoch sind diese nicht auf eine Etablierung transnationaler Regelungskompetenzen zurückzuführen (Freeman/Moran 2000), sondern in erster Linie eine Antwort auf gemeinsame wirtschafts- und finanzpolitische Rahmenbedingungen, auf vergleichbare gesundheitliche Problemlagen und vielfach ähnlich gelagerte Defizite der jeweiligen Versorgungssysteme. Unbeschadet solcher Konvergenztendenzen existiert eine große Vielfalt von Gesundheitssystemen mit gravierenden Unterschieden im Hinblick auf die Versorgungs-, die Finanzierungs- und die Regulierungsstrukturen (z. B. Raffel 1997; Lassey et al. 1997; Freeman 2000; Blank/Burau 2004). Diese Vielfalt im Hinblick sowohl auf Modelle wie auch auf Entwicklungsstadien hat sich mit der Osterweiterung der EU noch einmal erheblich erhöht.

7.3 Prävention

In der Prävention sind die Aktivitäten der EU vor allem auf jenen Feldern von Bedeutung, in denen sie über explizite Regelungen verfügt. Insbesondere der Gesundheitsschutz am Arbeitsplatz ist hier von Bedeutung (Gerlinger 2000; Hervey 2002). Die EU-Institutionen haben von ihren Gestaltungsmöglichkeiten umfassend Gebrauch gemacht und zu einer Vielzahl von Problembereichen des arbeitsbezogenen Gesundheitsschutzes Mindeststandards verabschiedet. Insbesondere die Ende der 1980er-Jahre und Anfang der 1990er-Jahre verabschiedeten Richtlinien orientierten sich am höchsten Schutzniveau innerhalb der Union und basierten auf einem innovativen, modernen und umfassenden Zugang zum Arbeitsschutz. Dies gilt vor allem für das Grundsatzdokument des europäischen Arbeitsschutzes, die 1989 verabschiedete so genannte Rahmenrichtlinie (Gerlinger 2000). Sie

- formuliert uneingeschränkt verbindliche Schutzpflichten des Arbeitgebers
- beruht auf dem Grundsatz der Risikovermeidung
- schreibt eine Bewertung der vom jeweiligen Arbeitsplatz ausgehenden Gesundheitsrisiken verbindlich vor
- berücksichtigt die Wechselwirkung physischer, psychischer, sozialer und arbeitsorganisatorischer Aspekte des Gesundheitsschutzes
- fordert eine am Stand der Technik orientierte Dynamisierung des Schutzhandelns
- stärkt die Rolle der Beschäftigten im betrieblichen Arbeitsschutz.

Die hohe Regulierungsdichte und das hohe Schutzniveau dieser anfänglichen Arbeitsschutzpolitik stehen in deutlichem Kontrast zu dem in weiten Bereichen der Sozialpolitik und der Arbeitsbeziehungen sich vollziehenden Deregulierungstrend. Allerdings setzte zur Mitte der 1990er-Jahre eine deutliche Trendwende ein. Die Arbeitsschutzpolitik verlor nun deutlich an Dynamik und Innovationskraft: Die Zahl der jährlich neu verabschiedeten Richtlinien ging zurück; die materiellen Regelungen erreichten überwiegend nicht mehr das Niveau früherer Jahre; die Verabschiedung einzelner Richtlinien wurde verzögert und vorgesehene Verbesserungen bereits geltender Regelwerke blieben teilweise auf der Strecke. In den meisten Mitgliedstaaten verstärkten sich die Widerstände gegen eine Fortsetzung des bisherigen Kurses in der europäischen Arbeitsschutzpolitik. Verschiedene von einzelnen Mitgliedstaaten und den europäischen Unternehmerverbänden getragene Initiativen auf europäischer Ebene verfolgten ausdrücklich das Ziel, das in den vorangegangen Jahren erreichte Regulierungsniveau wieder zurückzuführen. Die EU-Kommission verzichtete – nicht zuletzt auf Druck zahlreicher Mitgliedstaaten – mit der Verabschiedung des vierten Aktionsprogramms weitgehend auf rechtliche Fortschritte im Arbeitsschutz und setzte vor allem auf eine Konsolidierung des Erreichten.

Trotz der auf europäischer Bühne unternommenen Vorstöße zu einer partiellen Rücknahme von Arbeitsschutzbestimmungen blieben das in den Jahren 1989 und 1990 geschaffene arbeitsschutzpolitische Vertragswerk und sein innovativer Kern letztlich unangetastet. Obwohl die betriebliche Umsetzung des europäischen Rechts auf vielfältige Hindernisse stößt, haben die Regelungen in einer Vielzahl von Mitgliedstaaten dazu beigetragen, die Arbeitsschutzpraxis zu modernisieren und den Arbeitsschutz insgesamt zu verbessern (Gerlinger 2000; Walters 2002). Diese Fortschritte wären auf nationalstaatlicher Ebene allein kaum durchsetzbar gewesen (s. oben, Kap. 3.2.3).

Auch jenseits der unmittelbaren Rechtsetzung hat die EU, gestützt auf die erwähnten Kompetenzen im Bereich der Krankheitsverhütung, seit den 1990er-Jahren eine Reihe von Aktionsprogrammen zum Schutz der öffentlichen Gesundheit aufgelegt (Weingärtner 2000; Topan 2003: 250 f.). Im Mittelpunkt standen dabei die Unterstützung der Mitgliedstaaten bei der Erforschung von Krankheiten und ihrer Bekämpfung sowie die Unterstützung bei Maßnahmen der Gesundheitserziehung und -information.

Allerdings blieb die Reichweite dieser Programme allein schon wegen des geringen Finanzvolumens gering. In der Durchführung dieser Programme kommt auch das Bestreben der Europäischen Kommission zum Ausdruck, das eigene Aktionsfeld auf dem Gebiet des Gesundheitsschutzes auszuweiten. Diese Programme wurden mittlerweile durch das Aktionsprogramm «öffentliche Gesundheit» 2003 bis 2008 abgelöst, das sich insbesondere eine Verbesserung der Gesundheitsinformationen, schnelle und koordinierte Reaktionen auf Gesundheitsgefahren sowie eine Stärkung von Prävention und Gesundheitsförderung und deren Integration in andere Politikfelder zum Ziel setzt.

Die verschiedenen gesundheitsbezogenen Programme der Gemeinschaft sollen nach dem Willen der Europäischen Kommission zu *einem* Programm «Gesundheit und Verbraucherschutz» für den Zeitraum von 2007 bis 2013 zusammengefasst werden. Dabei will man sich auf drei Kernziele konzentrieren (Kommission 2005a: 3):

- die Bürger sollen vor solchen Gesundheitsgefahren, auf die die Individuen keinen Einfluss nehmen können, wirksam geschützt werden
- die Entscheidungsfähigkeit der Bürger im Hinblick auf ihre Gesundheit soll gestärkt werden
- die Ziele des Gesundheits- und Verbraucherschutzes sollen in alle Politikbereiche aufgenommen werden.

Dabei will die EU die präventive Ausrichtung der Gesundheitspolitik deutlich stärken. Wichtige Aktionsbereiche sind demzufolge

- die stärkere Überwachung und Kontrolle von Gesundheitsgefahren
- die wirksame und schnelle Reaktion auf Gesundheitsgefahren
- die Gesundheitsförderung durch die Berücksichtigung gesundheitsrelevanter Faktoren
- die Prävention von Krankheiten und Verletzungen
- die Erzielung von Synergien zwischen nationalen Gesundheitssystemen
- die Ausarbeitung und Verbreitung besserer und zahlreicherer Gesundheitsinformationen für Bürger, Experten und politische Entscheidungsträger.

Freilich ist der Aktionsradius der EU durch die Beschränkung ihrer Gestaltungskompetenzen sowie auf die, gemessen an den Problemdimensionen, unzureichende Ausstattung mit finanziellen Ressourcen äußerst begrenzt.

7.4 Krankenversorgung

Die Kompetenz zur Gestaltung der Krankenversorgungssysteme und ihrer Finanzierung liegt – dies ist oben gezeigt worden – nach wie vor bei den Mitgliedstaaten der EU. Entsprechend gering ist die direkte Gestaltungsmacht der EU. Dennoch werden nationale Gestaltungsspielräume in unterschiedlicher Weise durch den europäischen Integrationsprozesse zunehmend eingeschränkt. Zudem sind seit geraumer Zeit deutliche Anzeichen erkennbar, dass das Politikfeld Gesundheit vor einem dynamischen Prozess der Europäisierung steht (Gerlinger/Urban 2004). Dabei geht es – aus gegenwärtiger Perspektive – nicht um einen eindimensionalen Souveränitätstransfer von den Mitgliedstaaten auf die europäische Ebene; vielmehr bildet sich eine europäische Handlungsebene in der Gesundheitspolitik heraus, die allmählich aufgewertet wird.

Der Einfluss der europäischen Integration auf die deutsche Gesundheitspolitik erfolgt auf folgenden Wegen: *Erstens* wird das nationalstaatliche

Sozialrecht zunehmend durch das europäische Wirtschafts- und Wettbewerbsrecht beeinflusst. Dies hat zum einen Auswirkungen auf die Rechte von Bürgern bei der grenzüberschreitenden Inanspruchnahme von Leistungen der Kranken- und Pflegeversicherung, zum anderen auf das Kollektivvertragsrecht als einem tragenden Pfeiler des deutschen Gesundheitswesens. *Zweitens* wird mit der Offenen Methode der Koordinierung (OMK) (s. u. in diesem Abschnitt) auf europäischer Ebene ein neuartiger Regulierungsmodus etabliert, der einen schleichenden Souveränitätsverlust der Nationalstaaten über die Gestaltung ihrer sozialen Sicherungssysteme und damit auch ihrer Krankenversicherungs- und -versorgungssysteme nach sich ziehen könnte, auch wenn er ihre formelle Zuständigkeit unangetastet lässt (Gerlinger/Urban 2004). Nationalstaatliche und supranationale Kompetenzen dürften sich auf diese Weise zu einer neuen Form der Arbeitsteilung in einem europäischen Mehrebenensystem verschränken.

Rechte bei der grenzüberschreitenden Inanspruchnahme von Leistungen
Das nationale Sozialrecht formuliert die Voraussetzungen, unter denen die Bürger beziehungsweise die Krankenversicherten des jeweiligen Landes Zugang zu öffentlich finanzierten Gesundheitsleistungen haben. Zumeist sehen (bzw. sahen) die einschlägigen Bestimmungen vor, dass die Inanspruchnahme derartiger Leistungen – von Notfällen abgesehen – nur bei auf dem Territorium des Versicherungsstaates ansässigen Leistungserbringern möglich ist und sich die Vergütung nach den dort geltenden Bestimmungen zu richten hat. Die Regeln des Binnenmarktes hingegen beinhalten das Recht zur grenzüberschreitenden Erbringung und Inanspruchnahme von Leistungen. Dies wirft die Frage auf, ob und unter welchen Bedingungen EU-Bürger im Ausland Gesundheitsleistungen zu Lasten ihrer Krankenversicherung in Anspruch nehmen können.

In der Vergangenheit ist es immer wieder vorgekommen, dass Finanzierungsträger verschiedener Länder ihren Versicherten die Finanzierung von im Ausland nachgefragten Leistungen verweigert haben. In einigen Fällen haben die Betroffenen dagegen den Rechtsweg beschritten und ihren Fall bis vor den Europäischen Gerichtshof (EuGH) gebracht. Die Rechtsprechung des EuGH hat sich in mehreren – zum Teil Aufsehen erregenden – Verfahren mit dem Verhältnis von nationalem Sozialrecht und europäischem Wirtschaftsrecht befasst. Der EuGH hat dabei die Bedingungen der grenzüberschreitenden Inanspruchnahme von Gesundheitsleistungen geklärt und damit das europäische Vertragsrecht konkretisiert («Richterrecht»).

In seiner Rechtsprechung hat der EuGH die Zuständigkeit der Mitgliedstaaten für die Gestaltung ihrer Gesundheitssysteme bekräftigt und zugleich klar gestellt, dass sie bei der Gestaltung ihrer Gesundheitssysteme die Grundsätze des Binnenmarktes so weit wie möglich zu beachten haben. Der freie Dienstleistungs- und Warenverkehr gilt also auch für medizinische Leistungen. Mit diesem Grundtenor hat der EuGH die Rechte der Versicherten bei der Inanspruchnahme und die Erstattungspflichten der Finanzierungsträger bei der grenzüberschreitenden Inanspruchnahme gesundheitlicher Leistungen beträchtlich erweitert (z. B. McKee/Mossialos/Baeten 2002; Busse/Wismar/Berman 2002; Jacobs/Wasem 2003; Schmucker 2003).

Die Grundsätze des Binnenmarktes können nur außer Kraft gesetzt werden, wenn «zwingende Gründe des Allgemeininteresses» dies erfordern. Solche Gründe könnten bestehen
- in einer erheblichen Gefährdung des finanziellen Gleichgewichts des sozialen Sicherungssystems oder
- in einer erheblichen Gefährdung der öffentlichen Gesundheit bzw. des Gesundheitsschutzes bestehen.

Sind diese Einschränkungen nicht gegeben, so sind dem Versicherten die Kosten einer im EU-Ausland erhaltenen ambulanten medizinischen Behandlung zu erstatten. Einer vorherigen Genehmigung durch den Finanzierungsträger bedarf es nicht. Grundsätzlich hat die Vergütung nach den Kostensätzen zu erfolgen, die im Land der Behandlung gelten. Sind die Behandlungssätze im Versicherungsstaat höher, steht dem Patienten ein Differenzbetrag zu.

Auch bei Krankenhausleistungen handelt es sich dem EuGH zufolge grundsätzlich um Dienstleistungen im Sinne des EG-Vertrages. Anders als in der ambulanten Versorgung muss der Versicherte hier allerdings eine vorherige Genehmigung bei seiner Krankenversicherung einholen. Der Grund liegt in der Definition der Ausnahmetatbestände: Zusätzlich zu den oben genannten «zwingenden Gründen des Allgemeininteresses» erkannte der EuGH mit Blick auf die stationäre Versorgung einen weiteren Ausnahmetatbestand an, nämlich die Notwendigkeit der Planung. Planung dient demzufolge der Gewährleistung eines qualitativ hochwertigen und ausreichenden Angebots an Krankenhausversorgung sowie der Kostenkontrolle. «Unter diesem doppelten Blickwinkel erweist sich das Erfordernis, die Kostenübernahme für in einem anderen Mitgliedstaat gewährte Krankenhausversorgung durch das nationale System der sozialen Sicherheit einer vorherigen Genehmigung zu unterwerfen, als sowohl notwendig als auch angemessen» (EuGH 2001). Allerdings darf das System von Genehmigungen nur auf objektiven Kriterien beruhen. Insbesondere müssen die Kriterien unabhängig vom Ort der Niederlassung des Erbringers der Versorgungsleistungen sein.

Dabei formulierte der EuGH den Grundsatz des «Euro Speak». Dies bedeutet, dass die nationalen Regelungen über Leistungsumfang und Versorgungsansprüche «europäisch übersetzt» werden müssen. Rechte, die ein Bürger oder ein Krankenversicherter in seinem Herkunftsland genießt, gelten auch im Land seiner Inanspruchnahme. Ein deutscher Versicherter kann in Großbritannien also direkt einen niedergelassenen Facharzt aufsuchen – ein Recht, das einem britischen NHS-Patienten verwehrt ist. Auch machte der EuGH deutlich, dass die Grundfreiheiten nicht nur für das System der Kostenerstattung, sondern auch für das Sachleistungsprinzip gelten.

Leistungen dürfen dann nicht verweigert werden, wenn die Behandlung als in ärztlichen Kreisen üblich betrachtet werden kann und die Behandlung des Versicherten medizinisch notwendig ist. Die Genehmigung darf nur dann wegen fehlender medizinischer Notwendigkeit versagt werden, wenn die gleiche oder für den Patienten ebenso wirksame Behandlung rechtzeitig in einer Einrichtung erlangt werden kann, die eine vertragliche Vereinbarung mit der Krankenkasse geschlossen hat, der der Versicherte angehört.

Die Rechte zur grenzüberschreitenden Inanspruchnahme von medizinischen Leistungen könnten vielfältige Auswirkungen auf die Anbieter medizinischer Leistungen haben. So wäre es ausländischen Leistungserbringern zum Beispiel möglich, in einen Qualitäts- und Preiswettbewerb mit deutschen Anbietern zu treten. Die praktischen Auswirkungen der EuGH-Rechtsprechung sind bisher aber nur gering. Zwar haben in Grenzregionen ansässige Krankenkassen und Leistungserbringer vereinzelt grenzüberschreitende Versorgungsprojekte auf den Weg gebracht. Auch lässt sich etwa bei zahnärztlichen Leistungen, bei denen das Preisgefälle sehr stark und gleichzeitig der privat zu tragende Kostenanteil sehr hoch ist, eine stärkere Inanspruchnahme osteuropäischer Anbieter feststellen. Insgesamt aber ist der Medizintourismus bisher unbedeutend. Die Gründe dafür sind vielfältig (z. B. Wille 2003 und 2005):

- Es existieren – gerade für ältere Patientinnen und Patienten – erhebliche Sprachbarrieren.
- Viele Patientinnen und Patienten haben das Interesse an einer vertrauten Arzt-Patient-Beziehung.
- Oftmals müssten größere Entfernungen überbrückt werden. Kosten und Nutzen stehen dann nur selten in einem angemessenen Verhältnis.
- Die grenzüberscheitende Inanspruchnahme von Leistungen ist mit bürokratischen Hindernissen verbunden (Anträge, Schriftverkehr etc.).
- Vielfach sind Versicherte nur unzureichend über Behandlungsmöglichkeiten im Ausland informiert.

Insgesamt kann von einem europäischen Markt für gesundheitliche Dienstleistungen noch nicht die Rede sein.

Europäisches Wettbewerbsrecht und deutsches Kollektivvertragsrecht

Zum anderen erwachsen aus dem europäischen Wettbewerbsrecht spezifische Risiken für das Kollektivvertragssystem als der tragenden Säule des Steuerungsregimes der Gesetzlichen Krankenversicherung in Deutschland. Das europäische Wirtschafts- und Wettbewerbsrecht beinhaltet unter anderem das Verbot «wettbewerbsbeschränkender Vereinbarungen und Verhaltensweisen» (Art. 81 EGV) sowie das Verbot des «Missbrauchs einer marktbeherrschenden Stellung» (Art. 82 EGV). Daraus kann sich ein Spannungsverhältnis mit dem deutschen Krankenversicherungsrecht ergeben (z. B. Knispel 2001, S. 7 ff.). Denn damit ist die Frage aufgeworfen, ob es sich bei den Vertragsbeziehungen zwischen den (Verbänden) der Krankenkassen und den (Verbänden der) Leistungsanbieter nicht um wettbewerbswidrige Kartelle bzw. um Preisabsprachen durch Markt beherrschende Unternehmen handelt. Dies könnte zum Beispiel auf die Festsetzung von Festbeträgen für Arzneimittel durch die Krankenkassen zutreffen. Mit dieser Argumentation haben insbesondere Unternehmen der pharmazeutischen Industrie in der Vergangenheit wiederholt den Rechtsweg beschritten.

In diesem Zusammenhang ist vor allem klärungsbedürftig, ob die Krankenkassen als Unternehmen anzusehen sind, denn nur dann würden sie unter die Bestimmungen des europäischen Wettbewerbsrechts fallen. Diese Frage ist beziehungsweise war umso drängender, als der EuGH in seiner Rechtsprechung einen «funktionalen Unternehmensbegriff» zugrunde legt. Demzufolge ist für den Charakter einer bestimmten Organisation nicht ihre Rechtsform maßgeblich, sondern nur die Funktion, die sie wahrnimmt. Auch öffentliche Einrichtungen können demnach Unternehmen sein, nämlich wenn sie eine Tätigkeit ausüben, die auch Private durchführen können – was bei einer Krankenversicherung offenkundig der Fall ist.

Allerdings – so der EuGH ebenfalls – fallen Organisationen dann nicht unter den Unternehmensbegriff, wenn sie nicht ökonomisch aktiv sind. Eine nicht-ökonomische Aktivität wiederum liegt dann vor, wenn die Tätigkeit sozialer Natur ist. Der soziale Charakter einer Tätigkeit wird unter anderem dadurch begründet, dass die betreffende Organisation

- eine soziale Aufgabe wahrnimmt, die nach dem Grundsatz der Solidarität erfüllt wird, das heißt die Leistungen für alle Empfänger gleich sind, die Höhe der Beiträge vom Einkommen abhängt und ein Umverteilungseffekt vorhanden ist, der einen Schutz für finanziell und gesundheitlich benachteiligte Personen darstellt
- die Organisation auf einer gesetzlich definierten Grundlage agiert und durch den Staat kontrolliert wird.

Würde der EuGH zum Beispiel Krankenkassen (verbände) als «funktionale Unternehmen» klassifizieren, könnte er auch die Kollektivverträge in der Krankenversicherung für vertragswidrig erklären. Damit würden Kernelemente des gesundheitspolitischen Regulierungssystems in Deutschland in Frage gestellt (Ebsen 2000; Eichenhofer 2001; Bieback 2001, 2002). Eine solche Entwicklung würde den Gesetzgeber vor die Alternative stellen, entweder auf unmittelbar staatliche oder aber auf marktähnliche Steuerungsformen zurückzugreifen. Angesichts der übergreifenden Deregulierungstrends müsste in diesem Fall davon ausgegangen werden, dass sich die Waage zu den marktähnlichen Steuerungsformen neigen würde.

In einem 2004 ergangenen Urteil hat der EuGH den Unternehmenscharakter der Krankenkassen allerdings verneint (EuGH 2004). Demnach ist von einer Vereinbarkeit zwischen deutschem Kollektivvertragsrecht und europäischem Marktrecht zumindest so lange auszugehen, wie die Krankenkassen keine wirtschaftliche Tätigkeit ausüben, sondern eine soziale Aufgabe wahrnehmen und daher nicht als Unternehmen im Sinne des europäischen Marktrechts anzusehen sind. Mit Hinweis auf diese Bedingungen hat der EuGH bisher Klagen gegen die Rechtmäßigkeit von Kollektivverträgen im deutschen Gesundheitswesen zurückgewiesen, zuletzt die Klage von Unternehmen der pharmazeutischen Industrie gegen die Festsetzung von Arzneimittelfestbeträgen durch die Krankenkassen (EuGH 2004). Allerdings ist es durchaus möglich, dass der EuGH in weiteren Rechtsstreitigkeiten einzelne Verträge oder Vertragsinhalte wettbewerbsrechtlich beanstanden wird.

Auch wenn die EuGH-Rechtsprechung bisher nicht darauf hindeutet, dass das Kollektivvertragssystem des deutschen Krankenversicherungsrechts per se als mit dem europäischen Marktrecht unvereinbar eingestuft wird, sollten die ordnungspolitischen Risiken nicht unterschätzt werden. Denn eine *generelle* Unvereinbarkeit zwischen dem deutschen Krankenversicherungsrecht und den Regeln des Binnenmarktes könnte heraufbeschworen werden, wenn sich der in der deutschen Gesundheitspolitik zu beobachtende Trend einer Privatisierung von Krankheitsrisiken und einer Liberalisierung des Vertragsrechts weiter fortsetzen sollte. Eine Fortsetzung des umrissenen Reformtrends könnte dazu führen, dass der soziale Charakter der gesetzlichen Krankenkassen ausgehöhlt wird und sie auf diese Weise unter den Unternehmensbegriff des EU-Wettbewerbsrechts fallen (vgl. hierzu Bieback 2002: 118ff.).

Die Offene Methode der Koordinierung als neuer Regulierungsmodus
Seit dem Jahr 2000 wird mit der Offenen Methode der Koordinierung (OMK) auf europäischer Ebene ein neuartiger Regulierungsmodus in der Gesundheitspolitik etabliert, der einen Souveränitätsverlust der Mitgliedstaaten über die Gestaltung ihrer Krankenversicherungs- und -versorgungssysteme und de facto eine Stärkung von EU-Kompetenzen nach sich ziehen dürfte.

Die OMK ist ein Instrument, das die freiwillige Kooperation und den Austausch bewährter Verfahren zwischen den Mitgliedstaaten der Europäischen Union verbessern und ihnen auf diese Weise eine Hilfestellung bei der Weiterentwicklung ihrer nationalstaatlichen Politik geben soll (dazu und zum Folgenden: Gerlinger/Urban 2004). Diese Methode wird bisher in der Arbeitsmarktpolitik und in der Rentenpolitik angewandt und soll nun auf die Gesundheitspolitik ausgeweitet werden.

Die OMK wurde erstmals in den Schlussfolgerungen des Rates von Lissabon definiert und umfasst vier Kernelemente (Europäischer Rat 2000):
- die Festlegung von Leitlinien für die Entwicklung einzelner Politikbereiche einschließlich eines Zeitplans für die Verwirklichung der kurz-, mittel- und langfristigen Ziele;
- die Festlegung quantitativer und qualitativer Indikatoren und Benchmarks, mit deren Hilfe nationalstaatliche Praktiken vergleichbar gemacht und bewährte Verfahren identifiziert werden sollen;
- die Umsetzung der europäischen Leitlinien in die Politik der Mitgliedstaaten durch Entwicklung konkreter Ziele und Erlass entsprechender Maßnahmen;
- die regelmäßige Überwachung, Bewertung und gegenseitige Prüfung der getroffenen Maßnahmen und erzielten Fortschritte.

Dabei soll in Übereinstimmung mit dem Subsidiaritätsprinzip nach einem dezentralen Ansatz vorgegangen werden. Dies bedeutet, dass neben der Union und den Mitgliedstaaten auch die regionale und die lokale Handlungsebene sowie die Sozialpartner und zivilgesellschaftliche Akteure einbezogen werden sollen.

Die Offene Methode der Koordinierung soll aus Sicht des Europäischen Rates durch die Stärkung der Koordinierungs- und Leitungsfunktion des Europäischen Rates «eine kohärentere strategische Leitung und eine effektive Überwachung der Fortschritte gewährleisten» (Europäischer Rat 2000: 3). Die Formulierung dieses neuen Verfahrens steht in engen Zusammenhang mit der dort ebenfalls vorgenommenen Formulierung eines neuen wettbewerbspolitischen Leitbilds für die Europäischen Union, nämlich dem Ziel, den Übergang zum wettbewerbsfähigsten, dynamischsten wissensbasierten Wirtschaftsraum der Welt zu schaffen.

Um dieses Ziel zu erreichen, müssten die öffentlichen Finanzen nachhaltig konsolidiert und der soziale Schutz in der EU modernisiert werden. Damit erfährt die Sozialpolitik und mit ihr die Gesundheitspolitik insofern eine strategische Aufwertung, als sie nun systematisch in eine europäische Wirtschafts- und Wachstumspolitik integriert werden und den strategischen Umbau der europäischen Wirtschaft unterstützen sollen. Daraus ergibt sich aus der Perspektive der EU die Konsequenz, dass die Gesundheitssysteme an die Anforderung einer dynamischen, wachstumsorientierten Ökonomie anzupassen sind. In diesem Zusammenhang weist der Europäische Rat darauf hin, dass eine Reform der nationalstaatlichen Gesundheitssysteme notwendig ist, um auch in Zukunft eine hochwertige medizinische Versorgung gewährleisten zu können.

Die OMK soll also eine Effizienzsteigerung der Gesundheitssysteme herbeiführen. Dabei setzt sie auf eine stärkere Zusammenarbeit der Mitgliedstaaten und stärkt die Koordinierungs- und Leitungsfunktion der EU, allerdings unter Beibehaltung der einzelstaatlichen Letztentscheidungskompetenz.

Bei der OMK handelt es sich um ein eigenständiges Verfahren zur Entwicklung gemeinsamer Politiken, das jenseits der traditionellen und im EU-Vertrag festgeschriebenen Wege der Regel- und Normensetzung – also in erster Linie des Erlasses von Richtlinien und Verordnungen – angesiedelt ist. Nicht durch die Übertragung von Steuerungsressourcen (Recht, Geld), sondern durch einen Koordinierungs- und Lernprozess («weiche Steuerung»), der die formellen Kompetenzen der Mitgliedstaaten unberührt lässt, sollen politische Gemeinsamkeiten zwischen den Mitgliedstaaten gefördert werden. Auch wenn die formelle Zuständigkeit der Mitgliedstaaten unberührt bleibt, entsteht durch die Selbstverpflichtung und die Praxis der Überprüfung von Fortschritten ein Druck für die Mitgliedstaaten, als ineffizient oder suboptimal ermittelte Strukturen des Gesundheitssystems zu verbessern.

Ein zentrales Problem der OMK besteht freilich darin, dass der an die zu erhebenden Daten zu stellende Anspruch außerordentlich hoch ist, denn es geht darum, Strukturunterschiede und Veränderungen im Hinblick auf ihre gesundheitlichen und ökonomischen Ergebnisse zu bewerten. Dies setzt voraus, dass gemessene Ergebnisse den in den Gesundheitssystemen getroffenen Maßnahmen kausal zugeordnet werden können (Spitzenverbände 2002). Aus gegenwärtiger Perspektive ist dies angesichts der unterschiedlichen Erhebungsmethoden und statistisch-begrifflichen Abgrenzungen in den einzelnen EU-Staaten nur schwer vorstellbar (Schneider 2002: 15ff.). Zwischen den Mitgliedstaaten wurde bisher kein Einverständnis im Hinblick auf den für das Benchmarking relevanten Indikatorensatz hergestellt.

Trotz dieser Hindernisse dürfte die gesundheitspolitische Handlungsautonomie der Mitgliedstaaten durch die OMK allmählich unterhöhlt werden, dürften europäische Institutionen im europäischen Mehrebenensystem in der absehbaren Zukunft an Gewicht gewinnen.

Die freiwillige Koordination der Mitgliedstaaten durch die OMK kann dazu dienen, Entscheidungsblockaden bei der Entwicklung europäischer Gemeinsamkeiten zu umgehen. Sie verknüpft zwei unterschiedliche Interessen miteinander:

- das Interesse der EU-Institutionen an einer Ausweitung ihres Einflusses in der Gesundheitspolitik einerseits
- das Interesse der Mitgliedstaaten an der Aufrechterhaltung ihrer Rechtsetzungskompetenzen in der Gesundheitspolitik andererseits.

Insofern stellt die OMK mehr als eine bloße Ergänzung bisheriger Steuerungsinstrumente europäischer Politik, sondern gleichzeitig einen neuen Regulierungsmodus innerhalb der Europäischen Union dar.

Die einschlägigen Dokumente der EU (z. B. Kommission 2001, 2004a, 2005) bekräftigten die Zuständigkeit der Mitgliedstaaten für die Gesundheitspolitik, betonen aber gleichzeitig, dass diese in einem allgemeinen Rahmen ausgeübt wird. Mit Blick auf das Problemprofil europäischer Gesundheitspolitik wird festgestellt, dass die demographische Entwicklung und der technische Fortschritt die Frage nach den Finanzierungsmodalitäten aufwerfen und den Druck zur Kostendämpfung erhöhen. Die Notwendigkeit der Kostendämpfung wiederum verstärke die Notwendigkeit, «klare, transparente und wirksame Evaluierungsverfahren» zu entwickeln (Europäische Kommission 2001: 7). Für die

Gesundheitspolitik in der EU werden vier Ziele formuliert:
- Sicherung des allgemeinen Zugangs zu einer hochwertigen Gesundheitsversorgung;
- Erhöhung von Transparenz und Qualität der Gesundheitssysteme durch die Evaluation medizinischer Verfahren und die Evaluation von Versorgungsstrukturen;
- Fortsetzung der auf eine Kostendämpfung zielenden Reformen (in Verbindung mit einer Konsolidierung der öffentlichen Finanzierung und zur Sicherung einer adäquaten Finanzierung der Gesundheitsvorsorge);
- Sicherung des allgemeinen Zugangs zu einer hochwertigen Gesundheitsversorgung.

Bemerkenswert an der Kommissionsmitteilung ist zum einen, dass die Betonung der langfristigen Finanzierbarkeit die Einbindung der Gesundheitspolitik in die Wirtschafts- und Fiskalpolitik sehr deutlich werden lässt, zum anderen, dass die Europäische Kommission unmissverständlich auf den Beitrag der Gemeinschaftspolitiken für die europäische Gesundheitspolitik insistiert.

Zum gegenwärtigen Zeitpunkt lassen sich die konkreten Implikationen der in Gang befindlichen Europäisierung der Gesundheitspolitik für die Gesundheitssysteme der Mitgliedstaaten im Allgemeinen und Deutschlands im Besonderen noch nicht zuverlässig abschätzen. Unterschiedliche Entwicklungsrichtungen sind denkbar.

Einerseits beinhaltet die OMK durchaus Chancen, einen Beitrag zur Überwindung von Innovationsblockaden im deutschen Gesundheitssystem zu leisten. Insbesondere gilt dies für die oben skizzierten Probleme bei der Modernisierung der Versorgungsstrukturen (Kap. 4 und 5.2). Da das europaweite Benchmarking-Verfahren darauf zielt, die Effizienz der Versorgung zu erhöhen, ist es grundsätzlich auch denkbar, dass dabei Merkmale wie etwa die Abschottung zwischen ambulantem und stationärem Sektor oder die starke Präsenz von Fachärzten in der ambulanten Versorgung als ineffizient identifiziert würden. In diesem Fall könnte auch in Deutschland der Druck zum Umbau bzw. zur Anpassung der gewachsenen Systemstrukturen wachsen. Allerdings ist damit noch nicht gesagt, dass in Folge ein solcher Effekt auch eintreten muss, denn eine rechtliche Pflicht zur Umsetzung beinhaltet die OMK wie gesagt nicht.

Andererseits ist aber nicht zu verkennen, dass sie die Gesundheitspolitik explizit in den Zusammenhang einer liberal geprägte Wirtschafts- und Finanzpolitik stellt. Es erscheint daher durchaus als möglich und wohl auch als wahrscheinlich, dass bei der Festlegung von Indikatoren und Benchmarks die Kostendämpfung Vorrang vor dem Ziel einer umfassenden und qualitativ hochwertigen Versorgung erhält (z. B. Spitzenverbände 2002). Eine Folge dieser Prioritätensetzung könnte darin bestehen, dass die Verknappung von Finanzmitteln für das Gesundheitswesen anhält, sich damit auch die Bedingungen für die Finanzierung innovativer Versorgungsformen verschlechtern und zudem soziale Barrieren für die Inanspruchnahme von Leistungen errichtet werden. Damit würde die europäische Gesundheitspolitik an gesundheitspolitische Trends anknüpfen, die in den Nationalstaaten bereits seit geraumer Zeit zu beobachten sind. Die OMK könnte sich so als Katalysator einer Entwicklung von Gesundheitspolitik in Europa erweisen, die unter dem Gesichtspunkt eines sozial undiskriminierten Zugangs zu Gesundheitsleistungen und der Schaffung eines effizienten Gesundheitssystems nicht wünschenswert ist.

7.5 Auf dem Weg in einen europäischen Gesundheitsmarkt? Der Entwurf für eine EU-Dienstleistungsrichtlinie

Im Zuge der erwähnten Lissabon-Strategie identifizierten der Europäische Rat und die Europäische Kommission die die in zahlreichen Bereichen fortexistierenden Beschränkungen der Dienstleistungsfreiheit als ein wichtiges Wachstumshindernis im europäischen Binnenmarkt. Kritisiert wurden die Hindernisse sowohl bei der Niederlassung und als auch bei der Leistungserbringung in einem anderen Mitgliedstaat. Hier gebe es «schwerfällige Genehmigungsverfahren», «übermäßig bürokratische Formalitäten» und «diskriminierende Anforderungen» (Kommission 2002). Die Diskussion mündete in den Entwurf einer Richtlinie über Dienstleistungen, die die Europäische Kommission Anfang 2004 vorlegte (Kommission 2004b). Diese Richtlinie soll einen Rechtsrahmen für die Erbringung von Dienstleistungen im europäischen Binnenmarkt schaffen. Angesichts ihrer weit reichenden Auswirkungen ist sie seitdem Gegenstand heftiger Kontroversen. Künftig soll es möglich sein, Dienstleistungen über Ländergrenzen hinweg genauso leicht zu erbringen wie gegenwärtig innerhalb eines Mitgliedstaates.

Der Richtlinienentwurf konzentriert sich auf zwei Kernbereiche, die Niederlassungsfreiheit und die Dienstleistungsfreiheit. Bei der Regelung der *Niederlassungsfreiheit* sollen die Anforderungen, die an die Niederlassung eines Anbieters von Dienstleistungen in einem anderen Land gestellt werden, empfindlich eingeschränkt werden.

- Demnach wäre es zukünftig vollständig unzulässig, Auflagen im Hinblick auf die Art der Niederlassung (Hauptniederlassung, Zweigstelle, Tochterunternehmen), die Dauer der Tätigkeit oder den Eintrag in ein Unternehmensregister zu machen (Art. 14).
- Andere Einschränkungen sind nur unter bestimmten Voraussetzungen möglich. Dies betrifft mengenmäßige oder territoriale Beschränkungen eines Dienstleistungsangebots, Mindest- und Höchstpreise einer Leistung sowie Vorgaben für die Rechtsform und für die Mindestkapitalausstattung eines Unternehmens (Art. 15). Derartige Einschränkungen sind nur unter folgenden Bedingungen gestattet: die Auflage darf keine Diskriminierung auf Grund der Staatsangehörigkeit oder des Gesellschaftssitzes darstellen; sie müssen durch ein «zwingendes Erfordernis des Allgemeininteresses» objektiv gerechtfertigt sein»; sie müssen verhältnismäßig sein, das heißt es darf keine weniger einschneidende Maßnahme geben, mit der das angestrebte Ziel ebenfalls erreichbar ist (Art. 15 Abs. 3).

Der Richtlinienentwurf enthält auch vielfältige Anforderungen an die Berichtstätigkeit der Mitgliedstaaten. So müssen sie darlegen, welche an eine Dienstleistungstätigkeit gerichteten Anforderungen sie in ihrem Hoheitsgebiet beibehalten wollen und weshalb sie der Meinung sind, dass diese mit den genannten Bedingungen vereinbar sind (Art. 15 Abs. 4). Außerdem muss ein Mitgliedstaat neue Rechts- und Verwaltungsvorschriften der Europäischen Kommission bereits im Entwurfsstadium mitteilen. Der Kommission wiederum sollen mit der Richtlinie weit reichende Kompetenzen übertragen werden. Sie nimmt nicht nur zu den Berichten der Mitgliedstaaten Stellung, sondern prüft auch die geplanten Neuregelungen der Mitgliedstaaten im Hinblick auf ihrer Vereinbarkeit mit dem Gemeinschaftsrecht (Art. 15 Abs. 6).

Bei der Regelung der *Dienstleistungsfreiheit* geht es um die Frage, unter welchen Bedingungen Dienstleistungen in anderen Mitgliedstaaten erbracht werden dürfen. Im Zentrum der politischen Kontroverse steht dabei das von der Kommission vorgeschlagene Herkunftslandprinzip (Art. 16 ff.). Dies bedeutet, dass bei der Erbringung von Dienstleistungen ausschließlich die Bestimmungen des Landes gelten sollen, in dem der Leistungserbringer ansässig ist. Den Mitgliedstaaten wäre es damit untersagt, Dienstleister aus anderen Mitgliedstaaten auf die Einhaltung der in ihrem Hoheitsgebiet geltenden Bestimmungen zu verpflichten. Die betreffenden Leistungserbringer müssten im Zielland zum Beispiel keine Niederlassung, Anschrift oder Vertretung haben, keine Genehmigung beantragen oder keiner Standesorganisation beitreten (Art. 16 Abs. 3).

Die Realisierung dieser Absichten würde bedeuten, dass den Mitgliedstaaten die Kontrolle über die Erbringung von Dienstleistungen in ihrem Hoheitsgebiet genommen würde. Ihnen bliebe lediglich die Möglichkeit, Normen und Standards für die auf dem eigenen Territorium niedergelassenen Anbieter festzulegen. Allerdings würde selbst in dieser Hinsicht die reale Handlungsautonomie der Mitgliedstaaten zu schwinden drohen. Denn der mit der Dienstleistungsrichtlinie verschärfte Wettbewerb der nationalstaatlichen Rechtssysteme würde den Druck auf die Mitgliedstaaten erhöhen, sich an den niedrigsten Regulierungsstandards innerhalb der EU zu orientieren, um die heimischen Anbieter gegen ausländische Konkurrenz zu schützen.

Eine solche Entwicklung dürfte zum einen gravierende Auswirkungen auf die Arbeitsbedingungen der Beschäftigten (Arbeitszeiten, Entgelte) mit sich bringen und stellt zum anderen eine Gefahr für die Qualität gesundheitlicher Dienstleistungen dar. Vor diesem Hintergrund ist die Dienstleistungsrichtlinie vornehmlich bei linken Parteien, bei Gewerkschaften, bei Interessenvertretungen der Berufsgruppen und anderen Akteuren des Gesundheitswesens auf heftige Ablehnung gestoßen, während sie vor allem von wirtschaftsliberaler Seite als Instrument für mehr Wachstum und Beschäftigung verteidigt wird. Die Bedenken im Hinblick auf die Leistungsqualität werden noch dadurch verstärkt, dass die Dienstleistungsrichtlinie keine unmittelbare staatliche Verantwortung für die Qualitätssicherung vorsieht, sondern den Mitgliedstaaten und der Kommission lediglich die Aufgabe zuweist, «begleitende Maßnahmen (zu ergreifen), um die Dienstleistungserbringer zu ermutigen, freiwillig die Qualität der Dienstleistungen zu sichern» (Art. 31 Abs. 1).

Aber Kritik wird nicht nur an den zu befürchtenden Auswirkungen des Herkunftslandprinzips auf Arbeitsbedingungen und Versorgungsqualität, sondern auch an seiner Praktikabilität geübt. Denn mit dem Inkrafttreten dieser Bestimmungen wären innerhalb eines Mitgliedstaates für einen einzigen Dienstleistungsbereich bis zu 25 unterschiedliche Regulierungssysteme gültig; zugleich müsste jeder Mitgliedstaat die Tätigkeit eines Dienstleisters in bis zu 25 Ländern überwachen – wobei allerdings fraglich ist, ob die Herkunftsländer überhaupt irgendein Interesse an der Kontrolle der Tätigkeit ihrer Unternehmen im Ausland haben.

Ob der Richtlinienvorschlag in dieser Form in Kraft treten, ist indes sehr unsicher. Insbesondere am Herkunftslandprinzip ist aus den genannten Gründen heftige Kritik geübt worden. Verschiedentlich haben politische Entscheidungsträger auch die Absicht geäußert, einzelne Dienstleistungsbereiche von der Geltung der Richtlinie auszunehmen. In diesem Zusammenhang ist auch der Gesundheitssektor des Öfteren genannt worden.

Literatur

ABDA – Bundesvereinigung Deutscher Apothekerverbände (2005): Zahlen, Daten, Fakten. In: http://www.abda.de/ABDA/datenrechner.html (Abruf: 09.06.2005)

ABDA – Bundesvereinigung Deutscher Apothekerverbände der Bundesapothekerkammer/Arbeitsgemeinschaft Deutscher Apothekerkammern/Deutscher Apothekerverband e.V. (2004): Bericht für den Zeitraum vom 1. Juli 2003 – 30. Juni 2004, Eschborn: Govi-Verlag

Abelin, Theodor (o.J.): Fallbeispiel Public Health: Probleme und Lösungen bei der Übernahme präventiver Leistungen durch das KVG. In: Lehrgang Gesundheitswesen Schweiz. http://www.medpoint.ch/other/LehrgangGW/lehrgang/46.pdf (Abruf: 26.09.2002)

Abelshauser, Werner (1983): Wirtschaftsgeschichte der Bundesrepublik Deutschland 1945–1980, Frankfurt a.M.: Suhrkamp

Abholz (1998c): Epidemiologische und biostatistische Aspekte der Allgemeinmedizin. In: Kochen (Hrsg.): Allgemein- und Familienmedizin, S. 15–31

Abholz, Heinz-Harald (1986): Das Besondere der Allgemeinmedizin. In: Jahrbuch für Kritische Medizin, Bd. 11, Berlin: Argument-Verlag, S. 69–89

Abholz, Heinz-Harald (1988): Was ist Früherkennung, was kann sie leisten? In: Grenzen der Prävention, Argument Sonderband AS 178, Hamburg: Argument-Verlag, S. 63–99

Abholz, Heinz-Harald (1990): Die Gesundheitsuntersuchung – ein Früherkennungsprogramm als Spiegel bundesdeutscher Gesundheitspolitik. In: Arbeit und Sozialpolitik, 44. Jg., H. 1, S. 4–10

Abholz, Heinz-Harald (1992a): Wie soll man das bezahlen? – Ein Vergleich ärztlicher Honorierungssysteme. In: Arbeit und Sozialpolitik, 46. Jg., H. 5–6, S. 18–25

Abholz, Heinz-Harald (1992b): Pauschale oder Leistungskomplexhonorar. In: Arbeit und Sozialpolitik, 46. Jg., H. 11/12, S. 43–46

Abholz, Heinz-Harald (1994): Grenzen medizinischer Prävention. In: Rosenbrock/Kühn/Köhler (Hrsg.): Präventionspolitik, S. 54–82

Abholz, Heinz-Harald (1998a): Was ist Allgemeinmedizin? In: Kochen (Hrsg.): Allgemein- und Familienmedizin, S. 11–14

Abholz, Heinz-Harald (1998b): Das Primärarzt-System. In: Knoche/Hungeling (Hrsg.): Soziale und ökologische Gesundheitspolitik, S. 253–263

Abholz, Heinz-Harald (1998c), Individuelle Gesundheitsleistungen (IGEL) – der verkannte Sprengsatz für GKV und ärztliche Profession. In: Arbeit und Sozialpolitik, 52. Jg., H. 3–4, S. 42–45

Abholz, Heinz-Harald/Borgers, Dieter/Krusewitz, Knut (1981): Chronische Bronchitis. Von der medizinischen Intervention zur Umweltkontrolle. In: Prävention, Argument-Sonderband AS 64, Berlin: Argument-Verlag, S. 52–78

Abholz, Heinz-Harald/Schmacke, Norbert (2000): Ist mehr Rationalität mittels «bestvorliegender Evidenz» ausreichend für die Gestaltung vertragsärztlicher Versorgung? In: Arbeit und Sozialpolitik, 54. Jg., H. 5–6, S. 10–15

Alber, Jens (1989): Die Steuerung des Gesundheitswesens in vergleichender Perspektive. In: Journal für Sozialforschung, 29. Jg., H. 3, S. 259–284

Alber, Jens (1992): Das Gesundheitswesen der Bundesrepublik Deutschland. Entwicklung, Struktur und Funktionsweise, Frankfurt a.M./New York: Campus

Alber, Jens/Bernardi-Schenkluhn, Brigitte (1992): Westeuropäische Gesundheitssysteme im Vergleich. Bundesrepublik Deutschland, Schweiz, Frankreich, Italien, Großbritannien, Frankfurt a.M./New York: Campus

Alber, Jens/Schölkopf, Martin (1999): Seniorenpolitik. Die soziale Lage älterer Menschen in Deutschland und Europa, Amsterdam: Verlag Fakultas

Aldrich, Howard E./Pfeffer, Jeffrey (1976): Environments of Organizations. In: Annual Review of Sociology, Vol. 2, No. 1, S. 79–105

Altgeld, Thomas (2002): Die Präventionspolitik in Deutschland bleibt symbolisch! Neue Diskussionen, Strukturen und die bestehende Praxis der Gesundheitsförderung und Prävention. In: Impulse. Newsletter zur Gesundheitsförderung, H. 2 (Nr. 35), S. 2–3

Altgeld, Thomas/Laser, Ina/Walter, Ulla (Hrsg.) (1997): Wie kann Gesundheit verwirklicht werden? Gesundheitsfördernde Handlungskonzepte und gesellschaftliche Hemmnisse, Weinheim und München: Juventa

Altvater, Elmar/Jürgen Hoffmann/Willi Semmler (1980): Vom Wirtschaftswunder zur Wirtschaftskrise. Ökonomie und Politik in der Bundesrepublik, 2 Bde., 2. Aufl., Berlin: Olle und Wolter

Antonovsky, Aaron (1987): Unraveling the Mystery of Health. How People Manage Stress and Stay Well, San Francisco: Jossey-Bass

Antonovsky, Aaron (1991): Meine Odyssee als Streßforscher. In: Jahrbuch für Kritische Medizin, Bd. 17: Rationierung der Medizin, Hamburg: Argument-Verlag, S. 112–130

AOK-Landesverband Berlin (2005): Anlage 1 zur Vereinbarung gem. § 89 SGB XI über die Vergütung ambulanter Pflegeleistungen: Leistungskomplexsystem auf der Grundlage des Rahmenvertrages gem. § 75 Abs. 1 und 2 SGB XI vom 30.3.1995: Ms.

Arbeitsgemeinschaft der Spitzenverbände der Krankenkassen (2002): Die offene Methode der Koordinierung im Bereich des Gesundheitswesens. Positionspapier der Arbeitsgemeinschaft der Spitzenverbände der Krankenkassen, Bonn: Ms.

Arnold, Michael/Klauber, Jürgen/Schellschmidt, Henner (Hrsg.) (2002): Krankenhaus-Report 2001. Schwerpunkt: Personal, Stuttgart/New York: Schattauer

Arnold, Michael/Klauber, Jürgen/Schellschmidt, Henner (Hrsg.) (2003): Krankenhaus-Report 2002. Schwerpunkt: Krankenhaus im Wettbewerb, Stuttgart/New York: Schattauer

Arnold, Michael/Litsch, Martin/Schellschmidt, Henner (Hrsg.) (2001): Krankenhaus-Report 2000. Schwerpunkt: Vergütungsreform mit DRGs, Stuttgart/New York: Schattauer

Arnold, Michael/Litsch, Martin/Schwartz, Friedrich W. (Hrsg.): Krankenhaus-Report '99. Schwerpunkt: Versorgung chronisch Kranker, Stuttgart / New York: Schattauer

Ashton, John (Hrsg.) (1992): Healthy Cities, Philadelphia: Open University Press

Badura, Bernhard (Hrsg.) (1981): Soziale Unterstützung und chronische Krankheit. Zum Stand sozialepidemiologischer Forschung, Frankfurt a.M.: Suhrkamp

Badura, Bernhard (1987): Leben mit dem Herzinfarkt. Eine sozialepidemiologische Studie, Berlin: Springer

Badura, Bernhard (1993): Gesundheitsförderung durch Arbeits- und Organisationsgestaltung – Die Sicht des Gesundheitswissenschaftlers. In: Pelikan/Demmer/Hurrelmann (Hrsg.): Gesundheitsförderung durch Organisationsentwicklung, S. 20–33

Badura, Bernhard (2001): Public Health and Health Promotion at Work. In: Bundesgesundheitsblatt, 44. Jg., H. 8, S. 780–787

Badura, Bernhard/Strodtholz, Petra (2003): Qualitätsforschung und Evaluation im Gesundheitswesen. In: Schwartz et al. (Hrsg.): Das Public Health Buch, S. 714–724

BAG – Bundesamt für Gesundheit (2005a): Statistik der obligatorischen Krankenversicherung 2003, Bern: BAG

BAG – Bundesamt für Gesundheit (2005b): Verzeichnis der zugelassenen Krankenversicherer. http://www.bag.admin.ch/kv/beratung/d/2005/Verzeichnis_Krankenversicherer_August_2005.pdf (Abruf: 03.09.2005)

BAG – Bundesamt für Gesundheit (2005c): Prämienübersicht 2006, Bern: BAG

BAG – Bundesamt für Gesundheit (2005d): Statistik der obligatorischen Krankenversicherung 2004 (Excel-Datei). http://www.bag.admin.ch (Abruf: 2.9.2005)

BAG – Bundesamt für Gesundheit (Hrsg.) (2001): Gesamtstrategie BAG, Bern: BAG

Bagnara, Sebastiano/Misiti, Raffaello/Wintersberger, Helmut (Eds.) (1985): Work and Health in the 1980s. Experiences of Direct Workers' Participation in Occupational Health, Berlin: edition sigma

BAH – Bundesfachverband der Arzneimittel-Hersteller (2001): Der Arzneimittelmarkt in Deutschland in Zahlen 2000 – Unter besonderer Berücksichtigung der Selbstmedikation, Bonn: BAH

BAH – Bundesfachverband der Arzneimittel-Hersteller (2002): Der Arzneimittelmarkt in Deutschland in Zahlen 2001 – Unter besonderer Berücksichtigung der Selbstmedikation, Bonn: BAH

BAH – Bundesfachverband der Arzneimittel-Hersteller (2003): Stellungnahme des Bundesverbandes der Arzneimittel-Hersteller e.V. (BAH) zum Arzneimittel-Positivlistengesetz. In: Gesellschaftspolitische Kommentare, 44. Jg., H. 1, S. 37–48

BAH – Bundesfachverband der Arzneimittel-Hersteller (2004): Der Arzneimittelmarkt in Deutschland in Zahlen 2003 – Verordnungsmarkt und Selbstmedikation –, Bonn: BAH

Bahrs, Ottmahr/Gerlach, Ferdinand M./Szecsenyi, Joachim (2001): Ärztliche Qualitätszirkel, Leitfaden für den Arzt in Praxis und Klinik. 4. überarb. und erw. Aufl., Köln: Deutscher Ärzteverlag

Balthasar, Andreas/Bieri, Oliver/Furrer, Cornelia (2001): Evaluation des Vollzugs der Prämienverbilligung. Eine Untersuchung in den Kantonen Genf, Neuenburg, Basel-Stadt, Zürich, Luzern und Appenzell Ausserrhoden, Luzern: Institut für Politikstudien

Bandelow, Nils C. (1998): Gesundheitspolitik. Der Staat in der Hand einzelner Interessengruppen? Probleme, Erklärungen, Reformen, Opladen: Leske + Budrich

Bandelow, Nils C./Schubert, Klaus (1998): Wechselnde Strategien und kontinuierlicher Abbau des solidarischen Ausgleichs. Eine gesundheitspolitische Bilanz der Ära Kohl. In: Wewer (Hrsg.): Bilanz der Ära Kohl, S. 113–127

Bandura, Albert (1977): Self-Efficacy: Toward a Unifying Theory of Behavioral Change. In: Psychological Review, Vol. 84, No. 2, S. 191–215

Bandura, Albert (1997): Self-Efficacy. The Exercise of Control, New York: W.H. Freeman and Company

Bär, Gesine/Buhtz, Martina/Gerth, Heike (2004): Der Stadtteil als Ort und Gesundheitsförderung – Erfahrungen und Befunde aus stadtteilbezogenen Projekten. In: Rosenbrock/Bellwinkel/Schröer (Hrsg.): Primärprävention im Kontext sozialer Ungleichheit, S. 233-294

Bardehle, Doris/Annuß, Rolf (1998): Gesundheitsberichterstattung. In: Hurrelmann/Laaser (Hrsg.): Handbuch Gesundheitswissenschaften, S. 329–370

Baric, Leo/Conrad, Günter (2000): Gesundheitsförderung in Settings. Konzept, Methodik und Rechenschaftspflichtigkeit zur praktischen Anwendung des Settingansatzes der Gesundheitsförderung: Gamburg.

Barlösius, Eva (1999): Soziologie des Essens. Eine sozial- und kulturwissenschaftliche Einführung in die Ernährungsforschung, Weinheim und München: Juventa

Barth, Jürgen/Bengel, Jürgen (1998): Prävention durch Angst? Stand der Furchtappellforschung, Köln: Bundeszentrale für gesundheitliche Aufklärung

Bartholomeyczik, Sabine (1997): Professionalisierung der Pflege – zwischen Abhängigkeit und Omnipotenz. In: Verhaltenstherapie und psychosoziale Praxis, 29. Jg., H. 1, S. 5–13

Baum, Georg/Tuschen, Karl Heinz (2000): Die Chancen nutzen. In: führen & wirtschaften im Krankenhaus, 17. Jg., H. 5, S. 449–460

Baur, Rita (2000): Das Ziel ist noch nicht erreicht. In: Managed Care, H. 5, S. 10–11

Baur, Rita/Heimer, Andreas/Wieseler, Silvia (2001): Gesundheitssysteme und Reformansätze im internationalen Vergleich. In: Böcken/Butzlaff/Esche (Hrsg.): Reformen im Gesundheitswesen, S. 23–149

Baur, Rita/Hunger, Wolfgang/Kämpf, Klaus/Stock, Johannes (Prognos AG) (1998): Evaluation neuer Formen der Krankenversicherung. Synthesebericht Nr. 1/98, Bern: Bundesamt für Sozialversicherung

Baur, Rita/Stock, Johannes (2002): Neue Formen der Krankenversicherung in der Schweiz – zur Evaluation der ersten HMOs in Europa. In: Preuß/Räbiger/Sommer (Hrsg.): Managed Care, S. 135–152

Bausch, Frank/Stock, Johannes (2000): Arztnetze: Team ist Trumpf. In: Gesundheit und Gesellschaft, 3. Jg., H. 3, S. 22–28

Beck, Winfried (2003): Nicht standesgemäß. Beiträge zur demokratischen Medizin, Frankfurt a. M. 2003: VAS

Behaghel, Katrin (1994): Kostendämpfung und ärztliche Interessenvertretung. Ein Verbandssystem unter Streß, Frankfurt a. M./New York: Campus

Bengel, Jürgen/Strittmatter, Regine/Willmann, Hildegard (1998): Was erhält Menschen gesund? Antonovskys Modell der Salutogenese – Diskussionsstand und Stellenwert, Köln: Bundeszentrale für gesundheitliche Aufklärung

Bengel, Jürgen/Wölflick, D. (1991): Das Health-Belief-Modell als Planungshilfe für präventive Maßnahmen? In: Zeitschrift für Präventivmedizin und Gesundheitsförderung, 3. Jg., H. 4, S. 103–110

Benz, Arthur (2001): Der moderne Staat, München, Wien: Oldenbourg

Benz, Arthur, Mehrebenenverflechtung in der Europäischen Union. In: Jachtenfuchs/Kohler-Kocjh (Hrsg.): Europäische Integration, S. 317–351

Berg, Heinz (1986): Bilanz der Kostendämpfungspolitik im Gesundheitswesen 1977–1984, St. Augustin: Asgard

Berg, Werner (1997): Gesundheitsschutz als Aufgabe der EU. Entwicklungen, Kompetenzen, Perspektiven, Baden-Baden: Nomos

Bergmann, Karl E./Baier, Wolfgang/Meinlschmidt, Gerhard (Hrsg.): Gesundheitsziele für Berlin. Wissenschaftliche Grundlagen und epidemiologisch begründete Vorschläge, Berlin: de Gruyter

Berkman, Lisa F./Syme, S. Leonard (1979): Social Networks, Host Resistance and Mortality. A Nine-Year Follow-up Study of Alameda County Residents. In: Amercian Journal of Epidemiology, Vol. 109, S. 186–204

Bernardi-Schenkluhn, Brigitte (1992): Schweiz. In: Alber/Bernardi-Schenkluhn: Westeuropäische Gesundheitssysteme im Vergleich, S. 177–321

Bertelsmann Stiftung/Hans-Böckler-Stiftung (Hrsg.) (2004): Zukunftsfähige betriebliche Gesundheitspolitik. Vorschläge der Expertenkommission. Gütersloh: Verlag Bertelsmann Stiftung

Beske, Fritz (2002): Politische Entscheidungen zu Lasten der gesetzlichen Krankenversicherung. Pressemitteilung des Fritz Beske Instituts für Gesundheits-System-Forschung vom 12.6.2002, Kiel: Fritz Beske Institut

Beuser, Arndt (2001): Diabetikerbehandlung in einer Allgemeinarztpraxis, vor und nach Implementierung der KV-Diabetes-Verträge. In: Zeitschrift für Allgemeinmedizin, 77. Jg., H. 4, S. 168–174

BFS – Bundesamt für Statistik (1998): Der Einfluss des neuen Krankenversicherungsgesetzes auf die Finanzierung des Gesundheitswesens. Bericht des Bundesamtes für Statistik zuhanden des Bundesamtes für Sozialsicherung, erstellt im Rahmen der Wirkungsanalyse KVG, Bern: BFS

BFS – Bundesamt für Statistik (2002): Kosten des Gesundheitswesens. Detaillierte Ergebnisse 2000 und Entwicklung seit 1995, Neuchâtel: BFS

BFS – Bundesamt für Statistik (2005): Kosten und Finanzierung des Gesundheitswesens 2003, Neuchatel

Bieback, Karl-Jürgen (2001): Die Stellung der Sozialleistungserbringer im Marktrecht der EG. In: Beiträge zum Recht der sozialen Dienste und Einrichtungen. Bd. 49, S. 1–39

Bieback, Karl-Jürgen (2002): Der rechtliche Rahmen einer gesetzlichen Reform der GKV, in: Paetow, Holger/Fiedler, Manfred/Leonhardt, Marion (Hrsg.): Therapien für ein krankes Gesundheitswesen. Orientierungspunkte für Versicherte, PatientInnen und Beschäftigte. Hamburg, S. 118–134

Birkelbach, Klaus (2003): Ärzteverbände im Urteil ihrer Mitglieder. Eine empirische Untersuchung der Zufriedenheit von Ärztinnen und Ärzten mit ihren Verbänden in den Jahren 1992 und 1998/99. In: Zeitschrift für Soziologie, 32. Jg., H. 2, S. 156–177

Bisig, Brigitte (2001): Gesundheitszustand und Lebenserwartung. In: Kocher/Oggier (Hrsg.): Gesundheitswesen Schweiz 2001/2002, S. 59–65

Bisig, Brigitte/Bopp, Matthias/Minder, Christoph E. (2001): Sozio-ökonomische Ungleichheit und Gesundheit in der Schweiz. In: Mielck/Bloomfield (Hrsg.): Sozial- Epidemiologie, S. 60–70

Bittmann, Klaus (2001): Ein Leben ohne KVen? «Da müssen wir nicht zittern!» (Interview). In: Ärzte Zeitung v. 5.9.2001

Blank, Robert H./Burau, Viola (2004): Comparative Health Policy, Basingstoke/New York: Palgrave Macmillan

Blanke, Bernhard (Hrsg.) (1994): Krankheit und Gemeinwohl. Gesundheitspolitik zwischen Staat, Sozialversicherung und Medizin, Opladen: Leske + Budrich

Blanke, Bernhard/Kania, Helga (1996): Die Ökonomisierung der Gesundheitspolitik. Von der Globalsteuerung zum Wettbewerbskonzept im Gesundheitswesen. In: Leviathan, 24. Jg., H. 4, S. 512–538

Blinkert, Baldo/Klie, Thomas (1999): Pflege im sozialen Wandel. Die Situation von Pflegebedürftigen nach Einführung der Pflegeversicherung, Hannover: Vincentz-Verlag

Blohmke, Maria/Christian von Ferber/Karl Peter Kisker/Hans Schaefer (Hrsg.) (1976): Handbuch der Sozialmedizin, Bd. III: Sozialmedizin in der Praxis, Stuttgart: Enke

BMA – Bundesministerium für Arbeit und Sozialordnung (1994): Arbeits- und Sozialstatistik. Hauptergebnisse 1994, Bonn: BMA

BMA – Der Bundesminister für Arbeit und Sozialordnung (Hrsg.) (1992): Prävention im Betrieb, Bonn: BMA

BMG – Bundesministerium für Gesundheit (1991): Daten des Gesundheitswesens – Ausgabe 1991, Baden-Baden: Nomos

BMG – Bundesministerium für Gesundheit (1991): Daten des Gesundheitswesens – Ausgabe 1991, Baden-Baden: Nomos

BMG – Bundesministerium für Gesundheit (1993): Daten des Gesundheitswesens – Ausgabe 1993, Baden-Baden: Nomos

BMG – Bundesministerium für Gesundheit (1995): Daten des Gesundheitswesens – Ausgabe 1995, Baden-Baden: Nomos

BMG – Bundesministerium für Gesundheit (1999): Daten des Gesundheitswesens – Ausgabe 1999, Baden-Baden: Nomos

BMG – Bundesministerium für Gesundheit (2001a): Daten des Gesundheitswesens – Ausgabe 2001, Baden-Baden: Nomos

BMG – Bundesministerium für Gesundheit (2001b): Presseerklärung Nr. 133 vom 5. Dezember 2001: Rede von Bundesgesundheitsministerin Ulla Schmidt anlässlich der Veranstaltung der Friedrich-Ebert-Stiftung «Mittel- und langfristige Gestaltung des deutschen Gesundheitswesens» am 5. Dezember 2001 in Berlin: Ts.

BMG – Bundesministerium für Gesundheit (2002a): Statistisches Taschenbuch Gesundheit 2002, Bonn: BMG

BMG – Bundesministerium für Gesundheit (2002a): Statistisches Taschenbuch Gesundheit 2002, Bonn: BMG

BMG – Bundesministerium für Gesundheit (2002b): Zahlen und Fakten zur Pflegeversicherung (08/02). In: http://www.bmgesundheit.de/downloads-themen/pflegeversicherung/zahlen/zahlenfakten.pdf (Abruf: 21.09.2002)

BMG – Bundesministerium für Gesundheit (2002c): Presseerklärung Nr. 40 vom 11. April 2002: Rede von Bundesgesundheitsministerin Ulla Schmidt «Leitlinien sozialdemokratischer Gesundheitspolitik» auf der Veranstaltung «Gesundheitssysteme im internationalen Vergleich» der Friedrich-Ebert-Stiftung am 11. April 2002 in Berlin: Ms.

BMGS – Bundesministerium für Gesundheit und Soziale Sicherung (2004): GKV-Versicherte nach

BMGS – Bundesministerium für Gesundheit und Soziale Sicherung (2005a): Statistisches Taschenbuch Gesundheit, Berlin: BMGS

BMGS – Bundesministerium für Gesundheit und Soziale Sicherung (2005b): Gesetzliche Krankenversicherung: Mitglieder und mitversicherte Angehörige nach Altersgruppen (Ergebnisse der GKV-Statistiken KM2, KM5 und KM6), Stand: 21. Februar 2005. http://www.bmgs.bund.de (Abruf: 24.6.2005)

BMGS – Bundesministerium für Gesundheit und Soziale Sicherung (2005c): Leistungsempfänger der sozialen Pflegeversicherung nach Altersgruppen und Pflegestufen am 31.12.2004. http://www.bmgs.bund.de (Abruf: 20.7.2005)

BMGS – Bundesministerium für Gesundheit und Soziale Sicherung (2005d): Leistungen der Pflegeversicherung im Überblick. http://www.bmgs.bund.de (Abruf: 20.7.2005)

BMGS – Bundesministerium für Gesundheit und Soziale Sicherung (2004): Dritter Bericht über die Entwicklung der Pflegeversicherung, Berlin: BMGS

BMGS – Bundesministerium für Gesundheit und Soziale Sicherung (2005e): Leistungsempfänger der sozialen Pflegeversicherung nach Pflegestufen. http://www.bmgs.bund.de (Abruf: 20.7.2005)

BMGS – Bundesministerium für Gesundheit und Soziale Sicherung (2005f): Leistungsempfänger der sozialen Pflegeversicherung im Jahresdurchschnitt nach Leistungsarten (errechnet nach Leistungstagen). http://www.bmgs.bund.de (Abruf: 20.7.2005)

BMGS – Bundesministerium für Gesundheit und Soziale Sicherung (2005g): Zahlen und Fakten zur Pflegeversicherung (04/05). http://www.bmgs.bund.de (Abruf: 20.7.2005)

BMGS – Bundesministerium für Gesundheit und Soziale Sicherung (2005h): Die Finanzentwicklung der sozialen Pflegeversicherung. Ist-Ergebnisse ohne Rechnungsabgrenzung. http://www.bmgs.bund.de (Abruf: 20.7.2005)

BMGS – Bundesministerium für Gesundheit und Soziale Sicherung (Hrsg.) (2003): gesundheitsziele.de. Forum zur Entwicklung und Umsetzung von Gesundheitszielen in Deutschland. Bericht, Bonn, Berlin: BMGS

BMGS – Bundesministerium für Gesundheit und Soziale Sicherung (KF05): Gesetzliche Krankenversicherung – Kennzahlen und Faustformeln. http://www.bmgs.bund.de/downloads/Kennzahlen_und_Faustformeln.pdf (Abruf: 3.9.2005)

BMGS – Bundesministerium für Gesundheit und Soziale Sicherung (KF04): Gesetzliche Krankenversicherung – Kennzahlen und Faustformeln. http://www.bmgs.bund.de (Abruf: 25.6.2005)

BMJFG – Bundesministerium für Jugend, Familie und Gesundheit (1980): Daten des Gesundheitswesens – Ausgabe 1980, Stuttgart: Kohlhammer

Bochow, Michael (2000): The Response of Gay German Men to HIV. The National Gay Press Surveys, 1987–96. In: Rosenbrock/Wright (Eds.): Partnership and Pragmatism, S. 129–142

Böcken, Jan/Braun, Bernard/Schnee, Melanie (Hrsg.) (2002): Gesundheitsmonitor 2002: Die ambulante Versorgung aus Sicht von Bevölkerung und Ärzteschaft, Gütersloh: Verlag Bertelsmann Stiftung

Böcken, Jan/Butzlaff, Martin/Esche, Andreas (Hrsg.) (2001): Reformen im Gesundheitswesen. Ergebnisse der internationalen Recherche, 2., überarb. Aufl., Gütersloh: Verlag Bertelsmann Stiftung

Bollinger, Heinrich/Grewe, Annette (2002): Die akademisierte Pflege in Deutschland zu Beginn des 21. Jahrhunderts – Entwicklungsbarrieren und Entwicklungspfade. In: Jahrbuch für Kritische Medizin, Bd. 37: Qualifizierung und Professionalisierung, Hamburg: Argument-Verlag, S. 43–59

Borck, Cornelius (Hrsg.) (1996): Anatomien medizinischen Wissens. Medizin – Macht – Moleküle, Frankfurt a.M.: Fischer Taschenbuch Verlag

Borgers, Dieter (1991): Probleme und Ziele einer epidemiologisch orientierten Gesundheitsberichterstattung. In: Das Risiko zu erkranken, Argument-Sonderband AS 193, Hamburg: Argument, S. 84–101

Borgetto, Bernhard/von Troschke, Jürgen (Hrsg.) (2001): Entwicklungsperspektiven der gesundheitsbezogenen Selbsthilfe im deutschen Gesundheitswesen, Freiburg: Deutsche Koordinierungsstelle für Gesundheitswissenschaften

Borscheid, Peter/Drees, Anette (Hrsg.) (1988): Versicherungsstatistik Deutschlands 1750–1985, St. Katharinen: Scripta Mercaturae Verlag

Bourdieu, Pierre (1982): Die feinen Unterschiede. Kritik der gesellschaftlichen Urteilskraft, Frankfurt a.M.: Suhrkamp

BPI (Hrsg.) (2002): Bundesverband der Pharmazeutischen Industrie: Pharma-Daten 2002, Berlin: BPI

BPI (Hrsg.) (2004): Bundesverband der Pharmazeutischen Industrie: Pharma-Daten 2004, Berlin: BPI

BPI (Hrsg.) (2005): Bundesverband der Pharmazeutischen Industrie: Pharma-Daten 2005, Berlin: BPI

Braun, Bernard (2000): Rationierung und Vertrauensverlust im Gesundheitswesen – Folgen eines fahrlässigen Umgangs mit budgetierten Mitteln?, St. Augustin: Asgard

Braun, Bernard (2002): Häufigkeit und Auswirkungen von Leistungsrationierungen im Gesundheitswesen. In: Böcken/Braun/Schnee (Hrsg.): Gesundheitsmonitor 2002, S. 97–111

Braun, Bernard/Kühn, Hagen/Reiners, Hartmut (1999): Das Märchen von der Kostenexplosion. Populäre Irrtümer zur Gesundheitspolitik, Frankfurt a.M. Fischer Taschenbuch

Braun, Bernard/Müller, Rainer (1993): Gesundheitspolitik als erzwungener Strukturwandel – Das Beispiel der ambulanten Versorgung in der ehemaligen DDR. In: Deppe/Friedrich/Müller (Hrsg.): Gesundheitssystem im Umbruch, S. 55–95

Braun, Dietmar (1997): Handlungstheoretische Grundlagen in der empirisch-analytischen Politikwissenschaft. Eine kritische Übersicht. In: Benz/Seibel (Hrsg.): Theorieentwicklung in der Politikwissenschaft, S. 45–73

Brechtel, Thomas (2001): Ärztliche Interessenpolitik und Gesundheitsreform: Die Zufriedenheit niedergelassener Ärzte mit ihren Berufsverbänden vor und nach dem Gesundheitsstrukturgesetz (GSG). In: Zeitschrift für Gesundheitswissenschaften, 9. Jg., H. 3, S. 273–288

Brentano-Motta, Max (o.J.): Pharma, Apotheken und Medikament. http://www.medpoint.ch/other/lehrgang/26.pdf (Abruf: 26.09.2002)

Breyer, Friedrich/Zweifel, Peter (1999): Gesundheitsökonomie, 3. Aufl., Berlin u.a.: Springer

Breyer, Friedrich/Zweifel, Peter S./Kifmann, Mathias (2004): Gesundheitsökonomik, 5. Aufl., Berlin et al.: Springer

Britt, Fritz/Brombacher Steiner, M. Verena/Streit, Peter (2001): Krankenversicherung. In: Kocher/Oggier (Hrsg.): Gesundheitswesen Schweiz 2001/2002, S. 115 bis 134

Brockskothen, Michaela (2002): Arzneimittelkosten: Das Rezept zum Sparen. In: Gesundheit und Gesellschaft, 5. Jg., H. 11, S. 34–39

Bruckenberger, Ernst (1990a): Abstimmung medizinisch-technischer Großgeräte in der BRD, Teil 1. In: Das Krankenhaus, 82. Jg., H. 6–7, S. 274–283

Bruckenberger, Ernst (1990b): Abstimmung medizinisch-technischer Großgeräte in der BRD, Teil 2. In: Das Krankenhaus, 82. Jg., H. 8, S. 324–331

Bruckenberger, Ernst (2002a): Investitionsoffensive für Krankenhäuser? http://www.bruckenberger.de

Bruckenberger, Ernst (2002b): Die Folgen des Fallpauschalengesetzes für die Krankenhausplanung (Fassung vom 23.01.2002). http://www.bruckenberger.de

BSV – Bundesamt für Sozialversicherung (2000): Statistik der wählbaren Franchisen in der Krankenversicherung 1999, Bern: BSV

BSV – Bundesamt für Sozialversicherung (2001a): Statistik über die Krankenversicherung 2000. Vom Bund anerkannte Versicherungsträger, Bern: BSV

BSV – Bundesamt für Sozialversicherung (2001b): Wirkungsanalyse Krankenversicherungsgesetz. Synthesebericht, Bern: BSV

BSV – Bundesamt für Sozialversicherung (2002): Statistik über die Krankenversicherung 2001. Vom Bund anerkannte Versicherungsträger. Bern: BSV

Bundesanstalt für Arbeitsschutz (Hrsg.) (1991): Epidemiologie in der Arbeitsmedizin, Bremerhaven: Wirtschaftsverlag NW

Bundesärztekammer (2002): Tätigkeitsbericht '02, Köln: Bundesärztekammer

Bundesausschuss der Ärzte und Krankenkassen (2002): Richtlinien des Bundesausschusses der Ärzte und Krankenkassen über die Bedarfsplanung sowie die Maßstäbe zur Feststellung von Überversorgung und Unterversorgung in der vertragsärztlichen Versorgung (Bedarfsplanungs-Richtlinien-Ärzte) in der Fassung vom 9. März 1993, zuletzt geändert am 17. April 2002 http://www.kbv.de

Bundesrat (2002a): Gesetzesbeschluss des Deutschen Bundestages: Gesetz zur Einführung des diagnose-orientierten Fallpauschalensystems für Krankenhäuser (Fallpauschalengesetz – FPG) (Bundesratsdrucksache 3/02 vom 11.01.02), Berlin: Bundesrat

Bundesrat (2002b): Beschluss des Deutschen Bundestages: Gesetz zur Einführung des diagnose-orientierten Fallpauschalensystems für Krankenhäuser (Fallpauschalengesetz – FPG) (Bundesratsdrucksache 170/02 vom 28.01.02), Berlin: Bundesrat

Bundesrat (2005): Gesetzentwurf der Bundesregierung: Entwurf eines Gesetzes zur Errichtung einer Deutschen Arzneimittel- und Medizinprodukteagentur (DAMA-Errichtungsgesetz) (Bundesratsdrucksache 238/05 vom 15.04.2005), Berlin: Bundesrat

Bündnis 90/Die Grünen (2002): Grün 2020 – wir denken bis übermorgen. Entwurf des Bundesvorstands zum Grundsatzprogramm für die 18. Ordentliche Bundesdelegiertenkonferenz, 15.–17. März 2002, Berlin: Ts.

Burth, Hans-Peter/Görlitz, Axel (Hrsg.) (2001): Politische Steuerung in Theorie und Praxis, Baden-Baden: Nomos

Busse, Reinhard (2002): Anwendung der «offenen Methode der Koordinierung» auf die europäischen Gesundheitswesen. Hintergrund, mögliche Ziele und Indikatoren, Auswirkungen auf Gesundheitssysteme, in: Gesundheit & Gesellschaft – Wissenschaft, 2. Jg., H. 2, S. 7–14

Busse, Reinhard (2002): Anwendung der «offenen Methode der Koordinierung» auf die europäischen Gesundheitswesen. Hintergründe, mögliche Ziele und Indikatoren, Auswirkungen auf Gesundheitssysteme. In: G+G Wissenschaft, 2. Jg., H. 2, S. 7–14

Busse, Reinhard/Wismar, Matthias/Berman, Philip C. (Eds.) (2002): The European Union and Health Services. The Impact of the Single European Market on Member States. Amsterdam: IOS Press

Busse, Reinhard/Wismar, Matthias/Berman, Philip C. (Eds.) (2002): The European Union and Health Services. The Impact of the Single European Market on Member States, Amsterdam: IOS Press

BzgA – Bundeszentrale für gesundheitliche Aufklärung (Hrsg.) (1995): Learn to Love. Dokumentation der 1. Europäischen Fachtagung «Sexualaufklärung für Jugendliche», Köln: BzgA

CDU (2001): Neue soziale Marktwirtschaft. Diskussionspapier der CDU Deutschlands, Berlin: Ts.

Christiansen, Gerhard/Töppich, Jürgen (2000): AIDS – Wissen, Einstellungen und Verhalten 1987–1999 – Ergebnisse der jährlichen Repräsentativerhebung «AIDS im öffentlichen Bewusstsein der Bundesrepublik». In: Bundesgesundheitsblatt – Gesundheitsforschung – Gesundheitsschutz, 43. Jg., H. 9, S. 669–676

Cohen, Sheldon/Underwood, Lynn G./Gottlieb, Benjamin H. (Eds.) (2000): Social Support Measurement and Interventions: A Guide for Health and Social Scientists, New York: Oxford University Press

Colombo, Francesca (2001): Towards More Choice in Social Protection? Individual Choiceof Insurer in Basic Mandatory Health Insurance in Switzerland (Labour Market and Social Policy – Occasional Papers No. 53), Paris: OECD

Conrad, Günter/Kickbusch, Ilona (1988): Die Ottawa-Konferenz. In: Grenzen der Prävention, Argument-Sonderband AS 178, Hamburg: Argument, S. 142–150

Crawford, Robert (1979): Gesundheitsgefährdendes Verhalten: Zur Ideologie und Politik des Selbstverschuldens. In: Argument-Sonderband AS 30, Berlin: Argument-Verlag, S. 6–29

Credit Suisse (2002): Das Schweizer Gesundheitswesen – Diagnose für einen Patienten (Economic Briefing Nr. 30). Zürich: Credit Suisse

CSU (2001): Gesundheitspolitik für das neue Jahrhundert. Mehr Gesundheit – mehr Qualität – mehr Verantwortung, München: Ts.
Cueni, Thomas B. (2001): Medikamente. In: Kocher/Oggier (Hrsg.): Gesundheitswesen Schweiz 2001/2002, S. 147–151
Czada, Roland/Lütz, Susanne (Hrsg.) (2000): Die politische Konstitution von Märkten, Wiesbaden: Westdeutscher Verlag
Czada, Roland/Wollmann, Hellmut (Hrsg.) (2000): Von der Bonner zur Berliner Republik. 10 Jahre Deutsche Einheit, Wiesbaden: Westdeutscher Verlag
Daele, Wolfgang van den/Neidhardt, Friedhelm (1996a): Regierung durch Diskussion – Über Versuche, mit Argumenten Politik zu machen. In: van den Daele/Neidhardt (Hrsg.): Kommunikation und Entscheidung, S. 9–50
Daele, Wolfgang van den/Neidhardt, Friedhelm (Hrsg.) (1996b): Kommunikation und Entscheidung: Politische Funktionen öffentlicher Meinungsbildung und diskursiver Verfahren (WZB-Jahrbuch 1996), Berlin: edition sigma
DAK/BGW – Deutsche Angestellten Krankenkasse/Berufsgenossenschaft für Gesundheitsdienst und Wohlfahrtspflege (2000): DAK-BGW-Krankenpflegereport 2000. Arbeitsbedingungen und Gesundheit von Pflegekräften in der Bundesrepublik, Hamburg: DAK/BGW
David, Paul A. (1985): Clio and the Economics of QWERTY. In: American Economic Review, Vol. 75, No. 2, S. 332–337
Deppe, Hans-Ulrich (1987a): Krankheit ist ohne Politik nicht heilbar. Zur Kritik der Gesundheitspolitik, Frankfurt a. M.: Suhrkamp
Deppe, Hans-Ulrich (1987b): Zulassungssperre: Ärzte in den Fesseln der Standespolitik. In: Deppe/Friedrich/Müller (Hrsg.): Medizin und Gesellschaft, Jahrbuch 1, S. 37–67
Deppe, Hans-Ulrich (1993): Gesundheitspolitik im Kontext der deutschen Vereinigung und europäischen Integration. In: Deppe/Friedrich/Müller (Hrsg.): Gesundheitssystem im Umbruch, S. 9–37
Deppe, Hans-Ulrich (2000): Zur sozialen Anatomie des Gesundheitssystems. Neoliberalismus und Gesundheitspolitik in Deutschland, Frankfurt a. M.: VAS
Deppe, Hans-Ulrich/Burkhardt, Wolfram (Hrsg.) (2002): Solidarische Gesundheitspolitik. Alternativen zu Privatisierung und Zweiklassenmedizin, Hamburg: VSA
Deppe, Hans-Ulrich/Friedrich, Hannes/Müller, Rainer (Hrsg.) (1987): Medizin und Gesellschaft, Jahrbuch 1: Ärztliches Behandlungsmonopol und ambulanter Sicherstellungsauftrag, Frankfurt a. M./New York: Campus
Deppe, Hans-Ulrich/Friedrich, Hannes/Müller, Rainer (Hrsg.) (1993): Gesundheitssystem im Umbruch: Von der DDR zur BRD, Frankfurt a. M./New York: Campus
Deppe, Hans-Ulrich/Lenhardt, Uwe (1990): Westeuropäische Integration und Gesundheitspolitik, Marburg: Verlag Arbeit & Gesellschaft
Deppe, Hans-Ulrich/Regus, Michael (Hrsg.) (1975): Seminar: Medizin, Gesellschaft, Geschichte. Beiträge zur Entwicklungsgeschichte der Medizinsoziologie, Frankfurt a. M.: Suhrkamp
Deppe, Hans-Ulrich/Rosenbrock, Rolf (1980): Gesundheitssystem und ökonomische Interessen. In: Jahrbuch für Kritische Medizin, Bd. 5 (Argument-Sonderband 48), Berlin: Argument-Verlag, S. 43–50
Deutscher Bundestag (2001): Gesetzentwurf der Fraktionen SPD und Bündnis 90/Die Grünen: Entwurf eines Gesetzes zur Anpassung der Regelungen über die Festsetzung von Festbeträgen für Arzneimittel in der gesetzlichen Krankenversicherung (Festbetrags-Anpassungsgesetz – FBAG) Bundestagsdrucksache 14/6041 vom 14.05.2001, Berlin: Deutscher Bundestag
Deutscher Bundestag (2001a): Gesetzentwurf der Fraktionen SPD und BÜNDNIS 90/DIE GRÜNEN: Entwurf eines Gesetzes zur Einführung des diagnose-orientierten Fallpauschalensystems für Krankenhäuser (Fallpauschalengesetz – FPG) (Drucksache 14/6893 vom 11.09.2001), Berlin: Deutscher Bundestag
Deutscher Bundestag (2001b): Unterrichtung durch die Bundesregierung: Zweiter Bericht über die Entwicklung der Pflegeversicherung (Bundestagsdrucksache 14/5590 vom 15.03.2001), Berlin: Deutscher Bundestag
Deutscher Bundestag (2001c): Bericht der Bundesregierung über die Untersuchung zu den Wirkungen des Risikostrukturausgleichs in der gesetzlichen Krankenversicherung (Bundestagsdrucksache 14/5681 vom 28.03.2001), Bonn: Deutscher Bundestag
Deutscher Bundestag (2002): Antwort der Bundesregierung auf die Kleine Anfrage der Abgeordneten Wolfgang Lohmann et al.: Anhebung der Versicherungspflichtgrenze durch die Bundesregierung (Bundestagsdrucksache 14/9181 vom 30.05.2002), Berlin: Deutscher Bundestag
Deutscher Bundestag (2003): Gesetzentwurf der Fraktionen SPD und BÜNDNIS 90/DIE GRÜNEN: Entwurf eines Gesetzes zur Modernisierung des Gesundheitssystems (Gesundheitssystemmodernisierungsgesetz – GMG) (Bundestagsdrucksache 15/1170 vom 16.06.2003), Berlin: Deutscher Bundestag
Deutscher Bundestag (2003): Gesetzentwurf der Fraktionen SPD, CDU/CSU und BÜNDNIS 90/DIE GRÜNEN: Entwurf eines Gesetzes zur Modernisierung der gesetzlichen Krankenversicherung (GKV-Modernisierungsgesetz – GMG) (Bundestagsdrucksache 15/1525 vom 08.09.2003), Berlin: Deutscher Bundestag
Deutscher Bundestag (2005): Gesetzentwurf der Fraktionen der SPD und Bündnis 90/Die Grünen: Entwurf eines Gesetz zur Stärkung der gesundheitlichen Prävention (Bundestagsdrucksache 15/4833 vom 15.02.2005), Berlin: Deutscher Bundestag

DFG – Deutsche Forschungsgemeinschaft (1995): Deutsche Forschungsgemeinschaft: Gesundheitssystemforschung in Deutschland. Denkschrift, Weinheim: VCH Verlagsgesellschaft

Diabetes Prevention Program Research Group (2002): Reduction in the Incidence of Type 2 Diabetes with Lifestyle Intervention or Metformin. In: New England Journal of Medicine (NEJM), Vol. 346, No. 6, S. 393 bis 402

Dieckhoff, Diederich/Fischer, Gisela/Hesse, Eberhard/Mitznegg, Peter/Sturm, Eckart (2001): Wissenschaftlich begründete Kompetenz. In: Deutsches Ärzteblatt, 98. Jg., H. 7, S. A-378–382

Dielmann, Gerd (2002): Zur Diskussion um eine Reform der Ausbildung in den Pflegeberufen. In: Jahrbuch für Kritische Medizin, Bd. 37: Qualifizierung und Professionalisierung, Hamburg: Argument-Verlag, S. 60–79

Dierks, Marie-Luise/Buser, Kurt/ Busack, Ines/Walter, Ulla (2002): Aufsuchende Beratung – Ein Konzept zur Primärprävention von Neurodermitis bei Kleinkindern. In: Walter/Drupp/Schwartz (Hrsg.): Prävention durch Krankenkassen, S. 111–120

Dietz, Berthold (2001): Kosten steigen schneller als erwartet. Entwicklung des Pflegebedarfs bis 2050. In: Soziale Sicherheit, 50. Jg., H. 1, S. 2–9

DIW – Deutsches Institut für Wirtschaftsforschung (2001a): Wirtschaftliche Aspekte der Märkte für Gesundheitsdienstleistungen. Ökonomische Chancen unter sich verändernden demographischen und wettbewerblichen Bedingungen in der Europäischen Union. Endbericht, Berlin: DIW

DIW – Deutsches Institut für Wirtschaftsforschung (2001b): Starker Anstieg der Pflegebedürftigkeit zu erwarten. Voraussschätzungen bis 2020 mit Ausblick auf 2050. In: DIW-Wochenbericht, 68. Jg., H. 5, S. 65–77

DIW – Deutsches Institut für Wirtschaftsforschung (2004): Die pharmazeutische Industrie im gesamtwirtschaftlichen Kontext: Ausstrahlung auf Produktion und Beschäftigung in den Zulieferbereichen. Forschungsprojekt im Auftrag des Verbandes Forschender Arzneimittelhersteller, Berlin: DIW. http://www.vfa.de (Abruf: 15.8.2005)

DKG – Deutsche Krankenhausgesellschaft (1999): Positionen der Deutschen Krankenhausgesellschaft zur Weiterentwicklung im Gesundheitswesen. Überarbeitete Fassung vom 18. März 1999, o.O.: DKG

DKG – Deutsche Krankenhausgesellschaft (2003): Positionen zur Weiterentwicklung des Gesundheitswesens, o.O.: DKG

DKG – Deutsche Krankenhausgesellschaft (2004): Bestandsaufnahme zur Krankenhausplanung und Investitionsfinanzierung in den Bundesländern – Stand: November 2004 –, o.O.: DKG

DKI – Deutsches Krankenhausinstitut (2003): Krankenhaus Barometer – Herbstumfrage 2002, Düsseldorf: DKI

DKI/I+G Gesundheitsforschung (1999): Begleitforschung zur Bundespflegesatzverordnung 1995. Abschlußbericht, Düsseldorf: Deutsches Krankenhausinstitut

Döhler, Marian (1990): Gesundheitspolitik nach der «Wende». Policy-Netzwerke und ordnungspolitischer Strategiewechsel in Großbritannien, den USA und der Bundesrepublik Deutschland, Berlin: edition sigma

Döhler, Marian (1995): The State as Architect of Political Order: Policy Dynamics in German Health Care. In: Governance, Vol. 8, No. 3, S. 380–404

Döhler, Marian (1997): Die Regulierung von Professionsgrenzen. Struktur und Entwicklungsdynamik von Gesundheitsberufen im internationalen Vergleich, Frankfurt a.M./New York: Campus

Döhler, Marian/Manow, Philip (1995): Staatliche Reformpolitik und die Rolle der Verbände im Gesundheitssektor. In: Mayntz/Scharpf (Hrsg.), Gesellschaftliche Selbstregelung und politische Steuerung, S. 140–168

Döhler, Marian/Manow, Philip (1997): Strukturbildung von Politikfeldern. Das Beispiel bundesdeutscher Gesundheitspolitik seit den fünfziger Jahren, Opladen: Leske + Budrich

Döhler, Marian/Manow-Borgwardt, Philip (1992a): Korporatisierung als gesundheitspolitische Strategie. In: Staatswissenschaften und Staatspraxis, 3. Jg., H. 1, S. 64–106

Döhler, Marian/Manow-Borgwardt, Philip (1992b): Gesundheitspolitische Steuerung zwischen Hierarchie und Verhandlung. In: Politische Vierteljahresschrift, 33. Jg., H. 4, S. 571–596

Doll, Richard (1988): Möglichkeiten der Prävention. Das Potential für die Verbesserung der Gesundheit. In: Grenzen der Prävention, Argument-Sonderband AS 178, Hamburg: Argument 1988, S. 6–30

Donabedian, Avedis (1966): Evaluating the Quality of Medical Care. In: The Milbank Memorial Fund Quarterly, Vol. 44, No. 3, S. 166–206

EBM (2003): Einheitlicher Bewertungsmaßstab, Stand: 1. Januar 2003. http://www.kbv.de/themen/764.htm

Ebsen, Ingwer (2000): Öffentlich-rechtliches Handeln von Krankenkassen als Gegenstand des Wettbewerbsrechts? Probleme materialrechtlicher und kompetenzrechtlicher Koordinierung, in: Zeitschrift für Sozialreform, 46. Jg., H. 4, S. 298–314

Eckart, Karl/Jenkis, Helmut (Hrsg.) (2001): Föderalismus in Deutschland. Berlin: Duncker & Humblot

EDI – Eidgenössisches Departement des Innern (2000): Medienmitteilung vom 6.10.2000: Krankenversicherung: Neues Abgeltungsmodell für Medikamente tritt auf 2001 in Kraft. http://www.admin.ch

Eichenhofer, Eberhard (2001): Richtlinien der gesetzlichen Krankenversicherung und Gemeinschaftsrecht. In: Neue Zeitschrift für Sozialrecht, 10. Jg., H. 1, S. 1–7

Eifert, Barbara/Krämer, Katrin/Roth, Günter/Rothgang, Heinz (1999): Die Umsetzung der Pflegeversicherung in den Ländern im vergleich. Bericht über eine Fachtagung am 10. und 11. Dezember 1998 in Köln. In: Nachrichtendienst des Deutschen Vereins für öffentliche und private Fürsorge, 79. Jg., Nr. 8, S. 159–266

Eifert, Barbara/Rothgang, Heinz (1999): Marktliche und planerische Elemente bei der Umsetzung des PflegeVG auf Länderebene. In: Zeitschrift für Sozialreform, 45. Jg., H. 5, S. 447–465

Eisen, Roland/Mager, Hans-Christian (Hrsg.) (1999): Pflegebedürftigkeit und Pflegesicherung in ausgewählten Ländern, Opladen: Leske + Budrich

Elkeles, Thomas/Mielck, Andreas (1997): Entwicklung eines Modells zur Erklärung gesundheitlicher Ungleichheit. In: Das Gesundheitswesen, 59. Jg., H. 3, S. 137–143

Elkeles, Thomas/Niehoff, Jens-Uwe/Rosenbrock, Rolf / Schneider, Frank (Hrsg.) (1991): Prävention und Prophylaxe. Theorie und Praxis eines gesundheitspolitischen Grundmotivs in zwei deutschen Staaten 1949 bis 1990, Berlin: edition sigma

Emmons, Karen M. (2001): Behavioral and Social Science Contributions to the Health of Adults in the United States. In: Smedley/Syme (Eds.): Promoting Health, S. 254–321

Enquête-Kommission Demographischer Wandel (2002): Herausforderungen unserer älter werdenden Gesellschaft an den Einzelnen und die Politik, Berlin: Deutscher Bundestag

Enquête-Kommission des 11. Deutschen Bundestages (1990): Strukturreform der gesetzlichen Krankenversicherung, 2 Bde., Bonn: Deutscher Bundestag

Esping-Andersen, Gøsta (1990): The Three Worlds of Welfare Capitalism, Cambridge: Polity Press

Esping-Andersen, Gøsta (Ed.) (1996): Welfare States in Transition. National Adaptations in Global Economies, London: Sage

EuGH – Europäischer Gerichtshof (2001): Urteil des Gerichtshofes vom 12. Juli 2001 Dienstleistungsfreiheit – Artikel 59 EG-Vertrag (nach Änderung jetzt Artikel 49 EG) und 60 EG-Vertrag (jetzt Artikel 50 EG) – Krankenversicherung – Sachleistungssystem – Vertragliche Vereinbarung zwischen Krankenkasse und Leistungserbringer – In einem anderen Mitgliedstaat entstandene Kosten für Krankenhauspflege – Vorherige Genehmigung – Kriterien – Rechtfertigungsgründe» in der Rechtssache C-157/99, Brüssel. http://curia.eu.int (Abruf: 10.6.2004)

EuGH – Europäischer Gerichtshof (2004): Urteil des Gerichtshofes vom 16. März 2004 «Wettbewerb – Unternehmen – Krankenkassen – Kartelle – Auslegung der Artikel 81 EG, 82 EG und 86 EG – Entscheidungen von Zusammenschlüssen von Krankenkassen, mit denen Höchstbeträge für die Kostenübernahme für Arzneimittel festgesetzt werden» in den verbundenen Rechtssachen C-264/01, C-306/01, C-354/01 und C-355/01, Brüssel. http://curia.eu.int (Abruf: 10.6.2004)

Europäische Kommission (2001b), Die Zukunft des Gesundheitswesens und der Altenpflege: Zugänglichkeit, Qualität und langfristige Finanzierbarkeit sichern, Brüssel. KOM (2001) 723 endg.

Europäischer Rat (2000): Schlussfolgerungen des Vorsitzes. Europäischer Rat vom 23. und 24. März 2000, Lissabon

European Foundation for the Improvement of Living and Working Conditions (1997): Second European Survey on Working Conditions, Dublin: European Foundation

European Foundation for the Improvement of Living and Working Conditions (2001): Third European Survey on Working Conditions, Dublin: European Foundation

European Observatory on Health Care Systems (2000): Health Care Systems in Transition: Switzerland, Kopenhagen: European Observatory on Health Care Systems

Evans, Richard J. (1990): Tod in Hamburg. Stadt, Gesellschaft und Politik in den Cholera-Jahren 1830–1910, Reinbek: Rowohlt

Evans, Robert G./Barer, Morris L./Marmor, Theodore R. (Eds.) (1994): Why are Some People Healthy and Others Not? Berlin, New York: de Gruyter

Evers, Adalbert (1997): Geld oder Dienste? Zur Wahl und Verwendung von Geldleistungen im Rahmen der Pflegeversicherung. In: WSI-Mitteilungen, Heft 7, 510–518

Evers, Michael/Schaeffer, Doris (2003): Die Rolle der Pflege in der integrierten Versorgung. In: Tophoven/Lieschke (Hrsg.): Integrierte Versorgung, S. 193–213

Faber, Ulrike/Glaeske, Gerd/Puteanus, Udo/Schubert, Ingrid (Hrsg.) (1999): Wechselwirkungen. Beiträge zu Pharmazie und Politik, Frankfurt a.M.: Mabuse

Feick, Jürgen (2000a): Marktzugangsregulierung: Nationale Regulierung, europäische Integration und internationale Harmonisierung in der Arzneimittelzulassung. In: Czada/Lütz (Hrsg.): Die politische Konstitution von Märkten, S. 228–249

Feick, Jürgen (2000b): Wissen, Expertise und regulative Politik: Das Beispiel der Arzneimittelkontrolle. In: Werle/Schimank (Hrsg): Gesellschaftliche Komplexität und kollektive Handlungsfähigkeit, S. 208–239

Felder, Stefan (2002): Koreferat zu «Tarmed: Der neue schweizerische Tarif für ärztliche Leistungen». In: Wille (Hrsg.): Anreizkompatible Vergütungssysteme im Gesundheitswesen, S. 57–62

Felder, Stefan/Werblow, Andreas (2002): Schweiz: Selbstbehalte zeigen Wirkung. In: Die BKK, 90. Jg., H. 8, S. 354–358

Ferber, Christian von/Uwe E. Reinhardt/Hans Schaefer/Theo Thiemeyer (Hrsg.) (1985): Kosten und Effizienz im Gesundheitswesen. Gedenkschrift für Ulrich Geißler, München: R. Oldenbourg Verlag

Ferber, Liselotte von/Schubert, Ingrid/Köster, Ingrid/Ihle, Peter (2002): Pharmakotherapie für Hausärzte – ja, aber wie? In: Die Ersatzkasse, H. 7, S. 267–271

Fischer, Wolfram (2001): Grundzüge von DRG-Systemen. In: Arnold/Litsch/Schellschmidt (Hrsg.): Krankenhaus-Report 2000. Schwerpunkt: Vergütungsreform mit DRGs, S. 13–31

FMH – Foederatio Medicorum Helveticorum (2002a): FMH-Mitgliederstatistik 2001: Basisorganisationen. In: http://www.fmh.ch (Abruf: 27.01.03)

FMH – Foederatio Medicorum Helveticorum (2002b): FMH-Ärztestatistik 2001: Allgemeine Übersicht. In: http://www.fmh.ch (Abruf: 7.10.02)

FMH – Foederatio Medicorum Helveticorum (2003): Teilrevision des Bundesgesetzes über die Krankenversicherung, ergänzendes Vernehmlassungsverfahren. Antwort der FMH zu Handen der Vorsteherin des Eidgenössischen Departements des Innern EDI, Frau Bundesrätin Ruth Dreifuss. http://www.fmh.ch (Abruf 28.02.2003)

Forschungsverbund DHP (Hrsg.) (1998): Die deutsche Herz-Kreislauf-Präventionsstudie. Design und Ergebnisse, Bern et al.: Verlag Hans Huber

Frankenberg, Günter (1994): Deutschland: Der verlegene Triumph des Pragmatismus. In: Kirp/Bayer (Hrsg.): Strategien gegen Aids, S. 134–172

Frankenberg, Günter/Hanebeck, Alexander (2000): From Hysteria to Banality: An Overview of the Political Response to AIDS in Germany. In: Rosenbrock/Wright (Eds.): Partnership and Pragmatism, S. 35–47

Frankfurter Allgemeine Zeitung vom 14.12.2000, 2.4.2002 und 22.5.2002

Freeman, Richard (2000): The Politics of Health in Europe, Manchester: Manchester University Press

Freeman, Richard/Moran, Michael (2000): Reforming Health Care in Europe, in: West European Politics, Vol. 23, No. 2, S. 35–58.

Frerich, Johannes/Frey, Martin (1993): Handbuch der Geschichte der Sozialpolitik in Deutschland, Bd. 1: Von der vorindustriellen Zeit bis zum Ende des Dritten Reiches, München, Wien: R. Oldenbourg Verlag

Freudenberg, Ulrich (1995): Beitragssatzstabilität in der gesetzlichen Krankenversicherung. Zur rechtlichen Relevanz einer politischen Zielvorgabe, Baden-Baden: Nomos

Frevert, Ute (1984): Krankheit als politisches Problem 1770–1880. Soziale Unterschichten in Preußen zwischen medizinischer Polizei und staatlicher Sozialversicherung, Göttingen: Vandenhoeck & Ruprecht

Freytag, Antje (2001): DRGs, die Qualität von Krankenhausleistungen und Vertragsfreiheiten für Krankenkassen: Ein vernachlässigter Zusammenhang. In: Arbeit und Sozialpolitik, 55. Jg., H. 5–6, S. 14–21

Fricke, Uwe/Schwabe, Ulrich (2003): Neue Arzneimittel. In: Schwabe/Paffrath (Hrsg.): Arzneiverordnungs-Report 2002, S. 19–66

Fricke, Uwe/Schwabe, Ulrich (2004): Neue Arzneimittel. In: Arzneiverordnungsreport 2004, S. 37–75

Friczewski, Franz (1996): Gesundheit und Motivation der Mitarbeiter als Produkt betrieblicher Organisation. Ein systemischer Ansatz (Wissenschaftszentrum Berlin für Sozialforschung, Arbeitsgruppe Public Health, Discussion Paper P96-211), Berlin: WZB

Friedrich-Ebert-Stiftung (Hrsg.): Neue Antworten sind gefragt: Versorgt uns die Medizin noch bedarfsgerecht?, Bonn: Friedrich-Ebert-Stiftung

Fries, James F. (1987): An Introduction to the Compression of Morbidity. In: Gerontologica perspecta, Vol. 1, No. 1, S. 5–8

Fries, James F. (1989): The Compression of Morbidity: Near or Far? In: The Milbank Quarterly, Vol. 67, No. 2, S. 208–232

Fries, James F. (2003): Measuring an Monitoring Success in Compressing Morbidity, in: Annals of Internal Medicine, Vol. 139, S. 455–459

Fries, James F./ Green, Lawrence W./Levine, Sol (1989): Health Promotion and the Compression of Morbidity. In: The Lancet, No. 8636, S. 481–483

Frölich, J.C. (2001): Lipobay – ein neuer Arzneimittelskandal? (Interview). In: http://yavivo.lifeline.de/cgi-bin/printVersion.cgi (Abruf: 11.06.2002)

Fülgraff, Georges (1991): Zur Lage der Umwelthygiene in der Bundesrepublik Deutschland. In: Elkeles/Niehoff/Rosenbrock/Schneider (Hrsg.): Prävention und Prophylaxe, S. 243–262

Fülgraff, Georges (1994): Das Dilemma der Umweltpolitik – eine Bilanz. In: Schmidt/Spelthahn (Hrsg.): Umweltpolitik in der Defensive, S. 13–24

Gäfgen, Gérard (Hrsg.) (1986): Ökonomie des Gesundheitswesens, Berlin: Duncker & Humblot

Gawatz, Reinhard (1993): Gesundheitskonzepte: Ihre Bedeutung im Zusammenhang von sozialer Lage und Gesundheit. In: Gawatz/Novak (Hrsg.): Soziale Konstruktionen von Gesundheit, S. 155–168

Gawatz, Reinhard/Novak, Peter (Hrsg.) (1993): Soziale Konstruktionen von Gesundheit. Wissenschaftliche und alltagspraktische Gesundheitskonzepte, Ulm: Universitätsverlag Ulm

Geiss, Erhard (1995): Freie Arztwahl und zwischenärztliche Kommunikation – Verhaltensänderungen nach Einführung der Versichertenkarte. In: Die Ersatzkasse, 75. Jg., H. 9, S. 354–356

Geißler, Heinrich/Bökenheide, Torsten/Geißler-Gruber, Brigitta/Rinninsland, Gudrun/Schlünkes, Holger (2003): Der Anerkennende Erfahrungsaustausch. Das neue Instrument für die Führung. Von der Fehlzeitenverwaltung zum Produktivitätsmanagement. Frankfurt: Campus

Gellner, Winand/Schön, Markus (Hrsg.): Paradigmenwechsel in der Gesundheitspolitik? Baden-Baden 2002: Nomos

Georg, Arno (1991): Nutzung von Daten der Sozialversicherungsträger zur epidemiologischen Erforschung arbeitsbedingter Erkrankungen. In: Bundesanstalt für Arbeitsschutz (Hrsg.): Epidemiologie in der Arbeitsmedizin, Bremerhaven, S. 45–52

Gerlinger, Thomas (1997a): Wettbewerbsordnung und Honorarpolitik. Die Neugestaltung der kassenärztlichen Vergütung zwischen Gesundheitsstrukturgesetz und «dritter Stufe» der Gesundheitsreform, Frankfurt: Mabuse-Verlag

Gerlinger, Thomas (1997b): Punktlandungsübungen im Hamsterrad. Über Handlungsanreize und Steuerungswirkungen der kassenärztlichen Vergütungsreform. In: Jahrbuch für Kritische Medizin, Bd. 28: Nach der Reform, Hamburg: Argument-Verlag, S. 99–124

Gerlinger, Thomas (2000): Arbeitsschutz und europäische Integration. Europäische Arbeitsschutzrichtlinien und nationalstaatliche Arbeitsschutzpolitik in Großbritannien und Deutschland, Opladen: Leske + Budrich

Gerlinger, Thomas (2001): Die Gesetzliche Krankenversicherung vor dem Systemwechsel? Gesundheitspolitik am Scheideweg. In: Blätter für deutsche und internationale Politik, 46. Jg., H. 3, S. 345–354

Gerlinger, Thomas (2002a): Zwischen Korporatismus und Wettbewerb: Gesundheitspolitische Steuerung im Wandel (Wissenschaftszentrum Berlin für Sozialforschung, Arbeitsgruppe Public Health, Discussion Paper P02–204), Berlin: WZB

Gerlinger, Thomas (2002b): Rot-grüne Gesundheitspolitik – eine Zwischenbilanz (Wissenschaftszentrum Berlin für Sozialforschung, Arbeitsgruppe Public Health, Discussion Paper P02–205), Berlin: WZB

Gerlinger, Thomas (2002c): Vom korporatistischen zum wettbewerblichen Ordnungsmodell? Über Kontinuität und Wandel politischer Steuerung im Gesundheitswesen. In: Gellner/Schön (Hrsg.): Paradigmenwechsel in der Gesundheitspolitik? S. 123–151

Gerlinger, Thomas (2003): Gesundheitspolitik unter SPD und BÜNDNIS 90/DIE GRÜNEN – eine Zwischenbilanz zu Beginn der 2. Legislaturperiode. In: Jahrbuch für Kritische Medizin, Bd. 37: Qualifizierung und Professionalisierung, Hamburg: Argument-Verlag, S. 119– 145

Gerlinger, Thomas (2004): Privatisierung – Liberalisierung – Re-Regulierung. Konturen des Umbaus des Gesundheitssystems, in: WSI Mitteilungen, 57. Jg., 2004, H. 9, S. 501–506

Gerlinger, Thomas/Lenhardt, Uwe/Stegmüller, Klaus (2002): Kontroversen über den Leistungskatalog der Gesetzlichen Krankenversicherung. In: Deppe/Burkhardt (Hrsg.): Solidarische Gesundheitspolitik, S. 87 bis 103

Gerlinger, Thomas/Deppe, Hans-Ulrich (1994): Zur Einkommensentwicklung bei niedergelassenen Ärzten, Frankfurt a.M.: Verlag für Akademische Schriften

Gerlinger, Thomas/Stegmüller, Klaus (1999): Binnendifferenzierung ärztlicher Interessen und kassenärztliche Standespolitik. In: Schmacke (Hrsg.): Gesundheit und Demokratie, S. 285–298

Gerlinger, Thomas/Urban, Hans-Jürgen (2004): Auf neuen Wegen zu neuen Zielen? Die Offene Methode der Koordinierung und die Zukunft der Gesundheitspolitik in Europa, in: Kaelble, Hartmut/Schmid, Günther (Hrsg.): Das europäische Sozialmodell. Auf dem Weg zum transnationalen Sozialstaat (WZB-Jahrbuch 2004), Berlin: Edition Sigma

Gerste, Bettina (2003): Veränderungen der Trägerschaft von Krankenhäusern seit 1992. In: Arnold/Klauber/Schellschmidt (Hrsg.): Krankenhaus-Report 2002, S. 295–312

Gerste, Bettina/Rehbein, Isabel (1998): Der Pflegemarkt in Deutschland, Bonn: Wissenschaftliches Institut der Ortskrankenkassen

Gerste, Bettina/Schellschmidt, Henner/Rosenow, Christiane (2002): Personal im Krankenhaus: Entwicklungen 1991 bis 1999. In: Arnold/Paffrath (Hrsg.): Krankenhaus-Report 2001, S. 13–46

Gerster, Florian (2002): Für mehr Effizienz die kartellähnlichen Strukturen aufbrechen. In: Frankfurter Rundschau vom 12.1.2002, S. 7

Gesundheitsförderung Schweiz (Hrsg.) (2002): Jahresbericht 2001, Bern, Lausanne: Gesundheitsförderung Schweiz

Gesundheitsförderung Schweiz (Hrsg.) (2005): Gemeinsam Chancen schaffen. Jahresbericht 2004, Bern, Lausanne: Gesundheitsförderung Schweiz

Giddens, Anthony (1995): Die Konstitution der Gesellschaft. Grundzüge einer Theorie der Strukturierung, 2., durchges. Aufl., Frankfurt a.M./New York: Campus

Gitter, Wolfgang/Oberender, Peter (1987): Möglichkeiten und Grenzen des Wettbewerbs in der gesetzlichen Krankenversicherung. Eine ökonomische und juristische Untersuchung zur Strukturreform der GKV, Baden-Baden: Nomos

Glaeske, Gerd (1999): Reflexionen über die Qualität der Arzneimittelversorgung in der gesetzlichen Krankenversicherung. In: Faber et al. (Hrsg.): Wechselwirkungen, S. 133–155

Glaeske, Gerd (2000): Das Arzneimittel-Informations-Netzwerk – Interaktive «Gegenöffentlichkeit» als Verbraucher- und Patientenschutz – In: Arbeit und Sozialpolitik, 54. Jg., H. 7–8, S. 10–17

Glaeske, Gerd (2003): Produktzulassung: Sicherung eines hoch stehenden Arzneimittelangebotes. In: Die BKK, 91. Jg., H. 1, S. 20–25

Glaeske, Gerd/Greiser, Eberhard/Hart, Dieter (1993): Arzneimittelsicherheit und Länderüberwachung. Konzeption zur strukturellen Optimierung der Länderüberwachung aus rechtlicher, pharmakologischer und gesundheitspolitischer Sicht, Baden-Baden: Nomos

Glaeske, Gerd/Lauterbach, Karl W./Rürup, Bert/Wasem, Jürgen (2001): Weichenstellungen für die Zukunft – Elemente einer neuen Gesundheitspolitik, Berlin: Friedrich-Ebert-Stiftung (Ts.)

Gobet, Pierre/Spöndlin, Ruedi (Hrsg.) (2002): Spital AG? Deregulierung, Privatisierung, Ausgliederung? Zürich: edition 8

Göckenjan, Gerd (1985): Kurieren und Staat machen. Gesundheit und Medizin in der bürgerlichen Welt, Frankfurt a.M.: Suhrkamp

Goldammer, Hans-Dietmar (1964): Die Beziehungen zwischen Kassenärztlichen Vereinigungen und Krankenkassen, Diss., Köln: Eigendruck

Goldstein, Michael S.(1992): The Health Movement. Promoting Fitness in America, New York: Twayne Publishers

Göttler, Martin/Munter, Karl-Heinz/Hasford, Joerg/Mueller-Oerlinghausen, Bruno (1999): Zu viele Ärzte sind «meldemüde». In: Deutsches Ärzteblatt, 96. Jg., H. 25, S.A-1704–1706

Gottschalk, Bernhard (1992): Kosten-Nutzen-Betrachtung betrieblicher Gesundheitspolitik noch vor der Investition. In: BMA (Hrsg.): Prävention im Betrieb, S.228–240

Gray, J.A. Muir (1997): Evidence-based Health Care, New York: Churchill Livingstone

Greß, Stefan (2002): Krankenversicherung und Wettbewerb. Das Beispiel Niederlande, Frankfurt a.M./New York: Campus

Grobe, Thomas G./Schwartz, Friedrich W. (2003): Arbeitslosigkeit und Gesundheit (Gesundheitsberichterstattung des Bundes, H. 13, hrsg. vom Robert Koch-Institut), Berlin: RKI

Groser, Manfred (1992): Gemeinwohl und Ärzteinteressen – die Politik des Hartmannbundes, Gütersloh: Verlag Bertelsmann Stiftung

Grossmann, Ralph/Scala, Klaus (1994): Gesundheit durch Projekte fördern. Ein Konzept zur Gesundheitsförderung durch Organisationsentwicklung und Projektmanagement, Weinheim und München: Juventa

Gurgel, Detlef S.(2000): Die Entwicklung des vertragsärztlichen und vertragszahnärztlichen Vergütungssystems nach dem Zweiten Weltkrieg, Aachen: Shaker Verlag

Gutzwiller, Felix/Jeanneret, Olivier (Hrsg.) (1996); Sozial- und Präventivmedizin, Public Health, Bern et al.: Verlag Hans Huber

GVG – Gesellschaft für Versicherungswissenschaft und -gestaltung e.V. (2002): gesundheitsziele.de. Gesundheitsziele für Deutschland: Entwicklung, Ausrichtung, Konzepte, Berlin: Akademische Verlagsgesellschaft

Gyger, Pius/Egli, Michael (2002): Krankenversicherungen (update 2002). In: Lehrgang Gesundheitswesen Schweiz. http://www.medpoint.ch/other/lehrgang/23up.pdf) (Abruf: 12.09.2002)

Haari, Roland/Rüefli, Christian/Vatter, Adrian (2002): Ursachen der Kostendifferenzen im Gesundheitswesen zwischen den Kantonen. In: Soziale Sicherheit (CH), H. 1, S.14–16

Häfner, Heinz (Hrsg.) (1999): Gesundheit – unser höchstes Gut? Berlin: Springer

Hajen, Leonhard/Paetow, Holger/Schumacher, Harald (2000): Gesundheitsökonomie. Strukturen – Methoden – Praxisbeispiele, Stuttgart: Kohlhammer

Hajen, Leonhard/Paetow, Holger/Schumacher, Harald (2004): Gesundheitsökonomie : Strukturen, Methoden, Praxisbeispiele, 2., überarb. u. erw. Aufl., Stuttgart: Kohlhammer

Hänggeli, Christoph/Jau, Jürg/Eicher, Eduard/Bradke, Sven (2001): Frei praktizierende Ärztinnen und Ärzte. In: Kocher/Oggier (Hrsg.): Gesundheitswesen Schweiz 2001/2002, S.39–46

Hansen, Eckhard/Heisig, Michael/Leibfried, Stephan/Tennstedt, Florian (1981): Seit über einem Jahrhundert ... Verschüttete Alternativen in der Sozialpolitik, Köln: Bund-Verlag

Hansmeyer, Karl-Heinrich/Henke, Klaus-Dirk (1997): Zur zukünftigen Finanzierung der Krankenhausinvestitionen. In: Staatswissenschaften und Staatspraxis, 8. Jg., H. 3, S.345–354

Hart, Dieter (1998): Ärztliche Leitlinien – Definitionen, Funktionen, rechtliche Bewertungen. Gleichzeitig ein Beitrag zum medizinischen und rechtlichen Standardbegriff. In: Medizinrecht, 16. Jg., H. 1, S.8–16

Hartmann, Anja K. (2002): Zwischen Differenzierung und Integration. Die Entwicklung des Gesundheitssystems in den Niederlanden und der Bundesrepublik Deutschland, Opladen: Leske + Budrich

Hasler, Niklaus (2002): Einkommensverhältnisse der freien Aerzteschaft der Schweiz. 30. Wehrsteuerperiode 1997/98 – Vollerhebung. Gutachten, erstellt im Auftrage der Verbindung der Schweizer Aerztinnen und Aerzte FMH, o.O.: Ts.

Hasselhorn, Hans-Martin/ Müller, Bernd Hans/Tackenberg, Peter/Kümmerling, Angelika/Simon, Michael (2005): Berufsausstieg bei Pflegepersonal. Arbeitsbedingungen und beabsichtigter Berufsausstieg bei Pflegepersonal in Deutschland und Europa, Dortmund/Berlin/Dresden: Wirtschaftsverlag NW

Hasselhorn, Hans-Martin/Müller, Bernd Hans/Tackenberg, Peter/Kümmerling, Angelika/Simon, Michael (2005): Berufsausstieg bei Pflegepersonal. Arbeitsbedingungen und beabsichtigter Berufsausstieg bei Pflegepersonal in Deutschland und Europa, hrsg. v. d. Bundesanstalt für Arbeitsschutz und Arbeitsmedizin, Bremerhaven: Wirtschaftsverlag NW

Hasselhorn, Hans-Martin/Tackenberg, Peter/Müller, Bernd Hans (2003): Vorzeitiger Berufsausstieg aus der Pflege in Deutschland als zunehmendes Problem für den Gesundheitsdienst – eine Übersichtsarbeit. In: Das Gesundheitswesen, 65. Jg., H. 1, S.40–46

Häussler, Bertram/Bohm, Steffen (2000): Praxisnetze auf dem Weg zur integrierten Versorgung. In: Sozialer Fortschritt, 49. Jg., H. 6, S. 127–130

Heberlein, Ingo (1999): Paradigmenwechsel in der Krankenversicherung. Die neue Rolle des Bundesausschusses der Ärzte und Krankenkassen am Beispiel der NUB. In: Vierteljahresschrift für Sozialrecht, H. 2, S. 123–155

Heiskel, Harald (2001): Das peptische Ulkus unter dem Primat der Praxis. Die Wirkung des Helicobacter im medizinischen Diskurs. In: Jahrbuch für Kritische Medizin, Bd. 34: Krankheitsursachen im Deutungswandel, Hamburg: Argument-Verlag, S. 40–60

Hellmann, Wolfgang (Hrsg.) (2001): Management von Gesundheitsnetzen. Theoretische und praktische Grundlagen für ein neues Berufsfeld, Stuttgart: Kohlhammer

Helmert, Uwe (1999): Analyse nationaler Trends kardiovaskulärer Risikofaktoren für die Bundesrepublik Deutschland von 1984 bis 1991. In: Zeitschrift für Gesundheitswissenschaften, 7. Jg., H. 2, S. 149–178

Helmert, Uwe (2001): Sozialschichtspezifische Unterschiede bei somatischen und verhaltensbezogenen Risikofaktoren für koronare Herzkrankheiten. In: Mielck/Bloomfield (Hrsg.): Sozialepidemiologie, S. 175 bis 183

Helmert, Uwe (2003): Soziale Ungleichheit und Krankheitsrisiken, Maro-Verlag

Helmert, Uwe/Bammann, Karin/Voges, Wolfgang/Müller, Rainer (Hrsg.) (2000): Müssen Arme früher sterben? Soziale Ungleichheit und Gesundheit in Deutschland, Weinheim und München: Juventa

Helmert, Uwe/Maschewsky-Schneider, Ulrike/Mielck, Andreas/Greiser, E. (1993): Soziale Ungleichheit bei Herzinfarkt und Schlaganfall in West-Deutschland. In: Sozial- und Präventivmedizin, 38. Jg., S. 123–132

Henke, Klaus-Dirk (2003): Zukunftsbranche statt Kostenfaktor. Das Gesundheitswesen braucht Politikferne, weniger Macht der Verbände und mehr Vielfalt. In: Frankfurter Allgemeine Zeitung vom 3.5.2003

Henke, Klaus-Dirk/Göpffarth, Dirk (1997): Das Krankenhaus im System der Gesundheitsversorgung (Veröffentlichungsreihe des Berliner Zentrum Public Health 97-4), Berlin: Berliner Zentrum Public Health

Henninges, Hasso von (1998): Arbeitsbelastungen aus der Sicht von Erwerbstätigen (= Beiträge zur Arbeitsmarkt- und Berufsforschung 219), Nürnberg: IAB

Herdt, Jürgen/Rudolph, Britta/Stegmüller, Klaus/Gerlinger, Thomas (2000): Wissenschaftliche Untersuchung der unterschiedlichen Vergütungssystematiken in der ambulanten Pflege (= FEH Forschungs- und Entwicklungsgesellschaft mbH, FEH -Report Nr. 622), Wiesbaden: FEH

==Héritier, Adrienne (Hrsg.) (1993): Policy-Analyse. Kritik und Neuorientierung (= Politische Vierteljahresschrift, Sonderheft 24/1993), Opladen: Westdeutscher Verlag==

Herrmann, Markus/Braun, Vittoria/Schwantes, Ulrich (2000): Stärkung der hausärztlichen Versorgung durch ein Primärarztsystem. In: Jahrbuch für Kritische Medizin, Bd. 32: «...aber vieles besser»? Gesundheit «rotgrün», Hamburg: Argument-Verlag, S. 38–57

Hervey, Tamara K. (2002): The Legal Basis of European Community Public Health Policy. In: McKee/Mossialos/Baeten (Eds.): The Impact of EU Law on Health Care Systems, S. 23–55

Hilbert, Josef (2000): Vom Kostenfaktor zur Beschäftigungslokomotive – Zur Zukunft der Arbeit in der Gesundheits- und Sozialwirtschaft (Wissenschaftszentrum Berlin für Sozialforschung, Querschnittsgruppe Arbeit und Ökologie, Discussion Paper P01-509), Berlin: WZB

Hildebrandt, Helmut/Hesselmann, Hildegard (2000): Patientenrechte und Partizipation: Wahl- und Abwahlmöglichkeiten der Patienten und Versicherten im Zusammenhang mit integrierten Versorgungsformen. Neue Optionen für Patienten, Krankenkassen und integrierte Anbietersysteme. In: Sozialer Fortschritt, 49. Jg., H. 6, S. 130–137

Hildebrandt, Helmut/Rippmann, Konrad/Seipel, Peter (2000): Revolutioniert die Integrierte Versorgung das Gesundheitssystem? In: führen & wirtschaften im Krankenhaus, 17. Jg., H. 2, S. 150–154

Hirsch, Joachim (1990): Kapitalismus ohne Alternative? Materialistische Gesellschaftstheorie und Möglichkeiten einer sozialistischen Politik heute, Hamburg: VSA

Hitz, Patrik/Ulrich, Volker (2003): Steuerung von Gesundheitssystemen – Kriterien, Ansätze und offene Fragen. In: Zenger/Jung (Hrsg.): Management im Gesundheitswesen und in der Gesundheitspolitik, S. 197–210

Hockerts, Hans Günter (1980): Sozialpolitische Entscheidungen im Nachkriegsdeutschland, Stuttgart: Klett-Cotta

Hockerts, Hans Günter (Hrsg.) (1998): Drei Wege deutscher Sozialstaatlichkeit. NS-Diktatur, Bundesrepublik und DDR im Vergleich, München: Oldenbourg

Hofemann, Klaus / Naegele, Gerhard (2000): Sozialpolitische Rahmenbedingungen: Die soziale Absicherung bei Pflegebedürftigkeit. In: Rennen-Allhoff/ Schaeffer (Hrsg.): Handbuch Pflegewissenschaft, S. 217–242

Hoffmeyer, Ullrich (Hrsg.) (1993): Gesundheitsreform in der Schweiz. Auszug aus einem internationalen Vergleich, Zürich: Verlag Neue Zürcher Zeitung

Hoffmeyer, Ullrich K./McCarthy, Thomas R. (Eds.) (1994): Financing Health Care, Dordrecht: Kluwer Academic Publishers

Hohorst, Gerd/Kocka, Jürgen/Ritter, Gerhard A. (1978): Sozialgeschichtliches Arbeitsbuch, Bd. II: Materialien zur Statistik des Kaiserreichs 1870–1914, 2., durchges. Aufl., München: C.H. Beck

Holland, Walter W./Stewart, Susie (1990): Screening in Health Care. Benefit or Blame? London: Nuffield Provincial Hospital Trust

Holzkamp, Klaus (1995): Alltägliche Lebensführung als subjektwissenschaftliches Grundkonzept. In: Das Argument, 37. Jg., H. 6 (Nr. 212), S. 817–846

House, James S. (1981): Work Stress and Social Support, reading (Mass.): Addison-Wesley

House, James S./Kessler, Ronald C./Herzog, A. Regula/Mero, Richard P./Kinney, Ann M./Breslow, Martha J. (1990): Age, Socioeconomic Status, and Health. In: The Milbank Quarterly, Vol. 68, No. 3, S. 383–411

Howlett, Michael/Ramesh, M. (1995): Studying Public Policy. Policy Cycles and Policy Subsystems, Oxford: Oxford University Press

Huerkamp, Claudia (1985): Der Aufstieg der Ärzte im 19. Jahrhundert. Vom gelehrten Stand zum professionellen Experten: Das Beispiel Preußen, Göttingen: Vandenhoeck & Ruprecht

Hühner, Tim/Eisen, Roland (1999): Pflegesicherung in der Schweiz. In: Eisen/Mager (Hrsg.): Pflegebedürftigkeit und Pflegesicherung in ausgewählten Ländern, S. 369–393

Hurrelmann, Klaus (2000): Gesundheitssoziologie. Eine Einführung in sozialwissenschaftliche Theorien von Krankheitsprävention und Gesundheitsförderung, Weinheim, München: Juventa

Hurrelmann, Klaus/Kolip, Petra (Hrsg.) (2002): Geschlecht und Gesundheit. Männergesundheit und Frauengesundheit im Vergleich. Bern et al.: Verlag Hans Huber

Hurrelmann, Klaus/Kotz, Theodor/Haisch, Jochen (Hrsg.): Lehrbuch Prävention und Gesundheitsförderung, Bern et al.: Verlag Hans Huber

Hurrelmann, Klaus/Laaser, Ulrich (Hrsg.) (1998): Handbuch Gesundheitswissenschaften. Neuausgabe. Weinheim und München: Juventa

HVBG – Hauptverband der gewerblichen Berufsgenossenschaften (2004): Geschäfts- und Rechnungsergebnisse 2003, St. Augustin: Hauptverband der gewerblichen Berufsgenossenschaften

Igl, Gerhard (Hrsg.) (2002): Recht und Realität der Qualitätssicherung im Gesundheitswesen, Wiesbaden: Verlag Chmielorz

Igl, Gerhard/Welti, Felix (1995): Die Leistungsinhalte der häuslichen Krankenpflege und ihre Abgrenzung von den Leistungen bei Pflegebedürftigkeit. In: Vierteljahresschrift für Sozialrecht, 50. Jg., H. 2, S. 117–148

Illich, Ivan (1977): Die Nemesis der Medizin. Von den Grenzen des Gesundheitswesens, Reinbek: Rowohlt

Inglehart, Ronald (1977): The Silent Revolution. Changing Values and Political Styles among Western Publics, Princeton: Princeton University Press

Interpharma (2005): Das Gesundheitswesen in der Schweiz. Leistungen, Kosten, Preise. Ausgabe 2005, Basel: Interpharma

Jachtenfuchs, Markus/Beate Kohler-Koch (Hrsg.) (2003). Europäische Integration, 2. Aufl., Opladen: Leske + Budrich

Jacobs, Klaus/Reschke, Peter/Cassel, Dieter/Wasem, Jürgen (2001): Zur Wirkung des Risikostrukturausgleichs in der gesetzlichen Krankenversicherung. Eine Untersuchung im Auftrag des Bundesministeriums für Gesundheit. Endbericht, o. O.: Ts.

Jacobs, Klaus/Wasem, Jürgen (2003): Weiterentwicklung einer leistungsfähigen und solidarischen Krankenversicherung unter den Rahmenbedingungen der europäischen Integration, Düsseldorf: Hans-Böckler-Stiftung

Jäger, Hans (Hrsg.) (2003): Aids und HIV-Infektionen. Handbuch und Atlas für Klinik und Praxis, 41. Erg.-Lfg. VII-8.3, Landsberg: ecomed

Jansen, Dorothea/Schubert, Klaus (Hrsg.) (1995): Netzwerke und Politikproduktion. Konzepte, Methoden, Perspektiven, Marburg: Schüren

Jütte, Robert (Hrsg.) (1997): Geschichte der deutschen Ärzteschaft. Organisierte Berufs- und Gesundheitspolitik im 19. und 20. Jahrhundert, Köln: Deutscher Ärzte-Verlag

Kania, Helga/Blanke, Bernhard (2000): Von der «Korporatisierung» zum Wettbewerb. Gesundheitspolitische Kurswechsel in den Neunzigerjahren. In: Czada/Wollmann (Hrsg.): Von der Bonner zur Berliner Republik, S. 567–591

Karasek, Robert/Theorell, Thöres (1990): Healthy Work. Stress, Productivity, and the Reconstruction of Working Life, New York: Basic Books

Kaufmann, Franz-Xaver (Hrsg.) (1987): Staat, intermediäre Instanzen und Selbsthilfe. Bedingungsanalysen sozialpolitischer Intervention, München: R. Oldenbourg Verlag

Kawachi, Ichiro/Kennedy, Bruce P./Wilkinson, Richard G. (Eds.) (1999): The Society and Population Health reader, Vol. I: Income Inequality and Health, New York: The New Press

KBV – Kassenärztliche Bundesvereinigung (2000): Rede des ersten Vorsitzenden der Kassenärztlichen Bundesvereinigung anlässlich der Vertreterversammlung am 5. August 2000 in Berlin, o. O.: Ts.

KBV – Kassenärztliche Bundesvereinigung (2001a): Bericht zur Lage. Vertreterversammlung der Kassenärztlichen Bundesvereinigung am 8. Dezember 2001 in Berlin, o. O.: Ts.

KBV – Kassenärztliche Bundesvereinigung (2004): Grunddaten zur kassenärztlichen Versorgung 2003, Köln: KBV

KBV – Kassenärztliche Bundesvereinigung (2005): Vertreterversammlung der Kassenärztlichen Bundesvereinigung, 2. Mai 2005: Bericht zur Lage, Berlin: KBV

KBV – Kassenärztliche Bundesvereinigung (Hrsg.) (2001b): Grunddaten zur Vertragsärztlichen Versorgung in der Bundesrepublik Deutschland, Köln: KBV

Kerek-Bodden, Hedy/Klose, Joachim (1994): Die Entwicklung der Fallzahlen bei niedergelassenen Ärzten 1980 1993, Köln: Deutscher Ärzte-Verlag

Kickbusch, Ilona (2003): Gesundheitsförderung. In: Schwartz et al. (Hrsg.): Das Public Health Buch, S. 181 bis 189

Kiewel, Angelika (2002): Nehmen Sie Ihre Medikamente selbst? Neue Wege der Patientenbeteiligung und Qualitätssicherung im Gesundheitswesen, Weinheim, München: Juventa

Kiewel, Angelika (2003), Europäische Arzneimittelzulassung im Spagat zwischen Verbrauchersicherheit und Pharmainteressen. In: Die Krankenversicherung, 55. Jg. H. 1, S. 13–17

Kiewel, Angelika/Rostalski, Birger (2000): Deutschland. In: Klauber et al. (Hrsg.): Innovation im Arzneimittelmarkt, S. 67–84

Kirp, David/Bayer, Ronald (Hrsg.) (1994): Strategien gegen Aids. Ein internationaler Politikvergleich, Berlin: edition sigma

Kirschner, Klaus (1990): Vorstellungen der Enquête-Kommission «Strukturreform der Gesetzlichen Krankenversicherung» zur Organisationsreform. In: Sozialer Fortschritt, 39. Jg., H. 3–4, S. 66–69

Kirschner, Wolf / Radoschewski, Michael / Kirschner, R. (1995): § 20 SGB V Gesundheitsförderung, Krankheitsverhütung: Untersuchung zur Umsetzung durch die Krankenkassen, St. Augustin: Asgard

Klages, Helmut/Kmieciak, Peter (Hrsg.) (1979): Wertwandel und gesellschaftlicher Wandel, Frankfurt a. M./New York: Campus

Klauber, Jürgen/Schröder, Helmut/Selke, Gisbert W. (Hrsg.) (2000): Innovation im Arzneimittelmarkt, Berlin: Springer

Klein, Thomas (1996): Mortalität in Deutschland. Aktuelle Entwicklungen und soziale Unterschiede. In: Zapf/Schupp/Habich (Hrsg.): Lebenslagen im Wandel. Sozialberichterstattung im Längsschnitt, S. 366–377

Klie, Thomas (1998): Pflegewissenschaftlich überholt, sozialrechtlich brisant: Die Abgrenzung von Grund- und Behandlungspflege. In: Pflege und Krankenhausrecht, 1. Jg., H. 1, S. 13–17

Klie, Thomas (2001): Pflegeversicherung. Einführung, Lexikon, Gesetzestext SGB XI mit Begründung und Rundschreiben der Pflegekassen, Nebengesetze, Materialien, 6., neubearb. Aufl., Hannover: Vincentz-Verlag

Klie, Thomas (2002): Rechtlicher Rahmen der Qualitätssicherung in der stationären Pflege. In: Igl (Hrsg.): Recht und Realität der Qualitätssicherung im Gesundheitswesen, S. 85–102

Klie, Thomas/Krahmer, Utz (Hrsg.) (1998): Soziale Pflegeversicherung. Lehr- und Praxiskommentar (LPK – SGB XI), Baden-Baden: Nomos

Klingenberger, David (2002): Health Maintenance Organizations in der Schweiz – Darstellung und Kritik – (IDZ-Information Nr. 1/2002), Köln: Institut der Deutschen Zahnärzte

Klose, Joachim/Litsch, Martin (2001): Krankenversicherungskarte: Beeinflußt die Einführung der KVK die Fallzahlenentwicklung und den Leistungsbedarf? In: http://www.wido.de/Begleitforschung/KV-Karte/content.html (Update: 10.10.2001)

Klose, Joachim/Schellschmidt, Henner (2001): Finanzierung und Leistungen der Gesetzlichen Krankenversicherung. Einnahmen- und ausgabenbezogene Gestaltungsvorschläge im Überblick, Bonn: Wissenschaftliches Institut der Ortskrankenkassen

Klotter, Christoph (Hrsg.) (1997): Prävention im Gesundheitswesen. Göttingen: Verlag für Angewandte Psychologie

Knappe, Eckhard/Arnold, Robert (2002): Pauschalprämie in der Krankenversicherung. Ein Weg zu mehr Effizienz und mehr Gerechtigkeit, München: Vereinigung der bayerischen Wirtschaft

Knesebeck, Olaf von dem/Badura, Bernhard/Zamora, Pablo/Weihrauch, Birgit/Werse, W./Siegrist, Johannes (2001): Evaluation einer gesundheitspolitischen Intervention auf kommunaler Ebene – Das Modellprojekt «Ortsnahe Koordinierung der gesundheitlichen und sozialen Versorgung» in Nordrhein-Westfalen. In: Das Gesundheitswesen, 63. Jg., H. 1, S. 35–41

Knieps, Franz (2002): Neue Versorgungsformen. In: Schnapp/Wigge (Hrsg.): Handbuch des Vertragsarztrechts, S. 268–289

Knispel, Ulrich (2001): Zur Bedeutung des europäischen Wettbewerbsrechts für die gesetzliche Krankenversicherung. In: Gesundheit & Gesellschaft – Wissenschaft, 1. Jg., H. 2, S. 7–13

Knoche, Monika/Hungeling, Germanus (1998): Soziale und ökologische Gesundheitspolitik. Standorte und Grundlagen einer grünen Gesundheitspolitik, Frankfurt a. M.: Mabuse

Koch, Vincent (2001): Überblick über die in den Akutspitälern der Schweiz angewandten Arten von Pauschaltarifen. In: Soziale Sicherheit (CH), H. 2, S. 63–66

Kochen, Michael M. (Hrsg.): Allgemeinmedizin, Stuttgart 1998: Hippokrates

Kocher, Gerhard/Oggier, Willy (Hrsg.) (2001): Gesundheitswesen Schweiz 2001/2002. Ein aktueller Überblick, o. O. (Solothurn): Konkordat der Schweizerischen Krankenversicherer

Kocher, Kurth W. (1993): Die Stop-Aids-Story 1987–1992, Bern: Bundesamt für Gesundheitswesen

Kocher, Ralf/Gress, Stefan/Wasem, Jürgen (2002): Vorbild für einen regulierten Wettbewerb in der deutschen Krankenversicherung? In: Soziale Sicherheit (CH), H. 5, S. 299–307

Köhler, Andreas (2000): EBM 2000 plus: Zukunftssicherung für die vertragsärztliche Versorgung. In: Deutsches Ärzteblatt, 97. Jg., H. 50, S. A-3388–3393

Kohli, Martin/Künemund, Harald (Hrsg.) (2000): Die zweite Lebenshälfte. Gesellschaftliche Lage und Partizipation im Spiegel des Alters-Survey, Opladen: Leske + Budrich

Kohli, Martin/Künemund, Harald/Motel, Andreas/Szydlik, Marc (2000): Generationenbeziehungen. In: Kohli/Künemund (Hrsg.): Die zweite Lebenshälfte, S. 176 bis 211

Kolip, Petra (1997): Geschlecht und Gesundheit im Jugendalter: Die Konstruktion von Geschlechtlichkeit über somatische Kulturen, Opladen: Leske + Budrich

Kolip, Petra (1999): Prävention bei Kindern und Jugendlichen. In: Gesundheit und Gesellschaft, 2. Jg., H. 2, S. 38–42

Kolip, Petra (Hrsg.) (2002): Gesundheitswissenschaften. Eine Einführung, Weinheim, München: Juventa

Kommission der Europäischen Gemeinschaften (2001): Die Zukunft des Gesundheitswesens und der Altenpflege: Zugänglichkeit, Qualität und langfristige Finanzierbarkeit sichern. KOM (2001) 723 endg., Brüssel

Kommission der Europäischen Gemeinschaften (2002): Der Stand des Binnenmarktes für Dienstleistungen. KOM (2002) 441 endg., Brüssel

Kommission der Europäischen Gemeinschaften (2003): Mitteilung der Kommission an den Rat, das Europäische Parlament, den Europäischen Wirtschafts- und Sozialausschuss und den Ausschuss der Regionen: Die pharmazeutische Industrie zum Wohl der Patienten stärken: was zu tun ist. KOM (2003) 383 endgültig, Brüssel

Kommission der Europäischen Gemeinschaften (2004a): Modernisierung des Sozialschutzes für die Entwicklung einer hochwertigen, zugänglichen und zukunftsfähigen Gesundheitsversorgung und Langzeitpflege: Unterstützung der einzelstaatlichen Strategien durch die «offene Koordinierungsmethode». KOM (2004) 304 endg., Brüssel

Kommission der Europäischen Gemeinschaften (2004b): Vorschlag für eine Richtlinie des Europäischen Parlaments und des Rates über Dienstleistungen im Binnenmarkt. KOM (2005) 2 endg./2. Brüssel

Kommission der Europäischen Gemeinschaften (2005a): Vorschlag für einen Beschluss des Europäischen Parlaments und des Rates über ein Aktionsprogramm der Gemeinschaft in den Bereichen Gesundheit und Verbraucherschutz (2007 bis 2013). KOM (2005) 115 endg., Brüssel

Kommission der Europäischen Gemeinschaften (2005b): Integrierte Leitlinien für Wachstum und Beschäftigung (2005–2008). KOM (2005) 141 endgültig. Brüssel

Korenke, Thomas (2001): Innovativer Wettbewerb infolge integrierter Versorgung in der gesetzlichen Krankenversicherung? In: Sozialer Fortschritt, 50. Jg., H. 11, S. 268–277

Kortmann, Karl Dieter (1968): Der Übergang von der Pauschal- zur Einzelleistungsvergütung bei der Honorierung von kassenärztlichen Leistungen, Diss., Köln: Eigendruck

Kraftberger, Petra (2003): Verfassungsrichter bestätigen Festbeträge. In: Die BKK, 91. Jg., H. 1, S. 38–42

Krappweis, Hans/Krappweis, Jutta/Kirch, Wilhelm (2000): Pharmakoökonomie und Public Health. In: Zeitschrift für Gesundheitswissenschaften, 8. Jg, H. 1, S. 4–13

Krasner, Stephen D. (1988): Sovereignty: An Institutional Perspective. In: Comparative Political Studies, Vol. 21, No. 1, S. 66–94

Kreienberg, Rolf (2001): Flächendeckende qualitätsorientierte onkologische Versorgung in der Bundesrepublik Deutschland. In: Friedrich-Ebert-Stiftung (Hrsg.): Neue Antworten sind gefragt, S. 47–58

Krimmel, Lothar (1998): Mit dem «IGEL» aus der Graunzone. In: Deutsches Ärzteblatt, 95. Jg., H. 11, S. C-445 bis 448

Kruse, Andreas (2002): Gesund altern. Stand der Prävention und Entwicklung ergänzender Präventionsstrategien, Baden-Baden: Nomos

Kuhlmann, Ellen/Kolip, Petra (1998): Subjektive Gesundheitskonzepte: Welche Rolle spielen Beruf und Geschlecht? In: Zeitschrift für Gesundheitswissenschaften, 6. Jg., H. 1, S. 44–57

Kühn, Hagen (1993): Healthismus. Eine Analyse der Präventionspolitik und Gesundheitsförderung in den USA, Berlin: edition sigma

Kühn, Hagen (1995): Zwanzig Jahre «Kostenexplosion». Anmerkungen zur Makroökonomie einer Gesundheitsreform. In: Jahrbuch für Kritische Medizin 24: Frauen Gesundheit, Hamburg: Argument, 145–161

Kühn, Hagen (1996): Ethische Probleme einer ökonomisch rationierten Medizin (Wissenschaftszentrum Berlin für Sozialforschung, Arbeitsgruppe Public Health, Discussion Paper P96–207), Berlin: WZB

Kühn, Hagen/Rosenbrock, Rolf (1994): Präventionspolitik und Gesundheitswissenschaften. In: Rosenbrock/Kühn/Köhler (Hrsg.): Präventionspolitik, S. 29–53

Kunz, Regina/Neumayer, Hans-H. (1998), Rationale Gesundheitsversorgung – Liefert Evidence-based Medicine die Antwort? In: Arbeit und Sozialpolitik, 52. Jg., H. 1–2, S. 28–33

Kunz, Regina/Ollenschläger, Günter/Raspe, Heiner/Jonitz, Günther/Kolkmann, Friedrich-Wilhelm (Hrsg.) (2000): Lehrbuch Evidenzbasierte Medizin in Klinik und Praxis, Köln: Deutscher Ärzte-Verlag

Laaser, Ulrich/Hurrelmann, Klaus (1998): Gesundheitsförderung und Krankheitsprävention. In: Hurrelmann/Laaser (Hrsg.): Handbuch Gesundheitswissenschaften, S. 395–424

Labisch, Alfons (1987): Problemsicht, Problemdefinition und Problemlösungsmuster der Gesundheitssicherung durch Staat, Kommunen und primäre Gemeinschaften. In: Kaufmann (Hrsg.): Staat, intermediäre Instanzen und Selbsthilfe, S. 91–118

Labisch, Alfons (1990): Problemwahrnehmung und Interventionsformen präventiver Medizin. In: Rosenbrock/Salmen (Hrsg.): Aids-Prävention, S. 31–43

Labisch, Alfons (1992): Homo Hygienicus. Gesundheit und Medizin in der Neuzeit, Frankfurt a. M./New York: Campus

Labisch, Alfons (2001): Bakteriologie und Konstitutionshygiene – Genomics and Proteomics: Konzepte der Medizin und Konzepte der Gesundheitssicherung in Vergangenheit und Zukunft. In: Das Gesundheitswesen, 63. Jg., H. 4, S. 191–199

Labisch, Alfons/Spree, Reinhard (Hrsg.) (1996): «Einem jeden Kranken in einem Hospitale sein eigenes Bett». Zur Sozialgeschichte des allgemeinen Krankenhauses in Deutschland im 19. Jahrhundert, Frankfurt a. M./New York: Campus

Labisch, Alfons/Tennstedt, Florian (1985): Der Weg zum Gesetz über die Vereinheitlichung des Gesundheitswesens» vom 3. Juli 1934. Entwicklungslinien und -momente des staatlichen und kommunalen Gesundheitswesens in Deutschland, Düsseldorf: Akademie für Öffentliches Gesundheitswesen

Lampert, Heinz/Althammer, Jörg (2001): Lehrbuch der Sozialpolitik, 6., überarb. Aufl., Berlin: Springer

Landenberger, Margarete (1998): Innovatoren des Gesundheitssystems. Dezentrale Handlungspotentiale von Pflegeorganisationen und Pflegeberufen durch die Gesundheitsreformgesetzgebung, Bern 1998: Verlag Hans Huber

Lassey, Marie L./Lassey, William R./Jinks, Martin J. (1997): Health Care Systems around the World. Characteristics, Issues, Reforms, London: Prentice-Hall

Last, John M./Wallace, Robert B. (Eds.) (1992): Maxcy-Rosenau-Last: Public Health & Preventive Medicine, 13th ed., London: Prentice Hall International

Lauterbach, Karl W./Wille, Eberhard (2001): Modell eines fairen Wettbewerbs durch den Risikostrukturausgleich. Sofortprogramm «Wechslerkomponente und solidarische Rückversicherung» unter Berücksichtigung der Morbidität. Abschlussbericht, Köln, Mannheim: Ts.

Lauterberg, Jörg/Becker-Berke, Stephanie (1999): Gesundheitsziele – Wege aus dem Labyrinth. In: Gesundheit und Gesellschaft, 2. Jg., H. 3, 22–29

Lehrgang Gesundheitswesen Schweiz (o. J.) (http://www.medpoint.ch/other/LehrgangGW/lehrg_permanent_content.html)

Leibfried, Stephan/Paul Pierson (Hrsg.) (1998): Standort Europa. Sozialpolitik zwischen Nationalstaat und Europäischer Integration, Frankfurt a. M.: Suhrkamp

Lenhardt, Uwe (1997): Betriebliche Gesundheitsförderung unter veränderten gesetzlichen Rahmenbedingungen. In: Zeitschrift für Gesundheitswissenschaften, 5. Jg. H. 3, S. 273–278

Lenhardt, Uwe (1999): Betriebliche Gesundheitsförderung durch Krankenkassen. Rahmenbedingungen – Angebotsstrategien – Umsetzung, Berlin: edition sigma

Lenhardt, Uwe (Hrsg.) (2000): Betriebliche Prävention im Umbruch. Stand und Perspektiven des Arbeitsschutzes und der betrieblichen Gesundheitsförderung in Sachsen-Anhalt. Dokumentation eines Workshops veranstaltet vom WZB und dem MAFGS Sachsen-Anhalt am 11. Februar 2000 in Magdeburg (Wissenschaftszentrum Berlin für Sozialforschung, Arbeitsgruppe Public Health, Discussion Paper P00–202), Berlin: WZB

Lenhardt, Uwe (Hrsg.) (2001): Herausforderungen und Ansätze einer modernen Arbeitsschutz- und Gesundheitsförderungspraxis im Betrieb. Neue Aufgaben, neue Partner, neue Wege? Dokumentation eines Workshops des WZB und des MAFGS Sachsen-Anhalt am 5. April 2001 in Magdeburg (Wissenschaftszentrum Berlin für Sozialforschung, Arbeitsgruppe Public Health, Discussion Paper P01–208), Berlin: WZB

Lenhardt, Uwe (2003): Bewertung der Wirksamkeit betrieblicher Gesundheitsförderung. In: Zeitschrift für Gesundheitswissenschaften, 11. Jg., H. 1, S. 18–37

Lenhardt, Uwe/Elkeles, Thomas/Rosenbrock, Rolf (1997): Betriebsproblem Rückenschmerz. Eine gesundheitswissenschaftliche Bestandsaufnahme zur Verursachung, Verbreitung und Verhütung, Weinheim und München: Juventa

Lenhardt, Uwe/Rosenbrock, Rolf (1998): Gesundheitsförderung in der Betriebs- und Unternehmenspolitik. Voraussetzungen – Akteure – Verläufe. In: Müller/Rosenbrock (Hrsg.): Betriebliches Gesundheitsmanagement, Arbeitsschutz und Gesundheitsförderung, S. 298–326

Lenhardt, Uwe/Rosenbrock, Rolf (2004): Prävention und Gesundheitsförderung in Betrieben und Behörden, in: Hurrelmann/Kotz/Haisch (Hrsg.): Lehrbuch Prävention und Gesundheitsförderung, S. 293–303

Lessenich, Stephan/Ostner, Ilona (Hrsg.) (1998): Welten des Wohlfahrtskapitalismus. Der Sozialstaat in vergleichender Perspektive, Frankfurt a. M./New York: Campus

Levine, Sol/Lilienfeld, Abraham (Eds.) (1987): Epidemiology and Health Policy, New York/London

Linde, Franz van der/Paccaud, Fred/Aeschbacher, Monique (1996): Öffentliche Gesundheit und Gesundheitsförderung. In: Gutzwiller/Jeanneret (Hrsg.): Sozial- und Präventivmedizin, Public Health, S. 260–268

Linder, Wolf (1999): Schweizerische Demokratie, Bern: Haupt

Lohr, Kathleen N. (Ed.) (1990): Medicare – A Strategy for Quality Assurance, Wachington D.C.: Institute of Medicine

Löhr, Rolf-Peter/Geene, Raimund/Halkow (Hrsg.): Die soziale Stadt – Gesundheitsförderung im Stadtteil. Gesundheit Berlin e.V., Materialien zur Gesundheitsförderung, Bd. 13, Berlin

Lüngen, Markus/Lauterbach, Karl W. (2002): Qualitätssicherung auf der Basis der DRG-Finanzierung. In: Zeitschrift für Sozialreform, 48. Jg., H. 2, S. 133–163

Lutz, Burkart (1984): Der kurze Traum immerwährender Prosperität, Frankfurt a. M./New York: Campus

MAGS NRW – Ministerium für Arbeit, Gesundheit und Soziales des Landes Nordrhein-Westfalen (1995): Zehn vorrangige Gesundheitsziele für NRW. Grundlagen für die nordrhein-westfälische Gesundheitspolitik, Bielefeld: Landesinstitut für den Öffentlichen Gesundheitsdienst des Landes NRW

Manow, Philip (1994): Gesundheitspolitik im Einigungsprozeß, Frankfurt a. M./New York 1994: Campus

Manow, Philip (1999): Der historische Weg der sozialen Krankenversicherung. Von der Behebung sozialer Not zur umfassenden Daseinsfürsorge – ein umgekehrter Weg? In: Häfner (Hrsg.): Gesundheit – unser höchstes Gut? S. 145–168

Manow, Philip (2002): «The Good, the Bad, and the Ugly». Esping-Andersens Wohlfahrtsstaatstypologie und dic konfessionellen Grundlagen des westlichen Sozialstaats. In: Kölner Zeitschrift für Soziologie und Sozialpsychologie, 54. Jg., H. 2, S. 203–225

March, James G./Olsen, Johan P. (1989): Rediscovering Institutions. The Organizational Basis of Politics, New York: Free Press

Marcuard, Dominique (2001): Welche Medikamente übernimmt die obligatorische Krankenversicherung? In: Soziale Sicherheit (CH), H. 6, S. 311–313

Marmot, Michael G. (2004): The Status Syndrome. How Social Standing Affects our Health and Longevity, London: Bloomsbury

Marmot, Michael/Wilkinson, Richard G. (Eds.) (1999): Social Determinants of Health, Oxford: Oxford University Press

Marstedt, Gerd (1994): Rationalisierung und Gesundheit. «Neue Produktionskonzepte», «systemische Rationalisierung», «lean production» – Implikationen für Arbeitsbelastungen und betriebliche Gesundheitspolitik (Wissenschaftszentrum Berlin für Sozialforschung, Forschungsgruppe Gesundheitsrisiken und Präventionspolitik, WZB-Paper P94–204), Berlin: WZB

Marstedt, Gerd (2002): Die steigende Popularität alternativer Medizin – Suche nach medizinischen Gurus und Wunderheilern? In: Böcken/Braun/Schnee (Hrsg.): Gesundheitsmonitor 2002, S. 130–149

Maschewsky, Werner/Rosenbrock, Rolf (1998): Prävention umweltbedingter Gesundheitsprobleme. Ein Beitrag zur Systematisierung von Kontroversen. In: Jahrbuch für Kritische Medizin, Bd. 30: Zwischenzeiten, Hamburg: Argument-Verlag, S. 37–66

Maschewsky-Schneider, Ulrike (1997): Frauen sind anders krank: zur gesundheitlichen Lage der Frauen in Deutschland, Weinheim, München: Juventa

Mayntz, Renate (Hrsg.) (1983): Implementation politischer Programme II: Ansätze zur Theoriebildung, Opladen: Westdeutscher Verlag

Mayntz, Renate (Hrsg.) (1992): Verbände zwischen Mitgliederinteressen und Gemeinwohl, Gütersloh: Verlag Bertelsmann-Stiftung

Mayntz, Renate (1993): Policy-Netzwerke und die Logik von Verhandlungssystemen. In: Héritier (Hrsg.): Policy-Analyse. S. 39–56

Mayntz, Renate (2001): Zur Selektivität der steuerungstheoretischen Perspektive. In: Burth/Görlitz (Hrsg.): Politische Steuerung in Theorie und Praxis, S. 17–27

Mayntz, Renate/Derlien, Hans-Ulrich (1979): Die Organisation der gesetzlichen Krankenversicherung: eine strukturell-funktionale Problemstudie, Bonn: Bundesministerium für Arbeit und Sozialordnung

Mayntz, Renate/Scharpf, Fritz W. (1995a): Steuerung und Selbstorganisation in staatsnahen Sektoren. In: Mayntz/Scharpf: Gesellschaftliche Selbstregelung und politische Steuerung, S. 9–38

Mayntz, Renate/Scharpf, Fritz W. (1995b): Der Ansatz des akteurzentrierten Institutionalismus. In: Mayntz/Scharpf (Hrsg.): Gesellschaftliche Selbstregelung und politische Steuerung, S. 39–72

Mayntz, Renate/Scharpf, Fritz W. (Hrsg.) (1995c): Gesellschaftliche Selbstregelung und politische Steuerung, Frankfurt a. M./New York: Campus

McKee, Martin/Mossialos, Elias/Baeten, Rita (Eds.) (2002): The Impact of EU Law on Health Care Systems, Brussels: P.I.E.-Peter Lang

McKeown, Thomas (1982): Die Bedeutung der Medizin – Traum, Trugbild oder Nemesis, Frankfurt a. M.: Suhrkamp

MDS – Medizinischer Dienst der Spitzenverbände der Krankenkassen (2004a): Leistungen der Primärprävention und der betrieblichen Gesundheitsförderung – Dokumentation 2002, Essen: MDS

MDS – Medizinischer Dienst der Spitzenverbände der Krankenkassen (2004b): Qualität in der ambulanten und stationären Pflege. 1. Bericht des Medizinischen Dienstes der Spitzenverbände der Krankenkassen (MDS) nach § 118 Abs. 4 SGB XI, Essen: MDS

MDS – Medizinischer Dienst der Spitzenverbände der Krankenkassen (2005): Pflegebericht des Medizinischen Dienstes, Essen: MDS

Metzinger, Bernd/Platz, Oliver (2000): Die integrierte Versorgung: Ziele, Rahmenvereinbarung auf der Bundesebene und strategische Überlegungen zur Umsetzung im IKK-System. In: Die Krankenversicherung, 52. Jg., H. 9, S. 244–248

Meyer, Dörte (1999): Verbraucher und die Selbstmedikation. In: Faber et al. (Hrsg.): Wechselwirkungen, S. 189–229

Meyer, Jörg Alexander (1996): Der Weg zur Pflegeversicherung. Positionen – Akteure – Politikprozesse, Frankfurt a. M.: Mabuse-Verlag

Meyer, Klemens/Pauker, Stephen G. (1987): Sreening for HIV: Can we Afford the False Positive Rate? In: The

New England Journal of Medicine, Vol. 317, No. 4, S. 238–241
Mielck, Andreas (2000): Soziale Ungleichheit und Gesundheit. Empirische Ergebnisse, Erklärungsansätze, Interventionsmöglichkeiten, Bern et al.: Verlag Hans Huber
Mielck, Andreas (Hrsg.) (1994): Krankheit und soziale Ungleichheit. Sozialepidemiologische Forschungen in Deutschland, Opladen: Leske + Budrich
Mielck, Andreas/Bloomfield, Kim (Hrsg.) (2001): Sozialepidemiologie. Eine Einführung in die Grundlagen, Ergebnisse und Umsetzungsmöglichkeiten, Weinheim und München: Juventa
Milio, Nancy (1981): Promoting Health through Public Policy, Philadelphia: F.A. Davis Company
Milles, Dietrich (Hrsg.) (1993): Gesundheitsrisiken, Industriegesellschaft und soziale Sicherungen in der Geschichte, Bremerhaven: Wirtschaftsverlag NW
Minder, Christoph E. (1993): Socio-economic Factors and Mortality in Switzerland. In: Sozial- und Präventivmedizin, 38. Jg., S. 313–328
Moldenhauer, Meinolf (2001): Pflegeversicherung: Der Reformdruck wächst. In: Die BKK, 89. Jg., H. 8, S. 361–370
Mommsen, Wolfgang J./Mock, Wolfgang (Hrsg.) (1982): Die Entstehung des Wohlfahrtsstaates in Großbritannien und Deutschland 1850–1950, Stuttgart: Klett Cotta
Moran, Michael (1999): Governing the Health Care State: A Comparative Study of the United Kingdom, the United States and Germany, Manchester: University Press
Mörath, Verena (2004): Die Trimm-Aktionen des Deutschen Sportbundes zur Bewegungs- und Sportförderung in der BRD 1970–2004 (Wissenschaftszentrum Berlin für Sozialforschung, Forschungsgruppe Public Health, Discussion Paper SP I 2005–302), Berlin: WZB
Mösle, Hanssueli (2001): Pflegeheime und Pflegeabteilungen. In: Kocher/Oggier (Hrsg.): Gesundheitswesen Schweiz 2001/2002, S. 172–179
Mühlum, Albert et al. (1998): Soziale Arbeit und Gesundheit. Eine Positionsbestimmung des Arbeitskreises Sozialarbeit und Gesundheit, in: Blätter der Wohlfahrtspflege – Deutsche Zeitschrift für Sozialarbeit, 145. Jg., H. 5+6, S. 116–121
Müller, Rainer/Rosenbrock, Rolf (Hrsg.) (1998): Betriebliches Gesundheitsmanagement, Arbeitsschutz und Gesundheitsförderung – Bilanz und Perspektiven, Sankt Augustin: Asgard
Narr, Wolf-Dieter/Schubert, Alexander (1994): Weltökonomie. Die Misere der Politik, Frankfurt a.M.: Suhrkamp
Naschold, Frieder (1982): Die Zukunft des Wohlfahrtsstaates. In: Mommsen/Mock (Hrsg.): Die Entstehung des Wohlfahrtsstaates in Großbritannien und Deutschland 1850–1950, S. 404–415

National Academy of Sciences/Institute of Medicine (1988): The Future of Public Health, Washington D.C.: National Academy Press
Neubauer, Günter (2002a): Zur Zukunft der dualen Finanzierung unter Wettbewerbsbedingungen. In: Arnold/Klauber/Schellschmidt (Hrsg.): Krankenhaus-Report 2002, S. 71–91
Neubauer, Günter (2002b): Auswirkungen eines DRG-basierten Vergütungssystems auf den Wettbewerb der Krankenhäuser. In: Wille (Hrsg.): Anreizkompatible Vergütungssysteme im Gesundheitswesen, S. 159–176
Niehoff, Jens-Uwe (1995): Sozialmedizin systematisch, Lorch: UNI-MED
Niehoff, Jens-Uwe (1999): Anmerkungen zu präventionskonzeptionellen Diskussionen in der DDR. In: Jahrbuch für Kritische Medizin, Bd. 31: Chronische Erkrankungen, Hamburg: Argument-Verlag, S. 103–127
Nink, Katrin/Schröder, Helmut (2001): Auf der Suche nach Qualität und Rationalität. In: Soziale Sicherheit, 50. Jg., H. 11, S. 376–380
Nink, Katrin/Schröder, Helmut (2003a): Arzneimittelverordnungen nach Alter und Geschlecht. In: Schwabe/Paffrath (Hrsg.): Arzneiverordnungs-Report 2002, S. 894–906
Nink, Katrin/Schröder, Helmut (2003b): Der Arzneimittelmarkt in Deutschland. In: Schwabe/Paffrath (Hrsg.): Arzneiverordnungs-Report 2002, S. 853–893
Nink, Katrin/Schröder, Helmut (2004a): Ergänzende statistische Übersicht. In: Schwabe/Paffrath (Hrsg.): Arzneiverordnungs-Report 2004, S. 1115–1212
Nink, Katrin/Schröder, Helmut (2004b): Ökonomische Aspekte des deutschen Arzneimittelmarktes 2003. In: Schwabe/Paffrath (Hrsg.): Arzneiverordnungs-Report 2004, S. 137–175
Nink, Katrin/Schröder, Helmut/Selke, Gisbert W. (2001): Der Arzneimittelmarkt in der Bundesrepublik Deutschland. In: Schwabe/Paffrath (Hrsg.): Arzneiverordnungs-Report 2001, S. 791–822
Noack, Richard Horst/Rosenbrock, Rolf (1994): Stand und Zukunft der Berufspraxis im Bereich Public Health. In: Schaeffer/Moers/Rosenbrock (Hrsg.): Public Health und Pflege, S. 129–158
North, Douglass C. (1990): Institutions, Institutional Change and Economic Performance, Cambridge: Cambridge University Press
Noweski, Michael (2004): Der unvollendete Korporatismus. Staatliche Steuerungsfähigkeit im ambulanten Sektor des deutschen Gesundheitswesens (Wissenschaftszentrum Berlin für Sozialforschung, Arbeitsgruppe Public Health, Discussion Paper SP I 2004-304), Berlin: WZB
ÖBiG – Österreichisches Bundesinstitut für Gesundheitswesen (2001): Arzneimittelausgaben: Strategien zur Kostendämpfung in der Europäischen Union, Wien: ÖBiG

Obinger, Herbert (1998): Politische Institutionen und Sozialpolitik in der Schweiz. Der Einfluß von Nebenregierungen auf Struktur und Entwicklungsdynamik des schweizerischen Sozialstaates, Frankfurt a. M.: Peter Lang

OECD – Organisation for Economic Co-Operation and Development (2004): OECD Health Data. Paris: OECD

OECD – Organisation for Economic Co-Operation and Development (2005): OECD Health Data. Paris: OECD

Offe, Claus (1972): Strukturprobleme des kapitalistischen Staates, Frankfurt a. M.: Suhrkamp

Oldiges, Franz Josef (1999): Chronisch Kranke – Neue Versorgungsformen – Gesundheitsreform 2000. In: Sozialer Fortschritt, 48. Jg., H. 9, S. 215–221

Ollenschläger, Günter/Helou, Antonius/Lorenz, Wilfried (2000): Kritische Bewertung von Leitlinien. In: Kunz et al. (Hrsg.): Lehrbuch Evidenzbasierte Medizin in Klinik und Praxis, S. 156–176

Orlowski, Ulrich (2000): Integrationsversorgung. In: Die BKK, 88. Jg., H. 5, S. 191–199

Øvretveit, John (1996): Informed Choice? Health Service Quality and Outcome Information for Patients. In: Health Policy, Vol. 37, No. 2, S. 75–90

Øvretveit, John (2002): Evaluation gesundheitsbezogener Interventionen, Bern et al.: Verlag Hans Huber

Pelikan, Jürgen M./Demmer, Hildegard/Hurrelmann, Klaus (Hrsg.) (1993): Gesundheitsförderung durch Organisationsentwicklung. Konzepte, Strategien und Projekte für Betriebe, Krankenhäuser und Schulen, Weinheim und München: Juventa

Perleth, Matthias/Antes, Gerd (Hrsg.) (1999): Evidenzbasierte Medizin: Wissenschaft im Praxisalltag, 2. Aufl., München: MMV Medizin Verlag

Permanand, Govin/Mossialos, Elias (2004): Theorising the Development of the European Union Framework for Pharmaceutical Regulation (LSE Health and Social Care Discussion Paper No. 1), London: London School of Economics and Political Science

Perschke-Hartmann, Christiane (1994): Die doppelte Reform. Gesundheitspolitik von Blüm zu Seehofer, Opladen: Leske + Budrich

Petermann, Franz (Hrsg.) (1998): Compliance und Selbstmanagement, Göttingen: Hogrefe

Peters, Matthias/Müller, Verena/ Luthiger, Philipp (2001): Auswirkungen des Krankenversicherungsgesetzes auf die Versicherten (BSV-Forschungsbericht Nr. 3/01), Bern: Bundesamt für Sozialversicherung

Pfaff, Anita B./Busch, Susanne/Rindsfüßer, Christian (1994): Kostendämpfung in der gesetzlichen Krankenversicherung. Auswirkungen der Reformgesetzgebung 1989 und 1993 auf die Versicherten, Frankfurt a. M./ New York: Campus

Pfaff, Anita B./Busch, Susanne/Rindsfüßer, Christian (1996): Die Finanzierung der gesetzlichen Krankenversicherung. Möglichkeiten zur Umgestaltung und Ergebnisse ausgewählter Modellrechnungen (Graue Reihe der Hans-Böckler-Stiftung, Bd. 110), Düsseldorf: Hans-Böckler-Stiftung

Pfaff, Martin/Wassener, Dietmar (1995): Das Krankenhaus im Gefolge des Gesundheits-Struktur-Gesetzes 1993. Finanzierung, Leistungsgeschehen, Vernetzung, Baden-Baden: Nomos

Pharma Information (Hrsg.) (2002): Das Gesundheitswesen in der Schweiz. Leistungen, Kosten, Preise. Ausgabe 2002, Basel: Pharma Information

Pierson, Paul/Stephan Leibfried (1998): Mehrebenen-Politik und die Entwicklung des «Sozialen Europa». In: Leibfried/Pierson (Hrsg.): Standort Europa, S. 11–57

PKV – Verband der Privaten Krankenversicherung e. V. (2001): Die private Krankenversicherung. Zahlenbericht 2000/2001, Köln: PKV

PKV – Verband der Privaten Krankenversicherung e. V. (2002): Die private Krankenversicherung. Zahlenbericht 2001/2002, Köln: PKV

PKV – Verband der Privaten Krankenversicherung e. V. (2004): Die private Krankenversicherung. Zahlenbericht 2003/2004, Köln: PKV

PKV – Verband der Privaten Krankenversicherung e. V. (2005): Die private Krankenversicherung. Rechenschaftsbericht 2004, Köln: PKV

Platzer, Hans-Wolfgang (Hrsg.) (1997): Sozialstaatliche Entwicklungen in Europa und die Sozialpolitik der Europäischen Union, Baden-Baden: Nomos

Popp, Ekhard (2003): Vom Einprodukt- zum Mehrproduktanbieter. Die neuen Möglichkeiten der Gesetzlichen Krankenkassen. In: Gesundheits- und Sozialpolitik, H. 9–10, S. 10–17

Preuß, Klaus-Jürgen/Räbiger, Jutta/Sommer, Jürg H. (Hrsg.): Managed Care. Evaluation und Performance-Measurement integrierter Versorgungsmodelle. Stand der Entwicklung in der EU, der Schweiz und den USA, Stuttgart, New York: Schattauer

Priester, Klaus (1987): Daten zur Entwicklung der Einkommen niedergelassener Ärzte in der Bundesrepublik. In: Deppe/Friedrich/Müller (Hrsg.): Medizin und Gesellschaft, Jahrbuch 1, S. 156–187

Priester, Klaus (1993): Lean Welfare. Mit Pflegeversicherung und Karenztagen zum Umbau des Sozialstaats. In: Blätter für deutsche und internationale Politik, 38. Jg., H. 9, S. 1086–1098

Priester, Klaus (1999): Gesundheitsförderung light? Zur gesetzlichen Neuregelung von Gesundheitsförderung und Primärprävention im Rahmen der Gesundheitsreform 2000. In: Jahrbuch für Kritische Medizin, Bd. 31: Chronische Erkrankungen, Hamburg: Argument-Verlag, S. 128–143

Priester, Klaus (2004): Pflegeversicherung und Demenz – Probleme, Handlungsbedarf und Gestaltungsoptionen, in: Jahrbuch für Kritische Medizin, Bd. 40: Demenz als

Versorgungsproblem, Hamburg: Argument-Verlag, S. 102–119

Pröll, Ulrich (1989): Reform des Arbeitsschutzes als staatliche Aufgabe – Konzeptionsstudie Gewerbeaufsicht NRW, Düsseldorf: MAGS NRW

Pröll, Ulrich (1991): Arbeitsschutz und neue Technologien. Handlungsstrukturen und Modernisierungsbedarf im institutionalisierten Arbeitsschutz, Opladen: Westdeutscher Verlag

Raffel, Marshall W. (Ed.) (1997): Health Care and Reform in Industrialized Countries, University Park, Pennsylvania: Pennsylvania State University Press

Rappaport, Julian (1985): Ein Plädoyer für die Widersprüchlichkeit: Ein sozialpolitisches Konzept des «empowerment» anstelle präventiver Ansätze. In: Verhaltenstherapie und psychosoziale Praxis, 17. Jg., H. 2, S. 257–278

Reiners, Hartmut (1993): Das Gesundheitsstrukturgesetz – Ein «Hauch von Sozialgeschichte»? Werkstattbericht über eine gesundheitspolitische Weichenstellung (Wissenschaftszentrum Berlin für Sozialforschung, Forschungsgruppe Gesundheitsrisiken und Präventionspolitik, Discussion Paper P93–210), Berlin: WZB

Reiners, Hartmut (2001): Wenn Welten aufeinander prallen: Die Ökonomen und das Gesundheitswesen. In: Arbeit und Sozialpolitik, 55. Jg., H. 11–12, S. 58–68

Reiners, Hartmut (2003): Kopfpauschale und Versicherungspflicht für alle Bürger: Sinnvolle Alternative zur GKV? In: Soziale Sicherheit, 52. Jg., H. 3, S. 42–45

Reinhard, Kirsten/Nadolski-Standke, Doris (2000): Die große Kunst der kleinen Schritte. In: Gesundheit und Gesellschaft, 3. Jg., H. 7, S. 32–35

Reinhardt, Uwe/Sandier, Simone/Schneider, Markus (1986): Die Wirkungen von Vergütungssystemen auf die Einkommen der Ärzte, die Preise und auf die Struktur ärztlicher Leistungen im internationalen Vergleich, Augsburg: Bundesministerium für Arbeit und Sozialordnung

Reiß, Sigrid (2002): Unternehmen und Versicherte, Unfälle und Berufskrankheiten sowie Leistungsaufwendungen bei den gewerblichen Berufsgenossenschaften im Jahr 2001. In: Die BG, H. 8, S. 425–438

Relman, Arnold S. (1980): The New Medical Industrial Complex. In: The New England Journal of Medicine, Vol. 303, No. 17, S. 963–970

Rennen-Allhoff, Beate/Schaeffer, Doris (Hrsg.) (2000): Handbuch Pflegewissenschaft, Weinheim und München: Juventa

Richard, Sabine (2001): Integrierte Versorgung: Chancen und Perspektiven. In: Arbeit und Sozialpolitik, 55. Jg., H. 1/2, S. 8–13

Riedmüller, Barbara/Rodenstein, Marianne (1989): Wie sicher ist die soziale Sicherung? Frankfurt a. M.: Suhrkamp

Ritter, Gerhard A. (1983): Sozialversicherung in Deutschland und England. Entstehung und Grundzüge im Vergleich, München: C.H. Beck

Ritter, Gerhard A. (1991): Der Sozialstaat. Entstehung und Entwicklung im internationalen Vergleich, München: R. Oldenbourg Verlag

Ritter, Gerhard A./Tenfelde, Klaus (1992): Arbeiter im Deutschen Kaiserreich 1871 bis 1914. Geschichte der Arbeiter und der Arbeiterbewegung in Deutschland seit dem Ende des 18. Jahrhunderts. Bd. 5, Bonn: J.H.W. Dietz Nachf.

Rocke, Burghard (2002): Die Zukunft der öffentlichen Krankenhäuser. In: Das Krankenhaus, 94. Jg., H. 10, S. 779–784

Rodenstein, Marianne (1987): Wandlungen des Gesundheitsverständnisses in der Moderne. In: Medizin – Mensch – Gesellschaft, 12. Jg., H. 4, S. 292–298

Rose, Geoffrey (1997) The Strategy of Preventive Medicine, Oxford: Oxford University Press

Rosenbrock, Rolf (1979): Staatliche Reformpolitik im Gesundheitswesen am Beispiel der Arzneimittelversorgung. In: Argumente für eine soziale Medizin, Argument Sonderband AS 30, Berlin: Argument-Verlag, S. 59–87

Rosenbrock, Rolf (1982): Arbeitsmediziner und Sicherheitsexperten im Betrieb, Frankfurt/New York: Campus

Rosenbrock, Rolf (1986): AIDS kann schneller besiegt werden. Gesundheitspolitik am Beispiel einer Infektionskrankheit, 3. Aufl., Hamburg: VSA

Rosenbrock, Rolf (1989): Gesundheitssicherung durch Krankenkassenpolitik? Thesen zur Strukturreform des Gesundheitswesens und der Gesetzlichen Krankenversicherung. In: Riedmüller/Rodenstein (Hrsg.): Wie sicher ist die soziale Sicherung? S. 137–164

Rosenbrock, Rolf (1990): Aids-Prävention und die Aufgaben der Sozialwissenschaften. In: Rosenbrock/Salmen (Hrsg.): Aids-Prävention, S. 15–29

Rosenbrock, Rolf (1992): Fragen und Lehren für Public Health. In: Jahrbuch für Kritische Medizin, Bd. 18: Wer oder was ist «Public Health»? Hamburg: Argument-Verlag, S. 82–114

Rosenbrock, Rolf (1993): Zehn Jahre Aids-Politik in Deutschland. Bemerkungen zu Bilanz und Perspektiven. In: Berliner Ärzte, H. 6, S. 11–14

Rosenbrock, Rolf (1994): Ein Grundriß wirksamer Aids-Prävention. In: Zeitschrift für Gesundheitswissenschaften/Journal of Public Health, 2. Jg., H. 3, S. 233–244

Rosenbrock, Rolf (1995a): Public Health als soziale Innovation. In: Das Gesundheitswesen, 57. Jg., H. 3, S. 140–144

Rosenbrock, Rolf (1996): Arbeit und Gesundheit. Elemente und Perspektiven betrieblicher Gesundheitsförderung (Wissenschaftszentrum Berlin für Sozialforschung, Arbeitsgruppe Public Health, Discussion-Paper P96–206), Berlin: WZB

Rosenbrock, Rolf (1997a): Theoretische Konzepte der Prävention. In: Klotter (Hrsg.): Prävention im Gesundheitswesen, S. 41–60

Rosenbrock, Rolf (1997b): PKV und Armenkasse? Die GKV nach der «Dritten Stufe der Gesundheitsreform». In: Die Krankenversicherung, 49. Jg., H. 9, 242–247

Rosenbrock, Rolf (1997c): Hemmende und fördernde Faktoren in der Gesundheitspolitik – Erfahrungen aus dem vergangenen Jahrzehnt. In: Altgeld/Laser/Walter (Hrsg.): Wie kann Gesundheit verwirklicht werden?, S. 37–51

Rosenbrock, Rolf (1997d): Gemeindenahe Pflege aus Sicht von Public Health (Wissenschaftszentrum Berlin für Sozialforschung, Arbeitsgruppe Public Health, Discussion Paper P97-203), Berlin: WZB

Rosenbrock, Rolf (1998a): Gesundheitspolitik (= Wissenschaftszentrum Berlin für Sozialforschung, Arbeitsgruppe Public Health, Discussion Paper P98-201), Berlin: WZB

Rosenbrock, Rolf (1998b): Arbeitslosigkeit und Krankheit. Gesundheitswissenschaftliche Befunde. In: Forum Wissenschaft, 15. Jg., Nr. 1, 15–17

Rosenbrock, Rolf (1999): Neue Wege zu alten Zielen? Anforderungen an eine Strukturreform der Gesetzlichen Krankenversicherung (Wissenschaftszentrum Berlin für Sozialforschung, Arbeitsgruppe Public Health, Discussion Paper P99-205), Berlin: WZB

Rosenbrock, Rolf (2001): Funktionen und Perspektiven gesundheitsbezogener Selbsthilfe im deutschen Gesundheitswesen, in: Borgetto/v. Troschke (Hrsg.): Entwicklungsperspektiven der gesundheitsbezogenen Selbsthilfe im deutschen Gesundheitswesen, S. 28–40

Rosenbrock, Rolf (2001a): Was ist New Public Health? In: Bundesgesundheitsblatt – Gesundheitsforschung – Gesundheitsschutz, 43. Jg., H. 9, S. 753–762

Rosenbrock, Rolf (2001b): Primärprävention zur Verminderung sozial bedingter Unterschiede von Gesundheitschancen. In: Arbeit und Sozialpolitik, 55. Jg., H. 11–12, S. 49–57

Rosenbrock, Rolf (2001c): Der neue § 20 SGB V als Gestaltungsherausforderung für die Selbstverwaltung der GKV. In: Die Betriebskrankenkasse, 89. Jg., H.1, S. 22–27

Rosenbrock, Rolf (2002a): Klare Sprache: money for value, in: Deutsches Ärzteblatt, 99. Jg., H. 30, S. A-2034–2035

Rosenbrock, Rolf (2002b): Krankenkassen und Primärprävention – Anforderungen und Erwartungen an die Qualität. In: Walter/Drupp/Schwartz (Hrsg.): Prävention durch Krankenkassen, S. 40–57

Rosenbrock, Rolf (2003): Aids-Prävention – eine gefährdete Innovation. In: Jäger (Hrsg.): Aids und HIV-Infektionen, S. 1–4

Rosenbrock, Rolf (2004a): Evidenzbasierung und Qualitätssicherung in der gesundheitsbezogenen Primärprävention. In: Zeitschrift für Evaluation, H. 1, S. 71–80

Rosenbrock, Rolf (2004b): Primäre Prävention zur Vermindung sozial bedingter Ungleichheit von Gesundheitschancen – Problemskizze und ein Politikvorschlag zur Umsetzung des § 20 Abs. 1 SGB V durch die GKV. In: Rosenbrock/Bellwinkel/Schröer (Hrsg.): Primärprävention im Kontext sozialer Ungleichheit, S. 7–149

Rosenbrock, Rolf (2004c): Prävention und Gesundheitsförderung – Gesundheitswissenschaftliche Grundlagen für die Politik. In: Das Gesundheitswesen, 66. Jg., H. 3, S. 146–152

Rosenbrock, Rolf / Dubois-Arber, Francoise / Moers, Martin/Pinell, Patrice / Schaeffer, Doris / Setbon, Michel (2000): The Normalization of AIDS in Western European Countries. In: Social Science & Medicine, Vol. 50, No. 11, S. 1607–1629

Rosenbrock, Rolf/Bellwinkel, Michael/SchröerAlfons (Hrsg.) (2004): Primärprävention im Kontext sozialer Ungleichheit. Gesundheitsförderung und Selbsthilfe Band Nr. 8, Bremerhaven: Wirtschaftsverlag NW Verlag für neue Wissenschaft

Rosenbrock, Rolf/Hauß, Friedrich (Hrsg.) (1985): Krankenkassen und Prävention, Berlin: Edition Sigma

Rosenbrock, Rolf/Kühn, Hagen/Köhler, Barbara Maria (Hrsg.) (1994): Präventionspolitik. Gesellschaftliche Strategien der Gesundheitssicherung, Berlin: edition sigma

Rosenbrock, Rolf/Lenhardt, Uwe (1999): Die Bedeutung von Betriebsärzten in einer modernen betrieblichen Gesundheitspolitik. Ein Gutachten, Gütersloh: Verlag Bertelsmann Stiftung

Rosenbrock, Rolf/Salmen, Andreas (Hrsg.) (1990): Aids-Prävention. Berlin: edition sigma

Rosenbrock, Rolf/Schaeffer, Doris (Hrsg.) (2002): Die Normalisierung von Aids. Politik – Prävention – Krankenversorgung. Ergebnisse sozialwissenschaftlicher Aids-Forschung, Bd. 23, Berlin: edition sigma

Rosenbrock, Rolf / Schaeffer, Doris / Moers, Martin/ Dubois-Arber, Francoise / Pinell, Patrice / Setbon, Michel (2002): Die Normalisierung von Aids in Westeuropa – Der Politikzyklus am Beispiel einer Infektionskrankheit. In: Rosenbrock/Schaeffer (Hrsg.): Die Normalisierung von Aids, S. 11–68

Rosenbrock, Rolf/Wright, Michael T. (Eds.) (2000): Partnership and Pragmatism. Germany's Response to AIDS Prevention and Care, London/New York: Routledge/ Taylor & Francis

Rosewitz, Bernd/Webber, Douglas (1990): Reformversuche und Reformblockaden im deutschen Gesundheitswesen, Frankfurt a. M./New York: Campus

Rosian, Ingrid/Vogler, Sabine/Habl, Claudia (2000): Frankreich, Großbritannien, Italien. In: Klaube/Schröder/Selke (Hrsg.): Innovation im Arzneimittelmarkt, S. 33–65

Roth, Andrea (2002): Erfolgsrechnung und -bewertung vernetzter Praxen in Schleswig Holstein. In: Preuß/Räbiger/Sommer (Hrsg.): Managed Care, S. 80–99

Roth, Günter (1999): Auflösung oder Konsolidierung korporatistischer Strukturen durch die Pflegeversicherung? In: Zeitschrift für Sozialreform, 45. Jg., H. 5, S. 418–446

Roth, Günter (2000): Fünf Jahre Pflegeversicherung in Deutschland: Funktionsweise und Wirkungen. In: Sozialer Fortschritt, 49. Jg., H. 8–9, S. 184–192

Roth, Günter (2003): Die Entwicklung von Angebot und Nachfrage von Pflegedienstleistungen: Regionale und sektorale Analysen. In: Sozialer Fortschritt, 52. Jg., H. 3, S. 73–79

Roth, Günter/Rothgang, Heinz (2001): Sozialhilfe und Pflegebedürftigkeit: Analyse der Zielerreichung und Zielverfehlung der Gesetzlichen Pflegeversicherung nach fünf Jahren. In: Zeitschrift für Gerontologie und Geriatrie, 34. Jg., H. 4, S. 292–305

Rothgang, Heinz (1997): Ziele und Wirkungen der Pflegeversicherung. Eine ökonomische Analyse, Frankfurt a. M./New York: Campus

Rothgang, Heinz (2000): Wettbewerb in der Pflegeversicherung. In: Zeitschrift für Sozialreform, 46. Jg., H. 5, S. 423–448

Rothgang, Heinz (2001): Finanzwirtschaftliche und strukturelle Entwicklungen in der Pflegeversicherung bis 2040 und mögliche alternative Konzepte. Endbericht zu einer Expertise für die Enquête-Kommission «Demographischer Wandel» des Deutschen Bundestages, Bremen: Ts.

Rüschmann, Hans-Heinrich/Roth, Andrea/Krauss, Christian (2000a): Vernetzte Praxen auf dem Weg zu managed care? Aufbau – Ergebnisse – Zukunftsvision, Berlin: Springer

Rüther, Martin (1997): Ärztliches Standeswesen im Nationalsozialismus 1933–1945. In: Jütte (Hrsg.): Geschichte der deutschen Ärzteschaft, S. 143–193

Rychen, Albert (o.J.): Gesundheitspolitik. In: Lehrgang Gesundheitswesen Schweiz. http://www.medpoint.ch/other/lehrgang/31.pdf (Abruf: 12.09.2002)

Sabatier, Paul A. (1993): Advocacy-Koalitionen, Policy-Wandel und Policy-Lernen: Eine Alternative zur Phasenheuristik. In: Héritier (Hrsg.): Policy-Analyse, S. 116–148

Sablowski, Thomas/Rupp, Joachim (2001): Die neue Ökonomie des Shareholder Value. Corporate Governance im Wandel In: Prokla, 31. Jg., H.1 (Nr.122), S. 47–78

Sackett, David L. / Haynes, R. Brian / Tugwell, Peter / Guyatt, Gordon H. (1991): Clinical Epidemiology: The Basic Science for Clinical Medicine, Boston: Little, Brown & Co.

Santésuisse (Hrsg.) (2002): Starke Kostenzunahme in der Grundversicherung, Solothurn: Santésuisse

Schaeffer, Doris (1994): Zur Professionalisierbarkeit von Public Health und Pflege. In: Schaeffer/Moers/Rosenbrock (Hrsg.): Public Health und Pflege, S. 103–126

Schaeffer, Doris/Moers, Martin (2000): Bewältigung chronischer Krankheiten – Herausforderungen für die Pflege. In: Rennen-Allhoff/Schaeffer (Hrsg.): Handbuch Pflegewissenschaft, S. 447–483

Schaeffer, Doris/Moers, Martin/Rosenbrock, Rolf (Hrsg.) (1994): Public Health und Pflege. Zwei neue gesundheitswissenschaftliche Disziplinen, Berlin: edition sigma

Scharpf, Fritz W. (1999): Der Arbeitsmarkt im internationalen Wettbewerb. In: Gewerkschaftliche Monatshefte, 50 Jg., H. 7–8, S. 459–464

Scharpf, Fritz W. (1999): Regieren in Europa. Effektiv und demokratisch? Frankfurt a. M./New York: Campus

Scharpf, Fritz W. (2000): Interaktionsformen. Akteurzentrierter Institutionalismus in der Politikforschung, Opladen: Leske + Budrich

Scharpf, Fritz W., Politische Optionen im vollendeten Binnenmarkt. In: Jachtenfuchs/Kohler-Koch (Hrsg.): Europäische Integration, S. 219–253

Schellhorn, Martin (2002): Auswirkungen wählbarer Selbstbehalte in der Krankenversicherung: Lehren aus der Schweiz? In: Vierteljahrshefte zur Wirtschaftsforschung, 71. Jg., H. 4, S. 411–426

Schilz, Patricia/Schmidt, Michael (2002): Das Optionsmodell 2003. In: Das Krankenhaus, 94. Jg., H. 10 (Redaktionsbeilage Optionsmodell 2003), S. 4–8

Schimank, Uwe (2000): Handeln und Strukturen. Einführung in die akteurtheoretische Soziologie, Weinheim und München: Juventa

Schlich, Thomas (1996): Die Konstruktion der notwendigen Krankheitsursache: Wie die Medizin Krankheiten beherrschen will. In: Borck (Hrsg.): Anatomien medizinischen Wissens, S. 201–229

Schmacke, Norbert (1995): Öffentlicher Gesundheitsdienst, Sozialstaat und kommunale Selbstverwaltung. Perspektiven der Gesundheitsämter auf dem Weg ins 21. Jahrhundert (Berichte und Materialien, Bd. 11). Düsseldorf: Akademie für öffentliches Gesundheitswesen

Schmacke, Norbert (1999a): Gesundheitsziele aus Sicht des Öffentlichen Gesundheitsdienstes. In: Die Krankenversicherung, 51. Jg., H. 5, S. 141–144

Schmacke, Norbert (Hrsg.) (1999b): Gesundheit und Demokratie. Von der Utopie der sozialen Medizin, Frankfurt a.M.: Verlag für Akademische Schriften

Schmähl, Winfried (1998): Pflegebedürftigkeit in Deutschland: Zahl der Pflegefälle und familiale Versorgungspotentiale – Ausgangslage und Perspektiven für die Zukunft. In: Zeitschrift für die gesamte Versicherungswissenschaft, 87. Jg., H. 1/2, S. 1–26

Schmid, Josef (2002): Wohlfahrtsstaaten im Vergleich. Soziale Sicherung in Europa: Organisation, Finanzierung, Leistungen und Probleme, 2., völlig überarb. u. erw. Aufl., Opladen: Leske + Budrich

Schmidt, Eberhard/Spelthahn, Sabine (Hrsg.) (1994): Umweltpolitik in der Defensive, Frankfurt a.M: Fischer Taschenbuch Verlag

Schmidt, Johannes G., Früherkennung und Umgang mit Risikofaktoren. In: Kochen (Hrsg.): Allgemein- und Familienmedizin, S. 118–134

Schmidt, Manfred G. (1999): Warum die Gesundheitsausgaben wachsen. Befunde des Vergleichs demokratisch verfasster Länder. In: Politische Vierteljahresschrift, 40. Jg., H. 2, S. 229–245

Schmitten, Jürgen in der/Helmich, Peter (2000): Weiterbildung Allgemeinmedizin: Qualifizierung für die primärärztliche Versorgung. Entwicklung, Gegenwart und Perspektiven der allgemeinmedizinischen Weiterbildungsordnung in Deutschland, Stuttgart/New York: Schattauer

Schmucker, Rolf (2003): Europäischer Binnenmarkt und nationale Gesundheitspolitik. Zu den Auswirkungen der «vier Freiheiten» auf die Gesundheitssysteme der EU-Mitgliedsländer. In: Jahrbuch für Kritische Medizin, Bd. 38: Gesundheitsreformen – internationale Erfahrungen, Hamburg: Argument-Verlag, S. 107–120

Schmucker, Rolf (2005): Die deutsche Arzneimittelzulassung im europäischen Wettbewerb (Institut für Medizinische Soziologie, Johann Wolfgang Goethe-Universität Frankfurt, Diskussionspapier 2005–01), Frankfurt a.M.: Universität Frankfurt

Schnapp, Friedrich E./Wigge, Peter (Hrsg.) (2002): Handbuch des Vertragsarztrechts. Das gesamte Kassenarztrecht, München: C.H. Beck

Schneekloth, Ulrich/Müller, Udo (1999): Wirkungen der Pflegeversicherung. Forschungsprojekt im Auftrag des Bundesministeriums für Gesundheit, Baden-Baden: Nomos

Schneider, Markus (2002): Gesundheitssystemforschung und Gesundheitsstatistik in der Europäischen Union. Stand und Perspektiven im Hinblick auf die «offene Methode der Koordinierung, in: Gesundheit & Gesellschaft – Wissenschaft, 2. Jg., H. 2, S. 15–21

Schneider, Markus/Hofmann, Uwe/Biene-Dietrich, Peter/Späth, Brigitta/Mill, Doris (1999): Die deutschen Arzneimittelpreise im europäischen Vergleich. Gutachten für den Verband Forschender Arzneimittelhersteller (VFA) und die Bundesvereinigung Deutscher Apothekerverbände (ABDA), Augsburg: BASYS

Schneider, Sandra (2001): Tarifbildung im schweizerischen Gesundheitswesen. In: Soziale Sicherheit (CH), H. 2, S. 56–60

Schölkopf, Martin (1999): Altenpflegepolitik an der Peripherie des Sozialstaats? Die Expansion der Pflegedienste zwischen Verbändewohlfahrt, Ministerialbürokratie und Parteien. In: Politische Vierteljahresschrift, H. 2, S. 246–278

Schölkopf, Martin/ Stapf-Finé, Heinz (2000): Stationäre Versorgung im internationalen Vergleich. In: Das Krankenhaus, 92. Jg., H. 11, S. 870–874

Schölkopf, Martin/ Stapf-Finé, Heinz (2002): Deutsche Hospitäler besser als ihr Ruf. In: Soziale Sicherheit, 51. Jg., H. 12, S. 402–411

Schräder, Wilhelm F./Dudey, Stefan (2001): Instrumente zur Sicherstellung der stationären Versorgung nach Einführung von DRGs. In: Arnold/Litsch/Schellschmidt (Hrsg.): Krankenhaus-Report 2000, S. 285–293

Schröer, Alfons/Sochert, Reinhold (1994): Betriebliche Gesundheitsberichterstattung – Erfahrungen und Perspektiven aus Forschung und Praxis. In: Zeitschrift für Präventivmedizin und Gesundheitsförderung, 6. Jg., H. 2, S. 39–47

Schubert, Ingrid/Köster, Ingrid/von Ferber, Liselotte (2000): Die Verordnung neuer Arzneimittel – ein Thema für Pharmakotherapiezirkel. Innovationen – Ein neuer Topos in der Diskussion über die Gesundheitsreform. In: Klauber/Schröder/Selke (Hrsg.): Innovation im Arzneimittelmarkt, S. 145–168

Schulenburg, Johann-Matthias Graf von der (1981), Systeme der Honorierung frei praktizierender Ärzte und ihre Allokationswirkungen, Tübingen: J.C.B. Mohr

Schulenburg, Johann-Matthias Graf von der (1987): Selbstbeteiligung. Theoretische und empirische Konzepte für die Analyse ihrer Allokation und Verteilungswirkungen. Tübingen: J.C.B. Mohr

Schulenburg, Johann-Matthias Graf von der/Greiner, Wolfgang (2000): Gesundheitsökonomik, Tübingen: Mohr Siebeck

Schulin, Bertram (1994): Verträge mit den Leistungserbringern im Pflegeversicherungsrecht (SGB XI). In: Vierteljahresschrift für Sozialrecht, 49. Jg., H. 4, S. 285–307

Schulz-Nieswandt, Frank (1999): Patientenorientierte Optimierung von Versorgungspfaden, Globalbudgetierung und der Diskurs über demographische und epidemiologische Grundlagen einer Ausgabendynamik des medizinisch-pflegerischen Versorgungssystems. In: Sozialer Fortschritt, 48. Jg., H. 7, S. 175–179

Schumann, Michael (1998): Rücknahme der Entwarnung. Neue Gefährdungen der Industriearbeit. In: Gewerkschaftliche Monatshefte, H. 6–7, S. 457–460

Schwabe, Ulrich (2003): Einsparpotentiale. In: Schwabe/Paffrath (Hrsg.): Arzneiverordnungs-Report 2002, S. 784–831

Schwabe, Ulrich (2004): Arzneiverordnungen 2003 im Überblick. In: Schwabe/Paffrath (Hrsg.): Arzneiverordnungs-Report 2004, S. 3–36

Schwabe, Ulrich/Paffrath, Dieter (Hrsg.) (2001): Arzneiverordnungs-Report 2001. Aktuelle Daten, Kosten, Trends und Kommentare, Berlin/Heidelberg: Springer

Schwabe, Ulrich/Paffrath, Dieter (Hrsg.) (2004a): Arzneiverordnungs-Report 2004. Aktuelle Daten, Kosten, Trends und Kommentare, Berlin/Heidelberg: Springer

Schwabe, Ulrich/Paffrath, Dieter (Hrsg.) (2004b): Arzneiverordnungs-Report 2003. Aktuelle Daten, Kosten, Trends und Kommentare, Berlin/Heidelberg: Springer

Schwartz, Friedrich W./Badura, Bernhard/Busse, Reinhard/Leidl, Reiner/Raspe, Heiner/Siegrist, Johannes/

Walter, Ulla (Hrsg.) (2003): Das Public Health Buch. Gesundheit und Gesundheitswesen, 2. völlig neu bearb. u. erw. Aufl., München, Jena: Urban & Fischer

Schwartz, Friedrich W./Bitzer, Eva-Maria/Dörning, H./ Grobe, T. G./Krauth, Ch./Schlaud, Martin/Schmidt, Thomas/ Zielke, M. (2000): Gesundheitsausgaben für chronische Krankheit in Deutschland. Krankheitskostenlast und Reduktionspotentiale durch verhaltensbezogene Risikomodifikation, Lengerich: Pabst Science Publishers

Schwartz, Friedrich W./Helou, Antonius (2000): Welche Behandlungsansätze und Verfahren sind verzichtbar? In: Arnold/Litsch/Schwartz (Hrsg.): Krankenhaus-Report '99, S. 133–147

Schwartz, Friedrich W./Klein-Lange, Matthias (2003): Ärztliche Versorgung. In: Schwartz et al. (Hrsg.): Das Public Health Buch, S. 277–293

Schwarzer, Ralf (2004): Psychologie des Gesundheitsverhaltens. Einführung in die Gesundheitspsychologie, 3., überarb. Aufl., Göttingen: Hogrefe

Schweizerische Stiftung für Gesundheitsförderung (1997): Tätigkeitsprogramm 1998–2002, Lausanne: Schweizerische Stiftung für Gesundheitsförderung

Seeman, Teresa E. (1996): Social Ties and Health: The Benefits of Social Integration. In: Annals of Epidemiology, Vol. 6, No. 5, S. 442–451

Sell, Stefan (2001): Gesundheitspolitik im Spannungsfeld von Bundesländern und Krankenkassen. In: Eckart/ Jenkis (Hrsg.): Föderalismus in Deutschland, S. 255–277

Sell, Stefan (2002): DRG-Finanzierung und Krankenhausbedarfsplanung. In: Zeitschrift für Sozialreform, 48. Jg., H. 2, S. 164–188

Sendler, Hans (1998): Zielorientierte Gesundheitspolitik erforderlich! Zu den Möglichkeiten und Grenzen gesundheitspolitischer Ziele im pluralen Gesundheitswesen. In: Arbeit und Sozialpolitik, 52. Jg., H. 5–6, S. 50–54

Siegrist, Johannes (1995): Medizinische Soziologie, 5., neu bearb. Aufl., München: Urban & Schwarzenberg

Siegrist, Johannes (1999): Soziale Perspektiven von Gesundheit und Krankheit. In: Häfner (Hrsg.): Gesundheit – unser höchstes Gut? S. 105–118

Simon, Michael (2000a): Krankenhauspolitik in der Bundesrepublik Deutschland. Historische Entwicklung und Probleme der politischen Steuerung stationärer Krankenversorgung, Opladen/Wiesbaden: Westdeutscher Verlag

Simon, Michael (2000b): Monistische Finanzierung der Krankenhäuser. Kritische Anmerkungen zu einem umstrittenen Reformvorhaben. In: Jahrbuch für Kritische Medizin, Bd. 32: «…aber vieles besser»? Gesundheit «rot-grün», Hamburg: Argument-Verlag, S. 58–81

Simon, Michael (2000c): Kein Ende des Experimentierens. Zur geplanten Einführung eines DRG-basierten Fallpauschalensystems. In: Jahrbuch für Kritische Medizin, Bd. 33: Kostendruck im Krankenhaus, Hamburg: Argument-Verlag, S. 10–36

Simon, Michael (2001): Die Ökonomisierung des Krankenhauses. Der wachsende Einfluss ökonomischer Ziele auf patientenbezogene Entscheidungen (Wissenschaftszentrum Berlin für Sozialforschung, Arbeitsgruppe Public Health, Discussion Paper P01-205), Berlin: WZB

Simon, Michael (2002): Die Ökonomisierung des Krankenhauses. Das neue DRG-Fallpauschalensystem für Krankenhäuser. Kritische Anmerkungen zum Konzept einer Steuerung über den Preis. In: Deppe/Burkhardt: (Hrsg.): Solidarische Gesundheitspolitik, S. 145–158

Simon, Michael (2003): Pflegeversicherung und Pflegebedürftigkeit: Eine Analyse der Leistungsentwicklung in den Jahren 1997 bis 2001 (Veröffentlichungsreihe der Evangelischen Fachhochschule Hannover, P03-001), Hannover: Blumhardt-Verlag

Slesina, Wolfgang/Beuels, Franz-R./Sochert, Reinhold (1998): Betriebliche Gesundheitsförderung. Entwicklung und Evaluation von Gesundheitszirkeln zur Prävention arbeitsbedingter Erkrankungen, Weinheim und München: Juventa

Smedley, B. D, Syme, S.L. (Eds.) (2001): Promoting Health. Intervention Strategies from Social and Behavioral Research, Institute of Medicine, National Academies Press: Washington D.C.

Smedley, Brian D./Syme, S. Leonhard (Eds.) (2001): Promoting Health. Washington: National Academies Press

Sochert, Reinhold (1998): Gesundheitsbericht und Gesundheitszirkel. Evaluation eines Konzepts betrieblicher Gesundheitsförderung, Bremerhaven: Wirtschaftsverlag NW

Somaini, Bertino (2001): Gesundheitsförderung und Prävention, Public Health. In: Kocher/Oggier (Hrsg.): Gesundheitswesen Schweiz 2001/2002, S. 50–58

Sommer, Jürg H./Biersack, Ortrud (2002): Monistische Spitalfinanzierung als notwendiger Wettbewerbsparameter. In: Gobet/Spöndlin (Hrsg.): Spital AG?, S. 49–53

Sonntag, Astrid/Angermeyer, Matthias C. (2000): Zur Benachteiligung Demenzkranker im Rahmen der Pflegeversicherung. In: Zeitschrift für Sozialreform, 46. Jg., H. 11, S. 1048–1051

Späth, Michael (2001): Gewinner und Verlierer. In: Deutsches Ärzteblatt, 98. Jg., H. 9, S. A-524–526

Spitzenverbände der Krankenkassen (2001): Gemeinsame und einheitliche Handlungsfelder und Kriterien der Spitzenverbände der Krankenkassen zur Umsetzung von § 20 Abs. 1 und Abs. 2 SGB V vom 21. Juni 2000 in der Fassung vom 27. Juni 2001, o. O.: Ms.

Spitzenverbände der Krankenkassen (2002): Die offene Methode der Koordinierung im Bereich des Gesundheitswesens. Positionspapier der Arbeitsgemeinschaft der Spitzenverbände der Krankenkassen, Bonn (vervielfältigtes Typoskript)

Spitzenverbände der Krankenkassen (2003) Gemeinsame und einheitliche Handlungsfelder und Kriterien der Spitzenverbände der Krankenkassen zur Umsetzung von § 20 Abs. 1 und Abs. 2 SGBV vom 21. Juni 2000 in der Fassung vom 12. September 2003, o. O.: Ts.

Spitzenverbände der Krankenkassen (2004): Presseerklärung vom 3.12.2004. http://www.bkk.de (Abruf: 18.4.2005)

Spöndlin, Ruedi (2002): Wo bleibt die Garantie einer ausreichenden Gesundheitsversorgung für alle? In: Gobet/Spöndlin (Hrsg.): Spital AG?, S. 26–33

Spree, Reinhard (1981): Soziale Ungleichheit vor Krankheit und Tod. Zur Sozialgeschichte des Gesundheitsbereichs im Deutschen kaiserreich, Göttingen: Vandenhoeck & Ruprecht

Standfest, Erich (1990): Reform der Organisationsstruktur der gesetzlichen Krankenversicherung aus Sicht des DGB. In: Sozialer Fortschritt, 39. Jg., H. 3–4, S. 69–70

Standfest, Erich/Ferber, Christian von/Holler, Albert/Leminsky, Gerhard/Naschold, Frieder/Schmidt, Alfred/Tennstedt, Florian (1977): Sozialpolitik und Selbstverwaltung. Zur Demokratisierung des Sozialstaates, Köln: Bund-Verlag

Stapf-Finé, Heinz/Polei, Günther (2002): Die Zukunft der Krankenhausplanung nach der DRG-Einführung. In: Das Krankenhaus, 94. Jg., H. 2, S. 96–107

StBA – Statistisches Bundesamt (1954): Statistisches Jahrbuch für die Bundesrepublik Deutschland, Stuttgart-Köln: Kohlhammer

StBA – Statistisches Bundesamt (1972): Bevölkerung und Wirtschaft 1872–1972, Stuttgart: Kohlhammer

StBA – Statistisches Bundesamt (1975): Statistisches Jahrbuch für die Bundesrepublik Deutschland, Wiesbaden: Kohlhammer

StBA – Statistisches Bundesamt (1977): Statistisches Jahrbuch für die Bundesrepublik Deutschland, Wiesbaden: Kohlhammer

StBA – Statistisches Bundesamt (1979): Statistisches Jahrbuch für die Bundesrepublik Deutschland, Wiesbaden: Kohlhammer

StBA – Statistisches Bundesamt (1979): Statistisches Jahrbuch für die Bundesrepublik Deutschland, Wiesbaden: Kohlhammer

StBA – Statistisches Bundesamt (1983): Statistisches Jahrbuch für die Bundesrepublik Deutschland, Wiesbaden: Kohlhammer

StBA – Statistisches Bundesamt (Hrsg.) (1994): Studienhandbuch Basisbericht, Wiesbaden: StBA

StBA – Statistisches Bundesamt (Hrsg.) (1998): Gesundheitsbericht für Deutschland, Stuttgart: Metzler-Poeschel

StBA – Statistisches Bundesamt (2000): Bevölkerungsentwicklung Deutschlands bis zum Jahr 2050. Ergebnisse der 9. koordinierten Bevölkerungsvorausberechnung, Wiesbaden: StBA

StBA – Statistisches Bundesamt (2001): Kurzbericht: Pflegestatistik 1999 – Pflege im Rahmen der Pflegeversicherung (Deutschlandergebnisse). http://www.destatis.de/download/veroe/kbpflege99.pdf, Bonn: Statistisches Bundesamt

StBA – Statistisches Bundesamt (2002a): Statistisches Jahrbuch 2002. Für das Ausland. Stuttgart: Metzler-Poeschel

StBA – Statistisches Bundesamt (2002b): Statistisches Jahrbuch 2002. Für die Bundesrepublik Deutschland. Stuttgart: Metzler-Poeschel

StBA – Statistisches Bundesamt (2002c): Pressegespräch «Gesundheitspersonal und -ausgaben in Deutschland» am 28. Mai 2002 in Berlin. In: http://www.destatis.de/themen/d/thm_gesundheit.htm

StBA – Statistisches Bundesamt (2003a): Gesundheit. Ausgaben und Personal 2001. Presseexemplar, Wiesbaden: StBA

StBA – Statistisches Bundesamt (2003b): Auskunft gegenüber den Autoren über Schätzungen zur Gesundheitsausgabenrechnung (16.5.2003)

StBA – Statistisches Bundesamt (2003c): Auskunft gegenüber den Autoren über Schätzungen zur Gesundheitsausgabenrechnung (4.3.2003)

StBA – Statistisches Bundesamt (2004a): Mikrozensus 2003 – Fragen zur Gesundheit: Kranke und Unfallverletzte im Mai 2003 (vierjährlich), Wiesbaden: Statistisches Bundesamt

StBA – Statistisches Bundesamt (2004b): Personal: Ausgaben 2003, Wiesbaden: Statistisches Bundesamt

StBA – Statistisches Bundesamt (2004c): Statistisches Jahrbuch 2004. Für die Bundesrepublik Deutschland. Stuttgart: Metzler-Poeschel

StBA – Statistisches Bundesamt (2005a): Gesundheit: Ausgaben 2003, Wiesbaden: Statistisches Bundesamt

StBA – Statistisches Bundesamt (2005b): Bericht: Pflegestatistik 2003 – Pflege im Rahmen der Pflegeversicherung – Deutschlandergebnisse, Bonn: Statistisches Bundesamt

StBA – Statistisches Bundesamt (2005c): Bruttoinlandsprodukt 2004 für Deutschland. Informationsmaterialien zur Pressekonferenz am 13. Januar 2005 in Wiesbaden, Wiesbaden: Statistisches Bundesamt

StBA – Statistisches Bundesamt: Fachserie 1, Reihe 3: Bevölkerung und Erwerbstätigkeit. Haushalte und Familien, jährl., Stuttgart: Metzler-Poeschel

StBA – Statistisches Bundesamt: Fachserie 12, Reihe 1: Ausgewählte Zahlen für das Gesundheitswesen, unregelm., Stuttgart: Metzler-Poeschel

StBA – Statistisches Bundesamt: Fachserie 12, Reihe 4: Todesursachen in Deutschland, jährl., Stuttgart: Metzler-Poeschel

StBA – Statistisches Bundesamt: Fachserie 12, Reihe 5: Berufe des Gesundheitswesens, jährl., Stuttgart: Metzler-Poeschel

StBA – Statistisches Bundesamt: Fachserie 12, Reihe 6.1: Grunddaten der Krankenhäuser und Vorsorge- oder Rehabilitationseinrichtungen, jährl., Stuttgart: Metzler-Poeschel

StBA – Statistisches Bundesamt: Fachserie 12, Reihe 6.2: Diagnosedaten der Krankenhaus patienten, jährl., Stuttgart: Metzler-Poeschel

StBA – Statistisches Bundesamt: Fachserie 12, Reihe 6.2.1: Diagnosedaten der Patientinnen und Patienten in Krankenhäusern (einschl. Sterbe- und Stundenfälle), jährl., Stuttgart: Metzler-Poeschel

StBA – Statistisches Bundesamt: Fachserie 12, Reihe 6.3: Kostennachweis der Krankenhäuser, jährl., Stuttgart: Metzler-Poeschel

StBA – Statistisches Bundesamt: Fachserie 12, Reihe S.2: Ausgaben für Gesundheit, jährl., Stuttgart: Metzler-Poeschel

StBA – Statistisches Bundesamt: Fachserie 13, Reihe 1: Altersvorsorge, Versicherte in der Kranken- und Pflegeversicherung, zweijährl., Stuttgart: Metzler-Poeschel

StBA – Statistisches Bundesamt: Fachserie 13, Reihe 2: Sozialhilfe, jährl., Stuttgart: Metzler-Poeschel

Stegmüller, Klaus (1996): Wettbewerb im Gesundheitswesen. Konzeptionen zur «dritten Reformstufe» der Gesetzlichen Krankenversicherung, Frankfurt a.M.: Verlag für Akademische Schriften

Steiner, Viktor (2002): Selbstbehalte und Nachfrage nach Gesundheitsleistungen: Die Bedeutung der Selbstselektion. In: Vierteljahrshefte zur Wirtschaftsforschung, 71. Jg., H. 4, S.437–441

Stender, Klaus-Peter (2003): Gesunde Städte: Eine Chance für die Integration von Umwelt-, Sozial- und Gesundheitspolitik in der Stadtentwicklung, in: Löhr/Geene/Halkow (Hrsg.): Die soziale Stadt – Gesundheitsförderung im Stadtteil

Stiftung Warentest (Hrsg.) (2002): Handbuch Selbstmedikation, Rezeptfreie Medikamente – für Sie bewertet, Berlin: Stiftung Warentest

Stillfried, Dominik Graf von (2000): Integrationsversorgung – Innovationspotenzial und Risiken. In: Sozialer Fortschritt, 49. Jg., H. 8–9, S.175–184

Stolleis, Michael (Hrsg.) (1976): Quellen zur Geschichte des Sozialrechts, Göttingen: Musterschmidt

Streeck, Wolfgang (1995): German Capitalism: Does it Exist? Can it Survive? (= Max-Planck-Institut für Gesellschaftsforschung, MPIFG Discussion Paper 95/5), Köln: MPIFG

Strehl, Rüdiger (2002): Privatisierungswelle im deutschen Krankenhauswesen? In: Arnold/Klauber/Schellschmidt (Hrsg.): Krankenhaus-Report 2002, S.113–129

Strehlau-Schwoll, Holger (2002): Unternehmenspolitische Konsequenzen bei der Einführung der DRGs. In: Das Krankenhaus, 94. Jg., H. 12, S.997–999

Streich, Waldemar/Wolters, Paul/Brand, Helmut (Hrsg.) (1998): Berichterstattung im Gesundheitswesen : Analysen zur Entwicklung und Perspektiven für einen Neubeginn, Weinheim, München: Juventa-Verlag

Strünck, Christoph (2000): Pflegeversicherung – Barmherzigkeit mit beschränkter Haftung. Institutioneller Wandel, Machtbeziehungen und organisatorische Anpassungsprozesse, Opladen: Leske + Budrich

Süß, Winfried (1998): Gesundheitspolitik. In: Hockerts (Hrsg.): Drei Wege deutscher Sozialstaatlichkeit, S.55–100

SVR – Sachverständigenrat für die Konzertierte Aktion im Gesundheitswesen (1988): Sachverständigenrat für die Konzertierte Aktion im Gesundheitswesen, Jahresgutachten 1988: Medizinische und ökonomische Orientierung. Vorschläge für die Konzertierte Aktion im Gesundheitswesen, Baden-Baden: Nomos

SVR – Sachverständigenrat für die Konzertierte Aktion im Gesundheitswesen (1989): Sachverständigenrat für die Konzertierte Aktion im Gesundheitswesen: Jahresgutachten 1989: Qualität, Wirtschaftlichkeit und Perspektiven der Gesundheitsversorgung. Vorschläge für die Konzertierte Aktion im Gesundheitswesen, Baden-Baden: Nomos

SVR – Sachverständigenrat für die Konzertierte Aktion im Gesundheitswesen (1990): Sachverständigenrat für die Konzertierte Aktion im Gesundheitswesen, Jahresgutachten 1990: Herausforderungen und Perspektiven der Gesundheitsversorgung. Vorschläge für die Konzertierte Aktion im Gesundheitswesen, Baden-Baden: Nomos

SVR – Sachverständigenrat für die Konzertierte Aktion im Gesundheitswesen (1991): Stabilität ohne Stagnation? Sondergutachten 1991. In: SVR: Jahresgutachten 1992, S.273–300

SVR – Sachverständigenrat für die Konzertierte Aktion im Gesundheitswesen (1992): Jahresgutachten 1992: Ausbau in Deutschland und Aufbruch nach Europa, Baden-Baden 1992: Nomos

SVR – Sachverständigenrat für die Konzertierte Aktion im Gesundheitswesen (1994): Jahresgutachten 1994: Gesundheitsversorgung und Krankenversicherung 2000: Eigenverantwortung, Subsidiarität und Solidarität bei sich ändernden Rahmenbedingungen (Sachstandsbericht 1994), Baden-Baden: Nomos

SVR – Sachverständigenrat für die Konzertierte Aktion im Gesundheitswesen (1995): Sondergutachten 1995: Gesundheitsversorgung und Krankenversicherung 2000: Mehr Ergebnisorientierung, mehr Qualität und mehr Wirtschaftlichkeit, Baden-Baden: Nomos

SVR – Sachverständigenrat für die Konzertierte Aktion im Gesundheitswesen (1996): Sachverständigenrat für die Konzertierte Aktion im Gesundheitswesen, Sondergutachten 1996: Gesundheitswesen in Deutschland. Kostenfaktor und Zukunftsbranche, Bd. I: Demographie, Morbidität, Wirtschaftlichkeitsreserven und Beschäftigung, Baden-Baden: Nomos

SVR – Sachverständigenrat für die Konzertierte Aktion im Gesundheitswesen (1997): Sondergutachten 1997: Gesundheitswesen in Deutschland. Kostenfaktor und Zukunftsbranche, Bd. II: Fortschritt und Wachstumsmärkte, Finanzierung und Vergütung, Baden-Baden: Nomos

SVR – Sachverständigenrat für die Konzertierte Aktion im Gesundheitswesen (2002a): Gutachten 2000/2001: Bedarfsgerechtigkeit und Wirtschaftlichkeit. Bd. I: Zielbildung, Prävention, Nutzerorientierung und Partizipation; Bd. II: Qualitätsentwicklung in Medizin und Pflege; Bd. III: Über-, Unter- und Fehlversorgung, Baden-Baden: Nomos

SVR – Sachverständigenrat für die Konzertierte Aktion im Gesundheitswesen (2002b): Gutachten 2000/2001: Bedarfsgerechtigkeit und Wirtschaftlichkeit, Addendum: Zur Steigerung von Effizienz und Effektivität der Arzneimittelversorgung in der gesetzlichen Krankenversicherung (GKV), Baden-Baden: Nomos

SVR – Sachverständigenrat für die Konzertierte Aktion im Gesundheitswesen (2003): Gutachten 2003: Finanzierung, Nutzerorientierung und Qualität, 2 Bde., Bd. I: Finanzierung und Nutzerorientierung; Bd. II: Qualität und Versorgungsstrukturen, o.O. (Bonn): SVR

SVR – Sachverständigenrat zur Begutachtung der Entwicklung im Gesundheitswesen (2005): Koordination und Qualität im Gesundheitswesen, Bonn: SVR

SVRBgwE – Sachverständigenrat zur Begutachtung der gesamtwirtschaftlichen Entwicklung (2002): Zwanzig Punkte für Beschäftigung und Wachstum (Jahresgutachten 2002/03), Stuttgart: Metzler-Poeschel

Syme, S. Leonard (1992): Social Determinants of Disease. In: Last/Wallace (Eds.): Maxcy-Rosenau-Last: Public Health & Preventive Medicine, S. 687–700

Tagesspiegel vom 12.3.2001

Taskforce (2004): Bericht der Taskforce zur Verbesserung der Standortbedingungen und der Innovationsmöglichkeiten der pharmazeutischen Industrie in Deutschland, Berlin 2004

Tennstedt, Florian (1976), Sozialgeschichte der Sozialversicherung. In: Blohmke/Ferber/Kisker/Schaefer (Hrsg.): Handbuch der Sozialmedizin, Bd. III: Sozialmedizin in der Praxis, S. 385–492

Tennstedt, Florian (1977): Soziale Selbstverwaltung, Bd. 2: Geschichte der Selbstverwaltung in der Krankenversicherung, Bonn: Verlag der Ortskrankenkassen

Tennstedt, Florian (1983): Vom Proleten zum Industriearbeiter. Arbeiterbewegung und Sozialpolitik in Deutschland 1800 – 1914, Köln: Bund Verlag

Thiehoff, Rainer (1992): Erweiterte Wirtschaftlichkeitsrechnung – ein Beitrag zur ganzheitlichen Investitionsplanung. In: BMA (Hrsg.): Prävention im Betrieb, S. 32–44

Thiemeyer, Theo (1970): Sozialpolitische und ökonomische Probleme ärztlicher Honorargestaltung. In: Sozialer Fortschritt, 19. Jg., H. 3, S. 101–108

Thiemeyer, Theo (1985): Honorierungsprobleme in der Bundesrepublik Deutschland (Ärzteeinkommen, Steuerungsprobleme usw.). In: Ferber/Reinhardt/Schaefer/Thiemeyer (Hrsg.): Kosten und Effizienz im Gesundheitswesen, S. 35–58

Thiemeyer, Theo (1986): Das ärztliche Honorar als Preis. In: Gäfgen (Hrsg.): Ökonomie des Gesundheitswesens, S. 255–270

Thürmann, P.-A./Schmitt, K. (1998): Erfassung und Bewertung unerwünschter Arzneimittelwirkungen. In: Medizinische Klinik, 93. Jg., H. 11, S. 687–692

Titmuss, Richard M. (1977): Social Policy. An Introduction, London: Allen & Unwin

Tophoven, Christina (2000): Entwicklungsperspektiven integrierter Anbieterstrukturen und ärztlicher Selbstverwaltung. In: Arbeit und Sozialpolitik, 54. Jg., H. 11 bis 12, S. 24–33

Tophoven, Christina (2002): Der lange Weg zur integrierten Versorgung. In: Arbeit und Sozialpolitik, 56. Jg., H. 9–10, S. 12–17

Tophoven, Christina/Lieschke, Lothar (Hrsg.) (2003): Integrierte Versorgung. Entwicklungsperspektiven für Praxisnetze, Köln: Deutscher Ärzte-Verlag

Töppich, Jürgen (2004): Evaluation und Qualitätssicherungskonzepte in der Prävention und Gesundheitsförderung der BZgA. Vortrag auf der Fachtagung «Evidenzbasierung in der Prävention und Gesundheitsförderung» am 12.02.2004 in Berlin, Ts.

Tress, Wolfgang / Kruse, Johannes / Heckrath, Claudia / Alberti, Luciano (1996): Psychosomatische Grundversorgung in der Praxis: Erhebliche Anforderungen an niedergelassene Ärzte. In: Deutsches Ärzteblatt, 93. Jg., H. 10, S. A-597–601

Trojan, Alf (Hg.) (1986): Wissen ist Macht. Eigenständig durch Selbsthilfe in Gruppen, Frankfurt a.M.: Fischer Taschenbuch Verlag

Trojan, Alf/Legewie, Heiner (2001): Nachhaltige Gesundheit und Entwicklung. Leitbilder, Politik und Praxis der Gestaltung gesundheitsförderlicher Umwelt- und Lebensbedingungen, Frankfurt a.M.: Verlag für Akademische Schriften

Tuomilehto, Jaako/Lindstrom J. et al. (2001): Prevention of Type 2 Diabetes Mellitus by Changes in Lifestyle among Subjects with Impaired Glucose Tolerance. New England Journal of Medicine, Vol. 344, No. 18, S. 1343–1350

Tuschen, Karl Hein/Rau, Ferdinand/Braun, Thomas (2002): Jetzt haben die Krankenhäuser die Wahl. In: führen & wirtschaften im Krankenhaus, 19. Jg., H. 5, S. 436–444

Twaddle, Andrew C. (Ed.) (2002): Health Care Reform around the World, Westport/Connecticut, London: Auburn House

Uexküll, Thure/Wesiack, Wolfgang (1998): Theorie der Humanmedizin – Grundlagen ärztlichen Denkens und

Handelns, 3. völlig. überarb. Aufl., München: Urban & Fischer
Urban, Hans-Jürgen (2001a): Komplexitätsdifferenz als Innovationsblockade, oder: das Assurance-Dilemma im Public Health-Ansatz, Berlin: unverff. Ms.
Urban, Hans-Jürgen (2001b): Wettbewerbskorporatistische Regulierung im Politikfeld Gesundheit. Der Bundesausschuss der Ärzte und Krankenkassen und die gesundheitspolitische Wende (Wissenschaftszentrum Berlin für Sozialforschung, Arbeitsgruppe Public Health, Discussion Paper P01–206), Berlin: WZB
Urban, Hans-Jürgen (2003): Europäisierung der Gesundheitspolitik? Zur Evolution eines Politikfeldes im europäischen Mehrebenen-System (Wissenschaftszentrum Berlin für Sozialforschung, Arbeitsgruppe Public Health, Discussion Paper), Berlin: WZB (i.E.)
Vatter, Adrian (2003): Strukturen, Prozesse und Inhalte der schweizerischen Gesundheitspolitik. In: Zenger/Jung (Hrsg.): Management im Gesundheitswesen und in der Gesundheitspolitik, S. 155–165
VdAK/AEV – Verband der Angestellten-Krankenkassen/Arbeiter-Ersatzkassen-Verband (2004): Ausgewählte Basisdaten des Gesundheitswesens 2004, Siegburg: VdAK/AEV
Verbrugge, Lois M. (1984): Longer Life but Worsening Health? Trends in Health and Mortality of Middle-Aged and Older Persons. In: The Milbank Quarterly, Vol. 62, No. 3, S. 475–519
VFA – Verband Forschender Arzneimittelhersteller (2004): Statistics 2004. Die Arzneimittelindustrie in Deutschland, Berlin: VFA
VFA – Verband Forschender Arzneimittelhersteller (2005): Statistics 2005. Die Arzneimittelindustrie in Deutschland, Berlin: VFA
Volmer, Timm/Kielhorn, Adrian (1998): Compliance und Gesundheitsökonomie. In: Petermann (Hrsg.): Compliance und Selbstmanagement, S. 45–72
Waiß, Steffen (2002): Die Stiftung «Gesundheitsförderung Schweiz»: Beispiel für einen nationalen Präventionsfonds in Deutschland? In: Die BKK, 90. Jg., H. 10, S. 427–435
Wallace, William/Wallace, Helen (Eds.) (2005): Policy-Making in the European Union, Oxford: Oxford University Press
Walter, Ulla (2003): Wahrnehmung und Umsetzung rechtlicher Bestimmungen zur Prävention in Deutschland. Expertise aus sozialmedizinischer Sicht im Auftrag des Bundesministeriums für Gesundheit und soziale Sicherung, Bonn: BMGS
Walter, Ulla (2004): Präventive Hausbesuche. In: Public Health Forum, 12. Jg., H. 42, S. 14–15
Walter, Ulla/Drupp, Michael/Schwartz, Friedrich W. (Hrsg.) (2002): Prävention durch Krankenkassen. Zielgruppen, Zugangswege, Wirksamkeit und Wirtschaftlichkeit. Weinheim, München: Juventa
Walter, Ulla/Schwartz, Friedrich W./Robra, Bernd-Peter/Schmidt, Thomas/Kuhlmey, Adelheid (2003): Prävention. In: Schwartz et al. (Hrsg.): Das Public Health Buch, S. 189–214
Walters, David (Ed.) (2002): Regulating Health and Safety Management in the European Union. A Study of the Dynamics of Change, Brussels: P.I.E.-Peter Lang
Walzik, Eva (2003): Reformoptionen zur Entwicklungen des Finanzierungssystems der gesetzlichen Krankenversicherung. In: Jahrbuch für Kritische Medizin, Bd. 38: Gesundheitsreformen – internationale Erfahrungen, Hamburg: Argument-Verlag, S. 121–139
Wanek, Volker (1994): Machtverteilung im Gesundheitswesen. Struktur und Auswirkungen, Frankfurt a. M.: Verlag für Akademische Schriften
Wanek, Volker/Heinrich, Siegfried/Chavet, Alfons (2002): Gesundheitspolitik zur Verringerung der «sozial bedingten Ungleichheit von Gesundheitschancen». Ansatzpunkte und Notwendigkeiten im Feld der Prävention. In: Deppe/Burkhardt (Hrsg.): Solidarische Gesundheitspolitik, S. 159–170
Wasem, Jürgen (1997): Vom staatlichen zum kassenärztlichen System. Eine Untersuchung des Transformationsprozesses der ambulanten ärztlichen Versorgung in Deutschland, Frankfurt a. M./New York: Campus
Wasem, Jürgen (1998): Der Risikostrukturausgleich als zentraler Baustein einer solidarischen Gesundheitspolitik muss ausgebaut werden. In: Knoche/Hungeling (Hrsg.): Soziale und ökologische Gesundheitspolitik, S. 243–249
Wasem, Jürgen/Vincenti, Aurelio (2000): Monistische Krankenhausfinanzierung. Vorstellungen des Gesetzgebers, Konsequenzen. In: Arnold/Litsch/Schwartz (Hrsg.): Krankenhaus-Report '99, S. 223–243
Weaver, R. Kent/Rockman, Bert A. (1993a): Assessing the Effects of Institutions. In: Weaver/Rockman (Eds.): Do Institutions Matter? S. 1–41
Weaver, R. Kent/Rockman, Bert A. (Eds.) (1993b): Do Institutions Matter? Government Capabilities in the United States and Abroad, Washington: Brookings Institution
Webber, Douglas (1988): Krankheit, Geld und Politik. Zur Geschichte der Gesundheitsreformen in Deutschland. In: Leviathan, 16. Jg., H. 2, S. 156–203
Webber, Douglas (1989): Zur Geschichte der Gesundheitsreformen in Deutschland – II. Teil: Norbert Blüms Gesundheitsreform und die Lobby. In: Leviathan, 17. Jg., H. 2, S. 262–300
Webber, Douglas (1992): Die kassenärztlichen Vereinigungen zwischen Mitgliederinteressen und Gemeinwohl. In: Mayntz (Hrsg.): Verbände zwischen Mitgliederinteressen und Gemeinwohl, S. 211–272
Weber, Alexander (2001): Zahnmedizin. In: Kocher/Oggier (Hrsg.): Gesundheitswesen Schweiz 2001/2002, S. 130–135

Weber, Max (1976): Wirtschaft und Gesellschaft. Grundriß der verstehenden Soziologie. Studienausgabe, hrsg. v. Johannes Winckelmann, 2 Halbbde., 6., revid. Aufl., Tübingen: J.C.B. Mohr

Wehler, Hans-Ulrich (1995): Deutsche Gesellschaftsgeschichte, Bd. 3: Von der «Deutschen Doppelrevolution» bis zum Beginn des Ersten Weltkrieges: 1849–1914, München: C.H. Beck

Weindling, Paul (1989): Health, race and German politics between national unification and Nazism: 1870–1945, Cambridge: Cambridge University Press

Weiss, Walter (Hrsg.) (1993): Gesundheit in der Schweiz, Zürich: Seismo-Verlag

Weissenburger, Andreas (2001): Der neue Arzttarif TARMED. In: Soziale Sicherheit (CH), H. 2, S. 61–62

Welteke, Rudolf/Brand, Helmut (1999) Gesundheitsziele und Gesundheitsberichterstattung – Bedeutung einer gesundheitsberichterstattenden Basis für Gesundheitsziele. In: Das Gesundheitswesen, 61.Jg., H.7, S. 340–345

Welteke-Bethge, Rudolf/Weihrauch, Birgit (1996): Zehn vorrangige Gesundheitsziele für Nordrhein-Westfalen – ein Situationsbericht. In: Bergmann/Baier/Meinlschmidt (Hrsg.): Gesundheitsziele für Berlin, S. 148–154

Wendt, Claus (2003): Krankenversicherung oder Gesundheitsversorgung? Gesundheitssysteme im Vergleich, Wiesbaden: Westdeutscher Verlag

Werblow, Andreas (2002): Alles nur Selektion? Der Einfluss von Selbstbehalten in der Gesetzlichen Krankenversicherung. In: Vierteljahrshefte zur Wirtschaftsforschung, 71. Jg., H. 4, S. 427–436

Werblow, Andreas/Felder, Stefan (2002): Der Einfluss von freiwilligen Selbstbehalten in der gesetzlichen Krankenversicherung: Evidenz aus der Schweiz (Otto-von-Guericke-Universität Magdeburg, Institut für Sozialmedizin und Gesundheitsökonomie, Working Paper Nr. 3/2002), Magdeburg: Otto-von-Guericke-Universität Magdeburg

Westphal, Eckhardt (1982): Arzneimittelmarkt und Verbraucherinteresse. Zur Strategie des Verbraucherschutzes im Gesundheitsbereich, Köln: Pahl-Rugenstein

Weyermann, Urs/Brechbühler, Monika (2001): Pflege. In: Kocher/Oggier (Hrsg.): Gesundheitswesen Schweiz 2001/2002, S. 164–171

WHO (1985): Einzelziele für «Gesundheit 2000», Kopenhagen: WHO

WHO (1986): Ottawa-Charta zur Gesundheitsförderung. Abgedruckt in: Die Ortskrankenkasse, 70. Jg., H. 4, S. 117–120

WHO (1990): Gesunde Städte – Ein Projekt wird zur Bewegung. Zwischenbericht, Gamburg: Verlag für Gesundheit

WHO (1992): Ziele zur «Gesundheit für Alle». Aktualisierte Zusammenfassung (EUR/ICP/HSC 013), Kopenhagen: WHO

WHO (1997): National Healthy Cities Network in Europe. Kopenhagen: WHO

WHO (2000): World Health Report 2000. Health Systems: Improving Performance, Geneva: WHO

Wiborg, Gudrun / Hanewinkel, Reiner / Kliche, K. O. (2002): Verhütung des Einstiegs in das Rauchen durch die Kampagne «Be Smart – Don't Start»: eine Analyse nach Schularten. In: Deutsche Medizinische Wochenschrift, Bd. 127, S. 430–436

Wiesenthal, Helmut (1981): Die Konzertierte Aktion im Gesundheitswesen. Ein Beispiel für Theorie und Politik des modernen Korporatismus, Frankfurt a.M./New York: Campus

Wiesner, Gerd (2001): Der Lebensverlängerungsprozess in Deutschland. Stand – Entwicklung – Folgen (Beiträge zur Gesundheitsberichterstattung des Bundes, Berlin: Robert-Koch-Institut

Wigge, Peter (2000), Evidenz-basierte Richtlinien und Leitlinien. Qualitätssicherungs- und Steuerungsinstrumente in der GKV? In: Medizinrecht, 18. Jg., H. 12, S. 574–585

Wigge, Peter (o.J.): Kartellrechtliche Regulierung der Arzneimittelversorgung in der GKV. In: http://www.aktionsbuendnis.org/pdf/Rehborn.pdf (Abruf: 27.12.02)

Wildner, Manfred/Weitkunat, Rolf (1998): Aufbau einer epidemiologisch begründeten Gesundheitsberichterstattung. In: Das Gesundheitswesen, 60. Jg., Sonderh.1, S. 11–16

Wilkinson, Richard G. (1996): Unhealthy Societies: The Affliction of Inequality. London: Routledge

Wilkinson, Richard G. (2001): Kranke Gesellschaften. Soziales Gleichgewicht und Gesundheit, Wien: Springer

Wilkinson, Richard/Marmot, Michael (Eds.) (2003): Social Determinants of Health. The Solid Facts, Copenhagen: WHO Regional Office for Europe

Wille, Eberhard (1998): Zukünftige finanzielle Absicherung des Krankheitsrisikos. In: Arbeit und Sozialpolitik, 52. Jg., H. 1/2, S. 16–27

Wille, Eberhard (2003): Die gesetzliche Krankenversicherung vor dem Hintergrund von Globalisierung und europäischer Integration, in: Knödler, Hermann/Stierle, Michael H. (Hrsg.): Globale und monetäre Ökonomie, Heidelberg: Physica-Verlag, S. 367–380

Wille, Eberhard (2005): Auswirkungen der europäischen Integrationspolitik auf das deutsche Gesundheitswesen. In: AOK-Bundesverband (Hrsg.): Europa für die Versicherten gestalten, S. 29–47, Bonn: Kompart Verlagsgesellschaft

Wille, Eberhard (Hrsg.) (2002): Anreizkompatible Vergütungssysteme im Gesundheitswesen, Baden-Baden: Nomos

Wingenfeld, Klaus (1992): Zur Entwicklung der Großgeräteplanung in der Bundesrepublik. In: Jahrbuch für Kritische Medizin, Bd. 18: Wer oder was ist «Public Health»? Hamburg: Argument-Verlag, S. 149–168

Winkelhake, Olaf / Miegel, Ulrich / Thormeier, Klaus (2002): Die personelle Verteilung von Leistungsausgaben in der Gesetzlichen Krankenversicherung 1998 und 1999. Konsequenzen für die Weiterentwicklung des deutschen Gesundheitswesens. In: Sozialer Fortschritt, 51. Jg., H. 3, S. 58–61

Winkelhake, Olaf/John, Jürgen (2002): Aktuelle Reformvorschläge zur GKV-Finanzierung: Königs- oder Irrweg? In: Sozialer Fortschritt, 51.Jg., H. 7–8, S. 181–183

Wirthner, Adrian/Ulrich, Volker (2003): Managed Care. In: Zenger/Jung (Hrsg.): Management im Gesundheitswesen und in der Gesundheitspolitik, S. 255–267

Wismar, Matthias/Busse, Reinhard/Schwartz, Friedrich W. (1998): Konzeptionelle, methodische und politi- sche Überlegungen zu ergebnisorientierten Gesundheitszielen. In: Sozialer Fortschritt, 47. Jg., H. 11, S. 272–279

Wissenschaftliche Arbeitsgruppe «Krankenversicherung» (1988): Strukturreform der Gesetzlichen Krankenversicherung, Gerlingen: Bleicher

Wissenschaftsrat (2004): Stellungnahme zum Bundesinstitut für Arzneimittel und Medizinprodukte (BfArM), Bonn (Drucksache 6102/04 vom 28. Mai 2004, Merseburg). http://www.wissenschaftsrat.de/texte/6102-04.pdf (Abruf: 20.06.2005)

Worms, Carola/Sicker, Peter (2000): Hand in Hand für den Patienten. In: Gesundheit und Gesellschaft, 3. Jg., H. 3, S. 18–19

Wright, Michael T. (2004): Partizipative Qualitätssicherung und Evaluation für Präventionsangebote in Settings. In: Rosenbrock/Bellwinkel/Schröer (Hrsg.): Primärprävention im Kontext sozialer Ungleichheit, S. 297–346

Wydler, Hans/Kolip, Petra/Abel, Thomas (Hrsg.) (2002): Salutogenese und Kohärenzgefühl. Grundlagen, Empirie und Praxis eines gesundheitswissenschaftlichen Konzepts, 2. Aufl., Weinheim, München: Juventa

Zapf, Wolfgang/Schupp, Jürgen/Habich, Roland (Hrsg.) (1996): Lebenslagen im Wandel. Sozialberichterstattung im Längsschnitt, Frankfurt a.M./New York: Campus

Zenger, Christoph A./Jung, Tarzis (Hrsg.) (2003): Management im Gesundheitswesen und in der Gesundheitspolitik. Kontext – Normen – Perspektiven, Bern et al.: Verlag Hans Huber

ZI – Zentralinstitut für die kassenärztliche Versorgung (Hrsg.) (2000): Kostenstrukturanalyse in der Arztpraxis 1998, Köln: ZI

ZI/WidO – Zentralinstitut für die kassenärztliche Versorgung in der Bundesrepublik Deutschland/Wissenschaftliches Institut der Ortskrankenkassen (1999): Die Entwicklung der Fallzahlen bei niedergelassenen Ärzten – Jahresdurchschnitt 1998. In: http://www.wido.de/ambulanteVersorgung/Aerzte/Fallzahlen/content.html (Abruf: 10.10.2001)

Zoike, Erika (2002): Sinkende Krankenstände durch mehr BKK-Mitglieder in Dienstleistungsberufen. In: Die Betriebskrankenkasse, 90. Jg., H. 5, S. 219–223

Zola, Irving Kenneth (1972): Medicine as an Institution of Social Control. In: Sociological Review, Vol. 20, No. 4, S. 487–504

Zweifel, Peter (2002): «Tarmed»: Der neue schweizerische Tarif für ärztliche Leistungen. In: Wille (Hrsg.): Anreizkompatible Vergütungssysteme im Gesundheitswesen, S. 43–55

Zweifel, Peter/Breuer, Michael (2001): Risikoausgleich und Finanzierung der Krankenversicherung: Feststellung und Perspektiven – Bericht zu Handen der Cosama, Vereinigung schweizerischer Kranken- und Unfallversicherer, Zürich: Sozialökonomisches Institut Universität Zürich

Abkürzungen

AABG	Arzneimittelausgaben-Begrenzungsgesetz
ABAG	Arzneimittelbudget-Ablösegesetz
ABDA	Bundesvereinigung Deutscher Apothekerverbände
AEV	Arbeiter-Ersatzkassen-Verband
AKV	Allgemeine Krankenversicherung
AMG	Arzneimittelgesetz
AMPreisV	Arzneimittelpreisverordnung
AOK	Allgemeine Ortskrankenkasse
ApoG	Apothekergesetz
ArbSchG	Arbeitsschutzgesetz
AR-DRGs	Australian Refined Diagnosis Related Groups (Australische diagnosebezogene Fallgruppen)
ASiG	Arbeitssicherheitsgesetz
ÄZQ	Ärztliches Zentrum für Qualität in der Medizin
BAG	Bundesamt für Gesundheit (Schweiz)
BAH	Bundesfachverband der Arzneimittel-Hersteller e.V.
BÄK	Bundesärztekammer
BfArM	Bundesinstitut für Arzneimittel und Medizinprodukte
BFS	Bundesamt für Statistik (Schweiz)
BGA	Bundesgesundheitsamt
BIP	Bruttoinlandsprodukt
BKK	Betriebskrankenkasse
Bkn	Bundesknappschaft
BMA	Bundesminister(ium) für Arbeit und Sozialordnung
BMÄ	Bewertungsmaßstab Ärzte
BMFSFJ	Bundesminister(ium) für Familie, Senioren, Frauen und Jugend
BMG	Bundesminister(ium) für Gesundheit
BMGS	Bundesminister(ium) für Gesundheit und Soziale Sicherheit (Oktober 2002 bis Oktober 2005)
BMJFG	Bundesminister(ium) für Jugend, Familie und Gesundheit
BPI	Bundesverband der Pharmazeutischen Industrie
BSHG	Bundessozialhilfegesetz
BSP	Bruttosozialprodukt
BSV	Bundesamt für Sozialversicherung (Schweiz)
BUND	Bund für Umwelt und Naturschutz e.V.
BVA	Bundesversicherungsamt
BVerfG	Bundesverfassungsgericht
DAMA	Deutsche Arzneimittel- und Medizinprodukte-Agentur
DDD	Daily Defined Doses (Definierte Tagesdosen)
DFG	Deutsche Forschungsgemeinschaft
DHP	Deutsche Herz-Kreislauf-Präventionsstudie
DIW	Deutsches Institut für Wirtschaftsforschung
DKG	Deutsche Krankenhausgesellschaft
DKI	Deutsches Krankenhausinstitut
DRGs	Diagnosis Related Groups (diagnosebezogene Fallgruppen)
EAN	Ersatzkassen der Angestellten
EAR	Ersatzkassen der Arbeiter
EBM	Einheitlicher Bewertungsmaßstab
EbM	Evidence-based Medicine (nachweisgestützte Medizin)
EDI	Eidgenössisches Departement des Innern
E-GO	Ersatzkassen-Gebührenordnung
EMEA	European Agency for the Evaluation of Medicinal Products (Europäische Agentur für die Beurteilung von Arzneimitteln)
EU	Europäische Union
EuGH	Europäischer Gerichtshof
FAO	Food and Agriculture Organization
FMH	Verbindung der Schweizer Ärztinnen und Ärzte (früher: Foederatio Medicorum Helveticorum)
FPG	Fallpauschalengesetz
G-BA	Gemeinsamer Bundesausschuss
GG	Grundgesetz
GKAR	Gesetz über Kassenarztrecht
GKV	Gesetzliche Krankenversicherung
GKV-GRG	GKV-Gesundheitsreformgesetz (2000)
GMG	GKV-Modernisierungsgesetz
GOÄ	Gebührenordnung Ärzte
GRG	Gesundheitsreformgesetz
GSG	Gesundheitsstrukturgesetz
GVG	GVG – Gesellschaft für Versicherungswissenschaft und -gestaltung e.V.

HMO	Health Maintenance Organisation
HVM	Honorarverteilungsmaßstäben
IGEL	Individuelle Gesundheitsleistungen
IKK	Innungskrankenkasse
ILO	International Labour Organization
IPA	Individual Practice Association
iV	integrierte Versorgung
KBV	Kassenärztliche Bundesvereinigung
KFPV	Verordnung zum Fallpauschalensystem für Krankenhäuser
KHEntgG	Krankenhausentgeltgesetz
KHG	Krankenhausfinanzierungsgesetz
KHNG	Krankenhausneuordnungsgesetz
KUVG	Kranken- und Unfallversicherungsgesetz (Schweiz)
KV	Kassenärztliche Vereinigung
KVdR	Krankenversicherung der Rentner
KVG	Krankenversicherungsgesetz (Schweiz)
KVV	Verordnung über die Krankenversicherung (Schweiz)
LKG	Landeskrankenhausgesellschaft
MAGS NRW	Ministerium für Arbeit, Gesundheit und Soziales des Landes Nordrhein-Westfalen
MDK	Medizinischer Dienst der Krankenversicherung
MDS	Medizinischer Dienst der Spitzenverbände der Krankenkassen
NICE	National Institute of Clinical Excellence
NOG	GKV-Neuordnungsgesetz
NUB	Neue Untersuchungs- und Behandlungsmethoden
OECD	Organisation for Economic Co-Operation and Development
OKP	Obligatorische Krankenpflegeversicherung (Schweiz)
ÖBiG	Österreichisches Bundesinstitut für Gesundheitswesen
PflegeVG	Pflegeversicherungsgesetz
PKV	Private Krankenversicherung
PPO	Preferred Provider Organisation
RSA	Risikostrukturausgleich
RVO	Reichsversicherungsordnung
SDK	Schweizerische Sanitätsdirektorenkonferenz
SFr	Schweizer Franken
SGB V	Sozialgesetzbuch, Fünftes Buch (Krankenversicherung)
SGB VI	Sozialgesetzbuch, Sechstes Buch (Rentenversicherung)
SGB VII	Sozialgesetzbuch, Siebentes Buch (Unfallversicherung)
SGB XI	Sozialgesetzbuch, Elftes Buch (Pflegeversicherung)
StBA	Statistisches Bundesamt
SVR	Sachverständigenrat für die Konzertierte Aktion im Gesundheitswesen
SVRBgwE	Sachverständigenrat zur Begutachtung der gesamtwirtschaftlichen Entwicklung
VAG	Versicherungsaufsichtsgesetz
VdAK	Verband der Angestelltenkrankenkassen
VFA	Verband Forschender Arzneimittelhersteller
VVG	Versicherungsvertragsgesetz
WHO	World Health Organization
WidO	Wissenschaftliches Institut der Ortskrankenkassen
WZB	Wissenschaftszentrum Berlin für Sozialforschung
ZI	Zentralinstitut für die kassenärztlichen Versorgung

Sachwortverzeichnis

A
Aids 30, 83
Aids-Prävention 26
Akteure, gesundheitspolitische 51 ff.
Allgemeinärzte, Vergütung 128
Alterung 44
Analogpräparate 198
AOK-Verordnungsdaten 183
Apotheke 191
– Filiale 191
Apothekenabgabepreis 196
Apothekendichte, Deutschland 192
Apothekergesetz (ApoG) 191
Arbeitsbedingungen 20
Arbeitsbelastung 22, 78
Arbeitslosengeld 220
Arbeitslosenversicherung 27
Arbeitsschutz 14, 15, 31
– europäischer 328
Arbeitsschutzgesetz 79
Arbeitsschutzpolitik 328
Arbeitsschutzsystem, deutsches 78
Arbeitssicherheitsgesetz 78
Arbeitsunfähigkeit 40
Arbeitswelt 77
Arneimittelverordnung 182 f.
Arzneimittel 182 ff.
– Budget 199
– dezentrales Zulassungsverfahren 188 f.
– Dispensierverbot 192
– Exportvolumen 186
– Festbetrag 196 f.
– fiktive Zulassung 188
– Importvolumen 186
– Kollektivvertragssystem 206
– korporatistische Steuerung 207
– Kostendämpfungsmaßnahme 205 f.
– Zulassungsverfahren 188 f.
– Negativliste 194
– Parallelimport 201
– Positivliste 194 f.
– Pro-Kopf-Wert 209 f.
– Qualität 207 ff.
– Reimport 201
– Richtgröße 199
– Verordnungsfähigkeit 193
– Versandhandel 192
– Wirtschaftlichkeit 199 f.
– Zulassung 187 f.
– Zuzahlung 202
Arzneimittelabgabe, Schweiz 311
Arzneimittelangebot 208
Arzneimittelausgaben 184 ff.
Arzneimittelausgaben-Begrenzungsgesetz (AABG) 204 f.
Arzneimittelbudget 199 f.
Arzneimittelbudget-Ablösungsgesetz (ABAG) 200
Arzneimitteldistribution 186 ff., 191 f.
Arzneimittelfestbeträge 332
Arzneimittelgesetz (AMG) 182, 186, 275
Arzneimittelherstellung 186
Arzneimittelkommission, eidgenössische 311
Arzneimittelmarkt 182, 184
Arzneimittelpreis 185
Arzneimittelpreisbildung 196
Arzneimittelpreise, im internationalen Vergleich 312
Arzneimittelpreisverordnung (AMPreis-V) 196
Arzneimittelrichtlinien 203 f.
Arzneimittelrisiken 190
Arzneimitteltherapie 182
– bei Kindern und Jugendlichen 209
Arzneimittelverbrauch 183, 209
Arzneimittelvereinbarung 148
Arzneimittelversorgung 182 ff.
– Fortschritte 210 f.
– Mängel 208 ff.
– Mengensteuerung 193 ff.
– Preissteuerung 193 ff.
– Schweiz 310 ff.
– staatliches Handeln bei der 207
– Steuerungssystem 206
Arzneimittelwirkung, unerwünschte 209
Arzneimittelzulassung 186 ff., 188
– Europäische Kommission 188 f.
– Europäisierung der 189
– Schweiz 311
Arzneimittelzuzahlung 210

Arzneiverordnungs-Report 211
Arztdichte, Schweiz 291
Ärzteverbände 21, 126
Arztnetz, Schweiz 301
Arzt-Patient-Beziehung 182 f.
Arztwahl, freie 121
Arztzahlen, Schweiz 306
Assessment 25, 48
Assurance 25
Atemwegserkrankung 39
Ätiologie 24, 27
Ausgabenbegrenzung, administrative 22
Ausgabenbegrenzungspolitik 27
Ausgabenentwicklung, Schweiz 320
Ausgabenobergrenze 175
Ausgabenpolitik 275
– einnahmenorientierte 276
Auslösungshygiene 28
Ausschuss Krankenhaus 178, 246, 285
Australian Refined Diagnosis Related Group (AR-DRG) 170
Aut-Idem-Regelung 201 f.
Autonomie, nationalstaatliche 323

B
Bagatellarzneimittel 193
Bedarfsplanung, kassenärztliche 275
Bedarfsprinzip 101, 220
Befund, deskriptiv-epidemiologischer 48
Behandlungsbedarf, morbiditätsbezogener 140
Behandlungskosten, Privatisierung 286
Behandlungsleitlinien 181
Behandlungsmonopol 25
Behandlungspflege 216
Behinderung 217
Beitragsbemessung 271
Beitragsbemessungsgrenze 103, 109, 270 f.
Beitragsentlastungsgesetz 1996 278
Beitragssatzstabilität 174, 275
Beitragssatzunterschied 109
Belastung, gesundheitliche 45
Belastung-Ressourcen-Profil 48
Belastungsfaktor 45
Belastungsgrenze 106
Belastungssenkung 62
Belastungsverschiebung 78
Belegarzt 158
Benchmarking 335
Berufsverbände, freie 126
Betriebskrankenkasse, virtuelle 265, 268
Bevölkerungspyramide 41
Bevölkerungsstrategie 61
Bewertungsmaßstab Ärzte (BMÄ) 134
Bewertungsmaßstab, einheitlicher 275
Bewertungsrelation 169 f.
Binnenmarkt 327

Bottom-up-Prozess 15
Budget, flexibles 275
Budgetbereinigung 257
Budgetierung, prospektive 275
Budgetierungsregelung 260 f.
Budgetprinzip 220
Bundesamt für Gesundheit (BAG), Schweiz 292
Bundesfachverband der Arzneimittel-Hersteller (BAH) 186
Bundesgesundheitsamt (BGA) 186
Bundesgesundheitsbericht 50
Bundesinstitut für Arzneimittel und Medizinprodukte (BfArM) 186
Bundesmantelverträge 146 f.
Bundesministerium für Gesundheit und Soziale Sicherung 53
Bundespflegesatzverordnung (BPflV) 161
Bundessozialhilfegesetz (BSHG) 220
Bundesverband der pharmazeutischen Industrie (BPI) 186
Bundesversicherungsamt (BVA) 111
Bürgerversicherung 273 f.

C
Clean Air Act 30
Compliance 209, 267
Comprehensibility 70
Compression of morbidity 59, 214

D
Dauertherapie 209
DDR, Gesundheitspolitik 29
Defined daily doses (DDD) 182
Dekommodifizierung 32
Dekorporatisierung 286
Demokratisierung, gesellschaftliche 35
Deutsche Arzneimittelagentur (DAMA) 189 f.
Deutsche Krankenhausgesellschaft (DKG) 156, 178
Deutsches Forum Prävention und Gesundheitsförderung 85
Deutsches Institut für Wirtschaftsforschung (DIW) 213
Diagnosis Related Group (DRG) 127, 142, 163, 170 ff.
Dienstleistungsfreiheit 336
Disease-Management-Programm (DMP) 121, 141, 246, 266 ff.
Dispensation 311
DRG-Preissystem 174 ff.

E
EBM 2000plus 138
EBM-Kriterien 248 f.
EBM-Reform 2005 138
Effectiveness 23
Efficacy 23
Efficiency 23
EG-Vertrag 325 f.

Eidgenössisches Departement des Innern (EDI) 292
Ein-Generationen-Familie 214
Einheitlicher Bewertungsmaßstab für die ärztlichen
    Leistungen (EBM) 133 f.
Einheitsversicherung, staatliche 38
Einkaufsmodell 284
Einkommen, ärztliches 126 ff.
Einzelleistungsvergütung 132 f., 319
– Schweiz 307
EMEA 311
Empowerment 46, 70, 75
Enabling 46, 70
Engagement, gesundheitsbezogenes 25
Entgeltreform, Steuerungsziele der 173
Entgeltsystem, für Apotheken 312
Entscheidungsprozess, gesundheitspolitischer 21
Entscheidungsregeln 22 ff.
Entwicklungsdynamik 285
Entwicklungstrend 285
Eradikation 28
Ergebnisqualität 244
Ersatzkassen-Gebührenordnung (E-GO) 134
EU, Gesundheitssysteme 327
EU, Mitgliedstaaten 326 f.
EU, Prävention 328 ff.
EU-Dienstleistungsrichtlinie 335 ff.
Eugenik 28
Euro Speak 331
Europäische Agentur für die Beurteilung von
    Arzneimitteln (EMEA) 188
Europäische Kommission 325
Europäische Union (EU) 323 ff.
– Aufgaben 325 f.
Europäische Wirtschaftsgemeinschaft (EWG) 323
Europäischer Gerichtshof (EuGH) 325, 327, 330
Europäischer Rat 324, 333
Europäisches Parlament 325
Evaluation 25, 48, 90
Evidence-based Medicine (EbM) 90, 98, 248 ff.
Evidenzbasierte Medizin 248 ff.

F
Fachärzte 121
Fachverbände, ärztliche 126
Faktoren, psychosoziale 45
Fallgruppe 170
Fallpauschale 132, 159, 166 ff.
– diagnosebezogene 287
– Schweiz 309
Fallpauschalenänderungsgesetz 172
Fallpauschalengesetz 171
Fallpauschalenkatalog 170 f.
Fallpauschalensystem 171 ff.
Finanzierung, monistische 164
Finanzierung, Schweiz 297 ff.
Finanzierung, teilmonistische 165

Finanzierungsinstrumente 22
Food and Agriculture Organization (FAO) 14
Forschung, sozialepidemiologische 44
Fortbildungspflicht 246
Franchise, Schweiz 299
Franchisestufe 315 f.
Fünf-Minuten-Medizin 132

G
Gebietsärzte 122
– Vergütung 128
Gebührenordnung Ärzte (GOÄ) 135
Gebührenordnung, einheitliche 150
Gefährdungsanalyse 81
Gefährdungsbeurteilung 80
Gemeinde, administrative 82
Gemeinde, Primärprävention 82
Gemeinsamer Bundesausschuss (G-BA) 102, 145 f., 203 f.,
    246, 249 f., 283
Gemeinschaft, Primärprävention 82
Generika 192 f., 312
Geographical community 82
Gesamtvergütung, vertragsärztliche 127 ff., 140, 148
Gesellschaft für Versicherungswissenschaft und
    -gestaltung 54
Gesellschaft, Alterung der 44
Gesetz über die Vereinheitlichung des
    Gesundheitswesens 38
Gesetz über Kassenarztrecht (GKAR) 37, 135
Gesetz zur Verbesserung der kassenärztlichen
    Bedarfsplanung 130
Gesunde-Städte-Netzwerk 82
Gesundheit 19 f., 288
– bei Kindern und Jugendlichen 53
– öffentliche 329
– und Verbraucherschutz 329
Gesundheitsaufklärung 68
Gesundheitsausgaben 11
– Ausgabenträger 55
– BIP 54
– Leistungsart 55
– Schweiz 303 f.
– im internationalen Vergleich 54
Gesundheitsausgabenrechnung 55
Gesundheitsausgabenstatistik 54
Gesundheitsbelastung, pathogene 48
Gesundheitsberichterstattung 47 ff., 50 ff.
– im internationalen Vergleich 50
Gesundheitschancen, Ungleichheit von 42 ff.
Gesundheitserziehung 89, 329
Gesundheitsförderung 11, 13, 19 f., 69 ff.
– Schweiz 294 ff., 296
Gesundheitsförderungsprogramm 20
Gesundheitsfürsorge 28
Gesundheitsgesetz, kantonales 293
Gesundheitsinformation 329

Gesundheitskonferenz, örtliche 53
Gesundheitskonferenz, regionale 51, 82
Gesundheitsleistungen 13, 24
– grenzüberschreitende 330
– interdisziplinäres Angebot 263
Gesundheitsmarkt, europäischer 335 ff.
Gesundheitsökonomie 12
– neoliberale 264
Gesundheitspersonal 56 f.
Gesundheitspolitik 11 ff., 20, 31 f.
– Akteure 13 f., 16 ff.
– Akteursbeziehung 36 ff.
– Akteurshandeln 21
– analytische 12
– DDR 29, 38
– deutsche 27 ff., 323 ff.
– Entscheidungsebenen 13 f.
– Entwicklung 34 ff.
– Entwicklungslinien 27 ff.
– in Europa 327
– in der Europäischen Union 13
– Europäisierung der 334
– Generalnormen 14
– implizite 24, 49
– Institutionen 16, 21
– Makrobereich 13, 15
– Mesobereich 14
– Mikrobereich 14 f.
– nationalstaatliche Kompetenzen 325 ff.
– normative 13
– Paradigmenwechsel 276 ff.
– präventive 329
– Problemdefinition 25
– prozedurale Steuerung 16
– regionale 51
– rot-grüne 278 ff.
– schweizerische 291 ff.
– supranationale Kompetenzen 325 ff.
– Versorgungsstrukturen 36 ff.
– Ziele 21
– zielführende 47 ff.
Gesundheitsprobleme 24
– Längsschnittanalyse 24
– Querschnittanalyse 24
Gesundheitspsychologie 11
Gesundheitsreform 2003 279
Gesundheitsreformen, nationalstaatliche 327
Gesundheitsreformgesetz (GRG) 65, 94, 247, 253, 277
Gesundheitsressourcen 63
– salutogene 48
Gesundheitsrisiko 31, 49
Gesundheitsschutz 19, 31, 326
– am Arbeitsplatz 328
– betrieblicher 21, 31, 79
Gesundheitsschutzpflicht 21

Gesundheitssicherung 13
– moderne 81
Gesundheitsstrukturgesetz (GSG) 112, 264 f.
Gesundheitssystem 24
– Finanzierung 34
– Großbritannien 34
– institutionelle Merkmale 33 f.
– marktwirtschaftliches 34
– schweizerisches 320
– staatliches 34
Gesundheitssysteme, im internationalen Vergleich 22, 34
Gesundheitsverhalten 68
Gesundheitswesen 15 ff.
– Beschäftigungssektor 56
– Qualitätssicherung 243 ff.
– wirtschaftliche Bedeutung 54 ff.
Gesundheitswesen, Schweiz 292 ff.
– Kosten 303
Gesundheitswissenschaften 12
Gesundheitszentrum 125
Gesundheitsziel 24, 52 f.
– explizites 52
– WHO 50 ff.
Gesundheitszirkel 82
GKV 113 ff.
– Beitragssatz 115 f.
– Bonus 108
– Einschränkungen des Solidarprinzips 108 ff.
– finanzielle Belastung 116
– Finanzierung 268 ff.
– Finanzierungsmodelle 272
– historische Entwicklung 35
– Kassenarten 110
– Leistungen 113 ff.
– Organisation 110 f., 264 f.
– Selbstverwaltungsgremien 37
– Sondertarife 108
– Vergütungsformen 133 f.
– Verwerfungen in der 265 f.
GKV-Ausgaben, Budgetierung 129
GKV-Fertigarzneimittelmarkt 185
GKV-Gesundheitsreform 2000 178, 247, 277
GKV-Leistungskatalog 37, 107, 249 f., 272
GKV-Modernisierungsgesetz (GMG) 102, 262 ff.
GKV-Neuordnungsgesetz 137, 278
GKV-Routinedaten 48
GMG, Integration von Versorgungsstrukturen 262 f.
Großbritannien, Gesundheitssystem 34
Group Practice HMO 301
Grundgesetz 15
Grundleistungskatalog, Schweiz 297
Grundpflege 216
Grundversicherung, Schweiz 297
Gruppe, Primärprävention 82
Gruppentraining, verhaltensorientiertes 73

H

H+ Die Spitäler der Schweiz 294
Habitus 68
Handlungsbedarf, gesundheitspolitischer 46 ff.
Handlungskorridore 21
Handlungslogiken 18 ff.
Handlungspräferenzen 19
Handlungsroutine 21 f.
Hartmannbund 126
Hauptapotheke 191
Hauptniederlassung 336
Hausarzt 121 ff., 123 f.
Hausarztmodell 318
– Schweiz 300
Hausarztnetz 257, 319
Health Maintenance Organisation (HMO) 300
Health Technology Assessment 93
Health-Belief-Modell 61
Healthy public policy 83
Healthy-City-Ansatz 82
Helsana AG 318
Herkunftslandprinzip 336
Herzinfarkt 42 f.
Herz-Kreislauf-Erkrankung 68
Herz-Kreislauf-Präventionsstudie 68
HIV-Infektion 83
HMO 318 f.
Hochrisikostrategie 61
Hochschulklinik 162
Honorar 134
Honorarformen, ärztliche 131
Honorarreform 138
Honorarverteilung, zwischenärztliche 129
Honorarverteilungsmaßstäbe (HVM) 134 f.
Human Genome Project 27, 31

I

Implementation 25, 257 ff.
– Hindernisse 259 ff.
– Probleme 262
Indikationsstellung 208
Individual Practice Association (IPA) 301
Individualakteur 280
Individualmedizin 29
Individualprävention 31, 37
Infektionskrankheit 28
Institut für Qualität und Wirtschaftlichkeit im Gesundheitswesen 195, 204, 246, 250 f.
Institut für Qualität und Wirtschaftlichkeit in der Medizin 147
Integration 252 ff., 324, 329
Integrationsprozess, europäischer 323 ff.
Integrationsversorgung 256 f.
Interessenverbände der Pflege 21
International Labour Organization (ILO) 14
Intervention, unspezifische 71

Interventionsebene 22 ff.
Interventionsfeld 22 f.
Interventionsinstrumente 25
Interventionsmaßnahmen 60
Interventionsphase 60
Interventionstyp 22 ff.
Inzidenz 60

J

Jahresfranchise, obligatorische 315

K

Kampagnen 76 ff.
Kantone, Aufgaben 309
Kantone, gesundheitliche Versorgung 293
Kapitaldeckungsverfahren 223
Kassenarten 144
Kassenärzte 120
Kassenärztliche Bundesvereinigung (KBV) 144
Kassenärztliche Vereinigungen (KVen) 144 f.
– auf Bundesebene 145
– Gesamtverträge 147 f.
– historische Entwicklung 145
– auf Landesebene 147
– Selbstverwaltung 145 ff.
Kassenarztzulassung 130
Kassenwahl, freie 111 f., 264, 277, 287
Kassenwechsel 266
Kassenwettbewerb 153, 265, 277
Katalog individueller Gesundheitsleistungen (IGeL-Katalog) 129
KHG-Fördermittel 163 f.
Kohärenzgefühl 70
Kollektivvertrag 37
Kollektivvertragsrecht, deutsches 332 f.
Kombinationspräparate 187
Kommission für die Arzneimittelverordnung 195
Komm-Struktur 73
Kompetenzverteilung, Schweiz 292
Komplementärvertrag, Schweiz 298
Konditionalhygiene 28
Konstitutionshygiene 28
Kontextbeeinflussung 71
Konvergenztendenzen 328
Konzertierte Aktion, im Gesundheitswesen 275
Koordinierungsausschuss 246, 285
Kopfpauschale 132, 272 ff.
Kopfprämie, Schweiz 298, 314
Korporatisierung 180, 283
Kostendämpfungspolitik 12, 274 ff.
Kostenerstattungsprinzip 102, 308
Kranken- und Unfallversicherungsgesetz (KUVG), Schweiz 297
Krankenbehandlungskosten, Privatisierung von 276
Krankenhaus 154
– allgemeines 155 f.

– ambulante Behandlungsmöglichkeit 157 f.
– Ausgaben 159 f.
– Behandlungsfall 154
– Beschäftigung 159 f.
– Bettenbedarf 162
– Bettenkapazität 158 f.
– Einzelförderung 163
– Finanzierung 163 ff.
– flexibles Budget 165
– freie Arztwahl 158
– Grenzverweildauer 172
– Grundversorgung 155
– Maximalversorgung 155
– öffentliches 156
– Patient 154
– Patientenbewegung 159
– Pauschalförderung 163
– privates 156
– psychiatrisches 156
– Regelversorgung 155
– Schwerpunktversorgung 155
– Selbstkostendeckung 165 ff.
– Verbände 156 f.
– Vergütung 165 f.
– Versorgungsstufen 155
Krankenhausapotheke 191
Krankenhausarten 155 f.
Krankenhausentgeltgesetz (KHEntgG) 161
Krankenhausfinanzierung 161 ff., 174
Krankenhausfinanzierungsgesetz (KHG) 161, 167, 277
Krankenhausinvestition 163
Krankenhausleistung 167 ff., 175
– EU 331
Krankenhausplan 178 f.
Krankenhausplanung 161 ff., 287 f.
Krankenhausträger 156, 179
Krankenhausvereinigung 180, 284
Krankenhausvergütung 284
Krankenhausversorgung 181
Krankenkassen 144
– Unternehmenscharakter der 332
Krankenpflege-Leistungsverordnung 313
Krankenpflegeversicherung, Schweiz 304 ff.
Krankenversicherung (KVV), Schweiz 292
Krankenversicherung der Rentner (KVdR) 104
Krankenversicherung, gegliederte 110
Krankenversicherung, gesetzliche (GKV) 34 ff., 99 ff.
– Finanzierung 103 ff.
– freie Wahl 316
– Leistungen 36, 100 ff., 313
– Sachleistungsprinzip 102 f.
Krankenversicherung, obligatorische 315
Krankenversicherung, private (PKV) 108, 117 ff.
Krankenversicherung, Schweiz 297 ff.
Krankenversicherungsgesetz (KVG), Schweiz 292, 313 ff.
Krankenversicherungs-Kostendämpfungsgesetz 281

Krankenversicherungsprämie, Schweiz 320
Krankenversicherungsschutz 100
Krankenversicherungssystem 14, 99 ff.
Krankenversorgung 13
– Ausgabenbegrenzung 16
– Bedarfspläne 130
– Bundesländer 14
– EU 329
– Leistungserbringer 124 ff.
– Überversorgung 130
– Unterversorgung 130
Krankenversorgungspolitik 12
Krankenversorgungssystem, Regulierung 274 ff.
Krankenversorgungssystem, Schweiz 296 ff.
Krankenversorgungssystem, Steuerungsprobleme 243 ff.
Krankheit, chronisch-degenerative 40 ff.
Krankheitsartenstatistik 48
Krankheitsberichterfassung 48 f.
Krankheitsbewältigung 27
Krankheitsfrüherkennung 47
Krankheitsgeschehen, Deutschland 40
Krankheitshäufigkeit 39
Krankheitsprävention 11
Krankheitsrisiko, Privatisierung 286
Krankheitsursachenspektrum 39
Krankheitsvermeidung 27
Kurzzeitpflege 217 ff.
KVen 149
– Honorarverteilung 149
– Interessenskonflikte 150 f.
– künftige Stellung 151
– Machtverschiebungen 149
– Vertretungsmonopol 149 f.
KVG, Teilrevision 320
KV-Monopol 247

L

Landeskrankenhausgesellschaften (LKGs) 156
Landeskrankenhausgesetz 155
Landeskrankenhausplan 161, 180
Landespflegeausschuss 237
Landesverbände, der Pflegekassen 236 f.
Lead-time-bias 93
Lebenserwartung 39, 43
Lebensführung 68
Lebensmittelsicherheit 14
Lebensstil, gesundheitsrelevanter 45
Leistung, vertragsärztliche 148
Leistungsanbieter 260, 277
– Schweiz 305
Leistungsausgrenzung 104
Leistungserbringer, EU-Mitgliedstaaten 336
Leistungsinanspruchnahme, Schweiz 305
Length-time-bias 93
Lissabon-Strategie 335

M

Machtressourcen 20
Manageability 70
Managed-Care-Konzept 257
Managed-Care-Modelle 318f.
– Schweiz 310
Marburger Bund 157
Marktrecht, europäisches 332
Maßstäbe, normative 20
MDK, Einstufungspraxis 221
MDS-Bericht 240
Meaning-fulness 70
Medikamentenmarkt, Schweiz 311
Medizin, Dominanz 91
Medizinischer Dienst der Krankenversicherung (MDK) 111
Medizinischer Dienst der Spitzenverbände der Krankenkassen (MDS) 111
Medizintourismus 331
Mehrebenensystem 323f.
Mehrebenensystem, europäisches 330
Mehrfachtherapie 209
Mehr-Generationen-Familie 214
Me-too-Präparate 198
Modelle, wohlfahrtsstaatliche 32f.
Modernisierungsprozess 31
Moral hazard 110
Morbidität 39ff., 181, 318
Morbiditätsentwicklung 142
Morbiditätskriterien 257
Morbiditätsrisiko 142
Morbiditätsunterschied 49
Mortalität 39ff., 181
Mortalitätsunterschied 49
Multimorbidität 41

N

Nachtklinik 155
Nationalstaat 323
NAV-Virchowbund 126
Netzakteure 260
Netzmanagement 260
Netzteilnehmer 260
New Public Health 30
Niederlassungsfreiheit 336
NUB-Richtlinien 207

O

Offene Methode der Koordinierung (OMK) 330, 333ff.
Ökonomie 90
Ökonomisierung 38
Old Public Health 28ff.
Ordinationsgebühr 136
Originalpräparate 192f.
Ottawa-Charta 69

P

Panel, sozio-ökonomischer 43
Partizipationschance 24
Patentschutz 186, 192f.
Path dependency 22
Patientenbindung 182
Patienteninteresse 21
Patientenklassifikationssystem 170
Patientenselektion 170, 175
Pauschalentgelt 287
Pauschalvergütung, Schweiz 309
Peer 91
Person-Umwelt-Arrangement 20
Pflege 211ff.
– ambulante 217ff.
– Heimgesetz 241
– Qualitätssicherung 241
– Schweiz 313ff.
– stationäre 233f.
– teilstationäre 217ff.
– vollstationäre 217ff.
Pflegeangebote, Unterversorgung 239
Pflegebedarf 211f.
Pflegebedürftige 216
Pflegebedürftigkeit 212ff.
Pflegebedürftigkeitsrichtlinie 217
Pflegebedürftigkeitsstufe 217
Pflegeeinrichtung 225ff., 232
– ambulante 225
– Beschäftigte 227f.
– stationäre 225
– Träger 225
Pflegefachkraftquote 241
Pflegegeld 217f.
Pflegehilfsmittel 218
Pflegeinfrastruktur 240
Pflegekasse 222, 231
Pflegekonzepte 212
Pflegeleistung, im Rahmen des SGB V 220
Pflegequalitätssicherungsgesetz 241, 247
Pflegesachleistung 217f.
Pflegesatz 166ff.
Pflegesatzvereinbarung 234
Pflegestufe 1 216
Pflegestufe 2 216
Pflegestufe 3 216
Pflegeversicherung 212, 215ff.
– Arbeitgeberbeitrag 223
– Ausgaben 223, 229
– Beiträge 223f.
– Finanzierung 222ff., 230
– Leistung 217ff.
– Leistungsempfänger 213, 228f.
– Leistungserbringer 225ff.
– Leistungserbringung 225ff.
– Leistungsinanspruchnahme 225ff.

– Organisation 222 ff.
– paritätische Finanzierung 223
– private 223 f.
– Qualität 240
– Qualitätsmängel 240
– soziale 220 f.
– Sozialhilfe 239
– Steuerungskompetenz 235 ff.
– Steuerungssysteme 231 ff., 237 ff.
– Vergütung 231 ff.
– Vertragspolitik 231 ff.
– Wettbewerbskonzeption 237
– Ziele 215
Pflegeversicherungsgesetz 216
Pharmaindustrie 154
– schweizerische 310
Pharmaunternehmen 186
Phenomenological community 82
PKV 117 ff.
– Ausgabenentwicklung 119
– Kalkulation der Beiträge 118
– Kostenerstattungsprinzip 117
– Leistungsausgaben 119
– Vergütung ambulanter Leistung 135
– Versicherungsaufsichtsgesetz (VAG) 118
– Versicherungsbestand 117
– Versicherungsvertragsgesetz (VVG) 118
PKV-Unternehmen 119
Placebo 187
Plankrankenhaus 161 ff.
Plausibilitätsprüfung 148, 151
Policy formulation 25
Poliklinik 38
Politikberichterfassung 48 f.
Politikformulierung 25 f.
Politikwissenschaft 11
Prämienanstieg, Schweiz 320
Prämienverbilligung 314
– Schweiz 293
Prävention 13, 89
– Akteure 63 f.
– Ausgaben 66
– Begriffsverständnis 59 ff.
– betriebliche 21
– Ebenen 60 f.
– EU 328 ff.
– Gegenstandsbereich 59 f.
– Institutionen 63 f.
– Interventionsformen 59 ff.
– mit Kontextbeeinflussung 74
– moderne 71
– ohne Kontextbeeinflussung 73 f.
– Schweiz 294 ff.
– in der Sozialversicherung 65 f.
– strukturelle 83
– Zielgruppen 61

Präventionsaktivität, gewinnbringende 63
Präventionsgesetz 85 ff., 88
Präventionsinhalt 90
Präventionsinstrumente 61 f.
Präventionskonzept 28
Präventionsmaßnahmen 36
– Mittel für 87
Präventionsparadox 61, 91
Präventionspolitik 27 ff., 59 ff.
Präventionsprojekt 29
Präventionsstrategie 21, 27, 81
Präventionsstrukturen 28
Praxisbudget 136 f.
– Fallpunktzahl 137
Praxisnetz 257 ff., 282
Praxisüberschuss 128
Preferred Provider Organisation (PPO) 301
Primärkassen 150
Primärprävention 31, 47 f., 60, 66 ff., 87 f., 95
– ausgewählte Handlungsfelder 77 ff.
– durch Kampagnen 76
– gruppenbezogene 83
– Instrumente 67 f.
– Partizipation 71
– Perspektiven 88 ff.
– settingbasierte 74 ff.
– Typen 72
– Umwelt 84 f.
Privatisierung, der Behandlungskosten 276, 286
Privatisierung, des Krankheitsrisikos 286
Privatisierung, Schweiz 320
Privatisierungsmaßnahmen 278 f.
Privatversicherungen, Schweiz 301 f.
Problembearbeitung 22 ff.
Problembewertung 26
Problemdefinitionen 18
Problempanorama, gesundheitspolitisches 38 ff., 46 ff., 291 ff.
Problemwahrnehmung 24
Problemwahrnehmungsmuster 18 ff.
Professionsautonomie 37
Prozessqualität 244
Public Health Action Cycle 25 f., 48
Public-Health-Professional 81
Punktwertdegression 261

Q
Qualität 244 f.
Qualitätsmangel 244
Qualitätssicherung 252
– Akteure 244
– Clearing-Stelle 249
– Ebenen 244
– gesetzliche Bestimmungen 245
– Schweiz 318
– unzureichende 153

Qualitätssicherungsmaßnahmen, flankierende 172
Qualitätsstandard 181
Qualitätszirkel 251 f.

R
Rassenhygiene 29
Rassenlehre 29
Regelleistungsvolumen 137
– arztgruppenbezogenes 139 f.
– morbiditätsbezogenes 142
Regulierung, gesundheitspolitische 280 ff.
Regulierung, korporatistische 16, 284
Regulierungssystem 286 ff.
Rehabilitation 13, 36, 217
Rekrutierung, passive 73
Rentenversicherung 27
Ressourcen, gesundheitliche 45
Ressourcen, salutogene 13
Ressourcenstärkung 62 f.
Rezidivprophylaxe 60
Richtlinienentwurf, EU 336
Risikoausgleich, Schweiz 302 f., 317
Risikoberichterstattung 48 f.
Risikofaktorenmodell 61
Risikopool 266 ff.
Risikoselektion 259, 267 f., 319
– Schweiz 317
Risikosteuer 271 f.
Risikostrukturausgleich (RSA) 88, 112, 264 ff., 289
– morbiditätsorientierter 266
– Reform (2001) 266
Robert-Koch-Institut 86
Römische Verträge 323
RSA-Reform 267
Rürup-Kommission 273

S
Sachleistungsprinzip 308
Salutogenese 69 ff.
Santésuisse 294
Schlaganfall 42 f.
Schulbildung 43
Schweiz 305 ff.
– ambulante Versorgung 305 ff.
– Arzneimittelversorgung 310
– Arztdichte 291
– demografischer Wandel 291
– Finanzierung 297 ff.
– Finanzierungsträger 294
– Gesundheitsausgaben 303 f.
– Gesundheitsförderung 294 ff.
– Gesundheitspolitik 291 ff.
– gesundheitspolitisches Problempanorama 291 ff.
– Krankenpflegeversicherung 304
– Krankenversicherung 297 ff.
– Krankenversicherungsgesetz 313 ff.
– Krankenversorgungssystem 296 ff.
– Leistungsanbieter 294
– medizinische Versorgung 291
– Pflege 313 ff.
– Prävention 294 ff.
– Privatversicherungen 301 f.
– Risikoausgleich 302 f.
– Versicherungsformen 300
– Versorgungsformen 317 ff.
– Versorgungsqualität 317 ff.
– Wahlfreiheit 302 f.
– Zusatzversicherungen 301 f.
Schweizerische Sanitätsdirektorenkonferenz (SDK) 293
Schweizerische Stiftung für Gesundheitsförderung 295
Schweizerisches Heilmittelinstitut (Swissmedic) 293
Schwerpflegebedürftige 216
Schwerstpflegebedürftige 216
Screening 91 ff.
Sekundärprävention 48, 60, 91 ff., 95
– Sensitivität 92
– Spezifität 92
– Vorhersagewert 92
Selbstbehalt 273
Selbstbeteiligung 104
Selbsthilfekonzept 83
Selbstkostendeckung, prospektive 168
Selbstkostendeckung, retrospektive 168
Selbstkostendeckungsprinzip 167 f., 276
Selbstmedikation 105, 203, 209
Selbstselektion 319
Selbstverwaltung 112 f.
Selbstverwaltungsorgane 112
Setting 247
– gesundheitsförderliches 75 f.
Setting-Intervention 75
Setting-Projekte 75
Sicherstellungsauftrag 150 ff., 231, 237, 253
Sicherung, soziale 31 f.
Social marketing 77
Solidarausgleich 313
Solidarprinzip, Schweiz 314 ff.
Sozial-Dumping 324
Sozialepidemiologie 50
Sozialhilfe 214
Sozialhilfeträger, finanzielle Entlastung 239
Sozialhygiene 28
Sozialisationsforschung 19
Sozialistengesetze 34
Sozialmedizin 50
Sozialpolitik 32
– neoliberale 44
Sozialversicherungssystem 34
Soziologie 11
Spezialitätenliste 311
Spital 297
Spitalfinanzierung, Schweiz 309 f.

Spitalgesetz, kantonales 309
Spitalplanung, Schweiz 293, 309
Spitalwesen, schweizerisches 308
Spitex 313
Spitzenverbände, der Pflegekassen 235 f.
Staff Model HMO 301
Standespolitik, ärztliche 37
Sterblichkeitsrückgang 39
Steuerung, weiche 334
Steuerungsinstrumente 16, 327
Steuerungsmedien 16
Steuerungsmodell, korporatistisches 142, 280 f.
Steuerungsprobleme, Schweiz 310
Steuerungssystem, bei stationärer Versorgung 177 f.
Steuerungssystem, in der ambulanten Versorgung 142 ff.
Steuerungsziele 16
Strategieformulierung 25
Stratifikation 32
Strukturqualität 244
Subsidiaritätsprinzip 326, 333
Sustainability 19
Swissmedic 293, 311

T
Tagesklinik 155
Tarife, Schweiz 307
Tarmed 307
Taxpunkt 307
Tertiärprävention 60, 87, 97 ff.
Tiers garant 308
Tochterunternehmen 336
Todesursachen, Deutschland 40
Todesursachenspektrum 39
Top-down-Prozess 15
Transition, epidemiologische 39
Tuberkulose 30

U
Umgebungshygiene 28
Umweltpolitik 13
Umweltrecht, anthropozentrisches 84
Umweltrecht, ökozentrisches 84
Umweltschutz 15, 31
Ungleichheit, gesundheitliche 44
Ungleichheit, soziale 43 ff.
Unterstützungsbedarf 217
Ursache-Wirkungs-Zusammenhang 31

V
Verband Forschender Arzneimittelhersteller (VFA) 186
Verbände, Schweiz 308
Verbindung der Schweizer Ärztinnen und Ärzte (FMH) 294
Verbraucherschutz 15
– gesundheitsbezogener 14

Vergütung 244
– in der ambulanten Pflege 232 f.
– ergebnisorientierte 258
– morbiditätsbezogene 287
– Schweiz 307 f.
– in der stationären Pflege 232 f.
Vergütungsreform 169 f.
– Bewertung 176 f.
Vergütungssystem 135 f.
– jüngere Veränderungen 138
– Steuerungsprobleme 138
– Strukturmerkmale 133 f.
– zukünftiges (ab 2007) 139 f.
Vergütungsvertrag, Schweiz 309
Verhaltenskontext 71
Verhaltensprävention 60, 67
– bevölkerungsbezogene 31
Verordnung zum Fallpauschalensystem für Krankenhäuser 172
Verordnungsentscheidung, ärztliche 208
Versandhandel, mit Arzneimitteln 312
Versicherten-Chipkarte 122
Versichertenkreis 99 f.
Versicherungsformen, Schweiz 300
Versicherungspflicht 270, 274
Versicherungspflichtgrenze 109, 269 f., 273
Versicherungsprämien, Schweiz 314
Versorgung, ambulante 120 ff.
– Ausgaben 126 ff.
– Gesamtbudget 137
– Gesamtleistungsvolumen 137
– Kollektivverträge 143
– Leistungsanbieter 120 f.
– Leistungserbringung 120 f.
– Qualität 152 f.
– Qualitätsmängel 152 f.
– Schweiz 305 ff.
– Vergütungsformen 131 ff.
– Versorgungsbedarf 120 f.
– Versorgungsmängel 153 f.
– Vertragsbeziehung 143
Versorgung, gesundheitliche 45
– Kantone 293
– hausärztliche 122 f.
– integrierte 256 ff.
– korporatistische 257
Versorgung, stationäre 154 ff.
– Leistungsanbieter 154
– Leistungserbringung 154
– Schweiz 308 ff.
– Versorgungsbedarf 154
Versorgung, vertragsärztliche 130 f., 148
Versorgung, wettbewerbliche 257
Versorgungsberichterfassung 48 f.
Versorgungsformen 255 f.
– indikationsbezogene 258 f.

– Schweiz 317 ff.
– sektorenübergreifende 259 ff.
Versorgungsforschung 47 ff.
Versorgungsinstitutionen 153
Versorgungsmangel 181, 288
Versorgungsmodelle 254
– indikationsbezogene 259 f.
Versorgungsqualität 175, 180 ff.
– Schweiz 317 ff.
Versorgungsqualitätsmängel 180 ff.
Versorgungsstrukturen 153, 252 ff., 261
Versorgungssystem, integriertes 252
Versorgungsvertrag 179 f., 232, 236 f.
Versorgungszentrum, medizinisches 263 f.
Verteilungskonflikt 282
Vertragsarzt 120, 125 ff., 260 f.
Vertragsmonopol 282, 286
– der KVen 275
Vertragsrecht, europäisches 330
Vertretungsmonopol, öffentlich-rechtliches 37
Volkskrankheiten 67, 94

W

Wahlfreiheit, Reform der (2001) 266
Wahlfreiheit, Schweiz 302 f.
Wandel, demografischer 41 ff.
Weiterbildung, von Ärzten 244
Wettbewerb 264 ff.
– Schweiz 318

Wettbewerbsmechanismus 22, 289
Wettbewerbsrecht, europäisches 330 ff.
WHO, Gesundheitsziele 50 ff.
Wirtschaftlichkeitsprüfung 148, 151
Wirtschafts- und Währungsunion, europäische (WWU) 324
Wirtschaftspolitik, neoliberale 44
Wirtschaftsrecht, europäisches 330 f.
Wohlfahrtsstaat, konservativer (BRD, Österreich, Frankreich, Italien) 32
– liberaler (USA, Großbritannien) 32
– sozialdemokratischer (Skandinavien) 33
Wohlfahrtsstaatsmodell 221
Wohlfahrtsstaatstypen 32
World Health Organization (WHO) 14

Z

Ziele, ökonomische 19
Zielsysteme 18
Zufälligkeitsprüfung 149
Zulassungsausschuss, zur vertragsärztlichen Versorgung 148
Zulassungsbeschränkung, für Kassenärzte 130
Zusatzversicherungen, Schweiz 301 f.
Zuzahlung 104 ff.
Zuzahlungsbefreiung 106
Zuzahlungsvolumen 105
Zweigstelle 336

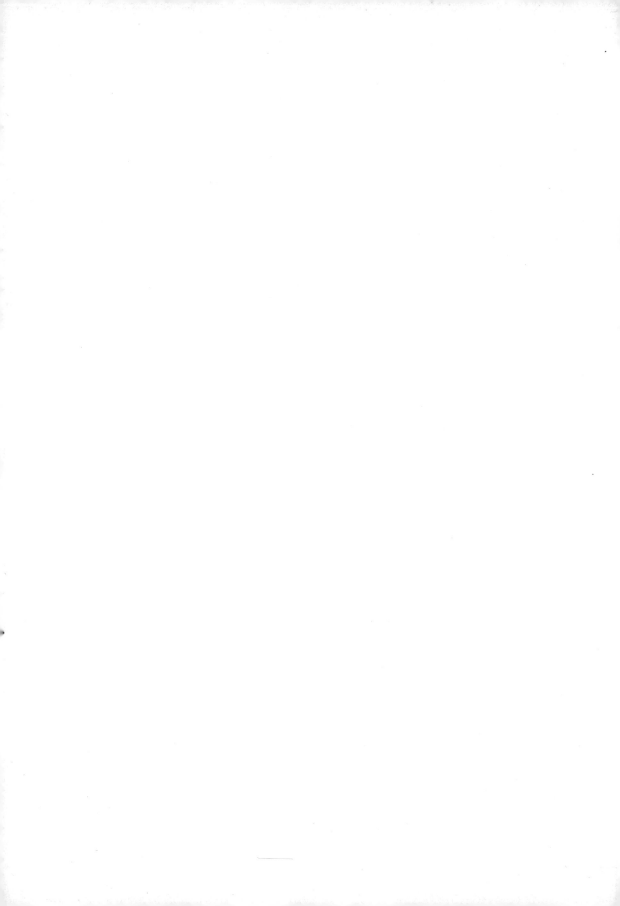